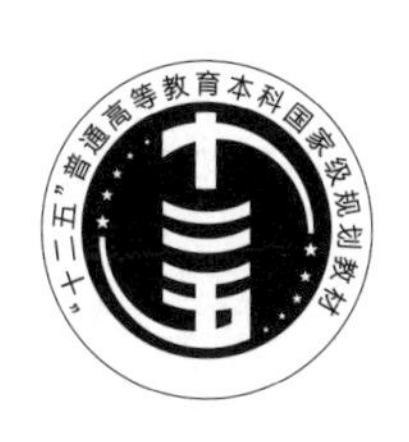

“十二五”普通高等教育本科国家级规划教材
全国高等学校药学类规划教材

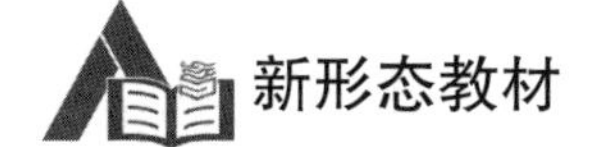

药物分析学

（第3版）

Yaowu Fenxixue

主　编　曾　苏

副主编　余露山　柴逸峰　肖玉秀

编　委（以姓氏拼音为序）

柴逸峰　海军军医大学
邓海山　南京中医药大学
都述虎　南京医科大学
高晓霞　广东药科大学
江正瑾　暨南大学
刘万卉　烟台大学
单伟光　浙江工业大学
沈报春　昆明医科大学
王海钠　山东大学
吴彩胜　厦门大学
向　铮　温州医科大学
肖玉秀　武汉大学
谢智勇　中山大学
徐　丽　华中科技大学
徐　勤　桂林医学院
余露山　浙江大学
曾　苏　浙江大学
张　楠　郑州大学
张金兰　北京协和医学院
周旭美　遵义医科大学

高等教育出版社·北京

内容提要

本书是“十二五”普通高等教育本科国家级规划教材。

全书分为总论与各论两部分，共 20 章。总论部分，以药物分析学的技术和方法原理及其在药物研发、药物生产过程和药物使用过程中的实际应用为重点，强调药物分析学的共性与特点，并与现行的国际和我国的各种规范接轨。各论部分，重点叙述羧酸及其酯类、含羰基类、含氮和生物碱类、抗菌药物与抗生素类、维生素类、甾体激素类及巴比妥类药物的结构（官能团）、理化性质与分析方法的逻辑相关性，将鉴别、检查和含量测定方法系统考虑，由药物结构（官能团）分析导出其理化性质，再由理化性质（反应原理）引出分析方法，强调对药物结构与分析方法之间关系的理解。以掌握原理为原则和引导学生思路为目的，强调分析问题和解决问题的能力，以期能更好地培养学生的创新能力和实践能力。

为了方便教学，每章前都设有教学要求。为方便学生的自主学习、自测及备考研究生需要，配套的数字课程包括章小结、自测题、教学 PPT 等。

主要作为药学、药物制剂、制药工程、药物分析、药物化学和中药学专业学生的教科书，也可以作为新药研发、生产和使用过程中药物活性成分和药物效应分子分析的参考书。

图书在版编目（CIP）数据

药物分析学 / 曾苏主编. -- 3版. -- 北京 ： 高等教育出版社，2021.3（2023.12重印）
ISBN 978-7-04-055075-7

Ⅰ. ①药… Ⅱ. ①曾… Ⅲ. ①药物分析-高等学校-教材 Ⅳ. ①R917

中国版本图书馆CIP数据核字（2020）第182190号

策划编辑 杨 兵 董 梁　　责任编辑 董 梁　　封面设计 于文燕
版式设计 王艳红　　责任印制 田 甜

出版发行 高等教育出版社
社　　址 北京市西城区德外大街 4 号
邮政编码 100120
印　　刷 涿州市京南印刷厂
开　　本 787 mm×1092 mm 1/16
印　　张 30
字　　数 730 千字
购书热线 010-58581118
咨询电话 400-810-0598
网　　址 http://www.hep.edu.cn
　　　　 http://www.hep.com.cn
网上订购 http://www.hepmall.com.cn
　　　　 http://www.hepmall.com
　　　　 http://www.hepmall.cn
版　　次 2008 年 1 月第 1 版
　　　　 2021 年 3 月第 3 版
印　　次 2023 年 12 月第 4 次印刷
定　　价 59.80 元

物 料 号 55075-00

数字课程（基础版）

药物分析学

（第 3 版）

主编 曾 苏

登录方法：

1. 电脑访问 http://abook.hep.com.cn/55075，或手机扫描下方二维码、下载并安装 Abook 应用。
2. 注册并登录，进入“我的课程”。
3. 输入封底数字课程账号（20 位密码，刮开涂层可见），或通过 Abook 应用扫描封底数字课程账号二维码，完成课程绑定。
4. 点击“进入学习”，开始本数字课程的学习。

课程绑定后一年为数字课程使用有效期。如有使用问题，请点击页面右下角的“自动答疑”按钮

Abook

药物分析学（第 3 版）

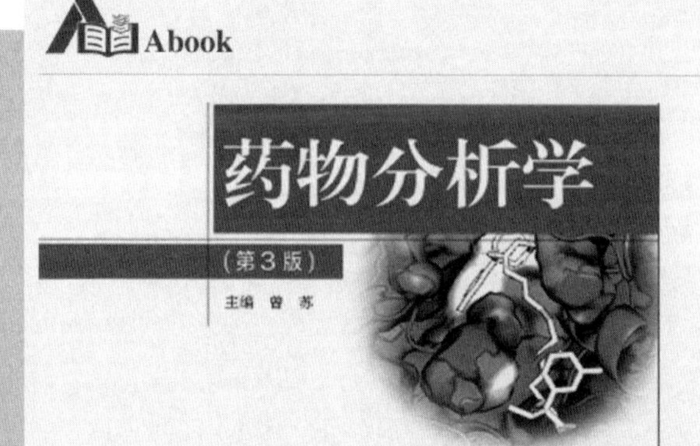

药物分析学（第3版）数字课程与纸质教材一体化设计，紧密配合。数字课程涵盖了PPT、章小结、参考资料、推荐阅读等资源。充分运用多种形式媒体资源，极大地丰富了知识的呈现形式，拓展了教材内容。在提升课程教学效果同时，为学生学习提供思维与探索的空间。

用户名： 密码： 验证码： 4553 忘记密码？ 登录 注册

http://abook.hep.com.cn/55075

扫描二维码，下载Abook应用

前 言

由于生命科学与药学的融合，药物分析学，无论是分析领域，还是分析技术，都已经大大拓展，不仅可用于药物活性成分分析，如活性分子、先导化合物、候选药物、药物等，也可用于药物效应分子分析，如受体、酶、DNA/RNA、蛋白质、细胞因子、内源性小分子等。因此，药物分析学的课程也必须跟上时代的发展，打破传统的药物分析学观念与研究范畴，构建药物分析学教学新体系，拓宽药物分析学在药物研发、生产和药物使用过程中的应用。

本书的总论部分，以药物分析学的技术和方法原理及其在药物研发、药物生产和药物使用过程中的应用为重点，强调药物分析学的共性与特点，并与现行的国际和我国的各种规范接轨；在各论部分，重点叙述七大类药物的结构（官能团）、理化性质与分析方法的逻辑相关性，将鉴别、检查和含量测定方法系统考虑，由药物结构（官能团）分析导出其理化性质，再由理化性质（反应原理）引出分析方法，强调对药物结构与分析方法之间关系的理解。以掌握原理为主和引导学生思路为目的，强调分析问题和解决问题的能力，以期更好地培养学生的创新能力和实践能力。

本书总论第一章由曾苏和张金兰编写，总论第二章由谢智勇编写，总论第三章由高晓霞编写，总论第四章由王海钠编写，总论第五章由徐勤编写，总论第六章和各论第一章由肖玉秀编写，总论第七章由刘万卉编写，总论第八章由柴逸峰和陈啸飞编写，总论第九章由向铮编写，总论第十章由单伟光编写，总论第十一章由江正瑾编写，总论第十二章由余露山编写，总论第十三章由都述虎编写，各论第二章由吴彩胜编写，各论第三章由邓海山编写，各论第四章由张楠编写，各论第五章由徐丽编写，各论第六章由周旭美和张倩茹编写，各论第七章由沈报春编写。

本书的编写得到高等教育出版社和各有关院校的大力支持和帮助，编委会秘书蔡圣博士在书稿整理中付出了辛勤的劳动，在此一并感谢。

限于作者水平，书中难免有疏漏、错误和不足之处，诚恳地希望同学、老师和读者批评指正。

曾　苏

2020 年 8 月

目　录

总　论

各　论

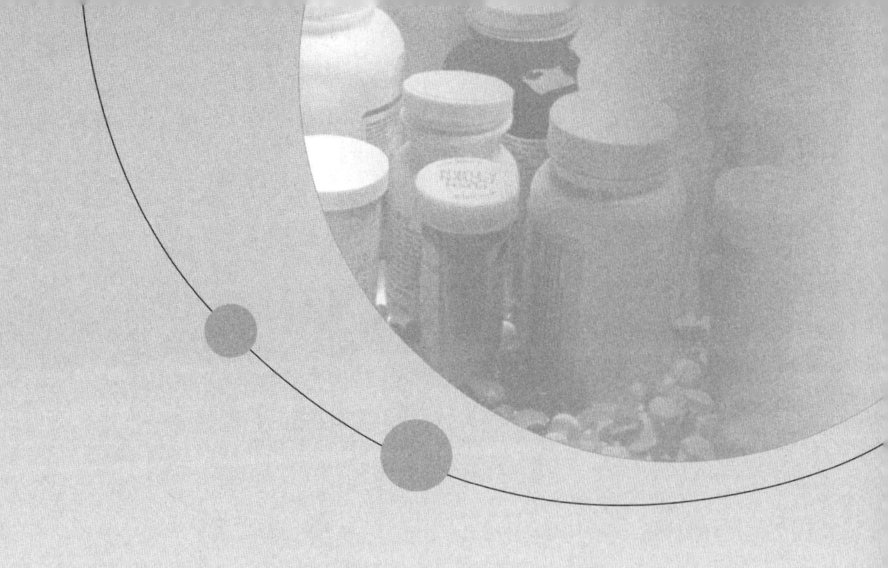

总　　论

第一章

药物分析学导论

1. 掌握药物分析学的研究对象和任务。
2. 熟悉药物分析学在药物研究与开发、生产和药品使用中的应用。
3. 了解药物分析学的研究策略和体系。

第一节　药物分析学的任务和研究体系

一、药物分析学的研究对象和任务

药物(drug)是用于预防、治疗、诊断疾病和有目的地调节人的生理功能并规定有适应证或者功能主治、用法和用量的物质,包括中药,化学药和生物制品等。中药包括中药材和饮片、植物油脂和提取物、成方制剂和单味制剂;化学药包括原料药(active pharmaceutical ingredient,API)及其制剂、抗生素、放射性药品和诊断药品,生化药品;生物制品包括血清、疫苗、血液制品、生物技术药物等。

药学(pharmaceutical science)属于生命科学的范畴,涵盖:①药物研发:药物的发现、研究与开发;②工业药学:药物的生产和流通;③临床药学:药物的评价和合理应用。药物分析学(pharmaceutical analysis)的任务就是针对药物活性成分和药物效应分子,解决药物学和药理学研究中的分析科学和技术问题,为我国药物研发(research and development,R&D)、制造(manufacture)和临床使用(clinical use)提供科学有效的分析方法,以保证药品的安全、有效和质量可控。

按照药学研究领域,药物分析可分为新药研发药物分析、工业药物分析、临床药物分析;按照分析方法性质可分为理化分析和生物学分析;按照检测对象可分为药物活性成分分析和药物效应分子分析。药物活性成分是指具有生物活性的分子、先导化合物、候选药物或药物,药物效应分子则是指生物体内能与药物活性成分发生直接或间接相互作用的受体、酶、离子通道、蛋白质、DNA/RNA、细胞因子、内源性小分子和金属离子等。

此外,药物分析学还大量应用于毒物分析(analytical toxicology)、药物滥用(drug abuse)和运动员兴奋剂检测(doping control)、保健食品中的活性成分测定等。

总之,药物分析学是一门研发、生产和使用药物的“检测方法学科”和“眼睛学科”,也是药学的一个重要组成部分。

二、药物分析学的特点

药品质量的优劣直接影响到药品的安全性和有效性，关系到用药者的健康与生命安危。虽然药品也属于商品，但由于其特殊性，它的质量控制远较其他商品严格。因此，传统的药物分析，主要通过分析药物活性成分来控制药品质量。然而，随着药物科学的迅猛发展，生物医学与药学的融合日益深入，药学已从以物质（药物活性成分）为中心转移到与生物（药物效应分子）的紧密结合，这已经深刻地影响到药物分析学的发展，促进其应用范围拓展到药品研发、制造和临床使用的所有环节。而生物医学和药理学等相关学科提出的科学技术问题形成了药物分析学新的挑战和机遇。因此，应用现代分析技术和方法，研究药物活性成分作用于药物效应分子产生的药理和毒理作用及其作用机制，是药物分析学又一个正在快速发展的领域；同时，药物分析学的进一步发展，也需要生物学、医学、理学和工学的技术支撑，而呈现明显的学科交叉特征（图 1-1-1）。

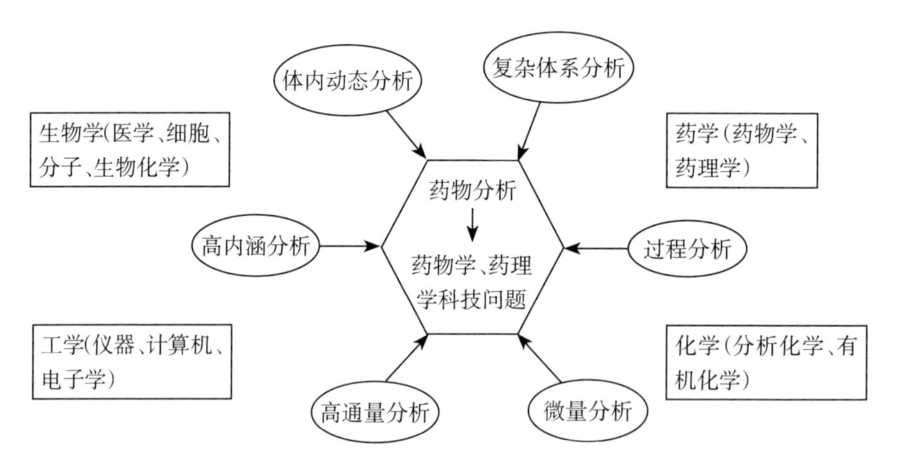

图 1-1-1 药物分析学的学科交叉性

三、药物分析学与其他学科的关系

药理学、毒理学、药剂学、药物化学和中药学等学科的发展，都离不开药物分析学。保障药品质量安全离不开各种药物及其杂质或代谢物的分析方法；各类药物组学（药物基因组学、药物转录组学、药物蛋白质组学、药物代谢组学、药物细胞组学等）研究中，分析和鉴定技术发挥着关键的作用；各类生物标志物的发现和药物的体内过程探究更是需要药物分析学提供高灵敏的分析检测技术。而药物分析学的发展也离不开相关学科的促进，药学各相关学科对药物分析学学科不断提出更高更新的要求，只有通过与相关学科的深入交叉和合作研究，才能更好地发挥药物分析的作用。

（1）药物分析学与药理学结合　传统药物分析存在活性成分分析与其生物效应分子分析相互分离的问题。大多数活性分子、先导化合物、候选药物和药物，需要与药物的效应分子（如基因、受体、酶、离子通道等）相互作用产生药理学效应，因此，需要发展基于生物亲和作用（受体、酶、细胞、细胞膜等)的活性分子的快速识别与筛选新方法,在同一系统中以生物活性为检测指标,同时进行化学成分分离分析研究,提高寻找和发现生物活性成分的效率与靶向性。建立能够同时表征"量-效"的分析技术和方法,可为基于药效的药品质量标准研究和制定、有效药靶发现、药物与药物效应分子的相互作用机制、药物体内过程研究提供检测手段。

(2) 药物分析学与工学结合　生物芯片是指通过微加工技术和微电子技术在固相基质表面构建的微型生物化学分析系统,可实现对生命组织及其生物组分快速准确地进行大信息量检测分析,已成为药物分析的新技术。发展基于传感技术的高通量和高内涵芯片分析方法可实现同时获得细胞的多种生理学和化学参数,用于药物筛选、药物的作用靶点研究、药物的毒性作用研究、指导临床合理用药和疾病诊断等。

(3) 药物分析学与影像学结合　分子成像是采用生物分子探针来获取药物效应分子的功能性信息及与药物活性成分之间的相互作用信息;分子成像技术有核医学、光学、磁共振(MRI)和质谱等,应用于活体动物体内和细胞中基因、受体、酶、离子通道、细胞因子、内源性小分子,以及小分子药物、生物大分子药物等成像分析。因此,发展基于分子探针和分析仪器的分子成像技术,再结合病理学信息,除用于疾病诊断和手术指引外,更重要的是可用于诊断药物和靶向制剂研发、药物作用机制研究、药物分子体内过程和药效或毒性的实时动态检测等。

(4) 药物分析学与过程分析结合　过程分析技术(process analysis technology,PAT)是指为确保最终产品质量,通过实时测量原料及其中间产物与过程的关键质量和效能特征(performance attributes),对制药过程进行设计、分析和控制的系统。药品质量不是检验出来的,而是设计和生产出来的。因此,需要发展药物的在线检测方法,用于制药过程的全程质量控制。

(5) 药物分析学与仪器分析结合　现代仪器分析技术日新月异,有助于药物分析学发展高灵敏度、高通量分析方法,用于同时检测多种生物标志物、微量药物杂质和代谢物、微量中药活性成分、多糖、不同价态的有毒元素等。

(6) 药物分析学与生物学结合　细胞和分子生物学技术的发展,提供了大量基于生物学和生物化学原理的分析检测技术[如聚合酶链反应(PCR)技术、蛋白质印迹法(Western blotting)、免疫测定法、各种测序方法等]用于药物研发、临床合理用药、药物作用机制的研究,因此,进一步发展高特异性和高灵敏度的生物学分析方法,可用于测定药物效应分子(酶、受体、基因、蛋白质等)、生物大分子药物、抗体-药物结合物(antibody-drug conjugate,ADC)、小分子药物和中药等。

四、药物分析学的主要研究策略和研究体系

(一) 药物分析学的主要研究策略

(1) 自主创新方法研究　特别是样品前处理、超微量药物及杂质和代谢物分子富集纯化、多种生物标志物的同时检测、分子成像、实时动态分析等。

(2) 转化创新方法研究　将分析化学、生物学、生物医学、物理学、电子学和工程学的最新基础研究成果迅速转化成为药物分析检测的实用方法。

(3) 集成创新方法研究　将不同原理的分析方法有机结合,发展高效,灵敏和新型联用分析技术,如化学与生物学、化学与物理学、生物学与电子学、生物学与工程学等的交叉结合。

(二) 药物分析学研究体系

药物活性成分和药物效应分子分析贯穿新药研究和临床合理用药全过程,如何应用现代分

析科学技术加速新药研究，保证药品安全有效，是药物分析学面临的新课题。在理化分析的基础上，引入分子生物学、影像学、芯片分析等新方法和技术，除用于分析药物活性成分，控制药品质量外，还用于检测药物效应分子及药物活性，扩展药物分析学内涵，形成药物分析学研究体系(图 1-1-2)。

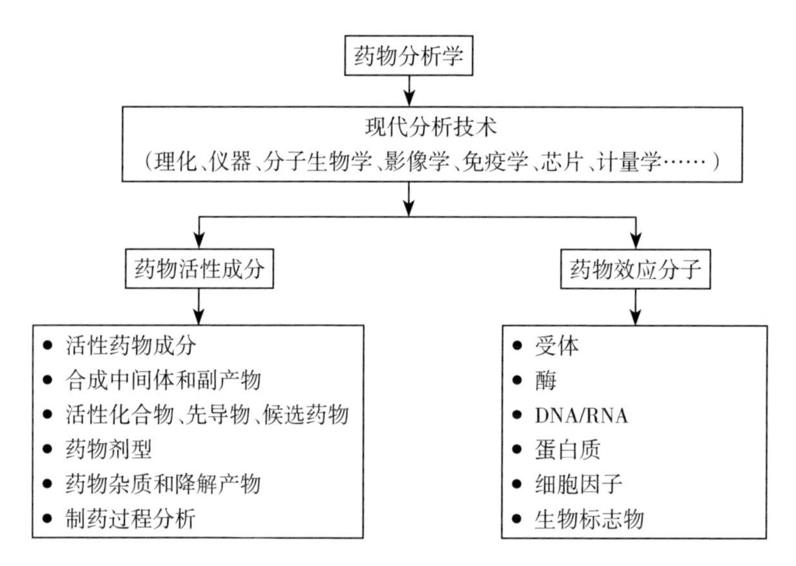

图 1-1-2 药物分析学研究体系

药物分析是药学研究的眼睛，哪里有药物哪里就需要药物分析学。因此，现代药物分析，无论是分析对象，还是分析技术，都已经大大拓展。药物分析从药物活性成分分析发展到药物效应分子分析，从静态分析发展到动态分析，从体外分析发展到体内分析，从药物品质分析发展到药物活性分析，从单一技术发展到联用技术，从小样本分析发展到高通量分析，从人工分析发展到计算机辅助分析，逐步发展完善成为一门日臻成熟的学科——药物分析学。

第二节 药物分析学的应用

一、在药物研究与开发中的应用

通常新药的研发需要进行临床前研究、临床试验和上市后的评价。临床前的工作包括：靶标发现、化合物的活性筛选与构效关系、药物设计与合成、药物的结构确证、药物的转运(transport)、吸收、分布、代谢和排泄(ADME)、药效学与毒理学、制剂学、药品质量与稳定性药理作用机制等研究。而药物分析学不仅仅应用于药品质量与稳定性研究，更是贯穿于新药研发的各个阶段。

随着分子生物学技术高通量分析技术、药物组合化学、信息化和微量化技术的发展，新药发现和研发正经历着翻天覆地的变化。成功的新药发现和研发依赖于药学各学科之间的相互联系，相互渗透。如今，药物分析学的技术被运用于整个新药发现和开发过程(图 1-1-3)。

自动化(automization)：样品处理、分析方法和数据处理实现自动化和信息化操作。

联用技术(combination techniques)：如液相色谱 - 质谱联用(LC-MS)，气相色谱 - 质谱联用(GC-MS)，

高效液相色谱－核磁共振联用(HPLC–NMR),毛细管电泳－质谱联用等。

高通量分析(high-throughput analysis,HTA):用于迅速分析大量样本的方法,如活性筛选、结构鉴定、纯度分析和定量测定。

仪器分析(instrumental analysis):如色谱法、光谱法、流式细胞术、质谱法、核磁共振法、电子显微镜。

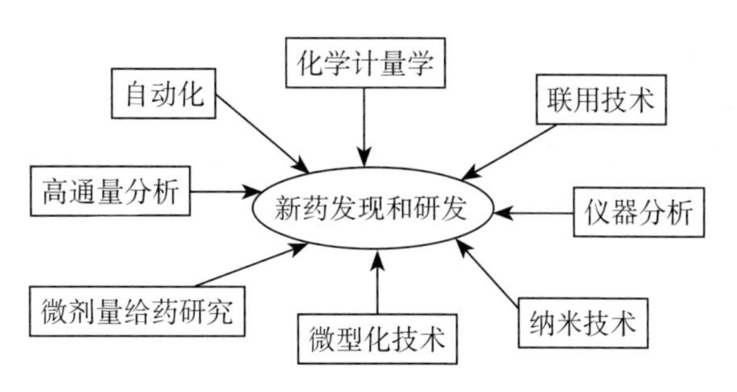

图 1–1–3 部分用于新药发现和研发的现代药物分析技术

化学计量学(chemometrics):根据多变量数学模型和集成分析所有数据包括化学和生物学数据的一种数据分析方法学,如主成分分析法(principal component analysis,PCA)和特征投影法(projections to latent structures,PLS)。

微剂量给药研究(microdosing studies):就是采用从实验动物或者体外试验得到的推荐剂量的百分之一,或者最大剂量仅为 100 μg,来研究测定候选药物早期阶段的药物代谢动力学和药效学特性。此时,生物体内的药物浓度常常低于 LC–MS 的检测限,必须采用超灵敏的分析技术,如加速质谱(accelerator MS)和正电子发射断层成像(PET)等。

微型化技术(miniaturization technology):分析设备的微型化特别是芯片实验室技术(laboratory-on-a-chip technology)。将一个完整的分析过程,包括样品的预处理、化学反应、分离、分析检测、产物分离及数据分析,整合并集成,实现自动化的大样本分析。

纳米技术(nanotechnology):包括纳米仪器(nanodevice)、纳米探针(nanoprobe)、纳米生物传感器(nanobiosensor)和纳米管(nanotube)等。例如,单细胞分析用于定性分析和鉴定新配体,在药物发现过程中分析微体积的物质;检测 DNA 加成物的纳米级 LC–MS 等。

二、在药物生产过程中的应用

经典的工业药物分析包括原辅料、中间体和最终产品的质量控制。然而,质量控制不能仅仅是检测最终产品的质量,更重要的应该是控制药品生产各个环节的质量。美国食品和药物管理局(FDA)推行的过程分析技术(process analytical technology,PAT),其目标就是理解并控制制药过程,提高生产效率和产品质量,使其与现行药物质量系统相一致,确保最终产品质量达到认可标准;同时营造一个良好的监管环境。PAT 中的 analytical 一词泛指以集成方式进行化学、物理、微生物、数学和风险分析。采用 PAT,可以在制药行业中引入新的生产技术,降低产品质量的风险(表 1–1–1)。

表 1–1–1 PAT 在药物生产过程中的应用

API 制药过程	药物制剂过程
1. 起始原料	1. 起始原料
2. 反应过程	2. 制剂过程
3. 结晶	3. 片芯
4. 粉碎混合	4. 片剂包衣
5. 干燥	5. 包装
6. 清洁	

为了设计生产均质产品的工艺,必须测定药物及其制剂中其他成分的化学、物理和生物药剂学特性。测定诸如均一性和纯度等化学特性,在分析上是较成熟的,而一些物理特性如固体形式、颗粒大小与形状等则是较难分析和控制的。PAT 制定了一整套的设计、分析和控制规则,通过测评原材料和生产过程中的材料质量,保证最终产品的质量。过程反应分析(inprocess reaction analysis)有助于避免产物分解、控制催化选择性问题。一旦产品

确定后，极其重要的问题是在生产过程中自始至终确保一致性。过程颗粒分析（inprocess particle analysis）可以帮助解决颗粒大小不均匀、制粒过大或过小、放大不一致性等问题。利用在线近红外分析仪可监控反应过程、粉末干燥过程、发酵中的营养素贫化情况，还可实现对固体化及制药物料的在线非接触监测。

三、在药物使用中的应用

药物的质量好坏，服用是否合理，即药品是否安全、有效，最终还需以临床征象和实际疗效来决定。因此，人们为了达到药物使用的安全、合理和有效，对药物及其制剂的体内过程、作用机制及药物效应进行研究，通过药物分析的手段了解药物在体内数量与质量的变化，获得药物代谢动力学的各种参数和代谢的机制等信息。从而有助于对所研究的药物的质量、疗效和安全性做出评估，以及为药物的改进和发展提供依据。近年相继兴起和发展了一些交叉学科，如临床药理学、生物药剂学、分析药理学等。这些学科的研究内容均涉及体内药物浓度与机体药理或毒理效应的相互关系，药物及代谢物在体内的命运。可见，药学与生命科学的融合，将深刻地影响到药物研发、制造、临床试验及药物使用等各个环节，显然解决上述研究中的分析科学问题已成为药物分析学的重要任务。如药物效应分子分析、生物样品中药物及其代谢物浓度测定、滥用药物和兴奋剂分析、生物标志物分析、人体基因型分析等。

综上所述，在新药的发现、研发、生产和临床使用及药物售后的市场监督等方面，药物分析学为药物活性成分和药物效应分子测定，药品研发和使用，系统全面地控制药品质量，提供了科学的方法和技术。药物分析学涉及的主要研究内容列于表 1-1-2。

表 1-1-2 药物分析学的主要研究内容

药物研发	临床前研究：药物效应分子检测、药物及其生物活性的高通量 / 高内涵分析、临床前药物代谢 / 药物代谢动力学研究、药物中间体质量控制、药物结构确证、药物制剂处方筛选与质量分析、药物质量及其质量标准研究、药物稳定性研究、药物杂质和降解产物的分析等
药物生产	制造过程质量控制：应用 PAT 对生产全过程进行质量控制，如各种在线分析技术用于监控反应过程、浓度变化、粉末干燥过程、颗粒均匀性等，离线分析技术用于检测生产原料、辅料中间体和最终产品
药物应用	临床药学研究：指导合理用药和个体化给药，如临床药物代谢动力学、药品生物利用度和生物等效性研究、治疗药物浓度监测、临床药物相互作用研究、人体基因型分析及运动员兴奋剂检测、滥用药物和法医毒物分析等

第三节 药物分析学的学习要求

药物分析学需要在无机化学、有机化学、分析化学、药物化学、药剂学、分子与细胞生物学等有关知识的基础上学习，是一门实践性很强的分析方法学课程。从事药物分析的专业人员不仅要掌握药物分析学的基本理论、基本知识，还要有扎实的操作技能和实事求是的科学态度，才能准确地评估被研究药物的安全性、有效性和质量可控性，并对其做出合理、公正和客观的评价。

目前，药学与生命科学加速融合发展，因此，药物分析学也必须跟上时代的发展，打破传统的药物分析观念与研究范畴，构建药物分析学新体系，拓宽药物分析学在药物研发、药物生产和药物使用过程的研究和应用领域。本书的总论，以药物分析学的技术和方法原理及其在药物研发、药物生产过程和药物使用过程中的实际应用为重点，强调药物分析学的研究体系及其共性与特点，并与现行的国际的和我国的各种规范接轨。在各论中，重点叙述药物结构（官能团）、理化性质与分析方法的逻辑相关性。将鉴别、检查和含量测定方法系统考虑，由药物结构（官能团）分析导出其理化性质，再由理化性质（反应原理）引出分析方法，强调对药物结构与分析方法的关系的理解（图1-1-4）。以掌握原理为主，以引导学生思路为目的，强调分析问题和解决问题的能力，以期更好地培养学生的创新能力和实践能力。

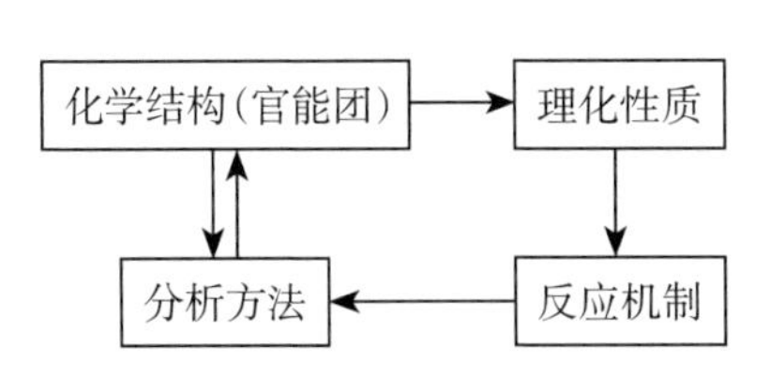

图 1-1-4 部分用于新药发现和研发的现代药物分析技术

学生通过本书的学习，应掌握以下三部分内容：

(1) 基本理论 掌握药物研发、生产和临床使用过程中的分析方法所依据的有关理论、化学反应和生物学的原理及基本规律；化学变化中的质量关系；掌握药物的化学结构、理化性质、存在状态、药物效应分子的结构和功能与分析方法选择之间的相互关系；熟悉生物样品的处理、药物及其杂质或代谢物的分离提取方法的原理；了解药物效应分子检测方法和制药过程分析方法的基本原理。

(2) 基本知识 为了药物研发，需认真学习各类药物法定分析方法，掌握药物分析方法验证的实验方法、药物鉴别试验、杂质检查和含量测定的基本方法、制剂分析的特点与基本分析方法；掌握杂质检查及其限量、定量计算方法；掌握药品质量标准的制定方法，熟悉各类药物的通性，典型药物的特性，一般鉴别试验；熟悉中药和生物药的质量控制方法。为了建立体内药物分析方法，需要熟悉生物性样品的前处理技术；为了控制制药过程质量，需要了解过程分析技术的方法；为了建立药物效应分子检测方法，需要熟悉相关的生物学原理。

(3) 基本操作 在实验课中，熟练掌握各类仪器的使用；掌握药物的鉴别分析技术，药物的杂质检查方法；掌握光谱法、色谱法、比色法、比浊法、旋光法、电位法和滴定法等分析技术和测定方法；熟悉过程分析技术、细胞增殖测定法、聚合酶链反应技术、蛋白质印迹分析、流式细胞术等。

以上三方面相辅相成，仅有理论知识而不会实际操作，只能是“纸上谈兵”；而只会按照本子操作，不懂理论知识，就会在出现异常情况时束手无策。因此药物分析学课程的学习，应该将理论课程的学习与实验操作课的实践并重。学生不仅应掌握药物分析学的理论，还应重视培养实验动手能力，最终要求学生在我国药物研究从仿制为主到创制为主的历史性转变中，能够具备为新药创制和全面提高药品质量所需的独立分析问题和解决问题的素质。

（曾　苏　张金兰）

数字课程学习

本章小结　教学 PPT　自测题　推荐阅读

第二章

药典与药物分析方法验证

1. 掌握药典的性质,《中国药典》的结构与内容;误差产生的原因与减免方法;有效数字的修约规则;药物分析方法验证;药品质量标准采用的计量单位、符号与专业术语。

2. 熟悉主要外国药典的基本结构与主要内容;药品质量管理规范与标准操作规程;误差及偏差的表示与计算方法;不确定度的概念;可疑数据的取舍方法。

3. 了解《中国药典》的沿革及主要外国药典的概况,ICH 的协调内容。

第一节 药 典

药典(pharmacopeia),是国家监督管理药品质量的法定技术的标准,是药品生产、营销、行政和技术监督管理部门共同遵循的法定技术依据,具有法定的约束力。药典的主要内容包括凡例、正文、通则和索引四部分。世界许多国家及地区出版有本国的或区域性药典,主要有美国药典(United States Pharmacopeia,USP)、英国药典(British Pharmacopoeia,BP)、日本药局方(Japanese Pharmacopoeia,JP),以及欧洲药典(European Pharmacopoeia,EP)和国际药典(The International Pharmacopoeia,Ph. Int.)。各国药典的内容基本一致,但其编排形式不尽相同。

一、《中国药典》基本知识

1.《中国药典》的沿革

《中国药典》是《中华人民共和国药典》的简称,英文版名称为 Chinese Pharmacopoeia(ChP),通常在名称后以年份标注版次。ChP 现行版为 2020 年版(ChP 若未注明版次,均指现行版)。ChP 由国家药典委员会(China Pharmacopoeia Committee,CPC)负责编制和修订,由国家药品监督管理局(National Medical Products Administration,NMPA)颁布实施。

中华人民共和国自成立以来曾先后出版发行共 11 版药典,即 ChP 1953、1963、1977、1985、1990、1995、2000、2005、2010、2015 和 2020 年版。ChP 1953 年版共一部;1963 年版开始分为一、二两部,各有凡例和有关的附录,一部收载中医常用的中药材和中药成方制剂,二部收载化学药品。1977 年版中,二部除了收载化学药品外,还收载了生物制品。1985 年版开始出版英文版《Chinese Pharmacopoeia》(1985)。从 1990 年版起,二部品种项下规定的“作用与用途”和“用法与用量”分别改为“类别”和“剂量”。自 1995 年版起,二部的药品外文名称改用英文名,取消拉丁名,中文名称只收载药品法定通用名称，不再列副名。2000 年版中文版与英文版同步出版，本版药典二部附录中首次收载了药品标准分析方法验证要求等六项指导原则，对统一、规范药品标准试验方法起指导作用，同时将“剂量”与“注意”项内容移至《临床用药须知》。2005 年版将《中国生物制品规程》并入药典，设为药典三部。2010 年版由一部、二部、三部及其增补本组成，与历版药典比较，收载品种明显增加。2015 年版，由一部、二部、三部及四部组成，共收载品种 5 608 种，且首次将原药典“附录”整合为“通则”，并与药用辅料单独成卷作为药典四部。另外，还出版了《药品红外光谱集》《临床用药须知》《国家药品标准工作手册》《药典注释》《中国药品通用名称》《中药彩色图集》和《中药薄层色谱彩色图集》等配套标准和参考书。

ChP 2020 年版收载品种共 5 911 种，较 2015 版药典收载品种明显增加。其中，一部收载药材及饮片、植物油脂和提取物、成方制剂和单味制剂共 2 711 种；二部收载化学药品、抗生素、生化药品以及放射性药品共 2 712 种；三部收载生物制品共 153 种；四部收载通则共 361 个，药用辅料共 335 种。

2.《中国药典》的结构与内容

药典基本结构，由一部、二部、三部、四部及其增补本组成。一部收载中药，二部收载化学药品，三部收载生物制品，四部收载通则和药用辅料，各具特殊性。药典的基本内容主要由凡例、正文、通则和索引四部分组成。

(1) 凡例　是正确使用 ChP 进行药品质量检定的基本原则，是对 ChP 正文、通则及与质量检定有关的共性问题的统一规定，是 ChP 的重要组成部分。

凡例包括：①名称与编排；②项目与要求；③检验方法和限度；④标准品与对照品；⑤计量；⑥精确度；⑦试药、试液、指示剂；⑧动物实验；⑨说明书、包装、标签等。

凡例中的各项条款，除了说明“正文品种”各药品名称及其项下记载的内容与编排形式外，并将与正文品种、通则及质量检验有关的共性问题加以规定，即与各品种质量有关的项目与要求、所采用的名词术语及计量单位的名称和单位符号，以及与各项检验有关的要求说明等用条文加以明确规定，以避免在全书中重复说明。

(2) 正文　是 ChP 的主体部分，记载其所收载的品种及其质量标准。其收载的品种按药品中文名称笔画顺序排列，同笔画数的字按起笔笔形一丨丿丶乛的顺序排列；单方制剂排在其原料药后面；药用辅料集中编排。

各品种项下规定了该品种的质量要求项目及其试验方法与限度要求，其内涵主要体现药品的质量可控性、安全性和有效性三方面。根据品种和剂型的不同，化学药品按顺序可分别列有：①品名(包括中文名、汉语拼音与英文名)；②有机药物的结构式；③分子式与相对分子质量；④来源或有机药物的化学名称；⑤含量或效价规定；⑥处方；⑦制法；⑧性状；⑨鉴别；⑩检查；⑪含量或效价测定；⑫类别；⑬规格；⑭贮藏；⑮制剂；⑯标准；⑰杂质信息等。

以 ChP 正文品种中收载的阿昔莫司的质量标准示例如下：

阿昔莫司

Aximosi

Acipimox

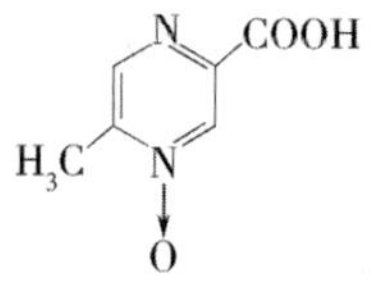

$C_6H_6N_2O_3$ 154.13

本品为5–甲基吡嗪–2–甲酸4–氧化物。按干燥品计算，含$C_6H_6N_2O_3$不得少于98.5%。

【性状】本品为白色至微黄色粉末或结晶性粉末；无臭或有微臭。

本品在水中略溶，在乙醇、甲醇、丙酮或三氯甲烷中微溶；在0.1 mol/L盐酸溶液中略溶。

本品的熔点为187~191℃，熔融时同时分解。

【鉴别】

(1) 取本品，加水溶解并稀释制成每1 mL中约含8 μg的溶液，照紫外–可见分光光度法测定，在225 nm与264 nm的波长处有最大吸收。

(2) 在有关物质项下记录的色谱图中，供试品溶液主峰的保留时间应与系统适用性溶液中阿昔莫司峰的保留时间一致。

(3) 本品的红外光吸收图谱应与对照的图谱一致。

【检查】

(1) 有关物质 照高效液相色谱法测定。

供试品溶液 取本品，精密称定，加流动相溶解并定量稀释制成每1 mL中约含0.2 mg的溶液。

对照溶液 精密量取供试品溶液适量，用流动相定量稀释制成每1 mL中约含1 μg的溶液。

对照品溶液 精密称取5–甲基吡嗪–2–甲酸（杂质Ⅰ）对照品适量，加流动相溶解并定量稀释制成每1 mL中约含1 μg的溶液。

系统适用性溶液 取阿昔莫司与杂质Ⅰ对照品各适量，加流动相溶解并稀释制成每1 mL中分别约含0.2 mg与2 μg的混合溶液。

色谱条件 用十八烷基硅烷键合硅胶为填充剂；甲醇–0.01 mol/L四丁基氢氧化铵溶液（15∶85）（用磷酸调节pH至6.0）为流动相，检测波长为264 nm；进样体积20 μL。

系统适用性要求 系统适用性溶液色谱图中，理论板数按阿昔莫司峰计算不低于6 000，阿昔莫司峰与杂质Ⅰ峰的分离度应符合要求。

测定法 精密量取供试品溶液、对照溶液与对照品溶液分别注入液相色谱仪，记录色谱图至主成分峰保留时间的2倍。

限度 供试品溶液的色谱图中，如有与杂质Ⅰ峰保留时间一致的色谱峰，按外标法以峰面积计算不得过0.5%；其他单个杂质峰面积不得大于对照溶液主峰面积的0.2倍（0.1%），其他各杂质峰面积的和不得大于对照溶液主峰面积（0.5%）。

(2) 酸度 取本品，加水溶解并稀释制成每1 mL中约含6 mg的溶液，依法测定，pH应为1.5~3.5。

(3) 干燥失重 取本品，在105℃干燥至恒重，减失质量不得过0.5%。

(4) 炽灼残渣 取本品1.0 g，依法测定，遗留残渣不得过0.1%。

(5) 重金属 取炽灼残渣项下遗留的残渣，依法测定，含重金属不得过百万分之二十。

【含量测定】取本品约0.3 g，精密称定，加水50 mL溶解后，加酚酞指示液1滴，用氢氧化钠滴定液（0.1 mol/L）滴定至溶液由无色变为粉红色，并将滴定的结果用空白试验校正。每1 mL氢氧化钠滴定液(0.1 mol/L)相当于 15.41 mg 的 $C_6H_6N_2O_3$。

【类别】 降血脂药。

【贮藏】 密封保存。

【制剂】 阿昔莫司胶囊

附:杂质Ⅰ(5- 甲基吡嗪 -2- 甲酸)

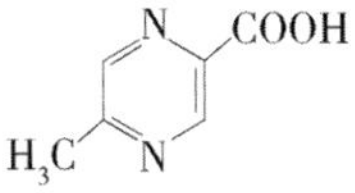

$C_6H_6N_2O_2$ 138.12

(3) 通则 收载于 ChP 四部,主要包括制剂通则、通用检测方法和指导原则等。制剂通则系按照药物剂型分类,针对剂型特点所规定的基本技术要求;通用检测方法系各正文品种进行相同检查项目的检测时所应采用的统一的设备、程序、方法及限度等;指导原则系为执行药典、考察药品质量、起草与复核药品标准等所制定的指导性规定。

(4) 索引 除在"正文品种"前以药品名称的汉字书写笔画排序的品名目次外,在书末附有"中文索引"(药品名称的汉语拼音)和"英文索引"(药品的英文名称)两种检索方式,中文索引按汉语拼音顺序排列,英文索引按英文名称首字母顺序排列,可供使用者方便、快捷地查索相关品种内容。

二、主要外国药典简介

目前世界上已有几十个国家编制出版有本国的药典,同时还有 EP 及 Ph. Int. 等区域及世界性药典。常用的外国药典有:

1.《美国药典》

(1)《美国药典》的概况 《美国药典》(United States Pharmacopoeia, USP)由美国药典委员会(United States Pharmacopeial Convention, USPC)编制出版。1820 年 12 月出版发行了第一版 USP,1888 年美国药学协会(American Pharmaceutical Association, APA)编制出版了首部《美国国家处方集》(National Formulary, NF)。1980 年出版了第一部 USP20-NF15 合订本,但仍分为两部分,USP 主要收载原料药和制剂,而 NF 则主要收载制剂中的附加剂。自 2000 年(USP24-NF19)起,同步发行光盘版(CD-ROM);2002 年(USP25-NF20)起每年一版。目前版本为 USP42-NF37,简称为 USP(42),于 2019 年 5 月 1 日施行。

(2)《美国药典》的基本结构与主要内容 USP 由凡例(General Notices)、正文(Monographs)、通则(General Chapters)、索引(Index)组成,并分类收载了药物原料、药用辅料、药物制剂及食品补充剂的通用标准。

在 USP General Notices(凡例)之前列有 Front Matter(包括:注意事项、前言、药典委员会成员、注释、修订及增补说明、制剂辅料等内容)。USP General Notices 之后依次有:General Chapters(相当于 ChP 的"附录"),Reagents(包括:试剂、指示剂、试纸、缓冲液、比色液、指示液、试液和滴定液等),Reference Tables(包括:容器、性状与溶解度、各品种溶解度表、相对原子质量表、放射性核素的相对原子质量和半衰期、乙醇密度表、黏度表、华氏与摄氏温度换算表),Dietary Supplements(膳食补充剂)。之后,是 NF General Notices, NF Monographs(正文 NF 品种),USP Monographs 以及

Glossary。

USP的凡例共有10项，依次为：title and revision，official status and legal recognition，conformance to standards，monographs and general chapters，monograph components，testing practices and procedures，test results，terms and definitions，prescribing and dispensing，preservation，packaging，storage，and labeling。

USP中与ChP"附录"相当的部分是General Chapters。另外，ChP中收载于"附录"中的试药等，在USP中单列为Reagents；相对原子质量表则列入Reference Tables中。General Chapters中的General Tests and Assays（一般试验与含量测定）共包括六部分内容：一般要求，仪器设备，微生物学试验，生物学试验和含量测定，化学试验和含量测定，物理试验和测定。

USP的正文"品种"的内容如下：①药品名称；②结构式；③分子式与相对分子质量；④来源或有机药物的化学名称及化学文摘（Chemical Abstracts，CA）登录号；⑤成分与含量要求；⑥包装和贮藏（Packaging and Storage）；⑦USP参比标准品（USP Reference standards）；⑧鉴别（Identification）；⑨物理常数与检查；⑩含量测定（Assay）及其计算公式。

2.《英国药典》

（1）《英国药典》的概况　《英国药典》（British Pharmacopoeia，BP）是由英国药典委员会（Commission，BPC）编制出版。自1816年开始编制《伦敦药典》后出版有《爱丁堡药典》和《爱尔兰药典》，1864年合并为《英国药典》。BP的最新版本为2020年版，缩写为BP（2020），自2020年1月生效。

（2）《英国药典》的基本结构与主要内容　BP（2020）共分为六卷。第一卷和第二卷主要收载原料药物、药用辅料；第三卷收载制剂通则、药物制剂；第四卷收载植物药物和辅助治疗药品、血液制品、免疫制品、放射性药品以及手术用品；第五卷收载标准红外光谱、附录方法（Appendices）、辅助性指导原则（Supplementary Chapters）及索引；第六卷正文品种收载的是兽药典（Veterinary）。

凡例的内容分为三部分。第一部分说明欧洲药典（EP）及ICH的品种的标记；第二部分系适用于BP正文和附录的规定；第三部分为EP的凡例，其内容较第二部分更为丰富和详尽。

"附录"共分25类，每类按内容分类。例如，第2类为光谱法，包括：红外光谱和近红外光谱法，紫外和可见分光光度法，磁共振光谱法，原子发射和原子吸收光谱法，荧光分光光度法，X线荧光光谱法，质谱法和拉曼光谱法。

正文品种在各条目下列有：①药品英文名称；②结构式、分子式与相对分子质量、CA登录号；③化学名称与含量要求；④性状（Definition/Description）；⑤物理常数；⑥鉴别（Identification）；⑦检查；⑧含量测定（Assay）；⑨贮藏（Storage）；⑩标签（Labelling）；⑪制剂（Preparations）；⑫规格与剂量（Strengths available/Dose）。

作为BP的配套出版物有：《英国法定药品名称》（British Approved Names，BAN），最新版本为2017年版。

3.《日本药典》

（1）《日本药典》的概况　《日本药典》（The Japanese Pharmacopoeia，JP）即《日本药局方》，由日本药局方编集委员会编制，厚生省颁布执行。最新版2016年版为第十七版，即JP（17）。

（2）《日本药典》的基本结构与主要内容　JP分为两部，一部主要收载化学合成药品及其制剂；二部主要收载天然药物与制剂辅料等。两部合订为一册，但有各自的"凡例"和"附录"，即在各自的正文中列于法定品种(Official Monographs)之前的"通则"(General Notices)、"原料药总则"(General Rules for Crude drugs)和"制剂总则"(General Rules for Preparations)与"一般试验法、测定法与仪器"。同时,两部各有自己的红外参考谱图(Infrared Reference Spectra)和紫外-可见参考谱图(Ultraviolet-Visual Reference Spectra),依次列于二部法定品种之后。而与制剂包装工艺、无菌控制等有关的试验方法与要求及与药品质量研究有关的指导原则等单列为"一般信息"(General Information)。

在正文"法定品种"标准中,依次列有:①药品名称(包括英文名、日文名);②结构式、分子式与相对分子质量;③化学系统名称及 CA 登录号;④含量要求;⑤性状(Description),在制剂品种项下为制法;⑥鉴别(Identification);⑦物理常数与检查;⑧含量测定(Assay)方法及其计算公式;⑨容器与包装(Containers and Storage)。

说明:在上述各国药典正文品种项下所列项目中,未附英文的项目为药典中未列标题仅列出具体内容的项目。

4.《欧洲药典》

《欧洲药典》(European Pharmacopoeia,EP)是由欧洲药品质量管理局(European Quality Control of Medicines,EDQM)编撰出版,有英文和法文两种法定文本,为欧洲共同体所认可。其最新版本为 EP 10,共有 8 个增补本(10.1~10.8),于 2019 年 7 月出版。

除人用和兽用疫苗、免疫制剂、放射性药物、天然药物等生物制品外,《欧洲药典》不收载制剂,均为原料药。其正文部分为强制性标准,制剂通则项下的规定为指导性原则,制剂产品的质量需要符合各国药典或药品管理当局批准的质量标准要求。在其收载的附录中,不仅包括正文各品种项下通用的检测方法,而且凡是与药品质量密切相关的项目和内容在附录中均有规定。在正文品种的鉴别试验项下规定了首选和次选项目,可避免因鉴别项目设置过多而造成的人力与物力的浪费;在某些品种的杂质检查项下附有可能产生的杂质的名称及其化学结构式,甚至有的品种还绘有色谱图,以利于对检出杂质的正确判断。

5.《国际药典》

《国际药典》(International Pharmacopoeia,Ph.Int)是由世界卫生组织(World Health Organization,WHO)国际药典和药物制剂专家咨询小组编撰,由世界卫生大会批准出版,并被建议"由药典官方机构来考虑是否最终收载其中的条款"。因此,除非被药典官方机构接受,国际药典不作为任何国家的法定药典。

目前,Ph. Int. 为第八版,共 2 卷,卷 1 为药典凡例和大多数原料药标准,卷 2 收载余下的原料药标准、制剂标准、放射性药品标准、通用测定法、试剂和索引。

三、药品质量控制

良好的管理规范是全面控制药品质量的基础,我国已先后制定了一系列对药品质量控制起指导作用的法令性文件。管理规范的实施则建立在标准操作规程(Standard Operation Procedure,SOP)的基础上。为了使国际间对新药注册的各项试验与要求取得一致,世界医药发达国家建立了国际协调机构,即"人用药品注册技术要求国际协调会"(International Conference on Harmonisation of Technical Requirements for Registration of Pharmaceuticals for Human Use,ICH),ICH 所取得的一致结果对我国药品注册技术指南的制定具有积极的影响。

1. 药品质量管理规范

(1)《药物非临床研究质量管理规范》(Good Laboratory Practice,GLP) 是为提高药物非临床研究(单次给药的毒性试验、反复给药的毒性试验、生殖毒性试验、遗传毒性试验、致癌试验、局部毒性试验、免疫原性试验、依赖性试验、毒代动力学试验及与评价药物安全性有关的其他试验)的质量,确保实验资料的真实性、完整性和可靠性,保障人民用药安全,根据《中华人民共和国药品管理法》制定的。适用于为申请药品注册而进行的非临床研究,药物非临床研究的单位机构必须遵循本规范。现行 GLP 由国家食品药品监督管理总局(CFDA)于 2017 年 8 月 2 日发布,自 2017 年 9 月 1 日起施行。

(2)《药物临床试验质量管理规范》(Good Clinical Practice,GCP) 是保证药物临床试验过程规范,结果科学可靠,保护受试者的权益并保障其安全,根据《中国人民共和国药品管理法》《中国人民共和国药品管理法实施条例》,参照国际公认原则而制定的,自 2003 年 9 月 1 日起施行。

GCP 是临床试验全过程的标准规定,包括方案设计、组织实施、稽查、记录、分析总结和报告。凡进行各期临床试验、人体生物利用度或生物等效性试验,均须按本规范执行。

(3)《药品生产质量管理规范》(Good Manufacture Practice,GMP) 是为规范药品生产质量管理,根据《中华人民共和国药品管理法》《中华人民共和国药品管理法实施条例》而规定的,适用于药品生产的全过程、原料药生产中影响成品质量的关键工序,是药品生产管理和质量控制的基本要求。现行 GMP 为 2010 年修订版,自 2011 年 3 月 1 日起施行。

(4)《药品经营质量管理规范》(Good Supply Practice,GSP) 是为加强药品经营质量管理,保证人民用药安全有效,根据《中华人民共和国药品管理法》《中华人民共和国药品管理法实施条例》而制定的。本规范是药品经营管理和质量控制的基本准则,企业应当在药品采购、贮存、销售、运输等环节采取有效的质量控制措施,确保药品质量。药品生产企业销售药品、药品流通过程中其他涉及贮存与运输药品的环节,也应当符合本规范相关要求。现行版 GSP 自 2016 年 6 月 30 日起施行。

(5)《中药材生产质量管理规范》(Good Agriculture Practice,GAP) 中药标准化包括中药材标准化、中药饮片标准化和中成药标准化。其中,中药材的标准化是基础,没有中药材的标准化就不可能有饮片及中成药的标准化,而中药材的标准化有赖于中药材生产过程的规范化。药用动植物的不同种质、不同生态环境、不同栽培和养殖技术,以及采收、加工等方法均可直接影响中药材的产量和质量,进而影响中药饮片及中成药的质量。所以,只有规范了中药材的生产,才能从根本上解决中药的质量问题与中药的标准化和现代化问题。GAP 是为规范中药材的生产、保证中药材质量,促进中药标准化和现代化而制定的。本规范是中药材生产和质量管理的基本准则,适用于中药材生产企业生产中药材(含植物、动物药)的全过程。

2. 标准操作规程与质量控制

标准操作规程(Standard Operation Procedure,SOP)的制定和执行在各项科学管理规范的实施过程中,是极其重要的。药品的研究、生产、供应等各个环节的每项具体操作均应建立相应的 SOP,统一和标准化的操作是准确与重现地获得各项实验数据的基础。而质量控制(Quality Control,QC)则是实验室 SOP 的重要内容,它是保证各项实验数据准确、可靠的有效性监督体系。

(1) 标准操作规程 每项 SOP 的主要内容应包括:①目的与范围(scope);②定义(或概念);

③所需的材料与设备；④注意事项；⑤负责人；⑥具体操作步骤（对关键步骤应予标示或强调）；⑦数据处理；⑧记录保存；⑨参考文献。在新药临床前的药学研究中，实验室的SOP主要内容应涵盖：①样品的处置（specimen handling）和保管系统（chain-of-custody）（包括样品的接收、登记、贮存、文件档案及安全等）；②实验室安全措施与保密（包括安全消防、废弃物和有害物的转移与处置）；③QC与质量保证（quality assurance，QA）；④样品分析方法（包括参比标准制备的一般方法、试剂的配制方法、样品的处理过程、分析仪器的具体操作程序、药物浓度计算公式等）；⑤分析测试数据的评价（evaluation）和接受标准（acceptance criteria）；⑥报告测试结果的标准等。

（2）质量控制　在实施各项实验操作SOP的同时，实验操作过程的QC已成为实验室科学管理的重要内容，也是实验室提供准确可靠数据的重要保证。在分析测试中，QC的作用是经常检查所用分析方法的有效性，包括控制偶然误差（精密度）、系统误差（准确度）、样品基质（matrix）对分析方法精密度和专属性的影响。具体内容包括：阴性（negative）QC样品、阳性（positive）QC样品、开放型（open）和盲型（blind）QC样品的制备与审核，QC样品的设置，QC样品分析测试数据的记录与文件（QC log file），QC数据的审核标准等。实验室质量控制又分为实验室内部（internal or intra-laboratory）与实验室之间（external or inter-laboratory）的质量控制。

1）实验室内部的QC　准确度和精密度是实验室内部QC的主要依据。在分析测试过程中的QA可按图1-2-1所示步骤进行，以保证测试系统提供准确的测试结果。

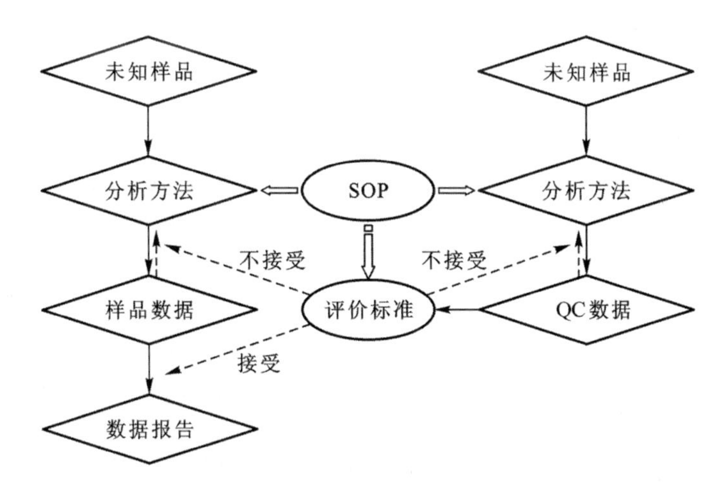

图1-2-1　实验室内部QC示意图

2）实验室之间的QC　由主管机构向各实验室提供统一的标准物质，或开放型样品、盲型样品、QC样品，定期对各实验室进行考核。分析方法的重现性（reproducibility）和耐用性（robustness）也是由各实验室协作完成的。

3. 人用药品注册技术要求国际协调会

（1）ICH的组建目的　世界各国为了严格管理药品质量，在制定各项管理规范及实施条例的同时，对药品的研制、生产、销售及进口等环节进行严格的审批，进而形成了药品的注册制度。但是不同国家对药品注册的要求各不相同，这不仅不利于药品的安全性、有效性和质量方面得到科学的保证，同时也造成制药工业和科研、生产部门人力、物力的浪费，不利于人类医药事业的发展。为此,由欧洲联盟、美国和日本三方药品管理当局及三方制药企业管理机构发起并建立了人用药品注册技术要求国际协调会(ICH),以寻求解决国际间存在的不统一的规定和认识,通过协调逐步取得一致,为药品研究开发、审批上市制定一个统一的国际性指导标准。

(2) ICH 的协调内容 ICH 专家工作组协调的专题共分四个类别:①质量(quality),包括稳定性、验证、杂质、规格等,以代码“Q”表示;②安全性(safety),包括药理、毒理、药物代谢动力学(药动学)等试验,以代码“S”表示;③有效性(efficacy),包括临床试验中的设计、研究报告、GCP 等,以代码“E”表示;④综合学科(multidisciplinary),包括术语、管理、通讯等,以代码“M”表示。

第二节 药物分析误差控制与数据处理

一、误差与误差控制

由于在分析测定过程中受各种因素的影响,测定值(measured value),统计学称为测量值(observation),与被测定药物的真实值(简称为真值)不完全符合,存在一定的偏离(bias)。这种偏离称为分析误差(analytical error),简称误差。误差是测量值与真值之差,反映分析结果与真值的接近程度,是衡量一个分析方法的准确度(accuracy)的指标。在实际工作中必须对分析误差加以有效控制,进而获得可靠的分析结果。

(一) 误差与偏差

1. 误差的分类与来源

根据误差具有的性质,误差分为系统误差和偶然误差两大类。

(1) 系统误差(systematic error) 也称可定误差(determinate error),是由某种确定的原因造成的误差,一般具有固定的方向(正或负)和大小,重复测定时重复出现。

根据误差的来源,系统误差又可分为方法误差、试剂误差、仪器误差和操作误差。

1) 方法误差 是由于分析方法本身不完善或选用方法不当造成的。例如,在重量分析法中,是由于共沉淀、沉淀溶解,或沉淀分解等因素造成的误差;在容量分析中,是由于滴定反应不完全或因副反应发生、干扰物的存在、指示剂变色范围与化学计量点不符合等因素造成的误差。

2) 试剂误差 由于分析方法所用试剂不符合要求造成的误差,通常称为试剂误差。如试剂不纯等。

3) 仪器误差 是由于分析仪器的参数不准确或性能不良造成的误差。例如,分析天平的灵敏度低,砝码自身质量不准;滴定管、量瓶、移液管的刻度有误;分光光度计的波长标示偏差,吸收系数不准确,吸收池不匹配等原因都可能产生仪器误差。

4) 操作误差 是由于分析者操作上存在定向偏离造成的误差。例如,分析者对滴定液消耗体积数据的读取偏高(或偏低),或对滴定终点颜色的判别过于敏感(或滞后)等,均可造成操作误差。

值得注意的是,有些操作误差,如操作者对滴定液消耗体积读数的非定向性偏离(由偶然因素引起)造成的误差,属于偶然误差范畴;而未按照仪器使用说明书正确操作,或未按操作规程进行操作等则属于操作错误,不属于误差范畴。

(2) 偶然误差(accidental error) 也称不可定误差(indeterminate error)或随机误差(random error),是由分析条件或环境条件的改变等偶然的因素引起的。例如,高效液相色谱法使用的流动相配比或 pH 的变化,实验室的温度及湿度的波动等,均可导致偶然误差的产生。

偶然误差的产生具有偶然性,其方向或大小均不固定。但偶然误差符合统计学规律:正负误差出现的概率大致相等,往往能部分甚至完全抵消;而且绝对值大的误差出现的概率小,绝对值小的误差出现的概率大。该类误差不能通过校正的方法加以消除,但可通过多次平行测定,以平均值作为分析结果来减小该类误差;也可根据统计学规律估算其大小,并在结果中予以正确表述。

2. 误差的表示与计算方法

误差的数值(绝对值)越小,说明分析方法的准确度越高。误差的表示方法有两种:绝对误差和相对误差。

(1) 绝对误差(absolute error) 即误差,是指测量值与真值之差。因为测量值与真值的单位相同,所以绝对误差的单位与测量值和真值的相同;绝对误差具有方向性,可以是正值,也可以是负值。若以 x 代表测量值,μ 代表真值,则绝对误差 δ 的计算公式见式(1-2-1)。

$$\delta = x - \mu \tag{1-2-1}$$

(2) 相对误差(relative error) 是指绝对误差与真值的比值,即误差率。因为绝对误差的单位与真值的单位相同,所以相对误差没有单位。相对误差 ρ 的计算公式见式(1-2-2)。

$$\rho = \frac{\text{绝对误差}}{\text{真值}} = \frac{\delta}{\mu} = \frac{x-\mu}{\mu} \tag{1-2-2}$$

相对误差通常以 % 表示。

例 1 用某分析天平称量标准砝码,天平读数显示为 99.8 mg。该砝码的准确质量为 100.0 mg。那么,该天平的称量误差为:

$$\text{绝对误差} = 99.8 - 100.0 = -0.2(\text{mg})$$

$$\text{相对误差} = \frac{-0.2}{100.0} \times 100\% = -0.2\%$$

3. 偏差的表示与计算方法

在实际分析工作中所获得的每一个分析数据(测量值)常常同时包含有系统误差和偶然误差。通过多次平行测定,以平均值作为测量值与真值进行比较,可评价分析方法的系统误差;以各测量值与平均值比较,则可估算方法的偶然误差。

(1) 偏差(deviation, d) 是指一组测量值中各测量值与该组测量值的平均值之差。它反映一组测量值之间彼此符合的程度(或离散程度),是衡量分析方法的精密度(precision)的指标。偏差越大,精密度越低。

在进行 n 次测量的样本中,若 $\bar{x}$ 代表 n 次测量值的平均值(average 或 mean value),则第 i(i=1–n)次测量值 x_i 的偏差 d 可由式(1-2-3)求得:

$$d = x_i - \bar{x} \tag{1-2-3}$$

d 值有正、有负,其单位与测量值一致。

(2) 平均偏差(mean deviation, $\bar{d}$) 为各个偏差的绝对值的平均值。即,

$$\bar{d}=\frac{\sum_{i=1}^{n}|x_i-\bar{x}|}{n} \tag{1-2-4}$$

式中,n 表示测量次数。应当注意,平均偏差均为正值。

(3) 相对平均偏差(relative mean deviation) 简称为相对偏差(RD),为平均偏差与测量平均值的比值,计算见下式:

$$\mathrm{RD}=\frac{\bar{d}}{\bar{x}}\times100\%=\frac{\frac{\sum_{i=1}^{n}|x_i-\bar{x}|}{n}}{\bar{x}}\times100\%=\frac{\sum_{i=1}^{n}|x_i-\bar{x}|}{n\cdot\bar{x}}\times100\% \tag{1-2-5}$$

(4) 标准偏差(standard deviation) 是反映一组平行测量值的离散性的统计学指标,常被用于表示分析方法的精密度,简写为 s 或 S 或 SD。其计算公式如下:

$$s=\sqrt{\frac{\sum_{i=1}^{n}(x_i-\bar{x})^2}{n-1}} \tag{1-2-6}$$

或,

$$s=\sqrt{\frac{\sum_{i=1}^{n}x_i-\frac{1}{n}\left(\sum_{i=1}^{n}x_i\right)^2}{n-1}} \tag{1-2-7}$$

式中,$\frac{\sum_{i=1}^{n}(x_i-\bar{x})^2}{n-1}=s^2$,称为样本均方差(mean square deviation of sample)或样本方差(variance);$n-1=f$,称为自由度(degree of freedom)。

(5) 相对标准偏差(relative standard deviation,RSD) 也称为变异系数(coefficient of variation,CV),为标准偏差与测量平均值的比值。其计算公式如下:

$$\mathrm{RSD}=\frac{s}{\bar{x}}\times100\%=\frac{\sqrt{\frac{\sum_{i=1}^{n}(x_i-\bar{x})^2}{n-1}}}{\bar{x}}\times100\% \tag{1-2-8}$$

例2 某标准溶液浓度4次标定的结果为:0.448 5 mol/L、0.451 6 mol/L、0.446 9 mol/L和0.449 8 mol/L。试计算该组测定值的平均值、平均偏差、相对平均偏差、标准偏差和相对标准偏差。

$$\text{平均值}\ \bar{x}=\frac{\sum_{i=1}^{n}x_i}{n}=\frac{0.448\,5+0.451\,6+0.446\,9+0.449\,8}{4}=0.449\,2(\mathrm{mol/L})$$

$$\text{平均偏差}\ \bar{d}=\frac{\sum_{i=1}^{n}|x_i-\bar{x}|}{n}=\frac{0.000\,7+0.002\,4+0.002\,3+0.000\,6}{4}=0.001\,5(\mathrm{mol/L})$$

$$\text{相对平均偏差 RD}=\frac{\bar{d}}{\bar{x}}\times100\%=\frac{0.001\,5}{0.449\,2}\times100\%=0.33\%$$

$$标准偏差\ s=\sqrt{\frac{\sum_{i=1}^{n}(x_i-\bar{x})^2}{n-1}}$$

$$=\sqrt{\frac{(-0.0007)^2+(0.0024)^2+(-0.0023)^2+(0.0006)^2}{4-1}}$$

$$=0.0020(g)$$

$$相对标准偏差\ RSD=\frac{s}{\bar{x}}\times100\%=\frac{0.0020}{0.4492}\times100\%=0.45\%$$

4. 误差与偏差的关系

在实际分析工作中，常常以误差评价分析方法的准确度，以偏差评价方法的精密度。若一组测量值的精密度低，说明受偶然误差影响较大，其准确度也往往较低；即使其平均值与标准值非常接近，也常常是出于偶然。高精密度是获得准确分析数据的前提，但精密度高，其平均值的准确度不一定就高，因为方法可能同时存在系统误差，只有在消除了系统误差之后，才能用精密度同时表达准确度。

5. 标准值

在理论上，真值可利用准确的方法，通过对被分析对象的总体进行完全测定而获得。但实际上，不可能对被分析对象的总体进行无限次的测定，真值只是可以接近而无法达到的理论值。所以，在分析工作中，常以标准值代替真值来衡量测定结果的准确度。所谓标准值，即是采用可靠的分析方法，在不同实验室（经相关部门认可），由不同分析人员对同一试样进行反复多次测定，然后将大量测定数据用数理统计方法处理而求得的测量值。求得标准值的试样称为标准试样或标准参考物质。作为评价准确度的基准，标准试样及其标准值需经权威机构认定并提供。

（二）误差的控制

不规范的操作可导致分析结果的不准确或错误，以下简要介绍控制误差的主要方法。

1. 选用合适的分析方法

各种分析方法具有不同的准确度和灵敏度，适合于不同样品的分析。例如，容量分析法准确度较高，相对误差（*RE*）通常在 0.2% 以下；但灵敏度较低，通常要求供试品量在数十毫克至数百毫克。而仪器分析法的灵敏度较高，可达 μg/mL 甚至 ng/mL 级；但其准确度稍低，相对误差为 2%~5%。

2. 减少测量过程的误差

分析结果的误差是由各分析步骤的相对误差叠加而成。为了提高分析结果的准确度，必须尽量减免各操作步骤的相对误差。例如，在称量步骤中，一般分析天平的称量误差为 ±0.000 1 g，使用减重法称量的最大误差是 ±0.000 2 g（两次称量）。为使称量的相对误差小于 0.1%，取样量就不能小于 0.2 g。在滴定步骤中，常量滴定管读数误差约为 ±0.01 mL，两次读取（滴定开始与结束）读数可造成的最大误差是 ±0.02 mL。为使滴定的相对误差小于 0.1%，消耗滴定液的体积应在 20 mL 以上。

3. 验证并消除系统误差

（1）回收试验（recovery test）　系考察分析方法能够对样品中被测物给予全量响应的能力的验证试验。可采用标准对照试验或标准添加试验求得方法误差并加以校正，或改进分析方法以消除方法误差。

(2) 校准仪器　仪器不准确引起的仪器误差可以通过校正仪器消除。例如使用滴定分析法测定时，对分析天平的砝码及移液管、量瓶和滴定管等计量器具进行校正；在用 UV 测定时，需对分光光度计的波长、吸收系数、杂散光等进行定期校正。

(3) 对照试验（control test/assay）　系指使用被测物的对照品或已知纯度的样品与被测物同法平行测定，以对照品或已知纯度样品的量计算被测物的量，可消除方法或仪器误差。例如用 UV 测定时，用吸光度按外标法计算供试品的含量，可消除由于波长标示偏差、吸收系数不准确等产生的误差。

(4) 空白试验（blank test/assay）　系指不加待测样品或以等量的试剂代替待测样品溶液，按样品测定的方法和步骤操作，并将所得结果作为空白值从样品测定的结果中扣除。空白试验可以消除由于试剂不纯或滴定终点与化学计量点不完全吻合等因素产生的试剂或方法误差。

4. 平行试验

在消除系统误差的前提下，增加平行测定次数是减小偶然误差的必然途径。

二、不确定度

1993 年，国际标准化组织（International Organization for Standardization，ISO）发布了“测量不确定度表述指南”（Guide to the Expression of Uncertainty in Measurement，GUM）。我国原则上等同采用 GUM 制定了 JJF 1059–1999《测量不确定度评定与表示》，并于 2013 年开始实施 JJF 1059.1–2012 版。

（一）不确定度的定义

测量不确定度（measurement uncertainty）简称不确定度（uncertainty），是表征合理地赋予被测量值的分散性，与测量结果相联系的参数。这个参数可以是诸如称为标准测量不确定度的标准偏差（或其特定倍数），或是说明了包含概率的区间半宽度。测量不确定度一般包括很多分量。其中一些分量是由测量序列结果的统计学分布得出的，可表示为标准偏差；另一些分量是由根据经验和其他信息确定的概率分布得出的，也可以用标准偏差表示。在 ISO 指南中将这些不同种类的分量分别划分为 A 类评定和 B 类评定。

（二）误差与不确定度

区分误差和不确定度很重要。误差是被测量的单个结果和真值之差，是一个单个数值。原则上已知误差的数值可以用来修正结果，但实际上误差不可能被确切地知道。而不确定度是以一个区间的形式表示，如果是为一个分析过程和所规定样品类型作评估时，可适用于其所描述的所有测量值。一般不能用不确定度数值来修正测量结果。

不确定度的评估主要包括 6 个步骤：①识别不确定度来源；②建立被测量数学模型；③评估标准不确定度；④合成标准不确定度；⑤计算扩展不确定度；⑥报告测量不确定度。

当不确定度分量是通过试验方法用重复测量的分散性得出时，可以用标准偏差的形式表示。测量不确定度用标准偏差表示时称为标准不确定度。对于单次测量的不确定度分量，不确定度就是所观察的标准偏差；对于平均值的结果，使用平均值的标准偏差。

当不确定度的评估是源于以前的结果和数据时，可能已经用标准偏差的形式表示了。如果给出了带有置信水平的置信区间（用 $\pm\alpha$ 表示，并指明 $P\%$），则将 α 值除以与所给出的置信水平相应的正态分布百分点的值，就得到标准偏差。

例 3 10 mL 量瓶的出厂证书上标明，在置信概率 P=95% 下，置信区间为 ±0.2 mL。

从正态分布的百分点标准表上，95% 的置信区间用 1.96σ 值进行计算。不确定度约为(0.2/1.96)≈0.1（mL）。

如果限值 $\pm\alpha$ 给出时没有给定置信水平，有理由认为可能是极限值，通常假定其为矩形分布，标准偏差为 $\alpha/\sqrt{3}$。

例 4 出厂证书标明 10 mL 量瓶为 ±0.2 mL，则不确定度为 0.2 / ≈ 0.12（mL）。

如果限值 $\pm\alpha$ 给出时没有给定置信水平，但是有理由认为不可能是极限值，通常假定为三角形分布，标准偏差为 $\alpha/\sqrt{6}$。

例 5 出厂证书标明 10 mL 量瓶为 ± 0.2 mL，但日常内部检查表明极限值的可能性极少，则标准不确定度为 0.2 / ≈ 0.08（mL）。

三、测量数据的统计处理

分析方法的系统误差可以通过对分析方法进行验证并消除；而偶然误差没有固定的方向和大小，它的出现具有随机性，不能予以消除。但偶然误差服从一定的统计学规律，它出现在某一数值区间的可能性［概率（probability，P）］是可以预测的；进而可以采用统计学的方法评估某一分析方法的偶然误差，并予以正确的表达。

（一）平均值的标准偏差

任何一个测量值均包含有偶然误差。理论上，通过无限多次的平行测量，以平均值作为测量值可以消除偶然误差，即总体均值等于真值。但在实际分析工作中，仅通过一组有限次的平行测量所获得的数据的平均值（简称为样本均值，$\bar{x}$）仍然包含有偶然误差并使其偏离真值（μ），其标准偏差：

$$S_{\bar{x}}=\frac{s_x}{\sqrt{n}} \tag{1-2-9}$$

由式（1-2-9）可知，样本均值的标准偏差（$S_{\bar{x}}$）与测量次数的平方根成反比，n 次测量所获得的平均值的标准偏差是每一次测量值的标准偏差（s_x）的 $1/\sqrt{n}$。以平均值作为测量结果，其可靠性是单次测量值的 $\sqrt{n}$ 倍，但其可靠性提高的速度随测量次数的增加而显著下降。所以，在实际分析工作中，一般平行测定 2~3 次即可。而在进行方法学验证时，要求测定 5~6 次。

（二）平均值的置信区间

当对某样本进行单次测定时，其测量值 x 在总体均值（真值）μ 附近的概率是可以根据总体标准差（σ）估计的。如，$\mu=x\pm1.64\sigma$ 的概率为 90%。即，可以用 90% 的把握（P=0.9）估计：$x-1.64\sigma\leqslant\mu\leqslant x+1.64\sigma$。

以测量值（x）为中心，以一定的置信系数（α）估计总体均值的可信范围，称为置信区间（confidence interval）。其表达式为：

$$\mu=x\pm z\sigma \tag{1-2-10}$$

式中，$z\sigma$ 表示置信限。其中，z 称为统计量（statistic）。

根据所要求的置信系数 α，z 值可由 t 分布表中查得。由表中查得的统计量称为临界值。

（1）总体 σ 已知　若总体标准差为 σ 时，样本均值的标准差 $\sigma_{\bar{x}}=\dfrac{\sigma}{\sqrt{n}}$，可用样本均值 $\bar{x}$ 估计总

体均值 μ 的范围：

$$\mu = \bar{x} \pm z\frac{\sigma}{\sqrt{n}} \qquad (1\text{-}2\text{-}11)$$

(2) 总体 σ 未知　当总体标准差未知时，则需根据所要求的置信水平及自由度，以样本标准偏差 s 估计。其统计量为 $t_{\alpha,f}$，计算式见式(1-2-12)：

$$\mu = \bar{x} \pm t_{\alpha,f}\frac{s}{\sqrt{n}} \qquad (1\text{-}2\text{-}12)$$

同理，$t_{\alpha,f}\frac{s}{\sqrt{n}}$为置信限。$\bar{x}+t_{\alpha,f}\frac{s}{\sqrt{n}}$为上限值($X_U$)，$\bar{x}-t_{\alpha,f}\frac{s}{\sqrt{n}}$为下限值($X_L$)。

置信区间分为双侧置信区间(two-sided confidence interval)和单侧置信区间(one-sided confidence interval)两种。

双侧置信区间是指同时具有上下限的置信范围。即，在一定置信水平下，μ 值介于 X_L 至 X_U 的范围之内：$X_L \leqslant \mu \leqslant X_U$。即：$\bar{x}-t_{\alpha,f}\frac{s}{\sqrt{n}} \leqslant \mu \leqslant \bar{x}+t_{\alpha,f}\frac{s}{\sqrt{n}}$。

单侧置信区间是指 $\mu \geqslant X_L$ 或 $\mu \leqslant X_U$，即：$X_L \leqslant \mu < \infty$或 $-\infty < \mu \leqslant X_U$。除明确为单侧置信区间，一般均指计算双侧置信区间。

(三) 可疑数据的取舍

在一组测量值中有时会出现个别过高或过低的测量值，称为可疑数据，在统计学上称为逸出值(outliers)，也称异常值或离群值。由于操作不当或错误而产生的可疑数据，舍弃该数据是合理的，但同时应在结果报告中说明原因。在大多数情况下，可疑数据是在没有明显原因的情况下获得的。这些可疑数据可能是实验方法本身可能得出的“正常”数据，也可能是操作错误造成的偏差。一方面，我们不应该为了使实验数据看起来“好”一些而随意将其舍弃；但另一方面，我们也不应该将来自于其他总体的数据保留。

对于可疑数据可采用以下做法：①重复相应部分的实验操作，以求得替代的数据；②用统计学方法评估可疑数据的来源，并决定取舍；③舍弃可疑值，或在舍弃可疑值后以相邻数据替代。其中，方法①对于某些实验操作是可取的，如采用 HPLC 测定样品含量，某次进样获得的积分面积与其他面积差别较大时，可以再次取该样品溶液重新进样。

用统计学检验的方法评估可疑值是否来源于同一总体，以决定取舍。在测量次数足够多，能对总体的标准偏差进行正确估计的情况下，可以使用 t 检验法。但对于少量的测定结果，如 3~5 个数据的评估，目前尚无完善的检验标准。使用频率较高的统计学方法是 G 检验法，较简单的方法是 Q 检验法。

不同的检验方法可能会得出矛盾的结果，所以在实际工作中应事先确定可疑数据的检验方法，并体现在 SOP 中。

1. *G* 检验法

G 检验法(Grubbs test method)的优点是在判断可疑值的取舍过程中引入正态分布的两个重要参数 $\bar{x}$ 和 s，方法较为准确、可靠。G 检验法的检验步骤如下：

(1) 计算包括可疑值在内的样本均值 $\bar{x}$ 与标准偏差 s。

(2) 计算可疑值 x_n 的偏差 d ($d=x_n-\bar{x}$) 及统计量 $G=\frac{|x_n-\bar{x}|}{s}$。

(3) 查 G 检验临界值 $G_{\alpha,n}$，并与统计量 G 比较。若 $G < G_{\alpha,n}$，可疑值保留；若 $G \geqslant G_{\alpha,n}$，则舍弃可疑值（$P \leqslant 0.05$）。表 1-2-1 列出了置信系数 α=0.05 时的部分 G 检验临界值。

表 1-2-1　5% 水平的 G 检验临界值

n	3	4	5	6	7	8	9	10
$G_{0.05,n}$	1.15	1.48	1.71	1.89	2.02	2.13	2.21	2.20

2. Q 检验法

Q 检验法（Q test method）也称 Dixon 检验法。其检验过程是：先将所有测量值由小至大按 $x_1, x_2, x_3, \cdots, x_n$ 顺序排列，然后按 $Q=|x_{n-1}-x_n|/(x_{max}-x_{min})$ 计算可疑值（x_{n-1}）与其相邻值（x_n）之差和测量值的极差（$x_{max}-x_{min}$）的比值（Q）。以 Q 作为统计量，与临界值（$Q_{0.05,n}$）比较（表 1-2-2），若 $Q \geqslant Q_{0.05,n}$，就认为该可疑值是逸出值，应舍弃；相反，若 $Q<Q_{0.05,n}$，就不认为它是逸出值，应予以保留。

表 1-2-2　5% 水平的 Q 检验临界值

n	3	4	5	6	7	8	9	10
$Q_{0.05,n}$	0.94	0.76	0.64	0.56	0.51	0.47	0.44	0.41

四、有效数字的修约

（一）有效数字

任何物理量的测量方法的准确度都是有一定限度的，每个测量数据的记录及测量结果的表示均不得超过其测量方法的准确度。即，任何一个测量数据，只允许其最后一位数字为欠准数字，且欠准数字的最大误差为 ±1。例如，用分析天平称取药品质量时，其最大误差为 ±0.000 1 g，所以称取的质量应记录至 0.000 1 g，如 0.251 3 g。该数据中，仅最后一位数字 3 是欠准的，其他数字是准确的。即准确质量为 0.251 2~0.251 4 g [(0.251 3 ±0.000 1) g]。

用于表示测量值的一组数字（其前面无其他数字的 0 除外）称为有效数字，它是由数位准确数字和最后一位欠准数字构成。如上述的 0.251 3 g，其有效数字是 4 位。再如，数据 0.030 080 是 5 位有效数字。有效数字的构成说明见图 1-2-2。

当一组数字过小或过大时，可以变换计量单位或改用 10 的乘方表示，其有效数字的位数不变。例如，0.002 50 L 可写成 2.50 mL 或 2.50×10^{-3} L；再如，2 500 L 表示 4 位有效数字，若只需 3 位有效数字时则应写成 2.50×10^{2} L。

当一组数据的首位数是 8 或 9 时，则该组数据的有效数字可多计 1 位。例如，0.937 8 g 可以认为是 5 位有效数字。

pH、lg K 等对数数值，其整数部分只代表原值的幂次，所以其有效数字的位数取决于小数部分数字的位数。例如，pH=4.36 的有效数字应为 2 位。

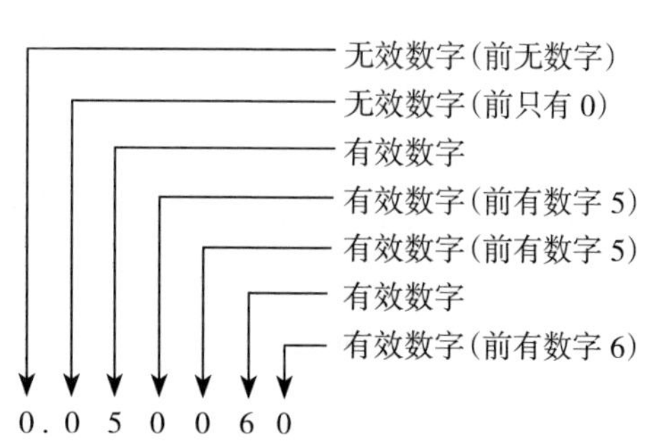

图 1-2-2　有效数字示意图

样本 $\bar{x} \pm s$ 的有效数字一般以 s 的 1/3 定位数。例如（4 614.5 ± 420.7）g，s 的 1/3 高达 100 g，即均值 $\bar{x}$ 波动在百位数，故应写（4.6 ± 0.4）kg；又如（9.7 ± 0.24）cm，s 的 1/3=0.08，达小数点后第 2 位，故应写（9.70 ± 0.24）cm。

有效数字的位数反映测量结果的准确程度，测量值的记录和分析结果的表达均应按有效数字的位数记录和报告。在药物分析中，容量分析结果的准确度为千分之一。所以，在数据的记录和结果的报告中一般要求 4 位有效数字。

（二）数字的修约规则

将表达一个数据的一组数字按一定规则舍弃多余的尾数，称为数字的修约。数字的修约的基本原则如下：

1. 四舍六入五留双（或尾留双）

在数字的修约过程中，应当遵循“四舍六入五留双”的规则。即当一组数字中被修约的数字小于或等于 4 时应直接舍弃；大于或等于 6 时，应在舍弃该数字的同时在其前面的数字相应增加 1。而对于恰好等于 5（其后无除 0 外的任何其他数字）的数字的修约，则应使被修约后的有效数字的尾数保留为双数（偶数），在总体上使 5 的“舍”和“入”的概率相等，以保持被修约后的数字在统计学上不发生偏离。

例如，将下述测量值修约为 3 位有效数字：18.57 → 18.6；4.384 6 → 4.38；0.394 5 → 0.394；2.185 03 → 2.19；3.855 → 3.86；12.450 → 12.4；0.007 834 998 → 0.007 83。

2. 不允许连续修约

在数字的修约过程中，只允许对数据一次修约至所需的位数，不能分数次连续进行修约。例如，将 0.007 834 998 修约为 3 位有效数字时，不能先修约成 0.007 835 再进一步修约成 0.007 84，而只能一次修约为 0.007 83。

3. 中间数字可多保留一位有效数字

在数据处理过程中，可能将多个数据进行加、减、乘、除运算，为了减少由于舍入造成的结果误差，可将各数据修约成比要求的位数多一位的有效数字，在得出计算结果后，再将结果修约至应有的位数。如，23.856 × 3.566 3，要求结果保留 3 位有效数字。可先将各数修约成 4 位数字进行运算，23.86 × 3.566=85.084 8，再将结果修约成 3 位，即 85.1。

4. 表示不确定度的数字修约结果应使不确定度增加

在对标准偏差值或其他表示不确定度的数据进行修约时，应使修约结果的准确度估计值变得更差，即任何数字修约时均“入”。例如，s=0.323 1，若保留 2 位有效数字，宜修约为 0.33；若保留 1 位，则修约为 0.4。但在进行统计学检验时，s 值等可多留 1~2 位数字参加运算，尤其在统计量与临界值接近时，统计量的有效数字应不少于临界值的位数，以避免错误。

第三节 药品质量标准中的常用术语

一、项目与要求

1. 含量限度

标准中规定的各种纯度和限度数值以及制剂的质（装）量差异，系包括上限和下限两个数值本身及中间数值。规定的这些数值不论是百分数还是绝对数字，其最后一位都是有效位。

原料药的含量(%)，除另有注明者外，均按质量计。如规定上限为 100% 以上时，系指用本药典规定的分析方法测定时可能达到的数值，它为药典规定的限度或允许偏差，并非真实含有量。如未规定上限时，系指不超过 101.0%。

2. 性状

性状项下记载药品的外观、臭、味、溶解度及物理常数等。

(1) 外观　外观性状是对药品的色泽和外表感观的规定。其中臭与味是指药品本身所固有的，不包括因混有不应有的杂质而带入的异臭或异味，可供制剂时参考，不作为日常检验项目。

(2) 溶解度　是指药品在各品种项下选用的部分溶剂及其在该溶剂中的溶解性能。除另有规定外，称取研成细粉的供试品或量取液体供试品，置于(25 ± 2)℃一定容量的溶剂中，每隔 5 min 强力振摇 30 s；观察 30 min 内的溶解情况，如无目视可见的溶质颗粒或液滴，即视为完全溶解。

(3) 物理常数　包括相对密度、馏程、熔点、凝点、比旋度、折光率、黏度、吸收系数、碘值、皂化值和酸值等。其测定结果不仅对药品具有鉴别意义，也可反映药品的纯度，是评价药品质量的主要指标之一。

3. 制剂的规格

制剂的规格系指制剂的标示量(labeled amount)，即每一支、片或其他每一个单位制剂中含有主药的质量(或效价)或含量(%)或装量。例如：片剂(或胶囊剂)项下的“10 mg”，系指每片(或粒)中主药的标示量为 10 mg；注射液项下的“1 mL：10 mg”，系指每支注射液的装量为 1 mL，标示量为 10 mg；软膏剂项下的“10 g：0.1 g”，系指每支软膏的装量为 10 g，标示量为 0.1 g。

4. 贮藏

贮藏项下的规定，系为避免污染和降解而对药品贮存与保管的基本要求，以下列名词术语表示。

“遮光”系指用不透光的容器包装，如棕色容器或黑色包装材料的无色透明、半透明容器；“密闭”系指将容器密闭，以防止尘土及异物进入；“密封”系指将容器密封以防止风化、吸潮、挥发或异物进入；“熔封”或“严封”系指将容器熔封或用适宜的材料严封，以防止空气与水分的侵入并防止污染。

由于分装注射液的安瓿、注射用粉针剂的分装容器、分装眼膏的灭菌容器和分装滴眼液的容器、吸入制剂的分装容器等均直接接触药品，可视为各该制剂的组成部分，不同于片剂或其他制剂的包装容器，因而在贮藏项下对包装的要求，可写为“密闭保存”等，而不用“熔封”或“严封”。

“阴凉处”系指不超过 20℃，“凉暗处”系指避光并不超过 20℃，“冷处”系指 2~10℃，“常温”系指 10~30℃。

二、标准物质

标准物质包括标准品和对照品、对照药材和对照提取物。

标准品与对照品系指用于鉴别、检查、含量测定的标准物质。标准品系指用于生物检定或效价测定的标准物质，其特性量值一般按效价单位(或 /μg)计；对照品系指采用理化方法进行鉴别、检查或含量测定时所用的标准物质，其特性量值一般按纯度(%)计。

对照药材和对照提取物系指用于中药鉴别、检查、含量测定的标准物质。

标准物质(不包括色谱用的内标物质)均由国务院药品监督管理部门指定的单位制备、标定和供应。标准品与对照品均应附有使用说明书,标明批号、用途、使用方法、贮藏条件和装量等。

量值传递 →

← 量值溯源(追溯)

药品标准物质的量值溯源与量值传递是指在规定的药品标准物质连续测定系统中,通过确证物质特征或给定实物标准量值,可溯源到权威分析方法或溯源到最高一级标准物质的过程。

实现药品标准物质检测结果的溯源与量值传递过程,对于保证药品检验结果的准确是十分重要的。由于药品标准物质品种的多样性、检测技术的复杂性和测定方法的相对性,需要按照技术规范要求,进行必要的内在质量检定,从而实现药品标准物质检测结果的溯源和传递的真实可靠。

三、计量

1. 法定计量单位

药品质量标准中使用我国的法定计量单位。例如,长度单位:米(m)、分米(dm)、厘米(cm)、毫米(mm)、微米(μm)、纳米(nm);体积单位:升(L)、毫升(mL)、微升(μL);质(重)量单位:千克(kg)、克(g)、毫克(mg)、微克(μg)、纳克(ng)等。

2. 温度

温度以摄氏度(℃)表示:①水浴温度,除另有规定外,均指 98~100℃;②热水,系指 70~80℃;③微温或温水,系指 40~50℃;④室温(常温),系指 10~30℃;⑤冷水,系指 2~10℃;⑥冰浴,系指约 0℃;⑦放冷,系指放冷至室温。

3. 百分比(%)

百分比用“%”符号表示,系指质量的比例;但溶液的百分比,除另有规定外,系指溶液 100 mL 中含有溶质若干克;乙醇的百分比,系指在 20℃时容量的比例。此外,根据需要可采用:%(g/g),%(mL/mL),%(mL/g),%(g/mL)等符号。

4. 液体的滴

液体的滴系在 20℃时,以 1.0 mL 水为 20 滴进行换算。

5. 溶液后标示的符号

溶液后标示的“(1 → 10)”符号,系指固体溶质 1.0 g 或液体溶质 1.0 mL 加溶剂使成 10 mL 的溶液。未指明用何种溶剂时,均系指水溶液。

两种或两种以上液体的混合物,名称间用半字线“–”隔开,其后括号内所示的“:”符号,系指各液体混合时的体积(质量)比例。

6. 乙醇

未指明浓度时,均系指 95%(mL/mL)乙醇。

四、试药、试液、指示剂

1. 试药

试药(reagents)系指供试验用的试剂,但不包括各种色谱用的吸附剂、载体和填充剂。除生化试剂和指示剂外，一般常用的化学试剂分为基准试剂、优级纯、分析纯和化学纯4个等级。

2. 试液

试液（test solution，TS）、缓冲液（buffer solution）、指示剂与指示液（indicator solution）、滴定液（volumetric solution，VS）等，均应符合药典附录的规定或按照药典附录的规定制备。

滴定液和试液的浓度，以mol/L（摩尔/升）表示者，其浓度要求精密标定的滴定液用“XXX滴定液（YYY mol/L）”表示；作其他用途不需精密标定其浓度时，用“YYY mol/L XXX溶液”表示，以示区别。

3. 试验用水

除另有规定外，均系指纯化水。酸碱度检查所用的水，均系指新沸并放冷至室温的水。

第四节　药物分析方法验证

为了保证药物分析结果的准确、可靠，必须采用特征参数（characteristics）对分析方法的科学性、准确性和可行性进行验证（validation），以充分表明分析方法符合测试项目的目的与要求。ICH、欧洲药品评价机构（EMEA）、美国FDA和我国的NMPA等机构均制定有各自的分析方法验证技术指导原则。

分析方法验证（analytical method validation）的目的是证明采用建立的方法适合于相应检测要求。在建立药品质量标准，变更药品生产工艺或制剂组分，修订原分析方法时，需对分析方法进行验证。生物制品质量控制中采用的方法包括理化分析方法和生物学测定方法，其中理化分析方法的验证原则与化学药品基本相同，所以可参照本指导原则进行，但在进行具体验证时还需要结合生物制品的特点考虑；相对于理化分析方法而言，生物学测定方法存在更多的影响因素，因此本指导原则不涉及生物学测定方法验证的内容。

验证的分析项目有：鉴别试验、杂质测定（限度或定量分析）、含量测定和特性参数（如药物溶出度、释放度等）。

验证的指标有：专属性、准确度、精密度（包括重复性、中间精密度和重现性）、检测限、定量限、线性、范围和耐用性。在分析方法验证中，须用标准物质进行试验。由于分析方法具有各自的特点，并随分析对象而变化，因此需要视具体情况拟订验证的指标。表1-2-3中列出的分析项目和相应的验证内容可供参考。

表1-2-3　分析方法验证的效能指标

指标＼项目	鉴别	杂质测定		含量测定及溶出量测定
		定量	限度	
专属性①	+	+	+	+
准确度	−	+	−	+
精密度				
重复性	−	+	−	+
中间精密度	−	+③	−	+③
检测限	−	−②	+	−

续表

指标＼项目	鉴别	杂质测定		含量测定及溶出量测定
		定量	限度	
定量限	−	+	−	−
线性	−	+	−	+
范围	−	+	−	+
耐用性	+	+	+	+

注:①如一种方法不够专属,可用其他分析方法予以补充。②视具体情况予以验证。③已有重现性验证,不需验证中间精密度。

药品分析方法验证参数

1. 专属性

专属性系指在其他成分(如杂质、降解产物、辅料等)可能存在下,采用的分析方法能正确测定出被测物的能力。鉴别反应、杂质检查和含量测定方法,均应考察其专属性。如方法专属性不够,应采用多种不同原理的方法予以补充。

(1) 鉴别反应　应能区分可能共存的物质或结构相似化合物。不含被测成分的供试品,以及结构相似或组分中的有关化合物,应均呈阴性反应。

(2) 含量测定和杂质测定　采用的色谱法和其他分离方法,应附代表性图谱,以说明方法的专属性,并应标明诸成分在图中的位置,色谱法中的分离度应符合要求。

在杂质对照品可获得的情况下,对于含量测定,试样中可加入杂质或辅料,考察测定结果是否受干扰,并可与未加杂质或辅料的试样比较测定结果。对于杂质检查,也可向试样中加入一定量的杂质,考察杂质之间能否得到分离。

在杂质或降解产物不能获得的情况下,可将含有杂质或降解产物的试样进行测定,与另一个经验证了的方法或药典方法比较结果。也可用强光照射、高温、高湿、酸(碱)水解或氧化的方法进行加速破坏,以研究可能的降解产物和降解途径对含量测定和杂质测定的影响。含量测定方法应比对两种方法的结果,杂质检查应比对检出的杂质个数,必要时可采用光二极管阵列检测和质谱检测,进行峰纯度检查。

2. 准确度

准确度系指用所建立方法测定的结果与真实值或参比值接近的程度,一般用回收率(%)表示。准确度应在规定的线性范围内试验。准确度也可由所测定的精密度、线性和专属性推算出来。

(1) 化学药含量测定方法的准确度　原料药可用已知纯度的对照品或供试品进行测定,或用所测定结果与已知准确度的另一个方法测定的结果进行比较。制剂可在处方量空白辅料中,加入已知量被测物对照品进行测定。如不能得到制剂辅料的全部组分,可向待测制剂中加入已知量的被测物进行测定,或用所建立方法的测定结果与已知准确度的另一个方法测定结果进行比较。

(2) 化学药杂质定量测定的准确度　可向原料药或制剂中加入已知量杂质对照品进行测

定。如不能得到杂质对照品，可用所建立的方法与另一成熟方法（如药典标准方法或经过验证的方法）的测定结果进行比较。

（3）中药化学成分测定方法的准确度　可用已知纯度的对照品进行加样回收率测定，即向已知被测成分含量的供试品中再精密加入一定量的已知纯度的被测成分对照品，依法测定。用实测值与供试品中含有量之差，除以加入对照品量计算回收率。在加样回收试验中，须注意对照品的加入量与供试品中被测成分含有量之和必须在标准曲线线性范围之内；加入的对照品的量要适当，过小会引起较大的相对误差，过大则干扰成分相对减少，真实性差。

$$\text{回收率}\ \% = (C-A)/B \times 100\%$$

式中，A 为供试品所含被测成分量，B 为加入对照品量，C 为实测值。

（4）数据要求　在规定范围内，取同一浓度（相当于 100% 浓度水平）的供试品，用至少 6 份样品的测定结果进行评价；或设计 3 种不同浓度，每种浓度分别制备 3 份供试品溶液进行测定，用至少 9 份样品的测定结果进行评价，且浓度的设定应考虑样品的浓度范围。两种方法的选定应考虑分析的目的和样品的浓度范围。

对于化学药，应报告已知加入量的回收率（%），或测定结果平均值与真实值之差及其相对标准偏差或置信区间（置信度一般为 95%）；对于中药，应报告供试品取样量、供试品中含有量、对照品加入量、测定结果和回收率（%）计算值，以及回收率（%）的相对标准偏差（RSD）或置信区间。样品中待测定成分含量和回收率限度关系可参考表 1-2-4。在基质复杂、组分含量低于 0.01% 及多成分等分析中，回收率限度可适当放宽。

表 1-2-4　样品中待测定成分含量和回收率限度

待测定成分含量			待测定成分质量分数	回收率限度（%）
（%）	（ppm 或 ppb）	（mg/g 或 μg/g）	（g/g 或 g/g）	
100	–	1 000 mg/g	1.0	98~101
10	100 000 ppm	100 mg/g	0.1	95~102
1	10 000 ppm	10 mg/g	0.01	92~105
0.1	1 000 ppm	1 mg/g	0.001	90~108
0.01	100 ppm	100 μg/g	0.000 1	85~110
0.001	10 ppm	10 μg/g	0.000 01	80~115
0.000 1	1 ppm	1 μg/g	0.000 001	75~120
	10 ppb	0.01 μg/g	0.000 000 01	70~125

3. 精密度

精密度系指在规定的测试条件下，同一个均匀供试品，经多次取样测定所得结果之间的接近程度。精密度一般用偏差、标准偏差或相对标准偏差表示。

在相同条件下，由同一个分析人员测定所得结果的精密度称为重复性；在同一个实验室，不同时间由不同分析人员用不同设备测定结果之间的精密度，称为中间精密度；在不同实验室由不同分析人员测定结果之间的精密度，称为重现性。

含量测定和杂质的定量测定应考察方法的精密度。

（1）重复性　在规定范围内，取同一浓度（分析方法拟定的样品测定浓度，相当于 100% 浓度水平）的供试品，用至少 6 份的测定结果进行评价；或设计 3 种不同浓度，每种浓度分别制备 3 份供试品溶液进行测定，用至少 9 份样品的测定结果进行评价。采用至少 9 份测定结果进行评价时，浓度的设定应考虑样品的浓度范围。

（2）中间精密度　考察随机变动因素（如不同日期、不同分析人员、不同仪器）对精密度的影响，应进行中间精密度试验。

（3）重现性　国家药品质量标准采用的分析方法，应进行重现性试验，如通过不同实验室协同检验获得重现性结果。协同检验的目的、过程和重现性结果均应记载在起草说明中。应注意重现性试验所用样品质量的一致性及贮存运输中的环境对该一致性的影响，以免影响重现性试验结果。

（4）数据要求　均应报告标准偏差、相对标准偏差（RSD）或置信区间。样品中待测定成分含量和精密度 RSD 可接受范围参考表 1-2-5（计算公式，重复性：$RSD_r=C^{-0.15}$；重现性：$RSD_R=2C^{-0.15}$，其中 C 为待测定成分含量），可接受范围可在给出数值 0.5~2 倍区间（精密度与被分析物的性质、基质复杂程度、样品溶液的制备和检测方法等密切相关，在限度设定时应充分考虑）。在基质复杂、组分含量低于 0.01% 及多成分等分析中，精密度限度可适当放宽。

表 1-2-5　样品中待测定成分的含量与精密度可接受范围关系表

待测定成分含量			待测定成分质量分数	重复性（RSD_r%）	重现性（RSD_R%）
（%）	（ppm 或 ppb）	（mg/g 或 μg/g）	（g/g 或 g/g）		
100	–	1 000 mg/g	1.0	1	2
10	100 000 ppm	100 mg/g	0.1	1.5	3
1	10 000 ppm	10 mg/g	0.01	2	4
0.1	1 000 ppm	1 mg/g	0.001	3	6
0.01	100 ppm	100 μg/g	0.000 1	4	8
0.001	10 ppm	10 μg/g	0.000 01	6	11
0.000 1	1 ppm	1 μg/g	0.000 001	8	16
0.000 001	10 ppb	0.01 μg/g	0.000 000 01	15	32

4. 检测限

检测限系指试样中被测物能被检测出的最低量。检测限仅作为限度试验指标和定性鉴别的依据，没有定量意义。常用的方法如下。

（1）直观法　用已知浓度的被测物试验出能被可靠地检测出的最低浓度或量。

（2）信噪比法　用于能显示基线噪声的分析方法，即把已知低浓度试样测出的信号与空白样品测出的信号进行比较，计算出能被可靠地检测出的最低浓度或量。一般以信噪比为 3∶1 或 2∶1 时相应浓度或注入仪器的量确定检测限。

（3）基于响应值标准偏差和标准曲线斜率法　按照 $LOD=3.3\ \delta/S$ 公式计算。

式中，LOD为检测限，δ为响应值的偏差，S 为标准曲线的斜率。

δ 可以通过下列方法测得，如：①测定空白值的标准偏差；②标准曲线的剩余标准偏差或用截距的标准偏差来代替。

(4) 数据要求 上述计算方法获得的检测限数据需用含量相近的样品进行验证。应附测定图谱，说明试验过程和检测限结果。

5. 定量限

定量限系指试样中被测物能被定量测定的最低量，其测定结果应符合准确度和精密度要求。对微量或痕量药物分析，定量测定药物杂质和降解产物时，应确定方法的定量限。常用的方法如下。

(1) 直观法 用已知浓度的被测物，试验出能被可靠地检测出的最低浓度或量。

(2) 信噪比法 用于能显示基线噪声的分析方法，即将已知低浓度试样测出的信号与空白样品测出的信号进行比较，计算出能被可靠地定量的最低浓度或量。一般以信噪比为 10∶1 时相应浓度或注入仪器的量确定定量限。

(3) 基于响应值标准偏差和标准曲线斜率法 按照 $LOQ=10\,\delta/S$ 公式计算。

式中，LOQ 为定量限，δ 为响应值的偏差，S 为标准曲线的斜率。

δ 可以通过一系列方法测得，例如：①测定空白值的标准偏差；②标准曲线的剩余标准偏差或用截距的标准偏差来代替。

(4) 数据要求 上述计算方法获得的定量限数据需用含量相近的样品进行验证。应附测试图谱，说明测试过程和定量限结果，包括准确度和精密度验证数据。

6. 线性

线性系指在设计的范围内，测定响应值或其经数学转换的形式与试样中被测物浓度直接呈比例关系的程度。

应在设计的范围内测定线性关系。可用同一对照品贮备液经精密稀释，或分别精密称取对照品，制备一系列对照品溶液的方法进行测定，至少制备 5 种不同浓度的供试样品。以测得的响应信号作为被测物浓度的函数作图，观察是否呈线性，再用最小二乘法进行线性回归。必要时，响应信号可经数学转换，再进行线性回归计算，或者可采用描述浓度 - 响应关系的非线性模型。

数据要求：应列出回归方程、相关系数、残差平方和、线性图（或其他数学模型）。

7. 范围

范围系指分析方法能达到精密度、准确度和线性要求时的高低限浓度或量的区间。

范围应根据分析方法的具体应用及其线性、准确度、精密度结果和要求确定。原料药和制剂含量测定，范围一般为测定浓度的 80%~120%；制剂含量均匀度检查，范围一般为测定浓度的 70%~130%，特殊剂型（如气雾剂和喷雾剂）范围可适当放宽；溶出度或释放度中的溶出量测定，范围一般为限度的 ±30%，如规定了限度范围，则应为下限的 −20% 至上限的 +20%；杂质测定，范围应根据初步实际测定数据，拟订为规定限度的 120%。如果含量测定与杂质检查同时进行，用峰面积归一化法进行计算，则线性范围应为杂质规定限度的 −20% 至含量限度（或上限）的 +20%。

在中药分析中，范围应根据分析方法的具体应用和线性、准确度、精密度结果及要求确定。对于有毒的、具特殊功效或药理作用的成分，其验证范围应大于被限定含量的区间。

8. 耐用性

耐用性系指在测定条件有小的变动时,测定结果不受影响的承受程度,为所建立的方法用于常规检验提供依据。开始研究分析方法时,就应考虑其耐用性。如果测试条件要求苛刻,则应在方法中写明,并注明可以接受变动的范围,可以先采用均匀设计确定主要影响因素,再通过单因素分析等确定变动范围。典型的变动因素有:被测溶液的稳定性、样品的提取次数和时间等。液相色谱法中典型的变动因素有:流动相的组成和 pH,不同品牌或不同批号的同类型色谱柱、柱温、流速等。气相色谱法的变动因素有:不同品牌或批号的色谱柱、不同类型的担体、载气流速、柱温、进样口和检测器温度等。

经试验,测定条件小的变动应能满足系统适用性试验要求,以确保方法的可靠性。

第五节 分析方法确认和转移

(谢智勇)

数字课程学习

本章小结　教学 PPT　自测题　推荐阅读

第三章

药物鉴别试验

1. 掌握药物鉴别试验设计的依据和影响药物鉴别试验结果的主要因素，各种物理常数的测定方法和注意事项，化学鉴别法、光谱鉴别法和色谱鉴别法的基本原理、方法特点及应用原则。

2. 熟悉晶型分析方法的原理及鉴别试验的分析方法学验证。

3. 了解一般鉴别试验的方法。

药物的鉴别（identification）是药品质量检验工作的首项任务，是根据药物的分子结构、理化性质，采用物理、化学或生物学方法来判断药物的真伪。ChP 凡例规定：鉴别项下规定的试验方法，系根据反映该药品某些物理、化学或生物学等特性所进行的药物鉴别试验，不完全代表对该药品化学结构的确证。因此中国药典和世界各国药典所收载的药品项下的鉴别试验方法，均为证明已知药物的真伪，而不是对未知物进行定性分析。

在药品质量标准中，药物的鉴别包括性状（description）和鉴别试验（identification test）。性状反映了药物特有的物理性质，性状项下记述药品的外观、溶解度及物理常数等。鉴别试验则由确证药物理化特性的具体试验构成，常用化学法、光谱法、色谱法和晶型分析法等。原料药的鉴别应结合性状项下的外观和物理常数进行确认。下面重点阐述药物的物理常数测定法、化学鉴别法、光谱鉴别法和色谱鉴别法。

第一节　物理常数测定法

药物的物理常数（physical constant）是药物的特性常数，收载于质量标准的性状项下。ChP 附录中收载了相对密度、馏程、熔点、凝点、比旋度、折光率、黏度和吸收系数等物理常数的测定方法。物理常数测定结果不仅对药品具有鉴别意义，也反映药品的纯度，是评价药品质量的主要指标之一。

一、相对密度

相对密度（relative density）是指在相同的温度（ChP 规定温度为 20℃）、压力条件下，某物质的密度与水的密度之比。

纯物质的相对密度在特定条件下为常数。相对密度随纯度的变化而改变，因此测定药品的相对密度，可检查药品的纯杂程度。

液体药品的相对密度，一般用比重瓶测定；易挥发液体的相对密度测定，采用韦氏比重秤。液体药品的相对密度也可采用振荡型密度计法测定。

例 1　ChP 麻醉乙醚相对密度测定　本品的相对密度（韦氏比重秤法）为 0.713~0.718。

二、馏程

馏程（distillation range）是指将 25 mL 液体供试品按 ChP 方法蒸馏，校正到标准大气压[101.3 kPa（760 mmHg）]下，自开始馏出第 5 滴算起，至供试品仅剩 3~4 mL，或一定比例的容积馏出时的温度范围。

某些液体药品具有一定的馏程。药品的纯度越高，其馏程越短；纯度不高的药品，则馏程较长。测定馏程可区别或检查药品的纯杂程度。

例 2　ChP 苯甲醇馏程测定　取本品，照馏程测定法测定，在 203~206℃馏出的数量不得少于 95%（mL/mL）。

三、熔点

ChP 熔点（melting point）是指待测药物由固体熔化成液体的温度、熔融同时分解的温度或在熔化时自初熔至终熔的一段温度。初熔系指供试品在毛细管内开始局部液化出现明显液滴时的温度。终熔系指供试品全部液化时的温度。

熔点是大多数固体有机药物的重要物理常数。药物若纯度差，则熔点下降，熔距增长。因此测定药物的熔点，不但可以鉴别药品真伪，也可以检查药品的纯度。

ChP 根据供试品性质的不同，共收载 3 种测定方法：第一法用于测定易粉碎的固体药品，第二法用于测定不易粉碎的固体药品（如脂肪、脂肪酸、石蜡、羊毛脂等），第三法用于测定凡士林及其他类似物质。一般未注明者均指第一法。第一法又分为传温液加热法和电热块空气加热法，并以传温液加热法测定结果为准。

例 3　ChP 维生素 C 熔点测定　本品的熔点为 190~192℃，熔融时同时分解。

四、比旋度

平面偏振光通过含有某些光学活性化合物的液体或溶液时，能引起旋光现象，使偏振光的平面向左或向右旋转。旋转的度数，称为旋光度（optical rotation）。在一定波长与温度下偏振光透过每 1 mL 中含有 1 g 旋光性物质的溶液且光路长为 1 dm 时，测得的旋光度称为比旋度（specific rotation）。

比旋度是反映手性药物特性及其纯度的主要指标，测定比旋度（或旋光度）可以用于鉴别或检查某些药品的纯杂程度，也可用以测定光活性药品含量。

旋光度的测定可用旋光计。除另有规定外，本法系采用钠光谱的 D 线(589.3 nm)测定旋光度，测定管长度为 1 dm（如使用其他管长，应进行换算），测定温度为（20 ± 0.5）℃（或各品种项下规定的温度）用读数至 0.01° 并经过检定的旋光计。测定旋光度时，将旋光计的测定管用供试液体或溶液（取固体供试品，按各品种项下的方法制成）冲洗数次，缓缓注入供试液体或溶液适量（注意勿使光路中发生气泡），置于旋光计内检测读数，即得供试液的旋光度。使偏振光向右旋转者（顺时针方向）为右旋，以“+”符号表示；使偏振光向左旋转者（反时针方向）为左旋，以“-”符号表示。用同法读取旋光度3次，取3次的平均数，按下列公式计算。

旋光度与比旋度间的关系式如下：

对液体供试品
$$[\alpha]_D^t=\frac{\alpha}{l\cdot d} \tag{1-3-1}$$

对固体供试品
$$[\alpha]_D^t=\frac{100\ \alpha}{l\cdot c} \tag{1-3-2}$$

式中，$[\alpha]$为比旋度，D为钠光谱的D线，t为测定时的温度（℃），l为测定管长度（dm），α为测得的旋光度，d为液体的相对密度，c为每100 mL溶液中含有被测物质的质量（按干燥品或无水物计算）（g）。

如葡萄糖有多个手性碳原子，具有旋光性，为右旋体，ChP在性状项下规定比旋度的测定。

例4　ChP葡萄糖比旋度测定　取本品约10 g，精密称定，置100 mL量瓶中，加水适量与氨试液0.2 mL，溶解后，用水稀释至刻度，摇匀，放置10 min，在25℃时，依法测定，比旋度为+52.6~+53.2°·cm²/g。

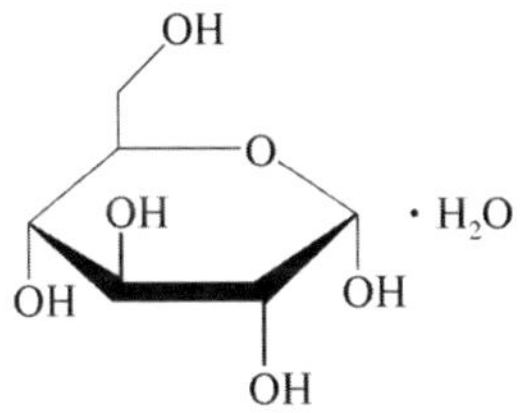

$\cdot H_2O$

葡萄糖有α和β两种互变异构体，其比旋度相差甚远，在水溶液中逐渐达到变旋平衡：

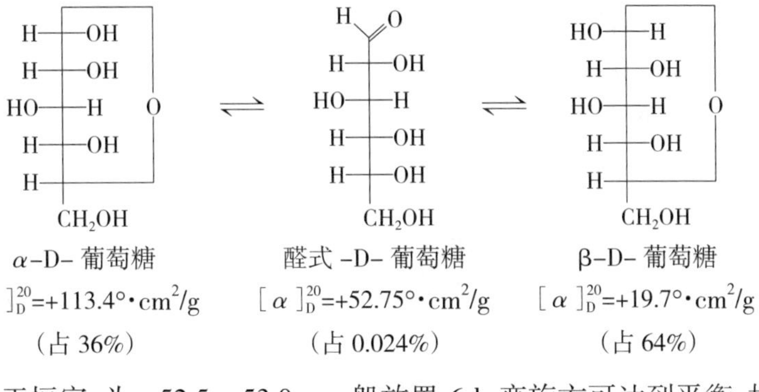

α-D-葡萄糖	醛式-D-葡萄糖	β-D-葡萄糖
$[\alpha]_D^{20}$=+113.4°·cm²/g	$[\alpha]_D^{20}$=+52.75°·cm²/g	$[\alpha]_D^{20}$=+19.7°·cm²/g
（占36%）	（占0.024%）	（占64%）

此时比旋度趋于恒定，为+52.5~+53.0。一般放置6 h变旋方可达到平衡，加酸、加弱碱或加热，可加速变旋平衡的到达，ChP采用加氨试液的方法。

五、黏度

黏度（viscosity）是指流体对流动阻抗能力的性质，采用动力黏度、运动黏度或特性黏数表示。测定液体药品或药品溶液的黏度可以区别或检查其纯杂程度。

流体的剪切率和剪应力的关系反映了其流变学性质，根据两者的变化关系可将流体分为牛顿流体（或理想流体）和非牛顿流体两类。在没有屈服力的情况下，牛顿流体的剪应力和剪切率是线性变化的，纯液体和低分子物质的溶液属于此类；非牛顿流体的剪应力和剪切率是非线性变化的，高聚物的浓溶液、混悬液、乳剂和表面活性剂溶液均属于此类。

黏度的测定可用黏度计。ChP 黏度测定共收载三法：第一法，用平氏毛细管黏度计测定纯液体和低分子物质溶液的运动黏度或动力黏度；第二法，用乌氏毛细管黏度计测定高分子聚合物稀溶液的特性黏数，以用来计算平均相对分子质量；第三法，用旋转黏度计测定牛顿流体或非牛顿流体的动力黏度。

例 5 **ChP 二甲硅油黏度测定** 本品的运动黏度（第一法，毛细管内径 2 mm）在 25℃时为 500~1 000 mm^2/s。

六、吸收系数

吸收系数（absorption coefficient）是指在给定波长、溶剂和温度等条件下，吸光物质在单位浓度、单位液层厚度时的吸光度。物质对光的选择性吸收波长，以及相应的吸收系数是该物质的物理常数，不但用于原料药的鉴别，也可作为采用紫外－可见分光光度法进行含量测定时的计算依据。

根据朗伯－比尔（Lambert–Beer）定律：

$$E=\frac{A}{cl} \tag{1-3-3}$$

式中，E 为吸收系数，A 为吸光度，c 为物质的浓度，l 为液层厚度（cm）。吸收系数有两种表示方式：摩尔吸收系数（molar absorption coefficient，ε）和百分吸收系数（specific absorption coefficient，$E_{1\,cm}^{1\%}$）。ChP 采用百分吸收系数表示，其物理意义为当溶液浓度为 1%（g/mL），液层厚度为 1 cm 时的吸光度数值。

用紫外－可见分光光度计（ultraviolet-visible spectrophotometer）测定。测定吸收系数时，取对照品精密称取一定量（两份），用规定的溶剂溶解并定量稀释制成一定浓度的供试品溶液，使供试品溶液吸光度在 0.6~0.8；然后精密吸取适量，用同批溶剂将溶液稀释 1 倍，使溶液吸光度在 0.3~0.4，以配制供试品溶液的同批溶剂为空白，在规定的波长处分别将高低浓度的溶液于 5 台不同型号的紫外－可见分光光度计上测定吸光度，并注明测定时的温度；计算吸收系数（$E_{1\,cm}^{1\%}$），同一台仪器测定 2 份间结果的偏差应不超过 1%，对 5 台仪器测得的 $E_{1\,cm}^{1\%}$ 值进行统计，相对标准差应不超过 1.5%，取平均值作为该药物的吸收系数。

配制供试品溶液所用溶剂必须能充分溶解样品，与样品无相互作用，挥发性小；除此之外，在测定波长处溶剂的吸光度也应符合要求。应选择在测定波长处吸收无干扰、易得、价廉、低毒的溶剂，避免使用低沸点、易挥发的溶剂。常用的溶剂有 0.1 mol/L 盐酸、0.1 mol/L 氢氧化钠或缓冲溶液。

一般取干燥的供试品测定，但如果供试品不稳定，可取未经干燥的供试品测定，然后再另取供试品测定干燥失重后，计算时扣除即可。

为减小测定误差，应调整供试品溶液的浓度，使供试品溶液的吸光度在 0.3~0.7。吸收系数限度的范围要考虑到测定误差，一般采用 3 位有效数字。

例 6 **ChP 维生素 B_1 吸收系数测定** 取本品，精密称定，加盐酸溶液（9 → 1 000）溶解并定量稀释制成每 1 mL 中约含 12.5 μg 的溶液，照紫外－可见分光光度法测定，在 246 nm 的波长处测定吸光度，吸收系数（$E_{1\,cm}^{1\%}$）为406~436。

七、折光率

折光率（refractive index）系指光线在空气中传播的速度与在供试品中传播的速度的比值。测定折光率可以区别不同的油类或检查某些药品的纯杂程度。

根据折射定律，折光率是光线入射角的正弦与折射角的正弦的比值，即：

$$n=\frac{\sin i}{\sin r} \tag{1-3-4}$$

式中，n 为折光率，$\sin i$ 为光线的入射角的正弦，$\sin r$ 为光线的折射角的正弦。

物质的折光率因温度或入射光波长的不同而改变，透光物质的温度升高，折光率变小；入射光的波长越短，折光率越大。折光率以 n_D^t 表示。

除另有规定外，本法系用钠光谱的D线（589.3 nm）测定供试品相对于空气的折光率（如用阿培折光计，可用白光光源），除另有规定外，供试品温度为20℃。

测定用的折光计需能读数至0.000 1，测量范围1.3~1.7。测定前，折光计读数应用校正用棱镜或水进行校正，水的折光率20℃时为1.333 0，25℃时为1.332 5，40℃时为1.330 5。

如维生素E为微黄色至黄色或黄绿色澄清的黏稠液体，ChP在其性状项下规定折光率测定，其折光率为1.494~1.499。

八、解离常数

解离常数（pK_a）是联系药物的溶解度与酸碱性之间的重要理化常数，是药物分离提取和分析条件选择、处方及制备工艺筛选、药物体内过程研究等的重要参数之一。解离常数的测定方法有电位滴定法、光度滴定法、分光光度法、电导法和毛细管电泳法等。pK_a 的测定原理：

$$pH=pK_a+\lg\frac{[A^-]}{[HA]} \tag{1-3-5}$$

式中，$[A^-]$和$[HA]$分别是药物的碱式和酸式浓度。

第二节 化学鉴别法

化学鉴别法（chemical identification）是根据药物的化学结构与性质，通过化学反应鉴别药物的真伪，具有操作简便、快速、实验成本低等优点，广泛应用于药物的鉴别。

一、化学鉴别常用方法

化学鉴别法按照所观察反应现象的不同，分为颜色变化鉴别法、沉淀生成鉴别法、气体生成鉴别法、荧光反应鉴别法和制备衍生物测定熔点鉴别法等。

1. 颜色变化鉴别法

颜色变化鉴别法是在供试品溶液中加入适当的试剂，在一定条件下进行反应，通过观察反应过程中产生的颜色或颜色消退进行鉴别的方法。

如黄体酮为孕激素类药物，其分子结构中含有甲酮基，与亚硝基铁氰化钠反应显蓝紫色，该反应是黄体酮专属、灵敏的鉴别方法。

例 7 ChP 黄体酮的鉴别 取本品约 5 mg，加甲醇 0.2 mL 溶解后，加亚硝基铁氰化钠的细粉约 3 mg、碳酸钠与醋酸铵各约 50 mg，摇匀，放置 10~30 min，应显蓝紫色。

2. 沉淀生成鉴别法

沉淀生成鉴别法是在供试品溶液中加入适当的试剂，在一定条件下进行反应，观察所生成沉淀的鉴别方法。

如醋酸去氧皮质酮为肾上腺皮质激素类药物，其 C_{17} 位上的 α- 醇酮基具有还原性，能还原氨制硝酸银生成黑色沉淀银，可用于鉴别。

例 8 ChP 醋酸去氧皮质酮的鉴别 取本品约 5 mg，加乙醇 0.5 mL 溶解后，加氨制硝酸银试液 0.5 mL，即生成黑色沉淀。

3. 气体生成鉴别法

气体生成鉴别法是在供试品溶液中加入适当的试剂，在一定条件下进行反应，观察所生成气体的鉴别方法。

如尼可刹米分子结构中吡啶环 β 位上的酰胺基，与氢氧化钠试液加热，分解产生碱性的二乙胺气体，有臭味，并能使湿润的红色石蕊试纸变蓝色，ChP 利用该反应鉴别。

4. 荧光反应鉴别法

荧光反应鉴别法是将供试品溶解在适当溶剂中，直接观察或加入试剂反应后观察荧光的鉴别方法。本法灵敏度较高，专属性较强。如维生素 B_1 的硫色素反应。

二、常用的一般鉴别试验

化学鉴别方法根据其专属性不同，可分为一般鉴别试验（general identification test）和专属鉴别试验（specific identification test）。一般鉴别试验收载于药典附录，是依据某一类药物的化学结构或理化性质的特征，通过化学反应来鉴别药物的真伪。专属鉴别试验是根据每一种药物化学结构的特点和性质，选用其特有的灵敏的定性反应来鉴别药物的真伪，列于药典正文各品种项下。下面介绍常用的一般鉴别试验的原理与方法。

1. 丙二酰脲类

丙二酰脲类反应是巴比妥类药物母核的反应，是本类药物共有的反应，包括与银盐的反应和与铜盐的反应（参见各论第七章）。

2. 托烷生物碱类

该反应又称 Vitaili 反应，是托烷生物碱类药物的特征反应。

方法：取供试品约 10 mg，加发烟硝酸 5 滴，置水浴上蒸干，得黄色的残渣，放冷，加乙醇 2~3 滴湿润，加固体氢氧化钾一小粒，即显深紫色。

原理：托烷生物碱类的酯键水解生成莨菪酸，莨菪酸与发烟硝酸共热得到黄色的莨菪酸三硝基衍生物，与氢氧化钾醇溶液或固体氢氧化钾作用转变成醌型产物，呈深紫色。反应式为：

RO … OH … O —水解→ HO … OH … O —HNO_3→ HO … OH … NO_2 … O_2N … NO_2

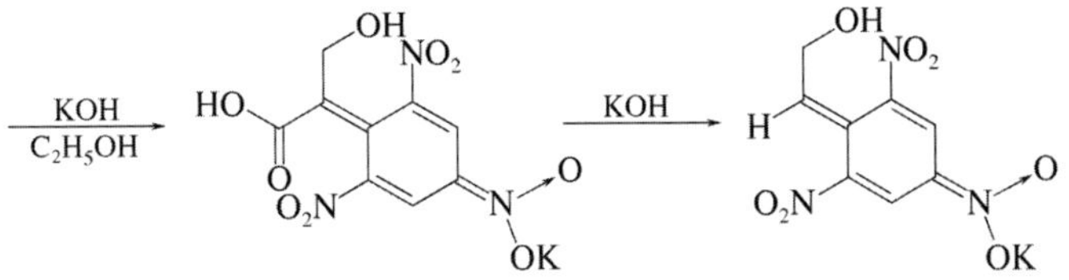

$\xrightarrow[C_2H_5OH]{KOH}$ (结构式) $\xrightarrow{KOH}$ (结构式)

3. 芳香第一胺类

该反应又称为重氮化－偶合反应，用于具有游离芳伯氨基或潜在芳伯氨基药物的鉴别。

方法：取供试品约 50 mg，加稀盐酸 1 mL，必要时缓缓煮沸使溶解，放冷，加 0.1 mol/L 亚硝酸钠溶液数滴，滴加碱性 β－萘酚试液数滴，视供试品不同，生成由橙黄色到猩红色沉淀。

原理：具有芳伯氨基的药物在酸性条件下与亚硝酸钠反应生成重氮盐，后者再在碱性条件下，与 β－萘酚偶合生成颜色鲜艳的偶氮染料。反应式为：

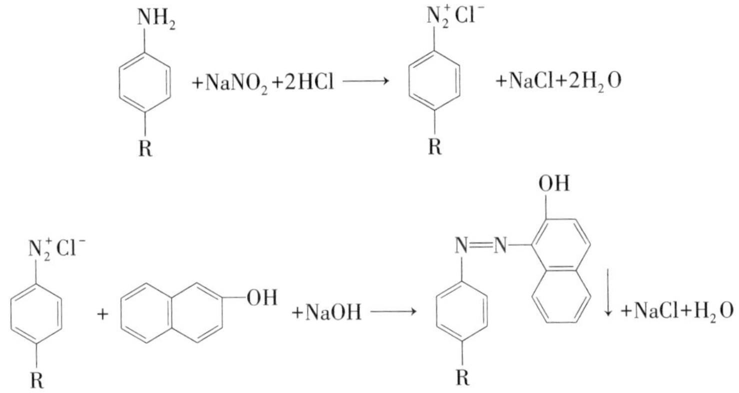

$$R-C_6H_4-NH_2 + NaNO_2 + 2HCl \longrightarrow R-C_6H_4-N_2^+Cl^- + NaCl + 2H_2O$$

$$R-C_6H_4-N_2^+Cl^- + C_{10}H_7OH + NaOH \longrightarrow R-C_6H_4-N=N-C_{10}H_6OH\downarrow + NaCl + H_2O$$

4. 有机氟化物

含氟的有机药物可用该反应鉴别。

方法：取供试品约 7 mg，按照氧瓶燃烧法进行有机破坏，用水 20 mL 与 0.01 mol/L 氢氧化钠溶液 6.5 mL 为吸收液，燃烧完毕后，充分振摇；取吸收液 2 mL，加茜素氟蓝试液 0.5 mL，再加 12% 醋酸钠的稀醋酸溶液 0.2 mL，用水稀释至 4 mL，加硝酸亚铈试液 0.5 mL，即显蓝紫色，同时做空白对照试验。

原理：有机氟化物经氧瓶燃烧法破坏，被碱性溶液吸收成为无机氟化物，与茜素氟蓝、硝酸亚铈在 pH 4.3 的弱酸性条件下生成蓝紫色配位化合物。反应式为：

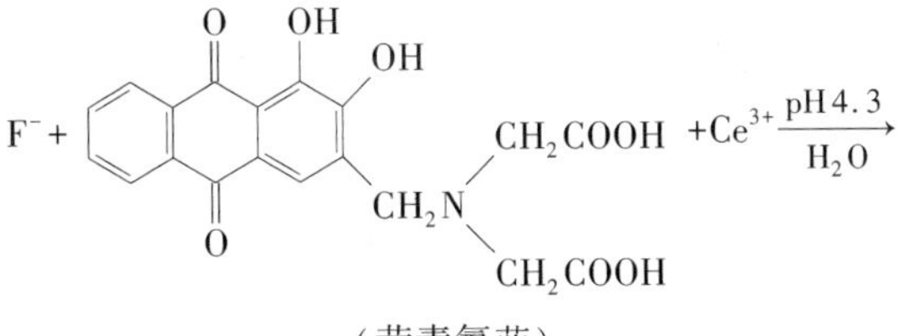

$$F^- + (\text{茜素氟蓝}) + Ce^{3+} \xrightarrow[H_2O]{pH\,4.3}$$

（茜素氟蓝）

O　OH　O　CH$_2$COO　F　CH$_2$N　Ce　+H$^+$　O　CH$_2$COO　OH

（蓝紫色）

5. 水杨酸盐

(1) 三氯化铁反应

方法：取供试品的稀溶液，加三氯化铁试液1滴，即显紫色。

原理：含酚羟基的水杨酸及其盐在中性或弱酸性条件下，可与三氯化铁试液反应，生成紫堇色配位化合物。反应式为：

$$6\ \text{C}_6\text{H}_4(\text{OH})\text{COOH} + 4\text{FeCl}_3 \longrightarrow \left[\left(\text{C}_6\text{H}_4(\text{O}^-)\text{COO}^-\right)_2\text{Fe}\right]_3\text{Fe} + 12\text{HCl}$$

(2) 与稀盐酸反应

方法：取供试品溶液，加稀盐酸，即析出白色水杨酸沉淀；分离，沉淀在醋酸铵试液中溶解。

原理：水杨酸盐加稀盐酸后，即析出游离水杨酸的白色沉淀，沉淀加醋酸铵试液生成可溶性的水杨酸铵。反应式为：

$$\text{C}_6\text{H}_4(\text{OH})\text{COONa} + \text{HCl} \longrightarrow \text{C}_6\text{H}_4(\text{OH})\text{COOH}\downarrow + \text{NaCl}$$

$$\text{C}_6\text{H}_4(\text{OH})\text{COOH} + \text{CH}_3\text{COONH}_4 \longrightarrow \text{C}_6\text{H}_4(\text{OH})\text{COONH}_4 + \text{CH}_3\text{COOH}$$

6. 苯甲酸盐

(1) 与三氯化铁反应

方法：取供试品的中性溶液，滴加三氯化铁试液，即生成赭色沉淀，再加稀盐酸，变为白色沉淀。

原理：苯甲酸盐的中性溶液，与三氯化铁试液反应，生成碱式苯甲酸铁盐的赭色沉淀；沉淀加稀盐酸分解为苯甲酸的白色沉淀。反应式为：

$$7\ \text{C}_6\text{H}_5\text{COONa} + 3\text{FeCl}_3 + 2\text{OH}^- \longrightarrow$$

$$\left[\left(\text{C}_6\text{H}_5\text{COO}^-\right)_6\text{Fe}_3(\text{OH})_2\right]{}^-\text{OOC}\text{—C}_6\text{H}_5\downarrow + 7\text{NaCl} + 2\text{Cl}^-$$

$$\left[\left(\text{C}_6\text{H}_5\text{COO}^-\right)_6\text{Fe}_3(\text{OH})_2\right]\text{C}_6\text{H}_5\text{COO}^- + 9\text{HCl} \longrightarrow \text{C}_6\text{H}_5\text{COOH}\downarrow + 3\text{FeCl}_3 + 2\text{H}_2\text{O}$$

（2）升华作用

方法：取供试品，置干燥试管中，加硫酸后，加热，不炭化，但析出苯甲酸，并在试管内壁凝结成白色升华物。

原理：苯甲酸盐加硫酸分解为苯甲酸升华物。反应式为：

$$C_6H_5COO^- + H^+ \xrightarrow{\triangle} C_6H_5COOH$$

7. 乳酸盐

方法：取供试品溶液 5 mL（约相当于乳酸 5 mg），置试管中，加溴试液 1 mL 与稀硫酸 0.5 mL，置水浴上加热，并用玻璃棒小心搅拌至褪色，加硫酸铵 4 g，混匀，沿管壁逐滴加入 10% 亚硝基铁氰化钠的稀硫酸溶液 0.2 mL 和浓氨试液 1 mL，使成两液层；在放置 30 min 内，两液层的接界面处出现一暗绿色环。

原理：乳酸经溴试液氧化后生成乙醛，再与亚硝基铁氰化钠反应，在接界面处出现暗绿色的环。反应式为：

$$CH_3CH(OH)COO^- + Br_2 + H^+ \longrightarrow CH_3CHO + CO_2\uparrow + 2HBr$$

$$CH_3CHO + [Fe(CN)_5NO]^{2-} + 2OH^- \longrightarrow [Fe(CN)_5ON{=}CHCHO]^{4-} + 2H_2O$$

8. 枸橼酸盐

（1）与高锰酸钾反应

方法：取供试品溶液 2 mL（约相当于枸橼酸 10 mg），加稀硫酸数滴，加热至沸，加高锰酸钾试液数滴，振摇，紫色即消失；溶液分成两份，一份中加硫酸汞试液 1 滴，另一份中逐滴加入溴试液，均生成白色沉淀。

原理：枸橼酸盐在酸性条件下，可与高锰酸钾反应，生成 3– 氧代戊二酸，使高锰酸钾紫色消失；溶液中加入硫酸汞生成白色沉淀；溶液中加入溴试液，则溴水氧化产生五溴丙酮的白色沉淀。反应式为：

$$2C(OH)(CH_2COOH)_2COOH + O_2 \xrightarrow{H^+} 2C(=O)(CH_2COOH)_2 + 2CO_2\uparrow + 2H_2O$$

$$2HgSO_4 + H_2O \longrightarrow Hg_2(OH)_2SO_4 + H_2SO_4$$

$$C(=O)(CH_2COOH)_2 + (HOHgO)_2SO_2 \longrightarrow C(=O)(CH_2COOHgO)_2SO_2\downarrow + 2H_2O$$

$$C(=O)(CH_2COOH)_2 + 5Br_2 \longrightarrow CHBr_2{-}C(=O){-}CBr_3\downarrow + 2CO_2\uparrow + 5HBr$$

（2）与吡啶 – 乙酸酐反应

方法：取供试品约 5 mg，加吡啶 – 乙酸酐（3∶1）约 5 mL，振摇，即生成黄色到红色或紫红色的溶液。

原理：枸橼酸盐与吡啶 – 乙酸酐反应生成黄色到红紫色产物，反应机制不明。

9. 酒石酸盐

(1) 银镜反应

方法:取供试品的中性溶液,置洁净的试管中,加氨制硝酸银试液数滴,置水浴中加热,银即游离并附在试管的内壁成银镜。

原理:酒石酸溶液中加氨制硝酸银试液,加热,即产生银镜反应。反应式为:

$$\begin{array}{l}HO-CH-COOH\\ \qquad |\\ HO-CH-COOH\end{array} + 2Ag(NH_3)_2OH \xrightarrow{\triangle} 2Ag\downarrow + \begin{array}{l}HO-C-COONH_4\\ \qquad \|\\ HO-C-COONH_4\end{array} + 2NH_3\uparrow + 2H_2O$$

(2) 生成配位化合物的反应

方法:取供试品溶液,加醋酸成酸性后,加硫酸亚铁试液 1 滴和过氧化氢试液 1 滴,待溶液褪色后,用氢氧化钠试液碱化,溶液即显紫色。

原理:酒石酸盐在醋酸溶液中,加硫酸亚铁和过氧化氢试液,再加氢氧化钠试液碱化,生成紫色配位化合物。反应式为:

$$\begin{array}{l}HO-CH-COOH\\ \qquad |\\ HO-CH-COOH\end{array} + H_2O_2 \longrightarrow \begin{array}{l}HO-C-COOH\\ \qquad \|\\ HO-C-COOH\end{array} + 2H_2O$$

$$2FeSO_4 + H_2O_2 + 6CH_3COOH \longrightarrow 2Fe(CH_3COO)_3 + 2H_2SO_4 + 2H_2O$$

$$3\begin{array}{l}HO-C-COOH\\ \qquad \|\\ HO-C-COOH\end{array} + Fe(CH_3COO)_3 + 6NaOH \longrightarrow$$

$$\left[\begin{array}{c} OH \\ | \\ C \\ OOC \diagup \quad \diagdown C-OH \\ \begin{array}{l} HO-C-COO\rightarrow \\ \quad\ \| \\ HO-C-COO\rightarrow \end{array} Fe \begin{array}{l} \leftarrow OOC \\ \\ \leftarrow OOC \end{array} \\ OOC \diagdown \quad \diagup C-OH \\ C \\ | \\ OH \end{array}\right]Na_3 + 3CH_3COONa + 6H_2O$$

10. 钠盐

(1) 焰色反应

方法:取铂丝,用盐酸湿润后,蘸取供试品,在无色火焰中燃烧,火焰即显鲜黄色。

原理:钠的火焰光谱在可见光区有 589.0 nm 和 589.6 nm 主要谱线,故其燃烧的火焰显黄色。本反应灵敏,最低检出量为 0.1 ng 钠离子。

(2) 焦锑酸钾反应

方法:取供试品约 100 mg,置 10 mL 试管中,加水 2 mL 溶解,加 15% 碳酸钾溶液 2 mL,加热至沸,应不得有沉淀生成;加焦锑酸钾试液 4 mL,加热至沸,置冰水浴中冷却,必要时,用玻璃棒摩擦试管内壁,应有致密的沉淀生成。

原理:钠离子与焦锑酸钾作用生成难溶的焦锑酸钠沉淀。由于反应中生成物的溶解度较大,所以反应后应置冰水浴中冷却,必要时,还需用玻璃棒摩擦试管壁,以促进沉淀的生成。反应式为:

$$2Na^+ + K_2H_2Sb_2O_7 \longrightarrow 2K^+ + Na_2H_2Sb_2O_7\downarrow$$

11. 钾盐

(1) 焰色反应

方法:取铂丝,用盐酸湿润后,蘸取供试品,在无色火焰中燃烧,火焰即显紫色。

原理：钾的火焰光谱在可见光区有766.49 nm和769.90 nm等主要谱线，故钾盐的燃烧火焰显紫色。如有钠盐共存，需透过蓝色钴玻璃将钠焰黄色滤去，此时观察到的火焰显粉红色。

（2）四苯硼钠反应

方法：取供试品，加热炽灼除去可能杂有的铵盐，放冷后，加水溶解，再加0.1%四苯硼钠溶液与醋酸，即生成白色沉淀。

原理：钾离子与四苯硼钠溶液反应产生白色沉淀。如有NH_4^+存在，显相同反应，故必须预先加热炽灼除去。反应式为：

$$K^+ + [B(C_6H_5)_4]^- \longrightarrow K[B(C_6H_5)_4]\downarrow$$

12. 铁盐

（1）亚铁盐

1）滕氏蓝反应

方法：取供试品溶液，滴加铁氰化钾试液，即生成深蓝色沉淀，分离，沉淀在稀盐酸中不溶，但加氢氧化钠试液，即生成棕色沉淀。

原理：亚铁离子与铁氰化钾反应生成深蓝色沉淀（滕氏蓝），不溶于盐酸，但与氢氧化钠反应生成棕色氢氧化铁沉淀。反应式为：

$$3Fe^{2+} + 2[Fe(CN)_6]^{3-} \longrightarrow Fe_3[Fe(CN)_6]_2\downarrow$$

$$Fe_3[Fe(CN)_6]_2 + 6NaOH \longrightarrow 2Na_3[Fe(CN)_6] + 3Fe(OH)_2\downarrow$$

$$4Fe(OH)_2 + O_2 + 2H_2O \longrightarrow 4Fe(OH)_3\downarrow$$

2）与邻二氮菲反应

方法：取供试品溶液，加1%邻二氮菲的乙醇溶液数滴，即显深红色。

原理：亚铁离子与邻二氮菲反应呈深红色。反应式为：

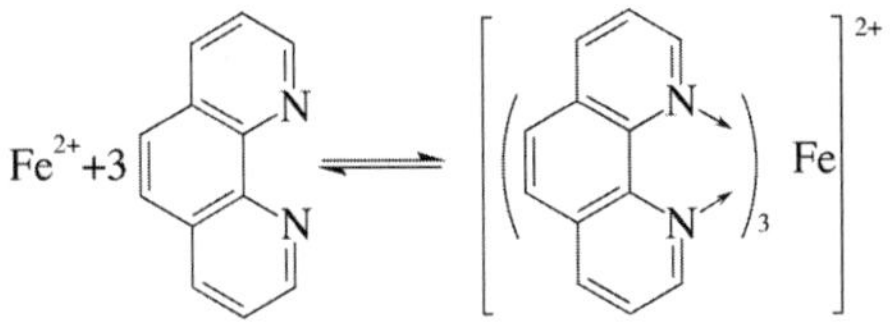

（2）铁盐

1）普鲁士蓝反应

方法：取供试品溶液，滴加亚铁氰化钾试液，即生成深蓝色沉淀，分离，沉淀在稀盐酸中不溶，但加氢氧化钠试液，即生成棕色沉淀。

原理：铁离子与亚铁氰化钾反应生成深蓝色沉淀，不溶于盐酸，但与氢氧化钠反应生成棕色氢氧化铁沉淀。反应式为：

$$4Fe^{3+} + 3[Fe(CN)_6]^{4-} \longrightarrow Fe_4[Fe(CN)_6]_3\downarrow$$

$$Fe_4[Fe(CN)_6]_3 + 12NaOH \longrightarrow 3Na_4[Fe(CN)_6] + 4Fe(OH)_3\downarrow$$

2）与硫氰酸铵反应

方法：取供试品溶液，滴加硫氰酸铵试液，即显血红色。

原理：铁离子在酸性条件下与硫氰酸铵反应，生成血红色硫氰酸铁配离子。反应式为：

$$Fe^{3+} + nSCN^- \xrightarrow{H^+} [Fe(SCN)_n]^{3-n} (n = 1 \sim 6)$$

13. 铵盐

(1) 石蕊试纸及硝酸亚汞试纸变色法

方法: 取供试品，加过量的氢氧化钠试液后，加热，即分解，发生氨臭；遇用水湿润的红色石蕊试纸，能使之变蓝色，并能使硝酸亚汞试液湿润的滤纸显黑色。

原理: 铵离子在碱性条件下，加热产生氨气，可使湿润的红色石蕊试纸变蓝色，使硝酸亚汞试纸变黑色。反应式为：

$$NH_4^+ + OH^- \xrightarrow{\triangle} NH_3\uparrow + H_2O$$

$$2Hg_2(NO_3)_2 + 4NH_3 + H_2O \longrightarrow \left[\begin{matrix} & Hg & \\ O & & NH_2 \\ & Hg & \end{matrix}\right]NO_3 + 2Hg + 3NH_4NO_3$$

(2) 碱性碘化汞钾沉淀法

方法: 取供试品溶液，加碱性碘化汞钾试液1滴，即生成红棕色沉淀。

原理: 铵离子与碱性碘化汞钾反应产生红棕色沉淀。反应式为：

$$NH_3 + 2[HgI_4]^{2-} + 3OH^- \longrightarrow \left[\begin{matrix} & Hg & \\ O & & NH_2 \\ & Hg & \end{matrix}\right]I\downarrow + 2H_2O + 7I^-$$

14. 硫酸盐

(1) 与氯化钡反应

方法: 取供试品溶液，滴加氯化钡试液，即生成白色沉淀，分离，沉淀在盐酸或硝酸中均不溶解。

原理: 硫酸根离子与钡离子反应生成硫酸钡的白色沉淀，在盐酸和硝酸中均不溶解。反应式为：

$$SO_4^{2-} + Ba^{2+} \longrightarrow BaSO_4\downarrow$$

(2) 与醋酸铅反应

方法: 取供试品溶液，滴加醋酸铅试液，即生成白色沉淀，分离，沉淀在醋酸铵试液或氢氧化钠试液中溶解。

原理: 硫酸根离子与铅离子反应生成硫酸铅的白色沉淀。沉淀遇醋酸生成电离度极小的能溶于水的醋酸铅；铅具有酸碱两性，硫酸铅可与氢氧化钠反应而溶解。反应式为：

$$SO_4^{2-} + Pb^{2+} \longrightarrow PbSO_4\downarrow$$

$$PbSO_4 + 2CH_3COONH_4 \longrightarrow Pb(CH_3COO)_2 + (NH_4)_2SO_4$$

$$PbSO_4 + 4OH^- \longrightarrow PbO_2^{2-} + 2H_2O + SO_4^{2-}$$

(3) 与盐酸反应

方法: 取供试品溶液，加盐酸，不生成白色沉淀(与硫代硫酸盐区别)。

原理: 硫代硫酸盐加盐酸生成硫的白色沉淀，而硫酸盐与盐酸反应不生成白色沉淀，可与硫代硫酸盐相区别。

15. 硝酸盐

(1) 界面显色反应

方法：取供试品溶液，置试管中，加等量的硫酸，小心混合，冷后，沿管壁加硫酸亚铁试液，使成两液层，接界面显棕色。

原理：硝酸根离子在浓硫酸存在下与硫酸亚铁发生氧化还原反应，产生棕色环状物。反应式为：

$$3Fe^{2+} + NO_3^- + 4H^+ \longrightarrow 3Fe^{3+} + NO\uparrow + 2H_2O$$
$$FeSO_4 + NO \longrightarrow Fe(NO)SO_4$$

(2) 与铜丝反应

方法：取供试品溶液，加硫酸与铜丝（或铜屑），加热，即发生红棕色的蒸气。

原理：硝酸根离子在硫酸存在下，与金属铜反应，被还原生成红棕色的二氧化氮。反应式为：

$$Cu + 2NO_3^- + 4H^+ \xrightarrow{\triangle} Cu^{2+} + NO_2\uparrow + 2H_2O$$

(3) 与高锰酸钾反应

方法：取供试品溶液，滴加高锰酸钾试液，紫色不应褪去（与亚硝酸盐区别）。

原理：亚硝酸根具有还原性，可使高锰酸钾还原褪色；硝酸根不具有还原性，不能使高锰酸钾紫色褪去。以此反应区别硝酸盐与亚硝酸盐。

16. 氯化物

(1) 与硝酸银反应

方法：取供试品溶液，加稀硝酸使成酸性后，滴加硝酸银试液，即生成白色凝乳状沉淀，分离，沉淀加氨试液即溶解，再加稀硝酸酸化后，沉淀复生成。

原理：氯离子与硝酸银反应生成氯化银的白色沉淀，不溶于硝酸，加氨试液生成银氨络离子而溶解。反应式为：

$$Cl^- + Ag^+ \longrightarrow AgCl\downarrow$$
$$AgCl + 2NH_3 \longrightarrow [Ag(NH_3)_2]^+ + Cl^-$$
$$[Ag(NH_3)_2]^+ + Cl^- + 2HNO_3 \longrightarrow AgCl\downarrow + 2NH_4NO_3$$

(2) 与二氧化锰反应

方法：取供试品少量，置试管中，加等量的二氧化锰，混匀，加硫酸湿润，缓缓加热，即产生氯气，能使用水湿润的碘化钾淀粉试纸显蓝色。

原理：氯离子在酸性下与二氧化锰反应产生氯气，能使湿润的碘化钾淀粉试纸显蓝色。反应式为：

$$2Cl^- + MnO_2 + 2H_2SO_4 \xrightarrow{\triangle} MnSO_4 + Cl_2\uparrow + 2H_2O + SO_4^{2-}$$
$$Cl_2 + 2I^- \longrightarrow 2Cl^- + I_2$$

一般鉴别试验的操作注意事项

1. 供试品和供试液的取用量应按各药品项下的规定，固体供试品应研成细粉；液体供试品如果太稀可浓缩，如果太浓可稀释。

2. 试药和试液的加入量、方法和顺序均应按规定进行；如未作规定，试液应逐滴加入，边加边振摇，并注意观察反应现象。

3. 试验在试管或离心管中进行，如需加热，应小心，并使用试管夹，边加热边振摇，试管口不要对着操作者。

4. 试验中如需蒸发，应采用玻璃蒸发皿或瓷蒸发皿在水浴上进行。

5. 有色沉淀反应宜在白色点滴板上进行，白色沉淀反应应在黑色或蓝色点滴板上进行。如沉淀少不易观察时，可加入适量的与水互不混溶的有机溶剂，使原来悬浮在水中的沉淀集中于两液层之间，以便观察。

6. 采用离心机分离沉淀，经离心沉降后，用吸出法或倾泻法分离沉淀。

7. 颜色反应须在玻璃试管中进行，并注意观察颜色的变化。

8. 试验温度，一般温度上升 10℃，可使反应速率增加 2~4 倍，应按各试验项下规定的温度进行试验，如达不到时，可适当加温。

9. 反应灵敏度极高的试验，必须保证试剂的纯度和仪器的洁净，为此应同时进行空白试验，以资对照。

10. 反应不够灵敏，试验条件不易掌握的试验，可用对照品进行对照试验。

第三节 光谱鉴别法

一、紫外吸收光谱法

1. 概述

物质吸收紫外 - 可见光区的电磁波（波长范围为 190~800 nm）而产生的吸收光谱称为紫外 - 可见吸收光谱。紫外 - 可见吸收光谱与物质的结构有关，同一物质在相同的条件下测得的吸收光谱应具有完全相同的特征，故常用于药物的鉴别。

2. 方法

紫外吸收光谱的形状、吸收峰数目、吸收峰（或谷）波长的位置、吸光强度以及吸收系数等均可作为鉴别的依据。利用紫外光谱鉴别，一般采用对比法。

（1）核对吸收光谱的特征参数 核对供试品溶液的最大吸收波长（λ_{max}）、最小吸收波长（λ_{min}）、最大吸收波长处的吸光度（A）、吸光度比值等是否符合规定。如果供试品具有多个峰位，可同时用几个峰位进行鉴别。

例 9 ChP 盐酸布比卡因的鉴别 取本品，精密称定，按干燥品计算，加 0.01 mol/L 盐酸溶液溶解并定量稀释制成每 1 mL 中约含 0.40 mg 的溶液，按照紫外 - 可见分光光度法测定，在 263 nm 与 271 nm 的波长处有最大吸收，其吸光度分别为 0.53~0.58 与 0.43~0.48。

例 10 ChP 二氟尼柳的鉴别 取本品，加 0.1 mol/L 的盐酸乙醇溶液溶解并稀释制成每 1 mL 中含 20 μg 的溶液，照紫外 - 可见分光光度法测定，在 251 nm 与 315 nm 的波长处有最大吸收，吸光度比值应为 4.2~4.6。

（2）与对照品比较吸收光谱 分别测定供试品溶液和对照品溶液在一定波长范围内的吸收光谱，要求两者的吸收光谱要一致。

例 11 ChP 地蒽酚软膏的鉴别 取含量测定项下的溶液，照紫外 – 可见分光光度法测定，供试品溶液在 440~470 nm 波长范围内的吸收光谱应与对照品溶液的吸收光谱一致。

此外，还可利用测定化学反应后产物的吸收光谱进行鉴别，如苯妥英钠的鉴别。其原理为：苯妥英钠在碱性、加热的条件下，被高锰酸钾氧化为二苯甲酮，用正庚烷提取后，在 248 nm 的波长处有最大吸收。

3. 注意事项

(1) 由于 ChP 采用核对吸收光谱的特征参数或吸光度比值，所以应注意仪器的校正和检定。

(2) 用紫外光谱法鉴别药物时应注意溶剂的种类、溶液 pH 及溶液浓度对试验结果的影响，严格按照 ChP 方法进行试验。

(3) 结构完全相同的化合物应具有完全相同的吸收光谱，但吸收光谱完全相同的化合物却不一定是同一个化合物。因此，紫外光谱鉴别专属性差，不能单独使用，应与其他方法配合，才能对药物的真伪做出判断。

二、红外光谱法

1. 概述

红外光谱是由物质分子的振动和转动能级跃迁所产生的光谱。利用红外光谱对物质进行分析的方法称为红外分光光度法(infrared spectrometry，IR)。红外光按照能量的不同分为三个区域：近红外区（泛频区）、中红外区（基本振动 – 转动区）和远红外区（转动区）。其中中红外区的波长范围为 2.5~25 μm（按波数计为 4 000~400 cm^{-1}），常用于药物的质量控制。红外光谱法专属性强，除光学异构体和长链烷烃同系物外，几乎没有两种化合物具有完全相同的红外吸收光谱。因此，各国药典中广泛采用红外光谱法对药物进行鉴别。

2. 方法

红外光谱鉴别主要采用标准图谱对照法或对照品对比法。

标准图谱对照法，即按规定绘制供试品的红外光谱图，然后与《药品红外光谱集》（简称《光谱集》）中的对照图谱对比，对照关键谱带的有无以及各谱带的相对强度，若供试品光谱图与对照光谱图关键谱带的峰型、峰位、相对强度均一致，通常判定两化合物为同一物质。

对照品对比法，即按规定在相同测定条件下，分别绘制供试品与对照品的红外光谱图，进行比对。

ChP 与 BP 一般采用标准图谱对照法。

例 12 ChP 司可巴比妥钠的鉴别 本品的红外光谱图应与对照的光谱图(《光谱集》137 图)一致。

USP 主要采用对照品对比法，ChP 和 BP 部分药物采用对照品对比法，即取药物的供试品、对照品在相同条件下同时进行重结晶，然后依法绘制红外光谱图比较，两者应一致。

例 13 ChP 艾司奥美拉唑钠的鉴别 本品的红外光吸收图谱应与对照品的图谱一致。亦可采用特征波数进行鉴别，即在规定条件下测定一定波数处的特征吸收峰。

例 14 ChP 依替膦酸二钠片的鉴别 取本品细粉适量(约相当于依替膦酸二钠 0.2 g)，加水 10 mL，振摇使依替膦酸二钠溶解，滤过，滤液加热浓缩，放冷，有结晶析出，取结晶体在 105℃ 干燥 3 h，照红外分光光度法测定，在 898、811、644、543、463 cm^{-1} 波数处有特征吸收。

3. 注意事项

(1) 样品的纯度应大于 98%，并且不含水分。测定时应注意二氧化碳和水汽等的干扰，必要时，应采取适当措施（如采用干燥氮气吹扫）予以改善。

（2）红外光谱鉴别，试样制备方法有压片法、糊法、膜法、溶液法和气体吸收法。采用压片法时，影响图谱形状的因素较多，使用光谱集对照时，应注意供试片的制备条件对图谱形状及各谱带的相对吸收强度可能产生的影响。

（3）有机碱的盐酸盐用溴化钾压片时可能发生复分解反应而生成有机碱的氢溴酸盐，因此应采用氯化钾压片。如ChP盐酸普鲁卡因的鉴别。

盐酸普鲁卡因的红外吸收图谱见图1-3-1，红外吸收图谱分析见表1-3-1。

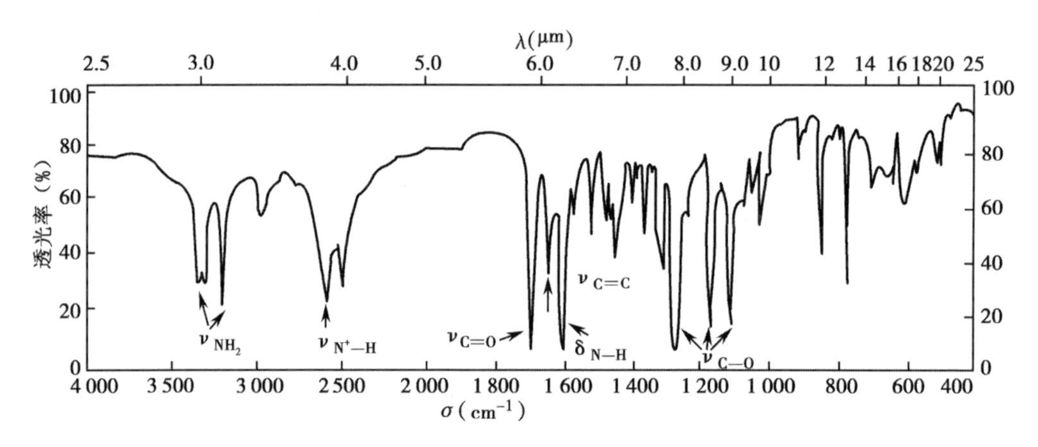

图1-3-1 盐酸普鲁卡因的红外吸收图谱（氯化钾压片）

表1-3-1 盐酸普鲁卡因红外吸收图谱分析

峰位（cm^{-1}）	归属		峰位（cm^{-1}）	归属	
3 315，3 200	ν_{NH_2}	（伯胺）	1 645	δ_{N-H}	（氨基）
2 585	ν_{N^+-H}	（氨基）	1 604，1 520	$\nu_{C=C}$	（苯环）
1 692	$\nu_{C=O}$	（酯羰基）	1 271，1 170，1 115	ν_{C-O}	（酯基）

（4）各品种项下规定"应与对照的光谱图（《光谱集》× × 图）一致"，系指《药品红外光谱集》第一卷（1995年版）、第二卷（2000年版）、第三卷（2005年版）和第四卷（2010年版）所载的图谱。同一化合物的图谱若在不同卷上均有收载时，则以后卷所载的图谱为准。

（5）对于具有同质异晶现象的药品，应选择有效晶型的图谱，或分别比较。

例15 ChP棕榈氯霉素的鉴别 取本品（A晶型或B晶型），用糊法测定，其红外光吸收图谱应与同晶型对照的图谱（《光谱集》37图或38图）一致。

对于晶型不一致，需要转晶的药品，应规定转晶条件，并给出处理方法。

例16 ChP阿苯达唑的鉴别 本品的红外光吸收图谱应与对照的图谱（《光谱集》1092图）一致。如发现在1 380 cm^{-1}处的吸收峰与对照的光谱图不一致时，可取本品适量溶于无水乙醇中，置水浴上蒸干，减压干燥后测定。

（6）制剂鉴别 红外光谱用于制剂鉴别时，应根据制剂品种鉴别项下明确规定的方法进行前处理，通常采用溶剂提取法。提取时应选择适宜的溶剂，以尽可能减少辅料的干扰，并力求避免导致可能的晶型转变。比对时应注意以下4种情况：

1）辅料无干扰，待测成分的晶型不变化　此时可直接与原料药的标准光谱进行比对。

例 17　ChP 对乙酰氨基酚栓的鉴别　取本品适量（约相当于对乙酰氨基酚 100 mg），加热水 10 mL，研磨溶解，冰浴冷却，滤过，滤液水浴蒸干，残渣经减压干燥，依法测定。本品的红外光吸收图谱应与对照的图谱（《光谱集》131 图）一致。

2）辅料无干扰，但待测成分的晶型有变化　此种情况可用对照品经同法处理后的光谱比对。

3）待测成分的晶型不变化，而辅料存在不同程度的干扰　此种情况可参照原料药的标准光谱，在指纹区内选择 3~5 个不受辅料干扰的待测成分的特征谱带作为鉴别的依据。鉴别时，实测谱带的波数误差应小于规定值的 $\pm 5\ cm^{-1}$（0.5%）。

4）待测成分的晶型有变化，辅料也存在干扰　此种情况一般不宜采用红外光谱鉴别。

（7）多组分原料药鉴别　红外光谱用于多组分原料药物鉴别时，不能采用全光谱比对，而是以各组分原料药的标准光谱为参照，在指纹区内选择主要成分的若干个不受干扰的特征谱带作为鉴别的依据，用于组成相对稳定的多组分原料药的鉴别。

（8）其他　由于各种型号的仪器性能不同，供试品制备时研磨程度的差异或吸水程度不同等原因，均会影响光谱的形状。因此，进行光谱对比时，应考虑各种因素可能造成的影响。

三、其他光谱鉴别法

近红外分光光度法、原子吸收分光光度法、核磁共振波谱法、质谱法和粉末 X 射线衍射法等方法均可用于药物的鉴别分析。ChP 采用质谱法鉴别阿胶、龟甲胶、鹿角胶等中药，USP 采用质谱法鉴别重组人白蛋白、醋酸去氨加压素。

例 18　ChP 艾司奥美拉唑钠的鉴别　取本品约 195 mg，精密称定，置 200 mL 量瓶中，加水溶解并稀释至刻度，摇匀，精密量取 10 mL，置 100 mL 量瓶中，加 3.8% 氯化钾溶液 10 mL，用水稀释至刻度，摇匀，作为供试品溶液；另精密量取标准钠溶液（每 1 mL 相当于 1.0 mg 的 Na）1 mL 置 25 mL 量瓶中，用水稀释至刻度，摇匀，精密量取 15 mL，置 100 mL 量瓶中，加 3.8% 氯化钾溶液 10 mL，用水稀释至刻度，摇匀，作为对照品溶液。取对照品溶液与供试品溶液，照原子吸收分光光度法，在 589.0 nm 的波长处测定，供试品溶液的吸光度应与对照品溶液的吸光度基本一致。

例 19　EP 妥布霉素的鉴别　用重水作溶剂，本品的核磁共振波谱与 EP 妥布霉素对照品的图谱一致。

例 20　ChP 阿立哌唑的鉴别　取本品适量，照 X 射线衍射法检查，在晶面间距 8.0 Å ± 0.1 Å、6.2 Å ± 0.1Å、5.3Å ± 0.1 Å、4.6 Å ± 0.1 Å、4.40 Å ± 0.1 Å 与 4.0 Å ± 0.1Å 处应有特征衍射峰。

第四节　色谱鉴别法

色谱鉴别法是将供试品与标准物质在相同条件下进行色谱分离，并进行比较，根据两者保留行为和检测结果是否一致来验证药品的真伪。色谱法鉴别不如红外光谱法专属性强，需与其他方法相配合进行鉴别。常用的方法有：

一、薄层色谱法

薄层色谱法（thin-layer chromatography，TLC）系将供试品溶液点样于薄层板上，在展开容器内用展开剂展开，使供试品所含成分分离，所得色谱图与适宜的标准物质按同法所得的色谱图作对比，亦可用薄层色谱扫描仪进行扫描，用于鉴别、检查或含量测定。

TLC 鉴别法建立的原则是分离度好，图谱清晰，斑点明显，重现性好。

TLC 系统适用性试验（system suitability test）包括比移值（R_f）、检出限、分离度和相对标准偏差。用于鉴别时，主要考察比移值和分离度。比移值系指从基线至展开斑点中心的距离与从基线至展开剂前沿距离的比值。分离度系指鉴别时，供试品与标准物质色谱中斑点均应清晰分离。

（一）TLC 鉴别的方式

1. 与对照品比较 R_f 值

(1) 将供试品溶液与同浓度的对照品溶液，在同一块薄层板上点样、展开与检视，供试品溶液所显主斑点的颜色（或荧光）与位置（R_f）应与对照品溶液的主斑点一致，而且主斑点的大小与颜色的深浅也应大致相同。

(2) 将供试品溶液与对照品溶液等体积混合，应显示单一、紧密的斑点。

2. 与结构相似的物质比较 R_f 值

(1) 选用与供试品化学结构相似的药物对照品与供试品溶液的主斑点比较，两者 R_f 应不同。

(2) 将(1)项下两种溶液等体积混合，应显示两个清晰分离的斑点。

TLC 具有简便、快速、灵敏、专属性强等优点，在化学药物制剂的鉴别，尤其是中药及其制剂的鉴别中被广泛应用。

例 21 ChP 双氢青蒿素的鉴别 取本品与双氢青蒿素对照品各适量，分别加甲苯溶解并稀释制成每 1 mL 中约含 0.1 mg 的溶液，作为供试品溶液与对照品溶液。照薄层色谱法进行试验，分别精密吸取上述两种溶液各 10 μL，点于同一硅胶 G 薄层板上，以石油醚（沸程为 40 ~ 60℃）- 乙醚（1 : 1）作为展开剂，展开，晾干，喷以 2% 香草醛的硫酸乙醇溶液（20 → 100），在 85℃ 加热 10~20 min 至斑点清晰。供试品溶液所显主斑点的位置和颜色应与对照品溶液主斑点一致。

（二）影响 TLC 鉴别的因素

二、高效液相色谱法

高效液相色谱法（high performance liquid chromatography，HPLC）系采用高压输液泵将规定的流动相泵入装有填充剂的色谱柱，对供试品进行分离测定的色谱方法。注入的供试品，由流动相带入色谱柱内，各组分在柱内被分离，并进入检测器检测，由积分仪或数据处理系统记录和处理色谱信号。

HPLC 具有分离效能高、专属性强、重现性好、精密准确等优点，现已成为药物分析中发展最快、应用最广的方法。

HPLC 鉴别法的系统适用性试验参数包括理论板数、分离度、灵敏度、重复性和拖尾因子。其中，分离度和重复性是更具实用意义的参数。

当药物采用 HPLC 测定含量，可同时进行鉴别。HPLC 鉴别方法主要包括：

1. 利用保留时间鉴别

在相同的色谱条件下，待测成分的保留时间与对照品的保留时间应无显著性差异；两个保留时间不同的色谱峰归属于不同化合物，但保留时间一致的色谱峰有时未必可归属为同一化合物，在进行未知物定性时应特别注意。

若改变流动相组成或更换色谱柱的种类，待测成分的保留时间仍与对照品的保留时间一致，可进一步证实待测成分与对照品为同一化合物。

当待测成分（保留时间 $t_{R,1}$）无对照品时，可以样品中的另一成分或在样品中加入另一成分作为参比物（保留时间 $t_{R,2}$），采用相对保留时间（RRT）作为定性（或定位）的方法。

例 22 ChP 苯甲酸雌二醇注射液的鉴别 在含量测定项下记录的色谱图中，供试品溶液主峰的保留时间应与对照品溶液主峰的保留时间一致。

2. 利用光谱相似度鉴别

化合物的全波长扫描紫外－可见光区光谱图可提供一些有价值的鉴别信息。待测成分的光谱与对照品的光谱的相似度可用于辅助鉴别分析。二极管阵列检测器开启一定波长范围的扫描功能时，可得到更多的信息，包括色谱信号、时间、波长的三维色谱光谱图，既可用于辅助鉴别分析，还可用于峰纯度分析。

同样应注意，两个光谱不同的色谱峰表征了不同化合物，但光谱相似的色谱峰未必可归属为同一化合物。

3. 利用质谱检测器提供的质谱信息鉴别

利用质谱检测器提供的色谱峰分子质量和结构的信息进行鉴别分析，可获得比仅利用保留时间或光谱相似性进行鉴别分析更多的、更可靠的信息，不仅可用于已知物的鉴别分析，还可提供未知化合物的结构信息。

三、气相色谱法

气相色谱法（gas chromatography，GC）系采用气体为流动相（载气）流经装有填充剂的色谱柱进行分离测定的色谱方法。物质或其衍生物气化后，被载气带入色谱柱进行分离，各组分先后进入检测器，用数据处理系统记录色谱信号。

GC 具有分离效能高、专属性强、灵敏度高、重现性好、分析速度快等优点，但受样品蒸气压限制，主要用于具有挥发性药物的含量测定，同时可进行鉴别。挥发性小的样品需采用衍生或裂解以增加挥发性，但操作繁烦，而且样品也不易复原。因此，GC 常用于含挥发油或其他挥发性成分的鉴别。

GC 系统适用性试验与鉴别方法同 HPLC。

第五节 晶型分析

描述固体化学药物物质状态，可由一组参量（晶胞参数、分子对称性、分析排列规律、分子作用力、分子构象、结晶水或结晶溶剂等）组成。当这些参量中的一种或几种参量发生变化而使其存在有两种或两种以上的不同固体物质状态时，称为多晶型现象（polymorphism）或称同质异晶现象。通常，难溶性药物易存在多晶型现象。

固体物质是由分子堆积而成。由于分子堆积方式不同，在固体物质中包含有晶态物质状态（又称晶体）和非晶态物质状态（又称无定型态、玻璃体）。晶态物质中分子间堆积呈有序性、对称性与周期性，非晶态物质中分子间堆积则呈无序性。晶型物质范畴涵盖了固体物质中的晶态物质状态（分子有序）和无定型态物质状态（分子无序）。由两种或两种以上的化学物质共同形成的晶态物质称为共晶物,共晶物属于晶型物质范畴。

当固体药物存在多晶型现象,且不同晶型状态对药品的有效性、安全性或质量可产生影响时,应对原料药物、固体制剂、半固体制剂、混悬剂等中的药用晶型物质状态进行定性或定量控制。药品的药用晶型应选择优势晶型,并保持制剂中晶型状态为优势晶型,以保证药品的有效性、安全性与质量可控。优势药物晶型物质状态可以是一种或多种,故可选择一种晶型作为药用晶型物质,亦可按一定比例选择两种或多种晶型物质的混合状态作为药用晶型物质使用。

自然界中的固体物质可处于稳定态、亚稳定态和不稳定态三种状态,晶型物质亦如此。稳定态熵值小,熔点高,化学稳定性最好,但溶出速率和溶解度却最小,因此生物利用度差;不稳定态则相反;亚稳定态介于稳定态和不稳定态之间,但贮存过久会向稳定型转变。化合物晶型物质状态会随着环境条件变化(如温度、湿度、光照、压力等)而从某种晶型物质状态转变为另外一种晶型物质状态,称为转晶现象。共晶物的转晶可以是由两种化学物质中的任意一种或两种发生固体物质状态的晶型转变。由于药用晶型物质的稳定性会影响到药品的临床有效性与安全性,故需要对多晶型药物制剂进行晶型物质状态的稳定性研究。

晶型研究与质量控制项目制定的目的是:保证在制备和贮存过程中药物在剂型中物理化学性质的稳定性;提高药物的生物利用度,增强治疗效果;保证每批生产药物间等效性;改善药物粉末的压片性能;防止药物在制备或贮存过程中产生晶型转变而影响产品的质量。

晶型研究的方法有:熔点测定法、红外吸收光谱法、热分析法、粉末 X 射线衍射法、固体磁共振波谱法和显微法(光学显微镜法、偏光显微法、电子显微法)等。以前 4 种方法最常用。应该注意的是,上述分析手段在药物晶型分析中发挥各自重要的作用,但这些分析方法并不是孤立的,在实际应用中,经常综合使用、互相补充,不同分析手段的综合运用可以达到对药物晶型的全面认识。

一、熔点测定法

多晶型药物的晶型结构不同,导致它们的熔点不同。因此,该法适用于不同晶型熔点差异较大化合物的鉴别,测定时应避免干燥、研磨对晶型的影响。

例 23 **ChP 棕榈氯霉素的熔点测定** 本品经 60℃干燥 2 h,依法测定,A 晶型的熔点为 89~95℃,B 晶型的熔点为 86~91℃。

二、红外光谱法

红外光谱法参见本章第三节。

三、热分析法

热分析法(thermal analysis)是在程序控制温度下,记录物质的理化性质与温度变化的关系,研究其在受热过程中所发生的晶型转化、熔融、蒸发、脱水等物理变化或热分解、氧化等化学变化,以及伴随发生的温度、能量或质量改变的方法。广泛应用于药物的多晶型、熔点、物相转化、结晶水、结晶溶剂、热分解以及药物的纯度、相容性和稳定性等研究,具有样品用量少,灵敏、快速、热分析曲线易于辨认等特点。

热重法(thermogravimetric analysis,TG)是在程序控制温度下,测量物质的质量随温度(或时间)变化的热分析技术。连续记录加热过程中供试品质量随温度的变化,即得热重曲线(TG 曲线),

通常热重曲线呈台阶状。利用供试品不同晶型物质特有的质量－失重百分率与温度关系参量的变化实现对晶型物质状态的鉴别。该方法适用于供试品中含有不同数量和种类结晶溶剂（或水）的晶型物质的鉴别。利用热重与质谱联用技术（TG–MS），可实现对供试品在持续加热过程中的失重量与失重成分的分析。本方法可用于供试品中结晶溶剂（含水）或其他可挥发性成分的定性、定量分析。

如USP中甲磺酸溴隐亭采用热重分析法控制水合物晶型。

例24 **USP甲磺酸溴隐亭的晶型检查**　取本品约10 mg，精密称定，在45 mL/min的氮气流下，以10℃/min升温，记录从室温到160℃之间的曲线，测定重量的变化，失重应不得过4.0%。

差示扫描量热法（differential scanning calorimetry，DSC）是在程序控制温度下，维持样品与参比物质的温度相同，测量系统所输入的能量差（dQ/dT）与温度（或时间）关系的热分析技术。晶型不同，升温（或冷却）过程中的吸热峰（或放热峰）不同，则不同晶型产生其特定的DSC曲线。利用供试品不同晶型物质特有的热力学性质，通过供试品吸热峰或放热峰的数量、位置、形状、吸热量（或吸热焓）等参量变化实现对晶型物质状态的鉴别。该方法适用于不同晶型物质的熔融吸热峰值存在较大差异或供试品中含有不同数量和种类结晶溶剂（或水）的晶型物质的鉴别。

例如，棕榈氯霉素共有A、B、C三种晶型及无定型状态。其中B型为亚稳型，具有较高自由能，水中溶出速度比稳定的A型快得多，且易被酯酶水解而吸收，血中浓度几乎为A型的7倍。C型也为亚稳型，易变为A型，溶出速率介于A、B之间，血浓度不高，与A型同称为非活性型。棕榈氯霉素生产工艺中不存在C晶型，混有A、B两种晶型试样的DSC曲线有两个吸热峰（表征晶体熔化），85℃是B晶型的吸热特征峰，90℃是A晶型的吸热特征峰。而当A晶型熔化后冷却至室温再升温扫描，则仅出现85℃的一个熔化吸热峰，表明A晶型已转变成B晶型（图1–3–2）。

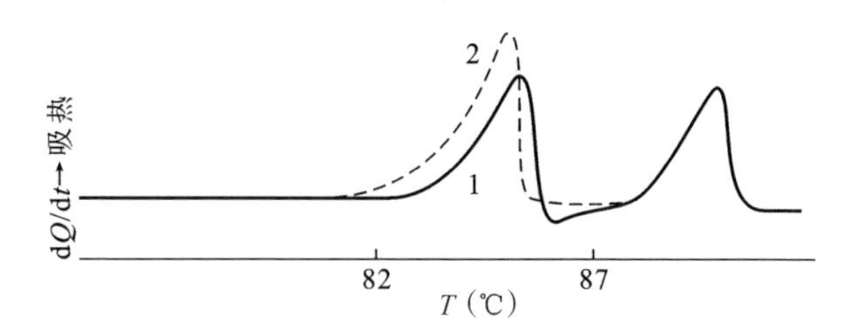

图1–3–2　棕榈氯霉素的DSC曲线

1：实线为第一次升温的曲线　2：虚线为第二次升温的曲线

四、粉末X射线衍射法

化合物的晶体，无论是单晶还是多晶，组成晶体的分子或原子在三维空间做周期性的有序排列，形成“三维衍射光栅”状的晶格结构，产生特定的X射线衍射图，衍射极大点（或线）间的距离及其相对强度可用做结晶物质的定性或定量分析。而非晶体化合物中质点的空间排列是无序的，不具有“三维衍射光栅”状的晶格结构，所以反射的X射线相干性差，衍射图呈弥散状，与结晶质具有特征的衍射图存在明显区别。因此，粉末X射线衍射法（PXRD）适用于晶态与晶态、晶态与无定型态、无定型态与无定型态等各种晶型物质的鉴别。

一束准直的单色X射线照射旋转单晶或粉末晶体时，便发生衍射现象，发生衍射的条件应符合布拉格（Bragg）方程：

$$d_{nkl}=\frac{n\lambda}{2\sin\theta} \tag{1-3-6}$$

式中，d_{hkl} 为面间距（hkl 为晶面指数），θ 为掠射角。

当 X 射线以 θ 入射角照射晶体的平面点阵时，若两相邻点阵间距为 d，则两平面光程差为 $2d\sin\theta$，凡符合 Bragg 公式，即 $2d\sin\theta=n\lambda$ 的情况下，就发生衍射。分子在晶格中的排列方式不同，则分子的重复形式不同，从而产生不同的 X 射线衍射图谱。具有不同晶格参数的多晶型物，可相应得到不同的 X 射线衍射图。

用于 X 射线衍射的辐射源通常是以铜、钼、铁、铬等元素为阳极靶材料的真空管，其中铜靶常用于有机化合物。一般多采用靶元素的 K_α 辐射。X 射线管的阳极靶材料的选择原则为：①试样应不吸收靶源的 K_α 辐射，且不激发荧光；②根据需要测定的晶面间距，选择特征的 X 射线波长。由于除黑色金属外，一般无机物、有机物均可使用 Cu 靶源进行分析，仪器通常配置 Cu 靶源。

衍射图可用感光胶片、辐射计、影像板或电感耦合探测器等面探测器记录。当使用胶片时，衍射角可由胶片上量取并经计算测定，衍射强度则由测微光度计读取。使用辐射计或面探测器时，衍射角、衍射强度及面间距均可由粉末衍射仪方便地读取。

结晶物质的鉴别可通过比较供试品与已知物质（包括晶型）的衍射图或标准衍射数据完成。各衍射线的衍射角（2θ）、相对强度（衍射图上各衍射谱线与最强谱线的强度比值）和面间距是鉴别的依据。

例 25 USP 卡马西平的鉴别 本品的 X 射线衍射图谱与 USP 卡马西平对照品的图谱一致。

五、乳酸左氧氟沙星晶型研究

乳酸左氧氟沙星的有效成分为左氧氟沙星，是氧氟沙星的左旋光学异构体。左氧氟沙星存在多晶型现象，包括晶型 A、B、C、F、G、H、α、β、γ、一水合物晶型及半水合物晶型共 11 种晶型，其中半水合物晶型最稳定，为药用晶型。为了考察乳酸左氧氟沙星的晶型状况，采用粉末 X 射线衍射法（PXRD）和热分析法（TG-DSC）测定。

1. 粉末 X 射线衍射法

测试条件：Cu K_α（靶），40 kV-250 mA（工作电压 - 电流），3°~40° 的 2θ 范围内，步宽 0.02°，扫描速度 5°/min。

乳酸左氧氟沙星晶型Ⅰ和晶型Ⅱ的主要特征衍射峰位置、强度及数量有明显不同(图 1-3-3)。

2. TG-DSC 法

仪器参数：升温速率 10℃ /min，升温范围 25~420℃，进行热重分析；以氮气为保护气，升温速率 10℃ /min，升温范围为室温 ~260℃，进行 DSC 分析。

采用 TG-DSC 相结合的方法，分析乳酸左氧氟沙星晶型Ⅰ和晶型Ⅱ的热效应如图 1-3-4 所示。晶型Ⅰ的 DSC 曲线在室温 ~100℃范围内有 1 个层间水分子缓慢脱水所致的宽泛的吸热失水峰，同时 TG 在室温 ~110℃出现 1 个失重平台，失重量为 4.0%，为失去 1 个结晶水所致。晶型Ⅱ的 DSC 曲线在 50~100℃范围内有 1 个吸热失水峰；同时 TG 在室温 ~110℃出现 1 个失重平台，失重量为 2.6%，为失去 0.5 个结晶水所致。

综上所述，乳酸左氧氟沙星存在多晶型现象，晶型Ⅰ为一水合物晶型，晶型Ⅱ为半水合物晶型，采用 PXRD 和 TG-DSC 可对乳酸左氧氟沙星不同晶型进行鉴别。

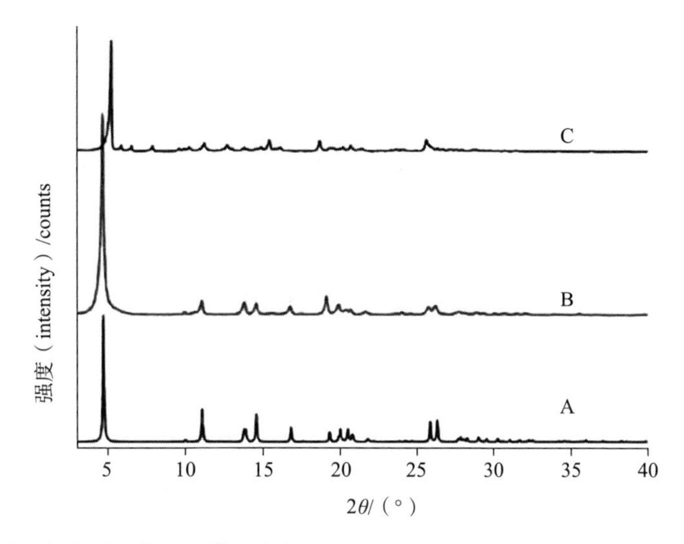

图 1-3-3 乳酸左氧氟沙星晶型Ⅰ模拟(A)、晶型Ⅰ(B)和晶型Ⅱ(C)实测的粉末X射线衍射图谱

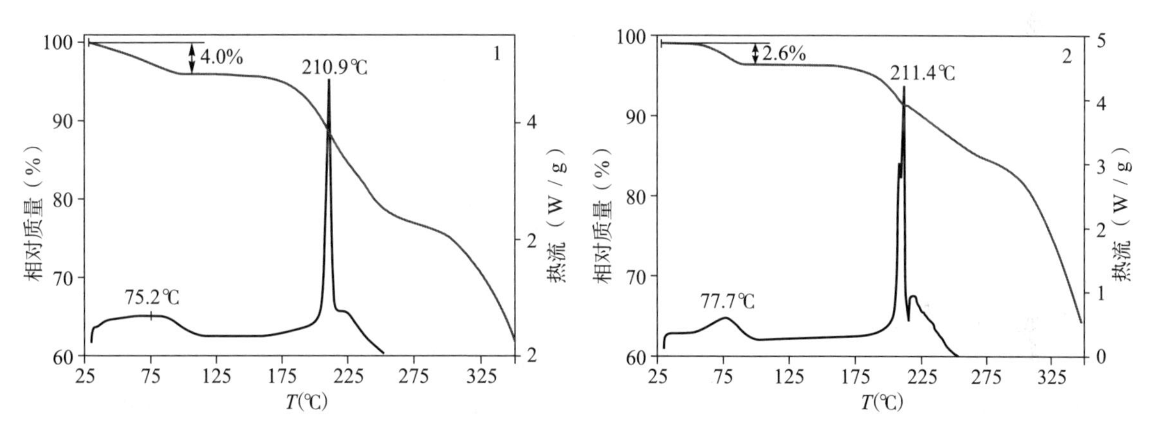

图 1-3-4 乳酸左氧氟沙星晶型Ⅰ(1)、晶型Ⅱ(2)的TG-DSC图

药典中药物鉴别试验方法的特点如下：

(1) 仪器分析法为主，化学分析法为辅。仪器分析法中首选IR和HPLC，其次是TLC、GC和DSC。

(2) 原料药和制剂均广泛采用IR。制剂大多采用提取分离后的IR。

(3) 注意参照含量测定法和杂质限量检查法制定鉴别方法。一种药品的质量标准是一个整体，利用整体提供的信息制定鉴别方法合理又简便，特别是引用色谱测定法和色谱检查法的资料进行鉴别是一种值得提倡的好方法。

(4) 鉴别反应条目趋于简练。选择专属性强的方法，仅收载1~2条即可对真伪做出判断。

第六节 鉴别试验的分析方法学验证

药物鉴别的分析方法学验证内容主要是专属性、耐用性，必要时也包括检测限。

一、实验设计

采用的检测方法能正确鉴别出被测物的特性,应能与可能共存的物质或结构相似化合物区分。不含被测成分的供试品,以及结构相似或组分中的有关化合物,应均呈负反应。通常设置3组实验:供试品组、阴性对照组(即不含待鉴别成分的供试品组)、阳性对照组(对照标准物质,对于中药材或中成药鉴别通常设立对照品组和对照药材组),均按照供试品组的鉴别方法操作。供试品组中待鉴别成分的试验结果应与相应的阳性对照组一致,而阴性对照组不应有相应的响应值或响应结果。

二、示例

柴银口服液由柴胡、黄芩、苦杏仁、薄荷、连翘、青蒿、葛根等11味药组成,主要用于上呼吸道感染外感风热证。中药制剂分析原则上处方中各药味均应进行鉴别研究,如方中苦杏仁的TLC鉴别。

(一) 薄层色谱鉴别

取供试品20 mL,用石油醚(60~90℃)15 mL提取2次,再用水饱和的正丁醇20 mL提取2次,合并正丁醇提取液,分别用氨水20 mL和正丁醇饱和的水20 mL洗涤,将正丁醇液蒸干,用1 mL甲醇溶解残渣,作为供试品溶液。取苦杏仁苷对照品适量,加甲醇溶解并制成每1 mL中含1 mg苦杏仁苷的溶液,作为对照品溶液。按处方比例称取除苦杏仁外的其余药味,按柴银口服液制剂工艺制成阴性对照样品,再用阴性对照样品,按供试品溶液制备方法制成阴性对照液。

照薄层色谱法,吸取上述3种溶液各5 μL,分别点于同一硅胶G薄层板上,以三氯甲烷-乙酸乙酯-甲醇-水(15∶40∶22∶10)5~10℃放置12 h的下层溶液为展开剂,展开,取出,晾干,喷以10%硫酸乙醇溶液。供试品色谱在与对照品色谱相应位置上显示相同颜色的斑点。

(二) 分析方法学验证

1. 专属性

样品斑点清晰,在与苦杏仁苷对照品色谱相应的位置上,供试品色谱中有相同颜色的斑点,而阴性对照色谱中未显相同颜色的斑点,如图1-3-5所示。

2. 耐用性

通过对不同品牌硅胶G预制板进行方法耐用性考察。结果3种不同品牌薄层板均适用于本方法,如图1-3-6所示。

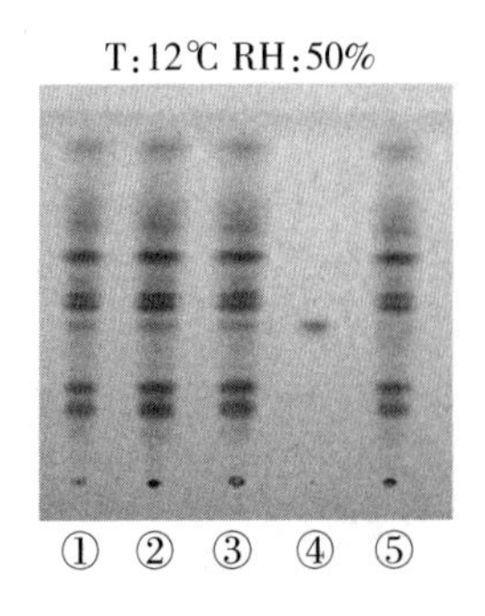

图1-3-5 薄层色谱图

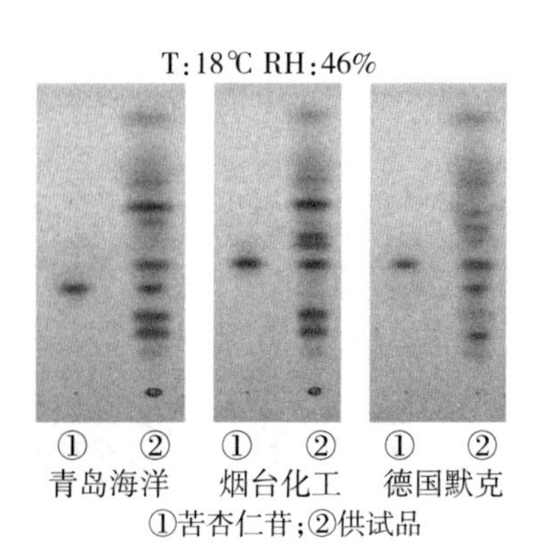

图1-3-6 不同厂家薄层板考察

经上述方法学验证，色谱中主斑点清晰明显，位置居中，缺苦杏仁阴性对照溶液对鉴别无干扰，表明方法专属性良好；不同品牌薄层板对色谱效应的影响较小，色谱条件在小的变动下对鉴别结果无影响，表明方法耐用性较好。

（高晓霞）

数字课程学习

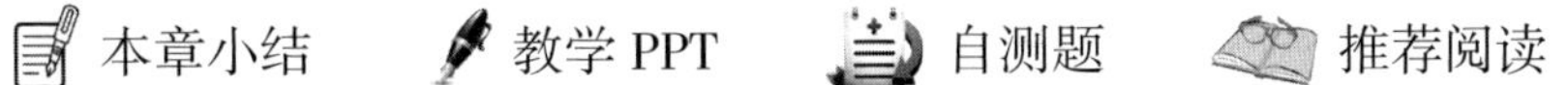

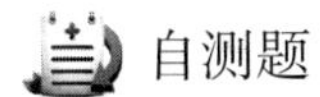

第四章

药物杂质分析

1. 掌握药物杂质限量的定义与计算方法，掌握药物中杂质检查的依据与方法。

2. 熟悉药物中杂质的来源与分类，熟悉氯化物、重金属、砷盐和溶剂残留的检查原理、方法和注意事项，熟悉杂质分析方法验证的项目。

3. 了解杂质鉴定的方法，遗传毒性杂质和元素杂质的分类与检查方法。

保障人民用药安全有效是药物质量控制的目的。药物质量控制的重要内容之一就是控制药物中的杂质。杂质(impurity)是指任何影响药品纯度的物质。进行药物的杂质分析就是为了控制药物纯度，保证药品质量，保证临床用药的安全性和有效性，同时也为生产、流通过程的药品质量管理提供依据。中国 NMPA、ICH 和美国 FDA 制定了进行药物中杂质控制的有关技术指南，包括新原料药中杂质测定要求、制剂中杂质测定要求和溶剂残留量的限度要求等。ICH 关于药品质量技术要求中，Q3A 为新原料药中杂质测定的要求，Q3B 是新药制剂中的杂质测定要求，Q3C 是溶剂残留量的限度的要求，Q3D 为元素杂质指导原则。

第一节　药物杂质和杂质限量

一、药物纯度

药物的纯度是指药物的纯净程度。药物中的杂质是影响药物纯度的主要因素，如果药物中所含杂质超过质量标准规定的纯度要求，就有可能使药物的外观性状、物理常数发生变化，甚至影响药物的稳定性，使活性降低、毒副作用增加。例如，对氨基酚是对乙酰氨基酚(acetaminophen)在制备过程中的中间体或贮存过程中的水解产物，它可引起急性中毒性高铁血红蛋白血症；游离肼是异烟肼(isoniazid)在制备时由原料引入的杂质，它对磷酸吡哆醛酶系统有抑制作用，能引起局部刺激，也可致敏和致癌。

人类对药物纯度的认识是在防治疾病的实践中积累起来的，随着分离检测技术的提高，能进一步发现药物中存在的杂质，不断提高对药物的纯度要求以及对杂质分析与检测技术的要求，从而提高药物的质量标准。例如，在 1848 年发现阿片中的盐酸罂粟碱(papaverine hydrochloride)，1981 年采用合成法进行生产，ChP(1985)采用目视比色法检查盐酸罂粟碱中的吗啡(morphine)。后来发现，在提取盐酸罂粟碱的过程中除了混有吗啡外，还有其他生物碱（如可待因等），采用 TLC 和 IR 进行分析后，发现还含有一个未知的碱性物质。ChP（1990）将检查吗啡改为检查有关物质，检查方法改为 TLC，现行版 ChP 采用分离效能和检测灵敏度更高的 HPLC。另外，随着生产原料的改变及生产方法与工艺的改进，对于药物中杂质检查的项目或限量要求也要相应地改变或提高。

药物的纯度需要从药物的外观性状、理化常数、杂质检查和含量测定等方面作为一个有联系的整体来综合评定。药物的杂质检查是控制药物纯度的一个非常重要的方面，所以药物的纯度检查也可称为杂质检查。药品中的杂质是否能得到合理、有效的控制，直接关系到药品质量的可控性与安全性。

化学试剂的纯度与药物的纯度不能互相代替，化学试剂的杂质限量只是从可能引起的化学变化对使用的影响，以及试剂的使用范围和使用目的加以规定，它不考虑杂质对生物体的生理作用及毒副作用，而药物纯度则主要从用药安全、有效和对药物稳定性等方面考虑。例如化学试剂规格的硫酸钡（$BaSO_4$）不检查可溶性钡盐；而药用规格的硫酸钡要检查酸溶性钡盐、重金属、砷盐等，如果存在可溶性钡盐则会导致医疗事故。

二、杂质来源

药物中的杂质检查项目是根据可能存在的杂质来确定的。了解药物中杂质的来源，可以有针对性地制定杂质检查项目和检查方法。药物中的杂质主要有两个来源：一是由生产过程中引入；二是在贮藏过程中受外界条件的影响，引起药物理化性质变化而产生的。

1. 生产过程中引入的杂质

在原料药（active pharmaceutical ingredient，API；drug substance，DS）的合成过程中，起始物质不纯或未反应完全、反应的中间体与反应副产物在精制时未能完全除去而引入杂质。例如以工业用氯化钠生产注射用氯化钠，从原料中可能引入溴化物、碘化物、硫酸盐、钾盐、钙盐、镁盐和铁盐等杂质。安乃近（metamizole sodium）是以 1- 苯基 - 吡唑 -5- 酮为原料，经甲基化、亚硝化和还原等反应制备出 4- 氨基安替比林（AA），经甲酰化生成 4- 甲酰氨基安替比林（FAA），再甲基化生成 4- 甲酰甲氨基安替比林（FMAA），经水解生成 4- 甲氨基安替比林（MAA），最后经缩合反应制成安乃近。

AA —［甲酰化］HCOOH→ FAA —［甲基化］$(CH_3)_2SO_4$, NaOH→ FMAA

—［水解］H_2O, H_2SO_4→ MAA —［缩合］$NaHSO_3$, HCHO→ 安乃近（CH_2SO_3Na）

因此，产品中可能引入的杂质为中间体 MAA 中存在少量的 AA 与甲醛、亚硫酸氢钠缩合产生的 4-*N*- 去甲基安乃近，以及微量 MAA、双甲氨基安替比林甲烷（MAA-CH_2-MAA）、甲醛亚硫酸氢钠和亚硫酸氢钠等。

在原料药生产过程中，所用的试剂、溶剂、还原剂等也可能会残留在产品中而成为杂质。例如在华法林钠（warfarin sodium）的制备中，最后一步需要在异丙醇中结晶，所以其原料药中可残留异丙醇；胆影酸的生产工艺中用铁还原硝基而有可能引入铁盐。另外，生产过程中，由于使用的金属器皿、装置及其他不耐酸、碱的金属工具，都可能使产品中引入砷盐，以及铅、铁、铜等金属杂质。

药物的制剂生产过程中，也能产生新的杂质。例如肾上腺素（adrenaline）注射液生产时，常加入抗氧剂焦亚硫酸钠和稳定剂 EDTA-2Na，在亚硫酸根的存在下，肾上腺素会生成无生理活性、无光学活性的肾上腺素磺酸。肾上腺素磺酸和 *d*- 异构体的含量，均随贮存期的延长而增高，其生理活性成分则相应降低。

2. 在贮藏过程中引入的杂质

在温度、湿度、日光、空气等外界条件影响下，或因微生物的作用，引起药物发生水解、氧化、分解、异构化、晶型转变、聚合、潮解和发霉等变化，使药物中产生有关的杂质。这不仅使药物的外观、性状发生改变，更重要的是降低了药物的稳定性和质量，甚至失去疗效或对人体产生毒害。例如利血平（reserpine）在贮存过程中，光照和有氧存在的条件下均易氧化变质，光氧化产物无降压作用；麻醉乙醚在贮存过程中遇空气易被氧化成有毒的过氧化物。

在药物纯度研究中，必须重视异构体和多晶型对药物有效性和安全性的影响，应该控制药物中低效、无效以及具有毒性的异构体和晶型。

三、杂质分类

药物中的杂质多种多样，其分类方法也有多种。药品中的杂质按照其来源可以分为一般杂质（general impurity）和特殊杂质（special impurity）。一般杂质是指在自然界中分布较广泛，在多种药物的生产和贮藏过程中容易引入的杂质，如氯化物、硫酸盐、硫化物、硒、氟、氰化物、铁盐、重金属、砷盐、铵盐以及酸碱度、澄清度、溶液的颜色、干燥失重、水分、炽灼残渣、易炭化物和残留的有机溶剂等。特殊杂质是指在特定药物的生产和贮藏过程中引入的杂质，这类杂质随药物的不同而改变，如阿司匹林（aspirin）在生产和贮存过程中可能引入的水杨酸。按照来源的不同，还可将杂质分为工艺杂质（包括合成中未反应完全的反应物及试剂、中间体、副产物等）、降解产物、从反应物及试剂中混入的杂质等。

杂质按照毒性分类，又可分为毒性杂质和信号杂质，如重金属、砷盐为毒性杂质；信号杂质一般无毒，但其含量的多少可反映出药物的纯度情况。药物中信号杂质含量过多，提示该药物的生产工艺或生产过程控制有问题，如氯化物、硫酸盐属于信号杂质。

杂质按照理化性质分类，可分为有机杂质（organic impurity）、无机杂质（inorganic impurity）和残留溶剂（residual solvent）。中国 NMPA、ICH 和美国 FDA 都采用这种分类方法。

有机杂质可在药品的生产或贮存中引入，也可由药物与辅料或包装结构的相互作用产生，这些杂质可能是已鉴定或者未鉴定的、挥发性的或非挥发性的，包括起始物、副产物、中间体、降解产物、试剂、配体和催化剂；其中化学结构与活性成分类似或具渊源关系的有机杂质，通常称为有关物质(related substance)。

无机杂质可能来源于生产过程,如反应试剂、配体、催化剂、元素杂质、无机盐和其他物质(如过滤介质、药用炭等),一般是已知的和确定的。由于许多无机杂质直接影响药品的稳定性,并可反映生产工艺本身的情况,了解药品中无机杂质的情况对评价药品生产工艺的状况有重要意义。

药品中的残留溶剂系指原料药或辅料的生产中,以及制剂制备过程中使用的,但在工艺过程中未能完全去除的有机溶剂,一般具有已知的毒性。

四、杂质限量

药物的纯度是相对的,绝对纯净的药物是不存在的。由于药物中的杂质不可能完全除尽,对于药物中所存在的杂质,在不引起毒性、不影响疗效和保证药物质量的原则下,综合考虑杂质的安全性、生产的可行性与产品的稳定性,允许药物中含有一定量的杂质。药物中所含杂质的最大允许量,称为杂质限量(limit of impurity)。通常用百分之几或百万分之几(parts per million,ppm)来表示。

$$杂质限量=\frac{杂质最大允许量}{供试品量}\times 100\%$$

药物中杂质限量的控制方法一般分两种:一种为限量检查法(limit test),另一种是对杂质进行定量测定。根据杂质的控制要求,一般进行限量检查,必要时对杂质进行定量测定。

限量检查法通常不要求测定其准确含量,只需检查杂质是否超过限量。进行限量检查时,多数采用对照法。对照法系指取一定量的被检杂质标准溶液和一定量供试品溶液,在相同的条件下试验,比较结果,以确定杂质含量是否超过限量。由于供试品中所含杂质的最大允许量可以通过杂质标准溶液的浓度(c)和体积(V)的乘积表达,所以,杂质限量(L)的计算公式为:

$$杂质限量=\frac{杂质标准溶液(浓度\times体积)}{供试品量}\times 100\% \text{ 或 } L=\frac{c\times V}{S}\times 100\%$$

采用该法须注意平行操作原则,即供试品溶液和杂质标准溶液应在完全相同的条件下反应,如加入的试剂、反应的温度、放置的时间等均应相同,这样检查结果才有可比性。

此外,还可采用灵敏度法和比较法。灵敏度法系指在供试品溶液中加入一定量的试剂,在一定反应条件下,不得有阳性结果出现,从而判断供试品中所含杂质是否符合限量规定。该法不需用杂质标准溶液作对比。例如乳酸(lactic acid)中枸橼酸、草酸、磷酸或酒石酸的检查:取本品0.5 g加水适量使成5 mL,混匀,用氨试液调至微碱性,加氯化钙试液1 mL,至水浴中加热5 min,不得产生浑浊。该检查利用杂质与钙离子反应的灵敏度进行限量控制。

比较法系指取供试品一定量依法检查,测定特定待检杂质的特征参数(如吸光度等)与规定的限量比较,不得更大。如维生素 B_2 中检查感光黄素,利用维生素 B_2 几乎不溶于三氯甲烷,而感光黄素溶于三氯甲烷的性质,用无醇三氯甲烷提取供试品中的感光黄素,在440 nm波长处测定三氯甲烷提取液的吸光度,不得超过0.016。

药物中杂质限量的计算示例如下。

例1 米力农中氯化物的检查 取本品1.0 g,加水50 mL,充分振摇,滤过,取滤液25mL,依法检查，如发生浑浊，与标准氯化钠溶液（每 1 mL 相当于 10 μg 的 Cl）7.0 mL 制成的对照液比较，不得更浓。求氯化物的限量。

$$L=\frac{c\times V}{S}\times 100\%=\frac{10\times 10^{-6}\times 7.0}{1.0\times\frac{25}{50}}\times 100\%=0.014\%$$

例 2 **克拉维酸钾中重金属的检查** 取本品 0.50 g，加水 23 mL 溶解后，加醋酸盐缓冲液（pH 3.5）2 mL，依法检查，含重金属不得超过百万分之二十，问应取标准铅溶液（1 mL 相当于 10 μg 的 Pb）多少毫升？

$$V=\frac{L\times S}{C}=\frac{20\times 10^{-6}\times 0.5}{10\times 10^{-6}}=1.0\ (\text{mL})$$

例 3 **肾上腺素中酮体的检查** 取本品 0.20 g，置 100 mL 量瓶中，加盐酸溶液（9→2 000）溶解并稀释至刻度，摇匀，在 310 nm 处测定吸光度不得超过 0.05，酮体的 $E_{1\text{cm}}^{1\%}$ 为 435，求酮体的限量。

$$C_{酮体}=\frac{A}{E_{1\text{cm}}^{1\%}}\times\frac{1}{100}=\frac{0.05}{435}\times\frac{1}{100}=1.15\times 10^{-6}\ (\text{g/mL})$$

$$C_{样品}=\frac{0.20}{100}=2.0\times 10^{-3}\ (\text{g/mL})$$

$$L=\frac{C_{酮体}}{C_{样品}}\times 100\%=\frac{1.15\times 10^{-6}}{2.0\times 10^{-3}}\times 100\%=0.058\%$$

在药典检查项下，除纯度检查外，还包括药物的有效性、安全性和均一性检查。有效性试验是指针对某些药物的药效而进行的特定的项目检查，如氢氧化铝、复方氢氧化铝片检查制酸力，药用炭检查吸着力，硫酸钡检查疏松度等。安全性试验是指某些药物需进行异常毒性、热原、降压物质和无菌等项目的检查。均一性试验主要检查制剂中药物与辅料混合是否均匀，如片剂的质量差异、含量均匀度检查。

第二节　药物杂质检查方法

药物中杂质检查的原理主要有：①利用药物与杂质在物理性质上的差异。药物与杂质在物理性质上的差异主要包括臭味及挥发性的差异、颜色的差异、溶解行为（溶解度、溶液澄清度）的差异、热反应性（干燥失重、炽灼残渣、热分析）的差异、光学活性（旋光度、比旋度）的差异、光谱特征（紫外可见光谱、红外吸收光谱、原子吸收光谱、荧光光谱等）的差异、色谱（TLC、HPLC、GC、PC 等）行为的差异等。②利用药物与杂质在化学性质上的差异。药物与杂质在化学性质上的差异主要包括酸碱性的差异，氧化还原性的差异，杂质发生专属性的化学反应产生颜色、沉淀或气体的差异，有机破坏后再进行专属性的化学反应等。

一、化学法

当药物中杂质与药物的化学性质相差较大时，可选择合适的试剂，使之与杂质发生化学反应产生颜色、沉淀或气体，而药物不发生该反应，从而检查杂质的限量（表 1-4-1）。

表 1-4-1 杂质化学反应特征用于杂质的限量检查

杂质与试剂反应特征	杂质限量检测方法	药典应用示例
产生颜色	目视比色，分光光度法	铁盐、氟、硒
产生沉淀	比浊法	氯化物、硫酸盐、重金属、钡盐
产生气体	气体检查法	砷、硫、碳酸盐、氨、氰化物

例 4 苄氟噻嗪中芳香第一胺的检查 利用苄氟噻嗪与芳香第一胺杂质的结构特点的差异，苄氟噻嗪分子结构中没有芳香第一胺基，不能发生重氮化－偶合反应；而芳香第一胺杂质可以发生反应而产生颜色，采用分光光度法加以控制。检查方法为：取本品 80 mg，精密称定，置 100 mL 量瓶中，加丙酮溶解并稀释至刻度，摇匀；精密量取 1 mL，加 1 mol/L 盐酸溶液 9.0 mL，立即加 4% 亚硝酸钠溶液 0.10 mL，摇匀，放置 1 min，加 10% 氨基磺酸铵溶液 0.20 mL，摇匀，放置 3 min，加 2% 二盐酸萘基乙二胺的稀乙醇溶液 0.80 mL，摇匀，放置 2 min（以上操作均在 20℃进行），按照分光光度法，在 518 nm 的波长处测定吸光度，不得大于 0.11。

苄氟噻嗪

二、光谱法

光谱检查法是依据药物和药物中的杂质对光选择吸收性质的差异进行的。

1. 紫外－可见吸收光谱法

紫外－可见吸收光谱法（ultraviolet-visible absorption spectrometry）利用药物与杂质紫外－可见特征吸收的差异进行检查，如果药物在杂质的最大吸收波长处没有吸收，则可在此波长处测定样品溶液的吸光度，通过控制样品溶液的吸光度来控制杂质的量。例如地蒽酚（dithranol）中二羟基蒽醌的检查，二羟基蒽醌是地蒽酚合成的原料和氧化分解产物，它的三氯甲烷溶液在 432 nm 处有最大吸收，而地蒽酚在该波长处几乎无吸收（图 1-4-1）。ChP 用 0.10 mg/mL 地蒽酚三氯甲烷溶液在 432 nm 处测定，吸光度不得大于 0.12，即相当于含二羟基蒽醌的量不大于 2.0%。

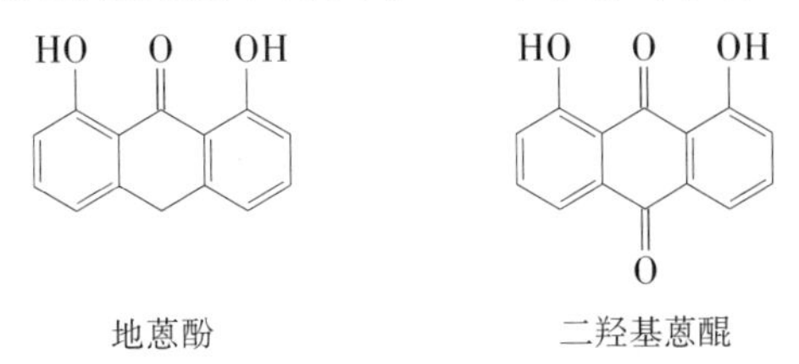

地蒽酚　　二羟基蒽醌

2. 红外光谱法

红外光谱法（infrared spectroscopy）在杂质检查中主要用于药物中无效或低效晶型的检查。某些多晶型药物由于其晶型结构不同，一些化学键的键长、键角等发生不同程度的变化，从而导致红外吸收光谱中某些特征峰的频率、峰形和强度出现显著差异。利用这些差异，可以检查药物中低效或无效晶型杂质，结果可靠，方法简便。甲苯咪唑（mebendazole）有

3 种晶型，其中 C 晶型为有效晶型，A 晶型为无效晶型，采用红外光谱法进行检查。A 晶型在 640 cm^{-1} 处有强吸收，C 晶型在此波长的吸收很弱；而在 662 cm^{-1} 处，A 晶型的吸收很弱，C 晶型却有较强吸收。当供试品中含有 A 晶型时，在上述两波数处的吸光度比值将发生改变。ChP 采用供试品与对照品同法操作，供试品的吸光度比值应小于对照品比值的方法，限制 A 晶型的量。

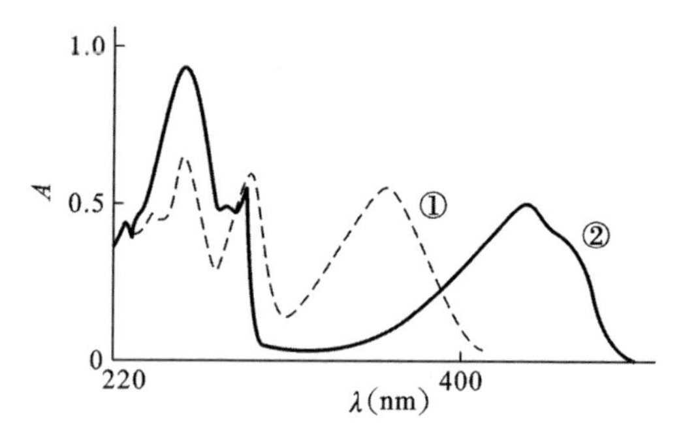

图 1-4-1 地蒽酚和二羟基蒽醌的紫外吸收光谱
①地蒽酚；②二羟基蒽醌

例 5 甲苯咪唑 A 晶型检查 取供试品与含 10% A 晶型甲苯咪唑对照品各约 25 mg，分别用液状石蜡法制备样品后测定红外光谱，在约 620 cm^{-1} 和 803 cm^{-1} 处的最小吸收峰间连接一基线，以消除背景吸收；再于 640 cm^{-1} 和 662 cm^{-1} 处的最大吸收峰顶处作垂线使与基线相交，从而得到此两波数处的最大吸收峰的校正吸光度值（即用基线法消除背景吸收后的吸收值）。供试品在约 640 cm^{-1} 和 662 cm^{-1} 处的校正吸光度值之比，不得大于含 10% A 晶型甲苯咪唑对照品在该两波数处校正吸光度值之比（图 1-4-2）。

红外光谱法用于制剂中药物晶型的检查时，供试品常常需要进行前处理。例如棕榈酸氯霉素混悬液 A 晶型（无效晶型）的检查采用红外光谱法，样品前处理的方法为：精密量取本品 20 mL，加水 20 mL，混匀，离心 15 min，弃去上清液，沉淀先加水 2 mL，研成糊状，再加水 18 mL 混匀，离心，弃去上清液，按同法再洗 2 次，在室温减压干燥 14 h，磨成细粉，备用。

3. 原子吸收光谱法

原子吸收光谱法（atomic absorption spectrometry）是一种灵敏的测定方法，广泛用于微量元素的分析，在杂质检查中，主要是用于药物中金属杂质的检查，通常采用标准加入法控制金属杂质的限量。具体操作为：取供试品适量，按各品种项下的规定，制备供试品溶液；另取等量的供试品，加入限度量的待测金属元素溶液，制成对照品溶液。若对照品溶液的读数为 a，供试品溶液的读数为 b，则 b 值应小于 $(a-b)$ 值。如维生素 C 中铁盐和铜盐的检查（参见各论第五章）。

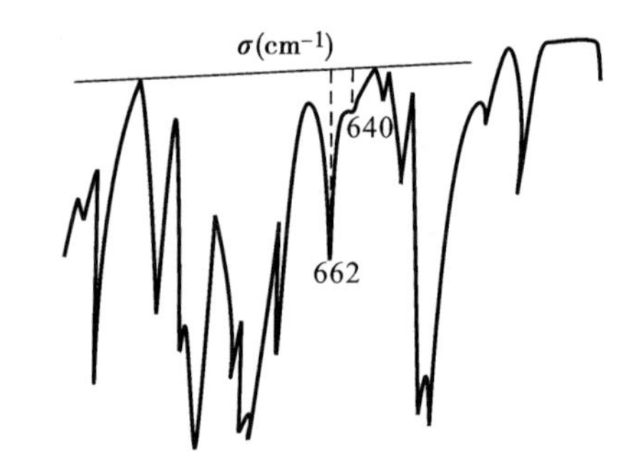

图 1-4-2 甲苯咪唑中 A 晶型检查的 IR 图谱

三、色谱法

药物中的有机杂质多为未反应完全的原料、中间体、副产物、降解产物等，在药物的精制过程中未能除尽，其结构和性质往往与药物相近（如药物和杂质与某些试剂的反应相同或相似，或者它们的光谱特征相似），就难以采用上述方法对杂质进行检查。由于色谱法（chromatography）可以利用药物与杂质在色谱性质的差异，能有效地将杂质与药物进行分离和检测，因而广泛应用于药物中杂质的检查。

1. 薄层色谱法

薄层色谱法（thin layer chromatography，TLC）被许多国家药典用于药物中杂质的检查，具有设备简单、操作简便、分离速度快等优点，并可以同时应用多种检视斑点的方法，获得更多的杂质信息。常用的方法有：

(1) 杂质对照品法　该法适用于已知杂质并能获得杂质对照品的情况。根据杂质限量，取供试品溶液和一定浓度的杂质对照品溶液，分别点样于同一薄层板上，展开，斑点定位，将供试品溶液除主斑点外的其他斑点与相应的杂质对照品溶液的主斑点进行比较，判断药物中杂质限量是否合格。例如枸橼酸乙胺嗪(diethylcarbamazine citrate)中 *N*- 甲基哌嗪的检查，将等体积的 *N*- 甲基哌嗪对照品的甲醇溶液(50 μg/mL)和供试品溶液(50 mg/mL)分别点样于同一薄层板上，经展开，斑点定位。结果判断：供试品溶液如显示与对照品相应的杂质斑点，其颜色与对照品溶液主斑点比较，不得更深(杂质限量 0.1%)。

(2) 供试品溶液自身稀释对照法　该法适用于杂质的结构不能确定，或无杂质对照品的情况，并限于杂质斑点的颜色与主成分斑点颜色相同或相近的情况下使用。方法为配制一定浓度的供试品溶液，然后将供试品溶液按限量要求稀释至一定浓度作为对照溶液，将供试品溶液和对照溶液分别点样于同一薄层板上，展开，斑点定位。结果判断：供试品溶液所显示的杂质斑点与自身稀释对照溶液或系列自身稀释对照溶液所显示的主斑点比较，不得更深。

例 6　吡罗昔康(piroxicam)中有关物质的检查　取本品，加三氯甲烷制成浓度为 20 mg/mL 的溶液，作为供试品溶液；精密量取适量，加三氯甲烷稀释成浓度为 0.2 mg/mL 的溶液，作为对照溶液；吸取两种溶液各 10 μL，分别点于同一硅胶 GF_{254} 薄层板上，以三氯甲烷 - 丙酮 - 甲醇(25∶25∶5)为展开剂，展开后晾干，置紫外灯(254 nm)下检视，供试品溶液如显示杂质斑点，与对照溶液所显示的主斑点比较，不得更深(杂质限量 1.0%)。

(3) 杂质对照品法与供试品溶液自身稀释对照法并用　当药物中存在多个杂质，其中已知杂质有对照品时，采用杂质对照品法检查；共存的未知杂质或没有对照品的杂质，可采用供试品溶液自身稀释对照法检查。

例 7　盐酸黄酮哌酯(flavoxate hydrochloride)中有关物质的检查　供试品溶液浓度为 20 mg/mL，精密量取供试品溶液适量，加三氯甲烷 - 甲醇(1∶1)稀释成浓度为 0.10 mg/mL 的溶液，作为对照溶液(1)，另取 3- 甲基黄酮 -8- 羧酸对照品，精密称定，加三氯甲烷 - 甲醇(1∶1)溶解并制成 0.10 mg/mL 的溶液作为对照品溶液(2)。将这三种溶液等体积点样于同一硅胶 GF_{254} 薄层板上，以环己烷 - 乙酸乙酯 - 甲醇 - 二乙胺(8∶2∶2∶1)为展开剂，展开后晾干，置紫外灯(254 nm)下检视，供试品溶液如显示杂质斑点，不得多于 2 个，其中一个杂质斑点的颜色与对照品溶液(2)相同位置上所显示的斑点比较，不得更深(3- 甲基黄酮 -8- 羧酸杂质限量 0.5%)，另一斑点的颜色与对照溶液(1)比较，不得更深(其他杂质限量 0.5%)。总杂质限量 1.0%。

(4) 母体药物对照法　当无合适的杂质对照品，或者是供试品显示的杂质斑点颜色与主成分斑点颜色有差异，难以判断限量时，可用母体药物作为对照品，此对照药物中所含待检杂质需符合限量要求，且稳定性好。

例 8　马来酸麦角新碱(ergometrine maleate)中有关物质的检查　用马来酸麦角新碱样品配制成浓度为 5 mg/mL 的溶液(1)和 0.2 mg/mL 溶液(2)，同时，用马来酸麦角新碱对照品配制成浓度为 5 mg/mL 的溶液(3)，将这三种溶液等体积分别点于同一硅胶板上，以三氯甲烷 - 甲醇 - 水(25∶8∶1)为展开剂，展开后晾干，置紫外灯光(365 nm)下检视，判断结果：溶液(1)主斑点的颜色和位置应与溶液(3)的主斑点一致,所显示的杂质斑点的颜色不得深于溶液(3)对应的杂质斑点,并不得有溶液(3)以外的杂质斑点;溶液(2)除主斑点外,不得显示任何杂质斑点。该法主要检查异麦角新碱、麦角酸、异麦角酸及其他麦角碱等杂质。马来酸麦角新碱对照品中所含的杂质是符合限量要求的,用它控制供试品中的一种杂质,而其他的杂质用溶液(2)控制。

2. 高效液相色谱法

高效液相色谱法(high performance liquid chromatography,HPLC)因其分离效能高、专属性强和检测灵敏,可以准确地测定各组分的峰面积,在杂质检查中的应用日益增多,对于使用 HPLC 测定含量的药物,可采用同一色谱条件进行杂质检查。采用 HPLC 检查杂质,ChP 规定应按各品种项下要求,要进行色谱系统适用性试验,以保证仪器系统达到杂质检查要求。HPLC 检测杂质主要有 4 种方法:

(1) 外标测定法　该法适用于有杂质对照品,而且进样量能够精确控制(以定量环或自动进样器进样)的情况。方法为精密称取对照品和供试品,按规定浓度配制成溶液,分别精密吸取一定量,进样,测定对照品溶液和供试品溶液中杂质的峰面积(或峰高),杂质含量计算如下:

$$c_X = \frac{A_X}{A_R} c_R \tag{1-4-1}$$

式中,A_X 为供试品中杂质的峰面积,A_R 为杂质对照品的峰面积,c_X 为供试品中杂质的浓度,c_R 为杂质对照品的浓度。

例 9　卡托普利(captopril)中二硫化物的检查　卡托普利在合成和贮存过程中易氧化为二硫化物,ChP 采用外标法检查。供试品溶液的浓度为 0.5 mg/mL,卡托普利二硫化物对照品溶液的浓度为 5 μg/mL,分别进样,测定峰面积,供试品溶液如有与对照品溶液相应的卡托普利二硫化物色谱峰,按外标法以峰面积计算,不得超过 1.0%。

(2) 加校正因子的主成分自身对照测定法　该法适用于测定时不用杂质对照品的情况。在建立方法时,需要利用杂质对照品和药物对照品进行测定,按内标法求出杂质相对于药物的校正因子。

$$f = \frac{A_S / c_S}{A_R / c_R} \tag{1-4-2}$$

式中,A_S 为药物对照品的峰面积,A_R 为杂质对照品的峰面积,c_S 为药物对照品的浓度,c_R 为杂质对照品的浓度。此校正因子可直接载入各品种质量标准中,在常规检验时用以校正该杂质的实测峰面积。该法的优点是省去了杂质对照品,而又考虑到了杂质与药物的响应因子可能不同所引起的测定误差。所以本法的准确度较好。由于在日常检验时不使用杂质对照品,杂质的定位必须采用相对保留时间,所以杂质相对于药物的相对保留时间也载入各品种项下。

测定杂质含量时,将供试品溶液稀释成与杂质限量相当的溶液作为对照溶液。然后,分别进样供试品溶液和对照溶液,供试品溶液中各杂质的峰面积分别乘以相应的校正因子后,与对照溶液中主成分的峰面积比较,判断杂质是否符合限量的要求。

例 10　红霉素中有关物质的检查　红霉素 A 是红霉素(erythromycin)的主要活性物质,红霉素 F(杂质 A)、*N*-去甲基红霉素 A(杂质 B)、红霉素 E(杂质 C)、脱水红霉素 A(杂质 D)、红霉素 A 烯醇醚(杂质 E)和表红霉素 A 烯醇醚(杂质 F)是红霉素中可能存在的杂质。

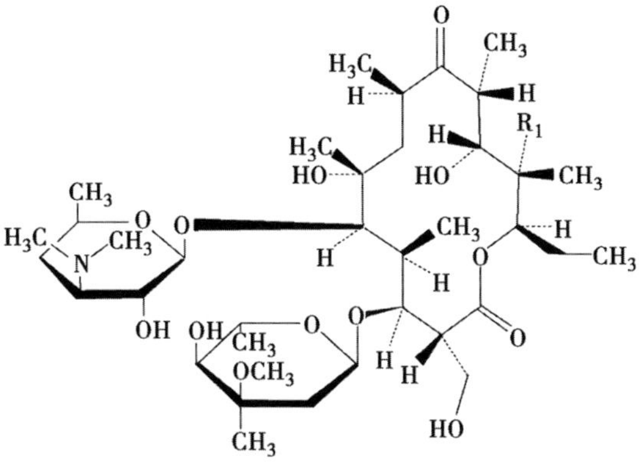

红霉素 F
erythromycin

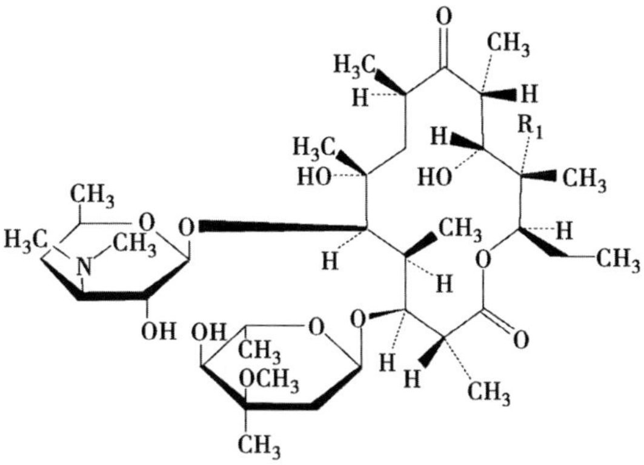

N- 去甲基红霉素 A
N-demethylerythromycin A

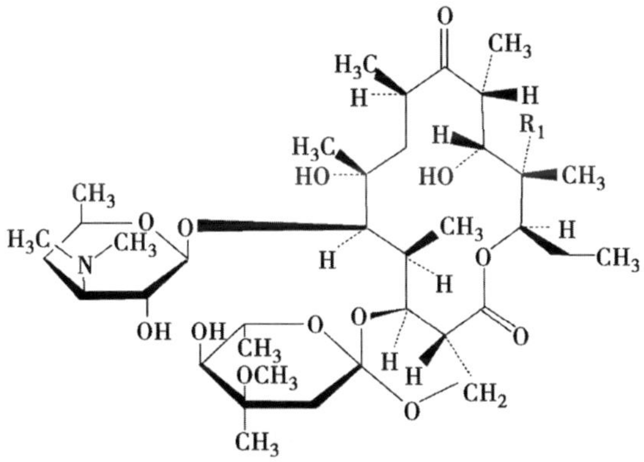

红霉素 E
erythromycin E

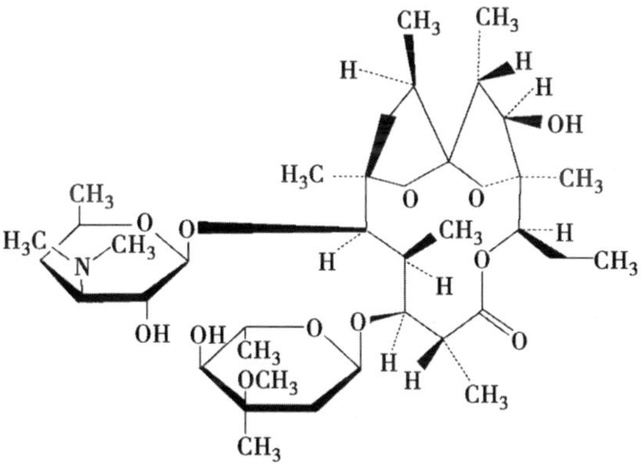

脱水红霉素 A
anhydroerythromycin A

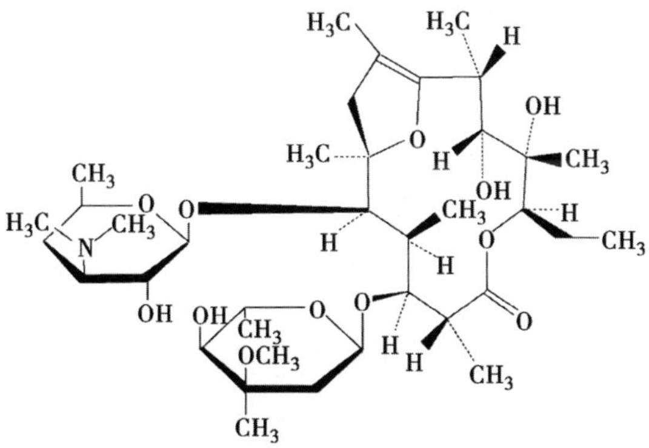

红霉素 A 烯醇醚
erythromycin A enol ether

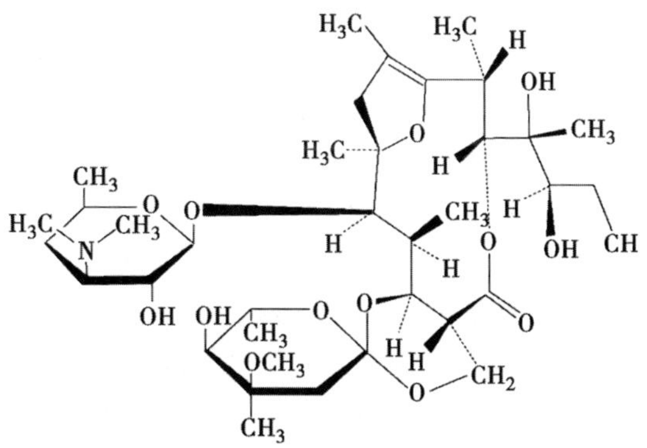

表红霉素 A 烯醇醚
pseudoerythromycin A enol ether

ChP 中红霉素有关物质的检查：供试品溶液的浓度为 4 mg/mL，将供试品溶液稀释成浓度为 0.04 mg/mL 的溶液为对照溶液，取对照溶液稀释成浓度为 4 μg/mL 的溶液作为灵敏度溶液。取灵敏度溶液进样，主成分色谱峰高的信噪比应大于 10。分别进样等体积的供试品溶液和对照溶液，记录色谱图。供试品溶液中如有杂质峰，杂质 C 的峰面积不得大于对照溶液主峰面积的 3 倍(3.0%)，杂质 E 与杂质 F 校正后的峰面积(乘以校正因子 0.08)均不得大于对照溶液主峰面积的 2 倍(2.0%)，杂质 D 校正后的峰面积(乘以校正因子 2)不得大于对照溶液主峰面积的 2 倍(2.0%)，杂质 A、杂质 B 及其他单个杂质的峰面积均不得大于对照溶液主峰面积的 2 倍(2.0%)，各杂质校正后的峰面积之和不得大于对照溶液主峰面积的 7 倍(7.0%)。供试品溶液色谱图中小于灵敏度溶液主峰面积的峰忽略不计。红霉素组分参考色谱图如图 1-4-3：

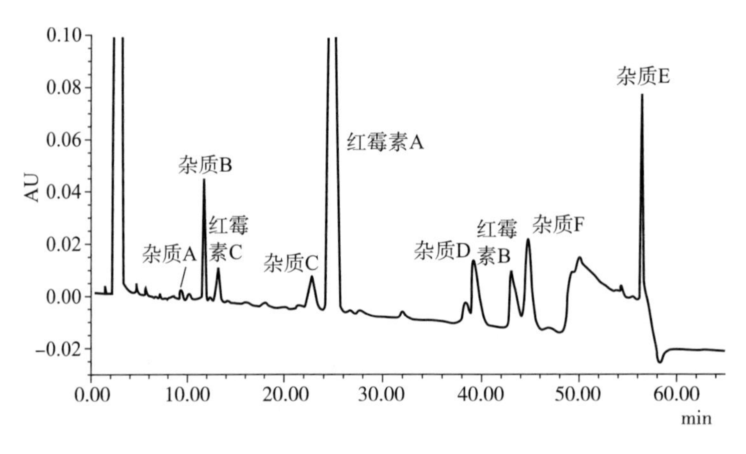

图 1-4-3 红霉素组分参考色谱图

(3) 不加校正因子的主成分自身对照测定法 该法适用于缺少杂质对照品的情况。该法以供试品溶液的稀释溶液为对照溶液，分别进样供试品溶液和对照溶液，供试品溶液中各杂质的峰面积与对照溶液主成分的峰面积比较，判断杂质是否符合限量的要求。

该法有可能导致定量有一定的误差，但校正因子在 0.9~1.1 范围内是可行的。该方法多在单一杂质含量较低、无法得到杂质对照品而无法获得校正因子、杂质结构(吸收情况)与相应主药结构相似的情况下适用，一般情况下，如杂质与主成分的分子结构相似，其响应因子差别不大。

例 11 甲氨蝶呤中有关物质的检查 取本品，加流动相溶解并稀释制成 1 mg/mL 的溶液，作为供试品溶液；精密量取 1 mL，置 200 mL 量瓶中，用流动相稀释至刻度，摇匀，作为对照溶液。进样供试品溶液和对照溶液各 50 μL，记录色谱图至主成分峰保留时间的 4 倍。供试品溶液色谱图中如有杂质峰，单个杂质的峰面积不得大于对照溶液的主峰面积(0.5%)，各杂质的峰面积的和不得大于对照溶液的主峰面积的 4 倍(2.0%)

在药物的杂质检查中，根据所存在的杂质情况，可将外标法与本法配合使用。

例 12 阿昔洛韦中鸟嘌呤与其他有关物质的检查 供试品溶液浓度为 0.2 mg/mL，精密量取供试品溶液适量，加 1% 磷酸溶液和水稀释成浓度为 2 μg/mL 的溶液，作为对照溶液。另取鸟嘌呤对照品适量，用 0.4% 氢氧化钠溶液溶解，加 1% 磷酸溶液和水制成 2 μg/mL 的溶液，作为对照品溶液。取鸟嘌呤对照品溶液和对照溶液适量，等体积混合，作为系统适用性试验用溶液，要求阿昔洛韦峰与鸟嘌呤峰之间的分离度大于3.0。分别进样供试品溶液、对照溶液和鸟嘌呤对照品溶液，记录色谱图。供试品溶液色谱图中如有杂质峰，鸟嘌呤按外标法以峰面积计算，不得超过0.7%；其他各杂质峰面积之和不得大于对照溶液主峰面积（1.0%）。

(4) 面积归一化法　适用于粗略测量供试品中杂质的含量。本法简便快捷，但在杂质结构与主成分结构相差较大时可能会有较大的定量误差，因此在ChP附录中特别强调"用于杂质检查时，由于仪器响应的线性限制，峰面积归一化法一般不宜用于微量杂质的检查"。

在建立HPLC方法检测杂质时，应注意以下问题：①检测器的选择。目前可用于HPLC的检测器很多，应根据杂质的结构进行有目的的选择。因大多数药物及杂质在紫外光区均有吸收，故紫外吸收检测器是常用的检测器。对于在紫外光区吸收较弱或无吸收的杂质，可采用其他通用型检测器（如蒸发光散射检测器、质谱检测器等）进行研究。二极管阵列检测器（diode array detector，DAD）是杂质研究，特别是复方制剂中杂质研究的有效手段。通过该检测器可获得各杂质的光谱信息，有助于判断杂质检测波长选择的合理性，并可进行峰纯度检查。②检测波长的选择。应选用对各杂质均有较强吸收的波长作为检测波长，当一个测定波长无法兼顾所有杂质时，可选用不同波长分别测定。例如在氯喹那多（chlorquinaldol）及有关物质的HPLC分析中，用DAD检测器选择测定波长，氯喹那多在251 nm和360 nm处有最大吸收，有关物质的最大吸收分别在251 nm、253 nm和254 nm处，为了兼顾氯喹那多的含量测定，选择测定波长在251 nm处。

3. 气相色谱法

气相色谱法（gas chromatography，GC）用来测定药物中挥发性特殊杂质，特别是ICH和各国药典均规定采用气相色谱法检查药物中的残留溶剂。测定法与高效液相色谱法相同的有加校正因子的主成分自身对照测定法、不加校正因子的主成分自身对照测定法、外标测定法和面积归一化法；不同的有标准溶液加入法，将一定量的杂质对照品溶液精密加入到供试品溶液中，根据外标法或内标法测定杂质的含量，再扣除加入的对照品溶液含量，即得供试品溶液中杂质的含量。也可按以下方法进行计算：

$$\frac{A_{is}}{A_X}=\frac{c_X+\Delta c_X}{c_X} \qquad c_X=\frac{\Delta c_X}{(A_{is}/A_X)-1} \tag{1-4-3}$$

式中，c_X为供试品中组分X的浓度，A_X为供试品中组分X的色谱峰面积，Δc_X为所加入的已知浓度的待测组分对照品的浓度，A_{is}为加入对照品后组分X的色谱峰面积。

例13 异氟烷中有关物质的检查

色谱条件与系统适用性试验：固定相为2-硝基对苯二酸改性的聚乙二醇，柱温60℃，进样口温度150℃，电子捕获检测器，温度220℃。理论板数按异氟烷峰计算不低于15 000，异氟烷峰与相邻杂质峰的分离度应符合要求。

测定法：精密量取供试品溶液（取本品1 mL，置100 mL量瓶中，用正己烷稀释至刻度，摇匀，取5 mL，置50 mL量瓶中，用正己烷稀释至刻度，摇匀即得）1 μL，注入气相色谱仪，记录色谱图，按面积归一化法，各杂质峰面积的和不得大于总峰面积的0.5%。

4. 毛细管电泳法

毛细管电泳法（capillary electrophoresis）是以弹性石英毛细管为分离通道，以高压直流电场为驱动力，根据供试品中各组分淌度（单位电场强度下的迁移速度）和（或）分配行为的差异而实现分离的一种分析方法，具有分离效能高、分析速度快、样品用量少等特点，与 HPLC 相比，流动相用量小，分析一个样品只需要几毫升流动相。ChP 收载了该方法，并用于药物中杂质的检查。为考察所配置的毛细管分析系统和设定的参数是否适用，系统适用性的测试项目和方法、相关的计算式和要求均与 HPLC 或 GC 相同。

例 14 盐酸头孢吡肟中 *N*– 甲基吡咯烷的检查 *N*– 甲基吡咯烷是盐酸头孢吡肟合成过程中用到的一种原料，同时也是其降解产物之一，有一定的毒性，需要控制其限量。

电泳条件与系统适用性试验：弹性石英毛细管（内径 75 μm，有效长度 56 cm），柱温 25℃，操作缓冲溶液为 pH 4.7 咪唑 – 醋酸缓冲溶液，检测波长 214 nm，操作电压 30 kV，压力进样。迁移顺序：乙胺和 *N*– 甲基吡咯烷，*N*– 甲基吡咯烷峰与乙胺峰的分离度应大于 2.0，进样数次，RSD 不得超过 5.0%。

测定法：取供试品适量，用内标物盐酸乙胺溶液（0.1 mg/mL）溶解并稀释制成浓度为 20 mg/mL 的溶液，作为供试品溶液，同法制备 *N*– 甲基吡咯烷对照品溶液，浓度为 0.1 mg/mL。分别进样供试品溶液和对照品溶液，记录电泳图，按内标法以峰面积计算，不得超过 0.3%。

四、热分析法

五、药物杂质检查示例

药物中的杂质多种多样，下面以药物中的无机杂质和残留溶剂的检查为例进行讨论，药物中的有机杂质（如有关物质）的检查将在各论中详细介绍。

1. 氯化物检查

（1）原理 药物中的微量氯化物在硝酸酸性条件下与硝酸银反应，生成氯化银胶体微粒而显白色浑浊，与一定量的标准氯化钠溶液在相同条件下产生的氯化银浑浊程度比较，判定供试品中氯化物是否符合限量规定。

$$Cl^- + Ag^+ \longrightarrow AgCl\downarrow(\text{白})$$

（2）方法 取各药品项下规定量的供试品，加水溶解使成 25 mL（溶液如显碱性，可滴加硝酸使成中性），再加稀硝酸 10 mL；溶液如不澄清，应滤过；置 50 mL 纳氏比色管中，加水至约 40 mL，摇匀，即得供试液。另取各药品项下规定量的标准氯化钠溶液（10 μg Cl/mL），置 50 mL 纳氏比色管中，加稀硝酸 10 mL，加水使成 40 mL，摇匀，即得对照溶液。于供试品溶液与标准溶液中，分别加入硝酸银试液 1.0 mL，用水稀释至 50 mL，摇匀，在暗处放置 5 min，同置黑色背景上，从比色管上方向下观察，比较，即得。

氯化物浓度以 50 mL 中含 50~80 μg 的 Cl^- 为宜。此范围内氯化物所显浑浊度明显，便于比较。加硝酸可避免弱酸银盐（如碳酸银、磷酸银及氧化银）沉淀的干扰，且可加速氯化银沉淀的生成并产生较好的乳浊。酸度以 50 mL 供试溶液中含稀硝酸 10 mL 为宜。

（3）注意事项 供试溶液如带颜色，可采用内消色法解决，取供试品溶液两份，分置于 50 mL 纳氏比色管中，一份中加硝酸银试液 1.0 mL，摇匀，放置 10 min，如显浑浊，反复滤过，至滤液完全澄清，再加入规定量的标准氯化钠溶液与水适量使成 50 mL，摇匀，在暗处放置 5 min，作为对照溶液；另一份中加硝酸银试液 1.0 mL 与水适量使成 50 mL，按上述方法与对照溶液比较，即得。

2. 硫酸盐检查

(1) 原理　药物中微量的硫酸盐在稀盐酸酸性条件下与氯化钡反应，生成硫酸钡微粒显白色浑浊，与一定量标准硫酸钾溶液（100 μg SO_4/mL）在相同条件下产生的硫酸钡浑浊程度比较，判定供试品中硫酸盐是否符合限量规定。

$$SO_4^{2-}+Ba^{2+} \longrightarrow BaSO_4\downarrow(\text{白})$$

(2) 方法　取供试品，加水溶解成约 40 mL，置 50 mL 纳氏比色管加稀盐酸 2 mL，摇匀即得供试品溶液；另取标准硫酸钾溶液，置 50 mL 纳氏比色管中，加水使成约 40 mL，加稀盐酸 2 mL，摇匀即得标准溶液；于供试品溶液与标准溶液中分别加入 25% 氯化钡溶液 5 mL，用水稀释成 50 mL，摇匀，放置 10 min，比浊。

盐酸可防止碳酸钡或磷酸钡等沉淀生成，影响比浊。但酸度过大可使硫酸钡溶解，降低检查灵敏度，50 mL 供试品中含 2 mL 稀盐酸为宜。

(3) 注意事项　供试溶液如带颜色，可采用内消色法解决。

3. 铁盐检查

微量铁盐的存在可能会加速药物的氧化和降解，因而要控制铁盐的限量。ChP 和 USP 均采用硫氰酸盐法，BP 采用巯基醋酸（mercaptoacetic acid）法检查。两个方法相比较，后者的灵敏度较高，但试剂较贵。硫氰酸盐法如下：

(1) 原理　铁盐在盐酸酸性溶液中与硫氰酸盐作用生成红色可溶性的硫氰酸铁配离子，与一定量标准铁溶液用同法处理后进行比色。

$$Fe^{3+}+nSCN \xrightarrow{H^+} [Fe(SCN)_n]^{3n-}\ (n=1\sim6)$$

(2) 方法　取各药品项下规定量的供试品，加水溶解使成 25 mL，置于 50 mL 纳氏比色管，加稀盐酸 4 mL 与过硫酸铵 50 mg，加水稀释至约 35 mL 后，加 30% 硫氰酸铵溶液 3 mL，再加水适量使成 50 mL，如显色，立即与一定量标准铁溶液（10 μg Fe/mL）按相同方法制成的标准溶液比较。

本法用硫酸铁铵 $[FeNH_4(SO_4)_2 \cdot 12H_2O]$ 配制标准铁溶液，并加入硫酸防止铁盐水解，使之易于保存。当 50 mL 溶液中含 Fe^{3+} 为 5~90 μg 时，溶液的吸光度与浓度呈良好线性关系。目视比色时以 50 mL 溶液中含 10~50 μg Fe^{3+} 为宜。在此范围内，溶液的色泽梯度明显，易于区别。

在盐酸酸性条件下反应，可防止 Fe^{3+} 的水解。经试验，以 50 mL 溶液中含稀盐酸 4 mL 为宜。

加入氧化剂过硫酸铵既可氧化供试品中 Fe^{2+} 成 Fe^{3+}，同时可防止由于光线使硫氰酸铁还原或分解褪色。

$$2Fe^{2+}+(NH_4)_2S_2O_8 \longrightarrow 2Fe^{3+}+(NH_4)_2SO_4+SO_4^{2-}$$

(3) 注意事项　某些药物（如葡萄糖、糊精和硫酸镁等）在检查过程中需加硝酸处理，硝酸也可将 Fe^{2+} 氧化成 Fe^{3+}。因硝酸中可能含亚硝酸，它能与硫氰酸根离子作用，生成红色亚硝酰硫氰化物，影响比色，所以剩余的硝酸必须加热煮沸除去。

$$HNO_2+SCN^-+H^+ \longrightarrow NO \cdot SCN+H_2O$$

铁盐与硫氰酸根离子的反应为可逆反应，加入过量的硫氰酸铵，不仅可以增加生成的配位离子的稳定性，提高反应灵敏度，还能消除因 Cl^-、PO_4^{3-}、SO_4^{2-}、枸橼酸根离子等与铁盐形成配位化合物而引起的干扰。

若供试品溶液管与标准溶液管色调不一致，或所呈硫氰酸铁的颜色较浅不便比较时，可分别转移至分液漏斗中，各加正丁醇或异戊醇提取，分取醇层比色。因硫氰酸铁配位离子在正丁醇等有机溶剂中的溶解度大，可增加颜色深度，同时也可排除上述酸根阴离子的影响。

某些有机药物特别是具环状结构的有机药物，在实验条件下不溶解或对检查有干扰，需经炽灼破坏，使铁盐转变成 Fe_2O_3 留于残渣中，处理后再依法检查。例如泛影酸（diatrizoic acid）中铁盐的检查，泛影酸工艺中用铁和酸将 3,5- 二硝基苯甲酸还原为 3,5- 二氨基苯甲酸，后者是泛影酸的中间体，在这个过程中有可能引入铁盐，其检查方法为取炽灼残渣项下遗留的残渣，加盐酸 1 mL，置水浴上蒸干，再加稀盐酸 1 mL 与水适量，置水浴上加热，滤过，坩埚用水洗涤，合并滤液与洗液并加水至 25 mL，按上法检查，与标准铁溶液 1.0 mL 用同一方法制成的对照液比较，颜色不得更深（0.001%）。

4. 重金属检查法

重金属影响药物的稳定性及安全性。重金属系指在实验条件下能与硫代乙酰胺或硫化钠作用显色的金属杂质，如银、铅、汞、铜、镉、铋、锑、锡、砷、锌、钴和镍等。因为在药品生产中遇到铅的机会较多，且铅易积蓄中毒，故作为重金属的代表，以铅的限量表示重金属限度。如需对某种特定金属离子或上述方法不能检测到的金属离子作限度要求，可采用专属性较强的原子吸收分光光度法或具有一定专属性的经典比色法（如药典已收载的铜、锌等杂质的检查法）。ChP 附录中收载了 3 种重金属检查方法。

（1）硫代乙酰胺法（第一法） 该法适用于溶于水、稀酸和乙醇的药物，为最常用的方法。

1）原理 硫代乙酰胺在弱酸性条件下水解，产生硫化氢，与重金属离子生成黄色到棕黑色的硫化物混悬液，与一定量标准铅溶液经同法处理后所呈颜色比较，判定供试品中重金属是否符合限量规定。

$$CH_3CSNH_2+H_2O \longrightarrow CH_3CONH_2+H_2S$$

$$Pb^{2+}+H_2S \xrightarrow{pH3.5} PbS\downarrow +2H^+$$

2）方法 取 25 mL 纳氏比色管 3 支，甲管中加入一定量标准铅溶液与醋酸盐缓冲液（pH 3.5）2 mL 后，加水或各药品项下规定的溶剂稀释至 25 mL，乙管中加入按各药品项下规定方法制成的供试品溶液 25 mL；丙管中加入与乙管相同量的供试品，加配制供试品溶液的溶剂适量使溶解，再加与甲管相同量的标准铅溶液与醋酸盐缓冲液（pH 3.5）2 mL 后，用溶剂稀释成 25 mL；再在甲、乙、丙 3 管中分别加硫代乙酰胺试液各 2 mL，摇匀，放置 2 min，同置白纸上，自上向下透视，当丙管中显出的颜色不浅于甲管时，乙管中显出的颜色与甲管比较，不得更深。如丙管中显出的颜色浅于甲管，应取样按第二法重新检查。

本法标准铅溶液为每 1 mL 相当于 10 μg 的 Pb^{2+}，适宜目视比色的浓度范围为每 27 mL 溶液中含 10~20 μg 的 Pb^{2+}，相当于标准铅溶液 1~2 mL。

金属离子与硫化氢的呈色溶液受 pH 影响较大。当 pH 3.0~3.5 时，硫化铅沉淀较完全。酸度增大，重金属离子与硫化氢呈色变浅，甚至不显色，因此供试品若用强酸溶解，或在处理中用了强酸，在加入硫代乙酰胺试液前，应先加氨水至溶液对酚酞指示液显中性，再加 pH 3.5 醋酸盐缓冲液调节溶液的酸度。

3）注意事项 供试品如有色，应在加硫代乙酰胺试液前在标准溶液管中滴加少量稀焦糖溶液或其他无干扰的有色溶液，使之与供试品溶液管的颜色一致，然后再加硫代乙酰胺试液比色。如按以上方法仍不能使两管颜色一致，可采用内消色法使标准溶液与样品溶液的颜色一致。

供试品中若有微量高铁盐存在，在弱酸性溶液中将氧化硫化氢析出硫，产生浑浊，而影响比色。可先加维生素 C 0.5~1.0 g，使高铁离子还原为亚铁离子，再按上述步骤分析。

⑵ 炽灼后的硫代乙酰胺法（第二法） 该法适用于含芳环、杂环以及难溶于水、稀酸及乙醇的有机药物。

1）原理 重金属可能会与芳环、杂环形成较牢固的价健，需先将供试品炽灼破坏，残渣加硝酸进一步破坏，蒸干。加盐酸转化为易溶于水的氯化物，再按第一法进行检查。

2）方法 取炽灼残渣项下遗留的残渣，加硝酸 0.5 mL，蒸干，至氧化氮蒸气除尽后（或取供试品一定量，缓缓炽灼至完全炭化，放冷，加硫酸 0.5~1 mL，使恰湿润，用低温加热至硫酸除尽后，加硝酸 0.5 mL，蒸干，至氧化氮蒸气除尽后，放冷，在 500~600℃炽灼使之完全灰化），放冷，加盐酸 2 mL，置水浴上蒸干后加水 15 mL，滴加氨试液至对酚酞指示液显中性，再加醋酸盐缓冲液（pH 3.5）2 mL，微热溶解后，移置纳氏比色管中，加水稀释成 25 mL；另取配制供试品溶液的试剂，置瓷皿中蒸干后，加醋酸盐缓冲液（pH 3.5）2 mL 与水 15 mL，微热后，移置纳氏比色管中，加一定量标准铅溶液，再用水稀释成 25 mL；照上述第一法检查，即得。

3）注意事项 炽灼温度对重金属检查影响较大，温度越高，重金属损失越多。例如铅在700℃经 6 h 炽灼，回收率仅为 32%。因此，应控制炽灼温度在 500~600℃。

炽灼残渣加硝酸加热处理后，必须蒸干、除尽氧化氮，否则亚硝酸可氧化硫化氢析出硫，影响比色。

为了消除盐酸或其他试剂中可能夹杂重金属的影响，在配制供试品溶液时，除另有规定外，应取同样量试剂在瓷皿中蒸干后，依法检查。

含钠盐或氟的有机药物在炽灼时能腐蚀瓷坩埚而引入重金属，应改用铂坩埚或硬质玻璃蒸发皿。如安乃近及盐酸氟奋乃静中重金属的检查。

⑶ 硫化钠法（第三法） 该法适用于溶于碱性水溶液而难溶于稀酸或在稀酸中即生成沉淀的药物。如磺胺类、巴比妥类药物等。

1）原理 在碱性介质中，以硫化钠为显色剂，使 Pb^{2+} 生成 PbS 微粒的混悬液，与一定量标准铅溶液经同法处理后所呈颜色比较，判断供试品中重金属是否符合限量规定。

$$Pb^{2+}+S^{2-} \longrightarrow PbS\downarrow$$

2）方法 取供试品适量，加氢氧化钠试液 5 mL 与水 20 mL 溶解后，置纳氏比色管中，加硫化钠试液 5 滴，摇匀，与一定量的标准铅溶液同法处理后的颜色比较。

硫化钠试液对玻璃有一定的腐蚀性，且久置后会产生絮状物，应临用新制。

5. 砷盐检查法

砷盐多由药物生产过程所使用的无机试剂引入，多种药物中要求检查砷盐，砷为毒性杂质，须严格控制其限量。ChP 与 JP 均采用古蔡法和二乙基二硫代氨基甲酸银法检查药物中微量的砷盐，USP 采用二乙基二硫代氨基甲酸银法，BP 采用古蔡法和次磷酸法检查砷。

(1) 古蔡(Gutzeit)法

1) 原理 金属锌与酸作用产生新生态的氢,与药物中微量砷盐反应生成具挥发性的砷化氢,遇溴化汞试纸,产生黄色至棕色的砷斑,与一定量标准砷溶液所生成的砷斑比较,判断供试品中重金属是否符合限量规定。

$$As^{3+}+3Zn+3H^{+} \longrightarrow 3Zn^{2+}+AsH_3\uparrow$$

$$AsO_3^{3-}+3Zn+9H^{+} \longrightarrow 3Zn^{2+}+3H_2O+AsH_3\uparrow$$

$$AsH_3+3HgBr_2 \longrightarrow 3HBr+As(HgBr)_3\text{(黄色)}$$

$$2As(HgBr)_3+AsH_3 \longrightarrow 3AsH(HgBr)_2\text{(棕色)}$$

$$As(HgBr)_3+AsH_3 \longrightarrow 3HBr+As_2Hg_3\text{(黑色)}$$

2) 方法 检砷装置见图 1-4-4。于导气管 C 中装入醋酸铅棉花 60 mg(装管高度 60~80 mm),再于旋塞 D 的顶端平面上放一片溴化汞试纸,盖上旋塞 E 并旋紧。

A. 标准砷斑的制备 精密量取标准砷溶液 2 mL,置 A 瓶中,加盐酸 5 mL 与水 21 mL,再加碘化钾试液 5 mL 与酸性氯化亚锡试液 5 滴,在室温放置 10 min 后,加锌粒 2 g,立即将装好的导气管 C 密塞于 A 瓶上,并将 A 瓶置 25~40℃水浴中,反应 45 min,取出溴化汞试纸即得。

B. 样品砷斑的制备 取按各品种项下规定方法制成的供试品溶液,置 A 瓶中,加盐酸 5 mL 与水 21 mL,照标准砷斑的制备,自“再加碘化钾试液 5 mL”起,依法操作。将生成的砷斑与标准砷斑比较,颜色不得更深。

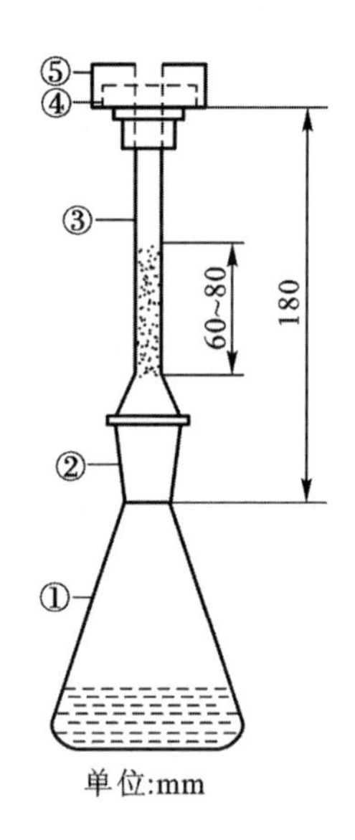

图 1-4-4 古蔡法检砷装置
①标准磨口锥形瓶;②标准磨口塞;③导气管;④旋塞;⑤旋塞盖

用三氧化二砷配制贮备液,于临用前取贮备液新鲜配制标准砷溶液,每 1 mL 标准砷溶液相当于 1 μg 的 As。ChP 制备标准砷斑采用 2 mL 标准砷溶液(相当 2 μg As),所得砷斑清晰,否则,砷斑颜色过深或过浅,均影响比色的正确性。

五价砷在酸性溶液中也能被金属锌还原为砷化氢,但生成砷化氢的速度较三价砷慢,故在反应液中加入碘化钾及氯化亚锡将五价砷还原为三价砷,碘化钾被氧化生成的碘又可被氯化亚锡还原为碘离子,后者与反应中产生的锌离子能形成稳定的配位离子,有利于生成砷化氢的反应不断进行。

$$AsO_4^{3-}+2I^{-}+2H^{+} \longrightarrow AsO_3^{3-}+I_2+H_2O$$

$$AsO_4^{3-}+Sn^{2+}+2H^{+} \longrightarrow AsO_3^{3-}+Sn^{4+}+H_2O$$

$$I_2+Sn^{2+} \longrightarrow 2I^{-}+Sn^{4+}$$

$$4I^{-}+Zn^{2+} \longrightarrow [ZnI_4]^{2-}$$

氯化亚锡与碘化钾还可抑制锑化氢的生成,因锑化氢也能与溴化汞试纸作用生成锑斑。在试验条件下,100 μg 锑存在也不致干扰测定。氯化亚锡又可与锌作用,在锌粒表面形成锌锡齐,起去极化作用,从而使氢气均匀而连续地产生。

锌粒及供试品中可能含有少量硫化物，在酸性液中能产生硫化氢气体，与溴化汞作用生成硫化汞的色斑，干扰试验结果，故用醋酸铅棉花吸收硫化氢。用醋酸铅棉花 60 mg，装管高度为 60~80 mm，以控制醋酸铅棉花填充的松紧度，使既能免除硫化氢的干扰（100 μg S^{2-} 存在也不干扰测定），又可使砷化氢以适宜的速度通过。

溴化汞试纸与砷化氢作用较氯化汞试纸灵敏，但所呈砷斑不够稳定，在反应中应保持干燥及避光，并立即与标准砷斑比较。

3）注意事项　供试品若为硫化物、亚硫酸盐、硫代硫酸盐等，在酸性溶液中能生成硫化氢或二氧化硫气体，与溴化汞作用生成黑色硫化汞或金属汞，干扰砷斑检查。为了克服这个问题，应先加硝酸处理，使供试品氧化成硫酸盐，除去干扰。例如，解毒药硫代硫酸钠中砷盐的检查：取本品 0.20 g，加水 5 mL 溶解后，加硝酸 3 mL，置水浴上，注意蒸干，残渣中加水数毫升，搅匀，滤过，滤渣用水洗净，合并滤液与洗液，蒸干后，加盐酸 5 mL 与水 23 mL 使之溶解，按古蔡法检查。

供试品若为铁盐，能消耗碘化钾、氯化亚锡等还原剂，影响测定条件，并能氧化砷化氢而干扰测定。如检查枸橼酸铁铵中砷盐，需先加酸性氯化亚锡试液，将高价铁离子还原为低价铁离子后再检查。

环状结构的有机药物，因砷在分子中可能以共价键结合，要先进行有机破坏，否则检出结果偏低或难以检出。常用的有机破坏方法有碱破坏法和酸破坏法。ChP 采用碱破坏法，如酚磺酞、呋塞米等药物检查砷盐时，于供试品中加氢氧化钙先小火灼烧使炭化，再于 500~600℃炽灼至完全灰化。环状结构的有机酸碱金属盐如苯甲酸钠、对氨基水杨酸钠，用石灰法不能破坏完全，需用无水碳酸钠进行碱融破坏。此外，也有用硝酸镁乙醇溶液进行灼烧破坏分解有机物，使砷生成非挥发性砷酸镁［$Mg_3(AsO_4)_2$］，残渣质轻，加盐酸后易于溶解。本法操作简便，易于灰化；用于有机药物破坏后砷能定量回收；但操作中需注意充分灰化，使硝酸镁完全分解为氧化镁。若有硝酸盐或亚硝酸盐残留，则在酸性液中能生成硝酸或亚硝酸，影响砷化氢的生成。

含锑药物，如葡萄糖酸锑钠，用古蔡法检查砷时，锑盐也可被还原为锑化氢，与溴化汞试纸作用，产生灰色锑斑，干扰砷斑的检出：

$$SbH_3+HgBr_2 \longrightarrow SbH_2(HgBr)+HBr$$

这种情况可改用白田道夫（Betterdorff）法检查砷盐。方法原理是氯化亚锡在盐酸中将砷盐还原成棕褐色的胶态砷，与一定量标准砷溶液用同法处理后的颜色比较，控制供试品中的砷量：

$$2As^{3+}+3SnCl_2+6HCl \longrightarrow 2As\downarrow+3SnCl_4+6H^+$$

此法的反应灵敏度为 20 μg（以 As_2O_3 计）。少量氯化汞的加入，能提高反应灵敏度达 2 μg/10 mL。

（2）二乙基二硫代氨基甲酸银法（silver diethyldithiocarbamate）［简称 Ag(DDC)法］　该法为 ChP 和 USP 收载的方法。不仅可用于砷盐的限量检查，也可用于微量砷盐的含量测定。

1）原理　金属锌与酸作用产生新生态氢，与药物中微量砷盐反应生成具挥发性的砷化氢，还原二乙基二硫代氨基甲酸银，产生红色胶态银，同时在相同条件下使一定量标准砷溶液呈色，用目视比色法或在 510 nm 波长处测定吸光度进行比较。

$$AsH_3+6Ag(DDC)+3\,C_5H_5N \longrightarrow As(DDC)_3+6Ag+3\,C_5H_5N\cdot HDDC$$

其中 Ag(DDC)的结构为：

```
C2H5           S
    \        // \
     N — C       Ag
    /        \  /
C2H5           S
```

2）方法 检砷装置如图 1-4-5。取一定量的供试品溶液(或标准砷溶液 5.0 mL)置于 A 瓶中，加盐酸 5 mL 与水 21 mL，再加碘化钾试液 5 mL 与酸性氯化亚锡试液 5 滴，在室温放置 10 min 后，加锌粒后立即将生成的砷化氢导入盛有 Ag(DDC)溶液 5.0 mL 的 D 管中，将 A 瓶置 25~40℃水浴中，反应 45 min 后，取出 D 管，添加三氯甲烷至 5.0 mL，混匀。将供试品溶液 D 管和标准溶液 D 管同置白色背景上，自管上方向下观察比色。必要时，可将吸收液分别移至 1 cm 吸收池中，以 Ag(DDC)试液为空白，于 510 nm 波长处测定吸光度，供试溶液的吸光度不得大于标准砷溶液的吸光度。

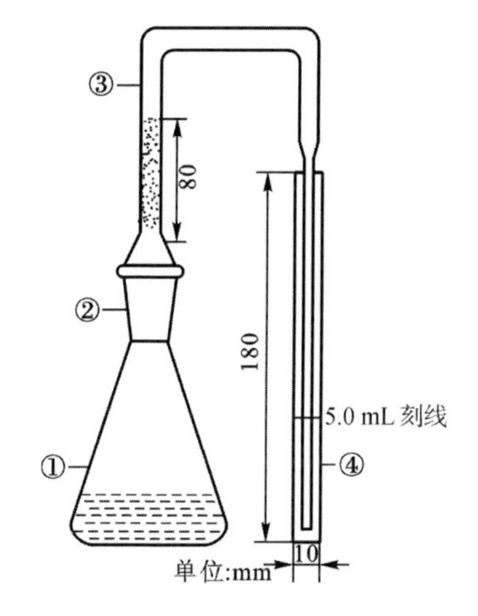

图 1-4-5 Ag(DDC)法检砷装置

①标准磨口锥形瓶；②标准磨口塞；③导气管；④瓶底玻璃管(长 180 mm，内径 10 mm，于 5.0 mL 处有一刻度)

3）注意事项 当 As 浓度为 1~10 μg/40 mL 范围内时，线性关系良好，显色在 2 h 内稳定，重现性好，并可测得砷盐含量。

本法中吡啶的作用是吸收反应中产生的二乙基二硫代氨基甲酸。USP 检查砷盐时，配制了 0.5%Ag(DDC)的吡啶溶液，检测灵敏度可达 0.5 μg As/30 mL，但是吡啶有恶臭。ChP 采用 0.25%Ag(DDC)的三乙胺 - 三氯甲烷(1.8 : 98.2)，灵敏度略低于吡啶溶液。

锑化氢与 Ag(DDC)的反应灵敏度较低，当反应液中加入 40% 氯化亚锡溶液 3 mL 和 15% 碘化钾溶液 5 mL 时，500 μg 的锑也不会干扰测定。

次磷酸法的原理是在盐酸酸性溶液中，次磷酸将砷盐还原为棕色的游离砷，与一定量的标准砷溶液用同法处理后所显示的颜色比较，来控制药物中砷的限量，用于硫化物、亚硫酸盐以及含锑药物等的砷盐检查时不产生干扰，但灵敏度比古蔡法低。

6. 残留溶剂检查法

药品中的残留溶剂是指在合成原料药、辅料或制剂生产的过程中使用的，但在工艺中未能完全除去的有机溶剂。药品中残存的有机溶剂具有毒性或致癌作用，ICH 在对溶剂残留量的限度要求(Q3C)中，按有机溶剂毒性的程度分为 3 类。第一类有机溶剂毒性较大，且具有致癌作用，并对环境有害，应尽量避免使用；第二类有机溶剂对人有一定毒性，应限量使用；第三类有机溶剂对人的健康危险性较小，因此推荐使用。现行版 ChP 附录对残留溶剂的控制种类和限度与 ICH 一致。除另有规定外，第一、二、三类有机溶剂的残留量应符合 ChP 的规定(表 1-4-2)；其他溶剂应根据生产工艺的特点，制定相应的限度，使其符合产品规范、GMP 或其他基本的质量要求。

ChP 规定残留溶剂的检查方法为 GC，既可采用毛细管柱，也可采用填充柱(表 1-4-3)，检测器通常使用火焰离子化检测器(FID)，对含卤元素的残留溶剂如三氯甲烷等，采用 ECD 检测器，

表 1-4-2 残留溶剂的限量

类别	溶剂名称	英文名	限度(%)
第一类有机溶剂(应该避免使用)	苯	benzene	0.000 2
	四氯化碳	carbon tetrachloride	0.000 4
	1,2- 二氯乙烷	1,2-dichloroethane	0.000 5
	1,1- 二氯乙烯	1,1-dichloroethene	0.000 8
	1,1,1- 三氯乙烷	1,1,1-trichloroethane	0.15
第二类有机溶剂(应该限制使用)	乙腈	acetonitrile	0.041
	氯苯	chlorobenzene	0.036
	三氯甲烷	chloroform	0.006
	环己烷	cyclohexane	0.388
	1,2- 二氯乙烯	1,2-dichloroethene	0.187
	二氯甲烷	dichloromethane	0.06
	1,2- 二甲氧基乙烷	1,2-dimethoxyethane	0.01
	N,*N*- 二甲基乙酰胺	*N*,*N*-dimethylacetamide	0.109
	N,*N*- 二甲基甲酰胺	*N*,*N*-dimethylformamide	0.088
	1,4- 二氧六环	1,4-dioxane	0.038
	2- 乙氧基乙醇	2-ethoxyethanol	0.016
	乙二醇	ethyleneglycol	0.062
	甲酰胺	formamide	0.022
	正己烷	hexane	0.029
	甲醇	methanol	0.3
	2- 甲氧基乙醇	2-methoxyethanol	0.005
	甲基丁基酮	methylbutyl ketone	0.005
	甲基环己烷	methylcyclohexane	0.118
	N- 甲基吡咯烷酮	*N*-methylpyrrolidone	0.053
	硝基甲烷	nitromethane	0.005
	吡啶	pyridine	0.02
	四氢噻吩	sulfolane	0.016
	四氢化萘	tetralin	0.01
	四氢呋喃	tetrahydrofuran	0.072
	甲苯	toluene	0.089
	1,1,2- 三氯乙烯	1,1,2-trichloroethene	0.008
	二甲苯 *	xylene	0.217
第三类有机溶剂(GMP 或其他质量控制要求限制使用)	醋酸	acetic acid	0.5
	丙酮	acetone	0.5
	苯甲醚(甲氧基苯)	anisole	0.5
	正丁醇	1-butanol	0.5

续表

类别	溶剂名称	英文名	限度(%)
第三类有机溶剂(GMP 或其他质量控制要求限制使用)	仲丁醇	2-butanol	0.5
	乙酸丁酯	butyl acetate	0.5
	叔丁基甲基醚	tert-butylmethyl ether	0.5
	异丙基苯	cumene	0.5
	二甲亚砜	dimethyl sulfoxide	0.5
	乙醇	ethanol	0.5
	乙酸乙酯	ethyl acetate	0.5
	乙醚	ethyl ether	0.5
	甲酸乙酯	ethyl formate	0.5
	甲酸	formic acid	0.5
	正庚烷	heptane	0.5
	乙酸异丁酯	isobutyl acetate	0.5
	乙酸异丙酯	isopropyl acetate	0.5
	乙酸甲酯	methyl acetate	0.5
	3- 甲基 -1- 丁醇	3-methyl-1-butanol	0.5
	丁酮	methylethyl ketone	0.5
	甲基异丁基酮	methylidobutyl ketone	0.5
	异丁醇	2-methyl-1-propanol	0.5
	正戊烷	pentane	0.5
	正戊醇	1-pentanol	0.5
	正丙醇	1-propanol	0.5
	异丙醇	2-propanol	0.5
	乙酸丙酯	propyl acetate	0.5
第四类有机溶剂(尚无足够毒理学资料)	1,1- 二乙氧基丙烷	1,1-diethoxypropane	
	1,1- 二甲氧基甲烷	1,1-dimethoxymethane	
	2,2- 二甲氧基丙烷	2,2-dimethoxypropane	
	异辛烷	isooctane	
	异丙醚	isopropyl ether	
	甲基异丙基酮	methyl isopropyl ketone	
	甲基四氢呋喃	methyltetrahydrofuran	
	石油醚	petroleum ether	
	三氯醋酸	trichloroacetic acid	
	三氟醋酸	trifluoroacetic acid	

可得到高的灵敏度。采用毛细管柱时,FID 和 ECD 需加尾吹气,因为毛细管柱的柱内载气流量太低(常规柱为 1~5 mL/min),不能满足检测器的最佳操作条件,所以要在色谱柱后增加一路载气(尾吹气)直接进入检测器,就可保证检测器在高灵敏度状态下工作,尾吹气的另一个重要作用是消除检测器死体积的柱外效应。一般情况下,氮气(尾吹气 + 载气)、氢气和空气三者的比例接近或等于 1∶1∶10 时,FID 的灵敏度最高。

表 1-4-3 残留溶剂测定中常用的色谱柱

色谱柱类型		固定液 / 固定相
毛细管柱	非极性	100% 的二甲基聚硅氧烷
	极性	聚乙二醇(PEG-20M)
	中极性	(35%)二苯基-(65%)甲基聚氧硅烷 (50%)二苯基-(50%)二甲基聚氧硅烷 (35%)二苯基-(65%)二甲基亚芳基聚氧硅烷 (14%)氰丙基苯基-(86%)二甲基聚氧硅烷 (6%)氰丙基苯基-(94%)二甲基聚氧硅烷
	弱极性	固定液为(5%)苯基-(95%)甲基聚氧硅烷 (5%)二苯基-(95%)二甲基亚芳基硅氧烷供聚物
填充柱		乙二烯苯-乙基乙烯苯型高分子多孔小球或其他适宜的填料

(1) 系统适用性试验　用待测物的色谱峰计算理论板数，填充柱的理论板数应大于 1 000/柱，毛细管色谱柱的理论板数应大于 5 000/ 柱。色谱图中，待测物色谱峰与其相邻色谱峰的分离度应大于 1.5。以内标法测定时，对照品溶液连续进样 5 次，所得待测物与内标物峰面积之比的 RSD 应不大于 5%；若以外标法测定，所得待测物峰面积的 RSD 应不大于 10%。

(2) 测定方法　普通的填充柱采用溶液直接进样法测定，毛细管色谱柱采用顶空进样方法测定。进行有机溶剂限度测定时，根据残留溶剂的限度规定来确定对照品溶液的浓度；进行定量测定时，应根据供试品中残留溶剂的实际残留量确定对照品溶液的浓度；通常对照品溶液的色谱峰面积与供试品溶液中对应的残留溶剂的色谱峰面积以不超过 2 倍为宜。必要时应重新调整供试品溶液和对照品溶液的浓度。

1) 毛细管柱顶空进样等温法(第一法)　本法适用于被检查的有机溶剂数量不多，并且极性差异较小的情况。

A. 色谱条件　柱温为 40~100℃；常以氮气为载气，流量为 1.0~2.0 mL/min；顶空瓶加热温度为 70~85℃，顶空瓶加热时间 30~60 min；进样口温度为 200℃；如采用 FID 检测器，温度为 250℃。

B. 溶液的制备　通常以水为溶剂；对于非水溶性药物，可采用 *N*,*N*-二甲基甲酰胺(DMF)或二甲基亚砜(DMSO)或其他适宜溶剂；根据供试品和待测溶剂的溶解度，选择适宜的溶剂且应不干扰待测溶剂的测定。根据品种正文中残留溶剂的限度规定，配制供试品溶液，使其浓度满足系统定量测定的需要。采用与制备供试品溶液相同的方法和溶剂制备对照品溶液。

C. 顶空条件的选择　应根据供试品中残留溶剂的沸点选择顶空温度。对沸点较高的残留溶剂，通常选择较高的顶空温度；但此时应兼顾供试品的热分解特性，尽量避免供试品产生的挥发性热分解产物对测定的干扰。顶空时间一般为 30~45 min，以保证供试品溶液的气-液两相有足够的时间达到平衡。顶空时间通常不宜过长，如超过 60 min，可能引起顶空瓶的气密性变差，导致定量准确性的降低。对照品溶液与供试品溶液必须使用相同的顶空条件。

D. 测定　取对照品溶液和供试品溶液，分别连续进样不少于 2 次，测定待测峰的峰面积。

不适宜顶空法测定的残留溶剂有甲酰胺、2-甲氧基乙醇、2-乙氧基乙醇、乙二醇、*N*-甲基咯烷酮(在酸性环境中)。

2）毛细管柱顶空进样程序升温法（第二法） 本法适用于所需要检查的有机溶剂数量较多并且极性差异较大时的情况。

A. 色谱条件 如为非极性色谱系统，柱温先在30℃维持7 min，再以8℃ /min的速度升至120℃，维持15 min；如为极性色谱系统，柱温先在60℃维持6 min；再以8℃ /min的速度升至100℃，维持20 min；以氮气为载气，流速为2.0 mL/min；顶空瓶温度70~85℃，顶空时间30~60 min；进样口温度为200℃；如采用FID检测器，温度为250℃。

B. 测定 具体到单个药品的残留溶剂检查时，可根据该品种项下的残留溶剂种类调整程序升温速率，取对照品溶液和供试品溶液，分别连续进样不少于2次，测定待测峰的峰面积。

3）溶液直接进样法（第三法） 可采用填充柱，也可采用适宜极性的毛细管柱。

A. 溶液的制备 精密称取供试品适量，用水或合适的有机溶剂使之溶解；根据品种正文中残留溶剂的限度规定，配制供试品溶液，使其浓度满足系统定量测定的需要。采用与制备供试品溶液相同的方法和溶剂制备对照品溶液。

B. 测定 取对照品溶液和供试品溶液，分别连续进样不少于3次。

（3）计算法

1）限度实验 以内标法测定时，计算单位质量样品中的色谱峰面积与内标峰面积之比；供试品溶液所得的峰面积比的平均值不得大于由对照品溶液所得的峰面积比的平均值。以外标法测定时，供试品溶液所得的单位质量中样品待测物峰的平均面积不得大于由标准溶液所得的待测物峰的平均峰面积。

2）定量测定 按内标法或外标法计算各残留溶剂的量。

（4）注意事项 供试品中的未知杂质或其挥发性热降解物易对残留溶剂的测定产生干扰。干扰作用包括在测定的色谱系统中未知杂质或其挥发性热降解物与待测物的保留值相同（共出峰），或热降解产物与待测物的结构相同（如甲氧基热裂解产生甲醇）。当测定的有机溶剂残留量超出限度，但未能确定供试品中是否有未知杂质或其挥发性热降解物对测定有干扰作用时，应通过试验排除干扰作用的存在。对第一类干扰作用，通常采用在另一种极性相反的色谱系统中对相同样品再进行测定，比较不同色谱系统中测定结果的方法。如两者结果一致，则可以排除测定中有共出峰的干扰；如两者结果不一致，则表明测定中有共出峰的干扰。对第二类干扰作用，通常要通过测定已知不含该溶剂的对照样品来加以判断。

测定氮碱性化合物时，普通气相色谱的不锈钢管路、进样器的衬管等对有机胺等含氮碱性化合物具有较强的吸附作用，致使其检出灵敏度降低。当采用顶空进样系统测定此类化合物时，应采用惰性的硅钢材料或镍钢材料管路；或采用溶液直接进样法测定。供试品溶液应不呈酸性，以免待测物与酸反应后不易汽化。通常采用弱极性的色谱柱或经碱处理过的色谱柱分析含氮碱性化合物，如果采用胺分析专用柱进行分析，效果更好。对不宜采用气相色谱法测定的含氮碱性化合物，可采用其他方法（如离子色谱法等）测定。

由于平衡温度、平衡时间、加压时间和压力高低、取样时间、载气流速均影响进入GC的样品量，所以，自动顶空进样器必须对这些条件实行严格控制。

对照品溶液与供试品溶液必须使用相同的顶空条件。顶空样品瓶最好只用一次，若要反复使用，建议的清洗方法是：先用洗涤剂清洗（太脏的瓶子可用洗液浸泡），然后用蒸馏水洗，再用色谱纯甲醇冲洗，置于烘箱中烘干备用。对照品溶液与供试品溶液必须使用相同的顶空条件。

第三节 药物杂质的分离与鉴定

杂质的研究是药品研发的一项重要内容，对于药品的研发、生产工艺、贮藏、质量、稳定性、药理毒理及临床研究具有重要的意义，直接关系到上市药品的质量及安全性。在新药的研究中，杂质的结构鉴定可以使合成条件有利于避免杂质形成或使其含量降低至一定水平；合成的已知杂质可作为药物纯度检查中的杂质对照品，并可提供做毒性研究的样品。在药物的生产和贮藏中，可以识别与过程相关的副产物和降解产物，研究产生杂质的机制，从而优化生产工艺条件，控制合适的贮藏条件。药品在临床使用中产生的不良反应除了与药品本身的药理活性有关外，还与药品中存在的杂质也有很大关系，因此对于毒性大或存在量较大的杂质，要求在新药申报资料中对实际存在的表观量大于或等于鉴定限度的杂质结构特征进行描述（表 1-4-4）。

表 1-4-4 药品杂质的报告、鉴定和确证

	最大日剂量	报告阈值	鉴定阈值	确证阈值
原料药	≤2 g	0.05%	0.10% 或 1.0 mg TDI*	0.15% 或 1.0 mg TDI*
	>2 g	0.03%	0.05%	0.05%
制剂	≤1 g	0.1%		
	>1 g	0.05%		
	<1 mg		1.0% 或 5 μg TDI*	
	1~10 mg		0.5% 或 20 μg TDI*	
	>10 mg~2 g		0.2% 或 2 mg TDI*	
	>2 g		0.10%	
	<10 mg			1.0% 或 50 μg TDI*
	10~100 mg			0.5% 或 200 μg TDI*
	0.1~2 g			0.2% 或 3 mg TDI*
	>2 g			0.15%

* 取限度低者。

报告阈值（reporting threshold）：超出此阈值的杂质均应在检测报告中报告具体的检测数据。

鉴定阈值（identification threshold）：超出此阈值的杂质均应进行定性分析，确定其化学结构。

确证阈值（qualification threshold）：超出此阈值的杂质均应基于其生物安全性评估数据，确定控制限度。

TDI（total daily intake）：药品杂质的每日总摄入量（表 1-4-5，表 1-4-6）。

新原料药和新制剂中的杂质及在药品稳定性试验中出现的降解产物，应按我国新药申报有关要求和 ICH（Q3A）新原料药中的杂质和（Q3B）新制剂中的杂质指导原则进行研究，必要时对杂质和降解产物进行安全性评价。对在合成、纯化和贮存中实际存在的杂质和潜在的杂质，应采用有效的分离分析方法进行检测。对于表观含量超过表 1-4-4 鉴定阈值及其以上的单个杂质，以及表观含量虽然在表 1-4-4 鉴定阈值以下但具强烈生物作用的单个杂质或毒性杂质，予以定

表 1-4-5　对于鉴定与确证原料药中杂质的报告结果示例（最大日剂量≤2 g）

药物	测定结果（%）	报告结果（%）（阈值 0.05%）	试验	
			鉴定（阈值 0.10%）	确证（阈值 0.15%）
1	0.066	0.07	无	无
2	0.096 3	0.10	无	无
3	0.12	0.12	是	无
4	0.164 9	0.16	是	是

表 1-4-6　对于鉴定与确证的制剂中降解产物报告结果示例（最大日剂量 50 mg）

制剂	测定结果（%）	报告结果（%）（阈值 0.1%）	降解产物 TDI（μg）	试验	
				鉴定（阈值 0.2%）	确证（阈值 200 μg）TDI（相当于 0.4%）
1	0.04	无报告	20	无	无
2	0.214 3	0.2	100	无	无
3	0.349	0.3	150	是	无
4	0.550	0.6	300	是	是

性或确证其结构。除降解产物和毒性杂质外，在原料药中已控制的杂质，在制剂中一般不再控制。

杂质结构鉴定通常有以下方法：

1. 杂质对照品法

依据药物合成或降解反应机制，推断最有可能产生的杂质，对被鉴定的杂质结构有初步了解后，可采用 LC-MS 初步测定其结构，对测定结果和所推断的结构进行综合分析后，去获取杂质对照品。如果不能直接获取杂质对照品，则需要合成可能产生的杂质，并采用元素分析、紫外 - 可见吸收光谱法、红外吸收光谱法、核磁共振（NMR）法和质谱法（MS）确证杂质的结构，以此作为杂质对照品，分别测定药物中主要杂质与杂质对照品的液相色谱、紫外 - 可见吸收光谱及质谱，比较测定结果，从而确定杂质的结构。

例 15　加替沙星原料中相关杂质的结构鉴定　加替沙星[gatifloxacin，1- 环丙基 -6- 氟 -8- 甲氧基 -7-（3- 甲基 -1- 哌嗪基）1，4- 二氢 -4 - 氧代 -3- 喹啉羧酸]是一种全合成喹诺酮类抗菌药物，结构如下：

加替沙星

由加替沙星原料药的总离子流色谱图可知（图 1-4-6），保留时间约为 6.4 min 的杂质是主要杂质。该杂质的 MS 图谱（图 1-4-7）中 m/z 362.2 的峰应为该物质的 $(M+H)^+$ 信号，m/z 384.0 为 $(M+Na)^+$

A
强度(×10⁻²)
1 200
1 000
800
600
400
200
0
0
5
10
t_R(min)
6.429
7.138

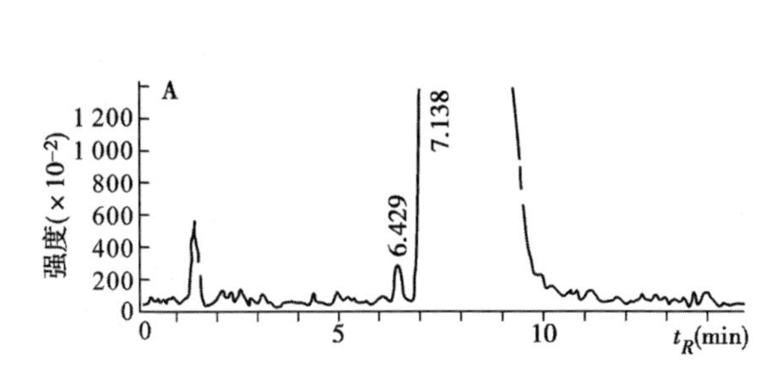

图 1-4-6 加替沙星与杂质分离的总离子流色谱图

相对强度(%)
100
80
60
40
20
0
200
300
400
m/z
205.1
261.1
305.1—304.1
345.2—344.1
360.1
362.2
384.0
406.1

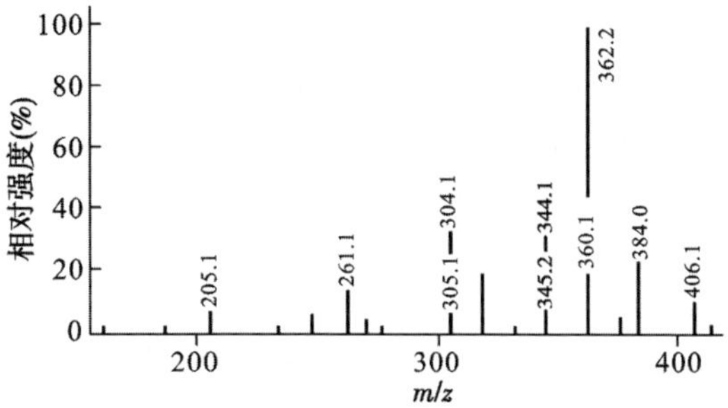

图 1-4-7 加替沙星中主要杂质的 MS 图谱

信号,*m/z* 406. 1 为$(M+2Na-H)^+$,故确定该化合物的相对分子质量为 361,比加替沙星少 14,推断其分子结构较加替沙星少一个亚甲基,其紫外吸收光谱与主成分的 UV 图相似。

根据以上数据及合成工艺,推断相关杂质可能为加替沙星中 7 位为哌嗪取代或 8 位为羟基取代,合成两个化合物 1- 环丙基 -6- 氟 -8- 甲氧基 -7-(1- 哌嗪基)1,4- 二氢 -4- 氧代 -3- 喹啉羧酸(DMP)和 1- 环丙基 -6- 氟 -8- 羟基 -7-(3- 甲基 -1- 哌嗪基)1,4- 二氢 -4- 氧代 -3- 喹啉羧酸(DMO),并确证它们的结构。

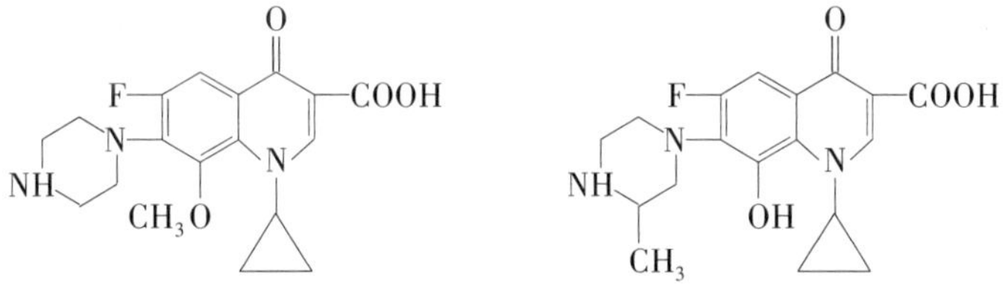

DMP　　　　DMO

分别对 DMP 和 DMO 进行 HPLC 分析,保留时间分别为 6.6 min 和 7.5 min。DMP 的保留时间、紫外光谱图及质谱图分别与加替沙星原料中相关杂质相一致,对加替沙星原料与 DMP 混合物进行 LC-MS 分析,对应的相关杂质峰峰高显著增加,故加替沙星原料中的相关杂质为 DMP。DMP 的质谱裂解途径为:

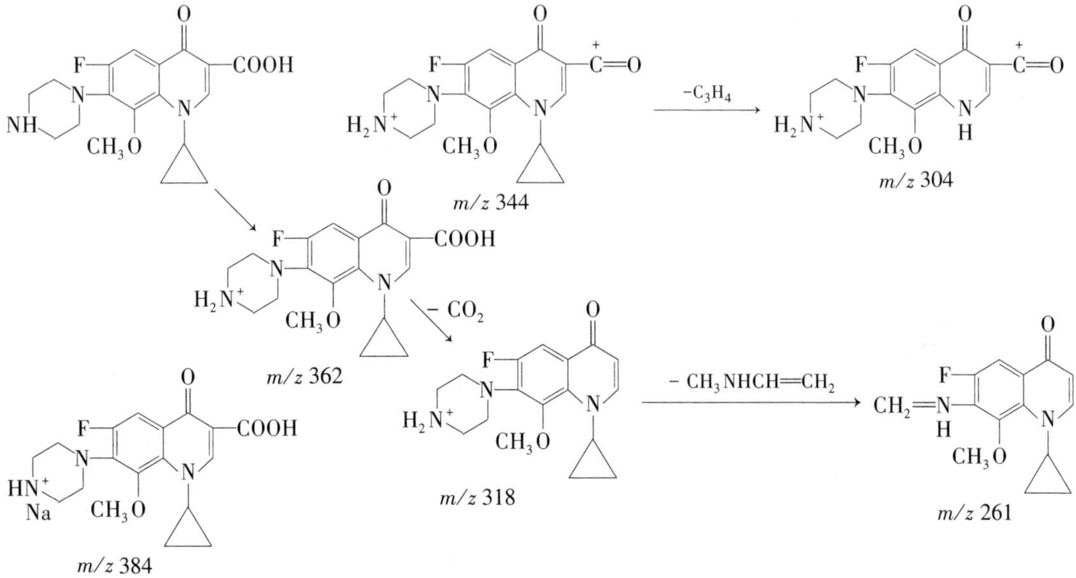

$-C_3H_4$
m/z 344
m/z 304
m/z 362
$-CO_2$
m/z 318
$-CH_3NHCH=CH_2$
m/z 261
m/z 384

2. 分离制备杂质样品法

当对杂质的结构不易进行初步估计时，则需采用适当的分离方法（如柱色谱法、半制备或制备 HPLC 等），将杂质从药物中分离出来，经纯化后，采用元素分析、紫外可见光谱法、红外光谱法、NMR 法和 MS 确证杂质的结构。

例 16 克林霉素磷酸酯原料药杂质的分离和结构鉴定 克林霉素磷酸酯（clindamycin phosphate，CP）注射液因不良反应报道较多，所以必须加强对其原料药的杂质控制。研究者采用 LC-MS 方法检测克林霉素磷酸酯原料药，发现 6 个杂质，通过制备液相色谱分得其中 4 个未知杂质并进行结构鉴定（图 1-4-8）。

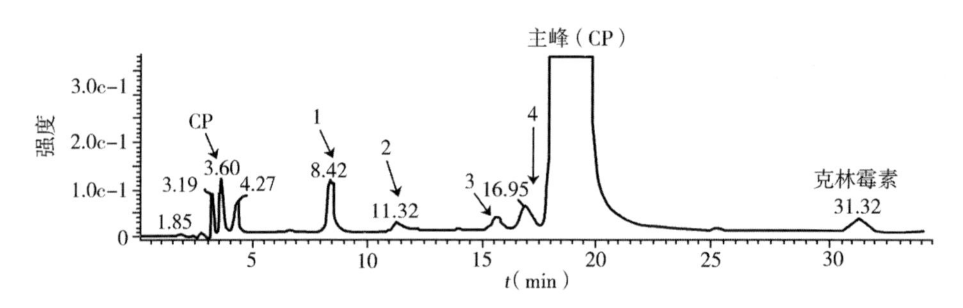

图 1-4-8 克林霉素磷酸酯粗品的总离子流色谱图

根据克林霉素磷酸酯的总离子流色谱图（图 1-4-8），粗品溶液（100 mg/mL）滤过后进样 100 μL，收集相对保留时间为 0.57 的峰，富集杂质 1；粗品溶液（200 mg/mL）滤过后进样 120 μL，收集相对保留时间 0.65 的峰（杂质 2）和相对保留时间 0.73 的峰（杂质 3），可以富集杂质 2，3；粗品溶液（100 mg/mL）滤过后进样 100 μL，收集相对保留时间为 0.88 的峰，富集杂质 4。

收集到的流出液，采用大孔吸附树脂除去杂质中的缓冲盐，经 HPLC 检测各杂质纯度后，采用 HR-ESI-MS 测定各杂质的相对分子质量和元素组成，再测定各杂质的 ^{1}H NMR 谱、^{13}C NMR 谱和二维谱，确定各杂质的结构：A 为杂质 1，B 为杂质 2，C 为杂质 3，D 为杂质 4，E 为 CP。

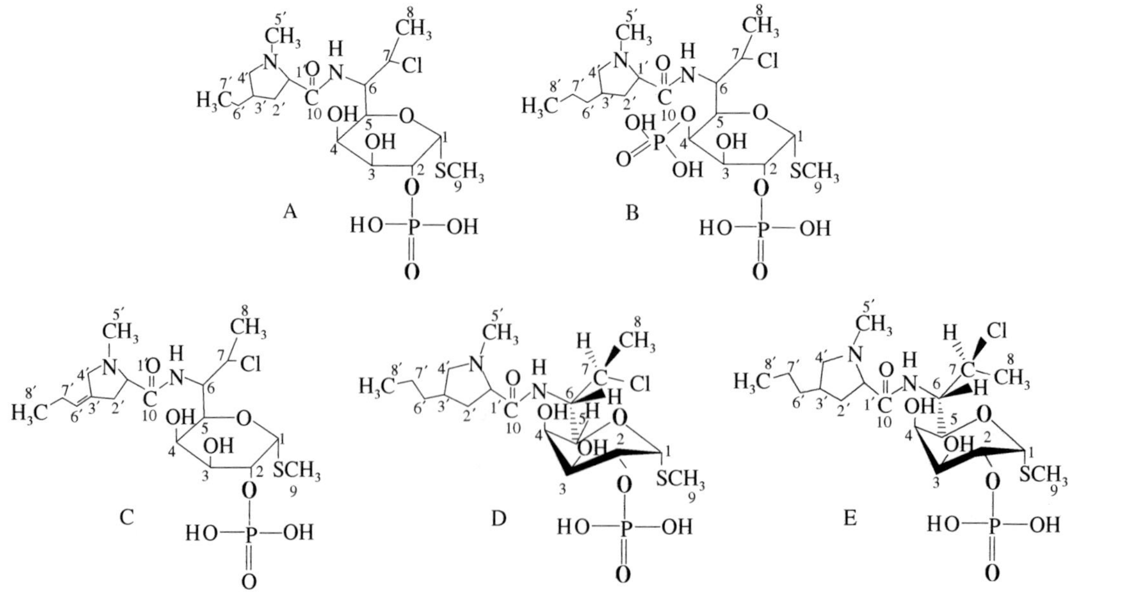

分析各杂质的来源为：杂质 1 和杂质 4 为生产工艺中克林霉素中含有的杂质克林霉素 B 和表克林霉素。杂质 2 为克林霉素 2 位和 4 位羟基都发生磷酸酯化的产物。杂质 3 为 H-3′和 H-6′发生消除反应的产物。

3. 杂质对照品法与分离制备杂质样品相结合的方法

当样品中有多个杂质需要进行结构鉴定时，如果采用一种方法不能满足分析要求，可将第一法与第二法结合使用完成多个杂质的结构鉴定。

ChP 中的决策树可以对杂质的鉴定与质控进行直观的判断：

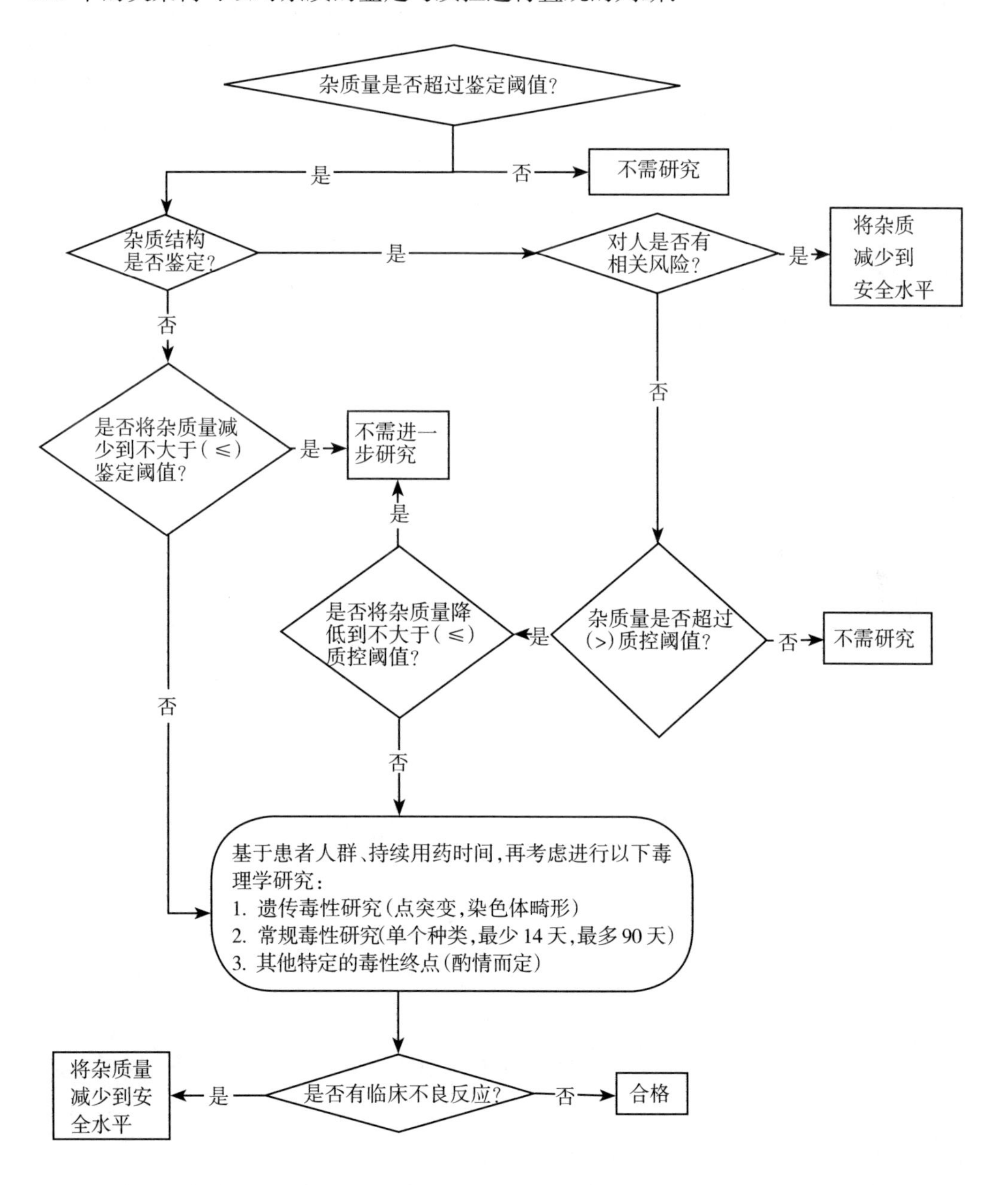

第四节 遗传毒性杂质与元素杂质检查

遗传毒性(genotoxicity)是指遗传物质中任何有害变化引起的毒性,而不考虑诱发该变化的机制,又称为基因毒性。遗传毒性杂质(genotoxic impurity,GTI)是指能引起遗传毒性的杂质,包括致突变性杂质和其他类型的无致突变性杂质。其主要来源于原料药的生产过程,如起始原料、反应物、催化剂、试剂、溶剂、中间体、副产物和降解产物等。致突变性杂质(mutagenic impurity)指在较低水平时也有可能直接引起 DNA 损伤,导致 DNA 突变,从而可能引发癌症的遗传毒性杂质。非致突变机制的遗传毒性杂质在杂质水平的剂量下,一般可忽略其致癌风险。潜在遗传毒性杂质(potential genotoxic impurity,PGI)是指具有遗传毒性警示结构的杂质,但未经实验测试模型验证。

遗传毒性杂质不同于药品中的一般杂质,有着重大的安全风险,极微量水平即能对人体造成遗传物质的损伤,并进而导致基因突变促使肿瘤的发生。控制药品中的遗传毒性杂质是保障药品质量和安全的重点。鉴于遗传毒性杂质对药品质量的重要影响,ChP 2020 四部通则中新增了“遗传毒性杂质控制指导原则”,以加强对这类杂质的控制。

元素杂质(elemental impurity)包括可能存在于原料药、辅料或制剂中的催化剂和环境污染物,主要是指药品生产或贮藏过程中生成、加入或无意引入的物质。由于某些元素杂质具有毒性,而且还可能对药品的稳定性、保质期产生不利影响,或可能引发有害的不良反应,故世界各国药品监管机构对药品元素杂质的控制越来越严格。

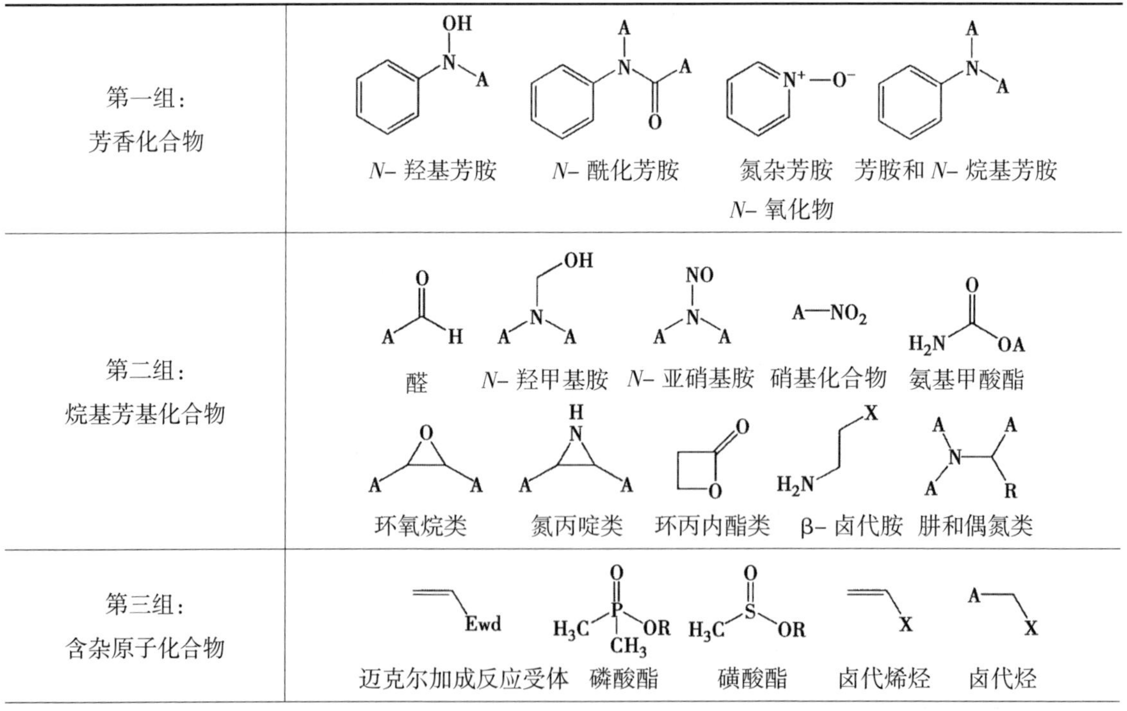

A= 烷基,芳香基或 H;X=F,Cl,Br,I;Ewd= 吸电子基团(CN,C=O,酯等)

一、遗传毒性杂质检查

药品生产、药品标准提高及上市药品再评价过程中发现杂质后，需按"遗传毒性杂质控制指导原则"进行风险评估，确定其是否为遗传毒性杂质，尤其是致突变性杂质。如果一个杂质被鉴定为具有潜在的致癌风险，应制定相应的限值。在制定可忽略致癌风险的杂质限值时，应进一步分析生产工艺，兼顾安全性和质量风险管理成本两方面的因素，综合考虑制定合适的限值。

例如，草酸右旋西酞普兰为目前世界一线抗抑郁药物，广泛应用于临床，但其工艺中使用了对甲苯磺酰氯及小分子醇类溶剂，如工艺中未能除尽，则这些潜在的遗传毒性杂质可能会对人体健康造成不可估量的损害，故应对右旋西酞普兰中对甲苯磺酸酯类杂质进行残留量测定，并制定合适的限度。

遗传毒性杂质的危害评估方法主要是通过数据库、文献检索，(定量)构效关系[(quantitative) structure-activity relationships，(Q)SAR]评估及遗传毒性试验等评估方法将杂质分类。在缺乏安全性数据支持的情况下，采用"警示结构"作为区分普通杂质和遗传毒性杂质的依据。

(一) 遗传毒性杂质的分类

参考国际相关分类方法，根据致突变和致癌风险危害程度可将杂质分为以下 5 类。

1 类杂质：指已知有致突变性的致癌物质。

2 类杂质：指致癌性未知的已知致突变性物质。

3 类杂质：指含有警示结构，与原料药结构无关，无致突变性数据的物质。

4 类杂质：指含有警示结构，与原料药或与原料药相关的物质具有相同的警示结构的物质，且原料药或与原料药相关的物质经测试为无致突变性的物质。

5 类杂质：指无警示结构，或有充分的数据证明警示结构无致突变性或致癌性的物质。

(二) 遗传毒性杂质的限度

确定遗传毒性杂质限值时主要的参考依据是每日可接受摄入量。每日可接受摄入量的计算方法包括：根据化合物特异性风险评估计算，根据毒理学关注阈值计算，以及根据给药周期调整计算等。

1. 根据化合物特异性风险评估计算的可接受摄入量

(1) 具有阳性致癌性数据的致突变性杂质　如果杂质具备足够的致癌性数据，则应采用化合物特异性风险评估方法来推导可接受摄入量，即根据导致 50% 肿瘤发生率的给药剂量(median toxic dose，TD_{50})线性外推法来计算化合物特异性的可接受摄入量，或使用国内外权威机构已公布的可接受摄入量参考值。

(2) 有实际阈值数据的致突变性杂质　一些杂质的毒性对剂量的反应呈非线性或有实际阈值，针对此类杂质可通过未观察到作用剂量(no observed effect level，NOEL)或者观察到作用的最低水平(lowest-observed effect level，LOEL)和采用不确定性因子来计算每日允许暴露量(permitted daily exposure，PDE)。

2. 根据毒理学关注阈值计算的可接受摄入量

(1) 单个杂质　对于无毒理学研究数据的杂质可采用毒理学关注阈值(threshold of toxicological concern，TTC)计算可接受摄入量，即一个杂质的可接受摄入量为 1.5 μg/d。TTC 是从 TD_{50} 的剂量简单线性外推到十万分之一肿瘤发生率的剂量，且采用的 TD_{50} 数据来自于最敏感物种和肿瘤发生的最敏感部位。在使用 TTC 作为评估原料药和制剂中致突变性杂质的可接受摄入量时，其对应的理论上终身患癌风险为十万分之一。TTC 可以通用于大部分药物，作为可接受摄入量的默认值。

(2) 多个杂质 根据 TTC 计算的可接受摄入量是针对单个杂质制定的。对于临床研发和已上市的药品，如果有 3 个或更多的 2 类或 3 类杂质，则可按多个杂质的总可接受摄入量，即 5 μg/d 计算；如果原料药质量标准中有两个 2 类或 3 类杂质，应制定各自可接受摄入量；1 类杂质应单独控制，不应计入 2 类和 3 类杂质的总可接受摄入量；另外，制剂中形成的降解产物应单独控制，不应计入总可接受摄入量。对于复方制剂杂质可接受摄入量制定，每种活性成分应单独规定。

3. 根据给药周期调整计算的可接受摄入量

已知致癌物的标准风险评估是假定癌症风险随着给药量的增加而增加，因此，终身以低剂量持续给药的致癌风险与相同的累积剂量平均分配在较短给药时长内的致癌风险等同。对于临床研发阶段和已上市药物已经可以预知该药物的给药时间，一般都是短于终身给药，所以可以调整上述计算的可接受摄入量，允许药物中致突变杂质的日摄入量高于终身给药时的值。

根据给药周期调整 TTC 的值 1.5 μg/d 的摄入量一般用于终身长期治疗用(>10 年)药物中存在的且无致癌数据的致突变杂质控制。短于终身给药的药品中致突变杂质摄入量可以调整为短期可接受更高的剂量，可理解为终身长期治疗用(>10 年)药物中可接受的累积终身剂量(1.5 μg/d × 25 550 天 =38.3 mg)在短于终身给药期间平均分配在总给药天数中。

对处于临床研发阶段和上市阶段药物，根据给药周期调整，给出了单个和多个杂质的可接受摄入量(表 1-4-7)。因此应根据药物的实际给药时间计算杂质的可接受摄入量。间歇给药时，可接受摄入量应根据给药总天数计算，而不是给药的时间间隔。例如，2 年期间每周服用 1 次的药物(即给药 104 天)，其可接受摄入剂量为 20 μg/d。

表 1-4-7 杂质的可接受摄入量

治疗期	≤1 个月	>1~12 个月	>1~10 年	>10 年到终身
单个杂质日摄入量(μg/d)	120	20	10	1.5
多个杂质日摄入总量(μg/d)	120	60	30	5

在药品生产、药品标准提高及上市药品再评价过程中发现杂质后，首先通过风险评估方法将遗传毒性杂质分类，其次根据上述计算方法得到的杂质可接受摄入量，结合生产工艺、检测方法、临床使用情况等制定合适的限值，也可采用已获得公认的限值。对于高致癌性杂质(如黄曲霉毒素、N- 亚硝基化合物、烷基 - 氧化偶氮结构类化合物)应采用更严格的限值控制。杂质限值一般按下式计算：

$$\text{杂质限值}=\frac{\text{杂质可接受摄入量}}{\text{药物每日最大用量}}$$

其中，杂质可接受摄入量即 AI、PDE、TTC 等数值。

1 类杂质可采用 TD_{50} 线性外推法，或者通过 NOEL 值计算 PDE 进而计算杂质限值。2 类杂质，如果杂质有实际阈值，可通过计算 PDE 来得到限值；如果没有实际阈值，且药物用于长期治疗(>10 年)，则根据 TTC 可接受摄入量计算限值。3 类杂质可以通过细菌回复突变试验确定杂质的致突变性，若有致突变性，则归为 2 类，若无致突变性，则归为 5 类。如未进行细菌回复突变试验，则采用与2类杂质相同的计算方法制定限值。4类和5类杂质按非致突变性杂质进行限值控制。

例如某A药中含2类杂质a，A药临床用量为：1.5 mg/d，每3天增加0.5~1 mg，成人最大给药量为20 mg/d，疗程不超过3~6个月。

按终身给药的TTC可接受摄入量为1.5 μg/d，但根据该药6个月的给药周期，杂质a每日最大可接受摄入量调整为20 μg/d。

A药的每日最大临床剂量为20 mg/d，则杂质a的限值为

$$20\ \mu g/d \div 20\ mg/d=0.1\%$$

在遗传毒性杂质的检测手段方面，鉴于限度的要求，通常对100×10^{-6}~$1\ 000\times10^{-6}$的杂质采用紫外或荧光检测，而1×10^{-6}~100×10^{-6}的杂质常常采用色谱－质谱联用技术进行检测。

例17 托吡司特中的基因毒性杂质对甲苯磺酸异丙酯、对甲苯磺酸仲丁酯、对甲苯磺酸乙酯的检查 托吡司特是新型非嘌呤类选择性黄嘌呤氧化还原酶（XOR）抑制剂，用于治疗痛风、高尿酸血症。在合成工艺中可能存在潜在的基因毒性杂质对甲苯磺酸异丙酯（杂质H）、对甲苯磺酸仲丁酯（杂质I）和对甲苯磺酸乙酯（杂质J）。托吡司特每天总剂量应不超过180 mg，参照EMA《基因毒性杂质限度指南》，按原料药中基因毒性杂质限度1.5 μg/d计算，托吡司特中基因毒性杂质均应不得过0.000 833%。

研究者采用HPLC检测了托吡司特中的基因毒性杂质：杂质H、杂质I和杂质J。杂质H的最大吸收波长为224.8 nm，杂质I的最大吸收波长224.8 nm，杂质J的最大吸收波长223.8 nm，托吡司特的最大吸收波长为217.6、272.8 nm，故选择220 nm作为托吡司特基因毒性杂质检查的检测波长。

杂质H、杂质I和杂质J的检测下限分别为0.016 7 μg/mL、0.015 8 μg/mL和0.016 8 μg/mL（相当于供试品浓度的0.000 13%）。

二、元素杂质检查

第五节 药物杂质分析方法验证

建立合理的杂质分析方法，使之达到杂质的测定值能够反映杂质真实的含量，这至关重要，是杂质控制的关键。因此，在建立杂质分析方法过程中，要对方法进行规范验证。

杂质检查可分为限度试验和定量测定两种情况。用于限度检查的分析方法的验证侧重于专属性、检测限和耐用性，用于杂质定量测定方法的验证则强调专属性、定量限度、线性、范围、准确性、精密度、耐用性。

一、专属性

对于药物的纯度检查，所采用的分析方法应确保可以检出药物中的杂质，这就要求分析方法能将杂质与共存物良好地分离。因此，杂质检查中的专属性试验主要考察各种可能存在的杂质以及分解产物与主药的分离能力。

1. 杂质的情况可以获得时

在可以获得杂质的情况下，根据制备工艺，向原料药或制剂中加入一定量的杂质，如加入合成原料、中间体、副反应产物、立体异构体、粗品、重结晶母液、分降解产物等后，作为测试品进行

系统适用性研究，考察产品中各杂质峰及主成分峰相互间的分离度是否符合要求，从而验证方法对工艺杂质的分离能力。因为上述杂质是原料药杂质的主要来源之一，如建立的方法不能将这类杂质分开，便不能用于药物中杂质的有效控制。

例 18 单唾液酸四己糖神经节苷脂钠杂质的检查 单唾液酸四己糖神经节苷脂钠（monosialotetrahexosyl ganglioside sodium，GM_1）为新鲜猪脑中提取的生化药品。在提取过程中可能引入的杂质有猪脑中其他的神经节苷脂类化合物，如 GM_2、GM_3、GD_{1a}、GD_{1b} 和 GT_{1b} 和这些杂质均可获得对照品。采用 HPLC 进行梯度洗脱，使得 GM_1 及各主要杂质之间有良好的分离，如图 1-4-9。

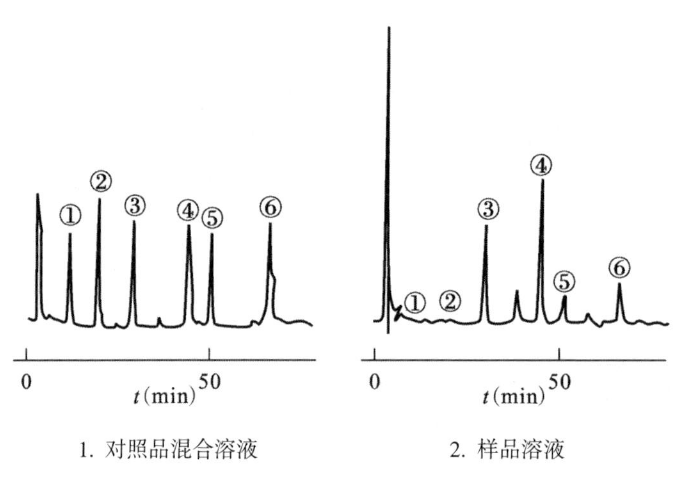

图 1-4-9 GM_1 及各主要杂质的 HPLC 分离图

①GM_3；②GM_2；③GM_1；④GD_1；⑤GD_{1b}；⑥GT_{1b}

为进一步研究方法的专属性，原料药在中性、酸性、碱性水溶液于 100℃加热条件下破坏，以破坏后制得的样品进样，考察降解产物与 GM1 的分离情况。各降解产物与 GM1 在选定的色谱条件下可分离完全，如图 1-4-10。

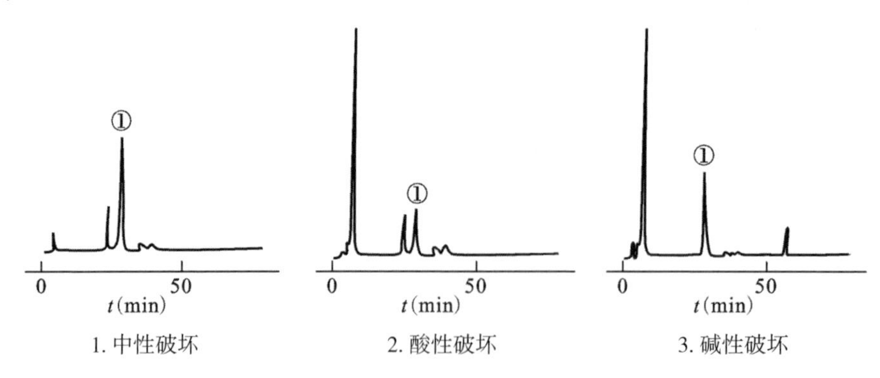

图 1-4-10 GM_1 破坏试验的 HPLC 图

2. 杂质或降解产物的情况无法获得时

在不能获得杂质或降解产物的情况下，可通过与另一种已证明合理但分离或检测原理不同，或具有较强分辨能力的方法进行结果比较来确定。例如药典方法或经验证的其他方法；或用剧烈实验条件(如高热、水解、光解、氧化反应)处理的样品,获得含有分(降)解产物的样品,利用色谱法比较破坏前后检出的杂质个数和量,尽可能确定各杂质的归属,并检查主峰或主斑点纯度。在试验过程中,如破坏过度,主药峰太低甚至消失,就不能表明分离情况;因此应注意适度破坏,即破坏后主成分的含量一般为 80%~90% 比较合适,这与样品长期放置的降解情况相似。

为保证主峰与杂质峰有良好的分离,可采用二极管阵列检测和质谱检测,进行色谱峰纯度检查。如不具备检测峰纯度的试验条件,可通过适当调整流动相的组成或比例使各色谱峰的相对保留时间发生改变,用同一份经加速破坏试验的供试品溶液进样,然后比较流动相调整前后杂质峰的个数;也可采用 TLC 比较同一份经加速破坏试验的供试品溶液在不同展开系统下的斑点个数及位置,以验证杂质分析方法的专属性。

二、线性与范围

在杂质的定量测定方法中,范围应根据初步实测结果,拟订出规定限度的 ±20%。

三、准确性

杂质的定量可向原料药或制剂中加入已知量杂质进行测定。如果不能得到杂质或降解产物,可用本法测定结果与另一成熟的方法进行比较,如药典标准方法或经过验证的方法。必要时研究几种不同色谱条件甚至不同测定原理的方法进行比较选用。

如不能测得杂质或降解产物的相对响应因子,可在线测定杂质或降解产物的相关数据,如采用二极管阵列检测器测定紫外光谱,当杂质的光谱与主成分的光谱相似,则可采用原料药的响应因子近似计算杂质含量(自身对照法)。并应明确单个杂质和杂质总量相当于主成分的质量比(%)或面积比(%)。

四、灵敏度

检测限和定量限的验证方法有:直观法、信噪比法、基于工作曲线的斜率和响应的标准偏差进行计算的方法等。无论用何种方法,均应用一定数量的样品(一般 n=5~6),其浓度为近于或等于检测限或定量限,进行分析。当检查原料药中的杂质时,可在所用溶剂中进行;而检查制剂中的降解产物时,需在处方量辅料和其他组分存在下进行。仪器有关参数的设置应与实际测定样品时保持一致。

在有机杂质的检查中,多采用 HPLC,为保证存在的杂质被检出,应比较等度洗脱与梯度洗脱情况,使不同极性的杂质得以分离,同时应对检测波长进行选择。如果杂质是已知的,可对其流动相溶液直接进行扫描;如果杂质是未知的(如未知降解产物等),可通过二极管阵列检测器考察其紫外吸收情况。根据各主要杂质及主成分的紫外吸收特性,选取响应值基本一致的波长作为有关物质的检测波长。若对不同杂质难于找到均适宜的检测波长,可选择在不同波长下分别测定或采用加校正因子的主成分自身对照法。

对已知有异常功效的、有毒的或有意外药理作用的杂质,其检测限度和定量限度应与该杂质必须被限制的水平相当。

五、杂质分析方法验证示例

以替格瑞洛片中有机杂质的检查为例，阐述杂质分析方法的验证。

替格瑞洛是一种预防急性冠状动脉综合征的药物。它属于环戊基三唑并嘧啶类（结构式见图 1-4-11），是第一种与 P2Y12 ADP 受体可逆结合的药物。通过对替格瑞洛的简化逆合成分析，其中两种合成中间体被认为是替格瑞洛中的潜在污染物，杂质 1 为（1R，2S）-2-（3，4- 二氟苯基）环丙胺，杂质 2 为 4，6- 二氯 -2（丙硫基）嘧啶 -5- 胺（结构式见图 1-4-11）。

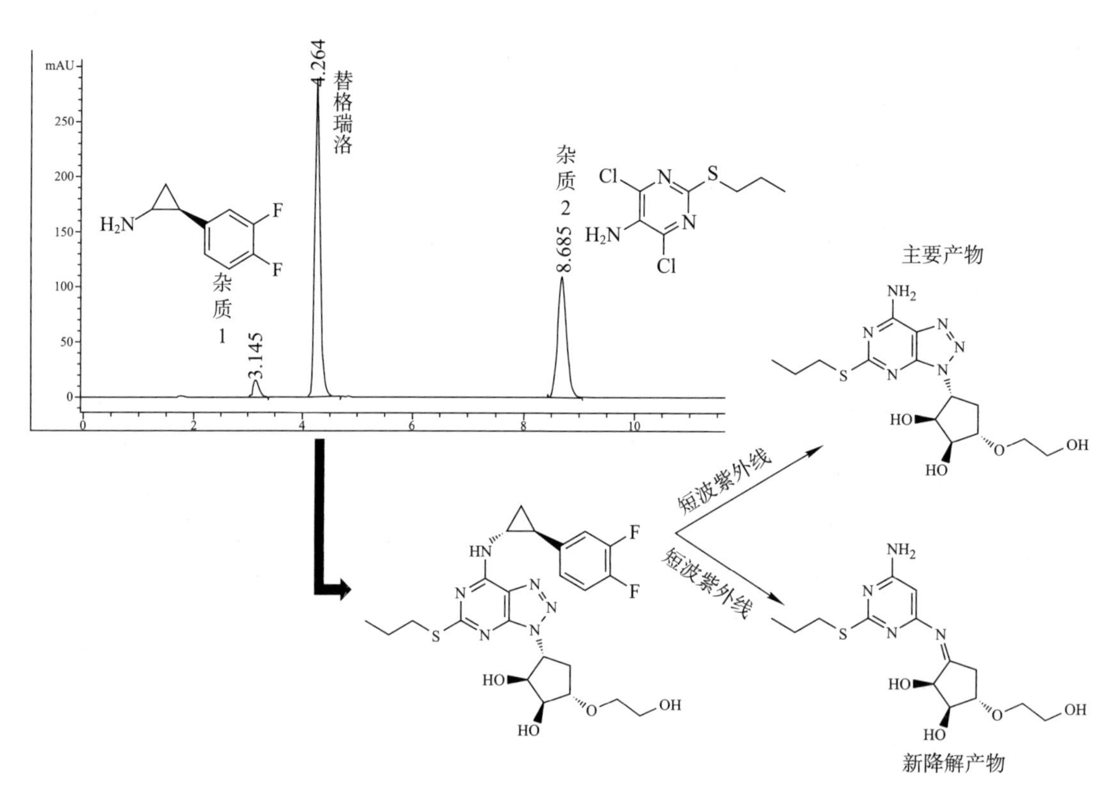

图 1-4-11 HPLC 测定替格瑞洛中的有机杂质及对两种主要光降解产物的鉴定

采用 HPLC 对替格瑞洛片中的两种主要降解产物进行检查。以乙腈 -50 mmol 醋酸铵（6 mol 的氢氧化铵调节至 pH 8.2）（57∶43）为流动相，流速为 0.7 mL/min，二极管阵列检测器检测波长为 255 nm。

其中杂质 1、杂质 2 采用外标法测定，属于杂质的定量测定范畴，需验证除检测限以外的所有内容，包括：专属性、准确度、精密度、定量限、线性、范围、耐用性等。各项内容验证方法与要求如下：

1. 专属性

为评估制剂中杂质检查方法的专属性，需首先制备空白对照溶液。除活性成分外，将剂型中含有的所有辅料（甘露醇、酰胺基葡萄糖酸钠、磷酸氢钙、羟丙基纤维素、硬脂酸镁、羟丙甲纤维素、二氧化钛、滑石粉、聚乙二醇、黄氧化铁）按其常规浓度所需质量称重，并用与制备样品溶液的同种方法制备。进样后,将空白对照溶液与标准溶液进样所获得的色谱图进行比较,以确定辅料对测定是否存在干扰,代表性 HPLC 色谱图如图 1-4-11 所示。

2. 检测限和定量限

杂质分析方法研究的目标之一是尽可能提高灵敏度,以确保对药品中痕量杂质的检测。在该方法中,需配制系列已知浓度的稀释溶液,注入色谱仪,以信噪比分别为 3∶1 和 10∶1 来确定杂质 1 和杂质 2 的检测限(LOD)和定量限(LOQ)。其中,定量限水平需考察其精密度,方法为测定 6 个单一制剂中每种杂质的峰面积,重复测定 3 次,分别计算其 RSD。杂质 1 的 LOD 为 0.5 μg/mL,LOQ 为 2.0 μg/mL;杂质 2 的 LOD 为 0.07 μg/mL,LOQ 为 0.2 μg/mL,测定两种杂质的 RSD 均小于 2%。

3. 线性与范围

配制 9 个浓度标准系列,分别建立两种杂质的标准曲线,范围从定量限到规定最大限度的 120%(比如杂质 1 的范围为 2.0~60.0 μg/mL,杂质 2 的范围为 0.2~30.0 μg/mL)。绘制浓度与峰面积的关系曲线,得到线性方程和相关系数。杂质 1 和杂质 2 的标准曲线的相关系数(r^2)均大于 0.99。线性回归结果有必要进行统计学分析,以验证不存在非典型样本。

4. 准确度与精密度

通过向替格瑞洛标准溶液中加入已知量的杂质标准品来评估方法的准确度。替格瑞洛浓度保持在 45.0 μg/mL(100% 测试浓度),杂质浓度按 3 个水平进行调整,分别为杂质 1 的 2.0、20.0 和 60.0 μg/mL 和杂质 2 的 0.2、10.0 和 30.0 μg/mL。重复测定 3 次,以平均测得浓度与理论浓度之比的百分数表示方法的准确度。

以重复性和中间精密度来考察方法的精密度。在同一天与连续 3 天分别测定 6 份含有 100% 测试浓度的杂质 1(20.0 μg/mL)和杂质 2(10.0 μg/mL)的标准溶液,每个样品重复检测 3 次,分别计算同一天测定和连续 3 天测定所得峰面积的 RSD 值。精密度和准确度测定结果见表 1-4-8。

表 1-4-8 HPLC 测定替格瑞洛中合成杂质的重复性、中间精密度和准确度测定结果

		杂质 1			杂质 2		
		第 1 天	第 2 天	第 3 天	第 1 天	第 2 天	第 3 天
精密度	重复性(μg/mL)	18.93	19.37	20.93	9.1	8.85	8.96
	相对标准偏差(%)	4.9	0.71	2.83	1.09	0.25	0.62
	中间精密度(mg/mL)		19.74			8.97	
	相对标准偏差(%)		5.41			1.35	
		低浓度	中浓度	高浓度	低浓度	中浓度	高浓度
准确度	理论浓度(μg/mL)	2.08	20.08	61.2	0.2	10.16	30.48
	测得浓度(μg/mL)	2.09	20.09	62.56	0.21	8.94	31.09
	回收率(%)	100.48	100.05	102.22	105.00	87.99	102.00

5. 耐用性

为了说明方法的耐用性,可以改变色谱条件,如改变流动相流速、流动相中有机溶剂比例、流动相的 pH 等,进样分析,以验证主要色谱参数对杂质分析的影响。以保留时间、替格瑞洛峰与杂质峰的分离度、理论板数和不对称度的测定结果评价各因素对方法的影响,计算结果的相对标准偏差。

此外,为阐明在替格瑞洛保质期内可能产生的降解产物,对其光解产物进行研究也是十分必要的。可采用质谱法对替格瑞洛暴露在短波紫外光(254 nm)所产生的光降解产物进行鉴定,发现替格瑞洛会产生一个 m/z 为 371 的主要产物,一个 m/z 为 341 的新降解产物(结构见图 1-4-11)。

(王海钠)

数字课程学习

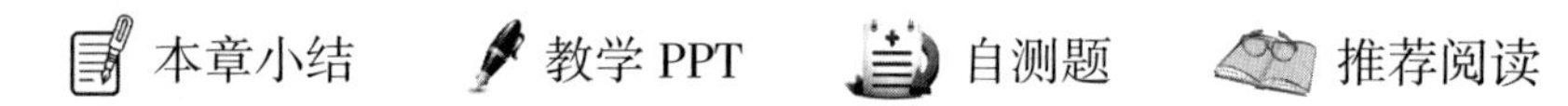

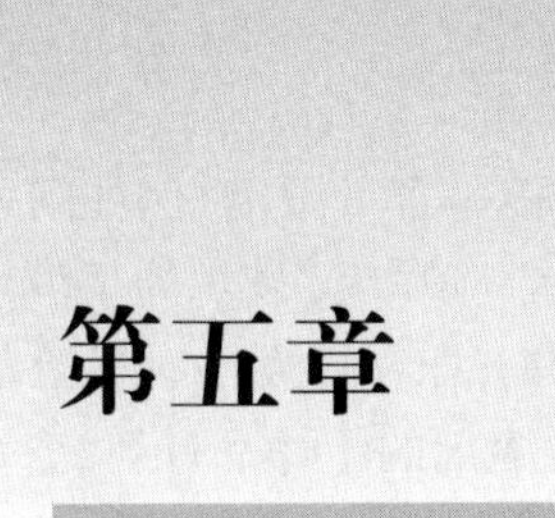

第五章

药物含量测定

1. 掌握药典对药物及其制剂的含量限度的规定和表示方法。

2. 掌握容量分析的特点,常用滴定剂、相应的基准物质和指示剂,含量计算方法,各类滴定反应的原理与应用。

3. 掌握 HPLC 和 GC 测定药物含量的原理、特点、系统适用性试验、计算方法和应用范围。熟悉常用 HPLC、GC 色谱柱、检测器、色谱条件的选择,HPLC 流动相和 GC 进样方式。

4. 掌握紫外 - 可见分光光度法测定药物含量的原理、特点、计算方法与应用。熟悉紫外 - 可见分光光度仪的检定方法;熟悉荧光分光光度法和原子吸收分光光度法测定药物含量的原理、计算与应用。

5. 掌握药物含量测定分析方法的验证实验。

第一节 概　　述

药物的含量是评价药物质量的主要指标之一。药物的含量测定就是运用化学、物理化学或生物化学的方法和技术,测定药物中主要有效成分的含量。凡是能用理化方法测定药物含量的,称“含量测定(assay)”;凡是只能以生物学方法(包括生物检定和微生物检定)或酶学方法测定药物效价的,称“效价测定(assay of potency)”。

药物的含量测定方法要求准确、简便,测定结果要有良好的重复性和重现性。对于化学原料药含量测定方法的选择应强调测定结果的精密度,而对于制剂的含量测定则偏重于方法的选择性。这是因为化学原料药的纯度较高,含量限度要求严格,若方法的精密度较差,就无法以含量测定结果去评价药品质量的优劣;而制剂的含量限度一般要求较宽,但其成分复杂,辅料或制剂中其他共存成分可能干扰测定,故须选择专属性强的方法才能消除这些干扰,准确评价制剂的质量。

药物的含量限度表示方法通常有以下几种形式:

原料药以百分含量表示,一般应换算成干燥品的含量,根据检查项下规定的“干燥失重”或“水分”,分别写成“按干燥品计算”(例如地塞米松磷酸钠:按干燥品计算,含 $C_{22}H_{28}FNaO_8P$ 应为 97.0%~102.0%)或“按无水物计算”(例如硫酸庆大霉素:本品按无水物计算,1 mg 的效价不得少于590庆大霉素单位);若无“干燥失重”等检查项目,则直接写含量限度(例如阿司匹林:含$C_9H_8O_4$不得少于99.5%)。对于少数规定“炽灼失重”的无机药品,应写成“按炽灼至恒重后计算”(例如氧化锌:本品按炽灼至恒重后计算,含ZnO不得少于99.0%);如含挥发性有机溶剂(未包括在干燥失重内),也应写明扣除溶剂后计算(例如秋水仙碱:按无溶剂的干燥品计算,含$C_{22}H_{25}NO_6$应为97.0%~103.0%);少数不稳定药物则以另一种组成形式计算含量(例如氢氧化铝:本品含氢氧化铝按Al_2O_3计算,不得少于48.0%)。

制剂的含量限度范围,系根据主药含量的多少、测定方法、生产过程和贮存期间可能产生的偏差或变化而制定的,生产中应按标示量100%投料。如已知某一成分在生产或贮存期间含量会降低,生产时可适当增加投料量,以保证在有效期(或使用期限)内含量符合规定。制剂的含量限度多数按标示量计算[例如,本品含盐酸普萘洛尔($C_{16}H_{21}NO_2 \cdot HCl$)应为标示量的93.0%~107.0%];当制剂标准中列有处方或未列“规格”时,以百分浓度计算或以每一单元制品中含有量范围计算[例如复方碘溶液:含碘(I)应为4.5%~5.5%,含碘化钾(KI)应为9.5%~10.5%;复方磺胺甲噁唑片:每片含磺胺甲噁唑($C_{10}H_{11}N_3O_3S$)应为0.360~0.440 g,含甲氧苄啶($C_{14}H_{18}N_4O_3$)应为72.0~88.0 mg];粉针剂按“装量差异”项下的平均装量计算[例如注射用异烟肼:按平均装量计算,含异烟肼($C_6H_7N_3O$)应为标示量的95.0%~105.0%],少数检查“含量均匀度”的,则按平均含量计算;部分抗生素粉针还定有纯度要求[例如注射用头孢呋辛钠:含头孢呋辛($C_{16}H_{16}N_4O_8S$),按无水物计算,不得少于86.0%;按平均装量计算,应为标示量的90.0%~110.0%];另外,气雾剂有药液浓度的规定[例如盐酸异丙肾上腺素气雾剂:含盐酸异丙肾上腺素($C_{11}H_{17}NO_3 \cdot HCl$)应为标示量的90.0%~120.0%。盐酸异丙肾上腺素在药液中的浓度应为0.200%~0.325%]。

根据药物的理化性质,选择合适的方法进行分析。常用的含量测定方法包括化学法、仪器分析法和生物学法。

第二节 容量分析法

容量分析也称滴定分析,是经典的分析方法,由于其具有耐用性好、经济、精密度高等优点,一直以来被广泛应用,其主要的不足就是取样量较大和专属性较差,因此容量分析法多用于原料药的含量测定。容量分析使用的主要仪器是滴定管、移液管、量瓶等玻璃仪器。这些玻璃仪器的体积精度均有一定的误差范围要求,显然,容量越大,相对误差越小。为符合容量分析测定误差要求,有时需要校正容量仪器。通常采用重复称重容量仪器按标示体积量入或放出水的质量,并将称得的水的质量除以实验温度时1 mL水的质量,即为该容量仪器标示刻度的真实体积。

根据被测物与滴定液的作用形式,容量分析法可分为直接滴定法和间接滴定法,后者又可分为剩余滴定法和置换滴定法。直接滴定法和置换滴定法可以根据滴定液消耗的体积(V)、滴定液的物质的量浓度(c)和被测物的滴定度(T)计算出被测物的量。而剩余滴定法中需要两种滴定液,第一滴定液与被测物作用,剩余的滴定液用第二滴定液回滴,通常采用空白试验加以校正,由回滴的空白试验与样品消耗的滴定液的体积差(V_0-V)、滴定液的物质的量浓度和被测物的滴定度计算出被测物的量。

直接滴定法:

$$\frac{V \times F \times T}{m} \times 100\% = \text{样品百分数} \tag{1-5-1}$$

剩余滴定法：
$$\frac{(V_0-V)\times F\times T}{m}\times 100\%=\text{样品百分数} \tag{1-5-2}$$

式中，m 为样品取用量（mg）；F 为滴定液的浓度校正因子，$F=\frac{c_{\text{实际}}}{c_{\text{理论}}}$。滴定液的实际浓度需经基准物质（standard substance）标定。容量分析中常用滴定液与相应的基准物质见表 1-5-1。

表 1-5-1　常用滴定剂与相应的基准物质

反应类型	滴　定　剂	基准物质	指　示　剂
酸碱滴定	氢氧化钠滴定液	邻苯二甲酸氢钾	酚酞
酸碱滴定	盐酸 / 硫酸滴定液	无水碳酸钠	甲基红 - 溴甲酚绿
非水酸碱滴定	高氯酸 - 冰醋酸滴定液	邻苯二甲酸氢钾	甲紫
碘 / 溴量法	硫代硫酸钠滴定液	重铬酸钾	淀粉
络合滴定	乙二胺四醋酸二钠滴定液	氧化锌	铬黑 T
亚硝酸钠法	亚硝酸钠滴定液	对氨基苯磺酸	永停法
银量法	硝酸银滴定液	氯化钠	荧光黄

根据基准物质取用量和滴定度、滴定剂的消耗体积，按下式计算滴定剂的物质的量浓度（c）或浓度校正因子（F）：

$$c\,(\text{mol/L})=\frac{m\times 1\,000\times c_{\text{规定}}}{T\times V} \tag{1-5-3}$$

$$F=\frac{m\times 1\,000}{T\times V} \tag{1-5-4}$$

滴定度（titer，T）是指与 1 mL 规定（理论）浓度的标准溶液相当的被测物的质量（mg）。$T=(M_{\text{被测物}}/n)\times c_{\text{标准液(理论)}}$，式中 n 为与 1 mol 被测物相当的标准液物质的量。

以上为原料药的含量计算；若为制剂，则需根据含量限度要求、制剂规格、平均单剂质量，计算每个单元制品中的含有量或相当于标示量的百分含量。

$$\text{每单元制品中的含有量}=\frac{V\times F\times T}{m}\times\text{平均单剂质量}$$

$$\text{相当于标示量的百分含量}=\frac{V\times F\times T}{m}\times\frac{\text{平均单剂质量}}{\text{标示量}}\times 100\%$$

对于固体制剂，式中“平均单剂质量”即为平均片重、平均粒重、平均袋重等，而液体制剂则为每瓶（支）的标示装量体积。“标示量”即制剂的规格量、生产时的处方量。

一、酸碱滴定法

酸碱滴定法（acid-base titration）是以质子转移反应为基础的滴定分析方法，包括强酸强碱的滴定、一元弱酸弱碱的滴定和多元酸碱的滴定。在药物分析中，由于多数药物为弱酸弱碱或其盐类，故最常见的是应用强酸强碱滴定弱碱弱酸，常用的滴定剂有盐酸、硫酸、氢氧化钠等。根据药物的酸碱性、溶解度、稳定性等性质，选用水或中性乙醇为溶剂，如枸橼酸（以水为溶剂），阿司匹林、丙磺舒、水杨酸、布洛芬、苯甲酸等（以中性乙醇为溶剂），以酚酞为指示剂，用氢氧化钠滴定剂直接滴定；一些弱酸弱碱性药物也可在水/与水混溶的有机溶剂中用氢氧化钠滴定剂直接滴定，如巴比妥类药物、二氟尼柳、盐酸利多卡因等。在该混合溶剂中，有机溶剂不仅增加了药物的溶解度、稳定性，同时可增加滴定突跃范围（图1-5-1表明了不同比例甲醇-水为溶剂对盐酸利多卡因的滴定突跃影响）。对于有机酸的碱金属盐通常采用水-乙醚双相溶剂中用盐酸滴定剂滴定，如苯甲酸钠的含量测定。对于酯结构的药物，可采用加碱水解后用酸回滴的剩余滴定法，如氯贝丁酯、阿司匹林片的含量测定（参见各论第一章）。

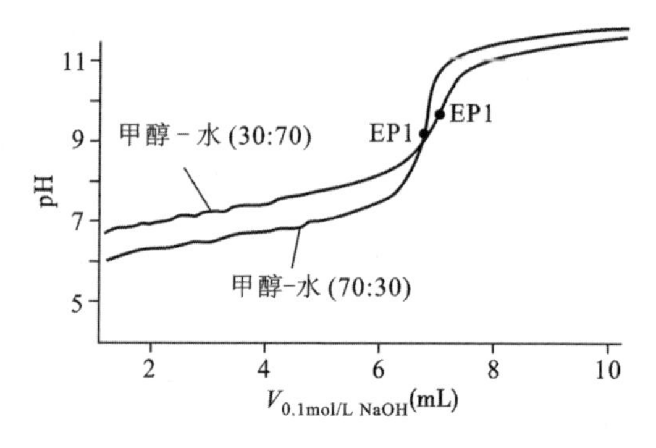

图 1-5-1 盐酸利多卡因的电位滴定曲线
（以50 mL不同比例的甲醇-水为溶剂）

此外，一些药物与某一滴定剂作用，置换出相应的酸或碱，可用酸碱置换滴定法，如茶碱缓释片的含量测定；药典附录中脂肪及脂肪油的酸值、皂化值、羟值的测定，分别采用直接、剩余和置换法测定。现分述如下：

例1 茶碱缓释片的含量测定 取本品20片，精密称定，研细并精密称取适量（约相当于无水茶碱0.3 g），放入研钵中，加热水50 mL分次研磨，并定量移入锥形瓶中，待冷却之后，加硝酸银滴定液（0.1 mol/L）25 mL、茜素磺酸钠指示剂8滴，混匀，迅速用氢氧化钠滴定液（0.1 mol/L）滴定至溶液显微红色。每1 mL氢氧化钠滴定液（0.1 mol/L）相当于18.02 mg $C_7H_8N_4O_2$。

（茶碱）$\xrightarrow{AgNO_3}$（茶碱银盐）$+HNO_3$

$$HNO_3+NaOH \longrightarrow NaNO_3+H_2O$$

例2 脂肪及脂肪油的酸值测定 酸值系指中和脂肪、脂肪油或其他类似物质1 g中含有的游离脂肪酸所消耗氢氧化钾的质量（mg），但在测定时可采用氢氧化钠滴定液（0.1 mol/L）进行滴定。按表1-5-2规定的质量，取供试品适量，精密称定，放入250 mL锥形瓶中，加乙醇-乙醚（1∶1）混合液［临用前加酚酞指示液1.0 mL，用氢氧化钠滴定液（0.1 mol/L）调至微显粉红色］50 mL，振摇使完全溶解，用氢氧化钠滴定液（0.1 mol/L）滴定，至粉红色持续30 s不褪。以消耗氢氧化钠滴定液（0.1 mol/L）的容积（mL）为V_A，供试品的质量（g）为m，按下式计算酸值：

$$供试品的酸值=\frac{V_A\times 5.61}{m}$$

表 1-5-2 酸值与取样量

酸值	0.5	1	10	50	100	200	300
称重（g）	10	5	4	2	1	0.5	0.4

例3 脂肪及脂肪油的皂化值测定

例 4　脂肪及脂肪油的羟值测定

二、非水溶液滴定法

非水溶液滴定法（nonaqueous titration）是容量分析中应用最为广泛的一种方法，在药典采用的分析方法中，其应用的频率仅次于 HPLC 和紫外–可见分光光度法。本法是在非水溶剂中进行滴定的方法，主要用于测定有机碱及其氢卤酸盐、磷酸盐、硫酸盐或有机酸盐，以及有机酸碱金属盐类药物的含量，也用于测定某些有机弱酸的含量，在原料药的含量测定中广为应用。

药典收载了两种方法，第一法为测定有机弱碱及其盐类，第二法为测定有机弱酸及其盐类。常用的非水溶剂种类见表 1–5–3。常用指示剂有：甲紫、喹哪啶红、百里酚蓝和偶氮紫等。

表 1–5–3　常用非水溶剂种类

溶剂种类	最常用溶剂	特性
酸性溶剂	冰醋酸、乙酸酐、甲酸	可增强有机弱碱的相对碱度
碱性溶剂	乙二胺、乙醇胺、二甲基甲酰胺	可增强有机弱酸的相对酸度
两性溶剂	甲醇、乙醇	兼有酸碱两性，用做不太弱的酸碱物质的介质
惰性溶剂	苯、三氯甲烷、二氧六环	无酸碱性，常与上述溶剂混合使用，增加滴定突跃和样品的溶解性

1. 第一法

除另有规定外，取供试品适量，精密称定[约消耗高氯酸滴定液（0.1 mol/L）8 mL]，加冰醋酸 10~30 mL 使溶解，加各药品项下规定的指示液 1~2 滴，用高氯酸滴定液（0.1 mol/L）滴定。终点颜色应以电位滴定时的突跃点为准，并将滴定的结果用空白试验校正。

非水滴定受温度、水分、溶剂的选择、指示终点方法以及被测物酸根等因素影响，必须加以注意：

（1）若滴定供试品与标定高氯酸滴定液时的温度差超过 10℃，则应重新标定；若未超过 10℃，则可根据下式将高氯酸滴定液的浓度加以校正。

$$c_1=\frac{c_0}{1+0.001\,1\,(t_1-t_0)} \qquad (1\text{–}5\text{–}5)$$

式中，0.001 1 为冰醋酸的膨胀系数，t_0 为标定高氯酸滴定液时的温度，t_1 为滴定供试品时的温度，c_0 为 t_0 时高氯酸滴定液的浓度，c_1 为 t_1 时高氯酸滴定液的浓度。

（2）反应体系中不应有水分，因为水既是质子的受体，又是质子的供体，可与弱酸弱碱发生竞争，影响终点判断。因此应采取适当措施，除去滴定剂、溶剂、仪器中的水分。

$$\begin{array}{ccccccc} & H_2O & & & H_2O & & \\ & + & & & + & & \\ RHN_2 + & H^+ & \rightleftharpoons & RNH_3^+ \rightleftharpoons ROH + & B & \rightleftharpoons & RO^- + BH^+ \\ & \Updownarrow & & & \Updownarrow & & \\ & H_3O^+ & & & OH^- & & \\ & & & & + & & \\ & & & & BH^+ & & \end{array}$$

（3）本法主要用于 $K_b<10^{-8}$ 的有机碱盐，对于不同碱性的杂环类药物只有选择合适的溶剂和指示终点方法才能获得满意的滴定结果。表 1–5–4 为弱碱性药物的 K_b 与可选溶剂。此外，在冰

醋酸中加入不同量甲酸也能增大突跃范围。在常用的指示剂中,甲紫为多元弱碱,在不同 pH 中显示不同的颜色变化,在滴定不同强度的碱性药物时终点颜色不同,滴定碱性较强的药物时,终点颜色以蓝色或蓝绿色为主;滴定碱性较弱的药物时,一般以绿色为终点;滴定更弱的碱性药物时,终点颜色为黄色。在确定指示剂的终点颜色变化时应以电位法为对照。

表 1-5-4 药物的 K_b 与溶剂选择

杂环类药物 K_b	10^{-10}~10^{-8}	10^{-12}~10^{-10}	$<10^{-12}$
合适的溶剂	冰醋酸	冰醋酸 – 乙酸酐	乙酸酐

(4) 弱碱性药物大多以盐的形式存在,当在非水溶剂中用高氯酸滴定时,实质是一个强酸置换出弱酸的过程:$BH^+·A^-+HClO_4 \rightleftharpoons BH^+·ClO_4^-+HA$(式中 $BH^+·A^-$ 代表生物碱盐类,HA 代表被置换出的弱酸)。由于被置换出的 HA 性质各不相同,必须注意各种酸根对测定的影响。各种 HA 在醋酸中的酸性强弱顺序为:$HClO_4>HBr>H_2SO_4>HCl>HSO^-_4>HNO_3>H_3PO_4$。

碱性药物的氢卤酸(HCl、HBr)盐,由于该类酸在冰醋酸中显强酸性,影响终点判断,应加入 3~5 mL 的醋酸汞试液,使之生成难解离的卤化汞而消除干扰:$2BH^+·X^-+Hg(AC)_2 \longrightarrow 2BH^+·AC^-+HgX_2\downarrow$,然后再用高氯酸滴定液滴定。醋酸汞的加入量以其理论量的 1~3 倍为宜,若加入量不足,则会使结果偏低。由于醋酸汞的毒性和对环境有污染,需要研究有效的替代新方法,如电位滴定法、HPLC 等,以解决环保问题。

碱性药物的硝酸盐,因硝酸可氧化指示剂,使其褪色,终点难观察,故应以电位法指示终点为宜。

碱性药物的硫酸盐,因弱碱性药物与硫酸成盐时一般为 2 分子碱性药物与 1 分子硫酸成盐,且硫酸的二级电离作用弱,因此用高氯酸滴定时可滴定至硫酸氢盐:$(BH^+)_2·SO_4^{2-}+HClO_4 \rightleftharpoons BH^+·ClO_4^-+BH^+·HSO_4^-$。

碱性药物的磷酸盐或有机酸盐,因它们的酸性弱,不影响终点判断,可直接滴定。

胺类药物中的盐酸利多卡因、重酒石酸去甲肾上腺素、盐酸克仑特罗、硫酸沙丁胺醇等,含氮杂环类药物氢溴酸东莨菪碱、硫酸奎宁、硝酸毛果芸香碱、马来酸氯苯那敏等,维生素类药物维生素 B_1 等,均采用非水滴定法测定含量。

例 5 **硝酸毛果芸香碱的含量测定** 取本品约 0.2 g,精密称定,加冰醋酸 30 mL,微热使其溶解,待冷却后,照电位滴定法,再用高氯酸滴定液(0.1 mol/L)滴定,并将滴定的结果用空白试验校正。每 1 mL 高氯酸滴定液(0.1 mol/L)相当于 27.13 mg 的 $C_{11}H_{16}N_2O_2·HNO_3$。

2. 第二法

除另有规定外,取供试品适量,精密称定[约消耗碱滴定液(0.1 mol/L)8 mL],加各品种项下规定的溶剂使之溶解,再加规定的指示液 1~2 滴,用规定的碱滴定液(0.1 mol/L)滴定。终点颜色应以电位滴定时的突跃点为准,并将滴定的结果用空白试验校正。

该法中常用的碱滴定剂为甲醇钠滴定液、甲醇锂滴定液等。在滴定过程中应注意防止溶剂和碱滴定剂吸收大气中的二氧化碳和水蒸气,以及滴定液中溶剂的挥发。药典采用第二法测定异维 A 酸、苄氟噻嗪、环吡酮等含量。

例 6 **苄氟噻嗪的含量测定** 取本品约 0.2 g,精密称定,加 *N*,*N*– 二甲基甲酰胺 40 mL 溶解后,加偶氮紫指示液 3 滴,在氮气流中,用甲醇钠滴定剂(0.1 mol/L)滴定至溶液恰显蓝色剂,并将滴定结果用空白试验校正。每毫升甲醇钠滴定液(0.1 mol/L)相当于 21.07 mg 的苄氟噻嗪($C_{15}H_{14}F_3N_3O_4S_2$)。

在药物分析中，直接银量法还用于巴比妥类药物的含量测定，如苯巴比妥、异戊巴比妥及其制剂的含量测定。在碳酸钠溶液中，巴比妥类药物与 $AgNO_3$ 作用生成可溶性一银盐，用电位法指示终点。

三、碘量法和溴量法

1. 碘量法

碘量法（iodometric titration）是以碘为氧化剂或以碘化物为还原剂进行滴定的方法。根据滴定方式不同，分为直接滴定、剩余滴定和置换滴定。直接滴定法用于测定具有较强还原性的药物，反应只能在酸性、中性或弱碱性溶液中进行，一般于滴定前加入淀粉指示剂，用碘滴定液直接滴定至蓝色出现，但也有不加淀粉指示剂，直接以过量 1 滴碘的微黄色指示终点的，如乙酰半胱氨酸的含量测定。

例 7　乙酰半胱氨酸的含量测定　取本品约 0.3 g，精密称定，加水 30 mL，溶解，用碘滴定液（0.05 mol/L）滴定至溶液显持续的微黄色。1 mL 碘滴定液（0.05 mol/L）相当于 16.32 mg 的 $C_6H_9NO_3S$。乙酰半胱氨酸结构中巯基具有强还原性，2 mol 乙酰半胱氨酸与 1 mol 碘相当，乙酰半胱氨酸（$C_6H_9NO_3S$）的相对分子质量为 163.20，故滴定度 $T=163.20\times0.05\times2=16.32$（mg）。

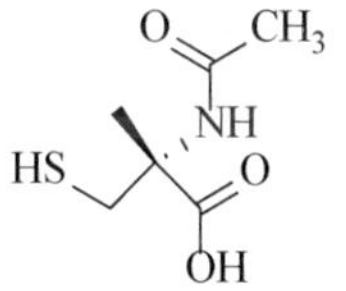

置换滴定法主要用于强氧化剂的测定，在供试品溶液中加入碘化钾，氧化剂将碘化钾氧化成碘，再用硫代硫酸钠滴定液滴定置换出的碘，滴定近终点时加入淀粉指示剂，继续滴定至蓝色消失。如药典采用该法标定硫代硫酸钠。

例 8　硫代硫酸钠的标定　取在 120℃干燥至恒重的基准重铬酸钾 0.15 g，精密称定，置碘量瓶中，加水 50 mL 使溶解，加碘化钾 2.0 g，轻轻振摇使溶解，加稀硫酸（5.7 → 100）40 mL，摇匀，密封放于暗处，放置 10 min 后，加水 250 mL 稀释，用本液滴定至近终点时，加淀粉指示液（称取可溶性淀粉 0.5 g，加水 5 mL 搅匀后，缓缓倾入 100 mL 沸水中，边加边搅拌，继续煮沸 2 min，冷却，倾取上层清液。需要临用配制 3 mL，继续滴定至蓝色消失而显亮绿色，并将滴定的结果用空白试验校正。1 mL 硫代硫酸钠滴定液（0.1 mol/L）相当于 4.903 mg 的重铬酸钾。根据本液的消耗量与重铬酸钾的取用量，算出本液的浓度，即得。

$$Cr_2O_7^{2-} + 6I^- + 14H_2SO_4 \rightarrow 2Cr^{3+} + 7H_2O + 3I_2$$

$$I_2 + 2S_2O_3^{2-} \rightleftharpoons 2I^- + S_4O_6^{2-}$$

硫代硫酸钠滴定液（0.1 mol/L）的浓度校正因子

$$F = \frac{m \times 1\,000}{4.903 \times (V - V_0)}$$

剩余滴定法是在供试液中先加入定量、过量的碘滴定液，待碘与被测物反应完全后，再用硫代硫酸钠滴定液滴定剩余的碘，同时做空白试验，空白试验与供试液消耗的硫代硫酸钠滴定液的体积差即为被测物消耗的碘滴定液。淀粉指示剂也应于滴定至近终点时加入。如利巴韦林葡萄糖注射液中葡萄糖的含量测定、安钠咖注射液中咖啡因的含量测定。

例 9 利巴韦林葡萄糖注射液中葡萄糖的含量测定 精密量取本品 2 mL(约相当于葡萄糖 0.1 g),置于锥形瓶中,精密加碘滴定液(0.05 mol/L) 25 mL,滴加氢氧化钠滴定液(0.1 mol/ L) 40 mL(需边振摇边滴加),放于暗处 30 min,再加入稀硫酸 4 mL,用硫代硫酸钠滴定液(0.1 mol/L)滴定,加淀粉指示液 2 mL(近终点时),滴定至蓝色消失,并将滴定结果用空白试验校正。1 mL 碘滴定液(0.05 mol/L)相当于 9.909 mg 的 $C_6H_{12}O_6 \cdot H_2O$。

葡萄糖分子中的醛基有还原性,能在碱性条件下被碘氧化成羧基:

$$I_2+2NaOH \rightleftharpoons NaIO+NaI+H_2O$$

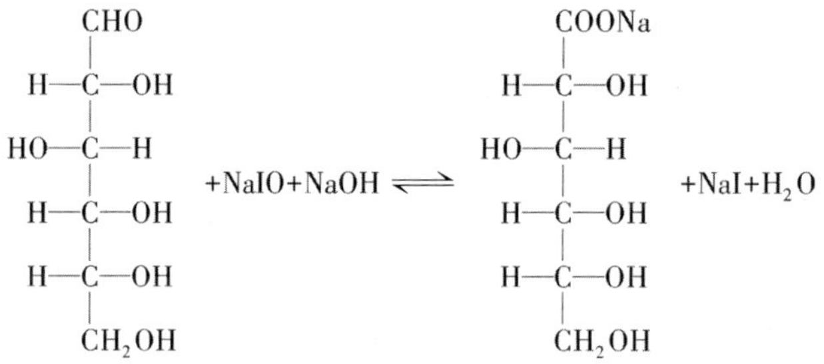

$$\begin{array}{c}CHO\\|\\H-C-OH\\|\\HO-C-H\\|\\H-C-OH\\|\\H-C-OH\\|\\CH_2OH\end{array} +NaIO+NaOH \rightleftharpoons \begin{array}{c}COONa\\|\\H-C-OH\\|\\HO-C-H\\|\\H-C-OH\\|\\H-C-OH\\|\\CH_2OH\end{array} +NaI+H_2O$$

以上滴定中,1 mol 的 I_2 相当于 1 mol 的 NaIO,1 mol 的 NaIO 相当于 1 mol 葡萄糖,葡萄糖的相对分子质量($C_6H_{12}O_6 \cdot H_2O$)为 198.17,所以 1 mL 碘滴定液(0.05 mol/L)相当于 9.909 mg 的 $C_6H_{12}O_6 \cdot H_2O$。本品为利巴韦林和葡萄糖的灭菌水溶液,含葡萄糖($C_6H_{12}O_6 \cdot H_2O$)应为标示量的 95.0%~105.0%。供试品中葡萄糖含量按标示量计为:

$$含量=\frac{(V_0-V)\times T\times F}{2\times 1\,000\times 标示量}\times 100\%$$

例 10 安钠咖注射液中咖啡因的含量测定 精密量取本品 5 mL,置 50 mL 量瓶中,加水稀释至刻度,摇匀。精密量取 10 mL,置 100 mL 量瓶中,加水 20 mL 与稀硫酸 10 mL,再精密加碘滴定液(0.05 mol/L) 50 mL,加水稀释至刻度,摇匀,在暗处静置 15 min,用干燥滤纸滤过,精密量取续滤液 50 mL,用硫代硫酸钠滴定液(0.1 mol/L)滴定,加淀粉指示液 2 mL(至近终点时),继续滴定至蓝色消失,并将滴定结果用空白试验校正。1 mL 碘滴定液(0.05 mol/L)相当于 4.855 mg 的 $C_8H_{10}N_4O_2$。

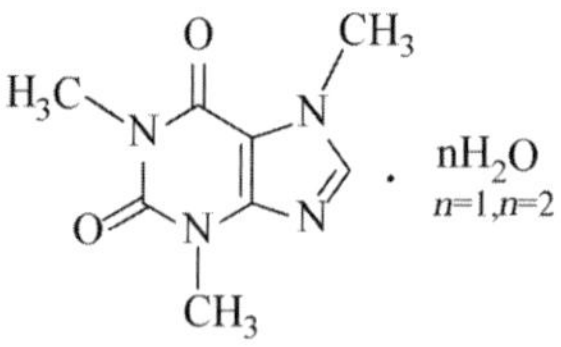

$\cdot\ nH_2O$ $n=1, n=2$

咖啡因为生物碱类药物,所以其碱性很弱,但其在酸性条件下可与碘定量生成复盐沉淀($C_8H_{10}N_4O_2 \cdot HI \cdot I_4$),故可采用剩余碘量法测定含量。1 mol 咖啡因($MC_8H_{10}N_4O_2 \cdot H_2O$=212.21)与 2 mol 碘相当,其滴定度 $T=M/2\times 0.05=5.305$(mg)。本品按无水咖啡因计应为标示量的 93.0%~107.0%。

$$含量=\frac{(V_0-V)\times T\times F}{\dfrac{5\times 10\times 50}{50\times 100}\times 10^3\times 标示量}\times 100\%$$

2. 溴量法

溴量法(bromine titration),由于溴滴定液易挥发和浓度不稳定而难于操作,通常采用剩余滴定法,利用溴酸钾和溴化钾在酸性溶液中能立即反应生成溴的性质,配制一定比例的溴酸钾和溴化钾的混合溶液代替溴液(溴滴定液每次临用前均应标定浓度,并且室温在 25℃以上时,应将其降温至约 20℃)。滴定时将过量、定量的该混合液加到含被测物的酸性溶液中,溴酸钾和溴化钾立即反应生成溴,与被测物作用,再向溶液中加入过量的碘化钾,与剩余的溴作用,置换出化学计量的碘,用硫代硫酸钠滴定,同时做空白试验。根据空白与供试液消耗的硫代硫酸钠的体积差计算被测物含量。因此,溴量法的实质是一种利用溴的化学反应和置换碘量法相结合的滴定方法。

溴量法主要用于能与溴发生加成反应(如司可巴比妥钠)、取代反应(如盐酸去氧肾上腺素)或氧化反应(如盐酸肼屈嗪)的一些药物。

例 11 盐酸去氧肾上腺素的含量测定

四、亚硝酸钠法

以亚硝酸钠(nitrite titration)为滴定剂,在盐酸性条件下测定具有芳伯氨基或潜在芳伯氨基的药物含量,采用永停法指示终点。永停法为电流滴定法,根据电流变化曲线可分为三种类型:①滴定剂为可逆电对,被测物为不可逆电对。②滴定剂为不可逆电对,被测物为可逆电对。③滴定剂和被测物均为可逆电对。

亚硝酸钠法属于第①种类型。终点前溶液中无可逆电对存在,故检流计指针处在零电流位置。终点时,过量 1 滴的亚硝酸钠滴定剂在两电极上发生电解反应而产生电流,使检流计指针突然偏转不再回到零位而指示终点。

阳极 $NO+H_2O \longrightarrow HNO_2+H^++e^-$

阴极 $HNO_2+H^++e^- \longrightarrow NO+H_2O$

例 12 **亚硝酸钠的标定** 取在 120℃干燥至恒重的基准对氨基苯磺酸约 0.5 g,精密称定,加水 30 mL,加浓氨试液 3 mL,溶解后,加盐酸 20 mL,搅匀,在 30℃以下迅速滴定,并将滴定管尖端插入液面下约 2/3 处,随滴随搅拌;至近终点时,将滴定管尖端提出液面,用少量水洗涤,洗液并入溶液中,继续缓慢滴定,用永停滴定法指示终点。1 mL 亚硝酸钠滴定液(0.1 mol/L)相当于 17.32 mg 的对氨基苯磺酸($C_6H_7O_3NS$)。根据本液的消耗量与对氨基苯磺酸的取用量,算出本液浓度,即得。如需用亚硝酸钠滴定液(0.05 mol/L)时,可取亚硝酸钠滴定液(0.1 mol/L)加水稀释而得。必要时需标定浓度。

$$HO_3S-C_6H_4-NH_2+NaNO_2+2HCl \rightleftharpoons \left[HO_3S-C_6H_4-N\equiv N\right]^+Cl^-+NaCl+2H_2O$$

$$CNaNO_2=\frac{mC_6H_7O_3NS\times 1\,000}{(V1-V0)\times MC_6H_7O_3NS}$$

例 13 **注射用盐酸普鲁卡因的含量测定** 取适量本品(约相当于盐酸普鲁卡因 0.6 g),精密称量,照永停滴定法,用亚硝酸钠滴定液(0.1 mol/L)滴定(温度保持在 15~25℃)。1 mL 亚硝酸钠滴定液

(0.1 mol/L)相当于 27.28 mg 的 $C_{13}H_{20}N_2O_2·HCl$。

本品为盐酸普鲁卡因的无菌粉末，按平均装量计算，含盐酸普鲁卡因($C_{13}H_{20}N_2O_2·HCl$)应为标示量的 95.0%~105.0%。

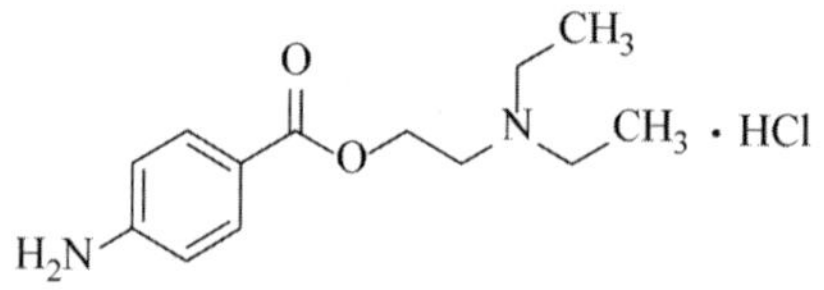

永停滴定法：取供试品适量，精密称定，置烧杯中，加水 40 mL，加盐酸溶液 15 mL，置电磁搅拌器上，搅拌使溶解，再加溴化钾 2 g，插入铂 – 铂电极，将滴定管的尖端插入液面下约 2/3 处，用亚硝酸钠滴定液(0.1 mol/L 或 0. 05 mol/L)迅速滴定，随滴随搅拌，至近终点时，将滴定管的尖端提出液面，用少量水淋洗，洗液并入溶液中，继续缓慢滴定，至电流计指针突然偏转，并不再回复，即为滴定终点。

例 14　磺胺嘧啶钠注射液的含量测定　精密量取本品适量(约相当于磺胺嘧啶钠 0.6 g)，按照永停滴定法，用亚硝酸钠滴定液(0.1 mol/L)滴定。1 mL 亚硝酸钠滴定液(0.1 mol/L)相当于 27.23 mg 的 $C_{10}H_9N_4NaO_2S$。本品为磺胺嘧啶钠的灭菌水溶液，含磺胺嘧啶钠($C_{10}H_9N_4NaO_2S$)应为标示量的 95.0%~105.0%。

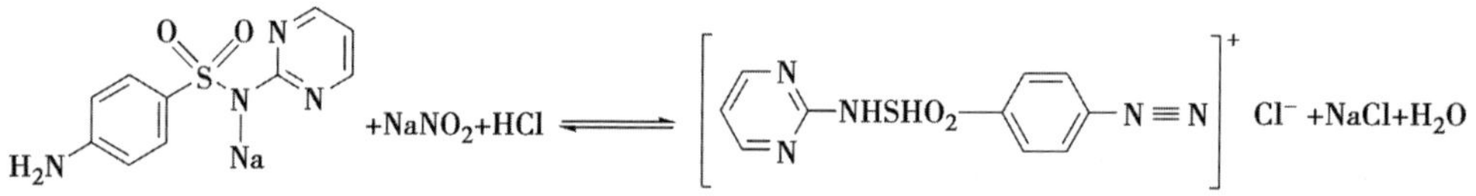

五、络合滴定法

络合滴定法(complexometric titration)又称配位滴定法，是以络合反应为基础的滴定分析方法，主要用于金属盐的测定。滴定剂乙二胺四醋酸二钠(Na_2EDTA)与各种金属(碱金属如钠、钾除外)在合适的 pH 条件下形成 1∶1 的稳定络合物：

$$M^{n+}+Na_2EDTA \longrightarrow (MEDTA)^{n-4}+2H^+$$

影响络合滴定的因素主要有：络合物形成平衡常数和络合物形成速率，前者主要受溶液 pH 影响。为使滴定反应进行完全，平衡常数必须足够大，因此需要用缓冲液控制溶液 pH，不同的金属离子测定时有不同的pH要求。例如，碱土金属钙、镁离子在低pH下形成的络合物是不稳定的，通常在pH 10的氯化铵缓冲液中进行滴定反应；而铝盐在pH 6的醋酸铵缓冲液中进行滴定反应。对于络合物形成速率慢的金属可采用剩余滴定法，如铝的测定，加过量定量的 EDTA 滴定液与铝盐反应，经煮沸 10 min 后用锌滴定液回滴剩余的 EDTA 滴定液。

络合滴定中所用指示剂称为金属指示剂，本身也是一种络合剂。在滴定条件下，指示剂与少量被测金属离子形成络合物，待滴定终点时，过量 1 滴的 EDTA 滴定液置换出指示剂 – 金属络合物中的指示剂，导致颜色变化。为使指示剂能在化学计量点产生敏锐的颜色变化，对金属指示剂的选择和使用有以下要求：①在实验条件下，游离的指示剂的颜色必须与其成络合状态下(指示剂 – 金属)的颜色有明显的不同，以便于目视观察。②指示剂 – 金属络合物的平衡常数要足够大，但应小于 EDTA-金属络合物的平衡常数约两个数量级;并且指示剂与金属的络合反应必须是快速而可逆的,这样才能在滴定终点时产生敏锐的颜色变化。③金属指示剂一般在不同 pH 条件下有不同的颜色,游离和络合状态下的颜色也不相同。因此,在指示剂的选择上必须考虑反应液的 pH,以及其他共存离子的影响,必要时可加另外的络合剂对干扰离子进行掩蔽。

络合滴定法在药物分析中主要用于含 Mg、Ca、Al、Zn 或 Bi 药物的含量测定。方法的重点在于供试液的 pH 与指示剂的选择。

例 15 复方氢氧化铝片的含量测定

【处方】

	氢氧化铝	245 g
	三硅酸镁	105 g
	颠茄流浸膏	2.6 mL
	制成	1 000 片

【含量限度】 本品每片中含氢氧化铝按氧化铝(Al_2O_3)计算,不得少于 0.177 g;含三硅酸镁按氧化镁(MgO)计算,不得少于 0.020 g。

【含量测定】

氧化铝:取本品 20 片,精密称定,研细,精密称取适量(约相当于 1/4 片),加盐酸 2 mL 与水 50 mL,煮沸,放冷,滤过,残渣用水洗涤;合并滤液与洗液,滴加氨试液至恰析出沉淀,再滴加稀盐酸使沉淀恰溶解,加醋酸-醋酸铵缓冲液(pH 6.0)10 mL,精密加乙二胺四醋酸二钠滴定液(0.05 mol/L)25 mL,煮沸 10 min,放冷,加二甲酚橙指示液 1 mL,用锌滴定液(0.05 mol/L)滴定至溶液由黄色转变为红色,并将滴定的结果用空白试验校正。1 mL 乙二胺四醋酸二钠滴定液(0.05 mol/L)相当于 3.900 mg 的 Al_2O_3。

$$每片含\ Al_2O_3\ 的质量=\frac{(V_{空白}-V_{回滴})\times F_{锌}\times 3.900\times 平均片重}{供试品质量}$$

氧化镁:精密称取上述细粉适量(约相当于 1 片),加盐酸 5 mL 与水 50 mL,加热煮沸,加甲基红指示液 1 滴,滴加氨试液使溶液由红色变为黄色,再继续煮沸 5 min,趁热滤过,滤渣用 2% 氯化铵溶液 30 mL 洗涤,合并滤液与洗液,放冷,加氨试液 10 mL 与三乙醇胺溶液(1→2)5 mL,再加铬黑 T 指示剂少量,用乙二胺四醋酸二钠滴定液(0.05 mol/L)滴定至溶液显纯蓝色。1 mL 乙二胺四醋酸二钠滴定液(0.05 mol/L)相当于 2.015 mg 的 MgO。

$$每片含\ MgO\ 的质量=\frac{V\times F\times 2.015\times 平均片重}{供试品质量}$$

六、卡尔·费歇尔滴定法

卡尔·费歇尔滴定法(Karl Fischer titration)为非水氧化还原滴定反应,采用的滴定液称卡尔·费歇尔试剂,由碘、二氧化硫、吡啶和无水甲醇组成。利用碘氧化二氧化硫时需要一定的水分参加反应:

$$I_2+SO_2+H_2O \rightleftharpoons 2HI+SO_3$$

每消耗 1 mol 碘就需要 1 mol 水参与,因此从消耗的碘量可以测定水分含量。

该反应是可逆的,生成的酸性物质需要用适当的碱性物质中和,卡尔·费歇尔试剂中吡啶的作用就是吸收生成的 HI 和 SO_3,形成氢碘酸吡啶($C_5H_5N\cdot HI$)和硫酸酐吡啶($C_5H_5N\cdot SO_3$),维持溶液 pH 在 4~7 最佳范围(也可用其他合适的碱性物质,如咪唑、二乙醇胺等)。但硫酸酐吡啶不稳定,溶剂无水甲醇(或其他合适的溶剂)可使其转变成稳定的甲基硫酸氢吡啶($C_5H_5N \cdot HSO_4CH_3$)。滴定的总反应为:

$$H_2O+I_2+SO_2+3C_5H_5N+CH_3OH \longrightarrow 2C_5H_5N \cdot HI+C_5H_5N \cdot HSO_4CH_3$$

本法专属性强,准确度高,适用于受热易被破坏的药物的水分测定,如抗生素类药物的水分测定。指示终点的方法有目视法和永停法。

测定方法:精密称取供试品适量(消耗卡尔·费歇尔试剂 1~5 mL),除另有规定外,溶剂为无水甲醇,用水分测定仪直接测定。或将供试品置干燥的具塞玻璃瓶中,加溶剂 2~5 mL,在不断振摇(或搅拌)下用卡尔·费歇尔试剂滴定至溶液由浅黄色变为红棕色,或用永停滴定法指示终点,另做空白试验,按下式计算:

$$供试品中水分含量 = \frac{(V_A - V_B)F}{m} \times 100\% \quad (1-5-6)$$

式中,V_A 为滴定所消耗卡尔·费歇尔试剂的容积(mL),V_B 为空白所消耗卡尔·费歇尔试剂的容积(mL),F 为 1 mL 卡尔·费歇尔试剂相当于水的质量(mg,标定值),m 为供试品的质量(mg)。

如供试品吸湿性比较强,可称取适量供试品置于干燥容器中,密封(可在干燥的隔离箱中操作),精密称定,用干燥的注射器注入适量无水甲醇或其他适宜的溶剂,精密称定其总质量。同时测定溶剂中的水分含量。按照下式计算:

$$供试品中水分含量 = \frac{(W_1 - W_3)c_1 - (W_1 - W_2)c_2}{W_2 - W_3} \times 100\%$$

式中 W_1 为供试品、容器和溶剂的质量(g),W_2 为供试品、容器的质量(g),W_3 为容器的质量(g),c_1 为供试品溶液的水分含量(g/g),c_2 为溶剂的水分含量(g/g)。

对热稳定的供试品,亦可将水分测定仪和市售卡氏干燥炉联用测定水分。即将一定量的供试品在干燥炉或样品瓶中加热,并用干燥气体将蒸发出的水分导入水分测定仪中测定。

注意事项:①1 mL 新配的卡尔·费歇尔试剂约相当于 5 mg 的水,由于试液不稳定,逐渐变质,因此卡尔·费歇尔试剂需在临用前 1 h 内标定。一般 F 值应在 4.0 mg/mL 以上,当 F 值降低到 3.0 mg/mL 以下时,滴定终点不敏锐,不宜再用。②本法测定结果的精确度取决于多种因素,如试剂成分的相对浓度、溶解样品的溶剂性质、操作技术、空气湿度等,尤其是测定系统中的水分。因此必须严格规范操作,所用仪器必须干燥,并能避免空气中水分的侵入,操作宜在干燥处进行,并注意避光,整个操作应迅速,不应在阴雨天或空气湿度太大时进行测定。

第三节 分光光度法

分光光度法是通过测定物质在特定波长处或一定波长范围内的吸光度或发光强度,对该物质进行定性和定量分析的方法。包括紫外 - 可见分光光度法、荧光分光光度法、原子吸收分光光度法和红外分光光度法等。在药物分析中用于含量测定的主要是紫外 - 可见分光光度法、荧光分光光度法和原子吸收分光光度法。

一、紫外－可见分光光度法

朗伯－比尔（Lambert-Beer）定律在药物定量分析中应用的吸收系数主要是$E_{1\,cm}^{1\%}$值，其物理意义是当溶液浓度为1%（g/mL），液层厚度为1 cm时的吸光度数值。药典收载的含量测定方法有以下4种：

1. 含量测定

（1）对照品比较法　按各品种项下方法，分别配制供试品溶液和对照品溶液，对照品溶液中所含被测成分的量应为供试品溶液中被测成分标示量的100%±10%，所用溶剂也应完全一致，在规定的波长下测定供试品溶液和对照品溶液的吸光度后，按下式计算供试品溶液中被测物的浓度：

$$c_x=\frac{A_x}{A_R}\times c_R \quad (1-5-7)$$

式中，c_x为供试品溶液的浓度，A_x为供试品溶液的吸光度，c_R为对照品溶液的浓度，A_R为对照品溶液的吸光度。

该法的优点是可以消除不同仪器、不同操作人员、不同操作时间和不同实验室之间的测定误差，但要求有对照品，USP全部采用此法定量。

（2）吸收系数法　按各品种项下的方法配制供试品溶液，在规定的波长处测定其吸光度，再以该品种在规定条件下的吸收系数计算含量。用本法测定时，$E_{1\,cm}^{1\%}$值通常应大于100。被测溶液的质量分数c按下式计算：

$$c=\frac{A}{E_{1\,cm}^{1\%}\cdot L}\times 100\% \quad (1-5-8)$$

这是ChP采用的主要定量方法，其优点是简便，不需要对照品，但不能消除不同仪器、不同操作人员、不同操作时间和不同实验室之间的测定误差，仪器的精度对测定结果有较大影响。因此不主张用该法测定原料药的含量。

（3）计算分光光度法　使用时应按各品种项下规定的方法进行。当吸光度处在吸收曲线的陡然上升或下降的部位测定时，波长的微小变化可能对测定结果造成显著影响，故对照品和供试品的测试条件应尽可能一致。该法一般不宜用于含量测定。

（4）比色法　供试品本身在紫外－可见光区没有强吸收，或在紫外区虽有吸收但为了避免干扰或提高灵敏度，可加入适当的显色剂，使反应产物的最大吸收移至可见光区，这种测定方法称为比色法。比色法的影响因素较多，定量方法一般采用标准曲线法或对照品比较法。

由于显色时影响显色深浅的因素较多，应取供试品与对照品或标准品同时操作。

2. 注意事项

（1）吸光度读数范围　一般供试品溶液的吸光度读数，应控制在0.3~0.7之间，此时测定误差最小。

（2）空白试验　由于吸收池和溶剂本身可能有吸收，因此测定供试品前，应用溶解样品的同批溶剂进行空白试验，记录空白吸收读数。并将样品测得的吸光度减去空白读数（或由仪器自动扣除空白读数），再计算含量。

3. 方法的特点与影响因素

UV法具有操作简便、快速，方法灵敏（10^{-4}~10^{-7} g/mL），有一定专属性和准确度（相对误差2%

左右),应用范围广,适合于多种药物制剂的含量测定、溶出度测定和含量均匀度测定,仪器价廉易普及。在药物分析中使用频率仅次于 HPLC,但不是原料药含量测定的首选方法。

应用 UV 法测定含量,在描述供试品时,必须列出溶剂名称。因为一些物质的紫外吸收光谱随溶剂种类和溶液的 pH 不同会有显著差别。例如,普鲁卡因和去氧肾上腺素在溶液中的吸收光谱有很大差别(图 1-5-2),这是因为前者芳伯氨基上的氮原子具有一对未共用电子对,在碱性条件下起助色团作用,使吸收波长红移,吸光度大大增加;而在酸性条件下,芳伯氨基被质子化,失去了助色团功能,故吸收光谱有很大差别。后者分子结构中的酚羟基,在酸性和碱性条件下均起助色团作用,氧原子在酸、碱溶剂中分别具有 2 对和 3 对未共用电子对,使吸收光谱发生蓝移和红移。又如巴比妥类药物在不同 pH 溶液中,紫外吸收光谱有很大差别;对乙酰氨基酚的含量测定,ChP 与 USP 采用不同溶剂制备供试品溶液,因而测定波长也就不相同。

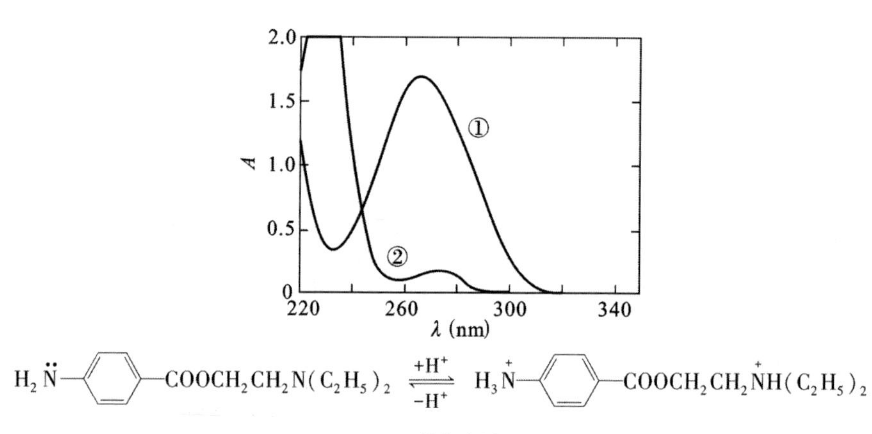

1. 普鲁卡因

①0.1 mol/L NaOH;②0.1 mol/L HCl

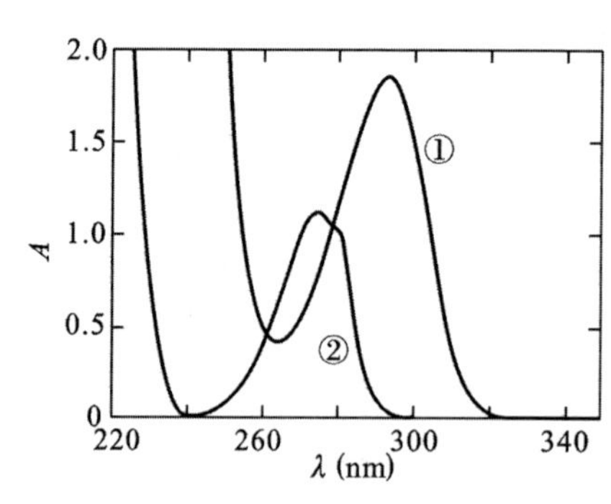

$:\ddot{O}^-$ OH $CHCH_2NHCH_3$ $\underset{-H^+}{\overset{+H^+}{\rightleftharpoons}}$ $H\ddot{O}$ OH $CHCH_2\overset{+}{N}H_2CH_3$

2. 去氧肾上腺素

①0.1 mol/L NaOH溶液;②0.1 mol/L HCl溶液

图 1-5-2 普鲁卡因和去氧肾上腺素

$E_{1\,cm}^{1\%}$ 值的大小反映了药物对某一波长光的吸收能力,也反映了测定的灵敏度。采用 $E_{1\,cm}^{1\%}$ 法测定含量时，一般取3位有效数字表示，$E_{1\,cm}^{1\%}$ 值小于100的一般不宜采用。

比色法在药物分析中也有广泛的应用。例如，含氮碱性药物的酸性染料比色法，如硫酸阿托品片、氢溴酸东莨菪碱片等的含量测定；甾体激素类药物制剂的四氮唑比色法、异烟肼比色法和Kober反应法；蛋白质的双缩脲反应、硫酸软骨素的含量测定；中药制剂中总黄酮、总生物碱的测定等。

二、荧光分光光度法

荧光分光光度法（fluorescence spectrophotometry）测定的是物质分子的发射光谱。一些具有发色团和刚性结构的物质受紫外线或可见光照射激发后能发射出比激发光波长较长的荧光。在一定条件下，物质的浓度与其荧光（也称发射光）强度成正比关系，可用于定量分析。

1. 测定方法

荧光法不易测定物质的绝对荧光强度，一般是在一定条件下，测定对照品溶液荧光强度与其浓度的线性关系。当线性关系良好时，可在每次测定前，用一定浓度的对照品溶液校正仪器的灵敏度，然后在相同条件下，读取对照品溶液及其试剂空白的荧光强度和供试品溶液及其试剂空白的荧光强度，按下式计算供试品溶液的浓度：

$$c_x=\frac{R_x-R_{xb}}{R_r-R_{rb}}\times c_r \tag{1-5-9}$$

式中，c_x 为供试品溶液的浓度，c_r 为对照品溶液的浓度；R_x 为供试品溶液的荧光强度，R_{xb} 为供试品溶液试剂空白的荧光强度；R_r 为对照品溶液的荧光强度，R_{rb} 为对照品溶液试剂空白的荧光强度。

因荧光分光光度法中的浓度与荧光强度的线性较窄，故 $(R_x-R_{xb})/(R_r-R_{rb})$ 应控制在0.5~2为宜，若超过，应调节溶液浓度后再进行测定。

2. 荧光分析法的特点

(1) 天然具有荧光的物质不多，且在荧光分析中有两个波长需要设定：激发波长（λ_{ex}）和发射波长（λ_{em}），因此与UV法相比，本方法灵敏度高（检测限可达 10^{-12}~10^{-10} g/mL）、专属性好。

(2) 若溶液浓度太大，荧光会发生“自熄灭”现象，以及液面附近溶液会吸收激发光，使荧光强度下降，导致荧光强度与溶液浓度不成正比，因此荧光分析法适合于低浓度溶液的分析。

(3) 荧光分析干扰因素较多，如溶剂种类与纯度、溶液pH、温度、共存物质、溶液中的悬浮物（采用过滤或离心法除去）、玻璃仪器的洁净度以及仪器因素等均能影响物质的荧光强度。因此，荧光分析必须做空白试验。

对于易被光分解或弛豫时间（弛豫是指物质系统从较高的能量状态向较低能量状态的转变，弛豫时间系指电子在较高能态的平均寿命）较长的品种，为使仪器灵敏度定标准确，避免因激发光多次照射而影响荧光强度，可选择一种激发光和发射光波长与供试品近似而对光稳定的物质配成适当浓度的溶液，作为基准溶液。例如，蓝色荧光可用硫酸奎宁的稀硫酸溶液，黄绿色荧光可用荧光素钠水溶液，红色荧光可用罗丹明B水溶液等。在测定供试品溶液时选择适当的基准溶液代替对照品溶液校正仪器的灵敏度。

3. 应用范围

能直接测定药物荧光的情况不多，通常是加适当试剂，使无荧光或弱荧光物质转变成强荧光性衍生物后进行测定。如 ChP 采用荧光法测定利血平和洋地黄毒苷片剂的含量。常用的试剂有荧胺、过氧化氢、铁氰化钾等。

例 16 **利血平片的含量测定** 取本品 20 片，如为糖衣片应除去包衣，精密称定，研细，精密称取适量(约相当于利血平 0.5 mg)，置 100 mL 棕色量瓶中，加热水 10 mL，摇匀，加三氯甲烷 10 mL，振摇，用乙醇稀释至刻度，摇匀，滤过，精密量取续滤液，用乙醇定量稀释制成每 1 mL 中约含利血平 2 μg 的溶液，作为供试品溶液；另精密称取利血平对照品 10 mg，置 100 mL 棕色量瓶中，加三氯甲烷 10 mL 使利血平溶解，用乙醇稀释至刻度，摇匀；精密量取 2 mL，置 100 mL 棕色量瓶中，用乙醇稀释至刻度，摇匀，作为对照品溶液。精密量取对照品溶液与供试品溶液各 5 mL，分别置具塞试管中，加五氧化二钒试液 2.0 mL，激烈振摇后，在 30℃放置 1 h，按照荧光分析法(通则 0405)，在激发光波长 400 nm 与发射光波长 500 nm 处测定荧光强度，计算，即得。

$$相当于标示量的百分含量=\frac{(R_{样}-R_{样0})\times 4\times 100\times 平均片重}{(R_{对}-R_{对0})\times m\times 10^3\times 规格}\times 100\%$$

三、原子吸收分光光度法

原子吸收分光光度法(atomic absorption spectrophotometry，AAS)的测量对象是呈原子状态的金属元素和部分非金属元素。由待测元素作为阴极的空心阴极灯发出的特征谱线，通过供试品经原子化产生的原子蒸气时，被蒸气中待测元素的基态原子所吸收，测定该特征谱线辐射光强度减弱的程度，求出供试品中待测元素的含量。原子吸收遵循一般分光光度法的吸收定律。其具有灵敏度高、专属性好等优点，含量测定方法采用标准曲线法和标准加入法。

标准曲线法：在仪器推荐的浓度范围内，除另有规定外，制备含待测元素的对照品溶液至少 5 份，浓度依次递增，并分别加入各品种项下制备供试品溶液的相应试剂，同时以相应试剂制备空白对照液。将仪器按规定启动后，依次测定空白对照液和各浓度对照品溶液的吸光度，记录读数。以每一浓度 3 次吸光度读数的平均值为纵坐标，相应浓度为横坐标，绘制标准曲线。按各品种项下的规定制备供试品溶液，使待测元素的估计浓度在标准曲线浓度范围内，测定吸光度，取 3 次读数的平均值，从标准曲线上查得相应的浓度，计算元素的含量。绘制标准曲线时，一般采用线性回归，也可采用非线性拟合方法回归。

标准加入法：取同体积按各品种项下规定制备的供试品溶液 4 份，分别置 4 个同体积的量瓶中，除(1)号量瓶外，其他量瓶分别精密加入不同浓度的待测元素对照品溶液，分别用去离子水稀释至刻度，制成从零开始递增的一系列溶液。按上述标准曲线自“将仪器按规定启动后”操作，测定吸光度，记录读数，将吸光度读数与相应的待测元素加入量作图，延长此直线至与含量轴的延长线相交，此交点与原点间的距离即相当于供试品溶液取用量中待测元素的含量(图 1-5-3)。再以此计算供试品中待测元素的含量。此法仅适用于标准曲线呈线性并通过原点的情况。

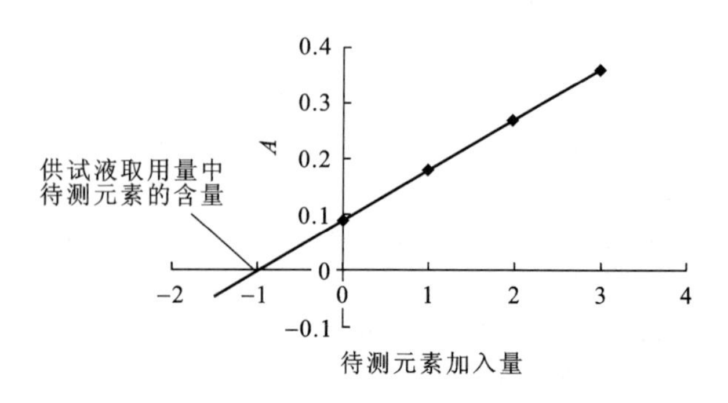

图 1-5-3 标准加入法

当用于杂质限量检查时，取供试品，按各品种项下的规定，制备供试品溶液；另取等量的供试品，加入限度量的待测元素溶液，制成对照品溶液。照上述标准曲线法操作，设对照品溶液的读数为 a，供试品溶液的读数为 b，b 值应小于 $(a-b)$。

原子吸收分光光度法的局限性主要是工作曲线的线性范围较窄，一般为 1 个数量级；每测一种元素需要更换 1 个灯，当多种元素同时测定时非常不便。

例 17　原子分光光度法测定硫柳汞的含量

第四节　色　谱　法

色谱分析法又称层析法，是指溶质因吸附、分配、溶解性能、分子大小或离子电荷等不同，在相对运动的两相系统中差速迁移而达到分离，从而对被分离的组分进行定性定量分析的一种方法。根据分离方法的不同，色谱法可分为纸色谱法、TLC、柱色谱法、HPLC 和 GC 等。由于色谱法的分离分析功能和高专属性、高灵敏度等特点，被各国药典广泛用于各类药物的含量测定、杂质检查和鉴别试验。其中 HPLC 是药物及其制剂的含量测定中使用率最高的一种方法。

一、高效液相色谱法

高效液相色谱法（high performance liquid chromatography，HPLC）是采用高压输液泵将规定的流动相泵入装有填充剂（固定相）的色谱柱进行分离测定的一种色谱方法。根据固定相类型，分为分配、吸附或离子交换色谱等。根据固定相与流动相的极性大小，又可分为正相色谱法（NP-HPLC，通常为吸附机制）和反相色谱法（RP-HPLC，通常以分配机制为主）。RP-HPLC 适合于中等极性或非极性的弱酸、弱碱和中性化合物的分离分析，绝大部分药物均可用 RP-HPLC 进行定量分析。

1. 色谱柱

表 1-5-5 为药物分析中常用的 HPLC 色谱柱。在反相色谱系统中最通用的色谱柱是十八烷基硅烷键合硅胶，简称 ODS 或 C_{18} 柱，此外还有 C_8 柱、氨基柱、氰基柱等。正相色谱系统使用极性填充剂，常见的是硅胶柱。以硅胶为载体的一般化学键合固定相填充剂适用 pH 2~8 的流动相，当 pH 大于 8 时，可使载体硅胶溶解；当 pH 小于 2 时，与硅胶相连的化学键合相易水解脱落。当流动相 pH 超出此范围时，可选用特殊处理的色谱柱。例如二异丙基或二异丁基取代十八烷基

表 1-5-5　药物分析中常用的 HPLC 柱

固定相	简称	USP 代号	应用范围
十八烷基硅烷键合硅胶	ODS/C_{18}	L1	适合于绝大多数弱极性和中等极性的药物，用于反相色谱
硅胶		L3	适合于极性大的药物，用于正相色谱
辛基硅烷键合硅胶	C_8	L7	类似于 C_{18}
氰基硅烷键合硅胶	CN	L10	中等极性，根据所用流动相，可作为正相或反相色谱
苯基硅烷键合硅胶	Ph	L11	适用于含芳环的药物
氨基硅烷键合硅胶	NH_2	L18	中等极性，根据所用流动相，可作为正相或反相色谱
手性配体交换键合相		L32	用于手性药物
手性蛋白质键合相		L57	用于手性药物

硅烷键合硅胶，其大体积侧链能产生空间位阻保护作用；有机－无机杂化填充剂；包覆聚合物填充剂；非硅胶填充剂等。普通分析柱的填充剂粒径一般在 3~10 μm，粒径更小（约 2 μm）的填充剂常用于填装微径柱（内径约 2 mm）。以硅胶为载体的键合固定相的使用温度通常不超过 40℃，为改善分离效果可适当提高色谱柱的使用温度，但不宜超过 60℃。此外，由于色谱峰高的对数与柱温呈线性关系，因此，提高柱温有利于提高灵敏度。

2. 流动相

常用的反相色谱流动相为甲醇－水（或缓冲盐）、乙腈－水（或缓冲盐）、四氢呋喃－水（或缓冲盐）。这 4 种溶剂的洗脱能力强弱依次为四氢呋喃→乙腈→甲醇→水。选择不同强度的溶剂按一定比例混合，或用磷酸盐、醋酸盐或其他弱酸弱碱调节溶液 pH，可以对不同化合物进行分离分析。调节流动相中有机溶剂比例可调整被测物的保留时间，一个近似的规则是：流动相中有机溶剂降低 10%，溶质的容量因子约增加 3 倍；另一个近似规则是：40% 甲醇的强度≌33% 乙腈≌23% 四氢呋喃。为获得良好的分离，选择合适的溶剂系统是很重要的，有时也可用以上 3~4 种溶剂的混合溶剂作为流动相。图 1-5-4 表明不同流动相组成对氢化可的松和相关甾体可的松的分离情况。

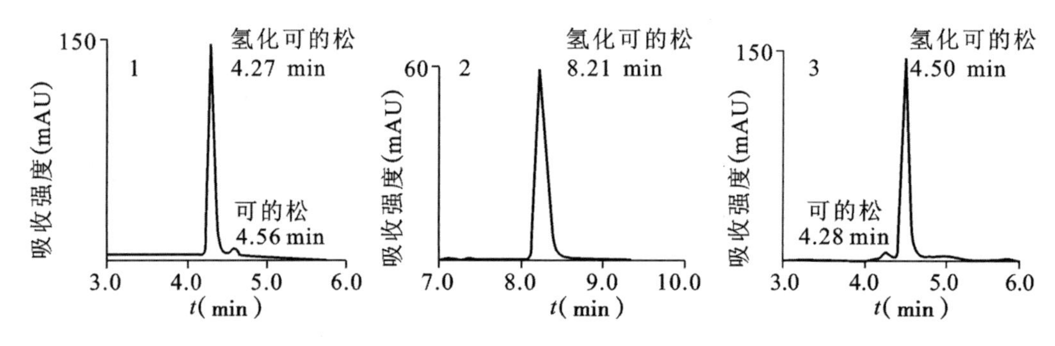

图 1-5-4 氢化可的松（10 μg/mL）和可的松（0.5 μg/mL）在 C_8 柱上的分离

流动相组成：1. 乙腈－水（30 ∶ 70）；2. 乙腈－甲醇－水（15 ∶ 15 ∶ 70）；

3. 乙腈－四氢呋喃－水（15 ∶ 15 ∶ 70），流速均为 1 mL/min

在上述 3 种分离情况下，C 是最理想的，B 是最差的，两物质合并为一个色谱峰，没有被分离，A 虽然达到了较好的分离，但一般大峰后面的小峰易被掩盖；有时大峰拖尾，为达到较好的分离，可能需要较长的色谱时间，并造成检测灵敏度减低，不利于杂质的检测。

在反相色谱中，由于 C_{18} 链在水相环境中不易保持伸展状态，故对于应用 C_{18} 柱的 RP-HPLC 系统，流动相中有机溶剂的比例应不低于 5%，否则 C_{18} 链的随机卷曲将导致组分保留值的变化，造成色谱系统不稳定。正相色谱常用的流动相溶剂有正己烷－异丙醇、正己烷－甲醇（乙醇）、正己烷－二氯甲烷等，洗脱能力强弱依次为甲醇→异丙醇→二氯甲烷→正己烷。反相色谱与正相色谱相互转换时，须使用过渡溶剂依次冲洗，如由反相至正相时，依次用甲醇→异丙醇→正己烷冲洗；而由正相至反相时，则以相反顺序进行冲洗。

为满足系统适用性试验的要求，虽然混合流动相各组分的比例可适当调整，但有明确的规定，以组分比例较低者（<50%）相对于自身的改变量不超过 ±30% 且相当于总量的改变量不超过 ±10% 为限，如 30% 的相对改变量超过总量的 10% 时，则改变量以总量的 ±10% 为限。

3. 检测器

HPLC 中应用的检测器包括选择性检测器[紫外、二极管阵列(DAD)、荧光、电化学检测器]和通用型检测器(示差折光、蒸发光散射检测器),前者响应值不仅与待测溶液的浓度有关,还与化合物的结构有关;而后者对所有的化合物均有响应;此外,还有更专属、更灵敏的质谱检测器。不同的检测器对流动相的要求不同,如紫外检测器采用低波长检测时,应考虑有机相中有机溶剂的截止使用波长;蒸发光散射检测器和质谱检测器通常不允许使用含不挥发盐组分的流动相。

4. 系统适用性试验

各国药典对色谱系统的适用性试验均作了规定。在每次开机后,用规定的对照品对仪器进行调试,分析测试色谱柱的理论板数(柱效)、待测组分之间的分离度、重复进样色谱峰面积的精密度和色谱峰的拖尾因子,须达到规定的要求,保证分析的精确性。

(1) 色谱柱的理论板数(number of theoretical plates, N) 在规定的色谱条件下,注入供试品溶液或各品种项下规定的内标物质溶液,记录色谱图,量出供试品主成分峰或内标物质峰的保留时间(t_R)和半峰高宽($W_{h/2}$)或峰宽(W),按下列公式计算色谱柱的理论板数。

$$N=16\left(\frac{t}{W}\right)^2 \quad 或 \quad N=5.54\left(\frac{t}{W_{h/2}}\right)^2 \tag{1-5-10}$$

如果测得理论板数低于规定的理论板数,应改变色谱柱的某些条件(如柱长、载体性能、色谱柱充填的优劣等),使理论板数达到要求。

注意:测得的各项参数可以采用时间或长度计,但必须取相同单位。

(2) 分离度(resolution, R) 要求待测物色谱峰与其他峰或内标峰之间的分离度大于 1.5 或各品种项下规定的值。分离度(R)的计算公式如下:

$$R=\frac{2(t_{R_2}-t_{R_1})}{W_1+W_2} \quad 或 \quad R=\frac{2(t_{R_2}-t_{R_1})}{1.70(W_{1,h/2}+W_{2,h/2})} \tag{1-5-11}$$

式中,t_{R_1} 和 t_{R_2} 为相邻两峰的保留时间;W_1 和 W_2 为此相邻两峰的峰宽,$W_{1,h/2}$ 和 $W_{2,h/2}$ 为此相邻两峰的半高峰宽,仪器电子积分时采用后一种计算方法,当有争议时应以峰宽计算为准(图 1-5-5)。

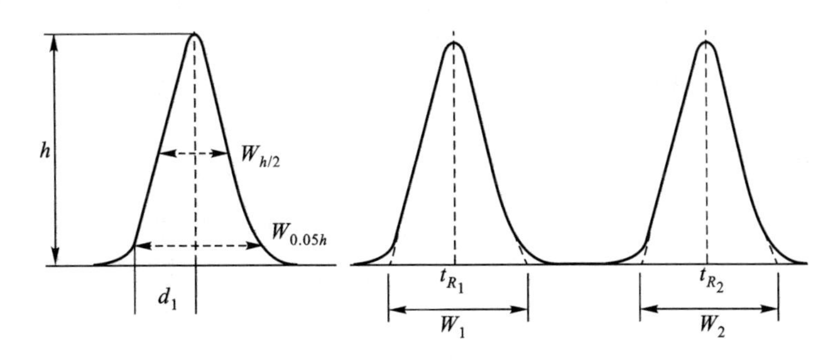

图 1-5-5 色谱参数

注意:保留时间和峰宽可以采用时间或长度计,但两者必须取相同单位。

(3) 连续进样重复性(即仪器精密度) 取各品种项下的对照溶液,连续进样 5 次,除另有规定外，其峰面积测量值的相对标准偏差（RSD）应不大于 2.0%。也可按校正因子测定项下，配制相当于 80%、100% 和 120% 的对照品溶液，加入规定量的内标溶液，配成 3 种不同浓度的溶液，分别至少进样 2 次，计算平均校正因子，其相对标准偏差也应不大于 2.0%。USP 根据待测组分浓度的高低，规定其 RSD。若规定 RSD≤2%，测定 5 次；RSD>2%，则测定 6 次。这个试验反映了仪器工作性能的稳定性。或称为色谱工作系统的精密度，它是每次开机后，首先要做的日常工作，不能作为分析方法学研究中的精密度试验。

（4）拖尾因子（the tailing factor，T） 取对照溶液或样品溶液进样，记录色谱图，按下式计算拖尾因子（T）。采用峰高法定量时，要求 T 在 0.95~1.05 之间。

$$T=\frac{W_{0.05h}}{2d_1} \tag{1-5-12}$$

式中，$W_{0.05h}$ 为 5% 峰高处的峰宽，d_1 为峰顶点至峰前沿之间的距离（图 1-5-5）。

只有系统适用性试验符合要求，测得的结果才能被接受。为此可改变一些色谱条件以符合系统适用性要求。药典规定：各品种项下规定的条件除固定相种类、流动相组成、检测器类型不得改变外，其余如色谱柱内径、长度、固定相牌号、载体粒度、流动相流速、混合流动相各组成的比例、柱温、进样量、检测器的灵敏度等，均可适当改变，以适应具体的色谱系统并达到系统适用性试验的要求。一般色谱图约于 20 min 内记录完毕。

5. 测定方法

定量测定时，可根据供试品的具体情况采用峰面积法或峰高法定量，以内标法或外标法计算供试品中主成分含量（见总论第五章）。

6. 应用范围

HPLC 具有的分离分析功能和其高专属性、高准确性和高灵敏度等优点，使其成为药物制剂、多组分样品分析的首选方法，是各国药典收载的方法中应用最广的。但在原料药的含量测定中，HPLC 主要用于多组分抗生素或生化药品，或因所含杂质干扰测定，而常规方法又难以分离或分离手段繁杂的化学品种。如庆大霉素的组分测定，β- 内酰胺类、大环内酯类和四环素类等抗生素的含量测定。

例 18 **红霉素组分的测定**

例 19 **头孢地尼的含量测定** 取本品约 20 mg，精密称定，置 100 mL 棕色量瓶中，加 0.1 mol/L 磷酸盐缓冲液 2 mL 溶解后，用流动相稀释至刻度，摇匀，作为供试品溶液，精密量取 20 μL 注入液相色谱仪，记录色谱图；另取头孢地尼对照品适量，同法测定。按外标法以峰面积计算，即得（图 1-5-6）。

二、气相色谱法

气相色谱法（gas chromatography，GC）是一种以气体为流动相的色谱法，该气体流动相称为载气，注入进样口的物质或其衍生物被加热气化后，由载气带入色谱柱进行分离，先后进入检测器被检出。

1. 色谱柱

GC 的色谱柱分为填充柱和毛细管柱。填充柱的材质为玻璃或不锈钢，内装吸附剂、高分子多孔小球或涂渍固定液的载体；毛细管柱的材质多为石英或玻璃，内壁或载体经涂渍或交联固定液。常用固定液有甲基聚硅氧烷、聚乙二醇等，表 1-5-6 列出了 ChP 使用的 GC 固定相。新柱或

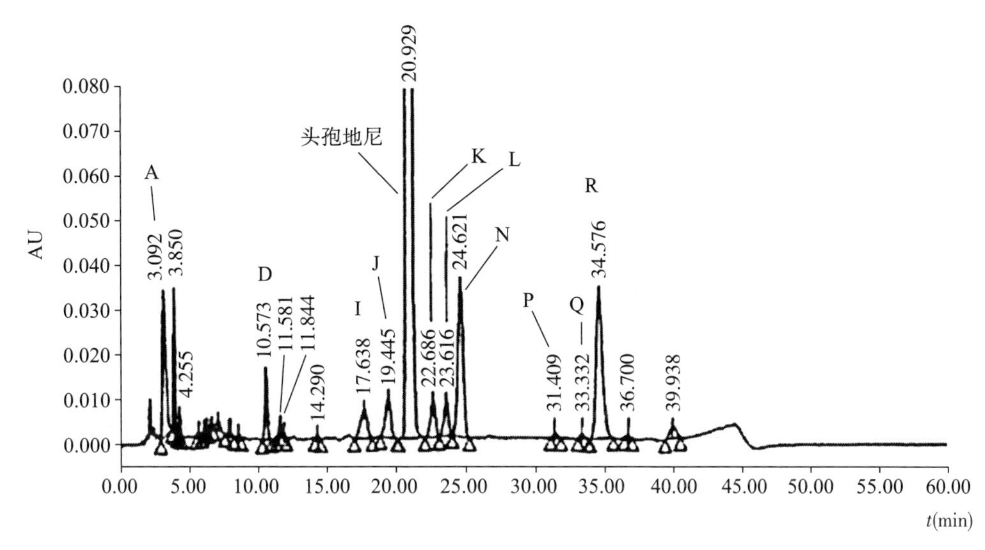

图 1-5-6 头孢地尼系统适用性溶液的典型色谱图

A~R 为杂质

表 1-5-6 USP 常用的毛细管柱

柱极性	固定相	USP 代号	举例
非极性	100% 二甲基聚硅氧烷	G1,G2	DB-1、HP-1、SPB-1 等
弱极性	5% 苯基 -95% 甲基聚硅氧烷,5% 二苯基 -95% 二甲基聚硅氧烷	G27	DB-5、HP-5、SPB-5 等
中极性	35% 二苯基 -65% 甲基聚硅氧烷	G42	HP-624、HP-50⁺、
	50% 二苯基 -50% 二甲基聚硅氧烷	G3	DB-225、
	6% 氰丙基苯基 -94% 二甲基聚硅氧烷	G43	HP-innowax 等
	14% 氰丙基苯基 -86% 二甲基聚硅氧烷	G46	
极性	PEG-20M	G16	HP-20M、HP-FFAP 等
	Carbowax 20M	G25	

长久未用的柱,使用前应老化处理,使基线稳定后再进行测定。

2. 载气

用于流动相的载气有氮气、氦气和氢气。载气由高纯度气体发生器或高压钢瓶提供,经过适当减压、除湿和纯化后进入进样器和色谱柱,根据供试品性质和检测器种类选择载气,除另有规定外,常用的载气为氮气。对于填充柱一般流速为 30~60 mL/min。

3. 检测器

GC 有多种检测器,如表 1-5-7 所示,其中最常用的是火焰离子化检测器。其以氢气为燃气,空气为助燃气。检测器温度一般应高于柱温,并不得低于 150℃,以免水汽凝结,通常检测器温度为 250~350℃。

4. 进样方式

GC 进样方式一般可采用溶液直接进样、自动进样或顶空进样。溶液直接进样有手动进样和进样器自动进样两种方式,手动进样时应注意操作的一致性,以达到良好的精密度要求。采用毛细管柱时,进样应分流,以免过载影响分离。一般填充柱进样量不超过数微升,毛细管柱进样不

表 1-5-7　常用检测器及其特点

检测器种类	简称	特点
火焰离子化检测器	FID	对碳氢化合物有良好响应，适合检测大多数药物
氮磷检测器	NPD	对含氮、磷元素的化合物有很高的灵敏度
火焰光度检测器	FPD	对含磷、硫元素的化合物灵敏度高
电子捕获检测器	ECD	适合于含卤素的化合物
质谱检测器	MSD	能给出供试品中某个成分相应的结构信息，可用于初步结构确证
热导检测器	TCD	可用于水分等测定

超过 1 μL。顶空进样适合固体和液体供试品中挥发性组分的分离和测定。将供试品溶液置密闭的小瓶内，在恒温控制的加热室中加热至供试品中挥发性组分在液态和气态达至平衡后，由进样器自动吸取一定体积的顶空气体注入色谱柱中。气体进样体积一般为 1 mL。

为使待测物完全气化，进样室（也称气化室）温度一般需高于被测组分沸点，高于柱温 30~50℃。

5. 系统适用性试验

GC 的系统适用性试验同 HPLC 项下的规定，为达到系统适用性试验要求，可改变色谱柱内径、长度、载体牌号、粒度、固定液涂布浓度、载气流速、柱温、进样量、检测器的灵敏度等，但不得改变检测器种类、固定液品种及特殊指定的色谱柱材料。一般色谱图约于 30 min 内记录完毕。

6. 含量测定方法

GC 用于供试品中主成分含量测定的方法同 HPLC。

7. 应用

应用 GC 测定原料药及其制剂含量的品种不多，ChP 采用 GC 测定维生素 E 及其制剂、卡马西平、扑米酮及其片剂、樟脑、林旦乳膏、薄荷麝香草酚搽剂等的含量。乙醇、甲醇和有机溶剂残留量等均采用 GC 测定。

例 20　**扑米酮的含量测定**　照气相色谱法（通则 0521）测定。

色谱条件与系统适用性试验：以硅酮（或极性相似）为固定相，涂布浓度为 3%，柱温为 260℃。扑米酮峰与内标物质峰的分离度应符合要求。

校正因子测定：取 *N*– 苯基咔唑适量，精密称定，加适量甲醇溶解，配制成 2.4 mg/mL 的溶液作为内标溶液。取扑米酮对照品约 0.15 g，精密称定，置于 50 mL 量瓶中，精密加入内标溶液 25 mL，振摇并使扑米酮溶解（必要时可加热使其溶解），用甲醇稀释至刻度，摇匀，作为对照品溶液。精密量取对照品溶液 1 μL 注入气相色谱仪，计算校正因子。

测定法：取本品 20 片，精密称定，研细，精密称取细粉适量（相当于扑米酮 0.15 g），置 50 mL 量瓶中，精密加入内标溶液 25 mL 与甲醇 10 mL，置于水浴加热 5 min，并不断振摇，放冷，用甲醇稀释至刻度，摇匀，滤过，精密量取续滤液 1 μL 注入气相色谱仪，按内标法以峰面积计算，即得。

第五节　药物含量测定方法验证

药物的含量测定方法验证的指标有：专属性、线性与范围、精密度（包括重复性、中间精密度和重现性)、准确度和耐用性。

例 21 HPLC 测定利福昔明片的溶出度 利福昔明(rifaximin,RFX)系利福霉素衍生物,是非氨基糖苷类肠道抗生素。本品作用强,抗菌谱广,主要用于对利福昔明敏感的病原菌引起的肠道感染。由于利福昔明不溶于水,在进行溶出度实验时,需要建立 HPLC 含量测定方法,考察表面活性剂月桂基磺酸钠(sodium lauryl sulfate,SLS)的影响。

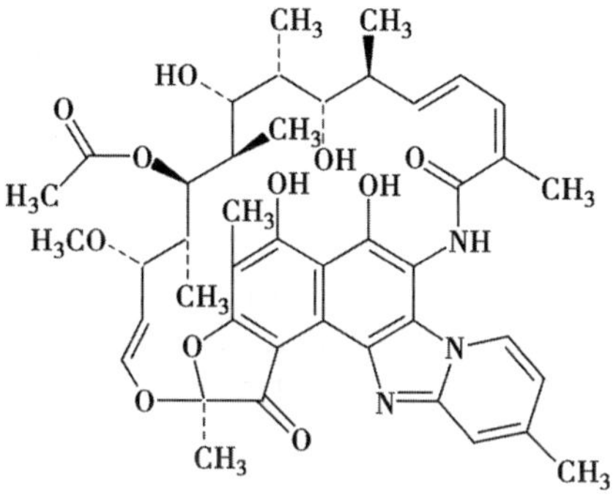

色谱条件:用 Waters Symmetry C_8 色谱柱(250 mm × 4.6 mm,5 m),该柱配有 Phenomenex 保护柱(3.9 mm × 20 mm);以乙腈 : 水(70 : 30 *V/V*)为流动相;紫外检测波长为 230 nm;流速为每分钟 1.0 mL;柱温为 30℃。

系统适用性试验:取 15 mg/mL 利福昔明对照品溶液 20 μL 注入液相色谱仪,重复进样 6 次,记录色谱图,峰面积 RSD 小于 2%,理论板数大于 3 000,拖尾因子小于 2,容量因子(k')大于 3.0(表 1-5-8)。

表 1-5-8 系统适用性试验结果

参数	第一天	第二天	第三天	平均值 / 平均值 ± SD
保留时间(% RSD)(≤2)	0.051	0.8	0.347	0.399 ± 0.377
容量因子(k')(>3)	5.02	5.01	5.01	5.013 ± 0.005
峰面积(% RSD)(≤2)	0.44	0.38	0.389	0.403 ± 0.032
理论板数(column)(>3 000)	3 626	3 632	3 623	3 627 ± 4.58
拖尾因子(<1.5)	1.18	1.18	1.17	1.176 ± 0.005

标准曲线和 QC 标准样品的制备:以乙腈为溶剂,将利福昔明对照品配制成 1 mg/mL 的储备液。再用流动相稀释成 100 μg/mL 工作标准溶液后,用于配制标准曲线和 QC 标准样品。标准曲线样品的 7 个浓度分别为 2、5、7.5、10、25、40 和 50 μg/mL。QC 标准样品浓度为 2(LOQ,低)、25(中)和 50 μg/mL(高)。

分析方法验证:

实验验证结果表明,在利福昔明出峰处片剂辅料、流动相、溶出介质没有干扰(图 1-5-7),分析方法具有专属性。

分析方法的回归方程为 $A = 190.69\ C+20.3$(r=0.998,n=3),线性范围为 2~50 μg/mL,相关系数 >0.999。在 2、25 和 50 μg/mL 3 种浓度下,利福昔明的相对回收率分别为 105.4%~103.9%,97.3%~98.6%

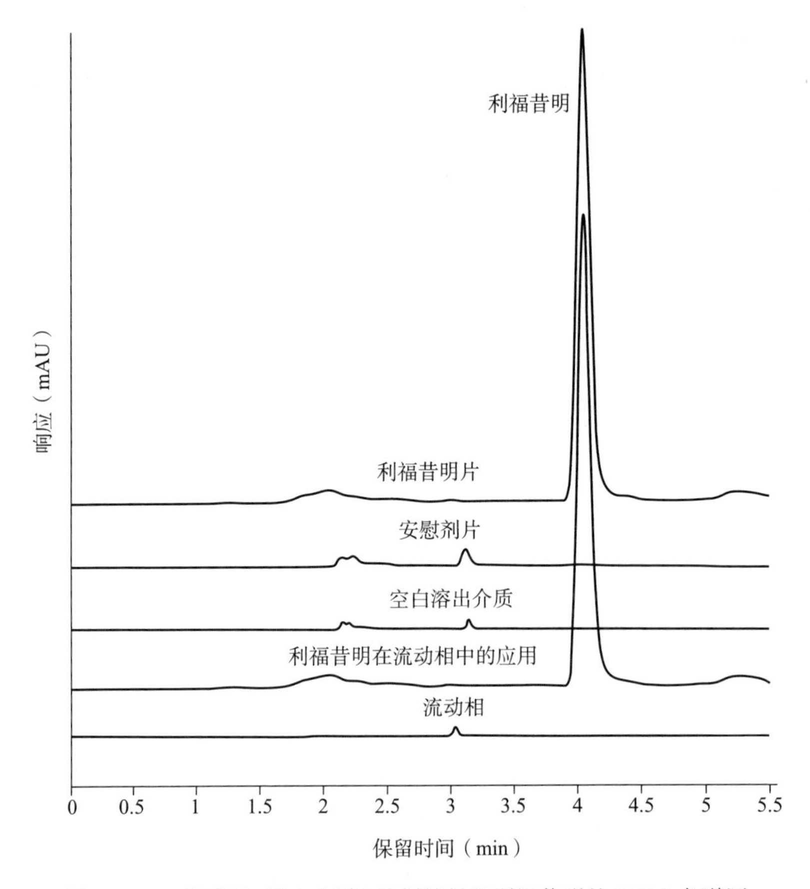

图 1-5-7 流动相、溶出介质\片剂辅料和利福昔明的 HPLC 色谱图

和 99.1%~101.8%；日内重复性 RSD 分别为 0.91%、0.51% 和 1.04%，日间精密度 RSD 分别为 0.91%~1.02%，0.51%~0.90% 和 0.86%~1.04%（表 1-5-9）。

表 1-5-9 准确度、精密度验证结果

准确度 （% RSD，n = 5）

浓度（μg/mL）	第一天	第二天	第三天	均值 / 均值 ±SD
2	105.4	105.3	103.9	104.9 ± 0.84
25	97.34	98.38	98.56	98.1 ± 0.66
50	99.07	99.32	101.82	100.1 ± 1.5

精密度（precision）（% RSD，n = 5）

浓度（μg/mL）	第一天	第二天	第三天	均值 / 均值 ±SD
2	0.91	1.02	0.92	0.95 ± 0.06
25	0.51	0.9	0.86	0.75 ± 0.21
50	1.04	0.85	1.22	1.03 ± 0.18

SLS 浓度对利福昔明片溶出度的影响：

照溶出度测定桨法，以含不同浓度 SLS 的 pH 7.4 磷酸钠盐缓冲液为溶剂，溶出介质体积为 900 mL，转速为每分钟 75 转，采用建立的 HPLC 分析方法考察 SLS 浓度对利福昔明片溶出度的影响。测定结果显示，当表面活性剂浓度从 0.45 降低到 0.1% *m*/*m* 时，片剂中利福昔明的溶出减少（图 1-5-8）。

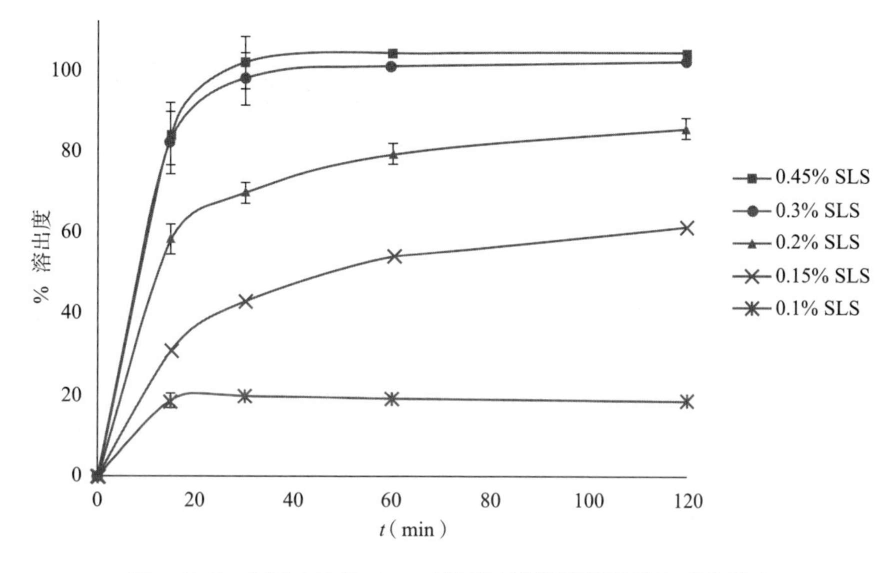

图 1-5-8　不同 SLS（0~0.45%）浓度对利福昔明片溶出度的影响

（徐　勤）

数字课程学习

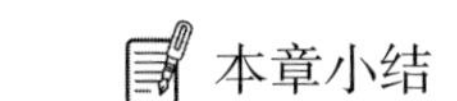  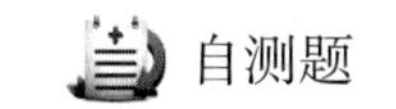 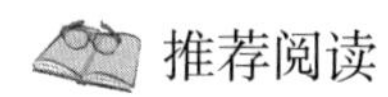

第六章

药物制剂分析

1. 掌握药物制剂分析的特点,溶出度、释放度和含量均匀度的概念,片剂、注射剂的常规检查项目,片剂、注射剂、胶囊剂及半固体制剂(软膏剂、乳膏剂和栓剂)的含量测定结果的表示与计算方法。

2. 熟悉影响药物溶出的因素,《中国药典》的溶出度和释放度测定法、含量均匀度检查法,影响溶出度测定结果的因素,常用辅料对含量测定的干扰和排除方法,胶囊剂、半固体制剂的常规检查项目。

3. 了解溶出度试验在药物制剂质量一致性评价中的作用,溶出度与生物利用度的体内外相关性,辅料与药物的相容性及其常用分析方法。

药物在供临床使用之前,必须由原料药(active pharmaceutical ingredient 或 drug substance)制成适合于疾病的诊断、治疗或预防需要的某种药物剂型(pharmaceutical dosage form)。制成一定剂型后的药物称为药物制剂(pharmaceutical preparation)。ChP 四部“制剂通则”中已收载三十几种药物剂型,而每种剂型中又包括很多种药物制剂,因此药物制剂分析是药物分析的一个重要组成部分。它主要是利用物理、化学、生物学等方法,对不同剂型的药物制剂进行全面质量控制,确保药物制剂在研发、生产、流通、临床使用等各个环节的质量符合质量标准所规定的要求。

第一节 药物制剂分析的特点

药物制剂与原料药物不同,其组成复杂(除含有药物、杂质外,还含有大量辅料),药物含量较低,剂型多样。因此,药物制剂分析相比于原料药物分析更为复杂,在性状、鉴别、检查和含量测定方面都有其自身的特点。

一、药物制剂性状的特点

药物制剂的性状主要描述制剂的外观(色泽、外表感观),有时也对其内部性状加以描述,如包衣片剂的片芯颜色。而原料药物的性状除了描述外观外,还描述臭、味、在空气中的稳定性、溶解度和物理常数(熔点、吸收系数、比旋度等)。

例 1 ChP 卡托普利及其片剂的性状比较

卡托普利的性状：本品为白色或类白色结晶性粉末，有类似蒜的特臭。本品在甲醇、乙醇或三氯甲烷中易溶，在水中溶解。本品的熔点为 104~110℃，比旋度（每 1 mL 中约含 20 mg 的乙醇溶液）为 −126°~−132°。

卡托普利片的性状：本品为白色或类白色片，或糖衣片或薄膜衣片，除去包衣后显白色或类白色。

二、药物制剂鉴别的特点

药物制剂的鉴别通常以原料药物的鉴别方法为依据。当辅料不干扰药物的鉴别时，可以直接采用原料药物的鉴别方法鉴别药物制剂。但当辅料干扰药物的鉴别时，需先采用过滤、离心、提取等预处理方法排除辅料的干扰，再采用原料药物的鉴别方法鉴别药物制剂；或改用其他鉴别方法；或舍弃该鉴别方法。此外，由于药物制剂是采用经鉴别且符合规定的原料药物制备而得，故其鉴别试验的项目数通常比原料药物的少。

例 2 ChP 阿司匹林及其制剂的鉴别方法比较

阿司匹林的鉴别：① 取本品约 0.1 g，加水 10 mL，煮沸，放冷，加三氯化铁试液 1 滴，即显紫堇色；② 取本品约 0.5 g，加碳酸钠试液 10 mL，煮沸 2 min 后，放冷，加过量的稀硫酸，即析出白色沉淀，并发生醋酸的臭气；③ 本品的红外吸收光谱图应与对照的图谱一致。

阿司匹林片的鉴别：① 取本品细粉适量（约相当于阿司匹林 0.1 g），加水 10 mL，煮沸，放冷，加三氯化铁试液 1 滴，即显紫堇色；② 在含量测定项下记录的色谱图中，供试品溶液主峰的保留时间应与对照品溶液主峰的保留时间一致。

阿司匹林栓的鉴别：取本品适量（约相当于阿司匹林 0.6 g），加乙醇 20 mL，微温使阿司匹林溶解，置冰浴中冷却 5 min，并不断搅拌，滤过，滤液置水浴上蒸干，残渣照阿司匹林项下的鉴别①、②项试验，显相同的结果。

上述示例中，阿司匹林片剂直接采用了原料药物的鉴别方法①（三氯化铁反应），舍弃了原料药物的鉴别方法②（水解反应）和③（红外吸收光谱法），而改用具有分离能力的 HPLC。阿司匹林栓剂的鉴别是先过滤除去栓剂基质的干扰，再采用原料药物的①和②项鉴别方法进行鉴别，同样也舍弃了原料药物的鉴别方法③。

三、药物制剂检查的特点

药物制剂的检查包括杂质检查和剂型常规检查。因为药物制剂是由质量合格的原料药物和辅料制备而成，所以在原料药物中已经检查且在制剂中含量不再增加的杂质（如一般杂质），在制剂中通常不需要重复检查。药物制剂的杂质检查，主要是检查在制剂的制备和贮藏过程中可能引入的杂质，这些杂质既可能是原料药物要求检查的，也可能是原料药物不要求检查的。另外，由于制剂的处方工艺、共存成分干扰等影响，在保障安全、有效和质量的前提下，药物制剂对杂质的限量控制要求往往比原料药物宽松。

例如，阿司匹林片、肠溶胶囊、肠溶片、泡腾片和栓剂在制备和贮藏过程中，阿司匹林都可能水解形成游离水杨酸，因此与原料药物一样，ChP 也要求检查这些制剂中的游离水杨酸，限量分别为 0.3%、1.0%、1.5%、3.0% 和 3.0%，均高于原料药物中游离水杨酸的限量（0.1%）。但是，阿司匹林制剂不需再检查溶液的澄清度、易炭化物、有关物质、干燥失重、炽灼残渣、重金属等这些原料药物已经检查过、而在制剂的制备和贮藏过程中一般不会增加的杂质。

葡萄糖注射液在制备过程中由于高温灭菌而使葡萄糖脱水生成5-羟甲基糠醛，同时重金属的含量可能增加，因此ChP要求检查5-羟甲基糠醛和重金属（不得过百万分之五）。而葡萄糖原料药物要求检查重金属（不得过百万分之五），但不要求检查5-羟甲基糠醛。

剂型方面的常规检查是药物制剂检查的另一重要内容，目的是确保药物制剂的安全性、有效性和均一性。ChP四部"制剂通则"中规定了每种剂型的常规检查项目及其检查方法，相应剂型的药物制剂均应符合有关规定。

四、药物制剂含量测定的特点

与原料药物的含量测定注重方法的精密度相比，药物制剂的含量测定更注重方法的专属性，并常常需要进行样品预处理，以消除辅料或复方制剂中共存活性成分对测定结果的干扰；对于药物含量较低的制剂，还需要考虑方法的灵敏度。因此，常用于原料药物含量测定的容量分析法往往不适用于制剂的含量测定。制剂的含量测定结果一般以"相当于标示量的百分含量"表示，且含量限度要求一般较宽松；而原料药物以百分含量表示，含量限度要求更严格。

例如，ChP采用酸碱滴定法测定阿司匹林的含量，规定百分含量不得少于99.5%；而测定阿司匹林片剂的含量采用专属性强的HPLC，并且用1%冰醋酸的甲醇溶液将片剂细粉中的阿司匹林溶解，滤过后，取续滤液作为供试品溶液，规定含阿司匹林应为标示量的95.0%~105.0%。

硫酸阿托品的含量测定，ChP采用非水溶液滴定法，规定百分含量不得少于98.5%；但硫酸阿托品片剂（0.3 mg / 片）的含量测定，滤过除去辅料后，采用灵敏度更高的酸性染料比色法，规定含硫酸阿托品应为标示量的90.0%~110.0%。

第二节　药物制剂溶出度试验

一、溶出度及其意义

溶出度（dissolution rate）系指活性药物从片剂、胶囊剂或颗粒剂等普通制剂在规定条件下溶出的速率和程度，在缓释制剂、控释制剂、肠溶制剂及透皮贴剂中也称释放度（release rate）（本章不区分，一般称溶出度）。测定固体药物制剂溶出度的过程称为溶出度试验（dissolution test），它是一种模拟口服固体制剂在胃肠道中崩解和溶出的体外试验方法。

ChP规定进行溶出度检查的药品品种主要包括水中微溶至不溶的难溶性药物固体制剂、制剂处方与生产工艺容易造成临床疗效不稳定的固体制剂以及治疗量与中毒量相接近的口服固体制剂（包括易溶性药物）；凡规定检查溶出度的制剂，一般不再检查崩解时限。

溶出度是评价固体药物制剂质量的重要指标。固体制剂的质量与原辅料性质、处方组成、药物晶型、颗粒大小、工艺条件、设备性能等因素有关，而溶出度也受上述因素的影响，因此溶出度可以反映固体制剂的质量状况。口服固体制剂的药物吸收一般首先取决于制剂在胃肠道中的崩解状况，但制剂在崩解成小块及小颗粒之后，药物的吸收则取决于药物的溶出和溶解状况，崩解仅仅是药物溶出、溶解的最初阶段。所以，相较于崩解时限，溶出度能更好地评价口服固体制剂的内在质量。

溶出度试验可以用于指导新制剂的研发、评价制剂批间质量的一致性以及评价制剂在发生某些变更(如处方、生产工艺和生产场所变更、生产工艺放大等)前后质量的一致性。对于新制剂(新剂型、新处方、新工艺、新制剂技术)研发,通过考察剂型变化、辅料种类和用量、生产工艺和制剂技术对药物溶出度的影响及其机制,可以科学地筛选出剂型的类别、辅料的种类和用量,判断制剂工艺和技术的优劣。对于不同来源的同品种固体制剂(如来源于不同批号、不同生产厂家等),通过测定它们在多种溶出介质中的溶出曲线,比较溶出曲线的相似性,可以反映出不同来源的制剂在药物晶型和粒度、处方组成、生产工艺、辅料性质、包衣材料等方面可能存在的差异,有利于保障制剂质量和疗效的一致性。目前,溶出度试验已成为评价口服固体制剂处方和生产工艺的极其重要的体外方法。

此外,在一定条件下,溶出度试验可以用来预测和评价口服固体制剂的体内吸收行为。生物利用度(bioavailability)是评价药物制剂体内吸收行为的最可靠指标,但是其测定工作量大、耗时长、费用高。固体制剂口服给药以后,药物的溶出对药物的体内吸收具有重要影响,在一定条件下,溶出度与生物利用度之间可以建立良好的相关性,因此,口服固体制剂的体外溶出度可以在一定程度上反映其体内生物利用度。

二、药物溶出理论

(一) 溶出速率的数学模型

(二) 影响药物溶出的因素

在一定的溶出条件下,影响固体制剂药物溶出的因素主要包括药物粒子大小、药物的理化性质、制剂处方和工艺等。由于药物的溶出影响药物的吸收,因此可以通过调控这些影响因素来改善药物的体内吸收,提高固体制剂的生物利用度。

1. 药物粒子大小

根据 Noyes–Whitney 方程,与溶出介质接触的固体药物粒子表面积(有效表面积)越大,固体制剂的药物溶出越快。而相同质量的药物粒子,其有效表面积随着粒径减小而增加,因此药物粒子越小,药物的溶出越快。在固体制剂的制备中,采用微粉化技术可以减小药物粒子的粒径。

2. 药物的理化性质

药物的一些理化性质,如溶解度、水合状态、晶型等,会影响药物的溶出速率。药物在溶出介质中的溶解度越大,则其饱和浓度 C_{sat} 越大,药物溶出越快。难溶性弱酸或弱碱类药物可以制成盐来提高 C_{sat}。

药物分子的水合状态会影响药物在水性介质中的溶解度。一般来说,无水物比水合物有更大的溶解度,更利于药物的溶出。例如氨苄西林(ampicillin)的无水物和三水合物在水中的溶解度分别为 12 mg/mL 和 8 mg/mL (30 ℃),其胶囊剂显示出不同的溶出速率(图 1–6–1)。

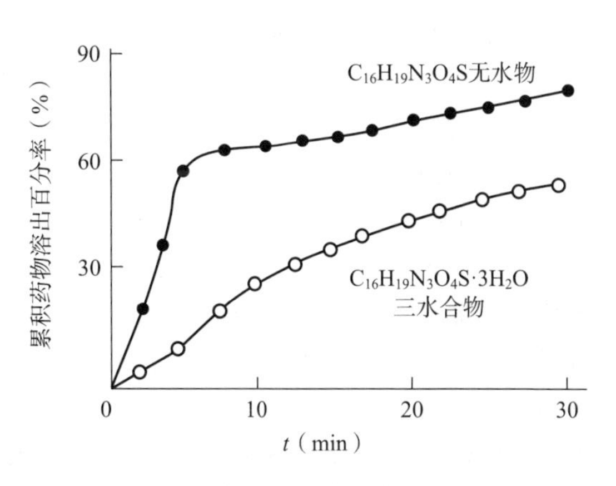

图 1–6–1 氨苄西林胶囊在水中的溶出曲线

有些药物具有结晶型和非晶型(无定型)两种形态,而有些结晶型药物又具有多种晶型(polymorphism)。不同的形态、不同的晶型往往具有不同的溶解度、水湿润性等性质,故而导致不同的溶出速率。一般药物的非晶型在水中的溶解度大于结晶型,药物的亚稳型结晶在水中的溶解度大于稳定型结晶,因此溶出速率的大小顺序为:非晶型 > 亚稳型 > 稳定型。例如,非晶型新生霉素(amorphous novobiocin)在水中的溶解度比结晶型新生霉素(crystalline novobiocin)的大 10 倍以上。又如,吲哚拉新(cinmetacin)具有 α、β、γ 三种不同晶型,其稳定性顺序依次为 α>β>γ,而其溶解度和溶出速率的大小顺序均为 γ>β>α。图 1-6-2 为三种晶型吲哚拉新的溶出曲线。

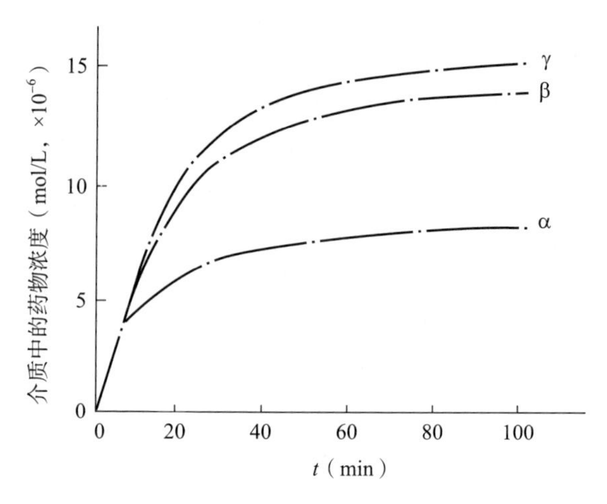

图 1-6-2 三种晶型吲哚拉新的溶出曲线
(溶出介质:pH 6.8 磷酸盐缓冲液)

3. 制剂处方和工艺

处方中辅料的种类和用量都有可能影响制剂中药物的溶出度。如处方中加入太多的润滑剂(硬脂酸镁等)会使药物的溶出减慢,加入一定量的表面活性剂可以提高药物的溶出度,崩解剂、黏合剂的种类和用量选用不当也会影响药物的溶出度。制备工艺如制粒方法、压片方式、压片压力、相关制剂技术等都会影响药物的溶出度,如固体分散技术和 β- 环糊精包合技术可以提高药物的溶出度。

三、溶出度试验

(一) 溶出度测定法

ChP 收载了篮法(basket)、桨法(paddle)、小杯法(small vessel)、桨碟法(paddle over disk)、转筒法(rotating cylinder)、流池法(flow through cell)和往复筒法(reciprocating cylinder)7 种溶出度测定方法。篮法和桨法简单、耐用,应用最广泛;转篮、桨板和转速是模拟胃部和小肠的蠕动,试验装置模拟人体消化道器官,一定 pH 的溶出介质模拟消化道内的体液。小杯法适用于小规格的普通制剂和缓控释制剂。桨碟法和转筒法适用于透皮贴剂。以篮法和桨法测定普通制剂的溶出度为例,测定方法、结果判定标准和注意事项如下。

1. 测定方法

测定前,应对仪器装置进行必要的调试,使转篮或桨叶底部距溶出杯的内底部(25±2)mm。分别量取溶出介质置各溶出杯内,待溶出介质温度恒定在(37±0.5)℃后,取供试品 6 片(粒、袋),如为篮法,分别投入 6 个干燥的转篮内,将转篮降入溶出杯中;如为桨法,分别投入 6 个溶出杯内(当品种项下规定需要使用沉降篮时,可将胶囊剂先装入规定的沉降篮内;品种项下未规定使用沉降篮时,如胶囊剂浮于液面,可用一小段耐腐蚀的细金属丝轻绕于胶囊外壳);注意避免供试品表面产生气泡。立即按各品种项下规定的转速启动仪器,计时;至规定的取样时间,吸取溶出液适量,立即用适当的微孔滤膜滤过,自取样至滤过应在 30s 内完成。取澄清滤液,照该品种项下规定的方法测定,计算每片(粒、袋)的溶出量。

2. 结果判定

普通制剂符合下述条件之一者，可判为符合规定：

(1) 6片（粒、袋）中，每片（粒、袋）的溶出量按标示量计算，均不低于规定限度（Q）。

(2) 6片（粒、袋）中，如有1~2片（粒、袋）低于Q，但不低于Q–10%，且其平均溶出量不低于Q。

(3) 6片（粒、袋）中，有1~2片（粒、袋）低于Q，其中仅有1片（粒、袋）低于Q–10%，但不低于Q–20%，且其平均溶出量不低于Q时，应另取6片（粒、袋）复试；初、复试的12片（粒、袋）中有1~3片（粒、袋）低于Q，其中仅有1片（粒、袋）低于Q–10%，但不低于Q–20%，且其平均溶出量不低于Q。

以上结果判断中所示的10%、20%是指相对于标示量的百分率（%）。

3. 注意事项

(二) 溶出度测定条件

对于给定的药物制剂，影响其溶出度测定结果的因素主要包括仪器因素和操作因素。除溶出度仪的各项机械性能应符合相应规定外，还需用溶出度标准片对仪器的适用性和性能进行确认，按照标准片的说明书操作，测定结果应符合标准片的规定。操作因素即溶出度测定条件，主要有溶出介质（种类、体积、温度、脱气）、转速、取样时间、样液滤过方法等。

1. 溶出介质

一般采用pH 1.2~6.8的水性溶出介质，4种常用的溶出介质包括水、pH 1.2盐酸溶液（模拟胃液）、pH 4.5醋酸盐缓冲液（模拟中等酸性胃液）和pH 6.8磷酸盐缓冲液（模拟肠液）。但尽量少用水作为溶出介质，因为其pH和表面张力可能随水的来源不同而不同，且在试验过程中也可能由于药物、辅料的影响而有所改变。对于不溶于水或难溶于水的药物，可以考虑在溶出介质中加入十二烷基硫酸钠或其他适当的表面活性剂，但需充分论证加入的必要性和加入量的合理性（一般不超过1.0%）。不推荐在溶出介质中添加有机溶剂，如果必须添加时，应说明理由，并尽量选用低浓度（一般不得超过5%），建议使用沸点高的有机溶剂（如异丙醇），尽量少用沸点低的有机溶剂（如乙醇），不用毒性大的有机溶剂（如甲醇）。

溶出介质的体积一般应能满足漏槽条件，即应不低于药物饱和溶液体积的3倍，以保证药物的溶出不受其溶解饱和的影响。常用500 mL、900 mL或1 000 mL，应不少于500 mL；小杯法常用200 mL，应不少于150 mL，不超过250 mL。溶出介质的温度应根据剂型设定。口服制剂通常采用(37 ± 0.5)℃，透皮贴剂一般为(32 ± 0.5)℃。溶出介质中溶解的气体可以改变介质的pH，氧化还原性药物，减少制剂与介质的接触表面积而影响制剂的崩解和分散，改变介质的流动类型（图1–6–3），减少转篮筛网的孔隙率（图1–6–4）等，故而影响药物的溶出。所以，溶出介质应新鲜配制，临用前脱气。

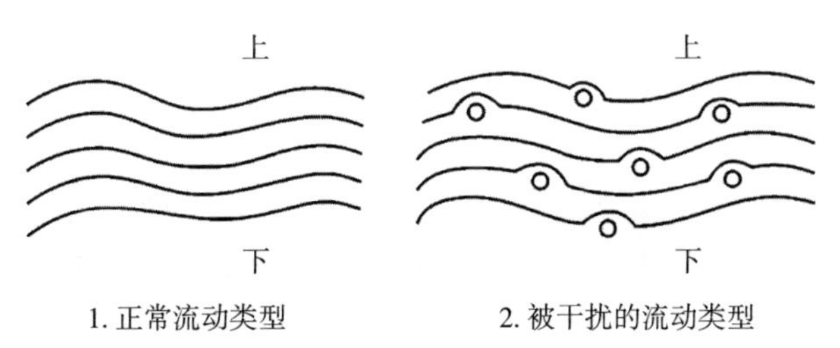

图1–6–3 溶出介质中的气体对介质流动类型的干扰

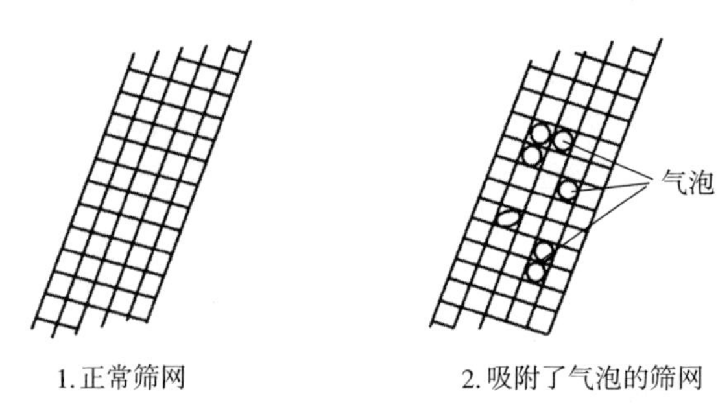

1. 正常筛网　　2. 吸附了气泡的筛网

图 1-6-4　溶出介质中的气体对筛网孔隙率的影响

2. 转速

应采用较缓和的转速，使溶出方法具有更好的区分能力。一般情况下，推荐的转速为：篮法 50~100 r/min，桨法 50~75 r/min，小杯法 35~50 r/min。

3. 取样时间

普通口服固体制剂一般采用单点取样法，取样时间点一般为 30~60min，溶出限度通常为 70%~85%。缓释制剂至少设 3 个取样时间点，一般分布在溶出度测定的早期(开始后 0.5~2 h 内)、中期和晚期(溶出限度一般为 80% 以上)，分别用于考察药物是否有突释，确定释药特性以及考察释药是否基本完全。控释制剂取样点不得少于 5 个。采用多点溶出度检测法，能更好地反映制剂的溶出特性，有利于质量控制。

四、溶出度试验在药物制剂质量一致性评价中的作用

五、体外溶出度与体内生物利用度的相关性

第三节　药物制剂含量均匀度检查

为保证药物制剂单位剂量的均匀性，一批药品中每个单位剂量的药物含量应在标示量的窄小范围内。制剂的各单位剂量中药物含量的均匀性程度简称剂量均匀度，可以采用重(装)量差异和含量均匀度两种方法表示。在制剂的生产中，当原料药物与辅料难以均匀混合时(如小剂量制剂)，重(装)量差异不能准确反映剂量均匀度，此时应检查含量均匀度。

含量均匀度(content uniformity)系指单剂量的固体制剂、半固体制剂和非均相液体制剂的含量符合标示量的程度。凡检查含量均匀度的制剂，一般不再检查重(装)量差异；当全部主成分均进行含量均匀度检查时，复方制剂一般亦不再检查重(装)量差异。ChP 规定的适用品种和检查方法如下：

除另有规定外，片剂、硬胶囊剂、颗粒剂或散剂等，每一个单剂标示量小于 25 mg 或主药含量小于每一个单剂重量 25% 者；药物间或药物与辅料间采用混粉工艺制成的注射用无菌粉末；内充非均相溶液的软胶囊；单剂量包装的口服混悬液、透皮贴剂、栓剂等品种项下规定含量均匀度应符合要求的制剂，均应检查含量均匀度。复方制剂仅检查符合上述条件的组分，多种维生素或微量元素一般不检查含量均匀度。

除另有规定外，取供试品10个，照各品种项下规定的方法，分别测定每一个单剂以标示量为100的相对含量 Xi，求其均值 $\overline{X}$ 和标准差 S 以及标示量与均值之差的绝对值 A（$A = |100-\overline{X}|$）。

(1) 若 $A + 2.2S \leqslant L$，则供试品的含量均匀度符合规定。

(2) 若 $A + S > L$，则不符合规定。

(3) 若 $A + 2.2S > L$，且 $A + S \leqslant L$，则应另取供试品20个复试。根据初、复试结果，计算30个单剂的均值 X、标准差 S 及标示量与均值之差的绝对值 A。再按下述公式计算并判定。

① 当 $A \leqslant 0.25L$ 时，若 $A^2 + S^2 \leqslant 0.25L^2$，则供试品的含量均匀度符合规定；若 $A^2 + S^2 > 0.25L^2$，则不符合规定。② 当 $A > 0.25L$ 时，若 $A + 1.7S \leqslant L$，则供试品的含量均匀度符合规定；若 $A + 1.7S > L$，则不符合规定。

以上公式中，L 为规定值。除另有规定外，$L = 15.0$；单剂量包装的口服混悬液，内充非均相溶液的软胶囊，胶囊型或泡囊型粉雾剂，单剂量包装的眼用、耳用、鼻用混悬剂，单剂量包装的固体或半固体制剂，$L = 20.0$；透皮贴剂、栓剂，$L = 25.0$。

第四节 药物剂型分析

本节主要介绍常用药物剂型的常规检查项目和含量测定中的有关问题。含量测定示例请参见总论第五章及各论。

一、片剂分析

片剂（tablet）系指原料药物或与适宜的辅料制成的圆形或异形的片状固体制剂。片剂以口服普通片为主，另有泡腾片、分散片等十几种其他类型的片剂。

（一）片剂的常规检查

1. 重量差异

重量差异（weight variation or mass variation）系指以规定的称量方法测得的每片重量与平均片重之间的差异程度。在片剂的生产过程中，由于生产设备和工艺、颗粒的均匀度和流动性等因素的影响，使各片间产生重量差异，进而使各片间的主药含量产生差异。检查重量差异的目的是通过控制各片重量的一致性，来控制各片间药物含量的均匀性，从而保证用药剂量的准确。

凡规定检查含量均匀度的片剂，一般不再进行重量差异检查。

ChP检查法： 取供试品20片，精密称定总重量，求得平均片重后，再分别精密称定每片的重量，每片重量与平均片重相比较（凡无含量测定的片剂或有标示片重的中药片剂，每片重量应与标示片重比较），按表1-6-1中的规定，超出重量差异限度的不得多于2片，并不得有1片超出限度1倍。

糖衣片的片芯应检查重量差异并符合规定，包糖衣后不再检查。薄膜衣片应在包薄膜衣后检查重量差异并符合规定。

表1-6-1 片剂的重量差异限度

平均片重或标示片重	重量差异限度
0.30 g以下	± 7.5%
0.30 g及0.30 g以上	± 5%

2. 崩解时限

通常，口服片剂在胃肠道中需经过崩解，药物才能溶出、被机体吸收而达到治疗目的。对于水溶性药物的口服片剂，崩解后药物易于溶出而被吸收，故崩解是水溶性药物吸收的限速因素；通过检查崩解时限，可以控制片剂的质量，保证药物的疗效。

崩解时限（disintegration time）系指口服固体制剂在规定条件下全部崩解溶散或成碎粒，并应全部通过筛网（除不溶性包衣材料或破碎的胶囊壳外）所需时间的规定限度。如有少量碎粒不能通过筛网，但已软化或轻质上漂且无硬心者，可作符合规定论。除另有规定外，凡规定检查溶出度、释放度或分散均匀性的片剂，不再进行崩解时限检查。

ChP 测定片剂（泡腾片除外）崩解时限的仪器装置为升降式崩解仪，主要结构为一个能升降的金属支架和下端镶有筛网的吊篮，并附有挡板。

ChP 检查法：将吊篮通过上端的不锈钢轴悬挂于金属支架上，浸入 1 000 mL 烧杯中，并调节吊篮位置使其下降至低点时筛网距烧杯底部 25 mm，烧杯内盛有温度为（37 ± 1）℃的水，调节水位高度使吊篮上升至高点时筛网在水面下 15 mm 处，吊篮顶部不可浸没于溶液中。

除另有规定外，取供试品 6 片，分别置于崩解仪吊篮的玻璃管中，启动崩解仪进行检查，各片均应在 15 min 内全部崩解。如有 1 片不能完全崩解，应另取 6 片复试，均应符合规定。

不同片剂崩解时限的检查方法及规定并不完全相同，见表 1-6-2。与其他片剂相比，泡腾片的崩解时限检查法差异很大。

表 1-6-2　不同片剂的崩解时限检查

片剂	仪器装置	崩解介质	介质温度（℃）	规定
普通片	升降式崩解仪	水	37 ± 1	15 min 内应全部崩解
薄膜衣片	同上	水或盐酸溶液（9 → 1 000）	同上	化药薄膜衣片 30 min 内应全部崩解
糖衣片	同上	水	同上	化药糖衣片 1 h 内应全部崩解
肠溶片	同上	① 先在盐酸溶液（9 → 1 000）中检查 2 h ② 将吊篮取出，用少量水洗涤后，每管加入挡板 1 块，再在磷酸盐缓冲液（pH 6.8）中检查	同上	① 2 h 内，每片均不得有裂缝、崩解或软化现象 ② 1 h 内应全部崩解
结肠定位肠溶片	同上	① 盐酸溶液(9→1 000)及 pH 6.8 以下的磷酸盐缓冲液 ② pH 7.5~8.0 的磷酸盐缓冲液	同上	①均不得有裂缝、崩解或软化现象 ② 1 h 内应完全崩解
含片	同上	水	同上	10 min 内不应全部崩解或溶化
舌下片	同上	水	同上	5 min 内应全部崩解并溶化
可溶片	同上	水	20 ± 5	3 min 内应全部崩解并溶化
泡腾片	取 1 片，置 250 mL 烧杯[内有 200 mL 温度为（20 ± 5）℃的水]中，即有许多气泡放出，当片剂或碎片周围的气体停止逸出时，片剂应溶解或分散在水中，无聚集的颗粒剩留。除另有规定外，同法检查 6 片，各片均应在 5 min 内崩解			

3. 其他检查项目

（1）溶出度或释放度和含量均匀度　参见本章第二节和第三节。

（2）发泡量　阴道泡腾片需检查。

(3) 分散均匀性　分散片需检查。照崩解时限检查法检查，不锈钢丝网的筛孔内径为 710 μm，水温为 15~25℃；取供试品 6 片，应在 3 min 内全部崩解并通过筛网，如有少量不能通过筛网，但已软化或轻质上漂且无硬心者，符合要求。

(4) 微生物限度　以动物、植物、矿物来源的非单体成分制成的片剂，生物制品片剂，以及黏膜或皮肤炎症或腔道等局部用片剂（如口腔贴片、外用可溶片、阴道片、阴道泡腾片等），照非无菌产品微生物限度检查法（微生物计数法、控制菌检查法及非无菌药品微生物限度标准）检查，应符合规定。规定检查杂菌的生物制品片剂，可不进行微生物限度检查。

（二）片剂的含量测定

1. 常用辅料的干扰及其排除

片剂中常含有稀释剂、润湿剂、黏合剂、崩解剂和润滑剂等辅料，常需通过样品预处理排除其对片剂含量测定的干扰。以下重点介绍糖类、硬脂酸镁和滑石粉的干扰及排除方法。

(1) 糖类的干扰及其排除　淀粉、糊精、蔗糖、乳糖等是片剂常用的糖类辅料，其中乳糖本身具有还原性，淀粉、糊精和蔗糖水解后均可以产生具有还原性的葡萄糖。当采用氧化还原滴定法测定片剂中主药的含量时，糖类辅料可能干扰测定（含量偏高），特别是使用强氧化剂时干扰更严重。因此，测定含糖类辅料片剂的含量时，应避免使用强氧化剂作为滴定剂。同时，可以采用阴性对照品做对照试验，若阴性对照品消耗滴定剂，说明糖类辅料对测定有干扰，需改进含量测定方法。可以采用过滤法去除糖类辅料或采用弱氧化剂为滴定剂。

例如，ChP 采用铈量法测定硫酸亚铁（ferrous sulfate）片的含量，而采用高锰酸钾法测定硫酸亚铁原料的含量。因为高锰酸钾是强氧化剂，既可以氧化亚铁离子，也可以氧化还原性糖；而硫酸铈的氧化性比高锰酸钾弱，能氧化亚铁离子，但不能氧化还原性糖，故铈量法可以排除还原性糖的干扰。又如，维生素 C 原料采用碘量法直接测定，而片剂需先过滤（除去辅料）后再用碘量法测定。

(2) 硬脂酸镁的干扰及其排除　硬脂酸镁的干扰包括两个方面。

第一，Mg^{2+} 干扰配位滴定法。Mg^{2+} 在 pH 10 左右可以与 EDTA 形成稳定的配位化合物（稳定常数 $\lg K_{MY}$ 为 8.64）。当被测金属离子与 EDTA 形成的配位化合物的稳定常数低于 8.64 时，则 Mg^{2+} 的干扰不能忽略。加入掩蔽剂可以消除 Mg^{2+} 的干扰，例如在 pH 6~7.5 条件下，酒石酸可以与 Mg^{2+} 形成稳定的配位化合物而将其掩蔽。

第二，硬脂酸根离子干扰非水溶液滴定法。硬脂酸根离子在冰醋酸 / 乙酸酐非水介质中也能消耗高氯酸滴定液，故干扰弱碱性药物片剂的非水溶液滴定含量测定结果。若主药含量大，硬脂酸镁含量小，对测定结果的影响不大，可不考虑其干扰，直接进行测定；若主药含量较少而硬脂酸镁含量较大时，硬脂酸镁的干扰会使测定结果偏高。下列几种方法可排除干扰：

1) 有机溶剂提取药物　对脂溶性药物，可用三氯甲烷、丙酮、乙醇等有机溶剂提取出主药后再测定。例如，ChP 中硫酸奎宁（quinine sulfate）片的含量测定：取本品 20 片，除去包衣后，精密称定，研细，精密称取适量，置分液漏斗中，加氯化钠 0.5 g 与 0.1 mol/L 氢氧化钠溶液 10 mL，混匀，精密加三氯甲烷 50 mL，振摇 10 min，静置，分取三氯甲烷液，用干燥滤纸滤过，精密量取续滤液 25 mL，加乙酸酐 5 mL 与二甲基黄指示液 2 滴，用高氯酸滴定液（0.1 mol/L）滴定。

上述方法中，硫酸奎宁在碱性条件下变成奎宁，经三氯甲烷提取后滴定，可以排除硬脂酸根离子的干扰。但是，硫酸奎宁原料可直接采用非水溶液滴定法测定含量：取本品约 0.2 g，精密称定，加冰醋酸 10 mL 溶解后，加乙酸酐 5 mL 与甲紫指示液 1~2 滴，用高氯酸滴定液(0.1 mol/L)滴定。

2) 采用草酸作掩蔽剂 硬脂酸镁与草酸反应，生成难溶性的草酸镁和硬脂酸，两者均不干扰非水溶液滴定。

3) 改用其他含量测定方法 如 ChP 中盐酸吗啡(morphine hydrochloride)、盐酸氯丙嗪(chlorpromazine hydrochloride)原料药物采用非水溶液滴定法测定含量，而它们的片剂采用紫外分光光度法测定。

(3) 滑石粉的干扰及其排除 滑石粉在水中不易溶解，使溶液浑浊，会干扰紫外 - 可见分光光度法、比旋法、比浊法等含量测定方法。一般采用滤除法和提取分离法排除干扰。若主药为水溶性，可将片粉加水溶解后，滤过，除去滑石粉；若主药不溶于水，可用有机溶剂提取主药后，再按规定方法测定。

2. 含量测定中的取样方法

制剂生产过程中不可能将所有药片都制备得完全一致，因此取样要具有代表性。一般取 10 片或 20 片，精密称定总质量(糖衣片需去除包衣)，计算平均片重，然后研细，混匀，精密称取适量(约相当于规定的主药量)，按各品种项下规定的方法测定。

3. 含量测定结果的表示与计算

片剂的含量测定结果通常以相当于标示量的百分含量表示。计算公式如下：

$$\text{本品相当于标示量的百分含量} = \frac{\text{测得量(g)} \times \text{平均片重(g)}}{\text{供试品质量(g)} \times \text{标示量(g)}} \times 100\%$$

二、注射剂分析

注射剂(injection)系指原料药物或与适宜的辅料制成的供注入体内的无菌制剂。注射剂可分为注射液、注射用无菌粉末和注射用浓溶液。

(一) 注射剂的常规检查

1. 装量

注射液及注射用浓溶液需检查装量(volume in a container)，以保证每个单位剂量的注射用量不少于标示装量，从而保障临床用药剂量。

ChP 检查法：供试品标示装量为不大于 2 mL 者，取供试品 5 支(瓶)；2~50 mL(不含 2 mL)者，取供试品 3 支(瓶)。开启时注意避免损失，将内容物分别用相应体积的干燥注射器及注射针头抽尽，然后缓慢连续地注入经标化的量入式量筒内(量筒的大小应使待测体积至少占其额定体积的 40%，不排净针头中的液体)，在室温下检视。测定油溶液、乳状液或混悬液时，应先加温(如有必要)摇匀，再用干燥注射器及注射针头抽尽后，同前法操作，放冷(加温时)，检视。每支(瓶)的装量均不得少于其标示装量。

标示装量为 50 mL 以上的注射液及注射用浓溶液，照 ChP 最低装量检查法检查，应符合规定。

2. 装量差异

注射用无菌粉末需检查装量差异(weight variation)。凡规定检查含量均匀度的注射用无菌粉末，一般不再进行装量差异检查。

ChP 检查法： 取供试品 5 瓶(支)，除去标签、铝盖，容器外壁用乙醇擦净，干燥，开启时注意避免玻璃屑等异物落入容器中，分别迅速精密称定；容器为玻璃瓶的注射用无菌粉末，首先小心开启内塞，使容器内外气压平衡，盖紧后精密称重。然后倾出内容物，容器用水或乙醇洗净，在适宜条件下干燥后，再分别精密称定每一容器的重量，求出每瓶(支)的装量与平均装量。每瓶(支)装量与平均装量相比较(如有标示装量，则与标示装量相比较)，应符合下列规定，如有 1 瓶(支)不符合规定，应另取 10 瓶(支)复试，结果应符合规定(表 1-6-3)。

表 1-6-3 注射用无菌粉末的装量差异限度

平均装量或标示装量	装量差异限度
0.05 g 及 0.05 g 以下	± 15%
0.05 g 以上至 0.15 g	± 10%
0.15 g 以上至 0.50 g	± 7%
0.50 g 以上	± 5%

3. 渗透压摩尔浓度

除另有规定外，静脉输液及椎管注射用注射液按各品种项下的规定，照 ChP 渗透压摩尔浓度测定法检查，应符合规定。

测定方法：通常采用测量溶液的冰点下降来间接测定其渗透压摩尔浓度。在理想的稀溶液中，冰点下降符合 $\Delta T_f = K_f \cdot m$ 的关系，式中，ΔT_f 为冰点下降，K_f 为冰点下降常数(当水为溶剂时为 1.86)，m 为重量摩尔浓度。而渗透压符合 $P_o = K_o \cdot m$ 的关系，式中，P_o 为渗透压，K_o 为渗透压常数，m 为溶液的重量摩尔浓度。由于两式中的浓度等同，故可以用冰点下降法测定溶液的渗透压摩尔浓度。

生物膜(如人体的细胞膜或毛细血管壁)一般具有半透膜的性质，溶剂通过半透膜由低浓度溶液向高浓度溶液扩散的现象称为渗透，阻止渗透所需施加的压力，称为渗透压(osmotic pressure)。溶液的渗透压，依赖于溶液中溶质粒子的数量，是溶液的依数性之一，通常以渗透压摩尔浓度(osmolality)来表示，它反映的是溶液中各种溶质对溶液渗透压贡献的总和。渗透压摩尔浓度的单位，通常以每千克溶剂中溶质的毫渗透压摩尔来表示。可按下列公式计算毫渗透压摩尔浓度(mOsmol/kg)：

$$\text{毫渗透压摩尔浓度(mOsmol / kg)} = \frac{\text{每千克溶剂中溶解的溶质克数}}{\text{相对分子质量}} \times n \times 1\,000$$

式中，n 为一个溶质分子溶解或解离时形成的粒子数。在理想溶液中，例如葡萄糖 $n=1$，氯化钠或硫酸镁 $n=2$，氯化钙 $n=3$，枸橼酸钠 $n=4$。

在生理范围及很稀的溶液中，其渗透压摩尔浓度与理想状态下的计算值偏差较小；随着溶液浓度的增加，与计算值比较，实际渗透压摩尔浓度下降。例如 0.9% 氯化钠注射液，按上式计算，毫渗透压摩尔浓度是 $2 \times 1\,000 \times 9/58.4 = 308$ (mOsmol/kg)，而实际上在此浓度时氯化钠溶液的 n 稍小于 2，其实际测得值是 286 mOsmol/kg；这是由于在此浓度条件下，一个氯化钠分子解离所形成的两个离子会发生某种程度的缔合，使有效离子数减少的缘故。复杂混合物(如水解蛋白注射液)的理论渗透压摩尔浓度不容易计算，通常采用实际测定值表示。

在制备注射剂、眼用液体制剂等药物制剂时，必须关注其渗透压。处方中添加了渗透压调节剂的制剂，均应控制其渗透压摩尔浓度。静脉输液、营养液、电解质或渗透利尿药(如甘露醇注射液)等制剂，应在药品说明书上标明其渗透压摩尔浓度，以便临床医生根据实际需要对所用制剂进行适当的处置(如稀释)。

4. 可见异物

可见异物(visible foreign matter)是指存在于注射剂中,在规定条件下目视可以观测到的不溶性物质,其粒径或长度通常大于 50 μm。注射剂中若有可见异物,可能引起静脉炎、过敏反应,较大的微粒甚至可以堵塞毛细血管。因此,注射剂在出厂前应采用适宜的方法逐一检查并同时剔除不合格产品;临用前,需在自然光下目视检查(避免阳光直射),如有可见异物,不得使用。

ChP 检查方法有灯检法和光散射法。一般常用灯检法,灯检法不适用的品种,如用深色透明容器包装或液体色泽较深的品种,可选用光散射法;混悬型、乳状液型注射液不能使用光散射法。实验室检查时应避免引入可见异物。当制备注射用无菌粉末和无菌原料药的供试品溶液时,或供试品的容器不适于检查(如透明度不够、不规则形状容器等)而需转移至适宜容器中时,均应在 B 级的洁净环境(如层流净化台)中进行。

5. 不溶性微粒

可见异物检查法难以检查出粒径或长度小于 50 μm 的不溶性物质。除另有规定外,用于静脉注射、静脉滴注、鞘内注射、椎管内注射的溶液型注射液、注射用无菌粉末及注射用浓溶液照不溶性微粒(insoluble particulate matter)检查法检查,均应符合规定。

ChP 检查不溶性微粒的方法包括光阻法和显微计数法。当光阻法测定结果不符合规定或供试品不适于用光阻法测定时,应采用显微计数法测定,并以显微计数法的测定结果作为判定依据。光阻法不适用于黏度过高和易析出结晶的制剂,也不适用于进入传感器时容易产生气泡的注射剂。对于黏度过高,采用两种方法都无法直接测定的注射液,可用适宜的溶剂稀释后测定。

6. 无菌

注射剂照无菌(sterility)检查法检查,应符合规定。此时仅表明供试品在该检验条件下未发现微生物污染。无菌检查应在无菌条件下进行,试验环境必须达到无菌检查的要求,检验全过程应严格遵守无菌操作,防止微生物污染,防止污染的措施不得影响供试品中微生物的检出。ChP 无菌检查法包括薄膜过滤法和直接接种法。只要供试品性质允许,应采用薄膜过滤法。

7. 细菌内毒素或热原

静脉用注射剂需检查热原或细菌内毒素,以控制引起体温升高的杂质。

细菌内毒素(endotoxin)是革兰阴性菌细胞壁的脂多糖与蛋白质的复合物,具有热原的活性。其量用内毒素单位(EU)表示,1 EU 与 1 个内毒素国际单位(U)相当。

热原(pyrogen)系指能引起动物体温异常升高的物质,包含细菌内毒素。使用热原检查不符合规定的注射剂可能引发热原反应而造成严重的不良后果。

ChP 细菌内毒素检查法:系利用鲎试剂来检测或量化由革兰阴性菌产生的细菌内毒素,以判断供试品中细菌内毒素的限量是否符合规定的一种方法。包括凝胶法和光度测定法,后者又包括浊度法和显色基质法。供试品检测时,可使用其中任何一种方法进行试验。当测定结果有争议时,除另有规定外,以凝胶限度试验结果为准。

ChP 热原检查法:将一定剂量的供试品,静脉注入家兔体内,在规定时间内,观察家兔体温升高的情况,以判定供试品中所含热原的限度是否符合规定。与供试品接触的试验用器皿应无菌、无热原。去除热原通常采用干热灭菌法(250℃、30 min 以上),也可用其他适宜的方法。

（二）注射剂的含量测定

1. 常用辅料的干扰及其排除

注射剂中除含有药物外，还含有溶剂和适宜的附加剂。溶剂分为水性溶剂和非水性溶剂，水性溶剂常用的为注射用水；非水性溶剂常用的为植物油，主要是供注射用的大豆油。附加剂主要分为抗氧剂、渗透压调节剂、pH 调节剂、增溶剂、助溶剂、乳化剂、助悬剂和抑菌剂等。当溶剂或附加剂干扰含量测定时，需进行预处理来排除其干扰。

(1) 溶剂水的干扰及其排除　采用非水溶液滴定法测定注射剂的含量时，溶剂水会干扰测定。例如，碱性药物及其盐类可以经过“碱化，有机溶剂提取游离型药物，挥干有机溶剂”的处理后，再用非水溶液滴定法测定药物的含量，可排除溶剂水的干扰。

(2) 溶剂油的干扰及其排除　脂溶性药物的注射液常以植物油为溶剂。溶剂油干扰以水为溶剂的含量测定方法，如紫外 – 可见分光光度法、反相高效液相色谱法（RP–HPLC）等。以下几种方法可排除其干扰：

1）有机溶剂稀释法　对药物含量较高、含量测定时取样量较少的注射液，可用与水相混溶的有机溶剂稀释后直接测定，溶剂油对测定的影响可忽略。如已酸羟孕酮（hydroxyprogesterone caproate）注射液（标示量为 0.125 g/mL 或 0.25 g/mL，药物含量较高）为油溶液，ChP 采用 RP–HPLC 测定其含量时，精密量取注射液适量，加甲醇定量稀释制成约 20 μg/mL 的低浓度供试品溶液后，直接进样分析。

2）有机溶剂提取法　选择适当的有机溶剂，将药物提取后再进行测定。如 ChP 采用 RP–HPLC 测定黄体酮（progesterone）注射液的含量时，用甲醇分次提取黄体酮，合并甲醇提取液，进行测定。

3）柱色谱法　选择合适的固定相和流动相，通过柱色谱分离，排除溶剂油的干扰。

例 3 USP 庚酸睾酮（testosterone enanthate）注射液的含量测定

供试品溶液：精密量取庚酸睾酮注射液适量（约相当于 100 mg 庚酸睾酮），置 10 mL 量筒中，用色谱纯正庚烷稀释至刻度，混匀；精密量取 5 mL，置 100 mL 量筒中，用色谱纯正庚烷稀释至刻度，混匀。

对照品溶液：取庚酸睾酮对照品适量，精密称定，加甲醇溶解并稀释制成 40 μg/mL 的溶液。

柱分离系统：250 mm × 25 mm 色谱柱；硅烷化硅藻土 3 g 与 95% 乙醇饱和的正庚烷[乙醇 – 水 – 正庚烷（95 : 5 : 50）混合溶剂的上层]3 mL 混合均匀，装入色谱柱中作为固定相；正庚烷饱和的 95% 乙醇（上述混合溶剂的下层）作为流动相。

测定法：取 2 mL 供试品溶液与硅烷化硅藻土 3 g 混匀，装入已填装了固定相的色谱柱中，以流动相 35 mL 洗脱色谱柱，洗脱液收集于 50 mL 量瓶中，加乙醇稀释至刻度，混匀。取 10 mL 所得的溶液，置 50 mL 锥形瓶中，水浴蒸干，残渣用 5 mL 甲醇溶解后与 10 mL 异烟肼试液混匀，静置反应约 45 min，以经异烟肼试液同法处理后的 5 mL 甲醇作为空白溶液，于 380 nm 波长处测定吸光度；另取庚酸睾酮对照品溶液 5 mL，同法与异烟肼试液反应后于 380 nm 波长处测定吸光度。按下式计算每 1 L 供试品溶液中庚酸睾酮（$C_{26}H_4O_3$）的量（mg）：

$$2.5(C_r/V)(A_x/A_r)$$

式中，C_r（μg/mL）为对照品溶液的浓度，V（mL）为所取庚酸睾酮注射液的体积，A_x 和 A_r 分别为供试品溶液和对照品溶液的吸光度。

由于固定相（正庚烷）的极性小于流动相（95% 乙醇）的极性，溶剂油的极性小于庚酸睾酮的极性，因此当用流动相洗脱色谱柱时，庚酸睾酮被洗脱下来，而溶剂油被滞留在色谱柱上，从而排除了溶剂油的干扰。

(3) 抗氧剂的干扰及其排除 将具有还原性的药物制成注射剂时，常需加入抗氧剂以增加药物的稳定性。常用的抗氧剂有亚硫酸钠、亚硫酸氢钠、焦亚硫酸钠等。这些抗氧剂具有较强的还原性，会干扰氧化还原滴定法、亚硝酸钠滴定法，使测定结果偏高。排除干扰的方法如下：

1) 加掩蔽剂法 丙酮和甲醛常作为掩蔽剂，用于排除亚硫酸氢钠、焦亚硫酸钠等的干扰。由于甲醛也具有弱还原性，当滴定剂的氧化性较强时，不宜选择甲醛作掩蔽剂。反应式如下：

$$Na_2S_2O_5 + H_2O \longrightarrow 2NaHSO_3$$

$$NaHSO_3 + (CH_3)_2C{=}O \longrightarrow (CH_3)_2C(SO_3Na)(OH)$$

$$NaHSO_3 + H_2C{=}O \longrightarrow H_2C(SO_3Na)(OH)$$

例如，维生素 C（vitamin C）具有还原性，易被氧化变质，故其注射液中常加有还原性更强的焦亚硫酸钠或亚硫酸氢钠作为抗氧剂，如果直接采用氧化还原滴定法测定含量时，抗氧剂会优先与滴定剂反应，使测定结果偏高。因此，ChP 采用碘量法测定维生素 C 注射液含量时，在滴定前加入丙酮，以消除抗氧剂的干扰。

2) 加酸分解法 亚硫酸钠、亚硫酸氢钠及焦亚硫酸钠均可被强酸分解，产生二氧化硫气体，经加热可全部逸出而消除干扰。分解反应如下：

$$Na_2SO_3 + 2HCl \rightarrow 2NaCl + H_2O + SO_2\uparrow$$

$$NaHSO_3 + HCl \rightarrow NaCl + H_2O + SO_2\uparrow$$

$$Na_2S_2O_5 + 2HCl \rightarrow 2NaCl + H_2O + 2SO_2\uparrow$$

例如，ChP 采用亚硝酸钠滴定法测定磺胺嘧啶钠（sulfadiazine sodium）注射液的含量时，滴定体系中加入的盐酸可以消除抗氧剂亚硫酸氢钠的干扰。

3) 加弱氧化剂氧化法 抗氧剂（亚硫酸钠、亚硫酸氢钠和焦亚硫酸钠）的还原性比药物的强，加入弱氧化剂可以选择性地氧化抗氧剂，但不氧化药物，亦不消耗滴定液，从而排除干扰。常用的弱氧化剂为过氧化氢和硝酸。

$$Na_2SO_3 + H_2O_2 \rightarrow Na_2SO_4 + H_2O$$

$$NaHSO_3 + H_2O_2 \rightarrow NaHSO_4 + H_2O$$

$$Na_2SO_3 + 2HNO_3 \rightarrow Na_2SO_4 + H_2O + 2NO_2\uparrow$$

$$2NaHSO_3 + 4HNO_3 \rightarrow Na_2SO_4 + 2H_2O + H_2SO_4 + 4NO_2\uparrow$$

(4) 其他附加剂的干扰及其排除 如用盐酸作为 pH 调节剂时，应避免用银量法测定含量；氯化钠作为渗透压调节剂时，也干扰银量法。可改用其他含量测定方法，如 HPLC，以避免干扰。

2. 含量测定结果的表示与计算

一般精密量取一定体积的供试品（约相当于规定的主药量），按规定方法测定，计算出供试品中药物的量（m，mg），再根据取样体积（V，mL）和标示量（mg/mL）计算注射剂中的药物相当于标示量的百分含量。计算公式如下：

$$本品相当于标示量的百分含量=\frac{m}{V\times 标示量}\times 100\%$$

三、胶囊剂分析

胶囊剂（capsule）系指原料药物或与辅料充填于空心胶囊或密封于软质囊材中制成的固体制剂，可分为硬胶囊和软胶囊。

（一）胶囊剂的常规检查

1. 装量差异

在生产过程中，由于空胶囊容积、粉末的流动性以及工艺、设备等原因，可能引起胶囊内容物装量的差异。装量差异（weight variation）检查的目的在于控制各粒胶囊装量的一致性，以保证用药剂量的准确。

ChP 检查法：除另有规定外，取供试品 20 粒（中药取 10 粒），分别精密称定重量，倾出内容物（不得损失囊壳），硬胶囊囊壳用小刷或其他适宜的用具拭净，软胶囊或内容物为半固体或液体的硬胶囊囊壳用乙醚等易挥发性溶剂洗净，置通风处使溶剂挥尽，再分别精密称定囊壳重量，求出每粒内容物的装量与平均装量。每粒装量与平均装量相比较（有标示装量的胶囊剂，每粒装量应与标示装量比较），超出装量差异限度的不得多于 2 粒，并不得有 1 粒超出限度 1 倍（表 1-6-4）。

表 1-6-4 胶囊剂的装量差异限度

平均装量或标示装量	装量差异限度
＜ 0.30 g	± 10%
≥ 0.30 g	± 7.5%（中药 ± 10%）

2. 其他项目

包括崩解时限、溶出度或释放度、含量均匀度、水分、微生物限度等项目的检查。凡规定检查溶出度或释放度的胶囊剂，一般不再进行崩解时限的检查；凡规定检查含量均匀度的胶囊剂，一般不再进行装量差异的检查。

（二）胶囊剂的含量测定

一般取胶囊 10 粒或 20 粒，照装量差异项下求出平均装量。将内容物混匀，必要时研细，精密称取适量（约相当于规定的主药量），按各品种项下规定的方法测定。测定结果以相当于标示量的百分含量表示：

$$本品相当于标示量的百分含量=\frac{测得量(g)\times 平均装量(g)}{供试品质量(g)\times 标示量(g)}\times 100\%$$

四、半固体制剂分析

第五节 辅料与药物相容性分析

药用辅料是指生产药物制剂时使用的赋形剂和附加剂，包括药物制剂中除活性成分以外的所有物质。辅料不仅可以赋予剂型形态特征，使药物制剂易于制备，改善制剂外观和临床用药的顺应性，而且对药物具有增溶、助溶、调节溶出或释放、提高稳定性等重要功能。一般认为，辅料是非活性、无毒害的，只有在合适条件下与药物发生有益的正面相互作用（positive interaction）才能发挥其功能。但是，制剂处方的复杂性（如配伍不当）可能使辅料与药物产生有害的负面相互作用（negative interaction），而严重影响药物制剂的质量、安全性和有效性。另外，辅料中引入的杂质或自身降解产物也可能与药物发生化学反应，生成结构和生理活性未知的新杂质，而降低药效，甚至产生毒性。因此，辅料与药物相容性分析（analysis of excipient-drug compatibility）是药物制剂研发中必不可少的重要内容。

一、辅料与药物相容性的基本要求

辅料与药物相容性的基本要求主要包括：辅料应性质稳定，不与活性药物发生反应；应无生理活性、无毒性；不影响活性药物的含量测定；对活性药物的溶出或释放和吸收无负面影响。

二、辅料与药物的相互作用

按作用机制，辅料与药物的相互作用主要分为物理作用和化学作用。物理作用是指药物与辅料之间产生氢键、静电、范德华力等非共价作用力，但并不涉及新物质的产生；化学作用是指药物与辅料之间发生化学反应而产生新的物质。

（一）物理作用

辅料与药物的物理作用可以改变药物的颜色、形态、晶型、水合程度、溶解度等物理性质，既有可能产生有益的正面相互作用而提高药物的稳定性、安全性和有效性，也有可能产生有害的负面相互作用而降低药物的稳定性、安全性和有效性。

1. 吸附

吸附是最常见的物理作用。在制剂的生产中，药物分子可以通过范德华力、静电作用力等吸附在辅料表面，增大药物分子的活性表面积，提高药物的润滑度和溶解度，从而改善药物制剂的质量，增加药物的溶出和吸收。但若吸附力过强，解吸附力相对较弱，则会阻碍药物溶出，进而降低药物的生物利用度。例如，常用的润滑剂硬脂酸镁，作为抗菌药物西吡氯铵（cetylpyridinium chloride）片剂的润滑剂时，由于西吡铵阳离子与硬脂酸根阴离子产生静电吸附后难以解吸附，导致西吡氯铵的生物利用度降低，抗菌活性下降。带正电荷的羟吗啡酮（oxymorphone）镇痛药易在带负电荷的纤维素类辅料（如微晶纤维素）表面发生静电吸附，导致溶出下降。

2. 包埋

包埋作用在片剂中较常见。如果片剂中含有遇溶剂易产生膨胀和胶凝现象的辅料如羟丙基甲基纤维素（hydroxypropyl methylcellulose）、聚氧乙烯（polyethylene oxide）、预胶化淀粉（pregelatinized starch）等，则容易发生包埋作用。药物分子在辅料基质内部的包埋会阻碍药物溶解和溶出。例如，预胶化淀粉有强大的膨胀能力，可显著提高难溶性药物[如罗非昔布（rofecoxib）]的溶出速率，但是其胶凝能力可以将药物包埋于辅料内部而影响药物的溶解和释放，当胶凝速度大于膨胀速度时，药物的生物利用度明显降低。

3. 复合

复合物的形成常被用于改善药物的溶解性、溶出度和生物利用度，提高药物的稳定性。例如，环糊精类（cyclodextrin）辅料将药物分子包嵌于空穴结构内形成复合物（也称包合物），可提高水难溶性药物的溶解度，增加不稳定药物的稳定性，提高药物的生物利用度。又如，通过氢键作用，阿昔洛韦(acyclovir)可以与酒石酸形成共晶体复合物,与枸橼酸形成无定型复合物,共晶体复合物的溶解度和溶出速率明显高于阿昔洛韦,无定型复合物的经皮渗透性明显优于阿昔洛韦。然而,如果辅料与药物形成难溶性复合物,则会降低药物的溶解度和口服生物利用度,如苯巴比妥可与 PEG-4000 形成不溶性复合物,导致溶出度降低至苯巴比妥的 1/3。

4. 固体分散

药物分子与辅料分子以氢键作用力结合,可以使药物以分子形态、无定型和(或)微晶态高度分散在水溶性载体辅料中,形成固体分散体,能显著提高水难溶性药物的溶解度和溶出速率。例如,钙拮抗剂非洛地平(felodipine)是低溶解性、高渗透性药物,可以与聚乙烯吡咯烷酮(PVP,水溶性辅料)通过氢键作用形成固体分散体,其溶出度得到显著提高。

值得注意的是,物理作用不仅可以改变药物的物理性质进而影响药物制剂的质量、安全性和有效性,而且还会干扰药物制剂的分析方法。当物理作用过强时,药物因难以从辅料中解离或释放而不能在溶剂中完全溶解,导致含量测定和回收率试验结果偏低,不利于药物制剂的质量控制。例如,氢溴酸东莨菪碱(scopolamine HBr)片剂中含有羧甲基纤维素钠辅料时,若以水为溶剂提取药物则回收率只有 57.8%,而以 1 mol/L 盐酸提取药物时可以完全定量回收。原因是:以水为溶剂时,带正电荷的药物与带负电荷的辅料产生较强的静电吸附作用,药物难以完全溶解;而以盐酸溶液为溶剂时,药物仍然带正电荷,但辅料被质子化不再带负电荷,此时吸附作用大大减弱,药物在溶剂中可完全溶解,故能定量回收。因此,在建立药物制剂的质量分析方法时,应考虑药物可能与辅料发生的物理作用,选择适宜的样品制备方法,以正确评价制剂的质量。

(二) 化学作用

辅料与药物之间可能发生的各种化学反应,如 Maillard、水解、氧化、聚合、成盐、脱羧、配位、异构化反应等,都会使药物生成其他产物,因此化学作用多数都是负面作用,导致辅料与药物不相容,影响药物制剂的质量、安全性和有效性。

常见的不相容化学反应类型见表 1-6-5。其中,Maillard 反应是胺类(伯胺、仲胺)与还原糖(葡萄糖、乳糖、麦芽糖等)的反应,反应式如图 1-6-5 和图 1-6-6 所示。伯胺类药物生成糖基化中间体后可以发生 Amadori 重排,使杂质增加,颜色加深。因此,对于伯胺和仲胺类药物,在选择辅料时,应避免采用还原糖以及可能分解成还原糖的辅料。成盐反应(即酸碱反应)也可以表现出正面相互作用,例如,弱酸性药物(如吲哚美辛)与碱性辅料(如碳酸氢钠)形成钠盐是显著提高药物溶解度和溶出度的有效方法。

表 1-6-5 常见的辅料 - 药物不相容化学反应类型

药物类型	不相容辅料类型	反应类型
伯胺、仲胺	还原糖(单糖和双糖)	Maillard 反应
酯、内酯	碱性成分	水解、水解开环
羧酸	碱	成盐
醇	氧化剂	氧化成醛或酮
含巯基类	氧化剂	二聚
酚	金属离子、氧化剂	配位、氧化
明胶胶囊壳	阳离子表面活性剂	胶囊壳变性

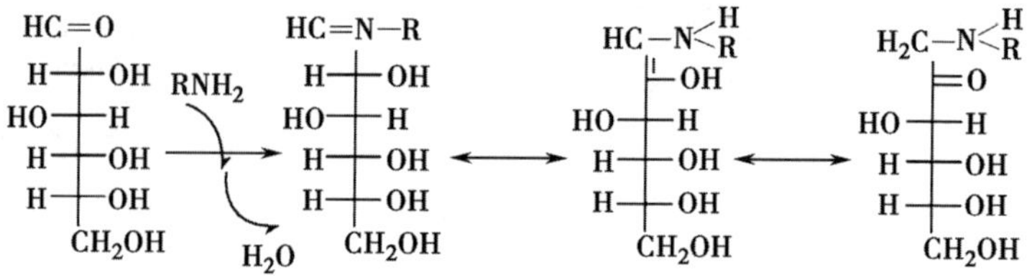

HC=O　H—OH　HO—H　H—OH　H—OH　CH_2OH　RNH_2　H_2O　HC=N—R　H—OH　HO—H　H—OH　H—OH　CH_2OH　⟷　HC—N(H)R　—OH　HO—H　H—OH　H—OH　CH_2OH　⟷　H_2C—N(H)R　=O　HO—H　H—OH　H—OH　CH_2OH

图 1-6-5　含伯胺基药物与葡萄糖的 Maillard 反应

HO　O　OH　OH　R—O　OH + R_1, R_2 N—H ⇌ HO　O　OH　N(R_1)(R_2)　R—O　OH　$+H_2O$

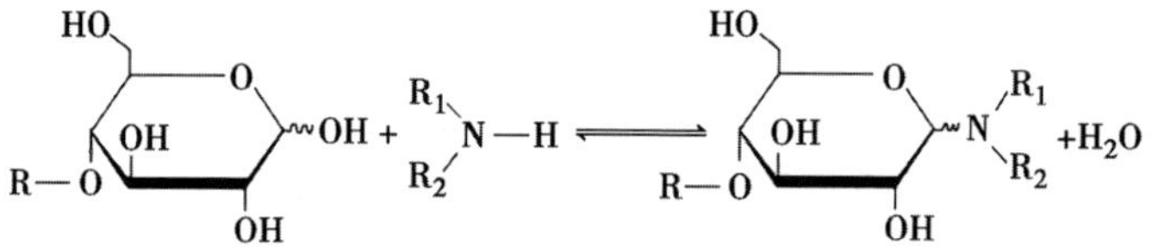

图 1-6-6　含仲胺基药物与乳糖的 Maillard 反应

三、辅料与药物相容性的影响因素

辅料与药物是否相容，主要取决于两者的自身因素，包括辅料与药物的结构、理化性质、晶型、比表面积、杂质等。辅料和药物的结构、物理化学性质对辅料与药物相容性的影响是可以预见的，但辅料中所含杂质的影响往往被忽略。辅料和药物一样，在生产过程中均会带入杂质，这些杂质可直接与药物发生反应或加速药物的降解。例如，硬脂酸镁中引入的氧化镁杂质可与布洛芬反应（反应式如下），也可提供碱性环境加速酯类药物（如阿司匹林）的水解。常见辅料中的残留杂质如表 1-6-6 所示。

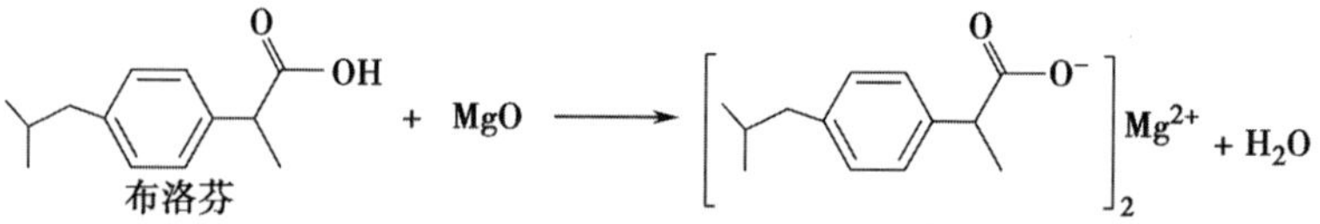

O　OH　布洛芬 + MgO ⟶ $[\ldots O^-]_2 Mg^{2+} + H_2O$

表 1-6-6　常见辅料中的残留杂质

辅料	残留杂质
聚维酮，交联聚维酮，聚山梨酯	过氧化物
植物油，脂类	抗氧剂
乳糖	醛，还原糖
苯甲醇	苯甲醛
聚乙二醇	醛，过氧化物，有机酸
微晶纤维素	木质素，半纤维素，水
淀粉	甲醛
滑石粉	重金属
二水合磷酸氢钙	残留碱
硬脂酸镁	残留碱（氧化镁）
羟丙基甲基 / 乙基纤维素	乙二醛

此外，处方工艺因素（辅料–药物比例，混合、干燥、压片等制剂制备工艺，包装条件等）与外界环境因素（温度、湿度、光照等）对辅料与药物相容性的影响也不容忽视。例如，与搅拌混合相比，研磨混合会促进辅料与药物的相互作用，因为研磨可增加辅料与药物的接触。研磨、干燥、压片等工艺还可能释放辅料或药物中的残留水分或结晶水，而使对湿度敏感的药物降解。

四、辅料与药物的相容性分析

（一）分析方案设计

对于特定药物和辅料，设计相容性分析方案时，主要依据药物的理化性质、药物制剂的剂型特点等选择相容性分析方法，并需要考虑药物与辅料比例、制剂制备工艺、外界环境因素等对辅料与药物相容性的影响。

相容性分析中大多采用药物与辅料比例为 1∶1（*m*/*m*）的物理混合样品。为了确证辅料与药物的不同比例对相容性的影响，需要设计不同配比的物理混合样品。进一步提高辅料的比例，放大其对药物的影响，可以快速地明确药物与辅料之间是否存在相互作用，使相容性分析的结果更具有预测性。另外，也可以依据辅料在处方中所起的作用，设计药物与辅料的比例，常见的设计原则包括：药物与辅料的比例为 1∶5（稀释剂），3∶1（黏合剂、崩解剂），5∶1（润滑剂），10∶1（着色剂）。考察口服固体制剂中辅料与药物的相容性时，若辅料用量较大（如稀释剂），药物与辅料常以 1∶5 混合；若辅料用量较小（如润滑剂），药物与辅料常以 20∶1 混合。

（二）常用分析方法

常用分析方法主要包括热分析法［尤其是差示扫描量热法（differential scanning calorimetry，DSC）］、高效液相色谱法（HPLC）、傅里叶变换红外光谱法（Fourier transform infrared spectroscopy，FTIR）、粉末 X 射线衍射法（powder X-ray diffraction，PXRD）等。随着分离分析技术和检测技术的不断发展，药物与辅料的相容性分析方法将向高效率、高准确度、高灵敏度、低样品量等方向发展。

1. 差示扫描量热法

DSC 具有简便、快速、灵敏度高、样品用量少（以毫克计）、重复性好等优点，已成为快速考察药物与辅料固态相容性的最常用方法，用于处方前辅料筛选、预测潜在的辅料与药物的物理和化学相互作用。一般情况下，如果辅料与药物物理混合样品的 DSC 图谱是辅料和药物两者 DSC 图谱的叠加，说明辅料与药物的相容性良好；如果物理混合样品的 DSC 图谱中出现新峰、峰消失、峰形改变、峰面积改变等一种或几种峰改变的现象，表明辅料与药物不相容。如图 1-6-7 和图 1-6-8 所示，氧氟沙星与淀粉相容，但与乳糖不相容（物理混合样品的 DSC 图谱中 278.33℃处的

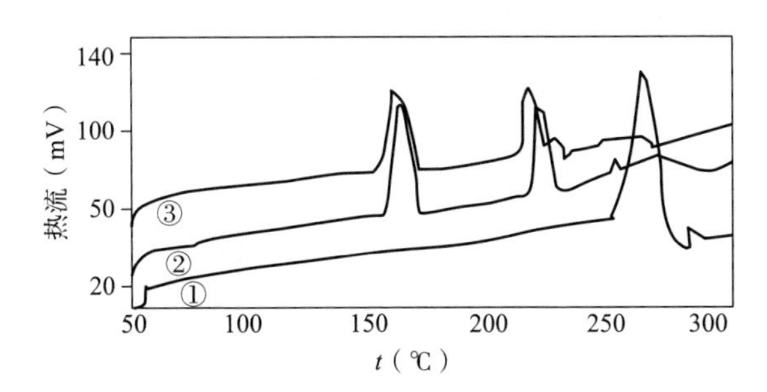

图 1-6-7　氧氟沙星①、乳糖②和 1∶1（*m*/*m*）物理混合物③的 DSC 曲线

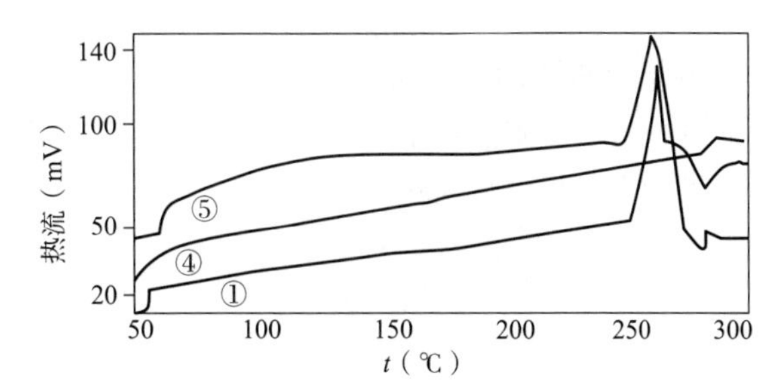

图 1-6-8　氧氟沙星①、淀粉④和 1∶1（*m*/*m*）物理混合物⑤的 DSC 曲线

峰消失)。

然而,DSC 分析结果具有一定的局限性和不确定性。一方面,没有发生 DSC 峰改变的辅料 - 药物混合样品也可能在光照、湿度等其他因素影响下发生物理、化学相互作用,导致辅料与药物不相容。另一方面,如果辅料 - 药物混合样品 DSC 图谱中出现了 DSC 峰改变的现象,有时也不能确定辅料与药物的相互作用就一定存在。例如,有人采用 DSC、HPLC、UV、FTIR 分别考察福辛普利和奈法唑酮与硬脂酸镁和乳糖的相容性,DSC 结果表明辅料与药物之间存在相互作用,而其他三种方法并未得到相似的结果。产生这种现象的原因可能较多,但其中一个原因不难理解:常温条件下(HPLC、UV、FTIR 均在常温下分析),辅料与药物的相互作用较微弱以至于可忽略;但升高温度(>300℃)后相互作用增强,药物与辅料的物理化学性质发生改变,导致 DSC 峰改变。因此,为了提高相容性分析结果的准确性和可靠性,一般需要采用 DSC 和其他多种非热分析法(如 HPLC、FTIR、PXRD 等)同时进行相容性分析。此外,DSC 由于采用高温条件,不适用于热不稳定药物与辅料的相容性分析。

2. 高效液相色谱法

HPLC 通常作为 DSC 的互补技术,对 DSC 结果的可靠性进行确证。具体方法是,通过检测加速试验条件下辅料与药物的混合样品中药物和杂质的含量变化,考察药物有无降解;将 HPLC 与 IR、NMR、MS 等技术联用,可以进一步确证降解产物的化学结构,分析降解产物的来源和降解途径,判断药物与辅料是否会发生化学反应。HPLC 具有分离效能高、准确、灵敏等特点,药物与辅料的比例、温度、湿度、光照等条件几乎不会对 HPLC 分析结果的准确性产生影响。但是,制备样品溶液时所用的溶剂可能会加速辅料与药物的化学反应。

3. 傅里叶变换红外光谱法

FTIR 特别适用于考察固体剂型中药物与辅料之间的化学作用。将药物、辅料及药物 - 辅料混合物的红外光谱图进行比较,根据官能团的吸收峰强弱变化及是否出现新的吸收峰,可以判断辅料与药物是否发生相互作用,对吸收峰进行峰归属分析可以进一步揭示相互作用机制。该法的优点是快速、非破坏性,样品无须预处理,可准确检查药物与辅料的结构变化、晶型变化等,制备样品时不需加热,不需使用溶剂,可排除高温和溶剂对辅料与药物相互作用的影响。但是,该法有时因官能团吸收峰出现重叠现象而无法得出明确结论。

4. 粉末 X 射线衍射法

PXRD 是检测药物的形态、晶型、水合程度等物理变化的主要技术之一,并可对固相成分进行定量分析,适用于固体剂型中辅料与药物的相容性分析。比较辅料与药物粉末的混合样品与单一药物粉末、单一辅料粉末的衍射图谱,根据晶面间距、相对衍射强度、衍射峰位置等的变化来明确药物的结构变化,判断辅料与药物间是否存在相互作用。该法多作为 DSC 结果确证的补充手段,是最终判定辅料与药物相容性的重要依据之一。其优点是快速、准确、特异性强,样品用量一般较少,且不需样品前处理。

(肖玉秀)

数字课程学习

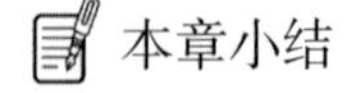 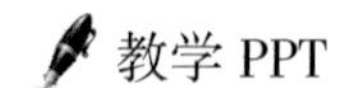 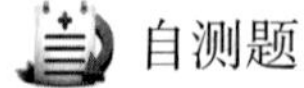 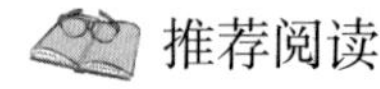

第七章

药品质量标准制定与药物稳定性研究

1. 掌握药品质量标准的种类,制定药品质量标准的原则,药品稳定性试验的目的和基本要求。

2. 熟悉药品质量标准制定的思路与策略,原料药、制剂质量标准研究,药物降解的几个主要途径,药物稳定性研究的指导原则。

3. 了解药品标准物质,药品质量标准起草说明。

第一节 概 述

一、我国药品标准体系

我国的药品标准包括:《中华人民共和国药典》(《中国药典》,ChP)、国家药品监督管理部门颁发的药品注册标准,国家药品监督管理部门为药品打假使用的补充检验方法,各省(自治区、直辖市)药品监督管理部门制定发布《中药材标准》和《中药饮片炮制规范》,医院制剂标准,企业内控标准等。

(一) 法定标准

(1) 国家药品标准 国家药品监督管理部门颁布的 ChP 和药品注册标准为国家药品标准。ChP 依据《中华人民共和国药品管理法》组织制定和颁布实施,一经颁布实施,其同品种的上版标准或其原国家标准即同时停止使用。药品注册标准,是指国家药品监督管理局(NMPA)对获得上市许可药品颁布的特定药品标准。药品注册标准应当符合 ChP 通用技术要求。

(2) 地方中药材标准和中药饮片炮制规范 中药饮片应当按照国家药品标准炮制;国家药品标准没有规定的,应当按照省、自治区、直辖市人民政府药品监督管理部门制定的炮制规范炮制。如河北省药品监督管理局发布的《河北省中药材标准》(2019 年第 24 号)。为加强对中药饮片的管理,规范省级中药饮片炮制规范的修订工作,增强中药饮片质量的可控性,NMPA 组织制定了《省级中药饮片炮制规范修订的技术指导原则》。

(二) 其他药品质量标准

在药品研发阶段有临床研究用质量标准,由于药物的研发是一个动态的过程,随着研发数据的积累,在临床研究的不同阶段,临床研究用质量标准会不断修订。有些企业还会制定比国家药品标准更为严格的内控标准。

（1）临床研究用药品质量标准　药品注册申请人根据临床前开展的研究,结合临床试验的不同阶段,制定相应的临床试验用药品的标准。按照我国《药品注册管理办法》,申请人可以按照其拟定的临床试验用样品标准自行检验临床试验用药物,也可以委托本办法确定的药品检验所进行检验;疫苗类制品、血液制品、NMPA 规定的其他生物制品,应当由 NMPA 指定的药品检验所进行检验。临床试验用药物检验合格后方可用于临床试验。药品监督管理部门可以对临床试验用药物抽查检验。临床研究用质量标准重点在于保证临床研究试验的安全性,影响药物安全性的检查项目要全面。

（2）企业内控标准　由药品生产企业自己制定并用于控制其药品质量的标准,称为企业内控标准。通常药品生产企业有放行标准和货架期标准,其中放行标准是企业内控标准,货架期标准是药品注册标准。放行标准一般是高于货架期标准的要求,其标准是在法定标准的基础上增加检验项目或提高关键项目的限度标准。

二、制定或修订药品质量标准的原则

国家药典委员会制定的《国家药品标准工作手册》制定药品标准提出,国家药品标准的制定和修订原则如下:

（1）坚持保障药品质量、维护人民健康的原则。

（2）坚持继承、发展、创新的原则。继承与发展相结合,鼓励自主创新,加大自主知识产权的标准研究力度,促进科学研究与标准化工作的有效结合,提高我国药品标准中自主创新技术含量,使我国医药领域的自主创新技术通过标准快速转化为生产力,提高我国药品的国际竞争力。

（3）坚持科学、实用、规范的原则。从来源、生产、流通及使用等各个环节了解影响药品质量的因素,有针对性地设置科学的检测项目,建立可靠的检测方法,规定合理的判断标准,在确保能准确控制质量的前提下,应倡导简便、快速、实用;药品标准的体例格式、名词术语、计量单位、数字符号以及通用检测方法等应统一规范。

（4）坚持质量可控性原则。标准的建立,应根据“专属、准确、灵敏”的原则,设置能够控制药品质量的检验项目、科学的检查方法和合理的限度要求,并注意吸收国内外的科研成果;既要考虑当前国内实际条件,又要反映新技术的应用和发展,不断完善和提高检测水平。对生物测定的品种,在不断改进生物测定法的同时,应采用已经成熟的化学和仪器分析方法控制其质量。

三、质量标准建立的基本过程

药物质量标准建立的过程主要包括:根据药品活性成分和剂型的特点确定质量研究的内容,进行鉴别、检查和含量测定方法的研究,确定质量标准的项目及限度,制定及修订质量标准。以上过程密切相关,相互支持。

（一）质量研究内容的确定

药物的质量研究是质量标准制定的基础,质量研究的内容应尽可能全面,既要考虑一般性要求,又要有针对性。确定质量研究的内容,应根据所研制药品活性成分和剂型的特点,采用不同的制备工艺，并结合稳定性研究结果，以使质量研究的内容能充分地反映产品的质量变化情况。

⑴ 研制药物的特性　原料药一般考虑其结构特征、理化性质等；制剂应考虑不同剂型的特点、临床用法，复方制剂不同成分之间的相互作用，以及辅料对制剂安全性和有效性的影响（如眼用制剂中的防腐剂，注射剂中的抗氧剂或稳定剂等）。

⑵ 制备工艺对药物质量的影响　原料药通常考虑在制备过程中所用的起始原料及试剂、制备中间体及副反应产物，以及有机溶剂等对最终产品质量的影响。制剂通常考虑所用辅料、不同工艺的影响，以及可能产生的降解产物等。同时还应考虑生产规模的不同对产品质量的影响。

⑶ 药物的稳定性　确定质量研究内容时还应参考药物稳定性的研究结果，应考虑在贮藏过程中质量可能发生的变化和直接接触药品的包装材料对产品质量的影响。

（二）分析方法学研究

分析方法学研究包括方法的选择和方法的验证。

通常要根据选定的研究项目及试验目的选择试验方法。一般要有方法选择的依据，包括文献依据、理论依据及试验依据。常规项目通常可采用药典收载的方法。鉴别项应重点考察方法的专属性；检查项重点考察方法的专属性、灵敏度和准确性；有关物质检查和含量测定通常要采用两种或两种以上的方法进行对比研究，比较方法的优劣，择优选择。

选择的试验方法应经过分析方法的验证。

（三）质量标准项目及限度的确定

质量标准的项目及限度应在系统的质量研究基础上，根据不同药物的特性确定，以达到控制产品质量的目的。质量标准中既要设置通用性项目，又要设置针对产品自身特点的项目，能灵敏地反映产品质量的变化情况。质量标准中限度的确定通常基于安全性、有效性的考虑，研发者还应注意工业化生产规模产品与进行安全性、有效性研究样品质量的一致性。对一般杂质，可参照现行版 ChP 的常规要求确定其限度，也可参考其他国家的药典。对特殊杂质，则需提供其限度确定的试验或文献依据。

（四）质量标准的制定

根据已确定的质量标准的项目和限度，参照现行版 ChP 和《国家药品标准工作手册》的规范用语及格式，制定出合理、可行的质量标准。质量标准一般应包括药品名称（通用名、汉语拼音名、英文名），化学结构式，分子式，相对分子质量，化学名（原料药），含量限度，性状，理化性质（原料药），鉴别，检查（原料药的纯度检查项目，与剂型相关的质量检查项目等），含量（效价）测定，类别，规格（制剂），贮藏，制剂（原料药），有效期等项内容。各项目应有相应的起草说明。

（五）质量标准的修订

随着药物研发的进程、分析技术的发展、产品质量数据的积累、生产工艺的放大和成熟，质量标准应进行相应的修订。通常还应考虑处方工艺变更、改换原料药供应商等对质量标准的影响。质量标准的完善过程通常要伴随着产品研发和生产的始终。一方面随着生产工艺的成熟和稳定，以及产品质量的提高，不断提高质量标准；另一方面是通过实践验证方法的可行性和稳定性，并随着新技术的发展，不断地改进或优化方法，使项目设置更科学、合理，方法更成熟、稳定，操作更简便、快捷，结果更准确、可靠。

第二节 药物的质量研究

一、质量研究的意义

质量研究是药品质量标准制定的基础,制定科学、合理、可行的质量标准的前提是要针对所研发的产品进行全面、系统、深入的质量研究。质量研究贯穿药品研发和生产全过程,要根据处方、工艺、包装材料等的变化情况进行持续的研究。药品质量研究的意义在于:

(1) 了解原料药的制备工艺,可以为确定质量研究的内容提供信息 如合成路线、反应条件、起始原料、试剂、溶剂、催化剂与质量研究中的杂质研究密切相关。同时质量研究的结果也可以验证工艺的合理性和可行性。

(2) 化合物理化性质及结构特征有助于设计鉴别、检查、含量测定方法 如特征官能团、异构体、晶型、结晶水的鉴别和检查,还可以根据结构特点分析可能的降解产物。

(3) 了解制剂剂型的特点、给药途径、配方和制备工艺,确定制剂重点考察的制剂性能指标 如缓释制剂需研究释放度,脂质体需研究粒度、包封率、泄漏率,注射剂需研究 pH、无菌、细菌内毒素。

(4) 药品质量标准中的项目和限度需要依据质量研究的结果确定 因此,质量研究是质量标准建立的基础,而质量标准是质量研究的高度总结,是控制药品质量的技术指标。

二、质量研究用样品和标准物质

药物质量研究一般需采用试制的多批样品进行,其工艺和质量应稳定。临床前的质量研究工作可采用有一定规模制备的样品进行。临床研究期间,应对中试或工业化生产规模的多批样品进行质量研究工作,进一步考察所拟订质量标准的可行性。需注意工业化生产规模产品与临床前研究样品和临床研究用样品质量的一致性,必要时在保证药品安全有效的前提下,亦可根据工艺中试研究或工业化生产规模产品质量的变化情况,对质量标准中的项目或限度做适当的调整。

新药的标准物质应当进行相应的结构确证和质量研究工作,并制定其质量标准。

三、原料药质量研究的内容

原料药的质量研究应在确证化学结构的基础上,选择纯度合格的样品进行。原料药的一般研究项目包括性状、鉴别、检查和含量测定等。

(一) 性状

性状反映了药物特有的物理性质,性状项下记述药品的外观、溶解度以及物理常数等。外观包括色泽、臭、味、结晶性、引湿性等。溶解度包括药物在不同 pH 和不同极性溶剂中的溶解度。物理常数包括相对密度、馏程、熔点、凝点、比旋度、折光率、黏度、吸收系数等。在药品性状(包括物理常数)研究中,若是已知结构化合物还应查阅国内外现行版药典及其他参考文献,并与相应数值进行比较。下面是引湿性和溶解度研究的例子。

例 1 **引湿性研究** 参见 9103 药物引湿性试验指导原则 。

药物的引湿性是指在一定温度及湿度条件下该物质吸收水分能力或程度的特性。供试品为符合药品质量标准的固体原料药，试验结果可作为选择适宜的药品包装和贮存条件的参考。具体试验方法如下：

取干燥的具塞玻璃称量瓶（外径为 50 mm，高为 15 mm），于试验前一天置于适宜的（25±1）℃ 恒温干燥器（下部放置氯化铵或硫酸铵饱和溶液）或人工气候箱[设定温度为（25±1）℃，相对湿度为 80%±2%]内，精密称定重量（m_1）。取供试品适量，平铺于上述称量瓶中，供试品厚度一般约为 1 mm，精密称定重量（m_2）。将称量瓶敞口，并与瓶盖同置于上述恒温恒湿条件下 24 h。盖好称量瓶盖子，精密称定重量（m_3）。

$$增重百分率 = \frac{m_3 - m_2}{m_2 - m_1} \times 100\%$$

引湿性特征描述与引湿性增重的界定：潮解：吸收足量水分形成液体；极具引湿性：引湿增重不小于 15%；有引湿性：引湿增重小于 15% 但不小于 2%；略有引湿性：引湿增重小于 2% 但不小于 0.2%；无或几乎无引湿性：引湿增重小于 0.2%。

阿哌沙班引湿性试验（表 1-7-1）：

表 1-7-1 阿哌沙班引湿性试验结果

批号	称量瓶重（g）	样品 + 称量瓶重（g）	放置 24 h 后，样品 + 称量瓶重（g）	增重（g）	引湿性（%）
1081405001	28.667 31	29.961 60	29.962 25	0.000 65	0.05
1081405002	26.514 77	27.633 33	27.634 22	0.000 89	0.08
1081411001	28.692 28	29.786 19	29.786 86	0.000 67	0.06

结果：各批样品的吸湿增重平均值为 0.06%，小于 0.2%，结论：本品无或几乎无引湿性。

例 2 溶解度研究 通常考察药物在水及常用溶剂（与该药物溶解特性密切相关的、配制制剂、制备溶液或精制操作所需用的溶剂等）中的溶解度。常用的溶剂有水、乙醇、乙醚、三氯甲烷、无机酸和碱溶液等。不必罗列过多，避免使用有毒、昂贵或不常用的溶剂。按溶解度从大到小依次排列，溶解度相似的溶剂按其极性从大到小依次排列，在酸性或碱性溶液中的溶解度列于最后。药物的晶型、结晶溶剂、盐型不同都会影响溶解度，因此测定溶解度可反映药品质量。

氟罗沙星溶解度测定：按药典附录方法，进行本品溶解度的测定，结果见表 1-7-2：

表 1-7-2 氟罗沙星溶解度测定结果

样品量（mg）	溶剂	溶剂加入量（mL）	溶解情况	结论
102.6	二氯甲烷	10	不全溶	微溶
		100	全溶	
10.2	甲醇	10	不全溶	极微溶
		100	全溶	
10.1	水	100	不全溶	几乎不溶
10.1	乙酸乙酯	100	不全溶	几乎不溶
1 018	冰醋酸	1	不全溶	易溶
		10	全溶	
10.1	氢氧化钠试液	3	不全溶	略溶
		10	全溶	

结论：本品在二氯甲烷中微溶，在甲醇中极微溶，在水中几乎不溶，在乙酸乙酯中几乎不溶，在冰醋酸中易溶，在氢氧化钠试液中略溶。

（二）鉴别

针对所研究的原料药开发专属性强、重复性好，操作简便的鉴别试验方法，用于该原料药的质量标准。常用的方法有化学反应法、色谱法和光谱法等。

化学反应法具有操作简便、快速、实验成本低等优点，仍广泛应用于新药的质量标准中，其主要原理是选择官能团专属的化学反应进行鉴别，包括显色反应、沉淀反应、盐类的离子反应等。光谱法的专属性优于化学反应法，质量研究中应采用对照品测定药物的 IR 和 UV 光谱，并记录特征吸收峰数据。对于新药 IR 应测定药物的标准红外光谱图，并附该药品的标准红外图谱复印件及测定图谱；质量标准中可采用对照品对照法或标准红外光谱图对照法，对于仿制药也可与药典委员会编的《药品红外光谱集》标准图谱对照。UV 方法研究中应研究溶剂对药物的 UV 吸收特性的影响，确定鉴别试验溶剂，规定最大吸收波长，必要时，规定最小吸收波长；或规定几个最大吸收波长处的吸光度比值或特定波长处的吸光度，以提高鉴别的专属性。色谱法通常是采用有关物质检查或含量测定的色谱条件，将供试品与标准物质在相同条件下进行色谱分离，并对两者保留值进行比较。色谱法鉴别不如红外光谱法专属性强，仅以色谱保留时间作为鉴别试验尚不充分，可用两种具不同分离原理的色谱方法或用一种色谱方法与其他试验结合，如 HPLC- UV 二极管阵列、HPLC-MS 或 GC-MS。色谱法主要包括 TLC、HPLC 和 GC 等。

鉴别试验应说明反应原理，特别在研究结构相似的系列药物时，应注意与可能存在的结构相似化合物的区别。在制定质量标准时，鉴别一般至少选两种或两种以上的方法。新药可参考相似结构的同类药物选择方法，仿制药优先选择药典已收载的鉴别方法。IR 和 HPLC 是原料药最常采用的鉴别方法。

（三）检查

检查项目的质量研究应从安全性、有效性和纯度三个方面开展。杂质通常是影响药物安全性的主要因素，质量研究中对生产工艺每一个步骤以及贮藏过程中可能生成的杂质或降解产物进行研究，包括有机杂质、无机杂质和残留溶剂等，根据研究数据制定出能真实反映产品质量的杂质控制项目，以保证药品的安全有效。

(1) 无机杂质　包括氯化物、硫酸盐、铁盐、重金属、砷盐、炽灼残渣等，均按现行版 ChP 附录方法试验。要求说明选用方法的理由和试验中产生的现象及解决办法。2019 年发布的 ICH Q3D（R1）《元素杂质指导原则》对重金属研究提出更高的要求，要求评估药品中潜在的元素杂质，根据有毒元素的每日允许暴露量（PDE），运用基于风险的方法制定药品中的元素杂质的限度。

(2) 有机杂质　特别是有关物质研究是药物质量研究中关键性的项目之一，其含量是反映药物纯度的直接指标。对药物的纯度要求，应基于安全性和生产实际情况两方面的考虑。因此，允许含一定量无害或低毒的共存物，但对有毒杂质则应严格控制。毒性杂质的确认主要依据安全性试验资料或文献资料。

(3) 残留溶剂　由于某些有机溶剂具有致癌、致突变、有害健康以及危害环境等特性，且残留溶剂亦在一定程度上反映精制等后处理工艺的可行性，故应对生产工艺中使用的有机溶剂在药物中的残留量进行研究。

(4) 晶型 许多药品具有多晶型现象。因物质的晶型不同,其物理性质会有不同,并可能对生物利用度和稳定性产生影响。质量研究中应对结晶性药物的晶型进行考察,确定是否存在多晶型现象;如已确知研制的药品具有多晶型时,应根据制剂的研究确定有效晶型,研究晶型的定性定量分析方法,对有效和无效晶型进行定性定量控制。常用的分析方法有单晶 X 射线衍射法(SXRD)、粉末 X 射线衍射法(PXRD)、红外光谱法(IR)、拉曼光谱法(RM)、差示扫描量热法(DSC)、热重法(TG)、毛细管熔点法(MP)、光学显微法(LM)和偏光显微法(PM)等,其中晶型的定量分析通常采用粉末 X 射线衍射法。

例 3 卡马西平(carbamazepine,CBZ)多晶型 卡马西平在重结晶过程中使用甲醇 / 丙酮得到 CBZ A 晶型,使用甲苯 / 乙醇得到 CBZ B 晶型,使用甲苯 / 甲醇得到 CBZ P 晶型。每种晶型的粉末 X 射线衍射图见图 1-7-1,其中 A 晶型是 USP 中收载的晶型。

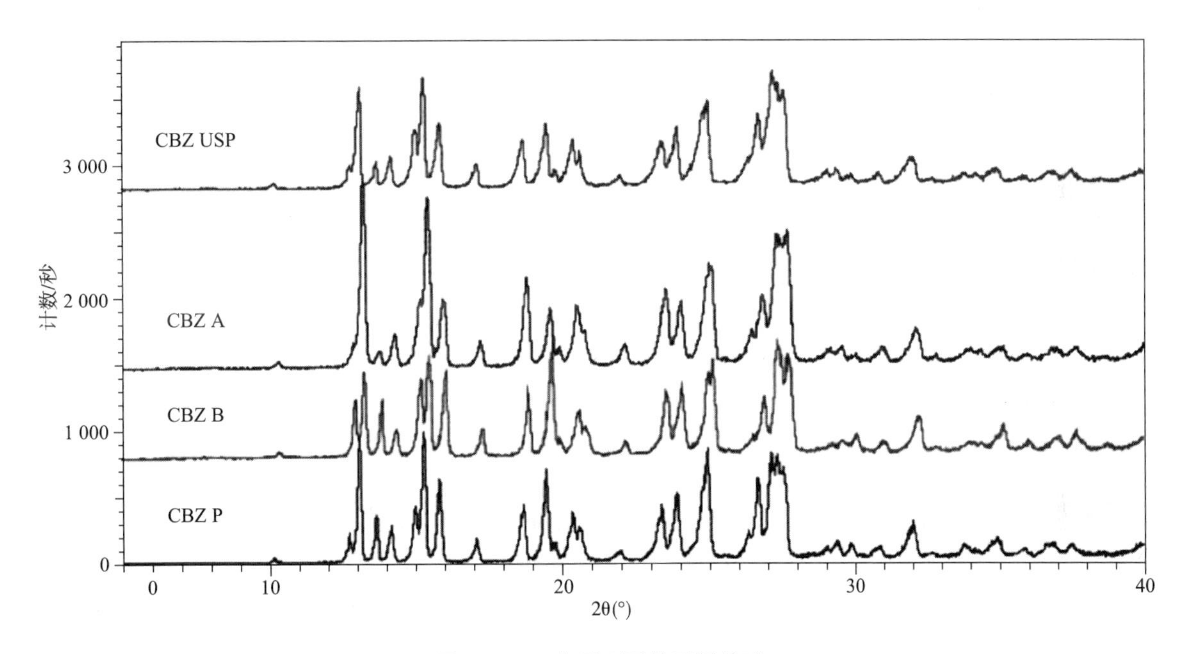

图 1-7-1 卡马西平的不同晶型

USP 中卡马西平晶型检查:本品粉末 X 射线衍射图应与卡马西平对照品的图谱一致。

(5) 粒度 用于制备固体制剂或混悬剂的难溶性原料药,其粒度对生物利用度、溶出度和稳定性均有较大的影响。表 1-7-3 表明随着硝苯地平粒径的降低,溶出速率明显加快,其中样品 C 与原研药品一致,因此必要时需控制原料药的粒度及粒度分布。由于在制剂前原料药通常会被粉碎到需要的粒度和粒度分布,所以通常在内控标准中规定其限度。

表 1-7-3 硝苯地平自制片[原料药粒径(μm)不同]与原研药的累积溶出度测定结果

样品	$d(0.1)$	$d(0.5)$	$d(0.9)$	累积溶出度(%)						
				0.25 h	0.5 h	1 h	2 h	3 h	5 h	10 h
样品 A	23.664	70.465	118.781	11.2	18.8	28.8	42.0	50.7	63.1	79.0
样品 B	2.527	16.965	45.236	16.7	25.6	36.3	49.3	56.8	65.8	78.1

续表

样品	d(0.1)	d(0.5)	d(0.9)	累积溶出度(%)						
				0.25 h	0.5 h	1 h	2 h	3 h	5 h	10 h
样品 C	1.140	5.716	29.823	24.6	36.6	48.7	60.1	67.2	74.4	85.5
样品 D	0.970	3.513	13.611	36.1	38.7	51.5	61.8	68.7	76.0	85.5
样品 E	0.830	1.775	3.471	44.0	57.1	57.0	77.6	81.3	92.5	97.7
原研药	/	/	/	21.1	33.8	46.0	58.1	64.7	73.5	83.8

(6) 溶液的澄清度与颜色、溶液的酸碱度　是原料药固有的性质，是原料药质量控制的重要指标，通常应作此两项检查，特别是制备注射剂用的原料药。

例 4　烟酸占替诺

酸度：取本品 1 g，加水 20 mL 使溶解，依法测定（通则 0631），pH 应为 5.5~6.5。

溶液的澄清度与颜色：取本品 3.0 g，加水 10 mL 使溶解，溶液应澄清无色；如显浑浊，与 2 号浊度标准液（通则 0902 第一法）比较，不得更深；如显色，与黄色 1 号标准比色液（通则 0901 第一法）比较，不得更深。

(7) 干燥失重与水分　质量研究中一般应同时进行干燥失重和水分测定的研究，并将两者的测定结果进行比较，确定质量标准中是否制定干燥失重或水分检查项。测定方法与操作注意事项参照 ChP 现行版和《中国药品检验标准操作规范》。易吸湿或含结晶水的药品，通常应测定水分，再结合其他试验研究确定所含结晶水的数目，其水分应定有高、低限。常见的水分测定方法有费休法、减压干燥法、甲苯法及气相色谱法等。遇热易变色破坏或分解的药品宜采用费休水分测定法或用减压干燥法测定。

(8) 异构体　包括顺反异构体和光学异构体等。此项检查有时称为异构体比例或顺（反）式异构体。由于不同异构体可具有不同的药效或毒性，因此，新药研究中应建立异构体检查的方法，并进行不同异构体药效或毒性的试验。具有顺、反异构的原料药需检查其异构体，如 ChP 氨甲环酸中检查顺式异构体、对映体杂质。光学异构体检查需采用立体选择性方法，如左氧氟沙星中右旋氧氟沙星对映体的检查，是采用手性配合交换流动相添加剂 RP-HPLC 测定。

(9) 微生物限度　应根据原料药性质、生产方式和制剂预期用途确定微生物检测的方法、种类及其限度。例如，对于无菌原料药，应设置无菌检测；对于用于注射剂的原料药，要设置细菌内毒素检测。应用药典方法可检测需氧菌的总数、酵母和真菌总数及不得检出的特定致病菌（如金黄色葡萄球菌、大肠埃希菌、沙门菌、铜绿假单胞菌）。

(10) 特殊检查项目　根据研究品种的具体情况以及工艺和贮藏过程发生的变化，有针对性地设立检查项目。如含氟化合物中检查含氟量，聚合物药物检查平均相对分子质量。

(11) 其他检查项目　抗生素类药品或供注射用原料药（无菌粉末直接分装），必要时检查异常毒性、细菌内毒素或热原、降压物质、无菌等项。

(四) 含量（效价）测定

应选专属性强、能反映产品稳定性能的方法测定原料药含量。在一些情况下可使用同样的 HPLC 色谱条件测定原料药含量和杂质含量。原料药的含量测定常采用准确度更高的容量法，而杂质的含量测定常采用专属性更好的色谱法。

四、制剂质量研究的内容

药物制剂的质量研究，通常应结合制剂的处方工艺研究进行。质量研究的内容应针对不同剂型的质量要求确定。与原料药相似，制剂的研究项目一般亦包括性状、鉴别、检查和含量测定等。

（一）性状

制剂的性状是考察样品的外形和颜色。片剂需描述是什么颜色的压制片或包衣片（包薄膜衣或糖衣），除去包衣后片芯的颜色，以及片子的形状，如异形片（长条形、椭圆形、三角形等）。若片面有印字、刻痕、商标记号等也需描述。硬胶囊剂需描述内容物的颜色、形状等。注射液一般为澄明液体（水溶液），但也有混悬液或黏稠性溶液，需描述颜色。性状可因生产条件的不同而有差异，只要这些差异不影响药品的质量和药效，一般是允许的。因此，在制定质量标准时，规定药品的性状既要体现药品的性质和特点，又要考虑生产的实际水平。

例5 ChP 中一些药物制剂的性状描述

多巴丝肼片：本品为加有着色剂的淡红色片。

注射用吲哚菁绿：本品为暗绿青色疏松状固体，遇光和热易变质。

复方阿米三嗪片：本品为薄膜衣片，除去包衣后为白色或类白色芯片。

格列吡嗪胶囊：本品为胶囊剂，内容物为白色或类白色。

莪术油注射液：本品为微黄色的澄明液体，微显乳光。

（二）鉴别

制剂的鉴别试验，其方法要求同原料药，通常尽可能采用专属性好的仪器分析方法，如光谱法和色谱法等。

（三）检查

制剂检查项目分两类，一类是 ChP 附录中制剂通则规定的该剂型检查项目；另一类是根据该药品制剂的特性、工艺及稳定性考察结果，制定的检查项目。如口服片剂、胶囊剂除按制剂通则检查外，一般还需进行溶出度、杂质等检查；缓控释制剂、肠溶制剂、透皮吸收制剂等需进行释放度检查；小剂量制剂（主药含量低）需进行含量均匀度检查；注射剂需进行 pH、颜色（或溶液的颜色）、杂质检查，注射用粉末或冻干品需检查干燥失重或水分，大输液需检查重金属与不溶性微粒等。

以下对未列入药典制剂通则的部分检查项目做一些说明。

(1) 含量均匀度　参见总论第六章。

(2) 溶出度　参见总论第六章。

在研究新药的口服固体制剂时，应开发具有区分度的溶出度检查方法，不论主药是否易溶于水，在处方和制备工艺研究中均应对溶出情况进行考察，以便改进处方和制备工艺。

如是仿制药，则与原研制剂在 pH 1.0、4.5、6.8 缓冲液和水 4 种溶出介质中进行累积溶出曲线的比较。根据多批中试产品的溶出度数据，制定溶出度检查的溶出时间和溶出限量。

(3) 释放度　缓释与控释制剂、肠溶制剂、透皮贴剂在质量研究中均应进行释放度检查。通常应测定释放曲线和释放均一性，并对释药模式（零级、一级、Higuchi 方程等）进行分析。

缓释与控释制剂、肠溶制剂按 ChP 附录释放度第一法或第二法检查，透皮贴剂按第四法（桨碟法）或第五法（往复筒法）检查。释放度检查所用的溶剂，原则上与溶出度相同，但缓释与控释制剂应考察其在不同 pH 介质中的释放情况。如为仿制药，还应与被仿制产品进行不同释放介质中释放曲线的比较。

对于缓释制剂，如果可获得不同释放速率处方的人体生物利用度数据，则可根据体内 / 体外相关性来规定释放限度；如果体外药物释放速率与其试验条件显示依赖关系时，则应根据已获得的批次数据来规定释放限度。

（4）杂质　制剂杂质的考察重点是制剂工艺和贮藏过程中产生的降解产物。应采用制剂进行强制降解试验，考察可能产生的降解产物。制剂中杂质的检查方法基本同原料药，但要排除制剂中辅料对杂质检查的干扰。

（5）脆碎度　用于检查非包衣片、包衣片的片芯的脆碎情况。

（6）pH　注射剂必须检查的项目。其他液体制剂，如口服溶液、滴眼剂等一般亦应进行 pH 的检查。

（7）安全性检查　对于一些化学结构不清楚或尚未完全清楚的杂质和一些由生物技术制得的抗生素或生化药品及酶制品，在没有适当的理化方法进行检验时，应根据其生理活性，采用适当的生物方法作为检测指标，以保证用药的安全。药典规定常用的方法有：①安全试验；②热原检查；③无菌检查；④过敏试验；⑤升压物质检查；⑥降压物质检查；⑦异常毒性检查等。

（8）残留溶剂　制剂工艺中若使用了有机溶剂，参照原料药进行相应有机溶剂残留量的检查。

（9）其他　静脉注射剂处方中若加有抗氧剂、抑菌剂、稳定剂和增溶剂等，眼用制剂处方中加有防腐剂等，口服溶液剂、埋植剂和黏膜给药制剂等处方中加入影响产品安全性和有效性的辅料时，应视具体情况进行定量测定。

水分：对非水的非肠道给药制剂和需重新溶解配制的非肠道制剂，必要时需检查水分。

浸出物：必要时，需对采用非玻璃容器包装或玻璃容器包装带有橡胶密封塞的非肠道给药制剂进行渗出物的测定，并制定相应的限度要求。

粒径分布：必要时，建立口服或注射用混悬剂粒径分布的测定方法并规定限度。

流体学特性：必要时，对相对黏稠的溶液或混悬液，进行流体学特性（黏性 / 相对密度）检测。

重新溶解时间：对需要进行重新溶解的干粉制剂或所有非肠道制剂，应制定重新溶解时间的限度。通过实验研究选择稀释剂。

给药系统的功能性试验：对于包装在预填充注射器、自动注射盒或相当的容器中的非肠道给药制剂，应设定与给药系统功能性相关的检测项目和限度要求，包括可注射性、压力、密封性（泄漏）和（或）一些参数，如滴帽移动力、活塞释放力、活塞移动力、动力注射器作用力。

透皮贴剂特性：透皮贴剂的质量控制指标主要有释放度、黏附力。

吸入制剂特性：气雾剂、喷雾剂和粉雾剂的质量控制指标主要有药物 / 雾滴的粒度和粒度分布、喷射模式、每揿主药含量 / 每喷主药含量 / 每吸主药含量、每瓶总揿次 / 每瓶总喷次 / 每瓶总吸次。

（四）含量（效价）测定

由于制剂含有辅料，其含量测定方法比原料药对专属性的要求更高。

(1) 当制剂的含量测定方法不受辅料的干扰时,可采用原料药的含量测定方法作为制剂的含量测定方法。

(2) 由于液相色谱法专属性好,可消除辅料的干扰,目前已广泛用于制剂的含量测定中。

(3) UV 法操作简便,适用性广,适于测定制剂的含量,并可同时用于含量均匀度和溶出度的测定。UV 法测定宜采用对照品法,以减少不同仪器间的误差。但是应充分考察辅料、共存物质和降解产物等对测定结果的干扰。

(4) 当制剂中主药含量很低或无较强的发色团,以及杂质干扰 UV 法测定时,可考虑选择显色较灵敏、专属性和稳定性较好的比色法或荧光分光光度法测定含量。

(5) 应对样品处理方法进行研究,考察主药分离提取是否完全,滤膜吸收是否符合要求。

五、分析方法学研究

(一) 采用药典分析方法

常规检测项目如溶解度、熔点、旋光度或比旋度、吸收系数等,可参照现行版 ChP 凡例和附录收载的方法进行。同时还应考虑所研究药品的特殊情况,注意药典方法是否适用,杂质、辅料等是否对试验结果有影响。必要时可对方法的操作步骤做适当的修订,以适应所研究药品的需要。若采用与现行版 ChP 不同的方法,应明确方法选择的依据,并通过系统的方法学验证以确证方法的可行性。

(二) 新开发的分析方法

针对所研究的药品,应根据药品的化学结构、合成工艺和制剂的剂型特点,建立专属性好、灵敏度高的分析方法,用于鉴别、杂质检查、残留溶剂检查、制剂的溶出度或释放度检查和含量测定等,所制定的分析方法应进行系统的分析方法学验证。方法学验证的具体内容参阅总论第二~五章。

六、质量源于设计

近年来,ICH 相继出台了有关质量控制方面的文件(ICH Q8:药物研发,ICH Q9:质量风险管理,ICH Q10:药物质量体系),质量源于设计(quality by design,QbD)的理念逐渐成为制药界的共识。质量源于设计是一套系统的、基于充分的科学知识和质量风险管理的研发方法,QbD 理念要求从药物研发阶段开始,通过透彻理解药物理化性质,在处方工艺设计、工艺参数选择、物料控制等方面进行深入研究,积累详实的数据,确定最佳的处方工艺和控制策略,并保证在一定的设计空间内产品质量均能符合要求。QbD 理念还要求基于药品预定的临床效果,明确目标药物的质量概况(quality target product profile,QTPP),包括临床给药特点、给药途径、剂型、生物利用度、规格、容器密闭系统等方面内容,需针对具体的制剂确定关键质量属性(critical quality attributes,CQA),基于关键物料属性进行处方工艺设计,明确工艺参数以及潜在的高风险变量,确定关键物料和生产过程的控制策略,将质量风险管理结合到对药品和工艺的深刻理解中,从源头上保证药品质量。

第三节 质量标准制定

一、质量标准项目和限度的确定

原料药和制剂的质量标准通常都包含性状、鉴别、检查和含量测定几个方面，应根据质量研究的结果确定质量标准中的检测项目和控制限度。

（一）质量标准项目确定的一般原则

质量标准项目的设置既要有通用性，又要有针对性（针对产品自身的特点），并能灵敏地反映产品质量的变化情况。

原料药质量标准中的项目主要包括药品名称（通用名、汉语拼音名、英文名）、化学结构式、分子式、相对分子质量、化学名，含量限度，性状、理化性质，鉴别，检查（纯度检查及与产品质量相关的检查项等），含量（效价）测定，类别，贮藏，制剂，有效期等内容。其中检查项主要包括酸碱度（主要对盐类及可溶性原料药）、溶液的澄清度与颜色（主要对抗生素类或供注射用原料药）、无机杂质、有关物质、残留溶剂、干燥失重或水分等。其他项目可根据具体产品的理化性质和质量控制的特点设置。例如：①多晶型药物，如果试验结果显示不同晶型产品的生物活性不同，则需要考虑在质量标准中对晶型进行控制。②手性药物，需要考虑对异构体杂质进行控制。消旋体药物，若已有单一异构体药物上市，应检查旋光度。③直接分装的无菌粉末，需考虑对原料药的无菌、细菌内毒素或热原、异常毒性、升压物质、降压物质等进行控制等。

制剂质量标准中的项目主要包括：药品名称（通用名、汉语拼音名、英文名），含量限度，性状，鉴别，检查（与制剂生产工艺有关的及与剂型相关的质量检查项等），含量（效价）测定，类别，规格，贮藏，有效期等项内容。其中口服固体制剂的检查项主要有溶出度、释放度（缓释、控释及肠溶制剂）等；注射剂的检查项主要有 pH、溶液的澄清度与颜色、澄明度、有关物质、重金属（大体积注射液）、干燥失重或水分（注射用粉末或冻干品）、无菌、细菌内毒素或热原等。其他项目可根据具体制剂的生产工艺及其质量控制的特点设置。例如脂质体，在生产过程中需要用到限制性的有机溶剂（如 ICH 规定的二类溶剂），则需考虑对其进行控制；另还应根据脂质体的特点，设置载药量、包封率、泄漏率等检查项。

（二）质量标准限度确定的一般原则

（1）一般原则　质量标准中需要确定限度的项目主要包括：性状（如色、味、形、溶解性、旋光度或比旋度、熔点等），杂质检查（影响产品安全性的项目：有机溶剂残留、一般性杂质和特殊杂质等），有关产品品质的项目（包括酸碱度、溶液的澄清度与颜色、溶出度、释放度等）和含量等。检测指标限度的确定，首先应基于对药品安全性和有效性的考虑，其次是考虑生产工艺的实际情况，并兼顾流通和使用过程的影响。同时还应考虑分析方法的误差及药物的稳定性。

ChP 对一些常规检查项的限度已明确了规定，如无机杂质检查（氯化物、硫酸盐、重金属、炽灼残渣、砷盐等）、溶出度、释放度等。对有关产品品质的项目，其限度应尽量体现工艺的稳定性。对有机杂质，则需要有限度确定的试验或文献依据，还应考虑给药途径、给药剂量和临床使用情况等。具体要求可参阅“化学药物杂质研究的技术指导原则”“化学药物有机溶剂残留量研究的技术指导原则”等相关的技术指导原则。对化学结构不清楚的或尚未完全弄清楚的杂质，在没有适宜的理化方法进行检查时，可采用现行版 ChP 附录规定的一些方法对其进行间接控制，如异常毒性、细菌内毒素或热原、升压物质、降压物质以及无菌检查等。

(2) 含量限度的制订　要根据下列几种情况来考虑：

1) 剂型　同种药物的不同剂型间含量限度是不同的，注射剂的要求高于片剂。例如，双氯芬酸钠(diclofenac sodium，双氯灭痛)其原料药含量标准不得少于 99.0%，片剂的含量应为标示量的 90.0%~110.0%，注射液的含量应为标示量的 93.0%~107.0%。不同药物的相同剂型其含量限度也可以不同。例如，对乙酰氨基酚(acetaminophen)注射液的含量应为标示量的 95.0%~105.0%，而丹皮酚磺酸钠(paeonolsilate sodium)注射液的含量应为标示量的 90.0%~110.0%。

2) 生产的实际水平　由植物中提取得到的原料药，因原料中含有多种成分，药品的纯度由提取分离水平而定，故含量限度也应根据生产水平而定。例如，水飞蓟素(silymarin)由植物水飞蓟的果实经提取而得，生产时不易提纯，故原料药规定水飞蓟素以水飞蓟宾(silibinin)计，含量限度不得少于 70.0%；积雪草(centella asiatica)中含有多种苷类成分，提取时不易分离和提纯，故其原料药以积雪草总苷(asiaticosides)计，含量应不得少于 60.0%。而盐酸罂粟碱(papaverine hydrochloride)因从原料中提取的方法已经成熟和稳定，故含量限度定为不得少于 99.0%，其注射液应为标示量的 95.0%~105.0%。多肽类药物，大多是合成后通过柱分离提纯得到的，其纯度往往比化学药品纯度要低一些，含量限度比较宽。如醋酸奥曲肽的含量，按无水、无醋酸物计算，含醋酸奥曲肽以奥曲肽计，应为 95.0%~102.0%。

3) 主药含量　以片剂为例，药典收载的片剂，其主药含量大的如阿司匹林片为 0.5 g，含量小的如炔雌醇片为 5 μg，两者相差可达 10 万倍。由于主药含量高的片剂中含赋型剂少，主药重量和片剂重量比值接近于 1，因此主药分布均匀，并因每片平均片重较大，药典规定的片重差异较小，故含量限度的规定要严。对于主药含量少的片剂，因含有大量赋型剂，主药重量与片剂重量的比值可低至 10^{-4}，主药较难均匀分布，且因片剂重量小，片重差异大，含量限度的规定应该放宽。因此，在制定质量标准时要注意主药含量的多少是决定片剂“含量限度”的重要因素之一。一般而言，主药含量较大的片剂，多数含量限度订为标示量的 95.0%~105.0%；主药含量居中(含 1~30 mg)的片剂，一般订为标示量的 93.0%~107.0%；主药含量少(小于 750 μg)的片剂，含量限度定为标示量的 80.0%~120.0% 或 90.0%~110.0%。

4) 分析方法　对原料药而言，建议采用容量法测定含量，限度一般订在 99.0%~101.0%。采用 HPLC 时，因进样量小，检测的相对误差就较大，其含量限度一般放宽至 98.0%~102.0%。

(3) 分析方法的验证　任何质量标准的项目分析，均由测定方法来实现。为保证测定结果的准确可靠，其测定方法必须进行方法可靠性评价，即分析方法学验证。ChP、USP、ICH 等都有具体要求。

例 6　**盐酸丁卡因(tetracaine hydrochloride)有关物质限度**　杂质Ⅰ不得过 0.05%，杂质Ⅱ不得过 0.1%，其他单个杂质峰面积不得大于对照溶液主峰面积(0.1%)，各杂质峰面积的和不得大于对照溶液主峰面积的 2 倍(0.2%)，小于灵敏度溶液主峰面积的色谱峰忽略不计(0.005%)。

例 7　**氨甲苯酸(aminomethylbenzoic acid)残留溶剂限度**　照残留溶剂测定法(ChP 2015 年版四部通则 0861)测定，应符合规定。

二、质量标准的起草说明

拟定质量标准时,应对每一个检测方法和每一个限度进行说明。说明应简明扼要,内容应全面,包括有关的研究开发数据、药典标准、用于毒理和临床研究的原料药及制剂的检测数据、加速和长期稳定性研究的结果;另外,还应考虑分析方法和生产可能波动的合理范围。对某一给定方法或可接受限度的讨论,应以原料药合成和制剂生产工艺获得的数据作为基础,可以考虑理论偏差。以图表形式报告试验结果有助于合理评价各项目的可接受限度,尤其是对于含量和杂质检测。如果某些检测项目不列入质量标准也应进行说明。例 8 是任一单个非特定杂质限度的起草说明。

例 8 **杂质限度制定起草说明**

加速试验:[(25±2)℃ / 60% RH±5% RH]研究中,含量高于 0.05% 的降解产物为 *N*- 氧化物和双环利培酮,其含量分别为 0.05% 和 0.08%。长期稳定性试验[(5±3)℃]研究中未观察到含量高于 0.05% 的降解产物,放置 6 个月后降解产物亦无显著增加趋势。在长期稳定性[(5±3)℃]研究中,*N*- 氧化物和双环利培酮均无显著增加趋势,因此在质量标准中以非特定降解杂质对其进行控制。

根据 ICH Q3B(R2):新制剂杂质研究指南以及稳定性试验杂质检测结果,制定本品单个杂质的限度。由于本品最大日剂量为 50 mg,根据指南控制阈值为 0.2%。因此确定本品单个杂质的限度为不得过 0.2%。

三、质量标准的修订

质量标准的修订包括检测项目的增减、控制限度的调整和分析方法的改进。质量标准的修订过程通常伴随着产品研发和生产的始终。随着药物研发的进程(临床前研究、临床研究、生产上市),人们对产品特性的认识不断深入,原料药的制备工艺发生改变、制剂处方中的辅料或生产工艺发生改变,以及生产规模的放大和工艺稳定成熟的过程,多批产品实测数据的积累,以及临床使用情况,药品的质量标准应进行适当的调整和修订,使其检测项目和限度更合理。产品上市后,若改换制剂用原料药的生产单位、改变药品规格等,研发者也应进行相应的质量研究和质量标准的修订工作。同时随着分析技术的发展,改进或优化方法,使检测方法更成熟、更稳定、操作更简便,以提高质量标准的质量。

由于动物与人的种属差异及有限的临床试验病例数,使一些不良反应在临床试验阶段没有充分暴露出来,故在产品上市后仍要继续监测不良反应的发生情况,并对新增不良反应的原因进行综合分析。如与产品的质量有关(杂质含量),则应进行相关的研究(如改进处方工艺及贮存条件等),提高杂质限度要求,修订质量标准。ChP 2020 版对对氨基水杨酸钠肠溶片有关物质限度标准进行了修订,增加了特定杂质间氨基酚的限度标准,规定了其他各杂质总和限度标准为 0.5%,见例 9。

例 9 **对氨基水杨酸钠(sodium aminosalicylate)肠溶片有关物质限度标准修订**

原标准:供试品溶液色谱图中如有与对照品主峰保留时间一致的峰,按外标法以峰面积计算,不得过 0.5%,其他单个杂质峰面积不得大于对照溶液主峰面积 0.5 倍(0.5%),各杂质峰面积的和不得大于对照溶液主峰面积(1.0%),小于对照溶液主峰面积 0.1 倍(0.01%)的峰忽略不计。

修订后的标准:供试品溶液色谱图中如有与间氨基酚保留时间一致的峰,按外标法以峰面积计算,不得过 0.5%,其他单个杂质峰面积不得大于对照溶液主峰面积 0.5 倍(0.5%),其他各杂质峰面积的和不得大于对照溶液主峰面积 0.5 倍(0.5%),小于对照溶液主峰面积 0.1 倍(0.01%)的峰忽略不计。

第四节 药物稳定性研究

原料药或制剂的稳定性是指其保持物理、化学、生物学和微生物学特性的能力。稳定性研究是基于对原料药或制剂及其生产工艺的系统研究和理解,通过设计试验获得原料药或制剂的质量特性在各种环境因素(如温度、湿度、光线照射等)的影响下随时间变化的规律,并据此为药品的处方、工艺、包装、贮藏条件和有效期的确定提供支持性信息。稳定性研究始于药品研发的初期,并贯穿于药品研发的整个过程。

药品稳定性可分为化学稳定性、物理稳定性和生物学稳定性。其中化学稳定性主要包括组分的水解、氧化、还原、光解等化学降解反应,色泽发生变化;物理稳定性主要针对制剂,如混悬剂中药物颗粒结块、结晶生长,乳剂的乳析、破裂等物理性能的变化;生物学稳定性是受微生物的污染而使产品变质、腐败。这三类稳定性中,以化学稳定性较为重要、最为常见,也是稳定性研究的主要内容。

一、化学稳定性

化学稳定性是指药物受外界因素的影响而发生化学性能的变化。如维生素 C、肾上腺素等受空气中氧的影响而分解;阿司匹林在贮存过程中遇湿气生成刺激性大的水杨酸;四环素因生产或贮存不当降解生成多种有毒杂质,包括差向四环素、脱水四环素等;抗抑郁药盐酸普罗替林遇光生成环氧化物,引起强烈的皮肤光毒作用等。

药物的化学结构不同,其理化性质有差异,降解反应也不一样,水解和氧化是影响药物稳定性的两个主要因素。异构化、聚合、脱羧等反应,在某些药物中也有发生,并且有时一种药物还可能同时发生两种或两种以上反应。

(一) 水解

易发生水解反应的药物主要有酯类(包括内酯)、酰胺类(包括内酰胺)等。

(1) 酯类药物的水解　含有酯键的药物在水溶液中易水解,溶液中的 H^+ 或 OH^- 或广义酸碱可催化水解反应。特别在碱性溶液中,亲核性试剂 OH^- 易于进攻酰基上的碳原子,而使酰氧键断裂。例如,盐酸普鲁卡因的水解,生成对氨基苯甲酸和二乙氨基乙醇,分解产物无麻醉作用,水解后疗效降低。

$$H_2N-C_6H_4-COOCH_2CH_2N(C_2H_5)_2\cdot HCl+H_2O \longrightarrow$$

$$H_2N-C_6H_4-COOH + HOCH_2CH_2N(C_2H_5)_2 + HCl$$

属于此类药物的还有阿司匹林、盐酸可卡因、溴丙胺太林、硫酸阿托品、氢溴酸后马托品等。酯类水解往往使溶液的 pH 下降,有些酯类药物灭菌后 pH 下降,即提示有水解可能。

(2) 酰胺药物的水解　含有酰胺键的药物易水解生成酸与胺。如青霉素类、头孢菌素类、巴比妥类、对乙酰氨基酚、氯霉素等。但有些酰胺类药物,如利多卡因,邻近酰胺基有较大的基团,由于存在空间效应，故不易水解。

1）青霉素和头孢菌素类　这类药物的分子中存在着不稳定的 β- 内酰胺环，在酸或碱的影响下，很容易开环失效。

氨苄西林在水溶液中最稳定的 pH 为 5.8，pH 6.6 时 $t_{1/2}$ 为 39 天。氨苄西林在中性和酸性溶液中的水解产物为 α- 氨苄青霉酰胺酸，所以本品只宜制成固体剂型（注射用无菌粉末）。头孢菌素类药物由于分子中同样含有 β- 内酰胺环，易于水解。如头孢唑林钠（头孢菌素 V，cefazolin sodium）在酸与碱中都易水解失效，水溶液在 pH 4~7 时较稳定，在 pH 4.6 的缓冲溶液中，$t_{0.9}$ 约为 90 h。

2）氯霉素　比青霉素类抗生素稳定，但其水溶液也很易分解，pH 小于 7 时，酰胺水解生成氨基物与二氯醋酸。

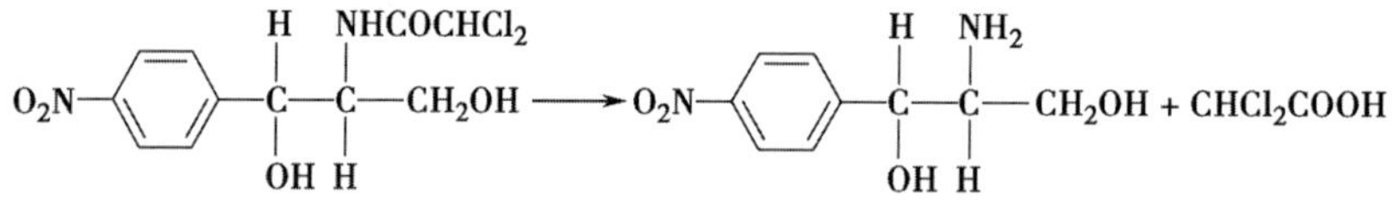

在 pH 2~7 范围内，pH 对水解速度影响不大。在 pH 为 6 时最稳定，在 pH 小于 2 或大于 8 时水解作用加速，而且在 pH 大于 8 时，还有脱氯的水解作用。氯霉素水溶液 120℃加热，氨基物可能进一步发生分解生成对硝基苯甲醇。目前常用的氯霉素滴眼液，处方中含硼酸 – 硼砂缓冲液（pH 6.4），其有效期为 9 个月。如调整缓冲剂用量，使 pH 由原来的 6.4 降到 5.8，可使本制剂稳定性提高。

3）巴比妥类　酰胺键在碱性溶液中易水解。

（3）其他药物的水解　阿糖胞苷在酸性溶液中脱氨水解为阿糖尿苷；在碱性溶液中，嘧啶环破裂，水解速度加快。本品在 pH 6.9 时最稳定，水溶液经稳定性预测，$t_{0.9}$ 约为 11 个月，但考虑到一般药品有效期需要在 2 年以上，因此制成注射用粉针剂使用。

此外，如维生素 B、地西泮、碘苷等药物的降解也主要是水解作用。

（二）氧化

药物的氧化过程与化学结构有关，如酚类、烯醇类、芳胺类、吡唑酮类、噻嗪类或含有亚砜基团的药物较易氧化。如奥美拉唑由亚砜氧化为砜（下式）。有些药物即使极少量被氧化，亦会色泽变深或产生不良气味，而严重影响药品的质量，降低疗效，甚至产生毒性。

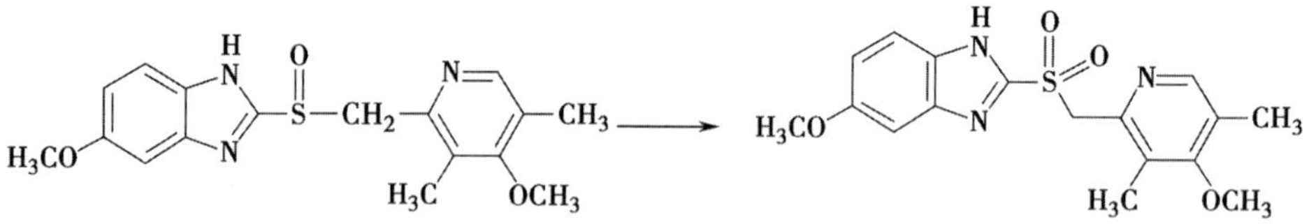

（三）其他反应

（1）异构化　分为光学异构（optical isomerization）和几何异构（geometric isomerization）两种。通常药物的异构化使生理活性降低，甚至失去活性。

1）光学异构化　可分为外消旋化（racemization）和差向异构化（epimerization）。

外消旋化　由纯的光活性药物转变为外消旋体的过程。如左旋肾上腺素具有生理活性，其水溶液在 pH 4 左右发生一级动力学外消旋化反应，部分生成无生理活性的右旋肾上腺素。

差向异构化 含有两个或两个以上手性中心的药物分子中某手性中心的构型转变成其相反构型的过程。例如四环素在酸性条件下，在 4 位上碳原子出现差向异构形成 4- 差向四环素，治疗活性比四环素低。毛果芸香碱在碱性 pH 时，α- 碳原子也存在差向异构化作用，而生成异毛果芸香碱。麦角新碱也能差向异构化，生成活性较低的麦角袂春宁（ergometrinine）。

2）几何异构化 又称顺反异构化。药物分子中由于具有限制自由旋转的因素，如 C=C、C=N、C=S 或脂环等，使各个基团在空间的排列方式不同。有些药物不同的几何异构体的生理活性有差别。例如维生素 A 的活性结构是全反式（all-trans），可在 2，6 位形成活性比全反式低的顺式异构体。

（2）聚合（polymerization） 是两个或多个分子结合在一起形成复杂分子的过程。如氨苄西林浓的水溶液在贮存过程中能发生聚合反应。多聚物可产生过敏反应。

（3）脱羧 含有羧基或潜在羧基的药物可发生脱羧反应。对氨基水杨酸钠在光、热、水分存在的条件下很易脱羧，生成间氨基酚，后者进一步氧化变色。普鲁卡因水解产物对氨基苯甲酸，也可慢慢脱羧生成苯胺，苯胺在光线影响下氧化生成有色物质，使盐酸普鲁卡因注射液变黄。碳酸氢钠注射液热压灭菌时产生二氧化碳，故溶液及安瓿空间均应通二氧化碳，以确保碳酸氢钠的含量。

二、物理稳定性

物理稳定性主要指药物受外界因素的影响而发生物理性能的变化，主要是针对制剂考虑，如混悬剂中药物颗粒结块、结晶生长，乳剂的乳析、破裂，胶体制剂的老化，片剂崩解度、溶出速度的改变，包衣畸形或脱落，软膏剂的分层等，都能使其质量不符合医疗使用。

不同晶型的药物，其理化性质，如溶解度、熔点、密度、蒸气压、光学和电学性质不同，稳定性也有所差异，因此要考察这类药物制剂的晶型稳定性。在制剂工艺中，如粉碎、加热、冷却、湿法制粒都可能发生晶型的变化。例如利福平有无定型［熔点 172~180℃（分解）］、晶型Ⅰ［熔点 240℃（分解）］和晶型Ⅱ［熔点 183~190℃（分解）］，无定型在 70℃ 加速实验 15 天，含量下降 10% 以上，室温贮存半年含量明显下降；而晶型Ⅰ和晶型Ⅱ在同样条件下，含量下降 1.5%~4%，室温贮藏 3 年，含量仍在 90% 以上。

三、法规要求的稳定性试验

（一）影响因素试验

影响因素试验（stress testing）是采用高温、高湿度和强光照射等较为剧烈的试验条件，考察药物可能的降解途径及产生的降解产物，为包装材料的选择提供参考信息；考察制剂处方的合理性与生产工艺及包装条件。

高温试验一般高于加速试验温度 10℃ 以上（如 50℃、60℃ 等），高湿试验通常采用相对湿度 75% 或更高（如 92.5% RH 等），光照试验的总照度不低于 1.2×10^6 Lux·h、近紫外能量不低于 200 $W \cdot h/m^2$。

固体原料药样品应取适量放在适宜的开口容器中，分散放置，厚度不超过 3 mm（疏松原料药厚度可略高些）；必要时加透明盖予保护（如挥发、升华等）。液体原料药应放在化学惰性的透明容器中。制剂应拆除外包装进行试验。

考察时间点应基于原料药或制剂本身的稳定性及影响因素试验条件下稳定性的变化趋势设置。高温、高湿试验，通常可设定为 0 天、5 天、10 天、30 天等。

（二）加速试验

加速试验（accelerated testing）是采用超出贮藏条件的试验设计来加速原料药或制剂的化学降解或物理变化的试验，是正式稳定性研究的一部分。在加速条件下，评估短期偏离标签上的贮藏条件对原料药质量的影响，为长期试验条件的设置及制剂的处方工艺设计、工艺改进、质量研究、包装改进、运输和贮存提供依据和支持性信息。加速试验数据还可用于评估在加速条件下更长时间的化学变化，但是加速试验结果有时不能预测物理变化。

加速试验条件通常为 (40 ± 2)℃ /75% RH ± 5% RH，考察时间为 6 个月，检测至少包括初始和末次的 3 个时间点（如 0、3、6 个月）。根据研发经验，预计加速试验结果可能会接近显著变化的限度，则应在试验设计中考虑增加检测时间点，如 1.5 个月，或 1、2 个月。

超出了质量标准的规定，即为质量发生了“显著变化”。

（三）中间试验或中间条件试验

中间试验（intermediate testing）是为拟在 25℃ 下长期贮藏的原料药或制剂设计的在 30℃ /65% RH 条件下进行的试验，目的是适当加速原料药或制剂的化学降解或物理变化。

（四）长期试验

长期试验（long-term testing）是在接近原料药 / 制剂的实际贮存条件下，考察其稳定性，为确认包装、贮藏条件及复验期 / 货架期或有效期提供数据支持。复验期是指原辅料、包装材料贮存一定时间后，为确保其仍适用于预定用途，由企业确定的需重新检验的日期。货架期内的制剂只要贮存在容器标签指定的条件下，就能符合经批准的标准，货架期等同于有效期。有效期是位于容器 / 标签上的日期，用以表明在一定的贮存条件下，药物活性可以在该期限内保持不变。

长期试验的放置条件及考察时间要充分考虑贮藏和使用的整个过程。放置条件通常为 (25 ± 2)℃ /60% RH ± 5% RH 或 (30 ± 2)℃ /65% RH ± 5% RH，考察时间点应能确定原料药 / 制剂的稳定性情况；如建议的复验期 / 货架期或有效期为 12 个月以上，检测频率一般为第一年每 3 个月一次，第二年每 6 个月一次，以后每年一次，直至建议的复验期 / 货架期或有效期。

（五）光稳定性试验

有些制剂如输液、皮肤用霜剂等，应进行证明其使用时的光稳定性试验（photostability testing）。制剂应完全暴露进行光稳定性试验。必要时，可以直接包装进行试验；如再有必要，可以上市包装进行试验。持续试验直到结果证明该制剂及其包装能足以抵御光照为止。

如果试验结果显示样品对光稳定或者不稳定，采用 1 个批次的样品进行试验即可；如果 1 个批次样品的研究结果尚不能确认其对光稳定或者不稳定，则应加试 2 个批次的样品进行试验。

（六）使用期间稳定性试验

使用期间稳定性试验（in-use stability testing）是为保证药物制剂在一定使用期间内的稳定而进行的试验。应对配制或稀释后使用的制剂进行稳定性研究，为说明书 / 标签上的配制、贮藏条件和配制或稀释后的使用期限提供依据。申报注册批次在长期试验开始和结束时，均应进行配制和稀释后建议的使用期限的稳定性试验，该试验作为正式稳定性试验的一部分。

（七）低温或冻融试验

对易发生相分离、黏度减小、沉淀或聚集的制剂，还应考虑进行低温或冻融试验（low

temperature or freeze–thaw testing)。低温试验和冻融试验均应包括三次循环，低温试验的每次循环是先于 2~8℃ 放置 2 天，再在 40℃ 放置 2 天，取样检测；冻融试验的每次循环是先于 -20~-10℃ 放置 2 天，再在 40℃放置 2 天，取样检测。

(八) 正式稳定性试验

正式稳定性试验(formal stability studies)是用申报注册和(或)承诺批次按照递交的稳定性方案进行的长期和加速(或中间)试验，目的是建立或确定原料药和制剂的有效期。

注册申报时应提供至少 3 个注册批次制剂正式的稳定性研究资料。注册批次制剂的处方和包装应与拟上市产品相同，生产工艺应与拟上市产品相似，质量应与拟上市产品一致，并应符合相同的质量标准。如证明合理，新制剂 3 个注册批次其中 2 批必须至少在中试规模下生产，另 1 批可在较小规模下生产，但必须采用有代表性的关键生产步骤。仿制制剂 3 个注册批次均必须至少在中试规模下生产。在条件许可的情况下，生产不同批次的制剂应采用不同批次的原料药。

四、稳定性试验的基本要求及注意事项

1. 稳定性试验样品应具有代表性。影响因素试验用 1 批原料药物或 1 批制剂，生物制品应使用 3 个批次。加速试验与长期试验要求用 3 批供试品，放置在与商业化生产产品相同或相似的包装容器中进行。

2. 稳定性试验中供试品可采用中试或放大生产的批次，原料药合成路线和生产工艺及药物制剂处方与工艺均应与大生产一致。

3. 制剂正式稳定性研究的设计应根据对原料药性质和特点的了解、原料药的稳定性试验和从临床处方研究中获得的结果制定，加速试验与长期试验所用供试品的包装应与上市产品一致。

4. 供试品的质量标准应与临床前研究及临床试验和规模生产所使用的供试品质量标准一致。稳定性研究采用的分析方法应进行验证，以保证药物稳定性试验结果的可靠性。

5. 对包装在非渗透容器内的药物制剂可不考虑药物的湿敏感性或可能的溶剂损失，其稳定性研究可在任何湿度下进行。

6. 制剂质量的"显著变化"通常定义为：①含量与初始值相差 5%，或采用生物或免疫法测定时效价不符合规定；②任何降解产物超过标准限度要求；③外观、物理常数、功能试验（如颜色、相分离、再分散性、黏结、硬度、每揿剂量等）不符合标准要求，然而，一些物理性能（如栓剂的变软、霜剂的熔化等）的变化可能会在加速试验条件下出现；④对于某些剂型，pH 不符合规定；⑤12 个剂量单位的溶出度不符合标准的规定。

原料药物及主要剂型的重点考察项目见表 1-7-4，表中未列入的考察项目及剂型，可根据剂型及品种的特点制定。对于特殊制剂，缓释和控释制剂、肠溶制剂等应考察释放度，微粒制剂应考察粒径、包封率、泄漏率等检查项目。

表 1-7-4 原料药及制剂稳定性重点考察项目参考表

剂型	稳定性重点考察项目	剂型	稳定性重点考察项目
原料药	性状、熔点、含量、有关物质、吸湿性及根据品种性质选定的考察项目	口服乳剂	性状、含量、分层现象、有关物质

续表

剂型	稳定性重点考察项目	剂型	稳定性重点考察项目
片剂	性状、含量、有关物质、崩解时限或溶出度或释放度	口服混悬剂	性状、含量、沉降体积比、有关物质、再分散性
胶囊剂	性状、含量、有关物质、崩解时限或溶出度或释放度、水分,软胶囊要检查有无沉淀	散剂	性状、含量、粒度、有关物质、外观均匀度
注射剂	性状、含量、pH、可见异物、不溶性微粒、有关物质,还应考察无菌	气雾剂	递送剂量均一性、微粒子剂量、有关物质、每瓶总揿次、喷出总量、喷射速率、每揿喷量、泄漏率
栓剂	性状、含量、融变时限、有关物质	喷雾剂	不同放置位(正、倒侧)的有关物质,每瓶总吸次、每喷喷雾、每喷主药含量、递送速率和递送总量、微细粒子剂量
软膏剂	性状、均匀性、含量、粒度、有关物质	吸入气雾剂、喷雾剂	不同放置方位(正、倒侧放)的有关物质,递送剂量、微细粒子剂量、泄漏率
乳膏剂	性状、均匀性、含量、粒度、有关物质、分层现象	吸入粉雾剂	有关物质、递送剂量、微细粒子剂量、水分
糊剂	性状、均匀性、含量、粒度、有关物质	吸入液体制剂	有关物质、递送速率、递送总量、微细粒子剂量
凝胶剂	性状、均匀性、含量、有关物质、粒度,乳胶剂应检查分层现象	颗粒剂	性状、含量、粒度、有关物质、溶化性或溶出度或释放度
眼用制剂	如为溶液,应考察性状、可见异物、含量、pH、有关物质;如为混悬液,还应考察粒度、再分散性;洗眼剂还应考察无菌;眼丸剂应考察粒度与无菌	贴剂(透皮贴剂)	性状、含量、有关物质、释放度、黏附力
丸剂	性状、含量、有关物质、溶散时限	冲洗剂、洗剂、灌肠剂	性状、含量、有关物质、分层能力(乳状型)、分散性(混悬型),冲洗剂应考察无菌
糖浆剂	性状、含量、澄清度、相对密度、有关物质、pH	搽剂、涂剂、涂膜剂	性状、含量、有关物质、分层现象(乳状型)、分散性(混悬型),涂膜剂还应考察成膜性
口服溶液剂	性状、含量、澄清度、有关物质	耳用制剂	性状、含量、有关物质,耳用散剂、喷雾剂与半固体制剂分别按相关剂型要求检查
脂质体	性状、粒径、包封率、溶血磷脂、含量等	鼻用制剂	性状、pH 、含量、有关物质,鼻用散剂、喷雾剂与半固体制剂分别按相关剂型要求检查

注:有关物质(含降解产物及其他变化所生成的产物)应说明其生成产物的数目及量的变化,如有可能应说明有关物质中何者为原料中的中间体,何者为降解产物,稳定性试验重点考察降解产物。

例 10 为复方 AB 滴眼液的稳定性试验中化学、物理和微生物特性的研究项目的实例。例 11 为一个需要冷藏的药物制剂稳定性研究方案，该方案不仅考察了药物在(5 ± 3)℃ 条件下的长期稳定性，还考察了(25 ± 2)℃ 中间试验条件下制剂的稳定性特性。

例 10　复方 AB 滴眼液的稳定性考察项目（表 1-7-5）

表 1-7-5　复方 AB 滴眼液的稳定性试验中化学、物理和微生物特性的研究项目

项目	内容
化学	药物 A 含量、药物 A 杂质含量、药物 B 含量、药物 B 杂质含量、抑菌剂含量、硼酸含量
物理	pH、黏度、渗透压、外观（颜色和均匀度）、分散性、粒度分析（激光粒度仪）、重量变化[①]、包装条件[①]
微生物	无菌[②]、抗菌效果[①]

①：只作为开发试验执行；②：非常规性试验。

例 11　化学药物 A 的稳定性研究方案（表 1-7-6）

表 1-7-6　化学药物 A 的主要稳定性放置条件和时间表

放置条件[①]	温度（℃）	相对湿度（%）	时间表（月）[②]
初始	N/A		0
加速	40	不高于 25	1，3，6
中间 / 长期	25	40	3，6，9，12，18，24，36
冷藏	5	35	6，12，18，24，30，36
冻融循环[③]	-20/30	无湿度控制	1 周
光照[④]	25	40	1.5
带有次级包装光照[⑤]	25	40	1.5

①：稳定性试验在横向条件下进行。

②：稳定性试验方案需满足 ICH 要求。并非每个稳定性批次都要在所有时间点下进行试验，可采用矩阵化设计。

③：一个冻融周期为放在 -20℃下 28 h 后放在 30℃下 28 h，只在第 3 个周期结束后进行分析测定。只测定 18600-01。

④：1.2×10^6 Lux·h（可见）和 200 W·h/m^2（UV）不带包装盒。只测定 18600-01。

⑤：1.2×10^6 Lux·h（可见）和 200 W·h/m^2（UV）带包装盒。只测定 18600-01。

五、结果的分析评估

六、稳定性承诺

（刘万卉）

数字课程学习

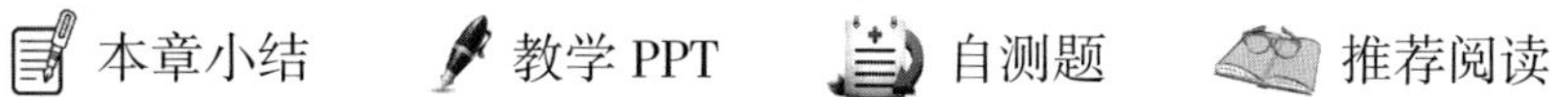
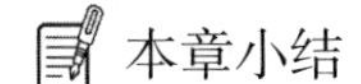
本章小结
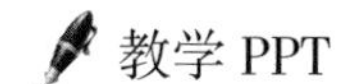
教学 PPT
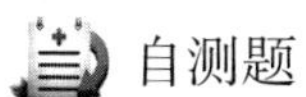
自测题
推荐阅读

第八章

中药分析概论

1. 掌握中药分析的特点，样品前处理和纯化方法，中药鉴别试验和主要的含量测定方法，中药指纹图谱及其研究方法。

2. 熟悉中药主要检查项目及浸出物和中药中有害物质的测定方法。

3. 了解中药多成分体内分析法。

中医药学是以中医药理论与实践经验为主体，研究人类生命活动中健康与疾病转化规律及其预防、诊断、治疗、康复和保健的综合性科学。中医药在数千年的发展历史中，逐步形成并建立了独特和完整的医药学理论体系。早在战国时期，中医学家就著成了第一部经典著作《黄帝内经》，其中收载了方剂13首，并记录了汤、丸、散、膏、丹、药酒等剂型，为中医药学奠定了基础。汉代张仲景撰写的《伤寒论》和《金匮要略》进一步丰富和发展了中医辨证论治的治疗体系，收载了许多诸如桂枝汤、大承气汤、小柴胡汤、四逆汤等至今仍广泛应用的著名方剂。明代李时珍编写了中医药学享誉世界的名著《本草纲目》，收载药物1 892种，方剂11 000余首，剂型近40种。经过历代中医药学家的不懈努力，中药的品种日益增多并不断完善。

中药的质量分析与评价是中医药的重要组成部分，在中医药发展的漫长过程中，中药分析方法一直在不断发展和进步。早期由于科技水平的限制，评价的方法主要依赖感观和经验，缺乏客观的指标。自20世纪50年代以来，随着现代分析技术的发展，中药的质量问题逐渐引起重视，先后整理和制定了以ChP为代表的中药质量标准，将质量管理纳入了法制化、规范化的轨道。

ChP 2020一部收载中药材和中药制剂达到2 711种，其中新增117种、修订452种。ChP非常重视应用现代分析技术控制中药质量，TLC用于鉴别的已达900多项；HPLC用于含量测定的品种有1 300多种，涉及1 490多项；GC用于鉴别和含量测定的品种有60多种。

第一节　中药分析的特点

中药作为多组分复杂体系，其质量控制一直是研究重点和难点，也是目前制约中药走向世界的瓶颈之一。与化学药相比，中药分析具有以下特点。

一、中药质量的整体性

中药分析应以中医药理论为指导原则进行中药的全面质量评价。中医视人体为一个统一的整体,整体观是中医药理论体系中的重要概念,从中药的药性理论到组方的“君臣佐使”均体现了中医的整体观和辨证施治的指导原则。单纯采用化学药品的分析模式,选择个别有效成分或指标成分或方剂中的某一药味进行质量控制,并不符合中医用药理论,因此,在中药分析中要特别强调中医药理论的指导性,运用整体观原则对中药的化学成分进行定性定量研究,发展更加客观、全面和先进的分析方法。ChP 已经对中药质量标准进行了较大的修订和提高,逐步由单一成分的定性定量转向了多成分及指纹图谱的整体质量控制模式。

二、中药化学成分的复杂性

中药化学成分众多,少数已知,多数未知,化学性质差异大,单味药就含有几十甚至上百种成分,而有几味或几十味药材组成的中药复方其成分就更为复杂,有些化学成分还会相互影响。中药化学成分的多样性和复杂性使得中药分析的难度大大增加,需要对样品进行繁杂的分离纯化等前处理过程,尽量保留待测成分而排出干扰成分。

此外,尽管大多数中药的有效成分及药理作用机制并不明确,但可以肯定的是,中药的药效是由其中多种化学成分共同作用的结果,因此,在进行中药分析时应尽可能全面地反映多种药效成分的整体作用。

三、中药材质量的变异性

中药材品种繁多,来源复杂,即使同一品种,由于产地、生态环境、栽培技术、采收期、加工方法等不同,其质量也会有差别。如不同产地的金银花中的绿原酸含量范围为 1.8%~6%,而黄芩中的黄芩苷含量范围为 6%~14%;不同采收期药材的相同成分含量也不同,如丹参中丹参酮的含量为 11、12 月份最高;不同药用部位也存在差异,如人参皂苷在人参周皮、木质部和韧皮部中的含量也显著不同。此外,各种化学成分在中药中的含量相差悬殊,有的含量达 80% 以上,如五倍子中的鞣质;有的含量极微,如长春花中的长春碱,含量仅百万分之三,这些都给分离、提取、检测带来了一定困难。

四、中药制剂工艺的多样性

中药炮制及制剂工艺会对所含成分产生影响,很多在单味中药新鲜品中存在的化学成分,经过炮制或制剂工艺等加热处理后已不复存在,有些产生了新的化合物,有的则因挥发、分解、成盐(沉淀)反应等增加了中药制剂分析的难度。例如当采用常压浓缩、减压浓缩、逆浸透喷雾法提取三黄泻心汤干浸膏,其中有效成分的含量会出现较大差异,如大黄酸葡萄糖苷的含量分别是 41.1%、51.6% 和 98.6%。

中药剂型种类很多,所用辅料多种多样,如蜜丸中的蜂蜜,锭剂中的糯米粉,胶剂中的豆油、黄酒、冰糖等,在进行中药制剂的鉴别和检测中,需要针对不同的剂型,选择合适的方法,排除辅料的干扰。另外,中药所含杂质的来源具有多途径性,包括药材的非药用部位、泥沙、重金属、残留农药,因包装、保管不当发生霉变、虫蛀等产生的杂质,洗涤原料的水质二次污染等混入杂质。

第二节 中药分析的样品处理方法

一、样品的前处理方法

由于中药的化学成分极为复杂，中成药剂型繁多、工艺各异；辅料、原料中内源性组分都会对分析方法产生干扰，因此，对中药尤其是复方制剂设计合理的样品提取净化步骤，往往是建立中药质量控制方法的重点和难点之一。用于中药分析的前处理方法，按其作用机制，可分为液－固提取法、液－液提取法和色谱法等。

1. 液－固提取法（liquid-solid extraction）

在分析中药材和中成药固体制剂时，经常需要从固体样品中提取分离待测组分。对于以复杂形式存在于植物组织中的待测组分，提取尤为困难。这些组分的溶解速率非常慢，成为提取的限制因素。可通过预先粉碎样品或加热处理等操作，以增加提取速率。

（1）冷浸法（infusion extraction）

1）原理　样品粉末于溶剂中室温下放置一定时间，组分因扩散作用而从样品粉末中浸出到溶剂中。

2）方法　样品先粉碎成细粉，精密称取一定量样品粉末，置具塞锥形瓶中，精密加入一定体积的溶剂，密塞，称定重量，室温下放置一定时间（一般为 8~24 h），并时时振摇，浸泡后再称量，并补足减失重量，摇匀，滤过，精密量取一定量续滤液备用。浸泡时间的确定可取同一样品，加溶剂后分别浸取不同时间，测定溶液中浸出组分的含量，当浸出量不再随放置时间的延长而增加时，说明扩散已经达到平衡。

3）应用和注意事项　冷浸法操作简便，适用于中药中测定组分、遇热不稳定组分的提取，但所需时间较长。

（2）回流提取法（water bath reflux extraction）

1）原理　在加热条件下组分溶解度增大，溶出速度加快，有利于将组分提取到溶剂中。

2）方法　将样品粉末置烧瓶中，加入一定量的有机溶剂，水浴（或电热套）加热使微沸，进行回流提取。用于含量测定时，可更换溶剂，多次提取，至组分提取完全，合并各次提取液供分析用。也可精确加入一定体积溶剂至供试品中，称定重量，加热回流至组分浸出达到平衡，放冷后称重，补足减失重量，滤过，取续滤液备用。

3）应用和注意事项　回流提取法主要用于中药的提取。提取前样品应粉碎成细粉，以利于组分的提出。提取溶剂沸点不宜太高，对热不稳定或具有挥发性的组分不宜用回流提取法提取。

例 1　开胸顺气丸中槟榔 TLC 鉴别供试品溶液的制备　取本品 4 g，研碎，加三氯甲烷 20 mL 及浓氨试液 3 mL，加热回流 1 h，滤过，滤液加稀盐酸 5 mL 及水 20 mL，振摇，分取酸水层，加浓氨试液调节 pH 至 8~9，用三氯甲烷振摇提取 2 次，每次 5 mL，分取三氯甲烷层，浓缩至干，残渣加甲醇 0.2 mL 使溶解，作为供试品溶液。

（3）连续回流提取法（sequential extraction）

1）原理　连续回流提取法是基于回流提取的原理。

2) 方法 采用索氏提取器进行连续提取,蒸发的溶剂经冷凝流回样品管,操作简便,节省溶剂,提取效率比回流提取法高。

3) 应用和注意事项 应选用低沸点的提取溶剂,如乙醚、甲醇等,提取组分也应对热稳定。

例2 玉屏风颗粒中黄芪甲苷含量测定供试品溶液的制备 取装量差异项下的本品,研细,取约2.5 g,精密称定,置索氏提取器中,加甲醇100 mL,加热回流至提取液无色(约6 h),提取液回收溶剂并浓缩至干,残渣加水20 mL,微热使溶解,用水饱和正丁醇振摇提取5次,每次40 mL,合并正丁醇液,用氨试液充分洗涤2次,每次40 mL,合并氨试液并用水饱和正丁醇振摇提取2次,每次20 mL,弃去氨试液,合并正丁醇液,蒸干,残渣加甲醇使溶解并转移至10 mL量瓶中,用甲醇稀释至刻度,摇匀,滤过,取续滤液,即得。

(4) 超声提取法(ultrasonic extraction)

1) 原理 超声波是频率大于20 000 Hz的机械波,具有助溶的作用,可以破坏细胞壁,用于样品中待测组分的提取。

2) 方法 提取时将供试品粉末置具塞锥形瓶中,加入一定量提取溶剂,再将锥形瓶置超声振荡器(或超声清洗机)槽内,槽内应加有适量水,开启超声振荡器,规定功率与时间,进行超声振荡提取。由于超声提取过程中溶剂可能会有一定的损失,所以用于含量测定时,应于超声振荡前先称定重量,提取完毕后,放冷至室温,再称重,并补足减失的重量,滤过后,取续滤液备用。

3) 应用和注意事项 超声提取较冷浸法速度快,一般仅需数十分钟浸出即可达到平衡。超声提取法简便,不需加热,提取时间短,适用于固体制剂中测定组分的提取,应用日益广泛。用于药材粉末的提取时,由于组分是由细胞内逐步扩散出来,速度较慢,加溶剂后宜先放置一段时间,再超声振荡提取。

例3 治伤胶囊中总生物碱含量测定的供试品溶液制备 取本品内容物3 g,精密称定,置具塞锥形瓶中,精密加入盐酸溶液(1 → 36) 50 mL,超声处理(功率300 W,频率50 kHz) 30 min(水温50℃以下),离心(转速为3 000 r/min)10 min,精密量取上清液25 mL,加浓氨试液5 mL,用三氯甲烷振摇提取2次,每次40 mL,合并提取液,蒸干,残渣加乙醇5 mL使溶解,精密加入盐酸滴定液(0.01 mol/L) 10 mL,摇匀,加新沸过的冷水15 mL与甲基红指示液2滴,用氢氧化钠滴定液(0.01 mol/L)滴定,即得。

2. 液–液提取法(liquid-liquid extraction)

液–液提取法是利用化合物在两种互不相溶的溶剂中分配系数的差异,将待测组分提取分离的方法。该法主要用于中药液体制剂和各种提取液的分离纯化,可根据待测组分的性质在合适的条件下,进行提取或反提。根据相似相溶的原理,极性较强的有机溶剂正丁醇等适用于提取皂苷类成分,乙酸乙酯多用于提取黄酮类成分,三氯甲烷多用于提取生物碱,挥发油等非极性组分则宜用非极性溶剂乙醚、石油醚等提取。

液–液提取法通常在分液漏斗中进行。具体方法见总论第十章第三节。若提取液用于鉴别,一般只提取一次;用于含量测定,应提取完全,一般需提取3~4次。提取是否完全可通过测定提取回收率来考察。酒剂和酊剂在提取前应先挥去乙醇,否则乙醇可使有机溶剂部分或全部溶解于水中。提取过程中应注意防止和消除乳化。

例4 三九胃泰胶囊中两面针鉴别用供试液的制备 取本品内容物2 g,加水10 mL使溶解,用浓氨试液调节pH至12,加二氯甲烷振摇提取3次,每次30 mL,合并二氯甲烷液,蒸干,残渣加二氯甲烷 0.5 mL 使溶解，供 TLC 鉴别用。

3. 水蒸气蒸馏法（steam distillation）

一些易挥发性的组分可采用水蒸气蒸馏法分离纯化及浓集，供分析用。该法简便、经济、可靠，挥发油、一些小分子的生物碱（如麻黄碱、槟榔碱）和某些酚类物质（如丹皮酚等）可以用本法提取。用本法提出的组分对热应稳定。

例 5 血美安胶囊中丹皮酚鉴别供试品溶液的制备 取本品内容物 2.5 g，加水 80 mL，水蒸气蒸馏，收集蒸馏液 20 mL，加乙醚 20 mL 振摇提取，分取乙醚液，挥干，残渣加丙酮 1 mL 使溶解，即得。

4. 超临界流体提取法（supercritical fluid extraction，SFE）

超临界流体是指当压力和温度超过物质的临界点时，所形成的单一相态。超临界流体既不同于气体，也不同于液体，具有独特的性质。首先，它具有与液体相似的密度，因而具有与液体相似的较强的溶解能力；其次，溶质在其中扩散系数与气体相似，因而具有传质快，提取时间短的优点，提取完全，一般仅需数十分钟；超临界流体的表面张力为零，这使它很容易渗透到样品中，带走测定组分；超临界流体提取的选择性强，通过改变提取的条件，如温度、压力等，可以选择性地提取某些组分；超临界流体在通常状态下为气体，因此提取后溶剂立即变为气体而逸出，容易达到浓集的目的。由于 SFE 具有以上优点，因此特别适合于中药及其制剂中测定组分的提取。

SFE 提取样品时使用超临界流体提取仪，具体提取方法和条件优化方法见总论第十章第三节。

例 6 采用 SFE 提取药材马蓝、菘蓝和蓼蓝中的有效成分靛玉红 温度为 100℃，压力为 34 473 kPa，静态提取时间 7.5 min，改性剂为三氯甲烷，加入量 0.2 mL，动态提取量 4 mL。提取方法简便、快速（仅需 20 min），所得提取液可直接进行 HPLC 分析。

二、样品的纯化方法

纯化是指待测组分被提取出来后，作进一步的处理，以达到除去干扰组分，富集待测组分的目的。如果制剂的组成复杂，或使用专属性不太强的测定方法（如容量法、紫外分光光度法等），常需对提取液进行纯化处理。除过滤法外，现今应用比较普遍的是柱色谱法。

1. 过滤法

过滤法（filtration）的主要作用是分离可溶性和不溶性物质，其方法是通过棉花、滤纸、纱布、玻璃纤维等材料进行分离。过滤法是最常用的简单纯化方法，可以在各种不同的条件和方式下进行。

2. 柱色谱法

柱色谱法（column chromatography）是常用的纯化方法。根据组分和杂质性质的差异选择适当的固定相，装填于玻璃色谱柱内，柱内径一般为 1~2 cm，填料的量视杂质和测定组分的量而定。纯化时将提取液加于柱顶，用适当溶剂洗脱。可以使组分保留于柱上，将杂质洗去，再用适当溶剂将组分洗下；也可将组分洗下而将杂质保留于柱上，达到纯化的目的。常用的固定相有硅胶、氧化铝、大孔吸附树脂等。如人参皂苷类成分可用大孔吸附树脂纯化。先用水洗去糖类等水溶性杂质，再用 70% 乙醇洗脱人参皂苷。除以上自装的色谱柱外，还有色谱预处理小柱出售，内装的填料除硅胶、氧化铝等吸附剂及大孔吸附树脂外，还有各类化学键合相，如 C_{18}、氰基、氨基化学键合相等。预处理小柱一般为一次性使用，方便，但价格较贵。

例7 复方满山红糖浆TLC鉴别供试品溶液的制备 取本品10 mL，通过D101型大孔吸附树脂柱（内径为1.5 cm，柱高为15 cm）上，以水100 mL洗脱，弃去水液，再以乙醇100 mL洗脱，收集洗脱液，蒸干，残渣加甲醇1 mL使溶解，即得。

3. 薄层色谱法

薄层色谱法（thin-layer chromatography，TLC）操作简便，不需要特殊仪器，而分离效率高，常用于分离纯化样品，为中药分析提供较纯净的供试液。

例8 TLC测定黄芩素注射液中供试品溶液的制备 精密吸取一定量注射液，点于纤维素薄层上，同时点黄芩素、汉黄芩素、黄芩苷和汉黄芩苷对照液，用正丁酸－醋酸－水（6∶1.5∶2.5）展开，在紫外光下观察斑点位置。分别刮取各斑点。用20%硼酸乙醇溶液洗脱黄芩素，用乙醇洗脱汉黄芩素，用2%硼酸的5%乙醇液洗脱黄芩苷，用50%乙醇洗脱汉黄芩苷，洗脱体积各为5 mL。

第三节 鉴别试验

中药材及其制剂的鉴别是通过确认其中所含药味的存在或某些特征成分的检出来达到鉴别的目的。目前部分中药制剂尚无含量测定项目，因此，鉴别是中药制剂质量控制的一个非常重要的环节。常用鉴别试验包括性状鉴别、显微鉴别、理化鉴别和色谱鉴别等。ChP 2010年版首次收录了中药材DNA分子鉴定法。

中药材及其复方制剂的鉴别药味的选择原则如下：①单味药材或制剂，直接选取单一药味进行鉴别。②复方制剂，应依组方原则的君、臣、佐、使依次选择药味，如药味较多，应首选君药、臣药、贵重药和毒剧药，易混淆药材及货源紧张的药材，再选其他药味鉴别。③凡制剂中含有原药生粉的应进行显微鉴别，没有显微鉴别的药味应尽可能作理化鉴别。④选择尽量多的药味（不少于处方的1/3药味）进行鉴别研究，每一药味选择1~2个专属性较强的鉴别方法。

一、性状鉴别

性状鉴别是根据药材（药用部位）的性状而制定或描述的鉴别特点，包括药材的形状、大小、色泽、表面特征、质地、折断现象、断面特征以及气、味等。

例9 冬虫夏草的性状鉴别 本品由虫体与从虫头部长出的真菌子座相连而成。虫体似蚕，长3~5 cm，直径0.3~0.8 cm，表面深黄色至黄棕色，有环纹20~30个，近头部的环纹较细；头部红棕色，足8对，中部4对明显；质脆，易折断，断面略平坦，淡黄白色。子座细长圆柱形，长4~7 cm，直径约0.3 cm；表面深棕色至棕褐色，有细纵皱纹，上部稍膨大；质柔韧，断面类白色。气微腥，味微苦。

二、显微鉴别

显微鉴别系指用显微镜观察药材切片，粉末或表面等的组织、细胞特征或显微化学特征。如通过动植物组织细胞或内含物的形态来鉴别真伪。鉴别特征包括薄壁细胞、木栓组织、分泌细胞和分泌腔、纤维以及淀粉粒、花粉粒、碳酸钙结晶等。含有原生药粉末的中药制剂也可采用本法鉴别。显微鉴别具有快速、简便的特点。

处方中的主要药味及化学成分不清楚或尚无化学鉴别方法的药味，应选择专属性的特征进行显微鉴别。处方中多味药物共同具有的显微特征不能作为鉴别的特征。多来源的同一种药材应选择其共有的显微特征。

例 10 **冬虫夏草的显微鉴别** 取本品，用解剖针除去样品表面残留菌膜及杂质，将虫体部分用水软化后置显微镜下观察，如图 1-8-1 所示：体壁表面密布小刺状突起，长 2~10 μm，近无色或淡黄色。小刚毛细密，不规则排布，长 25~35 μm，近基部直径 2~3 μm，淡黄色，前端尖锐；有的部位可见脱落后的圆形残痕。体表散布棕黄色团块，直径 25~60 μm，表面粗糙，其上亦长有小刚毛和刺状突起。体壁背侧和体侧具刚毛脱落后的残留毛片，毛片顶面观略呈圆形，直径 220~400 μm，淡黄色，表面平滑；侧面观毛片呈乳峰状隆起，顶端平钝。毛窝圆形，位于毛片中央或略偏向一侧，直径 55~180 μm，边缘棕黄色，中心下陷，淡黄色，可见刚毛脱落残痕。

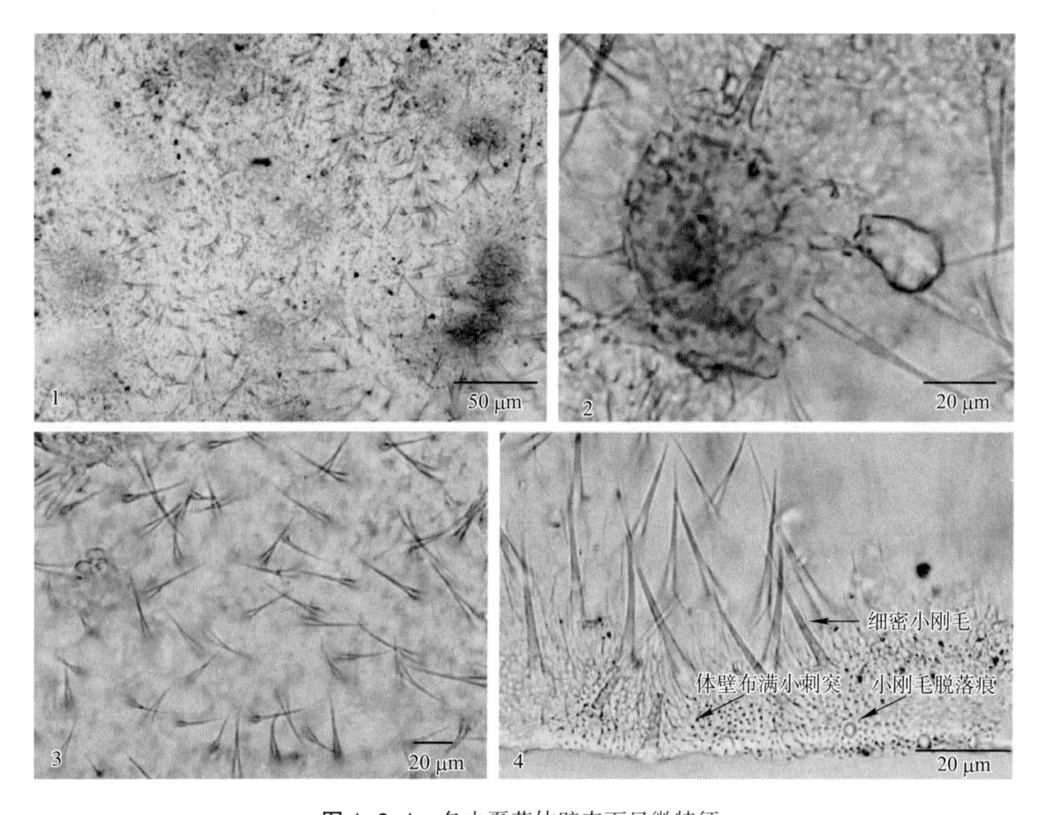

图 1-8-1 冬虫夏草体壁表面显微特征

1. 体壁表面观； 2. 棕黄色团块； 3. 细密的小刚毛顶面观； 4. 细密小刚毛侧面观

三、理化鉴别

理化鉴别是通过药材中的特定成分与一定试剂发生化学反应来进行鉴别的方法，一般有荧光法、显色法、沉淀法、升华法和结晶法等。

鉴别成分应是已知的有效成分或其他特征成分，还应是处方中某一味药所单独含有的成分。有的反应，如泡沫反应，与三氯化铁试液的反应等，是植物中很多成分都有的反应，专属性不强，不宜采用。其他成分是否有干扰，应作阴性对照试验。阴性对照试验是取不含鉴别药味的制剂

(阴性对照),在相同的条件下反应,若不显阳性反应,则说明其他药味和辅料不干扰鉴别。由于中药制剂组成复杂,一般不能直接取样品进行试验,供试品需经提取、纯化等预处理步骤,以排除干扰组分的干扰。

1. 化学反应

取药材粉末,经处理或用溶剂提取后,加入化学试剂,观察供试液呈色、沉淀或生成气体等反应。应选择专属性强,反应明显的反应作为鉴别试验。

例 11 **板蓝根颗粒的鉴别** 取本品 0.5 g(含蔗糖)或 0.3 g(无蔗糖),加水 10 mL 使溶解,滤过,取滤液 1 mL,加茚三酮试液 0.5 mL,置水浴中加热数分钟,溶液显蓝紫色。

2. 荧光反应

将药材(包括断面、浸出物等)或经过处理后,置紫外灯下约 10 cm 处观察所产生的荧光。一般采用的紫外光灯的波长为 365 nm。

例 12 **三七的鉴别** 取三七粉末 2 g,加甲醇 15 mL,温浸 30 min(或冷浸振摇 1 h)滤过。取滤液数滴,点于滤纸上,干后,置紫外光灯(365 nm)下观察显淡蓝色荧光,滴加硼酸饱和的丙酮溶液与 10% 枸橼酸溶液各 1 滴,干后,置紫外灯下观察,呈现强烈的黄绿色荧光。

四、色谱鉴别

色谱法分离效能高、灵敏度高,特别适合中药制剂的鉴别。色谱法鉴别应选择合适的对照品或对照药材进行对照试验。一些重现性好,确能反映组方药味特征的色谱指纹图谱也用于鉴别。色谱法如 TLC、GC 和 HPLC 均可用于鉴别,其中 TLC 不需特殊的仪器,操作简便,有多种专属的检出方法,是目前中药制剂中应用最多的鉴别方法;GC 适宜于制剂中含挥发性成分药材的鉴别,如冰片、麝香等;HPLC 也用于鉴别,若含量测定采用了 HPLC,可同时用于鉴别。以下主要介绍 TLC 在鉴别中的应用。

TLC 鉴别中使用最多的是硅胶 G 板,也可另加 0.2%~0.5% 的羧甲基纤维素钠水溶液作为黏合剂铺板,则板更结实均匀。生物碱类成分使用氧化铝板较多,鉴别黄酮类和酚类化合物可使用聚酰胺板,氨基酸可使用纤维素板。展开剂一般为混合有机溶剂。薄层鉴别法需用药材或有效成分对照品作对照。鉴别时取供试品、对照药材或有效成分对照品,用相同方法制备试验溶液,分别取供试品溶液、对照药材溶液或对照品溶液适量,点于同一薄层板上,展开、检视,要求供试品溶液中应有与对照主斑点相应的斑点。特征斑点最好选择已知有效成分或特征成分的斑点,若有效成分未知或无法检出,也可以选择未知成分的特征斑点,但要求重现性好,斑点特征明显。由于中药制剂组成复杂,所以即使是色谱法也应注意其专属性。在建立方法时应取阴性对照与供试品和对照品在相同条件下试验,阴性对照中在鉴别特征斑点的位置应无斑点出现。此外,阴性对照品的色谱加上对照药材的色谱应与供试品的色谱图基本一致。对于多种植物来源的药材,应将原植物相对应的药材分别依法分析,应具有共同的斑点。若能区别混淆品、类似品、伪品,则方法专属性好。

不同中药制剂中同一药味,尽可能采用相同的薄层色谱条件;但是如果有些处方由于某些药味干扰难以统一,或虽无干扰但在同一块薄层色谱板上可同时检测几味药而简化了操作,则可采用简便方法。以对照药材作对照时,应按处方比例制成一定量,以使色谱有可比性。薄层色谱方法操作环境的相对湿度和温度等往往影响色谱质量。尽可能定量取样、定量溶解、定量点样,以进一步使真伪鉴别有量化的评价。

此外，薄层－生物自显影技术（TLC-bioautography）已应用在新版 ChP 的生地黄、熟地黄、紫苏梗等标准中。该方法与生物活性测定相结合，使薄层色谱分离得到的结果，除了鉴别真伪之外，还能知道其中哪些成分有生物活性。

例 13 复方丹参片中丹参和冰片的鉴别 取本品 5 片，糖衣片除去糖衣，研碎，加乙醚 10 mL，超声处理 5 min，滤过，药渣备用，滤液挥干，残渣加乙酸乙酯 2 mL 使溶解，作为供试品溶液。另取丹参酮ⅡA 对照品、冰片对照品，分别加乙酸乙酯制成每毫升含 0.5 mg 的溶液，作为对照品溶液。照 TLC 试验，吸取上述 3 种溶液各 4 μL，分别点于同一硅胶 G 薄层板上，以苯－乙酸乙酯（19 : 1）为展开剂，展开，取出，晾干。供试品色谱中，在与丹参酮ⅡA 对照品色谱相应的位置上，显相同颜色的斑点；喷以 1% 香草醛硫酸溶液，在 110℃加热数分钟，在与冰片对照品色谱相应的位置上，显相同颜色的斑点。

五、DNA 条形码分子鉴定

DNA 条形码分子鉴定方法是利用基因组中一段公认的、相对较短的 DNA 序列来进行物种鉴定的一种分子生物学技术，是传统形态鉴别的有效补充。由于 DNA 序列的每个位点都有腺嘌呤（A）、鸟嘌呤（G）、胞嘧啶（C）、胸腺嘧啶（T）4 种碱基之一可供选择，因此一定长度的 DNA 序列能够区分不同物种。

中药材 DNA 条形码分子鉴定方法是以公认的 DNA 条形码序列进行物种鉴定，其中植物类中药材条形码选用 ITS2 序列为主体，psbA-trnH 为辅助，动物类中药材采用 COI 序列，符合中药材鉴定简单、精确的特点，有明确的判断标准，因此该方法能够实现对中药材及其基原物种的快速准确鉴定。

中药材 DNA 条形码分子鉴定方法适用于难以采用性状、显微和理化鉴别等法鉴定的中药材（包括药材、药材粉末及部分药材饮片）及其基原物种的鉴定。鉴定过程主要包括供试品处理、DNA 提取、PCR 扩增、测序、序列拼接及结果判定。其原理是利用 2′,3′－双脱氧核苷三磷酸（2′,3′-ddNTP）作为链终止试剂，通过 DNA 聚合酶催化和引物延伸产生一系列长度相差一个碱基的寡核苷酸，进行电泳分离，通过放射自显影或荧光确定 DNA 片段的大小。

例 14 乌梢蛇及其混淆品的鉴别

模板 DNA 提取：取本品 0.5 g，置乳钵中，加液氮适量，充分研磨使成粉末，取 0.1 g 置 1.5 mL 离心管中，加入消化液 275 μL［细胞核裂解液 200 μL，0.5 mol/L 乙二胺四醋酸二钠溶液 50 μL，蛋白酶 K（20 mg/mL）20 μL，RNA 酶溶液 5 μL］，在 55℃水浴保温 1 h，加入裂解缓冲液 250 μL，混匀，加到 DNA 纯化柱中，10 000 r/min 离心 3 min；弃去过滤液，加入洗脱液 800 μL［5 mol/L 醋酸钾溶液 26 μL，1 mol/L Tris-盐酸溶液（pH 8.0）3 μL，无水乙醇 480 μL，无菌双蒸水 273 μL］，10 000 r/min 离心 1 min；弃去过滤液，用上述洗脱液反复洗脱 3 次，每次 10 000 r/min 离心 1 min；弃去过滤液，再离心 2 min，将 DNA 纯化柱转移入另一离心管中，加入无菌双蒸水 100 μL，室温放置 2 min 后，10 000 r/min 离心 2 min，取上清液，作为供试品溶液，置零下 20℃保存备用。另取乌梢蛇对照药材 0.5 g，同法制成对照药材模板 DNA 溶液。

PCR 反应：鉴别引物：5'GCGAAAGCTCGACCTAGCAAGGGGACCACA3' 和 5'CAGGCTCCTCTAGGTTGTTATGGGGTACCG3'。PCR 反应体系：在 200 μL 离心管中进行，反应总体积为 25 μL，反应体系包括

10×PCR 缓冲液 2.5 μL，dNTP（2.5 mmol/L）2 μL，鉴别引物（10 μmol/L）各 0.5 μL，高保真 TaqDNA 聚合酶（5 U/μL）0.2 μL，模板 0.5 μL，无菌双蒸水 18.8 μL。将离心管置 PCR 仪，PCR 反应参数：95℃变性 5 min，循环反应 30 次（95℃ 30 s，63℃ 45 s），延伸（72℃）5 min。

电泳检测：按照琼脂糖凝胶电泳法，胶浓度为 1%，胶中加入核酸凝胶染色剂 GelRed；供试品与对照药材 PCR 反应溶液的上样量分别为 8 μL，DNA 相对分子质量标记上样量为 2 μL（0.5 μg/μL）。电泳结束后，取凝胶片在凝胶成像仪上或紫外投射仪上检视。供试品凝胶电泳图谱中，在与对照药材凝胶电泳图谱相应的位置上，在 300~400 bp，应有单一 DNA 条带（图 1-8-2）。

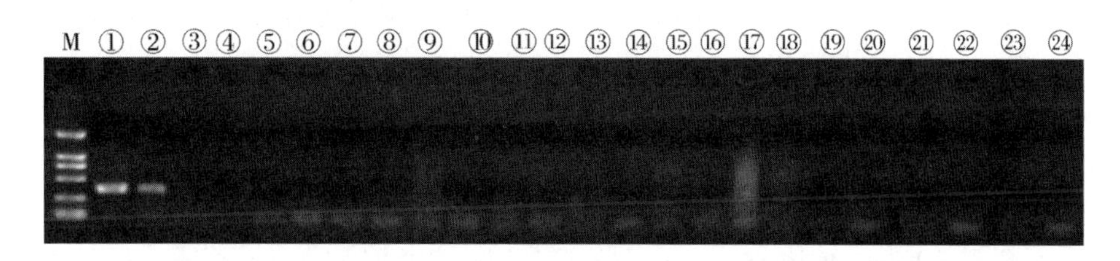

图 1-8-2 乌梢蛇药材及其混淆品 PCR 鉴别

①阳性对照；②乌梢蛇；③虎斑颈槽蛇；④三索锦蛇；⑤双全白花蛇；⑥灰鼠蛇；⑦滑鼠蛇；⑧红点锦蛇；⑨王锦蛇；⑩赤链华游蛇；⑪中国水蛇；⑫短吻蝮蛇；⑬百花锦蛇；⑭眼镜蛇；⑮赤练蛇；⑯铅色水蛇；⑰金环蛇；⑱山烙铁头蛇；⑲黑眉锦蛇；⑳环纹华游蛇；㉑蕲蛇；㉒金钱白花蛇；㉓阴性对照；㉔空白

第四节 检 查

中药材检查项目包括杂质、水分、灰分、酸不溶性灰分、重金属、砷盐、农药残留量、有关的毒性成分与其他必要的杂质检查项目。

中药制剂应按 ChP 附录中有关制剂通则项下规定的检查项目，主要有水分、相对密度、pH、乙醇量，总固体、灰分、酸不溶性灰分、砷盐和重金属等。例如镇咳宁糖浆相对密度应为 1.20~1.27，催汤丸干燥失重不得过 8.0%，复方扶芳藤合剂 pH 应为 4.0~6.0，姜流浸膏乙醇量应为 72%~80%，脑得生丸酸不溶性灰分不得过 1.0%。由药材引入的一些有毒的组分，如附子理中丸中的乌头碱等，也需要检查。

与化学药物相比，中药的检查项目的差别主要在杂质检查、灰分测定、氮测定、乙醇量测定、脂肪与脂肪油测定、膨胀度测定、酸败度测定、农药残留量测定、甲醇量检查等。

中药主要检查项目

1. 杂质

药材中混存的杂质系指：①来源与规定相同，但其性状或部位与规定不符的物质；②来源与规定不同的物质；③无机杂质，如砂石，泥块、尘土等。应根据药材具体情况制定杂质限度。例如，山茱萸，果核、果柄不得超过 3%；穿心莲，穿心莲叶不得少于 35%。

制剂中混存的杂质除了由药材引入的一些有毒的组分外，还有鞣质、蛋白质、草酸盐、钾离子和树脂等。

例 15 **广藿香的杂质检查** 取适量的供试品，摊开，用肉眼或借助放大镜(5~10 倍)观察，将杂质拣出；如其中有可以筛分的杂质，则通过适当的筛，将杂质分出。将各类杂质分别称重，计算其在供试品中的含量，不得超过 2%。

2. 水分

对贵重的或容易吸湿霉变的药材应规定水分检查。水分限度的制定，需考虑南北气候、温度、湿度以及药材包装、贮运等具体情况。

水分是丸剂、散剂、颗粒剂、胶囊剂等固体制剂的常规检查项目，因为水分含量过高，可引起制剂结块、霉变或有效成分的分解。因此，在制剂通则中规定有水分的限量。例如，檀香中的水分按照甲苯法测定不得超过 12.0%。

ChP 附录收载有水分测定法。

(1) 第一法(卡尔·费歇尔滴定法) 参见总论第五章第二节。

(2) 第二法(烘干法) 取供试品 2~5 g，平铺于干燥至恒重的扁形称量瓶中，厚度不超过 5 mm，疏松供试品不超过 10 mm，精密称定，开启瓶盖在 100~105℃干燥 5 h，将瓶盖盖好，移置干燥器中，放冷 30 min，精密称定，再在上述温度干燥 1 h，放冷，称重，至连续两次称重的差异不超过 5 mg 为止。根据减失的重量，计算供试品中含水量(%)。本法适用于不含或少含挥发性成分的药品。

(3) 第三法(减压干燥法) 取直径 12 cm 左右的培养皿，加入五氧化二磷干燥剂适量，铺成 0.5~1 cm 的厚度，放入直径 30 cm 的减压干燥器中。取供试品 2~4 g，混合均匀，分别取 0.5~1 g，置已在供试品同样条件下干燥并称重的称量瓶中，精密称定，打开瓶盖，放入上述减压干燥器中，抽气减压至 2.67 kPa (20 mmHg) 以下，并持续抽气 30 min，室温放置 24 h。在减压干燥器出口连接无水氧化钙干燥管，打开活塞，待内外压一致，关闭活塞，打开干燥器，盖上瓶盖，取出称量瓶迅速精密称定重量，计算供试品中的含水量(%)。本法适用于含有挥发性成分的贵重药品。中药测定用的供试品，一般先破碎并需通过二号筛。

(4) 第四法(甲苯法) 仪器装置 A 为 500 mL 的短颈圆底烧瓶，B 为水分测定管，C 为直形冷凝管，外管长 40 cm。使用前，全部仪器应清洁，并置烘箱中烘干。

取供试品适量(相当于含水量 1~4 mL)，精密称定，置 A 瓶中，加甲苯约 200 mL，必要时加入干燥、洁净的沸石或玻璃珠数粒，将仪器各部分连接，自冷凝管顶端加入甲苯，至充满 B 管的狭细部分。将 A 瓶置电热套中或用其他适宜方法缓缓加热，待甲苯开始沸腾时，调节温度，使每秒钟馏出 2 滴。待水分完全馏出，即测定管刻度部分的水量不再增加时，将冷凝管内部先用甲苯冲洗，再用饱蘸甲苯的长刷或其他适宜的方法，将管壁上附着的甲苯推下，继续蒸馏 5 min，放冷至室温，拆卸装置，如有水黏附在 B 管的管壁上，可用蘸甲苯的铜丝推下，放置，使水分与甲苯完全分离(可加亚甲蓝粉末少量，使水染成蓝色，以便分离观察)。检读水量，并计算供试品中的含水量(%)。

附注：用化学纯甲苯直接测定，必要时甲苯可先加水少量，充分振摇后放置，将水层分离弃去，经蒸馏后使用。

3. 灰分

总灰分是指药材或制剂经加热炽灼灰化遗留的无机物。总灰分除包含药物本身所含无机盐(称为生理灰分)外，还包括泥土、砂石等药材外表黏附的无机杂质。因此，测定灰分的目的主要是控制药材中泥土、砂土的量，同时还可以反映药材生理灰分的量。各国药典均收载有植物药的总灰分检查，不能超过一定量。有的中药生理灰分的差异较大，特别是组织中含草酸钙较多的药材，如大黄的总灰分含量由于生长条件不同，在8%~20%。甚至更多此类药材的总灰分就不能说明外来杂质的量，因此需要测定酸不溶性灰分。例如九味羌活丸，规定其总灰分含量不得过7.0%；酸不溶性灰分含量不得过2.0%。

ChP收载有灰分测定法，分为总灰分测定法和酸不溶性灰分测定法。

(1) 总灰分测定法　测定用的供试品须粉碎，使能通过二号筛，混合均匀后，取供试品2~3 g（如需测定酸不溶性灰分，可取供试品3~5 g），置炽灼至恒重的坩埚中，称定重量（准确至0.01 g），缓缓炽热，注意避免燃烧，至完全炭化时，逐渐升高温度至500~600℃，使完全灰化并至恒重。根据残渣重量，计算供试品中总灰分的含量（%）。

如供试品不易灰化，可将坩埚放冷，加热水或10%硝酸铵溶液2 mL，使残渣湿润，然后置水浴上蒸干，残渣照前法炽灼，至坩埚内容物完全灰化。

(2) 酸不溶性灰分测定法　取上项所得的灰分，在坩锅中小心注意加入稀盐酸约10 mL，用表面皿覆盖坩埚，置水浴上加热10 min，表面皿用热水5 mL冲洗，洗液并入坩埚中，用无灰滤纸滤过，坩埚内的残渣用水洗于滤纸上，并洗涤至洗液不显氯化物反应为止。滤渣连同滤纸移至同一坩埚中，干燥，炽灼至恒重。根据残渣重量，计算供试品中酸不溶性灰分的含量（%）。

加盐酸后加热，碳酸盐等生理灰分即能溶解，但泥土、砂石等硅酸盐则不能溶解，成为酸不溶性灰分，因此，酸不溶性灰分能更准确地反映外来杂质的量。

中药材检查以上项目的品种较多。中药制剂以合格的药材为原料，原则上可以不再检查。但对于某些以根、茎等原药材粉末为原料的制剂，为控制外来杂质的量，仍需检查。

4. 膨胀度

膨胀度是衡量药品膨胀性质的指标，系指按干燥品计算，每克药品在水或其他规定溶剂中，在一定时间与温度条件下，膨胀后所占有的体积（mL）。主要用于含黏液质、胶质和半纤维素类的天然药品。例如车前子膨胀度检查，取本品1 g，称定重量，按照膨胀度测定法检查，应不低于4.0。

5. 酸败度

酸败是指油脂或含油脂的种子类药材，在贮藏过程中发生复杂的化学变化产生游离脂肪酸、过氧化物和低分子醛类、酮类等分解产物，因而出现特异臭味，从而影响药材的感观性质和内在质量。故对这类药材应检查酸败度。本法通过测定酸值、羰基值和过氧化值，来检查药材的酸败度。例如柏子仁按照酸败度检查法测定，酸度不得过40.0，羰基值不得过30.0，过氧化值不得过0.26。

6. 溶出度检查和含量均匀度检查

虽然目前中药制定含量均匀度和溶出度检查的品种较少，但这两项检查确是中药制剂质量控制的发展方向。

例16 **黄杨宁片的含量均匀度检查**　取本品10片，分别置量瓶中，各加0.05 mol/L磷酸二氢钠缓冲液至刻度，80℃水浴恒温1.5 h后取出，冷却至室温，摇匀，3 000 r/min离心6 min，取上清液作为供试品溶液。另精密称取经105℃干燥至恒重的环维黄杨星D对照品适量，制成约10 μg/mL的对照品溶液。精密量取上述两种溶液各5 mL，分别置分液漏斗中，各精密加入溴麝香草酚蓝溶液5 mL，摇匀，立即分别精密加入三氯甲烷 10 mL，振摇 2 min，静置 1.5 h，分取三氯甲烷层，置含 0.5 g 无水硫酸钠的具塞试管中，振摇，静置，取上清液，按照分光光度法，在 410 nm 处分别测定吸光度，计算含量。每片含量与平均含量相比较，差异大于 ±15% 的不得多于 1 片，并不得超过 ±25%。

第五节 含量测定

一、中药含量测定的原则与限度规定

中药含量测定的原则包括：①凡已知有效成分、毒性成分或能反映内在质量的指标成分的药材，应进行含量测定。②对中药制剂首选君药或臣药、毒剧药、贵重药应进行含量测定。如有困难可选择处方中其他药味的已知有效成分或可控制内在质量的指标成分进行含量测定。③中药制剂由于组分复杂，干扰物质多，被测组分需经过分离提取或有机破坏后，才能进行含量测定。制剂含量测定尽可能选用与药材相同的分析方法。要对处方中药材做全面考察。④测定干扰较大并确证干扰无法排除而难以测定的，可测定与其化学结构母核相似、相对分子质量相近的种类成分的含量或暂时将浸出物测定作为质量控制项目。⑤含量限度低于万分之一者，应增加一个含量测定指标或浸出物测定。⑥在建立化学成分的含量测定有困难时，也可建立生物测定等其他分析测定方法。尽可能选用较简便易行的分析方法，以利于普及应用，并注意采用现代分析新技术与新方法。

中药及其制剂中待测成分的含量限度，一般规定下限。例如马鞭草按干燥品计算，含熊果酸不得少于 0.36%。但毒性中药应规定幅度。例如马钱子按干燥品计算，含士的宁应为 1.20%~2.20%。多种植物来源的药材，如药材能区分开的，其含量差异较大的，可制定两个指标。例如昆布以干燥品计算，海带含碘（I）不得少于 0.35%，昆布含碘（I）不得少于 0.20%。

二、中药含量测定常用方法

常用定量方法有：化学分析法、挥发油测定法、分光分度法、HPLC 和 GC 等。

1. 化学分析法

化学分析法为经典的分析法，包括重量法和容量法。其准确度高，但不如光谱法等仪器分析方法灵敏、专属，当测定组分含量较高时方可应用，且多用于组成较简单的制剂，测定前一般还需进行提取、纯化等处理过程，以排除干扰。

例 17 北豆根提取物总生物碱的含量测定 取本品研细，取适量（约相当于总生物碱 80 mg），精密称定，置锥形瓶中，加乙酸乙酯 25 mL，振摇 30 min，滤过，用乙酸乙酯 10 mL 分 3 次洗涤容器及滤渣，洗液与滤液合并，置水浴上蒸干，残渣加无水乙醇 10 mL 使溶解并转移至锥形瓶中，精密加入硫酸滴定液（0.01 mol/L）25 mL 与甲基红指示液 2 滴，用氢氧化钠滴定液（0.02 mol/L）滴定，即得。每 1 mL 硫酸滴定液（0.01 mol/L）相当于 6.248 mg 蝙蝠葛碱（$C_{38}H_{44}N_2O_6$）。

此外，ChP 还使用重量法测定西瓜霜润喉片中的西瓜霜的量。

2. 挥发油测定法

薄荷含量测定：取本品的短段适量（约 5 mm），每 100 g 供试品加水 600 mL，按照挥发油测定法，保持微沸 3 h 测定。本品挥发油含量不得少于 0.80%（mL/g）。

3. 分光光度法

分光光度法简便、灵敏，在中药制剂分析中也有应用。由于中药制剂成分复杂，不同组分的紫外吸收光谱往往彼此重叠、干扰，因此在测定前必须经过提取、纯化等步骤，以排除干扰。同时应取阴性对照品在相同条件下测定，应无吸收。在 ChP 中，紫外分光光度法主要用于吸收较强组分的含量测定，如小檗碱、芦丁、黄芩苷、丹皮酚等。

此外，比色法在中药制剂分析中也有应用，一般用于一类成分总量的含量测定，如总黄酮、人参总皂苷的含量测定等。由于分光光度法容易受到共存组分的干扰，所以其使用受到一定限制。

4. 高效液相色谱法

HPLC 分离效能高，分析速度快，应用范围广，是中药制剂含量测定首选的方法。随着 HPLC 的普及，将会有更多的品种使用本法测定含量。以下简要介绍 HPLC 在中药制剂分析中的应用。

(1) 色谱条件的选择　中药制剂分析中，多使用反相高效液相色谱法（RP-HPLC），并以十八烷基硅烷键合硅胶（ODS）应用最多；使用甲醇 - 水或乙腈 - 水的混合溶剂作为流动相。使用反相色谱，制剂中极性的附加剂及其他干扰组分先流出，不会停留在柱上污染色谱柱。若分离酸性组分，如丹参素、黄芩苷、甘草酸等，可在流动相中加入适量酸，如醋酸、磷酸，以抑制其离解；对酸性较强的组分，也可使用离子对色谱法，常用的反离子试剂有氢氧化四丁基铵等。若为碱性组分，如小檗碱、麻黄碱等，多采用反相离子对色谱法，在酸性流动相中加入烷基磺酸盐、有机酸盐，也可使用无机阴离子，如磷酸盐作为反离子。一般使用紫外检测器检测，紫外检测器灵敏、稳定。因此，一般只有在紫外 - 可见光区具有吸收的组分才适宜用 HPLC 测定。如待测组分无紫外 - 可见区吸收，可串联蒸发光散射检测器（ELSD）或质谱检测。

(2) 含量测定方法　由于 HPLC 本身具有分离的功能，因此所用供试液一般经提取制得，不再需要纯化处理。但组成复杂的制剂，仍需采用提取、柱色谱等预处理方法对供试品进行纯化处理。

中药制剂中多含有糖，制备供试液时，宜使用高浓度的醇或其他有机溶剂提取测定组分，最好不使用水为溶剂，以免提取的糖类污染色谱柱，提取的方法视制剂的情况而定。

由于中药制剂组成复杂，分析时应在分析柱前加预柱。分析完毕后一般用水或低浓度的醇水先洗去糖等水溶性杂质，再用甲醇等有机溶剂将色谱柱冲洗干净。

例 18　桂枝茯苓丸中桂皮酸的含量测定　本品中桂枝为君药，采用 HPLC 测定其中桂皮酸的含量。色谱条件与色谱系统适用性：Inersil 5ODS-Ⅱ柱（25 cm × 4.6 mm）；流动相：乙腈 -0.1% 磷酸（29 : 71）；检测波长 285 nm；流速 1.0 mL/min。

供试品溶液的制备：精密称取本品细粉 1 g，置 50 mL 量瓶中，加 50% 甲醇 40 mL，超声振荡提取 30 min，放冷，加 50% 甲醇至刻度，1 200 r/min 离心 10 min，取上清液用 0.45 μm 的滤膜过滤，取续滤液备用。

对照品溶液的制备：精密称取桂皮酸对照品适量，加 50% 甲醇定量稀释成 0.01 mg/mL 的溶液。

分别精密吸取对照品溶液与供试品溶液各 10 μL，注入液相色谱仪，用外标法测定其含量。桂皮酸对照品和样品的色谱图见图 1-8-3。

5. 气相色谱法

气相色谱法在中药分析中主要用于测定药材和饮片、制剂中的挥发油及其他挥发性组分的

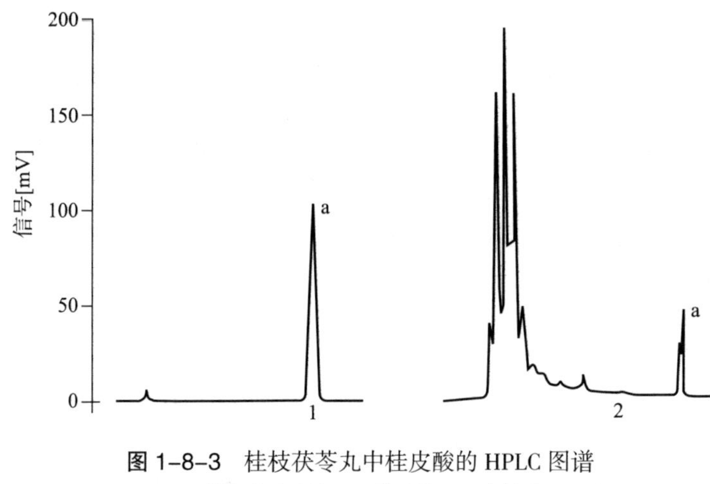

图 1-8-3 桂枝茯苓丸中桂皮酸的 HPLC 图谱

1. 肉桂酸对照品 2. 供试品 a. 肉桂酸

含量,如薄荷醇、龙脑、茴香脑等;此外,还可用于中药提取物和中药制剂中含水量或含醇量的测定。

例 19 丁香中丁香酚的含量测定 取本品粉末(过二号筛)约 0.3 g,精密称定,精密加入正己烷 20 mL,称定重量,超声处理 15 min,放置至室温,再称定重量,用正己烷补足减失的重量,摇匀滤过,溶液作为供试品溶液。另取丁香酚对照品适量,精密称定,加正己烷制成每毫升含 2 mg 的溶液,作为对照品溶液。分别精密吸取对照品溶液与供试品溶液各 1 μL,注入气相色谱仪。以聚乙二醇(PEG)-20 mol/L 为固定相,涂布浓度为 10%,柱温 190℃。理论板数按丁香酚峰计算应不低于 1 500。测定结果按外标法计算,本品含丁香酚不得少于 11.0%。

三、相对校正因子法同时测定中药多指标成分的含量

中药材及其制剂所含成分很多,中药的药效是由其中多种化学成分共同作用的结果,仅测定单一成分不能全面反映中药的质量,因此,在进行含量测定时应尽可能选择多个指标成分。此外,考虑到测定多指标成分需要多个对照品,不易获得,可应用相对校正因子法同时测定中药多指标成分的含量。

相对校正因子法同时测定中药多指标成分的含量(又称为一测多评法)是基于中药中常含有具有相似母核结构的同一类成分,通过实验计算出各成分吸收系数间稳定的相关数值,仅测定 1 个有对照品的目标成分,进而计算出其他同类成分的含量。该法适用于很难获得或没有对照品的情况下,同类成分的含量测定;所选择的质控指标应是药材中的有效成分或指标性成分,待测成分应有相对较高的含量;样品收集应选择有代表性的药材,样本数具有统计学意义;并进行各项分析方法学指标验证。

例 20 黄连中表小檗碱、黄连碱、巴马汀、小檗碱的含量测定

色谱条件与系统适用性试验:以十八烷基硅烷键合硅胶为填充剂;以乙腈 -0.05 mol/L 磷酸二氢钾溶液(50∶50)每 100 mL 中加十二烷基硫酸钠 0.4 g,再以磷酸调节 pH 为 4.0 为流动相;检测波长为 345 nm。理论板数按磷酸小檗碱峰计算应不低于 5 000。

对照品溶液的制备:取盐酸小檗碱对照品适量,精密称定,加甲醇制成每毫升含 90.5 μg 的溶液,

即得。

供试品溶液的制备：取本品粉末（过二号筛）约0.2 g，精密称定，置具塞锥形瓶中，精密加入甲醇-盐酸（100∶1）的混合溶液500 mL，密塞，称定重量，超声处理（功率250 W，频率40 kHz）30 min，放冷，再称定重量，用甲醇补足减失的重量，摇匀，滤过，精密量取续滤液2 mL，置10 mL量瓶中，加甲醇至刻度，摇匀，滤过，取续滤液，即得。

测定法：分别精密吸取对照品溶液与供试品溶液各10 μL，注入液相色谱仪，测定，以盐酸小檗碱对照品的峰面积为对照，分别计算小檗碱、表小檗碱、黄连碱和巴马汀的含量。表小檗碱、黄连碱、巴马汀、小檗碱的峰位，其相对保留时间分别为0.71、0.78、0.91和1.00，实验测定值应在规定值的±5%范围之内。

本品按干燥品计算，以盐酸小檗碱计，含小檗碱（$C_{20}H_{18}NO_4$）不得少于5.5%，表小檗碱（$C_{20}H_{18}NO_4$）不得少于0.8%，黄连碱（$C_{19}H_{14}NO_4$）不得少于1.6%，巴马汀（$C_{21}H_{22}NO_4$）不得少于1.5%。

四、浸出物测定

浸出物系指用水或其他溶剂（如醇、乙醚等）有针对性地对药材或制剂中的可溶性物质进行测定。浸出物含量能反映药材质量，可结合用药习惯、药材质地和已知化学成分类别等，选择合适的溶剂进行浸出物测定。一般在含量测定方法选择时无合适的含量测定方法可以采用浸出物含量测定来进行评价。例如，明党参浸出物按照ChP 2015年版一部附录水溶性浸出物方法的冷浸法测定，不得少于20.0%；槐花浸出物，用30%甲醇作溶剂，按照醇性浸出物测定法中的热浸法测定，槐花不得不于37.0%，槐米不得少于43.0%。

例21　**龟苓集挥发性醚浸出物测定**　取本品内容物2 g，精密称定，置硫酸干燥器中干燥12 h，精密称定，置索氏提取器中，用无水乙醚回流提取约3 h，取乙醚液，置干燥至恒重的蒸发皿中，放置，挥去乙醚，置硫酸干燥器中干燥18 h，精密称定。缓缓加热至105℃，并干燥至恒重。其减失重量即为挥发性醚浸出物的重量，计算。本品挥发性醚浸出物不得少于0.25%。

第六节　中药安全性相关的质量控制项目

由于马兜铃酸、小柴胡汤、鱼腥草注射剂等中药安全性事件不断发生，中药安全性问题引起了国内外普遍关注。需建立规范的、系统的、科学的中药安全性评价体系，以确保中药材的质量，保障临床用药安全、有效。与中药安全性相关的质量控制主要包括：中药材重金属、农药残留及微生物污染（黄曲霉毒素），中药注射剂的安全性检查，中药中毒性成分的限量检查，以及中药掺伪掺假和非法添加的检查。ChP对中药的安全性问题继续给予高度重视，对中药注射剂增加重金属和有害元素限度标准，对易霉变的桃仁、杏仁等新增黄曲霉毒素检测等。

一、重金属与砷盐检查

药材由于环境污染和使用农药等原因，容易引入重金属铅、汞、镉、铜等杂质和砷盐，对人体均有严重的毒害，所以中药材及制剂中重金属和砷盐的控制非常重要，特别是新研制的中药制剂和出口的中药制剂。ChP规定含铅、镉、砷、汞、铜的限度分别为：5×10^{-6}、0.3×10^{-6}、2×10^{-6}、

0.2×10^{-6}、20×10^{-6}。世界卫生组织关于植物药质量控制的有关文件，要求将铅的含量控制在10×10^{-6}以下，镉控制在0.3×10^{-6}以下。矿物类及加工类药材，中药注射液等，可根据品种与生产工艺水平，检查重金属或砷盐。

ChP附录收载有5种重金属检查法，参见总论第四章第二节；收载的砷盐检查法有古蔡法和二乙基二硫代氨基甲酸银法。砷盐的检查还可采用原子吸收分光光度法，用砷空心阴极灯，在193.7 nm处检测，方法专属、灵敏，定量限可达0.05×10^{-6}。由于中药制剂组成复杂，部分制剂含药材粉末，在检查前必须对样品进行有机破坏。破坏的方法有干法破坏和湿法破坏两类。ChP多采用碱融法破坏。对含糖量高的制剂，采用湿法破坏较为有利。供试品加硝酸、高氯酸或硫酸，加热使有机物破坏。日本药局方还收载有加硝酸镁乙醇溶液破坏的方法，适用于中药制剂。

若要选择性地测定制剂中的铅，可采用双硫腙比色法、原子吸收分光光度法、X射线荧光光谱法、电感耦合等离子体原子发射光谱法和电感耦合等离子体-质谱法等。

例22 **黄连上清丸中重金属检查** 取本品5丸，切碎，过二号筛，取1.0 g，称定重量，按照炽灼残渣检查法炽灼至完全灰化。取遗留的残渣，依法检查，含重金属不得过百万分之二十五(25×10^{-6})。

例23 **冰片中砷盐检查** 取本品1 g，加氢氧化钙0.5 g与水2 mL，混匀，置水浴上加热使本品挥发后，放冷，加盐酸中和，再加盐酸5 mL与水适量使成28 mL，按照ChP附录砷盐检查法检查，含砷量不得过百万分之二(2×10^{-6})。

由于不同价态的重金属的毒性相差较大，如砷的不同价态及其毒性：砷化氢(AsH_3)>亚砷酸(AsⅢ)和砷酸(AsⅤ)>甲基砷酸(MMA)和二甲基砷酸(DMA)，砷甜菜碱(AsB)和砷胆碱(AsC)基本无毒；汞的不同价态及其毒性：甲基汞>乙基汞>Hg^{2+}>Hg^{+}。因此，需要测定中药中不同价态重金属离子的含量，目前主要采用高效液相色谱-电感耦合等离子体-质谱(HPLC-ICP-MS)方法(图1-8-4，图1-8-5)。

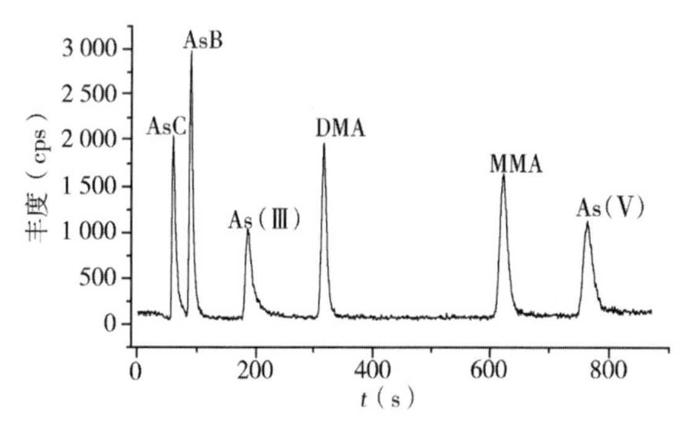

图1-8-4 HPLC-ICP-MS测定6种As的形态
AsC：砷胆碱 AsB：砷甜菜碱 AsⅢ：三价砷(亚砷酸)
DMA：二甲基砷酸 AsⅤ：五价砷(砷酸)
MMA：甲基砷酸

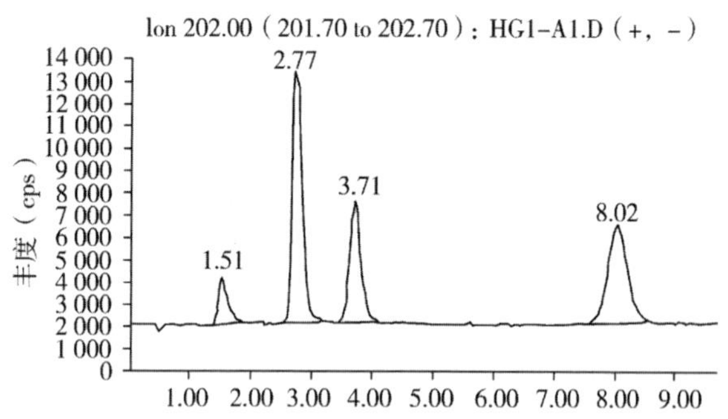

图1-8-5 RP-HPLC-ICP-MS分析Hg形态
保留时间：1.51 min，Hg^{+}；2.77 min，甲基汞；3.71 min，Hg^{2+}；8.02 min，乙基汞

二、农药残留量分析

农药的残留性是指随着农药的使用，其中的物质及其转化产物残留于农作物和土壤中的情况。中药材农药残留污染问题对中药现代化和中药出口造成较大的影响，并且由于农药可以

通过直接或间接的方式进入人体，对健康造成危害，因此必须严格控制药材乃至复方中的农药残留量。

常用的农药有：①有机氯类农药，包括林旦（六六六）、DDT、五氯硝基苯、艾氏剂等；②有机磷类农药，分为磷酸酯类（敌敌畏、美曲膦酯）、硫代磷酸酯类（对硫磷、马拉硫磷）、磷酰胺及硫代磷酰胺（甲胺磷）；③拟除虫菊酯类农药，包括丙烯菊酯、氯菊酯、氯戊菊酯、氯氰菊酯、溴氰菊酯、氟氯氰菊酯、氟氰戊菊酯、氟氯菊酯等。此外，还有氨基甲酸酯类如西维因，无机农药如磷化铝等。

检测药材中农药的残留量时，不仅要考虑农药的相关成分，而且要考虑农药成分在植物体内经转化生成的所有相关物质。大多数农药的残留期短，但有机氯类及少量有机磷能长期残留，需要严格控制。对于农药残留不明的中药样品，一般可采用测定总有机氯量和总有机磷量的方法；施用过已知农药的中药样品，农药的残留量的测定主要依赖于色谱方法。前者简便易行，适用于基层；后者灵敏度高，专属性强。目前，GC、GC-MS、LC 和 LC-MS 等多种色谱方法已被 ChP 收录用于测定一些药材及制剂的有机氯、有机磷、拟除虫菊酯类等农药的残留量。

三、黄曲霉毒素测定

一些药材如桃仁、酸枣仁、陈皮、胖大海、僵蚕等较易霉变，需要检查黄曲霉毒素。黄曲霉毒素（aflatoxin）是黄曲霉和寄生曲霉的代谢产物。研究表明，黄曲霉毒素具有较强的毒性，并且能在实验动物体上诱发实验性肝癌，其中以黄曲霉毒素 B_1 的致癌性最强。黄曲霉毒素的基本结构为二呋喃和香豆素（即氧杂萘邻酮，图 1-8-6）。测定方法有 HPLC-荧光检测法、酶联免疫吸附法和 LC-MS/MS 等。

例 24　HPLC 测定黄曲霉毒素 B_1、黄曲霉毒素 B_2、黄曲霉毒素 G_1 和黄曲霉毒素 G_2 总量

色谱条件与系统适用性试验：以十八烷基硅烷键合硅胶为填充剂；以甲醇－乙腈－水（40∶18∶42）为流动相，流速 0.8 mL/min；采用柱后衍生法检测，衍生溶液为 0.05% 的碘溶液（取碘 0.5 g，加入甲醇 100 mL 使溶解，用水稀释至 1 000 mL 制成），衍生化泵流速 0.3 mL/min，衍生化温度 70℃；以荧光检测器检测，激发波长 λ_{ex}=360 nm（或 365 nm），发射波长 λ_{em}=450 nm。两个相邻色谱峰的分离度应大于 1.5。

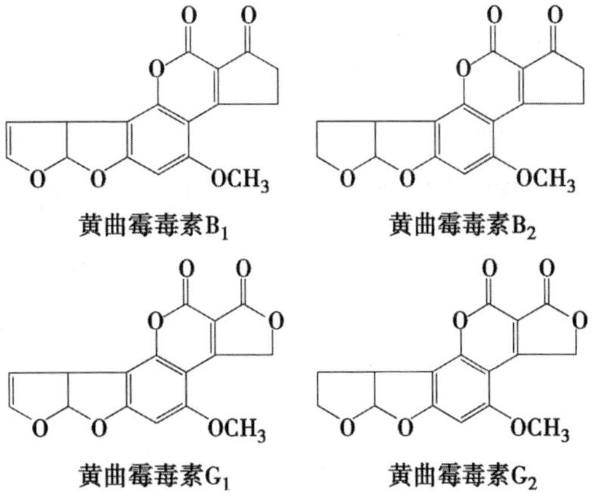

黄曲霉毒素B_1　黄曲霉毒素B_2　黄曲霉毒素G_1　黄曲霉毒素G_2

图 1-8-6　黄曲霉毒素的化学结构

混合对照品溶液的制备：精密量取黄曲霉毒素混合标准品（黄曲霉毒素 B_1、黄曲霉毒素 B_2、黄曲霉毒素 G_1、黄曲霉毒素 G_2 标示浓度分别为 1.0 μg/mL、0.3 μg/mL、1.0 μg/mL、0.3 μg/mL）0.5 mL，置 10 mL 量瓶中，用甲醇稀释至刻度，作为储备液。精密量取储备液 1 mL，置 25 mL 量瓶中，用甲醇稀释至刻度，即得。

供试品溶液的制备：取供试品粉末约 15 g（过二号筛），精密称定，加入氯化钠 3 g，置于均质瓶中，精密加入 70% 甲醇溶液 75 mL，以大于 11 000 r/min 高速离心 2 min，2 500 r/min 离心 5 min，精密量取上清液 15 mL，置 50 mL 量瓶中，用水稀释至刻度，摇匀，用微孔滤膜（0.45 μm）滤过，量取续滤液 20.0 mL，通过免疫亲和柱，流速 3 mL/min（1 s 滴 1 滴），用水 20 mL 洗脱，洗脱液弃去，使空气进入柱子，将水挤出柱子，再用适量甲醇洗脱，收集洗脱液，置于 2 mL 量瓶中，并用甲醇稀释至刻度，摇匀，即得。

测定法：分别精密吸取上述混合对照品溶液 5 μL、10 μL、15 μL、20 μL、25 μL，注入液相色谱仪，测定峰面积，以峰面积为纵坐标，进样量为横坐标，绘制标准曲线。另精密吸取上述供试品溶液 20~25 μL，注入液相色谱仪，测定峰面积，从标准曲线上读出供试品中相当于黄曲霉毒素 B_1、黄曲霉毒素 B_2、黄曲霉毒素 G_1、黄曲霉毒素 G_2 的量，计算，即得。

四、中药注射剂的检查

近年来，中药注射剂的不良反应时有报道，如超出剂量使用丹参注射液导致心动过缓及低血压休克，使用双黄连粉针导致不良反应，复方丹参注射液加入左旋糖酐静脉滴注导致患者死亡等。其主要原因在于中药注射液的有效成分不明，生产制备工艺复杂，添加剂、着色剂、增溶剂、赋形剂等的使用，因此必须加强中药注射剂的质量控制。目前，我国已对黄芪注射液、血塞通注射液等 70 多种中药注射剂的特征图谱进行了系统研究，建立了指纹图谱检测标准，对中药注射剂的要求检查的项目已达 10 多个，包括 pH、蛋白质、鞣质、树脂、降压物质、异常毒性、草酸盐、砷盐、重金属和有害元素限度检查等。例如，ChP 对注射用双黄连规定了 pH、水分、蛋白质、鞣质、树脂、草酸盐、钾离子、重金属、砷盐、无菌、溶血与凝聚、热原等检查项目。

例 25　哌克昔林（冠心宁）注射液钾离子限度检查　取静脉注射用注射液 2 mL，蒸干，先用小火炽灼至炭化，再在 500~600℃炽灼至完全灰化，加稀醋酸使溶解。置 25 mL 量瓶中，加水稀释至刻度，混匀，作为供试品溶液。取 10 mL 纳氏比色管 2 支，甲管中精密加入标准钾离子溶液 0.8 mL，加碱性甲醛溶液（取甲醛溶液，用 0.1 mol/L 氢氧化钠溶液调节 pH 至 8.0~9.0）12 滴、3% 乙二胺四醋酸二钠溶液 2 滴、3% 四苯硼钠溶液 0.5 mL，加水稀释成 10 mL，乙管中精密加入供试品溶液 1 mL，与甲管同时依法操作，摇匀，甲、乙两管同置于黑纸上，自上向下透视，乙管中显示的浊度与甲管比较，不得更浓。

五、中药掺伪掺假和非法添加的检查

中药材伪劣品和混淆品时有报道，一些商贩通过造伪或掺伪牟利，如将白芍的根茎部分染色加工成川乌、草乌；用淀粉压模制成冬虫夏草；有些以地区习用药材充药典正品药材，或是有的地区习用药材名称与正品药材相近而造成误用，如以川黄芪充当黄芪；有的以相对价廉的其他种药材冒充贵重药材，如以人参伪充西洋参，以红芪充当黄芪；滥用硫黄熏蒸药材使其美观和防虫蛀等。针对掺伪掺假现象，可采用显微鉴别、色谱鉴别以及一些有效成分的含量测定等来辨别真伪。

此外，在药品或保健品中非法添加化学药物成分是 20 世纪末出现的一种新型制假方式，如补肾壮阳类中成药中擅自添加西地那非，减肥类保健品中擅自添加西布曲明等。按照非法添加成分的药理作用或功能主治分类，目前已经发现的可能添加药物约有 14 类，60 多种化学结构类型，约 120 多种化学药物成分。针对不同类的添加药物，已建立了一些快速筛查方法。

六、中药中毒性成分的检查

中药中的毒性成分又称为内源性有害物质，分为两类。一类是具有治疗作用的，如牵牛子中的牵牛子苷，山慈姑中的秋水仙碱等，这些中药的治疗剂量与中毒剂量比较接近或相当，治疗用药时安全度小，易引起中毒反应。另一类是没有治疗作用的，如银杏叶及其提取物中的银杏酸，具有免疫毒性和胚胎毒性。为了提高用药的安全性，药典中对中药中的毒性成分规定了限量检查。例如，银杏叶及其提取物中的银杏酸，ChP 对于银杏酸的限度要求是不超过 10 mg/kg；牛黄解毒片中含有雄黄，雄黄是含砷化合物，毒性较强，ChP 采用砷盐检查法第一法对三氧化二砷限量进行了规定；而附子中的有效成分双酯型生物碱毒性很强，ChP 采用 HPLC 控制其限量，含双酯型生物碱以新乌头碱、次乌头碱和乌头碱的总量计，不得超过 0.020%。

第七节　中药指纹图谱和特征图谱

中药指纹图谱技术是中药质量控制的关键技术，是当前最符合中药特色的评价中药真实性、稳定性、一致性和有效性的可行方法，在国内外已被广泛接受。我国已于 2000 年底颁布了《中药注射剂指纹图谱研究的技术要求（暂行）》，率先在中药注射剂领域推行指纹图谱作为质控标准。美国药典、英国药典及 WHO 草药评价指南均收载了指纹图谱。中药指纹图谱的研究也已经从早期只对单一谱图进行简单评述的阶段，发展到利用计算机技术综合评价图谱信息的阶段，逐步形成了科学的理论体系和信息处理方法。

一、中药指纹图谱的概念

指纹图谱是法医学上的一个概念。由于指纹具有人各不同，终身不变，触物留痕，可以认定人身的特点，指纹鉴定结论在侦察和审判中起着重要作用，被称为“物证之首”“证据之王”。借用这一概念，在系统研究中药成分的基础上，提出了“中药指纹图谱”的概念。中药材或中成药经过适当处理后，利用现代信息采集技术和质量分析手段得到的能够显现中药材或中成药性质的图像、图形、光谱的图谱及其数据，称为中药指纹图谱。它可以较全面地反映中药所含化学成分的种类与数量，进而反映中药的质量和中医用药所体现的整体疗效；现阶段中药的有效成分大多尚未明确，中药指纹图谱的整体性和模糊性正好符合中药质控的要求，较之单一成分或指标成分的质控方法，更具有科学性和全面性。著名的银杏叶标准提取物 EGB761 标准，就是运用中药指纹图谱技术进行质量控制的良好范例。

狭义的中药指纹图谱主要指中药的化学指纹图谱；广义而言，还包括中药生物指纹图谱，如中药材 DNA 指纹图谱、中药基因组和蛋白质组学指纹图谱等。此外，按中医药的特点，指纹图谱研究可深化发展成为中医药的谱效学，即基于指纹特征和药效相关性的指纹图谱，也就是多维多息化学特征谱。

中药的化学指纹图谱所采用的实验方法主要包括两类：色谱指纹图谱和光（波）谱指纹图谱。光谱（UV、IR）和波谱（NMR、MS）指纹图谱由于灵敏度和选择性的限制，不能表达中药这样混合体系中各种不同化学成分浓度分布的整体状况。由于色谱具有分离和鉴别两种功能，加上量化的数据，提供的质量信息一般较光谱要丰富，各种常用的色谱分析技术在中药指纹图谱研究中都有应用。一般色谱指纹图谱为首选方法，如 TLC、GC、HPLC 和 HPCE。

中药特征图谱是从指纹图谱中选取能够标识其中各组分群体特征的共有峰等特征信息的图谱，是一种综合的、可量化的鉴别手段，可用于鉴别中药材的真伪，评价中药材质量的均一性和稳定性。

指纹图谱与特征图谱的区别是：指纹图谱具有系统性和模糊性，能够全面表征中药的化学轮廓信息。而特征图谱是从指纹图谱中选取若干个具有该中药典型特征、结构明确且能够定量的成分，并在图谱中明确其峰归属，作为共有峰开展中药的鉴定和质量评价。指纹图谱和特征图谱都能够进行相似度计算，但特征图谱相对指纹图谱要求更加严格，其共有峰的相对保留时间、相对峰面积比值都有规定。例如，ChP 中规定山楂提取物供试品特征图谱中应呈现 4 个化学性质明确的特征峰，与参照物峰相应的峰为 S 峰，计算各特征峰与 S 峰的相对保留时间，应在规定值的 ±5% 范围之内。相对保留时间规定值为：0.76（峰 1）、1.00（峰 S）、1.55（峰 2）、1.94（峰 3）。积分参数斜率灵敏度为 5，峰宽为 0.04，最小峰面积为 10，最小峰高为 S 峰峰高的 1%。因此，指纹图谱一般用于化学指纹特征明确、成分复杂的中药材或复方制剂的整体质量评价，而特征图谱多用于易混淆或易制伪中药品种的鉴别和均一性、稳定性评价。

二、中药指纹图谱建立的原则和研究内容

1. 中药指纹图谱建立的原则

中药指纹图谱的建立，其目的是全面反映中药所含内在化学成分的种类与数量，进而反映中药的质量。因此应以系统的化学成分研究和药理学研究为依托，并体现系统性、特征性、稳定性三个基本原则。

（1）系统性　指的是指纹图谱所反映的化学成分，应包括中药有效部位所含大部分成分的种类，或指标成分的全部。例如中药人参中所含的有效成分多为皂苷类化合物，则其指纹谱应尽可能多地反映其中的皂苷成分；银杏叶的有效成分是黄酮和银杏内酯类，则其指纹图谱可采用两种方法针对这两类成分分别分析，以达到系统全面的目的。

（2）特征性　是指指纹图谱中反映的化学成分信息（具体表现为保留时间或位移值）是具有高度选择性的，这些信息的综合结果，将能特征地区分中药的真伪与优劣，成为中药自身的“化学条码”。例如北五味子的高效液相色谱指纹图谱和薄层色谱指纹图谱，不仅包括多种已知的五味子木脂素类成分，而且还有许多未知成分，这些成分之间的顺序、比值在一定范围内是固定的，并且随药材品种不同，通过这些整体信息，可以很好地区分北五味子与南五味子以及其他来源的五味子药材，判别药材的真伪与优劣。

（3）稳定性　指的是所建立的指纹图谱，在规定的方法与条件下，不同的操作者和不同的实验室应能做出相同的指纹图谱，其误差应在允许的范围内，这样才可以保证指纹图谱的使用具有通用性和实用性，也是作为标准方法所必备的特征之一。实现指纹图谱的稳定性，除在样品制备方法、分析过程、结果处理等环节规范操作外，还应建立相应的评价机构，对指纹图谱进行客观评价，并公布标准指纹谱。

2. 中药指纹图谱的主要研究内容

主要研究内容有：①规范化的中药特征总提物获取程序的研究及其指纹图谱的建立；②中药指纹图谱的解析研究；③各指纹图谱的相关性研究；④指纹图谱技术在各中药材和复方制剂质量控制中的推广应用。

三、中药指纹图谱建立的方法与步骤

建立中药指纹图谱的主要过程包括样品的收集、制备方法、分析方法以及结果处理。

1. 样品的收集

稳定、质量可靠的中药材是建立指纹图谱的基础。然而，中药来源广泛，所含化学成分的种类及数量不仅因品种而异，也常与其生长环境（气温、土质、施肥、降雨量等）、采收时间、炮制工艺及贮存过程有关。因此，为了确保指纹谱的系统性，样品的收集必须具有广泛代表性，尤其是对于不同产地、不同采收期及加工方式的样品收集。通常在指纹图谱的研究过程中，需要收集来自不同产地、不同批号的样品 10 批以上，每批样品可能不止一份，同一样品可能处理成几份。只有保证了样品的代表性，才能保证指纹图谱的有效性。

2. 样品制备方法

通过采用适宜的制备方法，将样品中的化学成分提取、富集，是保证指纹分析的前提。一般选用有机溶剂或水提取不同的化学成分，再利用溶剂萃取、柱色谱纯化等手段，使目标成分富集或与其他成分分离。在建立制备方法时，一般要考察提取溶剂、粗分或精制过程，通过比较，选择可以避免干扰，同时又能全面反映成分信息的制备方法。必要时，针对不同种类的成分分别选用不同的制备方法，如黄芪中的黄酮成分和皂苷类成分的制备。

3. 分析方法

在中药指纹图谱的研究中，TLC、HPLC 和 GC 技术是常用的分析手段。目前广泛采用的是 HPLC。没有紫外吸收的成分，通过选用不同类型的检测器，可以方便地检出，如蒸发光散射检测器(ELSD)、电化学检测器以及质谱检测器等。应用 HPLC 分析，一般采用等梯度洗脱的方式，随着仪器可靠性的提高，梯度洗脱方式已经逐步发展起来。为了保证结果的可靠性，一般分析时间为 0.5~2 h。

指纹图谱的色谱条件选择是整个研究检测方法过程中最重要的内容，以 HPLC 为例，色谱柱、流动相、检测器、柱温和进样量等均是影响指纹图谱建立的重要因素。此外，中药指纹图谱的测定方法应进行仪器精密度、方法重现性和样品稳定性等验证，以保证方法的可靠性、可重复性和耐用性。

4. 结果处理

(1) 指纹特征的选择　为了保证结果的准确性，HPLC 的指纹谱中一般要加入内标物或指认某一对照品，采用相对保留时间和相对积分面积作为评价指纹谱中色谱峰的参数，通过对大量样品的指纹谱分析，提取出共有峰，并确定这些共有峰与内标物或对照品的相对保留时间和相对积分面积，利用数据处理，得出参数的变动范围。在结果处理过程中，各色谱峰实现良好的分离是保证结果高质量的前提，通过选择适宜的积分参数，保证主要的共有峰参数的良好稳定。实际上，确定共有峰需要综合考察各个色谱峰的情况。一般地，对于那些占总峰面积较大的色谱峰应当优先考察，这些峰往往可以代表样品的信息。中药材的供试品图谱中各共有峰面积的比值与指纹图谱各共有峰面积的比值比较，单峰面积占总峰面积大于或等于 20% 的共有峰，一般差值不宜大于 ±20%；单峰面积与总峰面积大于或等于 10%，而小于 20% 的共有峰，其差值不应大于 ±25%；单峰面积占总峰面积小于 10% 的共有峰，峰面积比值无须要求，但必须标定相对保留时间。未达基线分离的共有峰，应计算该组峰的总峰面积作为峰面积，同时标定该组各峰的相对保留时间。各个样品指纹谱中的非共有峰应当越少越好，由于中药的复杂性，非共有峰常常较多，一般地，非共有峰的峰面积不应超过总峰面积的 10%。

(2) 数据处理及评价　指纹图谱给出的有关质量的信息量远比任何单一成分或几个成分测

量所得的信息量要多。化学信息学的飞速发展，为人们评价不同的复杂系统和体系提供了很多有效的方法。

1）相似度评价方法　中药指纹图谱的相似度计算是将一张指纹图谱作为一个 n 维向量 $x(x_1, x_2, x_3, \cdots, x_n)$，两张指纹图谱之间的相似度系对两指纹图谱向量进行一定的运算所得，可供选择的相似度算法很多，包括相关系数法、夹角余弦法、距离方法（马氏距离、欧氏距离、明氏距离）、模糊相关法等。利用相似度来判定指纹图谱的相似情况，被认为符合指纹图谱的整体性和模糊性特征，是目前指纹图谱评价中的主流方法。

中药的物质基础是化学成分，化学成分通过实验方法可以表征为色谱指纹图谱，图谱的峰可以代表相应的物质基础。若物质基础成分群相同，所表现的指纹图谱应该完全一致；若基本相同，应该相似；若差异大，则相似度低，因此，相似度作为重要指标被确立。相似度作为中药指纹图谱评价指标，使研究针对的目标不再是图谱上的某个峰，而是将图谱所有峰（或所有信号点）作为一个向量来处理，全面反映指纹图谱之间的共性和个性差异，提高了指纹图谱的信息利用率。同时，使用客观参数反映图谱间差异，改变了对图谱只能用像或不像进行直观描述的状况。

国家药典委员会颁布的《中药色谱指纹图谱相似度评价系统》软件具有对指纹图谱的相关参数进行自动匹配，标定药材的共有指纹峰，给出对照指纹图谱，计算相似度等功能。

2）化学模式识别法　是根据物质所含的化学成分用计算机对其进行分类或描述。中药的指纹图谱相当复杂，人工采样难免影响结果的准确性，可将其与数理统计学、计算机图谱解析和识别技术结合起来，目前根据化学计量学的理论依据，一些新的定量评价中药化学特征指纹图谱的方法开始得到应用。方法主要有：主成分分析法、非线性映照法、系统聚类分析、模糊聚类分析、人工神经网络识别系统。

例 26　清开灵注射液指纹图谱

色谱条件与系统适用性试验：以十八烷基硅烷键合硅胶为填充剂（色谱柱 Phenomenex Luna C_{18}，250 mm×4.6 mm，5 μm）；以乙腈为流动相 A，甲酸溶液为流动相 B，按表 1-8-1 中的规定进行梯度洗脱；流速为 0.5 mL/min；检测波长为 254 nm；柱温为 25℃。理论板数按栀子苷峰计算应不低于 100 000。

表 1-8-1　洗脱梯度

时间（min）	流动相 A（%）	流动相 B（%）
0~42	0 → 12	100 → 88
42~65	12 → 19	88 → 81
65~75	19 → 100	81 → 0
75~85	100 → 0	0 → 100

参照物溶液的制备：取栀子苷对照品适量，精密称定，加甲醇制成每 1 mL 含 0.2 mg 的溶液，即得。

供试品溶液的制备：取本品，滤过，取续滤液，即得。

测定法：分别精密吸取参照物溶液与供试品溶液各 10 μL，注入液相色谱仪，测定，记录 65 min 内的色谱峰，即得。

本品指纹图谱中应呈现与栀子苷对照品色谱峰保留时间一致的色谱峰，并应出现 10 个共有峰，以 1、3、5、6、7、8、9、10（S）号峰为标记，如图 1-8-7 所示，经中药色谱指纹图谱相似度评价系统软件计算，与对照指纹图谱相比较，相似度不得低于 0.80。

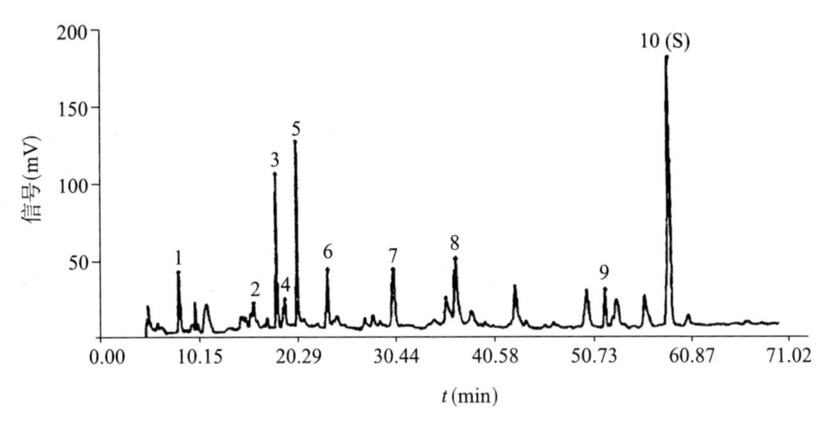

图 1-8-7 清开灵注射液对照指纹图谱
峰 10(S)为参照物峰:栀子苷

第八节 中药体内分析

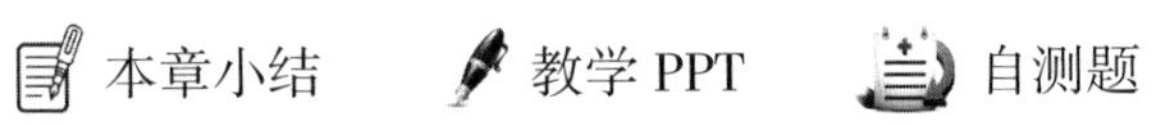

（柴逸峰 陈啸飞）

数字课程学习

本章小结 教学 PPT 自测题 推荐阅读

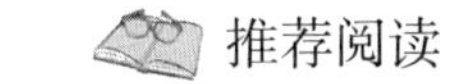

第九章

生化药物与生物制品分析

1. 掌握生物制品分类、理化检定与生物学检定。
2. 熟悉生化药物的鉴别、检查和含量测定方法。
3. 了解生物制品分析实例。

生物药物(biopharmaceutical drug)是利用生物体、生物组织或其成分,综合应用物理、化学、生物化学、微生物学、免疫学和药学原理与方法制得的各种天然活性物质及其人工合成或半合成的物质,它们在某些疾病的预防、诊断和治疗上所起的作用是其他药物所不能替代的。生物药物主要包括生化药物(biochemical drug)和生物制品(biological product)及其他相关的生物医药产品。

生物药物分析的特点有:

(1) 相对分子质量的测定　生物药物中氨基酸、核苷酸、辅酶等为小分子化合物,化学结构明确,相对分子质量确定;而蛋白质、多肽、核酸、多糖类等大分子药物,不仅相对分子质量大,一般几千至几十万,而且不是定值。对大分子的生物药物而言,即使组分相同,而相对分子质量不同也会产生不同的生理功能和生物活性。例如,肝素是由 D- 硫酸氨基葡萄糖和葡糖醛酸组成的酸性黏多糖,由于分子大小不同,抗凝活性也不同,肝素的平均相对分子质量为 15 000,作为天然抗凝血药,应用的最大问题就是容易引起出血;而低相对分子质量肝素平均相对分子质量为 4 000~6 000,抗凝活性低于肝素,出血等不良反应减少。因此,生物药物常需进行相对分子质量的测定。

(2) 生物活性检查　生物大分子药物不仅相对分子质量大,组成结构复杂,而且具有严格的空间构象,以维持其特定的生理功能。这类药物往往对热、酸、碱、重金属及溶液 pH 变化都比较敏感,各种理化因素的变化易对其生物活性产生影响。在制备多肽或蛋白质类药物时,有时因工艺条件的变化,导致蛋白质失活。因此,对这些生化药物,除了通常采用的理化法检验外,尚需用生物检定法进行生物活性的检查。

(3) 安全性检查　安全评价是生物药物研究开发的重要前提,也是药物安全性、有效性和质量控制的主要标志。生物药物的安全性检查项目主要有热原和细菌内毒素检查、异常毒性试验、过敏试验、升压和降压物质试验、无菌试验、宿主细胞蛋白质检测、残留 DNA 检测、抗体检测及抗生素残留量检测等。

(4) 效价测定　生物药物多数可通过含量测定，获得主药的含量。而酶类药物则需通过效价测定或酶活力测定，获得有效成分活性的高低。

(5) 结构确证　在大分子生化药物中，由于有效结构或相对分子质量不确定，其结构的确证很难沿用常规分析方法，往往还需用生化法（如氨基酸序列测定等方法）加以证实。

生物药物质量控制的程序与化学药物质量控制的程序一致：性状、鉴别、检查和含量测定。

第一节　生 化 药 物

生化药物是从动物、植物及微生物中分离纯化所得的，以及用化学合成、微生物合成或现代生物技术制得的生化基本物质。生化药物有两个基本特点：其一，它来自生物体，来源复杂，有些化学结构不明确，相对分子质量非定值，多属高分子物质；其二，它是生物体中的基本生化成分。

一、生化药物的种类

生化药物按照化学本质的不同，分为以下几类：

1. 氨基酸及其衍生物类药物

这类药物包括天然氨基酸、氨基酸混合物和氨基酸衍生物。可由发酵制造，也可由蛋白质水解制得。ChP 二部收载的有门冬氨酸、色氨酸、异亮氨酸、苏氨酸、谷氨酸、亮氨酸、精氨酸、胱氨酸和脯氨酸等。

2. 多肽和蛋白类药物

这类药物是人体内的生理活性因子，在生物体内，浓度很低，但活性很强。多肽参与调节生理功能，用于临床的多肽有缩宫素（9 肽）、加压素（9 肽）、胰高血糖素（29 肽）和降钙素（9 肽）等。蛋白质类药物有水蛭素、鱼精蛋白、胰岛素、生长激素和催乳素等。

3. 酶类与辅酶类药物

这类药物按其功能可分为：助消化酶类、蛋白水解酶类、凝血酶及抗栓酶、抗肿瘤酶类、其他酶类和部分辅酶，如胃蛋白酶、胰蛋白酶、玻璃酸酶、尿激酶、凝血酶和辅酶 Q_{10} 等。

4. 糖类药物

这类药物包括肝素、硫酸软骨素 A 钠、透明质酸钠和人参多糖等。

5. 脂类药物

这类药物包括多价不饱和脂肪酸（PUFA）、磷脂类、固醇类 / 胆酸类和卟啉类。如亚油酸、卵磷脂、脑磷脂、胆固醇、血红素和胆红素等。

6. 核酸及其降解产物和衍生物类药物

这类药物包括核酸类、多聚核苷酸、核苷、核苷酸及其衍生物。如免疫 RNA、DNA（脱氧核糖核酸）、多聚胞苷酸、巯基聚胞苷酸、ATP 和 cAMP 等。此外，还有核酪制剂，6- 巯基嘌呤、6- 巯基嘌呤核苷、6- 硫代嘌呤、阿糖胞苷、阿糖腺苷、环胞苷和无环鸟苷等。

二、鉴别方法

生化药物所涉及的鉴别方法比化学合成药物复杂，除理化方法外，还常常采用生化鉴别法和生物鉴别法。

1. 理化鉴别法

理化鉴别法包括化学鉴别法、光谱鉴别法和色谱鉴别法。化学鉴别法是在一定的条件下，利用药物与某些试剂发生化学反应而呈色或生成沉淀或产生气体来进行鉴别。例如氨基酸类药物与茚三酮反应呈蓝紫色，如下式所示；门冬酰胺在碱性条件下水解后产生氨气，能使湿润的红色石蕊试纸变蓝，以此作为鉴别的依据。

$$\text{C}_6\text{H}_4(\text{CO})_2\text{C(OH)}_2 + \text{R—CH(NH}_2\text{)—COOH} \longrightarrow \text{C}_6\text{H}_4(\text{CO})_2\text{C(OH)H} + NH_3 + CO_2 + \text{R—CHO}$$

例 1　谷氨酸(glutamic acid)片的鉴别　取本品的细粉适量(约相当于谷氨酸 5 mg)加水 5 mL，加热使谷氨酸溶解，滤过，取滤液，加茚三酮约 5 mg，加热，溶液显蓝至蓝紫色。

光谱鉴别法是利用药物的光谱特性如 UV 或 IR 特征吸收而进行鉴别。例如，三磷酸盐腺苷二钠、门冬氨酸、色氨酸等氨基酸类药物可采用 IR 进行鉴别，将供试品的 IR 图谱与对照品的 IR 图谱进行比对。细胞色素 C 是以含铁卟啉为辅基的结合蛋白，结构如图 1-9-1 所示。当其结构中铁原子为三价(Fe^{3+})时，它是氧化型的细胞色素 C，但接受一个电子变成二价铁(Fe^{2+})后，就成了还原型的细胞色素 C。在磷酸盐缓冲液(pH=7.3)中，其还原型在 550、520 与 415 nm 波长处有最大吸收，而其氧化型在 280、361、410 与 529 nm 波长处有最大吸收，紫外曲线如图 1-9-2，故可采用 UV 法进行鉴别。

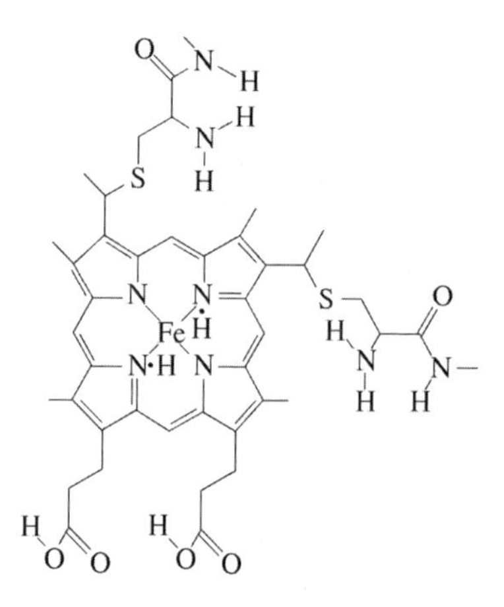

图 1-9-1　细胞色素 C 的结构

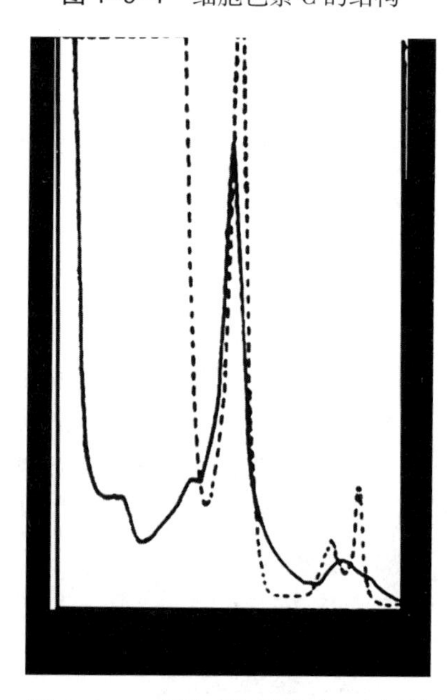

图 1-9-2　氧化型细胞色素 C(实线)及还原型细胞色素 C(虚线)的吸收光谱

例 2　细胞色素 C 的鉴别　取含铁量项下的供试品溶液 1 mL，置 50 mL 量瓶中，用磷酸盐缓冲液(pH=7.3)稀释至刻度，加连二亚硫酸钠约 15 mg，摇匀，测定，在 520、550 nm 波长处有最大吸收，在 535 nm 波长处有最小吸收。

色谱鉴别法是利用药物在一定色谱条件下产生特征色谱行为而进行鉴别试验，主要采用 TLC 和 HPLC。HPLC 鉴别是利用供试品溶液和对照品溶液色谱图的保留时间或肽图谱的一致性进行判断。

例 3　胰岛素的鉴别　采用 HPLC，固定相为十八烷基硅烷键合硅胶(5 μm)，柱温 40℃，流动相为 0.1 mol/L 磷酸二氢钠溶液(pH=3.0)- 乙腈(73∶27)，检测波长 214 nm。取胰岛素(猪或牛)对照品及供试品适量，分别加 0.01 mol/L 盐酸溶液制成浓度为 40 U/mL 的溶液，各取 5 μL 进样，供试品主峰的保留时间应与同种属对照品主峰的保留时间一致。

2. 生化鉴别法

(1) 酶法　尿激酶是专属性较强的蛋白质水解酶，根据尿激酶能激活牛纤维蛋白溶酶原，使其转化成纤维蛋白溶酶，纤维蛋白溶酶具有较强的蛋白水解酶的能力，而纤维蛋白原在凝血酶作用下，转变成纤维蛋白凝块，此凝块在纤维蛋白溶酶作用下，水解为可溶性的小分子多肽，直接观察溶解纤维蛋白作用的气泡上升作为判断指标。

例 4 尿激酶的鉴别 取浓度为 20 U/mL 的供试品溶液 1 mL，加牛纤维蛋白原溶液 0.3 mL，再依次加入加牛纤维蛋白原溶酶溶液 0.2 mL，牛凝血酶溶液 0.2 mL，迅速振摇，立即置于(37±0.5)℃水浴中保温，计时，反应系统应在 30~45 s 内凝结，且凝块在 15 min 内重新溶解，当凝结块溶解时，气泡逐渐上升。以 0.9% 氯化钠作为空白对照组，同法操作，凝结块在 2 h 内不溶。

(2) 电泳法 是利用带电荷的供试品在惰性支持介质中，于电场的作用下，向其对应的电极方向按各自的速度进行泳动，使组分分离。用琼脂糖凝胶电泳法鉴别肝素，肝素是由硫酸氨基葡萄糖和葡糖醛酸分子间组成的酸性黏多糖，其水溶液带强负电荷，于琼脂凝胶板上，在电场作用下，向正极方向移动，与肝素标准品进行对照，其移动位置应相应一致。

例 5 肝素的鉴别试验 取本品与肝素标准品，加水制成浓度为 2.5 mg/mL 的溶液，点样，电泳，取下凝胶板，用甲苯胺蓝溶液染色，用水洗去多余的染色剂，供试品与标准品所显斑点的迁移距离之比应为 0.9~1.1。

3. 生物鉴别法

生物鉴别法是利用生物体进行试验来鉴别药物，通常需用标准品或对照品在同一条件下进行对照试验加以确证。如采用小鼠血糖法鉴别胰岛素，该法利用胰岛素的降血糖作用进行鉴别。当大剂量给药时，小鼠血糖降低至一定水平即发生惊厥，迅速静脉注射 10% 葡萄糖注射液，补充血糖，惊厥停止，说明是胰岛素所致低血糖而引起的惊厥。

例 6 胰岛素的鉴别试验 取本品适量，用 pH 为 2.5~3.0 的水配制成 5 U/mL 的溶液，在 20~30℃取体重为 20~24 g 的小鼠 5 只，按 0.25 mL/20 g 体重的剂量皮下注射胰岛素溶液，2 h 内至少应有 4 只小鼠发生惊厥。立即给惊厥的小鼠腹腔注射 10% 葡萄糖注射液 1 mL，应能使惊厥停止。

玻璃酸酶是蛋白分解酶，可促使皮下输液或局部积贮的渗出液和血液的扩散，以利于吸收。玻璃酸酶的鉴别是利用结缔组织基质中的玻璃酸具有较大的黏滞性，对体液扩散有阻滞作用，在动物皮内注射玻璃酸酶，通过对黏多糖玻璃酸的解聚作用，能加速染色剂亚甲蓝的扩散和吸收，使皮内注射的亚甲蓝和玻璃酸酶的蓝色圈大于单独注射亚甲蓝的蓝色圈，根据扩散作用来鉴别玻璃酸酶。

4. 肽图鉴别法

肽图谱分析(peptide mapping)是基因工程多肽药物质量控制的重要手段之一。该方法是根据蛋白质相对分子质量的大小以及氨基酸组成特点，使用专一性较强的蛋白水解酶，一般为肽链内切酶(endopeptidase)，作用于特殊的肽链位点，将蛋白质裂解成较小的片段，经分离检测形成特征性指纹图谱。肽图谱对每一种蛋白质来说都是特征和专一的，可用于鉴别蛋白质一级结构的完整性和准确性，也可根据同种产品不同批次肽图的一致性，考察工艺的稳定性。常用的消化试剂有胰蛋白酶、胰凝乳蛋白酶、溴化氰等，常用的检测技术有 HPLC、CE 和 MS。ChP 三部收载两种肽图检查法，第一法为胰蛋白酶裂解 -RP-HPLC，第二法为溴化氰裂解法。

三、检查

生化制药主要有 6 个阶段：①原料的选择和预处理；②组织及细胞的破碎；③从破碎的细胞

中提取有效成分制成粗品；④采用多种生化技术从粗品中将目的物精制出来；⑤干燥及保存；⑥制剂。制备生化药物所用的原料比较复杂，脏器生化药物是从动物的组织、器官、腺体、体液、分泌物以及胎盘、毛、皮、角和蹄甲等提取，如脑磷脂、脑活素、多种脑啡肽来自于大脑，辅酶 A 来自于肝，胃蛋白酶来自于胃，硫酸软骨素来自于骨，生长激素、缩宫素来自于脑垂体，胰岛素来自于胰腺，尿激酶来自于尿，组氨酸、赖氨酸、精氨酸和水解蛋白来自于血。提取纯化工艺简单，如甲状腺是取猪、牛、羊等食用动物的甲状腺体，除去结缔组织与脂肪，绞碎、脱水、脱脂，在 60℃以下干燥，研细制成。有效成分在生物材料中浓度很低，杂质的含量相对比较高，因此，杂质检查和安全性检查就显得非常重要。生化药物应保证符合无毒、无菌、无热原、无致敏源和降压物质等一般安全性要求。

1. 杂质检查

生化药物的杂质检查包括一般杂质检查和特殊杂质检查。一般杂质检查主要有氯化物、硫酸盐、磷酸盐、铵盐、铁盐、重金属、酸度、溶液的澄清度或溶液的颜色、水分及干燥失重、炽灼残渣等检查。其检查的原理及方法与化学药物中的一般杂质检查相同。特殊杂质检查主要检查从原料中带入、存储过程中产生或生产工艺中引入的杂质、污染物或其他成分。

(1) 氨基酸类药物中其他氨基酸的检查　氨基酸类药物可以通过化学合成法、发酵法和酶生物合成法制备，制备中有可能引入一定数量的其他氨基酸杂质，需要检查其他氨基酸，检查方法通常为 TLC。

例 7　门冬氨酸中其他氨基酸的检查　取门冬氨酸供试品溶液（10 mg/mL）和门冬氨酸对照品溶液（0.05 mg/mL）各 5 μL，分别点于同一硅胶 G 薄层板上，以正丁醇 - 水 - 冰醋酸（2 : 2 : 1）为展开剂，展开后晾干，在 90℃干燥 10 min，喷以茚三酮溶液（1 → 50），再在 90℃干燥 10 min，立即检视。供试品溶液如显杂质斑点，与对照品溶液的主斑点比较，不得更深。

(2) 多肽和蛋白质类药物中有关肽类或有关蛋白质的检查　胰岛素是人、猪、牛等动物的胰岛 B 细胞分泌的一种相对分子质量较小的激素蛋白，人胰岛素的制备可以由猪胰岛素结构改造而成，也可以用基因工程大肠埃希菌重组合成。从猪胰中提取的过程为将猪胰绞碎提取，经浓缩，盐析、脱水得粗制品；将粗制品溶解，再经醋酸锌沉淀，一次精制脱水得锌胰岛素结晶性粉末。制备过程中引入的有关蛋白质和大分子蛋白质需加以控制，此外，蛋白质在放置过程中产生二聚体、三聚体等聚集体，亦是常见的杂质类型。对于有关蛋白质的检查，ChP 采用聚丙烯酰胺凝胶电泳法，BP 采用 HPLC；对于大分子蛋白质的检查，ChP 和 BP 均采用分子排阻色谱法。

(3) 酶类药物中其他酶的检查　糜蛋白酶是从牛、猪胰中提取出的一种蛋白水解酶，方法为：

$$\text{猪胰}\xrightarrow{[\text{绞碎}][\text{提取}]}\text{提取液}\xrightarrow{[\text{分级盐析}][\text{透析}]}\text{滤饼}\xrightarrow{[\text{活化}][\text{透析}]}\text{酶液}\xrightarrow{[\text{树脂柱洗脱}]}$$

$$\text{洗脱液}\xrightarrow{[\text{盐析}][\text{透析}][\text{干燥}]}\text{糜蛋白酶}$$

胰蛋白酶也存在于胰中，在提取糜蛋白酶时易带入，所以糜蛋白酶中要检查胰蛋白酶。同样，制备胰蛋白酶时也易引入糜蛋白酶，胰蛋白酶也要检查糜蛋白酶。检查方法为生化法，原理为：胰蛋白酶专一地作用于赖氨酸、精氨酸等碱性氨基酸的羧基组成的肽键、酰胺键和酯键，选用对甲苯磺酰 -L- 精氨酸甲酯为底物，酯键被水解生成酸可使甲基红 - 亚甲蓝试液变成紫红色。呈色速度与胰蛋白酶的量及试剂纯度有关,可与胰蛋白酶对照品(用每 1 mg 效价不得低于 2 500 U 的胰蛋白酶作对照品)进行比较,控制其限量不大于 1.0%。

例 8 糜蛋白酶中胰蛋白酶的检查 吸取供试品溶液(10 mg/mL) 50 μL 与 0.1% 胰蛋白酶对照品溶液 5 μL,分别置白色点滴板上,各加对甲苯磺酰 -L- 精氨酸甲酯盐酸盐试液 0.2 mL,放置后,供试品溶液应不呈现紫红色或呈色时间晚于胰蛋白酶对照品溶液(1.0%)。

(4) 糖类药物的检查 山梨醇、甘露醇和肝素是常见的糖类药物。山梨醇是由葡萄糖经高压氢化还原后通过离子交换树脂处理精制而得。ChP 和 USP 规定山梨醇中检查还原糖和总糖。还原糖是指制备过程中未被氢化完全的葡萄糖,总糖是指制备过程中未被氢化完全的葡萄糖及葡萄糖原料本身带入的不纯物(糊精、淀粉、其他糖类),经水解成单糖后的总含糖量。还原糖的检查采用重量法,原理为葡萄糖与碱性酒石酸铜试液反应,生成氧化亚铜,洗涤,干燥至恒重,重量不得超过规定。总糖的检查需先将供试品加酸回流,使不纯物水解成单糖后按上述重量法检查。

肝素在动物体内是与蛋白质结合成复合物的形式,在提取时一般采用酶解或盐解的方法将蛋白质除去。利用肝素与蛋白质及核苷酸的紫外吸收特征的差异,可对肝素中蛋白质及核苷酸杂质进行检查。蛋白质及核苷酸分别在 260 nm 和 280 nm 波长处有吸收峰,而肝素在 220~300 nm 波长处无吸收。此外,肝素中有关物质硫酸软骨素的检查,是应用离子交换色谱法,以主成分自身对照法测定硫酸软骨素的限量(≤2%)。

例 9 肝素钠中吸光度检查 取本品,加水制成每 1 mL 中含 4 mg 的溶液,在 260 nm 波长处测定吸光度不得大于 0.20,在 280 nm 波长处测定吸光度不得大于 0.15。

2. 安全性检查

由于生化药物的性质特殊,生产工艺复杂,易引入特殊杂质,故生化药物的安全性检查显得非常重要,如热原检查、过敏试验、异常毒性试验等。

(1) 热原与细菌内毒素检查法 ChP 中的热原检查采用家兔法,即将一定剂量的供试品,静脉注入家兔体内,以其体温升高的程度,判定该供试品中所含热原是否符合规定,是一种限度试验法。

细菌内毒素主要来自革兰阴性菌,主要成分为脂多糖,对人有致热反应,甚至导致死亡。ChP 中细菌内毒素检查采用鲎试剂法,利用鲎试剂与内毒素发生凝聚反应进行检查,判断供试品中细菌内毒素的限量是否符合规定。

(2) 异常毒性试验 是将一定剂量的药物经注射或口服给药小鼠,在规定的时间内,观察其急性毒性反应。以试验动物死亡与否来判断供试品是否符合规定。在此剂量条件下,供试品不应使试验动物中毒致死;如果出现试验动物急性中毒而死亡,则反映该供试品中含有的急性毒性物质超过了正常水平,因此,本试验又称异常毒性检查法。

(3) 过敏试验 是检查异性蛋白的试验。药物中若夹杂有异性蛋白,在临床使用时易引起病人多种过敏反应,轻者皮肤出现红斑或丘疹,严重者可出现发结、窒息、血管神经性水肿、血压下降,甚至休克和死亡。因此,对有可能存在异性蛋白的药物应作过敏试验。过敏反应检查法是观测供试品对豚鼠腹腔注射(或皮下注射)和静脉给药后的过敏反应。将一定量的供试品溶液注入豚鼠体内,间隔一定时间后静脉注射供试品进行攻击激发,观察动物出现过敏反应的情况,判断供试品是否符合规定。

(4) 降压物质检查法 降压物质是指某些药物中含有的能导致血压降低的杂质,包括组胺、类组胺或其他导致血压降低的物质。采用动物脏器或组织为原料制备生化药物的过程中，正常组织内存在的组胺及部分氨基酸脱羧形成的组胺、酪胺等胺类物质，均为这类杂质的来源。ChP采用猫血压检查法，比较组胺对照品与供试品引起麻醉猫血压下降的程度，判断供试品中所含降压物质的限度是否符合规定。

(5) 无菌检查法　系指用于药典要求无菌的药品、生物制品、医疗器具，原料、辅料及其他品种是否无菌的一种方法。由于许多生化药物是在无菌条件下制备的，且不能高温灭菌。因此，无菌检查就更有必要。无菌检查在洁净度100级单向流空气区域内进行，其全过程应严格遵守无菌操作，防止微生物污染。单向流空气区与工作台面，必须进行洁净度验证。

四、含量测定

生化药物的含量测定方法主要有理化法、生化法和生物检定法。理化法适用于化学结构明确的小分子生化药物或经水解变为小分子药物的测定，含量常常用百分含量表示；生化法和生物检定法多用于相对分子质量较大的酶类和蛋白质类药物的含量测定，多用生物效价或酶活力单位表示测定结果。

1. 理化法

理化法包括化学分析法、分光光度法和色谱法以及其他方法，如门冬酰胺采用凯氏定氮法测定含量，甲状腺粉采用氧瓶燃烧法测定含量。

(1) 滴定分析法　利用氨基酸类药物分子的氨基的弱碱性，可采用非水溶液滴定法测定含量，如L-门冬氨酸、L-丙氨酸、色氨酸、苏氨酸、组氨酸。利用谷氨酸羧基的酸性，可采用中和滴定法测定含量。甘露醇和山梨醇均采用碘量法测定，甘露醇与高碘酸发生定量氧化还原反应，剩余的高碘酸及生成的碘酸再与碘化钾作用，生成游离碘，用硫代硫酸钠溶液滴定。

$$CH_2OH(CHOH)_4CH_2OH+5HIO_4 \longrightarrow 2HCHO+4HCOOH+5HIO_3+H_2O$$

$$2HIO_4+14KI+7H_2SO_4 \longrightarrow 8I_2+7K_2SO_4+8H_2O$$

$$2HIO_3+10KI+5H_2SO_4 \rightarrow 6I_2+5K_2SO_4+6H_2O$$

$$I_2+2Na_2S_2O_3 \rightarrow 2NaI+Na_2S_4O_6$$

(2) 分光光度法　生化药物一般采用比色法和UV法测定含量。例如硫酸软骨素为大分子酸性黏糖类药物，其结构中的双糖单位分子中含一分子氨基己糖，可采用Elson-Morgan比色法测定含量。先酸水解供试品，生成氨基己糖，然后在碱性条件下与乙酰丙酮反应，再与对二甲氨基苯甲醛盐酸醇溶液反应产生红色，以盐酸氨基葡萄糖为对照品，于525 nm波长处测定吸光度。

肌苷、胞磷胆碱钠、细胞色素C及单克隆抗体等药物采用UV法直接测定，按照已知的$E_{1\,cm}^{1\%}$值计算含量。例如尼妥珠单抗注射液蛋白测定，将供试品稀释至每1 mL中约含0.5 mg，作为供试品溶液，以磷酸盐缓冲液作为空白，测定供试品溶液在波长280 nm处的吸光度，以吸收系数$E_{1\,cm}^{1\%}$为14.04计算供试品溶液的蛋白质含量，再乘以稀释倍数即得。

(3) HPLC　适用于沸点高、相对分子质量大、热稳定性差的生物活性物质的分析，常以具有一定pH的缓冲溶液作为流动相，常温操作，分析环境与生理环境相似，因而具有温和的分析条件与良好的生物兼容性，有利于保持生物大分子的构象和生理活性等特点。HPLC可以用于氨基酸及其衍生物、多肽、蛋白质、糖类、卟啉、核酸及其降解产物的分离与测定。

1) 反相高效液相色谱法(RP-HPLC)　可以对氨基酸、肽、蛋白质、多糖进行分析。固定相尽量选择球形全多孔硅胶键合相，相对分子质量较小的药物选用 C_{18} 烷基硅胶键合相，相对分子质量较大的药物选用 C_8 烷基硅胶键合相；流动相选用乙腈 – 水（或缓冲溶液）、甲醇 – 水（或缓冲溶液）；检测器常用紫外、荧光或电化学检测器。如复方氨基酸注射液、辅酶 Q_{10} 等一般按外标法以峰面积计算各种氨基酸的含量。

2）离子交换色谱（ion-exchange chromatography，IEC）　该法适用于离子化合物和能够解离的化合物，如氨基酸、多肽、蛋白质和核酸类药物的分析。常用的固定相为以交联共聚的苯乙烯 – 二乙烯苯或亲水性高聚物凝胶为基质的离子交换树脂，流动相多为水溶液，有时可加入少量的有机溶剂，如乙醇、四氢呋喃、乙腈等，以增加某些组分的溶解度，改变分离的选择性。

例 10　尼妥珠单抗注射液　以 A 相（精密量取 200 mmol/L 磷酸氢二钠 61.0 mL，200 mmol/L 磷酸二氢钠 39. 0 mL，加水至 2 000 mL，充分混匀）、B 相（精密量取 200 mmol/L 磷酸氢二钠 61.0 mL，200 mmol/L 磷酸二氢钠 39.0 mL，1 mol/L 氯化钠 1 000 mL，加水 900 mL，充分混匀）为流动相，色谱柱为弱阳离子交换柱，检测波长为 280 nm。用 A 相将供试品和对照品分别稀释至每 1 mL 中约含 0.5 mg，作为供试品溶液和对照品溶液，取供试品溶液和对照品溶液各 60 μL，分别注入液相色谱仪。

3）分子排阻色谱法（size-exclusion chromatography，SEC）　也称凝胶渗透色谱法（gel permeation chromatography，GPC），利用凝胶的分子筛作用，根据被测组分的分子尺寸而进行分离，可以测定蛋白质多肽类药物的相对分子质量，也可以测定如多糖、多聚核苷酸和胶原蛋白等生物大分子聚合物的相对分子质量和相对分子质量分布。固定相主要为亲水硅胶、葡聚糖凝胶（sephadex）和聚丙烯酰胺凝胶、微孔聚合物、微孔硅胶等。流动相应对组分具有良好的溶解度，以及较低的黏度。在蛋白质和多肽的分析中，通常选用交联丙烯酸甲酯凝胶或二醇键合硅胶，根据样品的相对分子质量范围，选择色谱柱的级分范围，流动相的选择应与蛋白质样品匹配，一般用 0.1~0.2 mol/L 的缓冲溶液，pH 为 6~8。

4）亲和色谱法（affinity chromatography，HPAC）　以共价键将具有生物活性的配体（如酶、辅酶、抗体、激素等）结合到不溶性固体基质（载体）上作固定相，利用蛋白质或生物大分子等样品与固定相上生物活性配体之间的特异亲和力进行分离的液相色谱方法。亲和色谱法具有专属性的选择性，可用于酶、酶抑制剂、抗体、抗原、受体及核酸等的纯化，是生物样品分离纯化的重要手段，ChP 中抗体纯化多采用亲和色谱法。

2. 酶分析法

在生物药物的分析中，酶分析法主要包括酶活力测定法和酶法分析两种类型。酶活力测定法是一种以酶为分析对象，对生物药物生产过程中所用的酶或酶类药物的含量或酶活力进行测定的方法。酶法分析则是一种以酶为分析工具或分析试剂，用于测定生物药物样品中用一般化学方法难于检测的物质，如底物、辅酶、抑制剂和激动剂（活化剂）或辅助因子含量的方法。两者检测的对象虽有所不同，但原理和方法都是以酶能专一而高效地催化某化学反应为基础，通过对酶反应速率的测定或对生成物等浓度的测定而检测相应物质的含量。

（1）酶活力测定法　酶的活性是对酶的催化能力大小的度量。酶的活性单位（国际单位 U）是指在最适条件下，单位时间内，酶催化底物的减少量或产物的生成量。

1）基本原理　酶是一种具有特殊催化能力的蛋白质类生物催化剂。酶活力是指酶催化一定化学反应的能力，是对酶的催化能力大小的度量。酶活力的测定就是测定酶催化某一化学反应的速率，酶反应的速率愈快所表示的酶活力愈高。对于一个酶催化反应：

$$E + S \underset{K_2}{\overset{K_1}{\rightleftharpoons}} [ES] \xrightarrow{K_3} E + P \quad (1\text{-}9\text{-}1)$$

式中,E 为酶,S 为酶底物,[ES]为反应的中间络合物,P 为产物。反应的初速率为酶底物浓度的函数:

$$\nu_0 = \frac{\nu_{max}[S]_0}{K_m + [S]_0} \quad (1\text{-}9\text{-}2)$$

式中,ν_0 为反应的初速度,ν_{max} 为最大反应速度,$[S]_0$ 底物的初始浓度。ν_{max} 与常数 K_3 和酶的浓度[E]有关:$\nu_{max}=K_3[E]$,则:

$$\nu_0 = \frac{K_3[E][S]_0}{K_m + [S]_0} \quad (1\text{-}9\text{-}3)$$

按米氏公式可知,反应初速度与酶浓度成正比,即 ν_0=K'[E]这是定量测定酶浓度的理论基础。如图 1-9-3 显示,当[S]≥100 K_m,在不同酶浓度下产物生成量和时间的关系。

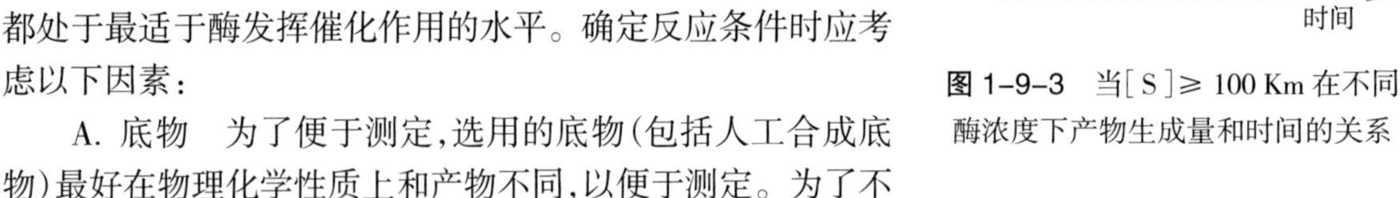

图 1-9-3 当[S]≥100 Km 在不同酶浓度下产物生成量和时间的关系

酶反应的速率可以用单位时间内反应底物的减少或产物的增加来表示,通常测定产物的增加量。

2) 酶反应的条件　选择反应条件的基本要求是:所有待测定的酶分子都应该能够正常地发挥它的作用。即反应系统中除了待测定的酶浓度是影响速率的唯一因素外,其他因素都处于最适于酶发挥催化作用的水平。确定反应条件时应考虑以下因素:

A. 底物　为了便于测定,选用的底物(包括人工合成底物)最好在物理化学性质上和产物不同,以便于测定。为了不使酶反应速率受限,反应系统应该使用足够高的底物浓度,判别标准是底物浓度[S]与 K_m 的关系。根据 Michaelis-Menten 方程:$\nu = \frac{\nu_{max}[S]}{K_m + [S]}$,如果要求反应速率达到最大速率的 99%,则其底物的浓度应为:$99\% = \frac{100\%[S]}{K_m + [S]}$,$[S] = 99K_m$。

大多数酶具有相对的专一性,在可被它作用的各种底物中一般选择 K_m 小的作测定的底物。

B. pH　氢离子浓度能对酶反应产生多种影响:它可能改变酶的活性中心的解离状况,升高或降低酶的活性;也可能破坏酶的结构与构象导致酶失效;还可能作用于反应系统的其他组成成分影响酶反应,甚至改变可逆反应进行的方向。例如,乳酸脱氢酶反应在 pH=7 时倾向乳酸生成,而 pH=10 时则倾向于丙酮酸形成。因此,在进行酶活力测定时要注意选择适宜的反应 pH,并将反应维持在这一 pH。

C. 温度　酶反应对温度十分敏感,因为温度能直接影响化学反应速率本身,也能影响酶的稳定性,还可能影响酶的构象和酶的催化机制。一般而言,温度变化 1℃,酶反应速率可能相差 5%左右。因此,实验中温度变动应控制在 ±0.1℃以内。酶反应的温度通常选用 25℃、30℃或 37℃。

D. 辅助因子　有些酶需要金属离子,有些酶则需要相应的辅酶物质。为了提高酶在反应系统中的稳定性,有些也需要某些相应的物质。例如,对巯基酶可加入二巯基乙醇、二巯基苏糖醇

(DTT)等。

E. 空白和对照　每个酶反应通常都应该有适当的空白和对照。空白是指杂质反应和自发反应引起的变化量,它提供的是未知因素的影响。空白值可通过不加酶,或不加底物,或两者都加(但酶需预先经过失效处理)。对照是指用纯酶或标准酶制剂测得的结果,主要作为比较或标定的标准。

3) 酶活力的测定方法　酶活力测定按取样及检测的方式可分为取样测定法或连续测定法。

A. 取样测定法　在酶反应开始后不同的时间,从反应系统中取出一定量的反应液,终止反应后,再根据产物和底物在化学性质上的差别,选用适当的检测方法进行定量分析,求得单位时间内酶反应变化量的方法。终止酶反应通常采用添加酶的变性剂或加热使酶失效。常用的变性剂有:5% 的三氯醋酸、3% 的高氯酸或其他酸、碱、醇类。

B. 连续测定法　是基于底物和产物在物理化学性质上的不同,在反应过程中对反应系统进行直接连续检测的方法。连续法的测定效率较高并可用于动态监测。

4) 检测方法　在酶反应过程中底物减少或产物增加的测定,通常需要根据底物与产物性质上的差别来选用适当的检测方法。常用的检测方法有 UV-VIS 法、荧光分析法、电化学方法、化学反应法和同位素测定法等。

A. UV-VIS 法　在酶反应过程中,利用产物和底物在可见或紫外光区的吸收光谱特征的差别,选择合适的波长,测定反应过程中的变化情况。该法应用最为广泛,对一些原来反应中不发生光吸收变化的酶,可以通过与第二个酶的偶联,使第一个酶的反应产物变成第二个酶的具有吸光度变化的底物进行测定。例如,脱氢酶的辅酶 NADH 与 NADPH 在 338 nm 与 340 nm 间有最大吸收,而其氧化型则无,在任何脱氢酶反应中,无论是 NAD 或 NADP 的还原,还是 NADH 或 NADPH 的氧化,都可以在 340 nm 或其附近的测定吸光度的增减而测定之(图 1-9-4)。

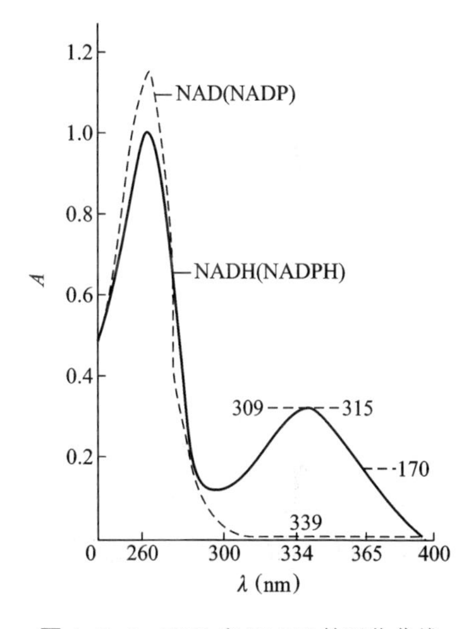

图 1-9-4　NAD 和 NADH 的吸收曲线

例 11　糜蛋白酶的效价测定

原理:在一定条件下,糜蛋白酶水解底物 *N*- 乙酰基 -L- 酪氨酸乙酯(ATEE),使吸光度值变小,通过测定吸光度的变化来测定水解反应的速率。以吸光度变化率计算活力单位,以 ATEE 单位表示效价。

$$CH_3CONH—CH(CH_2C_6H_4OH)COOC_2H_5 \xrightarrow[\text{水解}]{\text{糜蛋白酶}} CH_3CONH—CH(CH_2C_6H_4OH)COOH + C_2H_5OH$$

测定法:取 0.001 2 mol/L 盐酸溶液 0.2 mL 与底物溶液 3.0 mL,在(25 ± 0.5)℃,于 237 nm 波长处测定并调节吸光度为 0.200。再取供试品溶液 0.2 mL 与底物溶液 3.0 mL,立即计时并摇匀,每隔 30 s 读取吸光度,共 5 min,吸光度的变化率应恒定,恒定时间不得少于 3 min。若变化率不能恒定,可用较低浓度另行测定。每 30 s 的吸光度变化率应控制在 0.008~0.012，以吸光度为纵坐标，时间为横坐标，作图，取在 3 min 内成直线的部分，按下式计算：

$$P=\frac{A_2-A_1}{0.007\,5Tm} \quad (1\text{-}9\text{-}4)$$

式中，P 为每毫升糜蛋白酶的效价(U)；A_2 为直线上开始的吸光度；A_1 为直线上终止的吸光度；T 为 A_2 至 A_1 读数的时间(min)；m 为测定液中含供试品的质量(mg)；0.007 5 为在上述条件下，吸光度每分钟改变 0.007 5，即相当于 1 个糜蛋白酶单位。

B. 荧光分析法　如果酶反应的底物与产物之一具有荧光，那么荧光变化的速度可代表酶反应速度。应用此法测定的酶反应有两类：一是脱氢酶等反应，它们的底物本身在酶反应过程中有荧光变化，例如 NAD(P)H 的中性溶液发强的蓝白色荧光(460 nm)，而 $NAD(P)^+$ 则无。另一类是利用荧光源底物的酶反应，例如可用荧光素二丁酯测定脂肪酶，荧光素二丁酯不发荧光，但水解后释放荧光素，测定荧光强度的变化即为荧光素产生的速度。

$$\text{荧光素二丁酯}\xrightarrow{\text{脂肪酶}}\text{荧光素}$$

荧光分析法测得的酶活性水平通常以单位时间内荧光强度的变化($\Delta F/\Delta t$)表示。荧光分析法的优点是灵敏度极高，它比光吸收测定法还要高 2~3 个数量级，因此特别适于微量的酶或底物的快速分析。而其主要缺点是，荧光读数与浓度间没有确切的比例关系，而且常因测定条件(如温度、散射、仪器等)而不同，所以如果要将酶活性以确定的单位表示时，首先要制备校正曲线，根据校正曲线再进行定量。

C. 旋光度法　利用反应物或产物在反应前后的旋光度变化进行测定，在没有其他更好的方法可用时，可考虑用旋光度测定法。

D. 电化学方法　可以测定 pH 的变化，亦可不断加入酸或碱使 pH 保持恒定，根据所加入的酸或碱的量来度量；或者采用离子选择电极，如用铵离子选择电极可测定尿素被酶水解中产生的铵离子，用氧电极可测定催化反应中消耗的氧。

例 12　抑肽酶的测定　在 pH=8.0，25℃的条件下，胰蛋白酶使 *N*- 苯甲酰基 -L- 精氨酸乙酯(BAEE)水解为 *N*- 苯甲酰基 -L- 精氨酸，溶液 pH 下降，加氢氧化钠后，使溶液的 pH 回到 8.0，水解反应继续进行。在胰蛋白酶溶液中加入抑肽酶，使 50% 胰蛋白酶的活性被抑制，剩余的胰蛋白酶与 BAEE 进行水解反应，用氢氧化钠滴定释放出的酸，使溶液的 pH 始终维持在 7.9~8.1。在一定时间，根据供试品消耗氢氧化钠的量，计算酶活力单位。

$$1\ \text{mg 抑肽酶的效价(单位)}=\frac{(2n_1-n_2)4\,000\cdot f}{m}\times 100\% \quad (1\text{-}9\text{-}5)$$

式中，4 000 为系数，m 为抑肽酶制成每毫升中约含 1.67 U 时的酶量(mg)，n_1 为对照测定时每秒钟消耗的氢氧化钠滴定液(0.1 mol/L)的体积(mL)，n_2 为供试品溶液每秒钟消耗的氢氧化钠滴定液(0.1 mol/L)的体积(mL)，2 为供试品溶液中所加胰蛋白酶的量为对照测定时的 2 倍，f 为氢氧化钠滴定液(0.1 mol/L)的校正因子。

(2) 酶分析法　是一种以酶为分析工具(或试剂)的分析方法。分析的对象可以是酶的底物、辅酶活化剂甚至酶的抑制剂。在进行这类分析时，先要根据分析对象选择适宜的“工具酶”，然后再通过酶反应的测定，并借助相应的校正曲线来测定它们的浓度或含量。

1）动力学分析法　通过条件控制，分别使底物、酶活化剂或抑制剂的浓度在酶反应中起决定反应速度的主导作用，这时酶反应速度和上述相应因素的浓度间将具有确定的比例关系，这样测定酶反应的速度就可求出它们的浓度。酶分析法采用的条件和酶活力测定法的条件基本相同，但其所用的酶量必须一定，被测物以外的其他反应成分均须保证处于恒定和最适反应条件。以下分别简述各种物质测定应注意的问题。

A. 被测物是酶的底物　当底物浓度$[S]<K_m$时，酶反应相对底物而言具有一级反应，即酶反应速率与底物浓度成正比，$v=K[S]$，因此测定酶反应速率可以得知其浓度。

B. 被测物是辅酶　需要NAD（P）、CoA之类辅酶的反应可视为双底物反应，这些辅酶可视为底物之一。当其他底物浓度足够高时，反应变为单底物反应，那么反应速度将与辅酶的浓度成正比。以CoA的测定为例，它是α-酮戊二酸脱氢酶的辅酶：

$$\alpha\text{-酮戊二酸脱氢酶}+CoA+NAD\longrightarrow\text{琥珀酰}-CoA+NADH+CO_2$$

此反应可通过340 nm吸光度的变化来测定，当另外两种底物处于足够高的浓度时，反应速率与CoA的浓度成正比。

C. 被测物为活化剂　当其他条件最适宜时，活化剂在低浓度范围内，酶反应速率随活化剂浓度增大而升高，并在一定范围内具有线性关系。但是用动力学方法测定时有两个问题应注意：一是活化剂浓度超过一定水平后常导致抑制；二是对于某一种酶，与活性剂相似的结构往往也能表现出活化作用，因此测定不专一，易受到干扰。

D. 被测物是抑制剂　不可逆抑制剂对酶反应产生的抑制程度随抑制剂浓度呈线性增加，而且酶反应的最终抑制程度由抑制剂的绝对量决定；可逆抑制剂在底物浓度一定时，在低的抑制剂浓度范围内，酶反应速率随抑制剂浓度升高呈线性降低。因此抑制剂均可以用动力学方法测定，而且测定往往极为灵敏。

2）总变量分析法（又称为平衡法或终点法）　这是根据被测物质的性质，选择适宜的分析工具酶对该物质进行作用，在反应完成后，借助物理化学方法测出其总变化量，并参考反应的平衡点，计算出被测物的实际含量或浓度的一种分析方法。仅适用于底物物质的测定，应用时应考虑工具酶的用量与反应的平衡点。

第二节　生物制品

生物制品是以微生物、细胞、动物或人源组织和体液等为起始原料，用生物学技术制成，用于预防、治疗和诊断人类疾病的的制剂。人用生物制品包括：疫苗、血液制品、生物技术药物、微生态制剂、免疫调节剂、诊断制品等。随着人们对生命健康的日益关注和生物技术的快速发展，生物制品的应用越来越广泛。

《中国生物制品规程》是我国生物制品的国家标准和技术法规。包括生产规程和检定规程，新中国成立以来一共出版了6版，2000年版为第6版。2005年，我国药典委员会首次将《中国生物制品规程》并入药典，设为药典三部。

一、生物制品的分类

生物制品按其组成和性质可分为：

(1) 疫苗(vaccine) 包括细菌类疫苗、病毒类疫苗和联合疫苗。如卡介苗、人用炭疽和人用鼠疫疫苗、霍乱菌体疫苗、脑膜炎球菌多糖疫苗、伤寒 Vi 多糖疫苗、重组疟疾疫苗、重组幽门螺杆菌疫苗等为细菌类疫苗。乙型脑炎减毒疫苗、麻疹疫苗、风疹疫苗、乙型脑炎灭活疫苗、出血热疫苗、狂犬疫苗、重组乙肝疫苗等为病毒类疫苗。联合疫苗是指由两种或两种以上疫苗抗原原液配制而成的,具有多种免疫原性的疫苗,如吸附百白破联合疫苗、麻风腮三联疫苗等。

(2) 基因工程药物(gene engineering drug) 通常指以 DNA 重组技术生产的蛋白质、多肽、酶、激素、疫苗、单克隆抗体和细胞因子类药物,也包括蛋白质工程制造的上述产品及其修饰物。如细胞因子、纤溶酶原激活剂、重组血浆因子、生长因子、融合蛋白、受体、疫苗和单克隆抗体、干细胞治疗技术等。

(3) 血液制品(blood products) 由健康人的血浆或特异免疫人血浆分离、提纯或由重组技术制成的血浆蛋白组分或血细胞组分制品,主要产品有人血白蛋白、人免疫球蛋白、人凝血因子等。

(4) 微生态制剂(probiotics) 指运用微生态学原理,利用对宿主有益无害的益生菌或益生菌的促生长物质,经特殊工艺制成的制剂。用以预防和治疗菌群失调,以及由菌群失调导致的多种病症(如腹泻、肠炎,甚至肉毒素血症等)。如乳酸菌素、复合乳酸菌胶囊、复方嗜酸乳杆菌片、口服双歧杆菌活菌制剂、口服地衣芽孢杆菌活菌颗粒剂(整肠生)、双歧杆菌三联活菌胶囊(培菲康)等。

(5) 诊断制品(diagnostic reagents) 主要指免疫诊断用品,如结核菌素、锡克试验毒素及多种单克隆抗体等。

二、质量控制特点

生物制品的质量控制也称检定。该类产品来源于活体生物(细菌或细胞),并具有复杂的分子结构,生产涉及生物材料和生物学制备过程(如发酵或细胞培养),需要分离纯化目的产物,这些过程有其固有的易变性和特殊性。某些杂质和潜在的质量问题,在成品检定中可能检查不出来,因此生物制品的质量需要从原材料、生产过程到最终产品进行全过程控制,对原液、半成品和成品进行微生物学、化学和物理学检定。其中原液(bulk)是指用于制造最终配制物或半成品的均一物质,由一次或多次单次收获物而得到,一般需要纯化并可能配制一批或多批半成品。

原材料的质量控制包括疫苗菌种库或细胞库、种子批系统、生产用培养基、外源因子和原料血浆。生产过程的控制包括生产培养物的检定和原液检定,原液检定项目主要有细菌 / 细胞纯度检查、安全性检查和浓度测定。半成品检定包括稳定剂检测、无菌试验、活性或病毒含量。最终产品的质量控制要根据纯化工艺过程,产品理化性质、生物学性质、用途等来确定质量控制项目,一般要从物理化学性质、生物学活性(比活性)、纯度、杂质检测、安全试验方面进行检定。总之,生物制品的质量控制有别于其他商品,质量突出体现在安全性和有效性。

三、物理化学检定

生物制品的物理化学检定包括鉴别、物理性状检查、相对分子质量测定法、蛋白质含量测定、防腐剂含量测定、纯度检查、安全性检查、效力测定等。

1. 生物制品的鉴别

鉴别方法包括理化方法和生物学方法。理化方法常用的有 HPLC,例如重组人生长激素的鉴别:①在相关蛋白质检查项下记录的色谱图中,供试品主峰的保留时间响应与相应的对照品

（重组人生长激素或甲酰化重组人生长激素对照品）的保留时间一致；②取对照品溶液和供试品溶液各 10 μL，分别注入液相色谱仪，记录色谱图，供试品的肽图谱应与对照品的肽图谱一致。

生物学方法鉴别是依据生物制品的生物学特点，利用免疫学等方法进行真伪的判断，常用的有免疫印迹法、免疫斑点法、免疫双扩散法、酶联免疫法等。对于抗体偶联药品还可以采用表面等离子共振或流式细胞术等方法。

免疫印迹法是以供试品与特异性抗体结合后，抗体再与酶标抗体特异性结合，通过酶学反应的显色，对供试品的抗原特异性进行检查。如 ChP 中注射用重组人促红素（CHO 细胞）、注射用重组人干扰素 α_1b、注射用重组人干扰素 α_2a、注射用重组人干扰素 α_2b、注射用重组人白介素 -2 等 33 种生物制品均采用此法鉴别。

免疫斑点法是以供试品与特异性抗体结合后，抗体再与酶标抗体特异性结合，通过酶学反应的显色，对供试品的抗原特异性进行检查。ChP 收载的注射用重组人干扰素 α_2a、注射用重组人干扰素 α_2b、重组人粒细胞刺激因子注射液等 30 种制品均采用该法进行鉴别。

免疫双扩散法是在琼脂糖凝胶板上按一定距离打数个小孔，在相邻的两孔内分别加入抗原与抗体，若抗原、抗体互相对应，浓度、比例适当，则一定时间后，在抗原与抗体孔之间形成免疫复合物的沉淀线，以此对供试品的特异性进行检查。ChP 中采用该法鉴别的有伤寒 Vi 多糖疫苗、A 群脑膜炎球菌多糖疫苗、A 群 C 群脑膜炎球菌多糖疫苗、抗狂犬病血清、人血白蛋白、冻干人血白蛋白、人免疫球蛋白、冻干人免疫球蛋白、乙型肝炎人免疫球蛋白等 47 种生物制品。

另外，ChP 中对于抗毒素、抗血清制品，如抗狂犬病血清、白喉抗毒素、冻干白喉抗毒素、破伤风抗毒素等采用酶联免疫法进行鉴别试验。

例 13 注射用重组人干扰素 α_2a 的免疫斑点法鉴别 取硝酸纤维素膜，用 EBM 缓冲液浸泡 15 min，将供试品、阴性对照品（可用等量的人白蛋白）及阳性对照品点在膜上，上样量应大于 10 ng。室温干燥 60 min。取出硝酸纤维素膜，浸入封闭液（10% 新生牛血清的 TTBS 缓冲液，或其他适宜的封闭液）封闭 60 min。弃去液体，加入 TTBS 缓冲液 10 mL，摇动加入适量的供试品抗体，室温过夜。硝酸纤维素膜用 TTBS 缓冲液淋洗 1 次，再用 TTBS 缓冲液浸洗 3 次，每次 8 min。弃去液体，更换 TTBS 缓冲液 10 mL，摇动加入适量的生物素标记的第二抗体，室温放置 40 min。硝酸纤维素膜用 TTBS 缓冲液淋洗 1 次，再用 TTBS 缓冲液浸洗 3 次，每次 8 min。弃去液体，更换 TTBS 缓冲液 10 mL，摇动加入适量的抗生物素蛋白溶液和生物素标记的辣根过氧化物酶溶液，室温放置 60 min。硝酸纤维素膜用 TTBS 缓冲液淋洗 1 次，再用 TTBS 缓冲液浸洗 4 次，每次 8 min。弃去液体，加入适量底物缓冲液置于室温避光条件下显色，显色程度适当时，水洗终止反应。结果判定阳性结果应呈现明显色带，阴性结果不显色（图 1-9-5）。

2. 物理性状检查

物理性状检查主要包括外观、真空度及溶解时间检查。制品外观异常往往会涉及制品的安全和效力，一般以澄明度来检查外观类型不同的制品。

冻干制品进行真空封口，可进一步保持制品的生物活性和稳定性。因此真空封口的冻干制品应进行真空度及溶解时间检查，通常可用高频火化真空测定器检查其真空度，凡有真空度者瓶内应出现蓝紫色辉光。

3. 相对分子质量的测定

生物制品的相对分子质量测定通常采用十二烷基硫酸钠（SDS）- 聚丙烯酰胺凝胶电泳法测

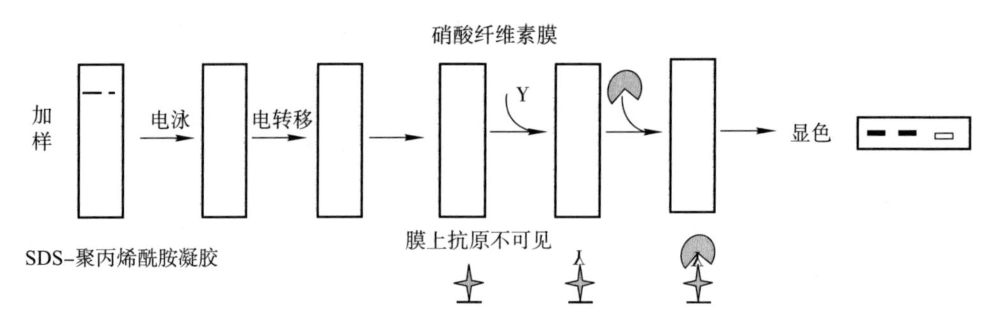

图 1-9-5　注射用重组人干扰素 α_2a 的免疫斑点法鉴别结果示意图

定。多数蛋白质与阴离子表面活性剂 SDS 按重量比结合成复合物，使蛋白质分子所带的负电荷远远超过天然蛋白质分子的净电荷，消除了不同蛋白质分子的电荷效应，使蛋白质按分子大小分离。毛细管电泳法是指以弹性石英毛细管为分离通道，以高压直流电场为驱动力，根据供试品中各组分淌度（单位电场强度下的迁移速度）和（或）分配行为的差异而实现分离的一种分析方法。有些蛋白质如电荷异常的蛋白质，用电泳法测出的相对分子质量不可靠，则可采用 ESI-MS 法，该法是生物大分子精确相对分子质量测定的重要工具，可以确证蛋白质氨基酸序列是否正确，并由此推断 DNA 序列是否正确。

4. 蛋白质含量测定

很多生物制品的有效成分是蛋白质。抗体类药物、蛋白质类药物、血液制品和基因工程产品等需要测定蛋白质含量，以检查其有效成分，计算纯度和比活性。ChP 采用的测定方法有福林酚法（Lowry 法）、双缩脲法、BCA 法、凯氏定氮法、考马斯亮蓝法（Bradford 法）和紫外 - 可见分光光度法。

（1）第一法——Lowry 法　本法灵敏度较高，测定范围为 20~250 μg，用于微量蛋白质的含量测定。蛋白质在碱性溶液中可形成铜 - 蛋白质复合物，此复合物加入酚试剂后，产生蓝色化合物，在 650 nm 处测定其吸光度，由吸光度计算供试品的蛋白质含量。

反应原理：蛋白质在碱性溶液中其肽键与 Cu^{2+} 螯合，形成铜 - 蛋白质复合物，蛋白质中的酪氨酸具有酚羟基，在碱性条件下能还原磷钼酸和磷钨酸使之生成磷钨蓝和磷钼蓝的混合物而呈蓝色反应。在一定范围内其颜色深浅与蛋白质浓度呈正比，以蛋白质对照品溶液作标准曲线，采用比色法测定供试品中蛋白质的含量。Lowry 法除使肽链中酪氨酸、色氨酸和半胱氨酸等显色外，还使双缩脲法中肽键的显色效果更强烈，其显色效果比单独使用酚试剂强 3~15 倍，约是双缩脲法的 100 倍。

酚试剂组成：由甲试剂和乙试剂组成。甲试剂由碳酸钠、氢氧化钠、硫酸铜及酒石酸钾钠组成。乙试剂是由钨酸钠（$Na_2WO_4 \cdot 2H_2O$）、钼酸钠（$Na_2MoO_4 \cdot 2H_2O$）、磷酸、盐酸、硫酸锂和溴液组成。

（2）第二法——双缩脲法　本法根据蛋白质肽键在碱性溶液中与 Cu^{2+} 形成紫红色络合物，在 540 nm 波长处进行比色测定。

反应原理：双缩脲（$NH_2CONHCONH_2$）在碱性溶液中与硫酸铜反应生成紫色或蓝紫色化合物，称为双缩脲反应。蛋白质分子中含有许多肽键（—CONH—），在碱性溶液中也能与 Cu^{2+} 反应产生紫红色化合物。

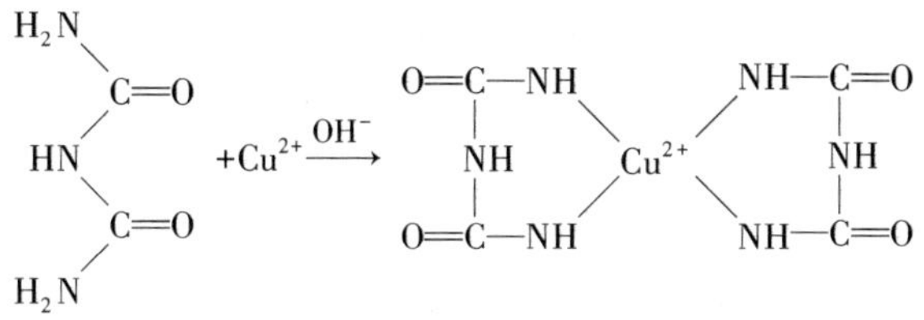

$$\begin{array}{l}H_2N \\ \quad C{=}O \\ HN \\ \quad C{=}O \\ H_2N\end{array} + Cu^{2+} \xrightarrow{OH^-} \begin{array}{ccccc} O{=}C{-}NH & & & & NH{-}C{=}O \\ | & & & & | \\ NH & & Cu^{2+} & & NH \\ | & & & & | \\ O{=}C{-}NH & & & & NH{-}C{=}O \end{array}$$

$$\text{蛋白质含量(mg/ml)} = \frac{A_1 \times \rho \times n}{A_2} \tag{1-9-6}$$

式中，A_1 为供试品溶液的吸光度，A_2 为标准蛋白质溶液的吸光度，ρ 为标准蛋白质溶液的浓度（mg/mL），n 为供试品的稀释倍数。

5. 纯度检查

抗毒素、类毒素、血液制品和基因工程产品在制造中，经过精制提纯，故要求检查纯度，通常采用电泳法和高效液相色谱法检查。ChP 收载人用单克隆抗体的纯度测定采用还原和非还原条件 SDS 聚丙烯酰胺凝胶电泳法，扫描后免疫球蛋白含量应达到 95% 以上，二聚体含量≤10%。ChP 收载的人血白蛋白多聚体、人免疫球蛋白类制品 IgG 单体加二聚体的测定采用分子排阻色谱法。

例 14　人免疫球蛋白类制品 IgG 单体加二聚体测定

色谱条件与系统适用性试验：用亲水硅胶高效体积排阻色谱柱。以含 1% 异丙醇的 pH=7.0、0.2 mol/L 磷酸盐缓冲液（量取 0.5 mol/L 磷酸二氢钠 200 mL、0.5 mol/L 磷酸氢二钠 420 mL、异丙醇 15.5 mL 及水 914.5 mL，混匀）为流动相，检测波长为 280 nm，流速为 0.6 mL/min。分别取每毫升含蛋白质为 12 mg 的人免疫球蛋白、人血白蛋白溶液各 20 μL，分别注入色谱柱。

测定法：取供试品适量，用流动相稀释成每毫升约含蛋白质 12 mg 的溶液，取 20 μL，注入色谱柱，记录色谱图。按面积归一法计算，色谱图中单体加二聚体峰的含量，即为 IgG 单体加二聚体含量。

此外，等电点、电荷异构和肽图指纹是蛋白质药物的特性，也是许多生物制品常见的检定项目和质控指标。

四、安全性检定

生物制品的安全性检定有一般安全检查，杀菌、灭活和脱毒情况的检查，外源性污染物检查和过敏性物质检查。

一般安全检查包括无菌试验、热原试验等。疫苗和类毒素制品的菌毒种多为致病性强的微生物，如未被杀死或解毒不完全，在生物制品的使用中就会发生严重事故，因此需要进行活毒检查、解毒试验和残余毒力试验。外源性污染物检查主要有野毒检查、支原体检查、乙型肝炎表面抗原和丙型肝炎抗体检查、外源 DNA 测定和残余宿主细胞蛋白测定。

1. 宿主细胞蛋白质检测法

宿主细胞蛋白质是指基因工程药物及病毒性疫苗中来自宿主细胞或培养基中的残留蛋白质或多肽成分，包括宿主细胞结构蛋白和转换蛋白。宿主细胞蛋白质可能诱导机体产生抗体引发过敏反应，以及机体对蛋白质药物产生抗体而影响疗效。为确保生物制品安全，需要对宿主细胞蛋白质含量进行检测，一般采用 ELISA 或蛋白质印迹法来进行宿主细胞的限度检查。

残余宿主细胞蛋白质的测定，ChP 均采用酶联免疫法，如大肠埃希菌表达系统生产的重组制品中菌体蛋白质残留量，以及假单胞菌表达系统生产的和酵母表达系统生产的重组制品残留菌体蛋白质含量的测定。

2. 残留 DNA 检测法

细胞培养产生的疫苗等生物制品会含有外源残留的 DNA 等特定的杂质，这些杂质对人体可能会产生严重的危害，如插入突变、抑癌基因失活等，从而产生致癌作用。在进行外源性 DNA 残留量测定时，ChP 收载了两种方法，可根据供试品具体情况选择任何一种方法进行测定。第一法 DNA 探针杂交法：供试品中的外源性 DNA 经变性为单链后吸附于固相膜上，在一定温度下可与相匹配的单链 DNA 复性而重新结合成为双链 DNA，称为杂交。将特异性单链 DNA 探针标记后，与吸附在固相膜上的供试品单链 DNA 杂交，并使用与标记物相应的显示系统显示杂交结果，与已知含量的阳性 DNA 对照比对后，可测定供试品中外源性 DNA 残留量。第二法荧光染色法：应用双链 DNA 荧光染料与双链 DNA 特异结合形成复合物，在波长 480 nm 激发下产生超强荧光信号，可用荧光酶标仪在波长 520 nm 处进行检测，在一定的 DNA 浓度范围内以及在该荧光染料过量的情况下，荧光强度与 DNA 浓度成正比，根据供试品的荧光强度，计算供试品中的 DNA 残留量。

3. 抗体检测法

生物制品类药物越来越广泛应用于临床，有些基因工程蛋白质在工业生产中要用单克隆抗体亲和色谱法进行纯化，而在色谱纯化过程中，可能有少量单克隆抗体被洗脱下来而混在纯化液中，这些单克隆抗体为异体大分子蛋白质，可能造成过敏反应，因此，必须进行单克隆抗体检查。药典采用酶联免疫测定、等电聚焦电泳、免疫学方法等检测法。

4. 抗生素残留量检测法

如果生物制品在生产过程中使用了抗生素，则需在原液检定中增加残余抗生素活性的检测项目。检测方法主要是依据在琼脂培养基内抗生素对微生物的抑制作用，比较对照品与供试品的试验菌产生的抑菌圈的大小来检测抗生素的残留量。

例 15 **重组人干扰素中抗生素残留量测定** 取直径 8 cm 或 10 cm 的培养皿，注入融化的抗生素Ⅱ号培养基 15~20 mL，使在碟底内均匀摊布，放置水平台上使凝固，作为底层。取抗生素Ⅱ号培养基 10~15 mL 置于 1 支 50℃水浴预热的试管中，加入 0.5%~1.5%（mL/mL）的菌悬液 300 μL 混匀，取适量注入已铺制底层的培养皿中，放置水平台上，冷却后，在每个培养皿上等距离均匀放置钢管（内径 6~8 mm、壁厚 1~2 mm、管高 10~15 mm 的不锈钢管，表面应光滑平整），于钢管中依次滴加供试品溶液、阴性对照溶液（磷酸盐缓冲液）及对照品溶液。培养皿置 37℃培养 18~22 h。结果判定对照品溶液有抑菌圈，阴性对照溶液无抑菌圈。供试品溶液抑菌圈的直径小于对照品溶液抑菌圈的直径时判为阴性，否则判为阳性。

五、生物学活性检定

生物制品是具有生物活性的制剂，单独用理化方法不能完全反映其质量，必须进行生物活性测定。生物活性测定是利用生物体来测定检品的生物活性或效价的方法，它以生物体对检品的生物活性反应为基础，以生物统计为工具，运用特定的实验设计，通过比较检品与相应的标准品在一定条件下所产生的特定生物反应的剂量间的差异，来测定检品的效价。生物活性测定主要有动物保护力试验、活疫苗的效力测定、抗毒素和类毒素的单位测定、免疫学活性测定、蛋白质药物的比活度测定等。常用的检测定量方法有酶法、电泳法、理化测定法和生物检定法。现以 ChP 收载的重组人干扰素生物活性测定法为例进行介绍。

例 16 干扰素生物学活性测定法 本法系依据干扰素可以保护人羊膜细胞（WISH）免受水疱性口炎病毒（VSV）破坏的作用，用甲紫对存活的 WISH 染色，在波长 570 nm 处测定其吸光度，可得到干扰素对 WISH 的保护效应曲线，以此测定干扰素生物学活性。

标准品溶液的制备：取人干扰素生物学活性测定的国家标准品，按说明书复溶后，用测定培养液稀释至 1 000 U/mL。在 96 孔细胞培养板中，做 4 倍系列稀释，共 8 个稀释度，每个稀释度做 2 孔。在无菌条件下操作。

供试品溶液的制备：将供试品按标示量溶解后，用测定培养液稀释成约 1 000 U/mL。在 96 孔细胞培养板中，做 4 倍系列稀释，共 8 个稀释度，每个稀释度做 2 孔。在无菌条件下操作。

测定法：使 WISH 在培养基中贴壁生长。按 1 ∶（2~4）传代，每周 2~3 次，于完全培养液中生长。取培养的细胞弃去培养液，用 PBS 洗涤 2 次后消化和收集细胞，用完全培养液配制成每 1 mL 含 2.5×10^5~3.5×10^5 个细胞的细胞悬液，接种于 96 孔细胞培养板中，每孔 100 μL，于 37℃、5% 二氧化碳条件下培养 4~6 h；将配制完成的标准品溶液和供试品溶液移入接种 WISH 的培养板中，每孔加入 100 μL，于 37℃、5% 二氧化碳条件下培养 18~24 h；弃去细胞培养板中的上清液，将保存的水疱性口炎病毒（VSV，−70℃保存）用攻毒培养液稀释至约 100 CCID50，每孔 100 μL，于 37℃、5% 二氧化碳条件下培养 24 h（镜检标准品溶液的 50% 病变点在 1 U/mL）；然后弃去细胞培养板中的上清液，每孔加入染色液 50 μL，室温放置 30 min 后，用流水小心冲去染色液，并吸干残留水分，每孔加入脱色液 100 μL，室温放置 3~5 min。混匀后，用酶标仪以 630 nm 为参比波长，在波长 570 nm 处测定吸光度，记录测定结果。

六、生物制品质量控制实例

（向　铮）

数字课程学习

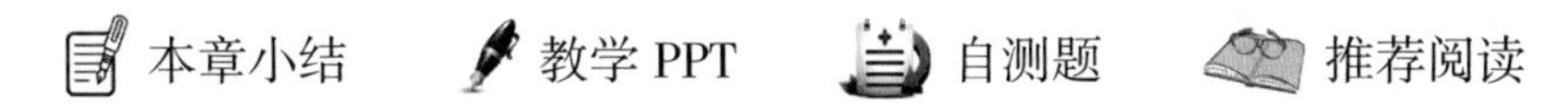

第十章

体内药物分析

1. 掌握生物样品制备的目的,常用生物样品制备方法原理和特点,生物分析方法验证要求。
2. 熟悉生物样品分离提取技术的原理和特点,化学衍生化常用技术。
3. 了解柱切换、膜分离、微透析技术及应用。

体内药物分析是指体内生物样品(生物体液、器官或组织,如血液、尿液和唾液等)中药物及其代谢产物或内源性生物活性物质的定量分析。体内药物分析与药动学、毒代动力学、生物学等效性试验和临床治疗药物监测等方面研究密切相关,它直接关系到药物的体内作用机制探讨与质量评价和药物临床使用的安全性、有效性与合理性。

第一节　生物样品的采集、制备、贮存

药物测量过程一般包括采集样品、样品制备和分析测量三部分。每一部分的要求不同。采集样品要体现样品的代表性,样品制备过程要保证目标化合物的物理化学性质不改变。样品制备采用什么方法取决于目标化合物本身的性质和存在的状态,样品基质,目标化合物的浓度水平和所使用的分析技术;分析测量采用什么方法取决于所分析的目标化合物的性质,如色谱技术用于有机物的分析,原子吸收和 ICP-MS 用于金属离子的分析等。

在体内药物分析中,经常需要通过分析的手段了解药物在体内的数量与质量的变化,以便获得药动学的各种参数及药物生物转化、转运的方式和途径等信息。但由于被测生物样品中的药物或代谢物的浓度极低;生物样品中存在各种直接或间接影响测定结果的内源性物质;且样品量少,尤其在连续测定时,很难再度获得完全相同的样品,使得在测定生物样品中的药物及其代谢物时,一般要在测定前进行样品的前处理,即进行分离、纯化、浓集,必要时还需对待测组分进行有机破坏和化学衍生化,从而为后续的测定创造良好的条件。本节讨论的样品的有机破坏和提取净化方法也同样适用于药物质量控制中鉴别、检查和含量测定用样品的制备。

药物分析中的生物样品是指一切能够反映用药部位药物浓度的体液、组织和器官,如血液、尿液、唾液、乳汁、精液、脑脊液、泪液、胆汁、胃液、胰液、淋巴液、头发、肝、肾、心、肺及肠道和脑组织等,其中最常用的生物样品是血液、尿液和唾液。血液中药物浓度与作用部位的药物浓度

成正相关，可以较好地体现药物浓度与治疗作用之间的关系。尿液一般用于生物利用度、尿药排泄量及尿中药物或其代谢物等的测定。当唾液中的药物浓度与血浆中的药物浓度比值恒定时，其中的药物浓度可以代表血浆中游离型药物浓度，但这种情况仅有少数药物适用。其他生物样品在相应的条件下也会被采用，如由于血脑屏障的存在，一般不用脑脊液做药物分析，但是当有病原微生物侵入脑组织，使血脑屏障受到损害时，可采用脑脊液进行药物浓度测定；头发作为生物样品一般用来监测滥用药物及测定微量元素的含量；在进行动物实验研究药物的体内吸收、分布状态及由于过量服用药物导致中毒死亡欲测定人体内的药物浓度时，常采用肝、胃、肾、肺、脑、肌肉等脏器组织作为生物样品。在特殊情况下也有采用乳汁、精液、泪液等作为生物样品。

一、血液样品

（1）血样采集　若能直接从动脉或心脏取血最为理想，对于人来说很困难，一般只有在尸体药检时才能取到心血。目前使用较多的采血方法是从静脉采血。

在做静脉取血时，通常是在血管里扎下“滞留针”，用一次性注射器从“滞留针”里抽血，或直接将注射器针头扎入静脉血管内抽取，抽取的血液移至试管或其他容器时，注意不要用力压出，最好取下针头后轻轻推出，以防溶血。

（2）血样制备　对于大多数药物来说，血浆（plasma）或血清（serum）药物浓度与红细胞中药物浓度成正比，测定全血（whole blood）不能提供更多的数据，而全血的纯化较血浆或血清麻烦，尤其是溶血后，血红蛋白等会给测定带来影响。且当药物在体内达到稳态血药浓度时，血浆、血清的化学成分与组织液相近，内含药物直接与组织液接触并达到平衡，有较好的对应关系。所以除特殊情况外，一般测定血中药物的浓度，通常是指测定血浆或血清中药物的浓度，而不是指全血中药物的浓度，即血浆和血清是体内药物分析最常用的血液样本。但是某些药物与红细胞结合，或药物在血浆和血细胞中的分配比率因患者不同而异，或需专门测定平均分布于血细胞内、外的药物浓度时，或某些情况下由于血浆内药物浓度波动太大，又难以控制，或因血浆药物浓度很低而影响测定时，则宜采用全血。

1）血浆的制备　将采集的静脉血置于含有抗凝剂的试管中，混合后，以转速 2 500~3 000 r/min 离心 5~10 min，使血浆与血细胞分离，所得淡黄色上清液即为血浆。最常用的抗凝剂有肝素（heparin）、EDTA 盐、枸橼酸盐、草酸钠等。

2）血清的制备　将采集的静脉血置于试管中，放置 30~60 min。由于激活了一系列凝血因子，血中的纤维蛋白原形成纤维蛋白，血液逐渐凝固。以 2 500~3 000 r/min 离心 5~10 min，上层澄清的淡黄色液体即为血清。

尽管血清的获得是经过“凝血”过程，但主要的蛋白质（如白蛋白、球蛋白）的含量及其他成分均与血浆基本相同。目前，作为血药浓度测定的样品，血浆和血清可任意选用，并且测定药物浓度的分析方法也可相互通用。但血浆比血清的分离速度快，而且制取的量为全血的 50%~60%，而血清只为全血的 20%~40%；同时，血细胞凝集时易造成药物吸附损失，故大多数情况下还是用血浆进行药物分析测定。但如果血浆中含有的抗凝剂对药物浓度测定有影响，则使用血清样品。

3）全血的制备　将采集的血液置于含有抗凝剂的试管中，但不经离心操作，保持血浆和血细胞混合在一起，则称为全血。

(3) 血液样品的贮存　有的实验需要同时采集大量的血液样品，但由于受分析速度的限制，往往不能做到边采样边测定，需要将部分样品适当贮存。冷藏或冷冻保存是最常用的方法。冷冻（−20℃）既可以贮存样品，又可以终止样品中酶的活性。

血浆和血清都需要在采血后及时分离，一般最迟不超过 2 h，分离后再置冰箱或冷冻柜中保存。短期保存时，可置冰箱（4℃）中；长期保存，则须置冷冻柜（−20℃）中。如果不分离就进行冷冻保存，在解冻时易引起溶血，会影响测定结果。

冷冻的样品测定时需解冻。解冻后的样品应一次性测定完毕，而不要反复冷冻→解冻，以防药物含量下降。

二、尿液样品

(1) 尿液的采集　采集的尿应是自然排出的尿。因尿液中药物浓度变化较大，所以应测定一定时间内排入尿中的药物总量，即应测定在规定的时间内采集的尿液（时间尿或定时尿）体积和尿药浓度。如采集 24 h 内的尿液时，一般在上午 8 点让患者排尿并弃去，立即服药，之后排出的尿液全部贮存于干净的容器中，直到次日上午 8 点再让患者排尿，并放入容器中，将此容器中盛的尿液作为检液。

(2) 尿样的保存　尿液排出后可逐渐发生物理和化学变化。尿液受光照或接触空气，尿液中的尿胆原、胆红素等易氧化变质；尿液容易生长细菌，细菌的生长繁殖使尿素分解，产生氨，使尿液 pH 升高，会使某些药物分解。由于这些原因，如果采集的尿液不能立即进行测定的话，必须加入防腐剂置于冰箱中保存，如果仅保存 24~36 h，可置于冰箱（4℃）中；长时间保存时，应冰冻（−20℃）。常用的防腐剂有：甲苯、二甲苯、三氯甲烷，以及醋酸、浓盐酸等。利用甲苯、二甲苯等有机溶剂可以在尿液的表面形成薄膜造成乏氧，而醋酸、浓盐酸等可以改变尿液的酸碱性来抑制细菌的生长。

三、组织样品

在临床前动物药动学实验及临床上由于过量服用药物而引起的中毒死亡时，药物在各脏器中的含量可为药物的吸收、分布、代谢、排泄等体内过程提供重要信息，常常采集肝、肾、肺、胃、脑等脏器及其他组织进行药物的组织分布试验。这些样品在测定之前，首先需将样品均匀化，制成水基质溶液，然后再用适当方法提取药物。组织处理的一般方法有：

(1) 匀浆化法　组织检材中加入一定量的水或缓冲液，在匀浆机中匀浆，使被测药物溶解，取上清液供提取用。该法最为简单，但对大多数药物、毒物的回收率低。

(2) 沉淀蛋白质法　在组织匀浆中加入甲醇、乙腈、高氯酸、三氯醋酸、钨酸钠 – 硫酸、硫酸锌 – 氢氧化钠等蛋白质沉淀剂，沉淀蛋白质后取上清液供提取用。该法操作简单，但有些药物、毒物回收率低。

匀浆化法和沉淀蛋白质法是两种操作极为相似的简便快速方法。沉淀蛋白质法所得上清液通常清澈透明，提取后制得的供试液杂质较少，因此常被采用。

(3) 酸水解或碱水解　组织匀浆中加入一定量的酸或碱，置水浴中加热，待组织液化后，过滤或离心，取上清液供提取用。酸或碱水解只分别适合在热酸或热碱条件下稳定的少数药物和毒物。

第二节 生物样品的预处理

在测定体内药物及其代谢物时，除了少数情况将体液作简单处理后进行直接测定外，一般在最后一步测定之前都要进行适当的样品预处理，从而为药物的测定创造良好条件。

一、生物样品预处理的目的

1. 从结合物中释放药物或代谢物

药物进入体内后，会经历转运（吸收、分布、排泄）和转化（代谢）过程，因此，除了游离型（原型）药物外，还有代谢物、药物或其代谢物与内源性物质如（葡糖醛酸或硫酸等）结合而成的结合物、药物与蛋白质结合的结合物等多种存在形式，必须先进行预处理，使药物或代谢物从结合物或缀合物中释放出来，以便测定药物或代谢物的总浓度。

2. 微量药物的分离、纯化和富集

如血浆或血清中既含有高分子的蛋白质和低分子的糖类、脂肪等有机化合物，也含有 Na^+、K^+、Cl^- 等的无机化合物；尿液中也是既含有机化合物（如尿素、肌酸、尿囊素、氨等），又含有 Na^+、K^+、Cl^- 等的无机化合物。可见常用的生物样品有很多内源性的物质，组成很复杂，经常会在测定目标化合物的时候有干扰。而通常所获取的生物样品，如血液、尿液、组织、唾液、头发等，其药物含量均较低，一般为微克（μg）或纳克（ng）水平。因此，需将样品进行适当处理，使组分得到纯化、富集。

3. 提高测定方法的专属性

一些专属性强、灵敏度高，不受样品中内源性杂质、药物代谢产物干扰的分析方法，如免疫分析方法和酶分析方法等，通常采用微量的样品（如血清为 100 μL 以下），可不进行预处理直接进行检测。而紫外分光光度法、比色法、荧光分析法等光谱法，由于不具备分离功能，又易受分子结构相似化合物的干扰，样品的预处理十分必要。

4. 减少分析仪器的污染

生物样品介质中的脂肪、蛋白质、不溶性颗粒等杂质可污染分析仪器。生物样品的预处理方法随各种分析仪器的耐受程度不同而不同。例如 HPLC 仪，为防止蛋白质在色谱柱上的沉积、堵塞，防止分析重复性下降等，需要进行除去血浆或血清中蛋白质等预处理工作。

总之，生物样品的预处理是色谱分析中必不可少的操作步骤。生物样品的预处理可以改善分析方法的准确度、精密度和专属性（排除生物基质的干扰），提高组分的可测性（被测组分的富集），改善组分的色谱行为（被测组分的化学衍生化），延长色谱柱的寿命（除去固体杂质）。

二、样品制备时应考虑的影响因素

操作人员在设计或执行生物样品的预处理时都应考虑以下影响因素：被测组分的理化性质、存在形式、浓度范围，测定目的，生物样品种类和基质干扰类型，样品的化学组成，药物的蛋白质结合率，被测组分在预处理过程中的稳定性，样品在收集、贮存和预处理过程中容器的污染，预处理过程要尽量简单，要有尽可能高的精密度和准确度，预处理的最后一步应使被测组分富集，最后一步所选用的分析方法对专属性、分离能力以及检测灵敏度的要求等。当然，这些要考虑的问

题是相互依存的,预处理时需要综合考察,才能得到满意的效果。现重点分述如下:

1. 药物的理化性质和存在形式

首先是药物的酸碱性(pK_a)、未电离分子的亲脂性、挥发性等物理参数。这些涉及药物的提取方法的选择,有无挥发损失及能否采用气相色谱法分析测定,药物的光谱特性及官能团性质是分析仪器选择、是否需要进行化学衍生化和是否应用特殊检测器的依据,药物的化学稳定性涉及样品处理条件的选择,同时还应注意药物在体内的存在形式及血浆蛋白结合率高低,以便采取适宜的预处理方法。

2. 待测药物的浓度范围

在体内药物分析中,目标药物在样品中浓度相差极为悬殊,浓度高的样品,预处理要求低;浓度低的样品制备要求高。

3. 药物测定目的

药物测定目的不同,样品预处理的要求也不同。对急性中毒病例,要求快速鉴定所怀疑的药物,应在尽可能短的时间内获得其所需数据,因此,对样品预处理的要求可以宽一些;如果测定药物及其代谢物,则要求药物或代谢物从结合物中释放出来,并在不同 pH 介质中分离获得酸性、中性或碱性待测成分,对样品预处理的要求就应严格、细致一些。

4. 待测生物样品类型

样品预处理的具体步骤应根据所选用的待测生物样品的类型而定。如血浆、血清常需去除蛋白质然后提取;而唾液样品则主要采用离心沉淀除去黏蛋白,取上清液测定药物浓度;要测定尿液中的药物常需采用酸或酶法使药物的结合物水解;要测定头发中微量元素时,则需要将头发进行有机破坏,使微量元素释放出来后再测定等。

5. 样品预处理与分析技术的关系

样品预处理和需要净化的程度与所用分析方法是否专属,是否具有分离能力,检测系统对杂质污染的耐受程度等有关。

三、生物样品的预处理技术

生物样品的预处理大致分为以下几个步骤:有机破坏,除蛋白质,分离、纯化与浓集,结合物水解及化学衍生化。当然,并不是所有的生物样品都需要经历这些步骤,要根据具体情况进行选择。

1. 样品的有机破坏

不是所有的生物样品都要进行有机破坏,要根据待测定的目标药物类型和所用生物样品的类型来决定是否需要进行有机破坏。常用的有机破坏方法包括湿法破坏、干法破坏和氧瓶燃烧法三种。

(1) 湿法破坏　根据所用试剂的不同,湿法破坏可分为以下几种:

1) 硝酸－高氯酸法　本法破坏能力强,反应比较激烈。故进行破坏时,必须严密注意,切勿将容器中的内容物蒸干,以免发生爆炸。

本法适用于血、尿、组织等生物样品的破坏,经本法破坏后所得的无机金属离子一般为高价态。本法对含氮杂环药物的破坏不够完全,此时宜选用干法灼烧进行破坏。

2) 电热板消化法　本法适合人发样品的破坏。其操作方法为:精密称取人发,放入具塞锥形瓶中，加 HNO_3–$HClO_4$ 混合液（2∶1，*V/V*），放置过夜（盖上塞子），次日晨放在电热板上加热至透明，再继续高温（>200℃）加热蒸发至近干，出现白色干渣，取下冷至室温，蒸馏水溶解，定容即可。

(2) 干法破坏

1）马福炉灰化法　本法适合人发样品的破坏。其操作方法为：取发样放入石英坩埚中，在300℃的马福炉中炭化6 h，取出冷至室温，加浓 HNO_3，红外灯下烘干，再于450℃马福炉中灰化15 h，取出冷至室温，加适当浓度的盐酸，定容。

2）低温等离子灰化法　本法适合人发样品的破坏。其操作方法为：取人发放入烧杯中，放在低温等离子灰化盘内，放置2天，使其完全变成白灰。关机后取出，定容。

在以上的各种消化方法中，最常用的是电热板消化法和马福炉灰化法。

(3) 氧瓶燃烧法　本法是快速分解有机物的简单方法，它不需要复杂设备，就能使有机化合物中的待测元素定量分解成离子型。本法适合破坏血样、人发样品等。

1）称样　①血浆：将1 mL血浆分次点于无灰滤纸上，60℃烘干，按规定折叠后，固定于铂丝下端的螺旋处，使尾部露出。②人发：可将洗涤干净并置于烘箱内烘干（60~80℃）的人发剪碎，称取0.1~0.3 g置于无灰滤纸中心，按规定折叠后，固定于铂丝下端的螺旋处，使尾部露出。实验证明，取发样 <100 mg时，一次能燃烧完全、彻底；取发样在100~300 mg时，则可采用两次燃烧的方法使之燃烧完全。

2）吸收液的选择　根据被测物质的种类及所用分析方法来选择合适的吸收液。用于卤素、硫、硒等含量测定的吸收液多数是水或水与氢氧化钠的混合液，少数是水－氢氧化钠－浓过氧化氢的混合液或硝酸溶液（1 → 30）。

3）燃烧分解操作法　参见 ChP 四部附录0703。

2. 除蛋白质

在测定血样时，首先应去除蛋白质。去除蛋白质可使结合型的药物释放出来，以便测定药物的总浓度；去除蛋白质也可预防提取过程中蛋白质发泡，减少乳化的形成；以及可以保护仪器性能（如保护HPLC柱不被污染），延长使用期限。去除蛋白质有以下几种方法：

(1) 加入与水相混溶的有机溶剂脱水　加入水溶性的有机溶剂，如乙腈、甲醇、乙醇、丙醇、丙酮、四氢呋喃等，可与蛋白质争夺水化膜，并使水的介电常数减小，因此影响蛋白质的解离程度及所带电荷数量，进而增加蛋白质颗粒间的引力，或使蛋白质的分子内及分子间的氢键发生变化而使蛋白质凝聚，将与蛋白质结合的药物释放出来。含药物的血浆或血清与水溶性有机溶剂的体积比为1∶(1~3)时，就可以将90%以上的蛋白质除去。操作时，将水溶性有机溶剂与血浆或血清按一定比例混合后离心分离，取上清液作为样品。通常分离血浆或血清用的离心机（3 000 r/min）不能将蛋白质沉淀完全，而采用超速离心机（10 000 r/min）离心1~2 min便可将析出的蛋白质完全沉淀。

(2) 加入中性盐盐析　可溶性盐如饱和硫酸铵、硫酸钠、镁盐、磷酸盐及枸橼酸盐等，利用其亲水性比蛋白质强，高浓度盐离子与蛋白质颗粒争夺水化膜，且盐又是强电解质，能抑制蛋白质解离，这样蛋白质表面电荷减少，于是蛋白质失去胶体性质而沉淀。操作时，如按血清与饱和硫酸铵的比例为1∶2混合，离心（10 000 r/min）1~2 min，即可除去90%以上的蛋白质。

(3) 加入强酸生成不溶性盐　当pH低于蛋白质的等电点时，蛋白质以阳离子形式存在。此时加入强酸，可与蛋白质阳离子形成不溶性盐而沉淀。常用的强酸有：10%三氯醋酸（TCA）、6%高氯酸、硫酸－钨酸混合液及5%偏磷酸等。含药物血清与强酸的比例为1∶0.6混合，离心（10 000 r/min）

1~2 min,就可以除去 90% 以上的蛋白质。

取上清液作为样品。因加入了强酸,上清液呈酸性(pH 0~4),在酸性下分解的药物不宜用本法除蛋白质。过量的三氯醋酸可经煮沸,分解为三氯甲烷和二氧化碳而被除去,也有用乙醚提取过量三氯醋酸的方法。过量的高氯酸可用碳酸钾、醋酸钾、氢氧化钠等中和,然后加乙醇使产生高氯酸钾(钠)沉淀而被除去。偏磷酸及硫酸 – 钨酸可用同法除去。

(4) 加入重金属盐类沉淀剂　当 pH 高于蛋白质的等电点时,金属阳离子与蛋白质分子中带阴性电荷的羧基形成不溶性盐而沉淀。常用的沉淀剂有:$CuSO_4$–Na_2WO_4、$ZnSO_4$–NaOH 和汞盐等。含药血清与沉淀剂的比例为 1 :(1~3)时,可以将 90% 以上的蛋白质除去。表 1–10–1 是一些常用蛋白质沉淀剂的沉淀程度。

表 1–10–1　常见蛋白质沉淀剂的沉淀效率

沉淀剂	血浆 : 沉淀剂 (*V* : *V*)	蛋白质沉淀 (%)	沉淀剂	血浆 : 沉淀剂 (*V* : *V*)	蛋白质沉淀 (%)
10%TCA	1 : 0.2	99.7	乙腈	1 : 1.5	99.4
6%$HClO_4$	1 : 0.8	99.1	乙醇	1 : 3.0	99.1
6%$HClO_4$	1 : 0.8	99.1	甲醇	1 : 4.0	99.2
$CuSO_4$–Na_2WO_4	1 : 1.5	99.8			

(5) 加热法使热变性蛋白质变性　当欲测组分热稳定性好时,可采用加热的方法将一些热变性蛋白质沉淀。加热温度视欲测组分的热稳定性而定,通常可加热到 90℃。蛋白质沉淀后可用离心或过滤方法除去。这种方法最简单,但只能除去热变性蛋白质。

3. 结合物的水解

药物或其代谢物与体内的内源性物质结合生成的产物称为结合物。内源性物质有葡糖醛酸(glucuronic acid)、硫酸、甘氨酸、谷胱甘肽和醋酸等,特别是前两种为最重要的内源性物质。一些含羟基、羧基、氨基和巯基的药物,可与内源性物质葡糖醛酸形成葡糖醛酸苷结合物;还有一些含酚羟基、芳胺及醇类药物与内源性物质硫酸形成硫酸酯结合物。尿、血和其他生物体液都存在药物的结合物。由于结合物较原型药物具有较大的极性,不易被有机溶剂提取,为了测定药物总量,无论是直接测定之前或提取分离之前,都需要进行水解,将结合物中的药物释放出来。

(1) 水解法　酸水解时,可加入适量的盐酸液。至于酸的用量和浓度、反应时间及温度等条件,因药物的不同而异,这些条件应通过实验来确定。通常情况下,用 6 mol/L 盐酸溶液,90℃加热 30 min。

(2) 酶水解　对于遇酸及受热不稳定的药物,可以采用酶水解法。常用葡糖醛酸糖苷酶(glucuronidase)或硫酸酯酶(sulfatase)。前者专一地水解药物的葡糖醛酸苷结合物,后者专一地水解药物的硫酸酯结合物。而实际应用中最常用的是葡糖醛酸糖苷酶 – 硫酸酯酶的混合酶。一般控制 pH 为 4.5~5.5,37℃培育数小时进行水解。

酶水解比酸水解温和,一般不会引起被测物分解,且酶水解专属性强。其缺点是酶水解时间稍长,试验费用大及酶制剂可能带入的黏蛋白导致乳化或色谱柱阻塞。尽管如此,酶水解仍被优先选用。

(3) 溶剂解法　结合物(主要是硫酸酯)往往可通过加入溶剂在提取过程中被分解,称为溶剂解(solvolysis)。

值得注意的是,目前对结合物的分析逐渐趋向于直接测定结合物的含量(如采用 HPLC 和放射免疫测定法),以获得体内以结合物形式存在的量,以及当排出体外时,结合物占所有排出药物总量的比率,从而为了解药物代谢情况提供更多的信息。

4. 化学衍生化

有时药物在能有效提取的 pH 范围内不稳定或不能被提取,可先衍生化成为能用溶剂提取的稳定衍生物。

5. 游离型药物分析的样品前处理方法

我们常说,血药浓度与药物的药理作用强度直接相关,这里所讲的血药浓度,除非另有说明,通常是指血清或血浆中药物的总浓度(游离型药物浓度和结合型药物浓度之和)。但从严格意义上讲,只有游离型血药浓度才与药理作用强度密切相关。

由于游离型药物与结合型药物在血中始终处于动态平衡状态,如果要想准确测定其中的游离型药物浓度,而又不影响原有的平衡状态,通常是比较困难的。目前测定血药浓度的方法,均未事先将游离型药物与结合型药物分离,而是将与血浆蛋白结合的药物从血浆蛋白上解脱下来,因而测得的是血中药物的总浓度。由于体内药物与血浆蛋白的结合为可逆性反应,其结合率相对较稳定,因此,在一般情况下,可将测得的血药总浓度视为有效游离血药浓度。但是,某些药物的血浆蛋白结合率存在个体差异(individual variation),如奎尼丁的血浆蛋白结合率范围为 50%~90%,不同个体间游离型药物浓度差可达 10 倍。病理因素可改变药物的血浆蛋白结合率,如肝硬化患者奎尼丁的游离型药物浓度几乎增加 3 倍。肾病时,苯妥英钠、水杨酸、氯贝丁酯等药物的血浆蛋白结合率明显下降。采用免疫分析法时,某些内源性的物质或药物对药物的结合率有干扰,游离型药物浓度测定的临床价值明显优于总浓度测定,有助于个体化给药剂量的调整。因此,游离型药物浓度的监测愈来愈受到体内药物分析工作者的重视。临床上常进行游离型药物测定的有某些抗癫痫药、抗抑郁药和心血管药物等。有关游离血药浓度监测的方法学研究,已成为体内药物分析工作者所关注的一个方向。

目前,游离型药物浓度测定方法有平衡透析法、超滤法、超离心法和凝胶过滤法等,最常用的为前两者,下面分述如下。

(1) 平衡透析法　是测定药物血浆蛋白结合率(游离型药物)的经典方法。是利用半透膜只允许小分子药物通过,而不允许蛋白质等大分子物质通过的原理而分离游离型药物。把半透膜(如赛璐玢)做成袋状,其中加入血样,并扎住袋口。此后浸入缓冲溶液中。放置达平衡后,袋外缓冲液中的药物浓度即为游离型药物浓度;或将两个小容积的玻璃槽(也可用不锈钢制成)用半透膜隔开,一侧加入样品,另一侧加入缓冲溶液进行透析。本方法的缺点为所需血样量较多,且耗时长。对于临床患者,不可能得到较多的血样,因此其使用受到极大的限制。

(2) 超滤法　是以多孔性半透膜——超滤膜作为分离介质的一种膜分离技术。在超滤法中,超滤膜是超滤技术的关键。超滤膜是一种具有不对称结构的多孔膜,膜的正面有一层起分离作用的较为紧密的薄层,称为有效层,其厚度只占总厚度的几百分之一,其余部分则是孔径较大的多孔支撑层。

在超滤时,由于超滤膜上存在极小的筛孔,能将大于孔径的物质阻留在膜前面而让溶剂和小分子溶质通过,从而起到分离不同相对分子质量物质的效果。现在较普遍采用的是切向流过滤的方式，即让样品液沿着与膜平行的方向流动，小于超滤膜孔径的小分子物质透过滤膜，被膜截留的大分子物质或微粒则沿膜面流过。这种流向可以冲走容易凝集在膜面的微粒和大分子物质，有效地防止膜面的浓度极化现象。

血液中游离型药物的测定可采用相对分子质量截留值在5万左右的超滤膜，用加压（2 kg/cm^2）过滤法或用高速离心法将血浆或血清中游离型药物与相对分子质量大的血浆蛋白以及结合了药物的血浆蛋白分离，从超滤液或离心液中得到的是游离型药物，然后可直接或经浓缩后测定其浓度。

与通常的分离方法相比，超滤法不需要加热，不需要添加化学试剂，操作条件温和，没有相态变化，破坏有效成分的可能性小，能量消耗少，工艺流程短等。

该方法简便、快捷，从样本处理到测定结束耗时仅1~1.5 h，且结果稳定、可靠，已成为游离型药物分析的首选方法。因所需血样量极少，尤其适合临床患者血样分析。

第三节　提取分离及相关技术

一、液－液提取法

（1）原理　液－液提取法是传统的分离、纯化方法。由于提取纯化的微量组分分布在较大体积的提取溶剂中，若将提取液直接注入仪器，被测组分量可能达不到检测灵敏度要求，因此，常需使被测组分浓集后再进行测定。

传统的浓集方法通常有3种，一种方法是在末次提取时加入尽量少的提取液，使被测组分提取到小体积溶剂中，然后直接吸出适量供测定；另一种方法是挥去提取溶剂法，其常用方法是直接通入氮气流吹干；对于易随气流挥发或遇热不稳定的药物，还可采用减压法挥去溶剂。

多数药物是亲脂性的，而血样或尿样中大多数内源性杂质是强极性的水溶性物质，因而用有机溶剂提取即可除去大部分杂质和提取出目标药物。在液－液提取设计过程中要考虑如下一些因素：所选有机溶剂的特性、有机溶剂相和水相的体积及水相的pH等。

（2）提取过程中要考虑的因素

1）溶剂的选择　选择合适的溶剂是提取获得成功的主要条件，它一方面涉及提取效率和选择性，另一方面也涉及操作是否方便。选择溶剂时应注意以下几点：要了解药物与溶剂的化学结构及其性质，根据相似相溶原则进行选用；所选溶剂沸点应低，易挥发；与水不相混溶；无毒，不易燃烧；不易形成乳化现象；具有较高的化学稳定性和惰性；不影响紫外检测。液－液提取常用有机溶剂见表1-10-2。

表1-10-2　液－液提取中常用溶剂

	溶剂名称	极性	紫外截止波长（nm）	沸点（℃）	水中溶解度（%）	备注
极性	环己烷	0.00	210	69	0.01	
↓	乙醚	0.38	220	35	1.30	含过氧化物
	三氯甲烷	0.40	245	61	0.072	肝毒性，有致癌作用
增加	二氯甲烷	0.42	245	40	0.17	

续表

	溶剂名称	极性	紫外截止波长(nm)	沸点(℃)	水中溶解度(%)	备注
极性	乙酸乙酯	0.58	260	77	9.8	
↓	异丙醇	0.82	210	82	互溶	
增加	甲醇	0.95	205	65	互溶	

2) 有机溶剂相和水相的体积　提取时所用的有机溶剂量要适当。一般有机溶剂相与水相(体液样品)体积比为 1∶1 或 2∶1。根据被测药物的性质及方法需要,可从实验中考察其用量与测定响应值之间的关系,来确定有机溶剂的最佳用量。

3) 水相的 pH　溶剂提取时,水相 pH 的选择很重要,因为它决定药物的存在状态。一般来说,碱性药物最佳 pH 要高于 pK_a 值 1~2 个单位,而酸性药物则要低于 pK_a 值 1~2 单位,这样就能使 90% 的药物以非电离形式存在而更易被有机溶剂提取。虽然碱性药物在碱性条件下提取,酸性药物在酸性条件下提取,但生物样品中的多数药物是亲脂性的碱性物质,而内源性杂质多是亲水性的酸性物质,一般不含脂溶性碱性物质,所以在碱性下用有机溶剂提取,内源性杂质不会被提取出来。曾有人将空白血清分别与 pH 2、pH 7 及 pH 13 的缓冲液混合后用乙醚提取,提取液用 RP-HPLC(UV-220 nm 检测)测定,得到的色谱图(图 1-10-1)中发现,在碱性(pH 13)下提取液的杂质峰最少,而在中性及酸性下杂质峰显著增多且强。当某些碱性药物在碱性条件下不稳定时,则在近中性处提取。而中性药物为了降低内源性杂质的干扰在 pH 7 附近提取(虽然它可在任一 pH 被提取)。

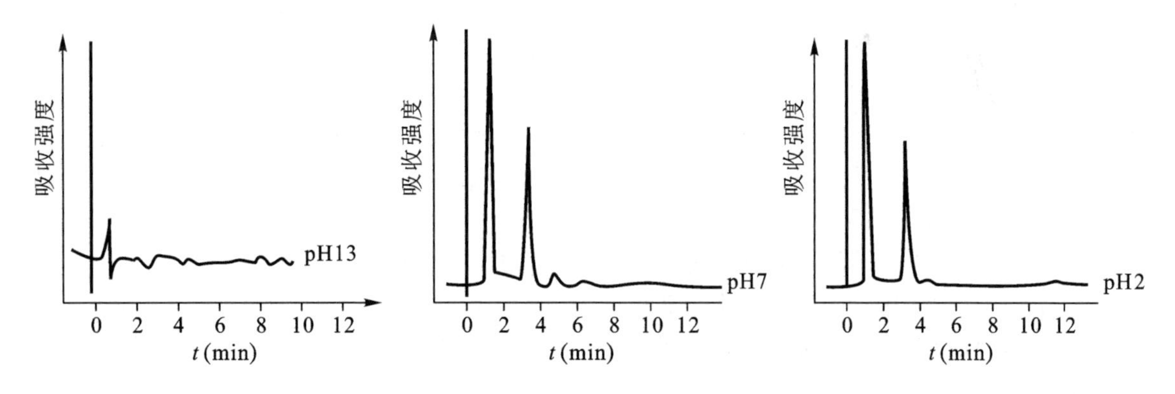

图 1-10-1　空白血浆在不同 pH 下乙醚提取的 HPLC 色谱图

4) 提取次数　提取时在水相(体液样品)中加入有机溶剂后,一般只提取一次。个别情况下(如杂质不易除去),则须将第一次提取分离出的含药有机相再用一定 pH 的水溶液反提取(back extraction),然后再从水相将药物提取到有机相。如此反复提取可以将药物与杂质分离开来。

液 - 液提取法的优点在于它的选择性,在使用非专属性的光谱法分析时,这是一个很大的优点。例如,如果一个亲脂性药物的代谢程度很大,它的代谢物与母体化合物具有同样的发色团,这些代谢物将极大地干扰测试。但如果采用一亲脂性溶剂进行提取,根据相似相溶的原理,该药物能被选择性地提取,而将相对极性大的代谢物留在生物体液中。

液-液提取法的缺点包括:易产生乳化现象,从而导致较低的回收率;有机溶剂具有挥发性,有的具毒性,对人体和环保不利。

液-液提取法并不适用于所有化合物,如果药物的极性很大,通常就不能用该法提取,但如果使用离子对提取法,就可以把液-液提取法的应用扩展到这类药物中。

二、离子对提取法

三、固相提取技术

固相提取(solid-phase extraction,SPE)技术,是20世纪70年代发展起来的样品富集技术,具有对有机物吸附力强、前处理速度快、有机溶剂用量少、对人员危害小等优点。与传统的液-液提取法相比,避免了有机溶剂提取时的乳化现象,所需样品量少,提取效率高,重现性好,并大大缩短了样品制备时间,而且便于自动化操作。其缺点是:目标化合物的回收率和精密度要低于液-液提取。

(1) 原理　将不同填料作为固定相装入微型小柱,当含有药物的生物样品溶液通过时,由于受到"吸附"或"分配"或"离子交换"或其他亲和力作用,药物和杂质被保留在固定相上,用适当溶剂洗除杂质,再用适当溶剂洗脱药物。其保留或洗脱的机制取决于药物与固定相表面的活性基团,以及药物与溶剂之间的分子间作用力。有两种洗脱方式,一种是药物比杂质与固定相之间的亲和力更强,因而被保留,然后用一种对药物亲和力更强的溶剂洗脱;另一种是杂质较药物与固定相之间亲和力更强,则药物被直接洗脱。通常使用的为前一种模式。

(2) 固相提取的模式　固相提取实质上是一种液相色谱分离,其主要分离模式也与液相色谱相同,可分为正相(吸附剂极性大于洗脱液极性),反相(吸附剂极性小于洗脱液极性),离子交换和吸附。

固相提取所用的吸附剂也与液相色谱常用的固定相相同,只是在粒度上有所区别。正相固相提取所用的吸附剂都是极性的,用来提取(保留)极性物质。在正相提取时目标化合物如何保留在吸附剂上,取决于目标化合物的极性官能团与吸附剂表面的极性官能团之间的相互作用,其中包括了氢键、π-π 键相互作用,偶极-偶极相互作用,偶极-诱导偶极相互作用以及其他的极性-极性作用。正相固相提取可以从非极性溶剂样品中吸附极性化合物。

反相固相提取所用的吸附剂通常是非极性的或极性较弱的,所提取的目标化合物通常是中等极性到非极性化合物。目标化合物与吸附剂间的作用是疏水性相互作用,主要是非极性-非极性相互作用(范德华力或色散力)。

离子交换固相提取所用的吸附剂是带有电荷的离子交换树脂,所提取的目标化合物是带有电荷的化合物,目标化合物与吸附剂之间的相互作用是静电吸引力。

固相提取中吸附剂(固定相)的选择主要是根据目标化合物的性质和样品基体(即样品的溶剂)性质。目标化合物的极性与吸附剂的极性非常相似时,目标化合物可以得到最佳保留(最佳吸附)。两者极性越相似,保留越好(即吸附越好),所以要尽量选择与目标化合物极性相似的吸附剂。例如,提取碳氢化合物(非极性)时,要采用反相固相提取(此时是非极性吸附剂)。当目标化合物极性适中时,正、反相固相提取都可使用。吸附剂的选择还要受样品溶剂强度(即洗脱强度)的制约。

样品溶剂的强度相对该吸附剂应该是较弱的,弱溶剂会增强目标化合物在吸附剂上的保留

(吸附)。溶剂强度在正、反固相提取中的顺序是不同的。如果样品溶剂的强度太强,目标化合物将得不到保留(吸附)或保留很弱。例如,样品溶剂是正己烷时用反相固相提取就不合适了,因为正己烷对反相固相提取是强溶剂,目标化合物将不会吸附在吸附剂上;当样品溶剂是水时就可以用反相固相提取,因为水对反相固相提取是弱溶剂,不会影响目标化合物在吸附剂上的吸附。

(3) SPE 柱的选择 选择 SPE 柱主要考虑柱填料与被测组分的极性,它们的极性应相似。SPE 的填料种类繁多,可分成吸附型,如硅胶、硅藻土、氧化铝、药用炭等;化学键合型,正相的有氨基、氰基、二醇基等,反相的有 C_1、C_2、C_6、C_8、C_{18}、氰基、环己基、苯基等;离子交换型,如季铵、氨基、二氨基、苯磺酸基、羧基等。此外,还有苯乙烯-二乙烯苯聚合和二乙烯苯、氮杂环聚合分别制得的多孔性树脂,它们一般为非极性树脂,若带有某些极性基团可为中等极性或极性吸附树脂,其应用特点介于药用炭、氧化铝、硅胶、硅藻土与离子交换剂之间。

一般情况下,离子交换 SPE 具有高回收率及高选择性等特点,对于要求样品纯净及无法用内标法定量的光度测定等是一种好方法。但目前由于与色谱技术的联用,样品的纯度及提取回收率要求不是很高,以快速、简便为主,因此亲脂性键合相硅胶 SPE 成了 SPE 法中最常用的方法。

(4) 固相提取的操作步骤

1) 柱活化 固相柱的活化是指对柱中的吸附剂溶剂化,因柱中填充的吸附剂多为键合相的,在未活化前难以与待测物有效结合,为获得高的回收率,必须先用适当的溶剂来湿润和冲洗键合相。如对应用最多的反相 SPE 柱(C_{18}、CN 柱),使用前要用数毫升甲醇“活化”柱填料,因填料表面有一层疏水膜,只有甲醇等极性溶剂方可打破这层膜,并除去吸附剂中可能存在的残留杂质,再用数毫升蒸馏水或所使用的缓冲液将甲醇替换出来,并可调节吸附剂的离子强度和极性,为保留待测物准备适当的环境。实验显示,C_{18} 柱若不经上述活化处理则不能有效吸附待测物。

2) 加样 柱活化后,可将预先处理好的样品液加入柱中,调节样品过柱的流量,一般不大于 1.5 mL/min,若流速过快,则样品中的药物不能有效地被吸附,导致样品中组分的流失。吸附操作中较好的流速是 0.5~1 mL/min,而柱活化和清洗操作可用较大流速如 2~5 mL/min。流速大小可由柱旋塞调节,也可通过加压或抽气来控制。

3) 柱清洗 即洗除杂质。在所需组分被固相柱吸附的同时,也有不少杂质被吸附,杂质可通过柱清洗去除。亲水性杂质可用数毫升水或含有低浓度有机溶剂的水溶液清洗;而非极性或弱极性的杂质,可用单一或混合溶剂清洗,但要注意不要将被测组分洗掉。

4) 柱干燥 在被测组分被洗脱之前,有时需将固相柱中残留水分挤出或抽干。只有当后续分析需避免水分干扰而洗脱步要使用非水溶剂时才需如此。

5) 样品洗脱 根据被测组分的性质选择合适的溶剂将样品组分洗脱。在正相提取中,可用具有一定极性的溶剂(如丙酮、甲醇、乙醇)洗脱;在反相提取中,多用甲醇、乙腈、三氯甲烷等洗脱。对大多数中、酸性化合物来讲,洗脱液多用单一有机溶剂便可达到完全洗脱的目的;但对某些碱性化合物,单用甲醇或乙腈洗脱效果不好,需加入少量有机胺(如三乙胺或醋酸胺等)才能完全洗脱。洗脱液浓缩定容后即可进行仪器分析和检测。

(5) SPE 自动化 为了提高整个流程的操作速度,已经发展了与 LC(GC)或 LC-MS/MS 或直接与 MS 联合的自动化技术。这些自动化技术与一般的固相提取技术相比,有许多显著的优点:节约时间;平行操作系统确保了较高的工作效率;减少了操作误差,提高了准确度和精密度;由于整个洗脱液进入分析仪器,可以避免与对人类有毒样品的接触,安全性好。

应用最广泛的是在线固相提取设备,包括与 HPLC 仪器和与 LC-MS/MS 仪器的联用。

1) 与 HPLC 仪器联用　全自动的 SPE 通过柱切换技术[在本节(九)介绍],采用六通阀与 HPLC 仪器联用。这种系统也被认为是预柱或双柱系统。如在线固相提取仪利用柱切换技术,通过 3 个电动切换阀与 HPLC 相结合,一次分析可以放置几百个固相提取小柱,在特定程序控制下,可将样品直接加到小柱上,杂质被洗脱到废液缸中,待测物被洗脱到在线 HPLC 分析柱上。由于所有的柱切换都预先设置,因此对洗脱液的选择有一定的限制,既要与待测成分相匹配,又要适用于 HPLC 的色谱系统。

2) 与 LC-MS/MS 仪器联用　近年来,在生物样品分析中广泛使用自动化固相提取与 LC-MS/MS 技术联用。为了使提取后得到的样品适合 LC-MS/MS 检测,需将样品进行脱盐化处理,以减少离子抑制的影响,并且尽可能去掉不挥发性的成分,以减少对离子源的污染。由于 LC-MS/MS 仪器本身就有很高的选择性,因而对固相提取的选择性要求不高。

自动化固相提取技术的诞生,大大缩短了样品制备所需要的时间,减少了大量烦琐的手工劳动,使工作效率得到了巨大的提高。在生物样品分析中,自动化固相提取技术将发挥越来越重要的作用。

四、固相微提取技术

五、湍流色谱

六、膜提取技术

七、微透析技术

微透析(microdialysis,MD)技术实质上是一种膜分离技术,是一种利用膜透析原理,微量地对细胞液进行流动性连续采样的新型采样和色谱样品制备技术。这种技术起源于 20 世纪 70 年代,应归功于膜透析理论的建立。由于微透析探针很细,可以在不破坏生物体内环境的情况下,直接插到生物活体内采样进行原位(in site)测定并不影响生物体的生命,所以微透析技术可以用来研究生物体在活动时体液组成的一些变化。

(1) 原理　微透析是一种在不破坏(或破坏很少)生物体内环境的前提下,对生物体细胞液的内源性或外源性物质进行连续取样和分析的技术。微透析系统组成如图 1-10-2 所示。

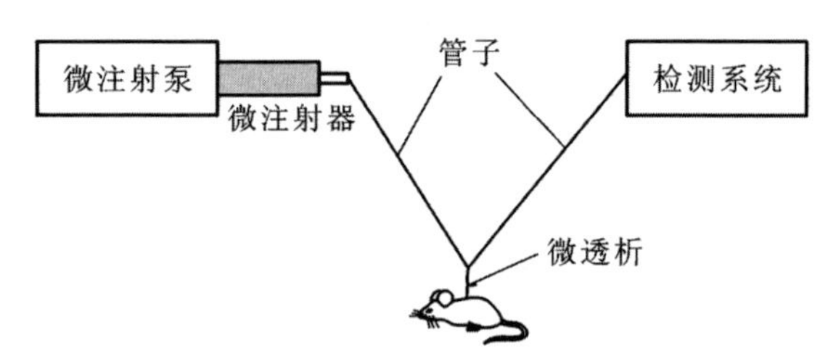

图 1-10-2　微透析系统示意图

将由膜制成的微透析探针植于需要取样的部位,用与细胞间液非常接近的生理溶液以慢速度(0.5~5 μL/min)灌注探针,由于膜内外欲测组分的浓度差而使得膜外的体内欲测组分进入膜内,并被灌注液带到体外,进入仪器(如毛细管电泳、微柱 HPLC 等),进行分析。保持取样条件恒定,灌注液的组成和流速恒定,则微透析的回收率保持一定。

微透析系统的关键部件是微透析探针,它是由膜、导管及套管等部分组成,探针的长度一般在 0.5~10 mm,膜材料常用纤维素膜、聚丙烯膜和碳酸酯膜,这些膜完全不具有化学选择性,小分子进出膜完全由膜孔大小所决定。

微透析技术除了可以为色谱分析(如 CE、HPLC 等)进行采样和制备样品外,还可为其他分析方法(如生物传感器法、免疫化学分析法、化学发光法、流动注射法)采样和制备样品。

微透析技术是一种对清醒、自由活动动物的在体取样技术,将探针植入透析部位(如脑、体液、组织等),小分子物质在浓度梯度的作用下穿过透析膜,进入透析液,而透析液不断被移走从而保持了浓度梯度。它具有以下几个方面的显著特点:①时间分辨性,可连续跟踪体内多种化合物量随时间的变化;②空间分辨性,取样无需匀浆过程,可真实代表取样位点目标化合物的浓度,同时在体内不同部位插入探针可研究目标化合物的体内分布;③提供不含蛋白质等大分子物质的游离态小分子化合物,对药物研究具有重要意义;④样品因不含蛋白质、酶等大分子物质,可不经预处理直接用于测定。

微透析技术的这些特点使其在药物代谢和药动学研究中的应用备受关注。应用微透析技术研究药物分布,无须处死动物和制备组织匀浆,可完整提供每只动物的药物浓度 - 时间资料,改善统计精密度,并可减少实验动物数。研究药物代谢,不破坏机体完整性,可维持实际生理条件,消除了传统药物代谢研究中因组织均匀化破坏细胞造成对代谢研究结果的影响,并可获得有关药物代谢中间过程的信息。传统方法对血清、尿或粪便中代谢物浓度测定只能了解代谢的最终产物,而不能反映中间过程。而微透析研究药动学无须采血即可从同一动物收集大量样本而不损失体液量,避免了传统研究方法中因采血后血容量减少所造成对药物分布及消除的影响,其时间分辨性可使药动学资料更准确。

(2) 微透析样品的分析方法　解决微透析技术中微透析样品的分析方法问题是成功应用该项技术的前提。在开发分析方法时必须考虑微透析取样的特点。由于使用低流速,微透析样品量一般只有 1~10 μL,另外收集样品时,透析过程也不可避免地会稀释样品。样品量少、浓度低(1 pmol/L~1 μmol/L)的特点对建立分析方法提出了极大挑战。要求使用的分析方法具有灵敏度高、样品量需求少、分析速度快等特点,最好利用在线分析对微量样品进行适时操作以减少实验误差。

1) 微透析 - 高效液相色谱在线分析　微透析液一般主要由在离子强度高的水溶性样品中的少量亲水性成分组成,这种样品特点使 LC 成为与微透析系统联结的首选分析方法,反相或离子交换 LC 是最适合于水溶性微透析样品直接进样的 LC 分离方式。选择何种色谱分离方式决定于待测化合物的物理化学性质,所用柱的类型(长度、颗粒大小和内径)由预定的取样间隔时间和实验要求的灵敏度确定。在典型的 LC 分析中,需要 5~10 μL 样品,这就意味着,若使用 1 μL/min 灌流速度,则分辨时间为 5~10 min,如果使用更低的微透析液流速来增加回收率,分辨效果会进一步降低。

2) 微透析 - 高效毛细管电泳在线分析　高效毛细管电泳(high performance capillary electrophoresis,HPCE)分离检测只需要少量样品,特别适合于微透析取样所得到的少量样品的分析测定。HPCE 的缺点是不适合于离子强度高样品的测定,利用 HPCE 实现对进样区带堆积或压缩的理想操作是在一种进样缓冲液中制备样品,将背景电解质稀释 10 倍以上。透析样品的离子强度高导致抗堆积(anti-stacking),降低了检测灵敏度,相比之下,LC 则更适宜于检测离子强度高的样品。

微透析技术在药动学领域最早主要用于研究药物向中枢神经系统分布,最近报道的大量文献反映了微透析探针埋入其他各种不同组织应用的可行性。同时利用多个微透析探针可以在不同器官及同一器官不同部位取样，研究药物的组织分布，与传统方法相比，可以减少研究所需要的动物数量。微透析技术除用于动物模型研究外，在人体的研究特别是临床应用方面正以较快的速度发展。利用组织微透析直接测定靶组织中药物浓度为给药方案个体化提供了一种更有价值的方法，微透析技术对于阐明化学治疗晚期药物向靶组织和产生毒性组织的释药动力学也是一种极有用的方法。但微透析探针校正和对微透析取样获得少量样品的分析方法要求是需要继续研究的问题，随着这些问题的解决，微透析技术在药动学研究领域中的应用会有更快的发展。

八、超临界流体提取

近年来，超临界流体提取（supercritical fluid extraction，SFE）被应用于固相提取（SPE），即SFE-SPE 制样技术。在 SPE 小柱上可以进行待测物的衍生化反应，衍生化可使组分的极性降低，易被超临界 CO_2 提取。药物分析中广泛采用 SEF 与其他多种分析仪器联用技术，如 SFE-GC、SFE-HPLC、SFE-FTIR（Fourier transform infra-red spectroscopy，傅里叶变换红外光谱）、SFE-NMR（nuclear magnetic resonance，磁共振）、SFE-MS（mass spectrography，质谱法）及 SFE-SFC（supercritical fluid chromatography，超临界流体色谱法）联用等。其中，SFE-GC 的在线联用是成功的一种模式。SFE 与这些技术联用既可作为单纯样品制备技术（off-line），也可直接作为其他分析方法的进样技术（on-line）。

（1）SFE 在生物样品预处理中的特点　由于超临界流体的特殊性质，使 SFE 在生物样品预处理时具有下列优点：

1）回收率高，不易乳化　SFE 适合处理脑、肾、肝等机体组织的组织匀浆。大量关于 SFE 的报道集中于 SFE 对固体、半固体物质的应用上。一方面，超临界流体的黏度小，不易形成乳化现象；另一方面，超临界流体的表面张力小，扩散系数适中，容易进入基质内部，大大提高了提取回收率。

2）分析速度快，适于批量处理　SFE 对于一般生物样本的处理多用动态提取（dynamic extraction），用时一般为 5~20 min。提取后不需要像液 - 液提取那样吹干，也不需要像固相提取那样洗脱，只要调节温度或压力使超临界流体呈气体状态挥发就可以得到被提取物，节约了大量的时间。

3）适用范围广　超临界流体可以通过在临界点附近调节温度和压力，大幅度地调节流体的密度，增加溶解度；也可以通过加入少量的改性剂调节流体的极性，以适应不同的提取对象。具有这些特点可以使超临界流体对大多数物质都有较好的提取能力。

4）易于联用　SFE 可以和多数分析测定仪器实现在线联用，能直接测定全部提取物，从而提高了分析灵敏度。SFE 还可以和其他提取技术联用，如 SFE-SPE 技术，弥补了 SFE 对水性基质提取较为困难的缺点。

5）减少了有毒性的有机溶剂的使用　SFE 使用的大多为无毒害的气体，如 NH_3、NO 和 CO_2 等，减少了对环境的污染。

（2）SFE 在处理生物样本中的应用　目前，SFE 技术在体内药物分析中的应用尚处于起步阶段，在国内几乎没有开展这方面的工作，国外也只有少数文献的报道。现简介如下：

1）分析对象是固体或半固体的生物样本　大多数关于 SFE 的文献都集中在对固体或半固体样本的处理。目前的研究工作几乎涉及所有的组织和脏器的样本。

2）一般来说，SFE 并不适用于水性样本，因为对于最为常用的超临界流体 CO_2 会溶解少量的水，增加极性。这样在提取时可能同时提取一些中等极性的内源性物质。所以当提取水性样品时，最方便的方法是采用 SFE-SPE 联用技术。

九、柱切换技术

（1）柱切换高效液相色谱法的原理和方法　在线（on-line）前处理等过程中都隐含使用了柱切换技术（column switching technique）。柱切换 HPLC 技术实际上是指那些能够由阀来改变流动相走向与流动相系统，从而使洗脱液在一特定时间内从预处理柱进入分析柱的技术。例如，若需要用两个或两个以上柱子连接构成色谱网络系统，使不同柱子达到不同分离目标，就需要将柱子间用切换阀来连接，这就是柱切换技术。在线预处理柱切换净化的基本原理是首先在预柱上实现生物体液中干扰大分子与待测药物的分离，然后用柱切换将待测药物从预处理柱转移至分析柱上完成色谱分析。其切换阀装置和流路见图 1-10-3。这种将预处理柱和分析柱直接连接的方式称“在线”联接。切换阀（六通阀或十通阀）的驱动通常由电脑时间程序控制。这样可以准确控制切换时间，保证实验结果的重现性好。体液样品经简单预处理后通过进样阀进样，进样的同时启动高压切换阀时间程序。样品随预处理流动相到达预处理柱，药物保留在预处理柱上，而蛋白质和多数干扰物质不被保留，它们随废液流出。在此期间，分析流动相则经旁路流入分析柱，如图 1-10-3 所示，使分析柱平衡，色谱基线稳定。预处理结束时，切换阀自动改变流路至分析位置，预处理流动相不再流经预处理柱，而由分析流动相正冲（与预处理流动相同向）或反冲（与预处理流动相反向），将浓集在预处理柱上的组分洗脱至分析柱，组分在分析柱上继续由分析流动相洗脱分离，最终进入检测器检测。同时切换阀恢复切换前状态，由预处理流动相冲洗预处理柱，准备下一次进样。

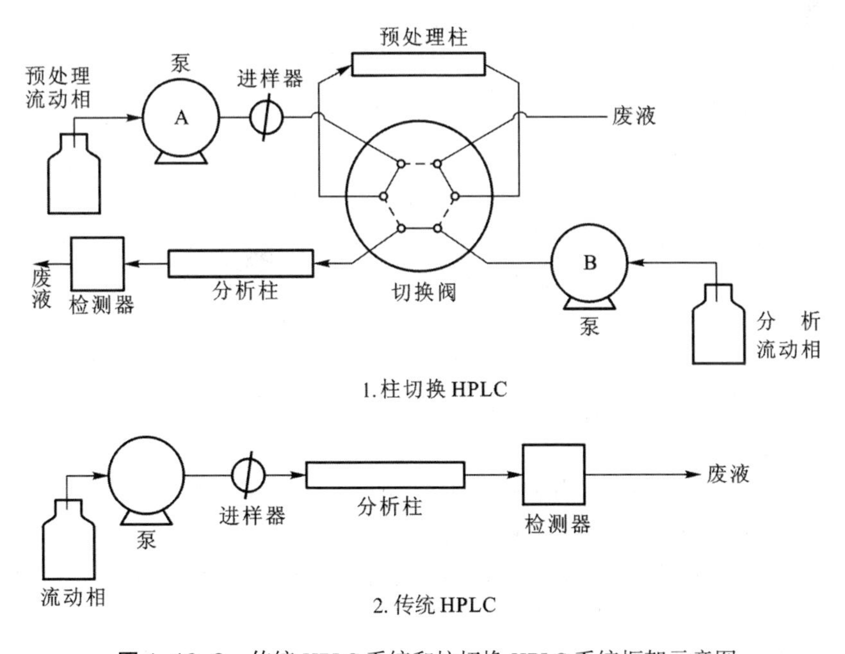

图 1-10-3　传统 HPLC 系统和柱切换 HPLC 系统框架示意图

(2) 柱切换高效液相色谱法在体内药物分析中的应用 使用柱切换的主要目的可概括为：在线净化样品，使前处理自动化；富集微量组分；在一个色谱网络中达到多个分离目标；在线衍生化，提高检测灵敏度及衍生化重现性；增加色谱的分辨率及选择性。柱切换技术近10多年来发展迅速，该技术已被广泛应用于分析的各领域，其中在体内药物分析中的应用最为广泛。现就几个方面的典型应用作一简要介绍。

1) 样品沉淀蛋白质后进样 生物样品由于被测组分浓度通常较低，且常含有蛋白质，经有机溶剂提取后，一般需挥干溶剂、再溶解等若干步骤的前处理，其过程相当繁杂费时。采用柱切换HPLC技术可省去这些步骤，使前处理大大简化。方法之一是在样品中加入适当的蛋白质沉淀剂（如三氯醋酸、甲醇、乙腈等）去蛋白质后，将上清液大容量直接进入预处理柱。预处理柱一般是1~5 cm的短柱，填料一般是较小粒径的颗粒（如5 μm、10 μm），可使被测组分尽量浓缩在柱上而谱带不展宽。预处理流动相可选择水或含适当浓度有机溶剂的水溶液，以便使被测组分在预处理柱上被保留，而杂质被冲洗掉，从而起到净化浓缩的作用。由于进样前样品中蛋白质被基本除去，通常预处理柱的寿命较长，这是本法的优点。

若采用甲醇或乙腈等与水混溶的有机溶剂作为蛋白质沉淀剂，上清液需加入适当体积的水稀释，以降低有机溶剂的浓度，防止被测组分在净化过程中从预处理柱上被洗脱。由于切换过程中有较大体积的预处理流动相进入分析柱，分析柱的平衡可能被破坏，往往会产生系统峰（未曾进样时切换后所产生的峰），可能干扰药物峰。若遇这种情况，可调节预处理流动相的pH，使其尽量与分析流动相接近，也可以考虑改变预处理流动相的组成（如加入与分析流动相相同的盐类等）来解决这种干扰问题。柱切换的另一问题是峰展宽。预处理柱存在死体积，以及从预处理柱上洗脱被测组分往往需要一定体积的分析流动相，这相当于增加了进入分析柱的进样体积；另外还因为预处理柱的填料种类、规格、填充质量的不同，被测组分在预处理柱上有时可能会谱带展宽，进而影响分离和降低灵敏度。解决这一问题的办法是采用洗脱能力远高于预处理流动相的分析流动相，使色谱峰在分析柱上被“压缩”变尖锐；或者采用“反冲”方式，使组分从预处理柱端直接反向进入分析柱，而避免在预处理柱上通过。此外，必要时在预处理流动相中加入离子对试剂，使能形成离子对的组分在预处理柱上展宽的可能性降低，同时还可使选择性提高。以上所述的解决系统峰和峰展宽问题的方法对其他柱切换的进样方式也是适用的。

2) 体液直接进样（在线去蛋白质） 对富含蛋白质的体液（如血浆、血清等），一般不能采用传统的HPLC直接进样，因蛋白质与流动相的有机溶剂会发生作用，使色谱柱堵塞和变质。采用柱切换技术，在以水为主的预处理流动相的引导下，可将大体积的体液样品直接进入预处理柱，在水的冲洗下除去蛋白质和一些极性内源性杂质，被测组分则保留在预处理柱上，得到净化和浓缩；然后切换，以分析流动相将被测组分从预处理柱冲至分析柱，进行再分离测定。与HPLC相比较，体现出了其处理样品快速、简捷、灵敏度高等优点，特别适用于临床血液及其他体液药物浓度的监测及药动学研究。

含蛋白质样品直接进样，所使用的预处理柱一般也是1~5 cm的短柱，填料粒径宜采用较粗粒径（25~40 μm），也有采用10 μm的，但粒径越小，柱压越易升高，而影响柱寿命。采用0.2 mol/L醋酸作为预处理柱的再生清洗液（purge solution）可在一定程度上延缓预处理柱柱压的升高，这可能与醋酸具有溶解蛋白质，阻止其在预处理柱上沉积的作用有关。采用25~40 μm粗粒径C_2填料及0.2 mol/L醋酸作清洗液，一根预处理柱可处理多达800个以上血浆样品。

含蛋白质的体液直接进样时，需要特别注意的是，高蛋白质结合率药物的回收率问题。虽然长链烃（如 C_{18}）填料较短链烃（如 C_2）填料夺取蛋白质结合药物的能力要强些，但其保留杂质也相应会多些，有时很可能干扰被测组分，或者延长分析时间，在这种情况使用 C_2 填料会更有利。要提高回收率，就必须提高固相填料竞争蛋白质结合药物的能力。这一目的一般可采用调节预处理流动相的pH来达到。回收率在一定程度上与药物和蛋白质结合的解离常数、解离速率有关。采用降低进样时预处理流动相的流速，使样品中蛋白质与填料有充分接触的时间，也可达到提高回收率的目的。如丙硫氧嘧啶有较高的血浆蛋白结合率，与蛋白质结合的部分药物会在净化过程中随蛋白质等杂质流失，为了使与蛋白质结合的药物游离，加入 0.2 mol/L 醋酸溶液将样品稀释 1 倍，可取得理想的效果。0.2 mol/L 的醋酸溶液还有较强的蛋白质溶解作用，可进一步减小预处理柱被蛋白质阻塞的可能性。

作为一般原则，净化蛋白质后，样品组分从预处理柱转移至分析柱的时间（切换时间）的长短与被测组分谱带的宽度和保留能力有关，一般要求越短越好，这样可避免更多的杂质进入分析柱，从而减少干扰和使分析柱在短时间内恢复至平衡状态。

3）全血或组织匀浆直接进样　全血直接进样的关键是预处理柱必须使用粗粒径的固相填料（如 50~90 μm）和较大孔径的柱滤板（如 40 μm），以便使血细胞易于通过预处理柱。对亲脂性药物可采用 ODS 为预处理柱填料，以水为冲洗液，待血细胞及蛋白质被冲洗去掉后，用适当溶液净化，再以分析流动相冲至分析柱。然后预处理柱可用 0.5% SDS 及甲醇等分别冲洗，除去残留于预处理柱上的大分子及内源性杂质。用这种方法全血进样 50 μL，可进样 100 余次。其精密度（RSD）小于 2%。

4）柱切换与其他技术的联合应用　近年来，随着柱切换技术应用的日益广泛，人们在实践中开发出很多柱切换与其他技术联用的方法，使柱切换在体内药物分析中的应用更加灵活广泛。这些方法主要包括以下几种。

在线透析（on-line dialysis）　在线透析技术与柱切换的联合应用较多见，其基本构架如图 1-10-4。

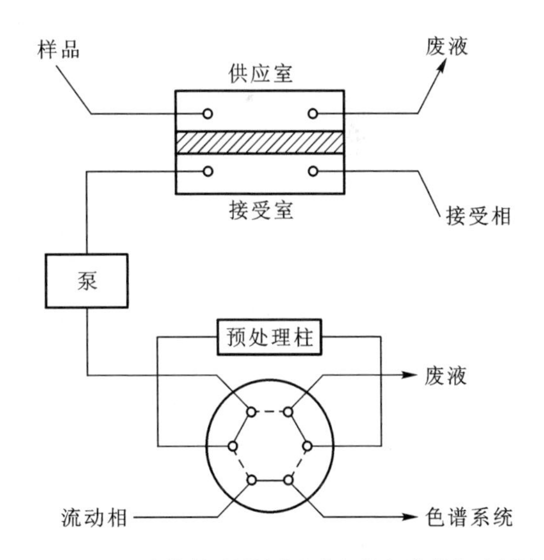

图 1-10-4　在线微透析技术和柱切换色谱联合示意图

样品一般首先通过供应相连续流动进样系统进入供应室，滤膜透析后进入接受室溶于接受相，然后通过预柱，主要对痕量被测物进行浓集，再经阀切换进入 HPLC 柱进行分离分析。样品通过平面半透膜（如醋酸纤维膜）的在线透析，蛋白质及类脂大分子被阻隔，小分子被测组分则可穿过膜而进入色谱系统。这种透析的基本模式可分为平衡透析（equilibrium dialysis）和连续透析（continuous dialysis）。可根据不同实验目的和要求来选用不同模式。

在线衍生化　在体内药物分析中，为了提高某些化合物（如氨基糖苷类、激素类、氨基酸、脂肪酸等）的检测灵敏度，往往需要进行衍生化。离线（off-line）衍生化测定的最大问题是精密度不够好,因衍生化时间及衍生物的稳定时间均需要严格控制。这对大批量的生物样品是难以实现的。而采用柱切换技术,可使衍生化过程在线自动完成,得到很好的精密度。

由于生物样品的前处理过程迫切需要自动化,以达到简便、快速、浓缩、净化、减少干扰、提高灵敏度的目的。柱切换技术正是解决此问题的一条重要途径,而预处理柱填料及规格的多样化是解决前处理中选择性和专一性的关键。随着新填料和多种联用技术的采用,柱切换 HPLC 技术在体内药物分析中的应用前景将更为广阔。

第四节 化学衍生化

分离前将药物进行化学衍生化(chemical derivatization)的目的是:①使药物具有能被分离的性质;②提高检测的灵敏度;③增强药物的稳定性;④提高对光学异构体分离的能力等。

一、光谱分析法

(1) 紫外分光光度法 一些在紫外光区没有吸收或吸收系数小的药物,可以使其与紫外衍生试剂反应,生成对紫外检测器具有高灵敏度的衍生物。

(2) 荧光分光光度法 具有天然荧光的药物很少。一些不具天然荧光的药物,当采用荧光分光光度法测定浓度时,需先用荧光试剂进行衍生化,生成荧光衍生物后才能测定。

二、色谱分析法

色谱分析是分离分析方法,大部分生物样品经过适当的预处理之后即可供分析用。但某些药物或代谢物极性大、挥发性低、对热不稳定或对检测器不够灵敏,因此,需要先进行衍生化反应,然后测定衍生物。

药物分子中含有活泼氢者均可被化学衍生化,如含有 RCOOH、ROH、RNH_2、RNHR′等官能团的药物都可进行衍生化。

(1) GC 中的化学衍生化法 在 GC 中化学衍生化的目的是使极性药物变成非极性的、易于挥发的药物,从而具有能被分离的性质;增加药物的稳定性;提高对光学异构体的分离能力。

主要的衍生化反应有烷基化(alkylation)、酰化(acylation)、硅烷化(silylation)及生成非对映异构体(diastereomer)等衍生化方法,其中以硅烷化法应用得最广泛。

1) 硅烷化 本法常用于具有 ROH、RCOOH、RNHR′等极性基因药物的衍生化。所用三甲基硅烷化试剂,可以取代药物分子中极性基团上的活泼氢原子,而使药物生成三甲基硅烷化衍生物,反应方程式如下:

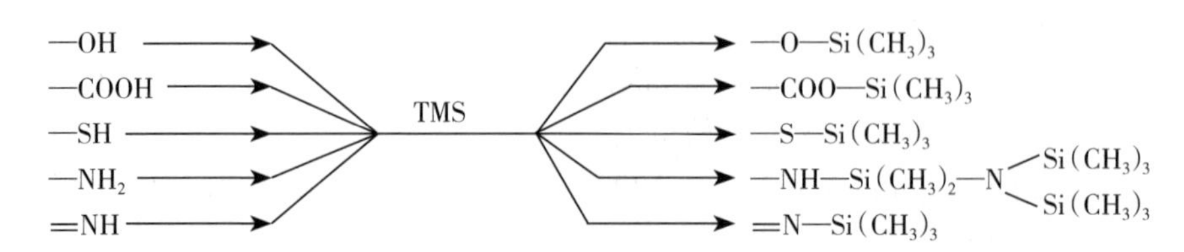

2) 酰化 本法常用于具有 ROH、RNH_2、RNHR′等极性基团药物的衍生化。原理是酸酐衍生试剂的酰基取代极性化合物中的活性氢。反应方程式如下:

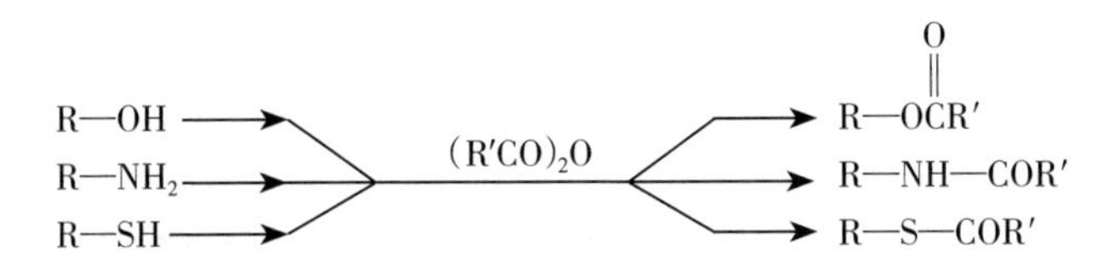

3）烷基化　本法常用于具有 ROH、RCOOH、RNHR′等极性基因药物的衍生化。烷基化反应是衍生试剂分子中的烷基取代化合物中的酸性氢。反应方程式如下：

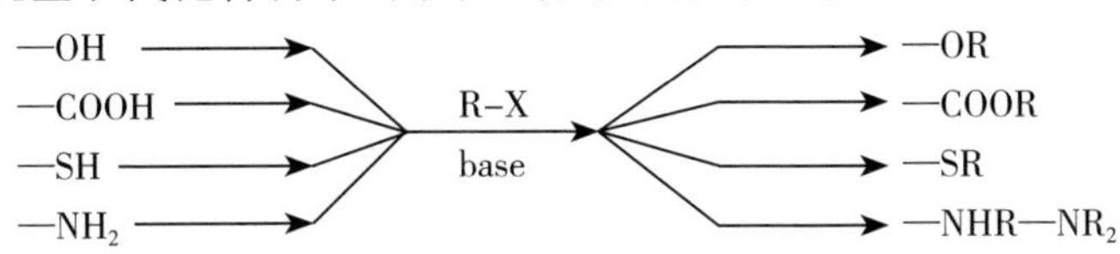

X 为卤素或其他易离去基团。衍生物是醚、酯、硫醚、*N*- 烷基胺和 *N*- 烷基酰胺和弱酸基团的烷基化需强碱催化剂，酚羟基和羧酸羟基等酸性较强，需弱碱催化剂。

4）生成非对映异构体衍生化法　具有光学异构体的药物，由于 *R*(-) 与 *S*(+) 构型不同，使之具有不同的药效和药动学特性，因此，异构体的分离也是十分重要的。分离光学异构体的方法之一，就是采用不对称试剂，使其生成非对映异构体衍生物，然后采用 GC 进行分析测定。

(2) HPLC 中的化学衍生化法　HPLC 最常用的高灵敏度检测器是紫外吸收检测器和荧光检测器。近年来，灵敏的电化学检测器也得到了较快的发展。但它们均属于选择性检测器，只能检测某些结构的化合物。为了扩大高效液相色谱的应用范围，提高检测灵敏度和改善分离效果，采用化学衍生法是一个行之有效的途径。

液相色谱中的化学衍生法主要有以下几个目的：①提高对样品的检测灵敏度；②改善样品混合物的分离度；③适合进一步做结构鉴定，如质谱、红外光谱、磁共振波谱等。

进行化学衍生化反应应该满足如下要求：①对反应条件要求不苛刻，且能迅速定量地进行；②对某个样品只生成一种衍生物，反应副产物（包括过量的衍生试剂）不应干扰被测样品的分离和检测；③化学衍生试剂方便易得，通用性好。

化学衍生化有几种分类方法：①以是否与 HPLC 系统联机来划分，化学衍生法可分为在线与离线两种；②以发生衍生化反应的前后区分，又可分为柱前衍生法与柱后衍生法两种。柱前衍生法是在色谱分离前，预先将样品制成适当的衍生物，然后进样分离和检测。柱前衍生的优点是衍生试剂、反应条件和反应时间的选择不受色谱系统的限制，衍生产物易进一步纯化，不需要附加的仪器设备。缺点是操作过程较烦琐，具有相同官能团的干扰物也能被衍生化，而影响定量的准确性。柱后衍生则是在色谱分离后，于色谱系统中加入衍生试剂及辅助反应液，与色谱流出组分直接在系统中进行反应，然后检测衍生反应的产物。柱后衍生的优点是操作简便，可连续反应以实现自动化分析。缺点是由于在色谱系统中反应，对衍生试剂、反应时间和反应条件均有很多限制，而且还需要附加的仪器设备，如输液泵、混合室和加热器等，还会导致色谱峰展宽。柱前衍生和柱后衍生两者的主要差别在于前者是先衍生化，再根据衍生物的性质不同而进行色谱分离；后者则先分离样品混合物，然后再衍生。究竟选用哪种方式，需视不同情况而定。为保持较高的反应产率和重现性结果，一般要求加过量的衍生试剂，这可能会干扰测定，对采用柱后衍生的方式不利。若对大量样品做常规分析，则柱后衍生更适合于连续的自动化操作。有时，还可利用离子对、离子交换和络合等反应，生成特殊的衍生反应物以满足分离或检测的需要。下面介绍 4 种衍生化法：

1）紫外衍生化反应 很多化合物在紫外光区无吸收或摩尔吸收系数很小而很难被检测，如克拉霉素，将它们与具有紫外吸收基团的衍生试剂在一定条件下反应，生成具有紫外吸收的衍生物，从而可以被紫外检测器检测。常用紫外衍生化试剂很多，不同的官能团需不同的衍生化试剂，如含有羧基的脂肪酸类，可以通过生成酰胺、酯等衍生物，含羰基的醛、酮可以与肼、羟胺等羰基试剂生成相应的腙、肟等衍生物来提高 HPLC 的检测范围和灵敏度。如胺类和含羰基化合物的衍生化的反应方程式如下：

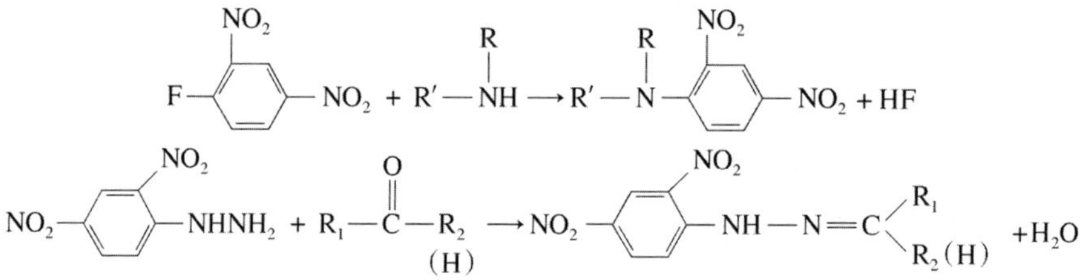

2）荧光衍生化反应 荧光检测器是一种高灵敏度、高选择性的检测器，比紫外检测的灵敏度高 10~100 倍，适合痕量分析。只有少数药物具有荧光，可以在 HPLC 条件下直接被检测。而脂肪酸、氨基酸、胺类、生物碱、甾体类药物等本身不具荧光或荧光较弱，必须与荧光衍生试剂反应，生成具有强荧光的衍生物才能达到痕量检测的目的。常用的荧光衍生化试剂有：荧光试剂和荧光染料荧胺（fluorescamine，又称荧光胺、胺荧）、邻苯二甲醛（*o*-phthalaldehyde）、丹酰氯（dansyl chloride，DNS-Cl）、氯化硝基苯并氧二氮茂（NBD-Cl）等。荧胺是一常用荧光衍生化试剂，可同伯胺及大多数氨基酸反应，反应迅速，衍生物是具有高荧光强度的吡咯啉酮，而试剂本身则迅速水解为不发荧光的产物，是一理想的柱前衍生化试剂；丹酰氯是应用最广的荧光衍生试剂，常用于含氨基药物的测定，同伯胺和仲胺都能反应，还可用于含酚羟基药物（如雌激素）的测定；邻苯二甲醛，常用于伯胺类及 α- 氨基酸类化合物的荧光分析。荧胺和胺类化合物反应方程式如下：

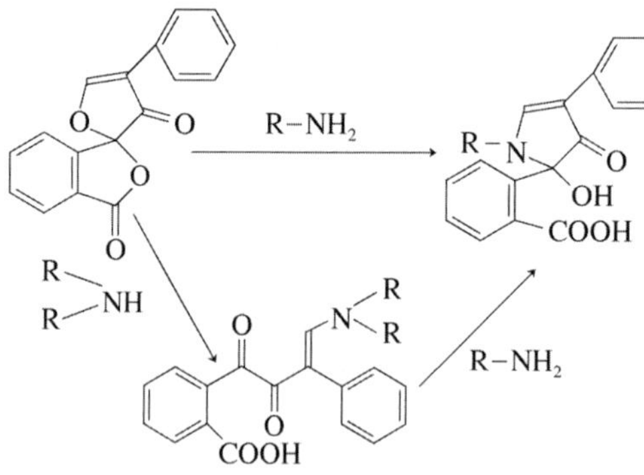

3）电化学衍生化反应 电化学检测器灵敏度高、选择性强，但只能检测具有电化学活性的化合物，如果被测药物没有电化学活性就不能被检测。电化学衍生化是指药物与某些试剂反应，生成具有电化学活性的衍生物，以便在电化学检测器上被检测。由于硝基具有电化学活性，一系列带有硝基的衍生化试剂与羟基、氨基、羧基和羰基化合物反应，可生成电化学活性衍生物。尽管这些衍生物都可以用紫外吸收检测器检测，但电化学检测的灵敏度高，选择性更好，为临床、生

化、食品等样品的分析提供了新的途径。如谷氨酸(Glu)和 γ- 氨基丁酸(GABA)结构中不含有可直接用于光学检测的发色团,一般采用柱前衍生法,使之产生具有荧光或电化学特性的产物,然后进行分离检测。反应方程式如下:

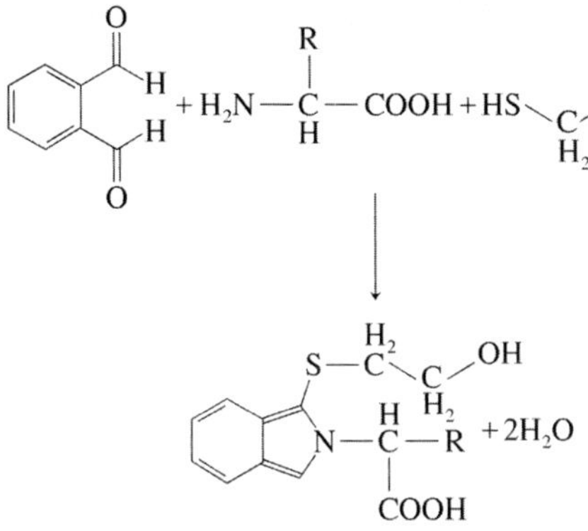

4)手性衍生化法 参见总论第十三章。

三、液相色谱－质联用技术中的化学衍生化

液相色谱－质谱联用(LC–MS)技术具有高灵敏度和高专一性,在药物研究特别是药物代谢研究中发挥着极大的作用,但是随着高活性低剂量药物和特殊结构类型化合物的出现,LC–MS 的应用也受到限制。如有机小分子药物的 m/z 值低于 200 时,LC–MS^n 检测的背景噪声大、生物样品中内源性分子的干扰等。应用衍生化反应将药物转化为适合 LC–MS 识别和检测的新结构,增大相对分子质量,改善色谱行为,可以提高药物检测的灵敏度和选择性,在生物体液中药物定量检测灵敏度提高方面中发挥重要作用。下面介绍几种官能团、糖类、肽类及有机小分子的化学衍生化用于 LC–MS 分析。

(1)醇羟基 醇羟基生物样品分析领域中多数报道应用衍生化技术的含醇羟基类药物主要是甾体类。由于缺乏可电离的官能团,未经结构修饰的醇羟基药物在 LC–MS^n 中不容易检测。尤其在复杂生物基质中直接应用 LC–MS^n,微量的醇羟基药物很难达到灵敏度检测要求。因此,通过衍生化和 LC–MS^n 联用的方法,在电喷雾电离(ESI)模式下,应用于醇羟基药物衍生化试剂在分子中引入可电离的基团。引入的可电离基团包括磷、季铵盐等。另外,向甾体中引入酯的结构也能提高 APCI 模式下的离子化效率。醇与单萜醇的衍生化反应方程式如下:

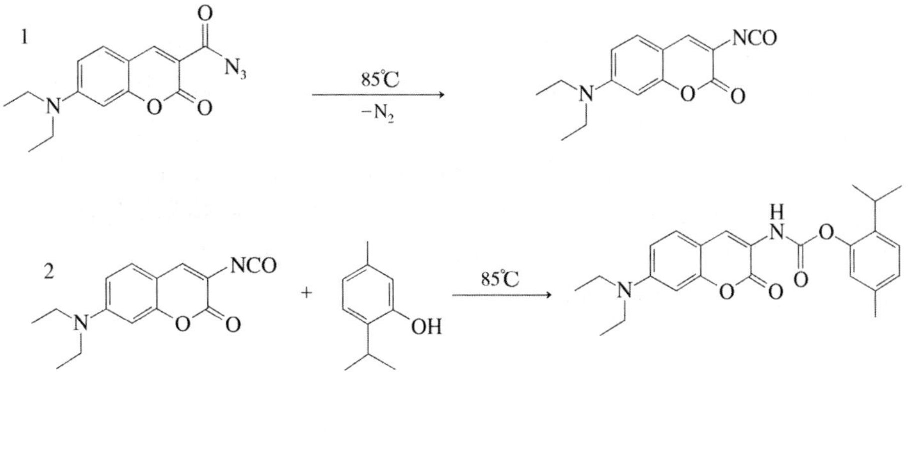

(2) 酚羟基 相比醇羟基,酚羟基的活性大大增加。在酚羟基的衍生化 LC-MS 研究中,应用丹磺酰氯的报道较多。因为其结构中含有一个碱性叔胺,ESI 模式下可提高离子化效率。

(3) 酮、醛酮和醛类 是活性较高的官能团之一,所以酮和醛的衍生化报道较多,衍生化试剂种类也较多。但是衍生化试剂多是来源于色谱的荧光、紫外衍生化反应的试剂,真正应用于 LC-MS 并可以显著提高 LC-MS 检测灵敏度的还很少,反应实例也很少。它们的结构特征为含有叔胺基团,可以在目标药物结构中引入易电离基团,提高检测的灵敏度。丹磺酰肼结构及与羰基的衍生化反应方程式如下:

1

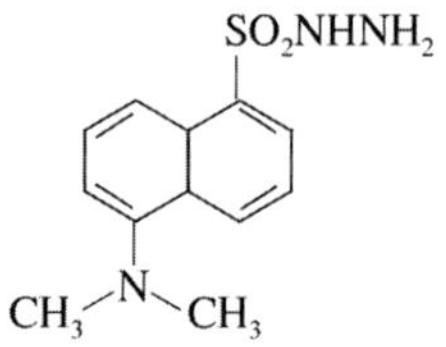

SO_2NHNH_2

CH_3—N—CH_3

丹磺酰肼

2

$$R_1R_2C{=}O + N_2NHNR_3 \longrightarrow R_1R_2C{=}NNHR_3 + H_2O$$

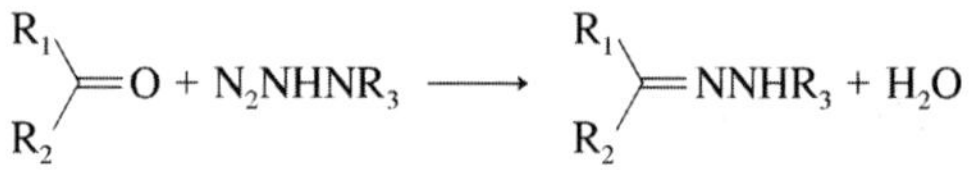

(4) 羧酸 生物基质中羧酸基团在 ESI 正离子模式下通常干扰较大,在负离子模式下也不易电离。因此,羧基可以通过衍生化来改善其质谱检测的灵敏度。酯化、酯胺化和烷基化反应的应用较多。丙戊酸(valproic acid,VPA)及其代谢产物 2- 丙基 -4- 戊烯酸(2-propyl-4-pentenoic acid,4-ene VPA)的酰胺化反应方程式如下:

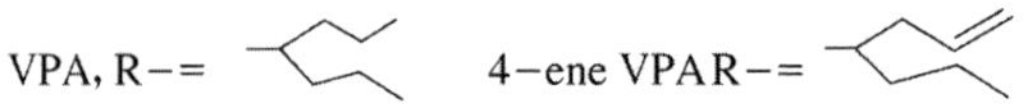

VPA, R-= 4-ene VPAR-=

相对分子质量为276.4 相对分子质量为274.4

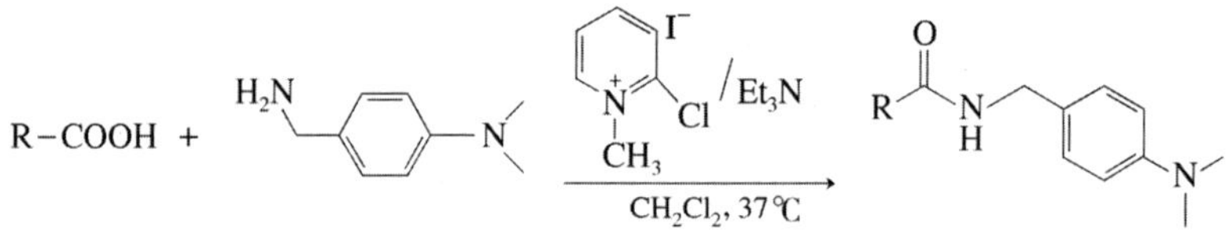

R-COOH + H_2N … N(CH$_3$)$_2$ —(I^-, N-CH$_3$ 2-Cl 吡啶盐 / Et_3N; CH_2Cl_2, 37℃)→ R-CO-NH-…-N(CH$_3$)$_2$

(5) 糖类 糖类药物由于没有显色基团,早期的光谱和色谱技术都难以直接定量分析,需要衍生化等前处理。后来,GC-MS/MS 检测糖类的醇、醛酸衍生物具有高灵敏度、高特异性的特点,一度成为糖类药物结构鉴定和定量分析的主要方法。但是,很多糖类药物不能耐高温,在未达到其气化温度时就已分解,限制了 GC-MS/MS 技术的应用。近年来,随着技术的发展,LC-MS^n 已经完成了越来越多的糖类药物分析。但是糖类药物通常缺乏可电离的基团,在 LC-MS^n 中难以生成$[M+1]^+$,通常只能生成$[M-H]^-$和碱金属加合离子,而且灵敏度较低。因此,应用 LC-MS^n 定量测定糖类药物在生物基质中的含量仍以定性为主。研究发现,应用衍生化反应修饰糖类药物后,有些单糖或寡糖类药物的灵敏度大大提高,有利于该类药物的定量分析。寡糖与羧甲基三甲基肼(GT)的衍生化反应方程式如下:

还原性末端 GT 试剂

$\downarrow$ H_2O

糖链-GT

(6) 肽类　肽类药物常常由于给药剂量低或生物利用度差,而导致体内含量很低,因此通过衍生化法,可以提高生物样品中肽类的检测灵敏度。1-氟-2,4-二硝基苯基-5-L-丙氨酸酰胺(Marfey's 试剂)与丝氨酸的氨基发生衍生化反应的方程式如下:

总体来说,糖类和肽类药物的体内定量测定方法学依然是世界性难题,目前国内外报道衍生化 LC-MS 测定糖类和肽类药物主要以定性为主。

第五节　生物样品分析方法验证

建立可靠的生物样品分析方法是体内药物分析工作的首要任务,本节将对生物样品分析方法建立的一般步骤和分析方法验证的基本内容进行相关阐述。

一、分析方法的建立

(一) 分析方法的选择

一般生物样品中待测物的预期浓度范围是决定生物样品检测方法的首要因素。无论从动物或人体内获得的生物样品,其中所含药物或其特定代谢产物的浓度大多较低(10^{-10}~10^{-6} g/mL),并且很难通过增加生物样品含量来提高方法的灵敏度。因此,在建立生物样品分析方法时选择适宜的分析方法是必须首先考虑的因素。

目前,在体内样品分析中常用的检测方法主要有色谱分析法、免疫分析法、生物学分析法和放射性核素标记法等。各方法的特点及适用对象如下:

1. 色谱分析法

色谱分析法主要包括气相色谱法(GC)、高效液相色谱法(HPLC)、毛细管电泳法(HPCE)或色谱-质谱联用法等。该方法可用于大多数小分子药物的药动学及代谢产物研究,或基于药动学原理的生物利用度、生物等效性试验或治疗药物监测等临床药学或临床药理学研究。近年来,随着 LC-MS 技术的普及,该方法已逐步成为蛋白质、多肽等生物大分子类药物或内源性物质测定的首选分析方法。

2. 免疫分析法

免疫分析法主要有放射免疫分析法(RIA)、酶免疫分析法(EIA)、荧光免疫分析法(FIA)等,多适用于蛋白质、多肽等生物大分子类的检测。该方法的原理是通过抗原-抗体的特异性结合反应,利用标记抗原和未标记抗原与一定量抗体的竞争抑制作用的数量关系,来测定生物样品中的药物含量。本法具有一定的特异性、灵敏度高等优点,但不适用于小分子药物代谢研究或特定代谢产物的测定,主要应用于临床及生物大分子的药动学及其相关研究。

3. 生物学方法

生物学方法主要用于抗生素类药物的体内分析,主要通过测定抗生素对微生物的抑制作用来计算抗生素活性(效性)。适用于生物大分子和抗生素类药物的生物利用度测定与研究。该方法具有灵敏度高,生物样品用量少等特点。

4. 放射性核素标记法

放射性核素标记法是利用放射性核素去标记相关药物与其他的分析方法相结合而建立起来的一种特殊分析方法。根据生物样品中被测药物的放射性强度来测定体内药物浓度。该方法具有灵敏度较高、方法简便、定位定量准确等优点。是研究体内药动学的一种有效方法。

综上所述,由于与其他方法相比,色谱分析法具有较高的灵敏度、选择性、准确度和精密度,适用范围广等优点,所以该法已经成为生物样品中药物及其代谢产物分析检测的首选方法。

(二) 分析方法建立的一般程序

在分析方法初步建立后,需进行一系列的实验工作,根据药物的结构、理化性质、体内药物浓度、干扰成分等来选择最合适的分析条件,并对分析方法进行分析方法学验证,以确认是否适用于生物样品的分析。以色谱方法为例,基于色谱分析及其联用技术的分析方法的建立主要包括以下内容:

1. 色谱条件的筛选

首先,在拟定的色谱检测条件下,对色谱柱的型号或牌号进行试验,对流动相组成进行调整(组分或配比),对样品浓度、内标物浓度、流速、柱温、进样量等进行优化。使待测药物与内标具有良好的色谱参数(理论板数、分离度、拖尾因子)及峰面积比值,并具有适宜的保留时间以避开相关物质的干扰;并选择适当的检测器,以获得较高的灵敏度。

2. 色谱条件的优化

(1) 试剂与溶剂　采集待测药物的非生物基质溶液(通常为水溶液),按照所提出的分析方法进行衍生化反应和苯提取等样品处理步骤,然后进行注射分析以研究反应试剂对测定的干扰(方法选择性)。通过改变反应条件、提取方法或提取条件(提取溶剂的极性、混合溶剂的比例、固相提取填料的性质、冲洗剂和洗脱剂的量等),减少对药物测量的干扰。

在该步骤中,主要研究需要化学反应的样品处理过程。如果样品处理过程仅是生物样品的提取和分离,则可以在没有该步骤的情况下直接进行空白生物基质测试。

(2) 生物基质　根据所提出的体内样品处理和样品分析方法获取空白生物基质,如空白血浆。研究生物基质中内源性物质对测定(方法选择性)的干扰。在待测药物的"信号窗",特定的活性代谢物,内标等(色谱峰附近的有限范围内),不应出现内源性物质的信号,或干扰程度应在分析方法可接受的范围内。

(3) 质控样品 取空白生物基质,加入一定量的分析物,根据试样中药物的预期浓度范围制备校准标样和质控(QC)样品,并根据分析方法建立分析方法的定量范围和标准曲线。在"生物基质试验"项下进行试验,并对QC样品和分析物及内标的精密度和准确度、灵敏度、提取回收率、稳定性和基质效应评价等各种参数进行验证;同时,进一步验证待测药物的分离效果,内标物质来自内源性物质或其他药物。例如,色谱峰、保留时间、理论板数和拖尾因子是否与纯溶液一致,色谱峰是否为单一组分,标准曲线的截距是否明显偏离零点等,可指示内源性物质是否干扰待测药物或内标。

二、分析方法验证

分析方法验证主要是为了评价所建立的分析方法是否符合生物样品的分析要求。其评价的指标与药品质量标准分析方法验证内容基本类似但是要求不同。本验证方法适用于配体结合分析法(LBA)和色谱法,以及与质谱(MS)联用的定量分析,不适用于生物标志物和免疫原性分析方法。生物分析也必须符合药物非临床试验质量管理规范(GLP)或药物临床试验质量管理规范(GCP)相关要求。

(一) 分析方法的验证类型

1. 完全验证

完全验证(full validation)适用于首次建立和付诸实施的生物样品分析方法。如果需要采用现有方法对代谢产物进行定量分析,那么对改进后的测定方法进行完全验证也是非常重要的。

为确保分析性能的可接受性和分析结果的可靠性,必须对生物分析方法进行验证。生物分析方法是用于测定生物样品中待测物浓度的一系列操作步骤。为了对临床和关键的非临床研究中的待测物进行定量,建立生物分析方法时,应对其进行完整验证。药物开发过程中采用文献报道的分析方法和商业试剂盒用于生物样品分析时,也应进行完整验证。通常情况下仅需测定一个待测物,但有时需检测多个待测物,可能涉及两种不同的药物,母药及其代谢物,或药物的对映异构体或光学异构体。此时,验证和分析的原则适用于所有目标待测物。

色谱法验证应包括以下内容:选择性、特异性(如适用)、基质效应、校准曲线(响应函数)、范围[定量下限(LLOQ)至定量上限(ULOQ)]、准确度、精密度、残留、稀释完整性、稳定性和重进样重复性。

对于LBA法,应验证以下内容:特异性、选择性、校准曲线(响应函数)、范围(定量下限至定量上限)、准确度、精密度、残留(如有必要)、稀释线性、平行性(如必要,在样品分析期间进行)和稳定性。

用于分析方法验证的基质应与试验样品相同,包括抗凝剂和添加剂。在难以获得与试验样品相同基质(如稀有基质,包括组织、脑脊液、胆汁等)的情况下,可以使用合适的替代基质用于分析方法验证,并证明其科学合理性。

2. 部分验证

部分验证评估是对已经完整验证的生物分析方法的修改。部分验证的范围可以从简单的一个批次内准确度和精密度验证到几乎进行完整验证。如果在一台设备条件下进行了稳定性考察,则不一定需要在另一台设备条件下重复考察。

对于色谱方法,属于此类别的典型生物分析方法修改或变更包括但不限于以下情况:分析地点改变,但使用相同的方法(如实验室之间的生物分析方法转移);分析方法的改变(如检测系统、平台的改变);样品处理过程发生改变;样品体积的改变(如儿科样品体积较少);校准浓度范围的变化;生物样品中抗凝剂的变化[如肝素变为乙二胺四醋酸(EDTA)],但不包括平衡离子的变化);同一物种的一种基质变为另一种基质(如从人血浆变为血清或脑脊液),或物种不同,但基质相同(如从大鼠血浆变为小鼠血浆);贮存条件的变化。

对于配体结合分析,属于此类别的典型生物分析方法修改或变更包括但不限于以下情况:配体结合分析关键试剂的变化(如批次间变化);最低要求稀释度(MRD)的变化;贮存条件的变化;校准浓度范围的变化;分析方法的变化(如检测系统、平台的变化);分析地点改变,但使用相同的方法(如实验室之间的生物分析方法转移)。

3. 交叉验证

如果同一研究或不同研究的数据采用不同方法获得,或者同一研究中的数据在不同实验室采用相同方法获得,则需要对这些数据进行比较,应对所使用的分析方法进行交叉验证(cross-validation)。

在以下情况下需要进行交叉验证来比较数据:在一项研究中,数据从不同的完整验证的方法中获得;在多项研究中,数据从不同的完整验证的方法中获得,这些数据将被合并或进行比较以支持特殊给药方案,或有关安全性、有效性及标签的监管决策;在一项研究中,数据从不同的实验室采用相同生物分析方法获得。

(二) 分析方法的研究与验证过程

在常规的生物样品分析中,一种具体的分析方法的研究、验证和使用过程可以分为以下步骤:①对照标准物质的制备;②生物样品分析方法的研究和测定方法的建立;③将已通过验证的分析方法应用于常规生物样品的分析。

1. 对照标准物质

在方法验证和试验样品分析过程中,将空白基质中加入含有目标待测物对照标准品的溶液,以制备校正标样、质控和稳定性样品。应在所有校正标样、质控样品和试验样品处理过程中加入适宜的内标(IS)。若不添加内标,应提供相应的支持性证据。

生物样品中,药物及其代谢产物的测定需使用含对照标准物质的校正样品和质控样品作为参比。由于对照标准物质的纯度将影响研究的数据,因此应该使用具有确定性状和纯度的法定分析对照标准物质来制备已知浓度的校正样品和质控样品。若有可能,应该确证对照标准物质和待测组分是完全相同的。否则,应使用已知纯度的确定化学形式(游离碱、酸,盐或酯)。一般对照标准物质的来源有:①药典标准物质;②从行业内具有相关资质、公认信誉度良好的公司购买的对照标准物质;③由分析实验室或其他非商业营利机构合成和标化的有明确纯度的标准物质。对于每一种对照标准物质,都应该提供其来源、批号、有效期、分析证书(如果有的话)和纯度的证明。

生物分析方法中使用质谱进行检测时,建议使用稳定同位素标记的待测物作为内标。同位素内标必须具有足够高的同位素纯度,并且不发生同位素交换反应。应检测是否存在未标记待测物,如果存在,则必须在方法验证期间评估其潜在影响。

2. 分析方法验证

(1) 选择性和特异性　选择性是分析方法在空白生物基质中存在潜在干扰物质(非特异性干扰)的情况下区分和测定待测物的能力。应使用至少 6 个个体来源 / 批次(非溶血和非高脂)

的空白基质(不含待测物或内标的基质样品)证明空白样品中待测物或内标的保留时间处没有干扰组分引起的显著响应。同时还应评估内标的选择性。

特异性是生物分析方法检测和区分待测物与其他干扰物质的能力,包括与待测物结构相似的物质、代谢物、异构体、杂质、样品制备过程中形成的降解产物,或预期目标适应证患者的合并用药等。

干扰组分的响应不应超过待测物定量下限响应的 20%,并不高于定量下限样品内标响应的 5%。

(2) 基质效应　对于以软电离质谱为基础的检测法(LC-MS、LC-MS/MS)应注意考察分析过程中的基质效应(matrix effect)。基质效应是指由于生物基质中的干扰物质和经常未识别的成分引起的待测物响应的改变。在方法验证过程中,需要考察不同来源 / 批次间的基质效应。基质效应应通过分析至少 3 个重复的低和高浓度质控样品进行评估,每个重复使用至少 6 个不同来源 / 批次的基质制备。准确度应在标示浓度的 ±15% 以内,并且所有单个来源 / 12 批次基质的精密度(RSD)不应大于 15%。

目前评价基质效应的方法主要有两种:柱后灌注法(post-column infusion method)和提取后加入法(post-extraction spiking method)。柱后灌注法能直观地显示基质效应对被测物色谱保留时间的影响范围和影响程度,适合在色谱方法筛选过程中评估基质效应的影响情况,为色谱条件的优化提供信息。提取后加入法是可以对基质效应进行定量评价的方法,广泛应用于分析方法验证,用绝对基质效应(absolute matrix effect)或相对基质效应(relative matrix effect)表示。绝对基质效应是通过比较待测物加入到经提取处理后的空白基质中的响应(A)与待测物在纯溶液中的响应(B)两者的比值来确定,按下式计算:

$$\text{绝对基质效应}(\%)=\frac{A}{B}\times 100\% \tag{1-10-1}$$

(3) 相对基质效应　是通过计算待测物加入到不同来源的经提取处理后的空白基质中的响应(A_1、A_2、…、A_{n-1}、A_n)的 RSD 来判断。

(4) 标准曲线与线性范围　标准曲线(calibration curve)用于描述待测物的标示浓度与分析响应之间的关系。通过在空白基质中加入已知浓度待测物,制备标准曲线并涵盖相应的浓度范围。制备标准曲线的基质应与待测样品基质相同。标准曲线包括空白样品、零浓度样品(仅添加内标的空白样品)和至少 6 个浓度标样,包括定量下限 LLOQ(校正标样的最低浓度)和定量上限 ULOQ(校正标样的最高浓度)。其范围由 LLOQ 和 ULOQ 决定。在方法验证和每一分析批中,每种待测物都应随行一条标准曲线。各个浓度点回算浓度应在 LLOQ 标示浓度的 ±20% 以内,其他浓度水平应在标示值的 ±15% 以内。

应采用最简单的模型来描述浓度 - 响应值之间的关系,但标准曲线不包括零样品。当线性范围较宽时,推荐采用加权最小二乘法(weighted least square method)。线性范围要能覆盖全部待测浓度,不允许将线性范围外推求算未知样品的浓度。

LLOQ 是标准曲线上的最低浓度点,要求至少能满足测定 3~5 个半衰期时样品中的待测物浓度或 C_{max} 的 1/20~1/10 时的待测物浓度。应由至少有 5 个样品的测定结果证明其相对偏差在 ±20% 内,RSD 小于 20%。

(5) 准确度、精密度与提取回收率　分析方法的准确度验证是将已知浓度的对照标准物质添加(spike)到空白生物基质中,制备不同浓度的质控样品并依法测定,再将由标准曲线计算得到的浓度值(回归值)与添加的对照标准物质的浓度值(标示值)进行比较,以相对偏差(bias)表示。校正标样和质控样品应采用不同的储备液制备,以避免出现与方法分析性能无关的偏差。如果储备液的准确度和稳定性已得到验证,则可使用相同的储备液制备校正标样和质控样品。如果不存在干扰或基质效应,也可以使用单一来源的空白基质制备。

应考察在标准曲线范围内至少 4 个浓度水平的质控样品:LLOQ,在 LLOQ 浓度 3 倍以内(低浓度质控),为校准曲线范围的 30%~50%(中浓度质控),以及至少 ULOQ 的 75%(高浓度质控)。批内准确度和精密度应通过在每一分析批,对每个浓度水平的质控样品进行至少 5 样品分析来评估。批间准确度和精密度需要通过对每个浓度水平质控在至少 2 天内考察的至少 3 个分析批结果进行评价。

除 LLOQ 外,每个浓度水平质控样品的总体准确度应在标示值的 ±15% 以内,LLOQ 的准确度应在标示值的 ±20% 以内。除 LLOQ 外,每个浓度水平质控样品的精密度(RSD)不应超过 15%,LLOQ 的精密度不应超过 20%。

分析方法的提取回收率验证操作与准确度验证方法相同,但计算时系将质控样品的测量响应值(A)与空白生物基质依法处理后再添加对照标准物质制成的对照样品(与质控样品的标示浓度相同)测得的响应值(B)比较。绝对回收率,则是将质控样品中的测量响应值(A)与溶剂空白添加对照标准物质制成的对照样品(与质控样品的标示浓度相同)测得的响应值(B)比较。提取回收率体现了该分析方法的提取效率。绝对回收率体现了分析方法的效率,按下式计算。

$$\text{回收率}(\%)=\frac{A}{B}\times 100\% \qquad (1\text{–}10\text{–}2)$$

分析方法的准确度和精密度应符合要求,同时待测物与内标物的提取回收率范围应该一致。

(6) 残留和稀释完整性　残留是指前一个样品残留在分析仪器上的残留物而引起的测定浓度的变化。

在方法开发过程中应当评估并尽量减少残留。在验证期间,通过在 ULOQ 样品之后分析空白样品来考察残留。在 ULOQ 之后的空白样品中的残留应不超过 LLOQ 样品中待测物响应的 20% 和内标响应的 5%。如果残留不可避免,则试验样品不能随机进样,应考虑具体措施,在方法验证时检验并在试验样品分析时应用,以确保残留不影响准确度和精密度。包括在分析预期高浓度样品之后,下一个试验样品之前,进样空白样品。

稀释完整性是在必要时对样品稀释过程的评估,以确保不会对待测物浓度的准确度和精密度造成影响,应使用与质控样品来源相同的空白基质进行样品稀释。

稀释质控样品的浓度应大于 ULOQ,采用空白基质对样品进行稀释,每个稀释因子至少 5 个测定值,以确保检测浓度在校准曲线范围内被准确测量。试验样品分析过程中所用稀释因子应该介于方法学验证的稀释因子范围内。稀释质控的平均准确度应在标示值的 ±15% 之内,RSD 不应超过 15%。

(7) 稳定性　为了确保样品在制备、处理和分析过程中采取的每一步操作以及使用的贮存条件不会影响待测物的浓度,应进行稳定性考察。待测物在生物样品中的稳定性取决于它的贮存条件、本身的化学性质、生物基质和容器系统。在特定基质和容器中待测物的稳定性只与该生物基质和容器系统有关,而不能外推到其他基质和容器系统。

用于稳定性试验的贮存和分析条件，如样品贮存时间和温度、样品基质、抗凝剂和容器材料等，都应与实际试验样品相同。稳定性考察中，质控样品的贮存时间不能比试验样品短。所有稳定性试验都应使用由待测物储备液新鲜配制的一系列浓度的样品。采用低浓度和高浓度稳定性质控样品考察试验基质中待测物的稳定性。低浓度和高浓度稳定性质控样品应分别在零时和考察条件下放置后进行评价。每个浓度水平 / 贮存条件 / 时间点应至少制备三个稳定性质控样品。稳定性考察包括储备液和工作液稳定性，冻融稳定性，生物样品前处理过程中的稳定性（短期稳定性），处理后样品稳定性，长期冰箱贮存稳定性，全血稳定性等。

(8) 分析过程的质量控制　在整个试验过程中，必须遵循 GLP 和质量保证的基本原则。应在生物样品分析方法验证完成之后开始测定未知样品，并由独立的人员配制不同浓度的质控样品对未知样品的测定过程进行全程的质量控制，以保证测定数据的可靠性。

每个未知样品一般测定一次，必要时可进行复测。来自同一个体的生物样品最好在同一分析批中测定。每个分析批内均应建立各自的标准曲线，用于该批样品浓度的计算；并随行测定高、中、低三个浓度的质控样品，每个浓度至少两份，并应均匀分布在该批未知样品测试顺序中。当一个分析批中未知样品数目较多时，应增加各浓度样品数，使质控样品数大于未知样品总数的 5%。质控样品测定结果的相对偏差一般应在 ±15% 以内，低浓度点的相对偏差一般应在 ±20% 以内。最多允许 1/3 的质控样品结果超限，但不能出现在同一浓度的质控样品中。如质控样品测定结果不符合上述要求，则该批未知样品的测试结果作废。

标准曲线的范围不能外延，任何浓度高于定量上限的未知样品，应使用相应的空白生物基质稀释后重新测定。对于浓度低于定量下限的样品，在进行药动学研究时，在达到 C_{max} 以前采取的样品应以零值计算，在达到 C_{max} 以后采取的样品应以无法定量（not detectable，ND）计算，以减小零值对 AUC 计算的影响。

（单伟光）

数字课程学习

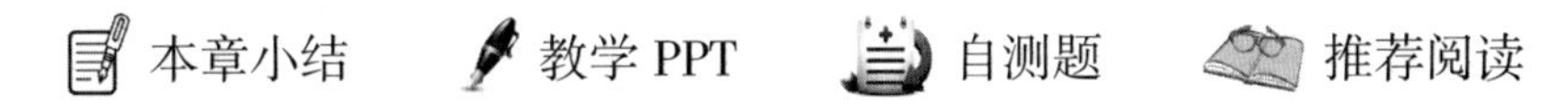

第十一章

制药过程分析概论

1. 掌握全面质量控制、过程分析、过程分析方法等的概念及特点。
2. 熟悉制药过程分析的一般方法。
3. 了解各类方法在药物过程分析中的应用。

现代的质量观念认为，药品质量不是检验出来的而是设计和生产出来的，药品质量与生产过程中的每个环节密切相关，除对终级产品（如原料药和制剂）按照质量标准进行检验外，制药过程关键工艺的监测和控制对于保证药品质量至关重要。在这种思想的指导下，过程监控应运而生。过程（process）是指将输入转化为输出的一组彼此相关的资源和活动，所有的工作都是通过一个过程来完成的，制药过程简单地说就是制药的生产流程。为保证生产转化过程真正达到预定的计划，实现价值的增值转换，应对整个生产过程的物料流、能源流和生产过程中的相关状态进行检测，并根据检测数据和信息控制生产过程。过程分析技术（process analysis technology，PAT）是指为确保最终产品质量，通过实时测量原料及其中间产物与过程的关键质量和效能特征（performance attributes），对制药过程进行设计、分析和控制的系统。与传统的药物质量控制不同，过程分析通常是动态的、连续的分析，这对于保证药品质量、缩短生产周期、降低生产风险、提高生产能力、保证设备安全、节约各种资源、减小生产中的人为因素和提高管理效率具有重要意义。生产风险评价是 PAT 的重要工作内容。一般认为，生产风险的主要来源和类型包括：①化学风险，由于人为或发生反应而导致制剂中的化合物错误，或制剂中各种成分的浓度发生变化引起的错误；②物理风险，颗粒粒径分布、晶型、崩解时限、溶解度等错误；③生物风险，微生物污染；④工程风险，在错误的条件下，过程运转所导致的上述错误；⑤分析风险，对过程或产品的测量数据不合理；⑥数学统计风险，在研制阶段，数据分析不当，造成数学模型不适合于在线操作；⑦解释风险，由于错误理解和解释数据而做出的错误决定。

生产过程控制包括连续生产过程控制、间歇生产过程控制以及介于两者之间的混合型生产过程控制。目前虽然我国制药企业仍主要采用间歇式的终级产品控制，但过程分析已成为制药行业发展的趋势，在发达国家和国际组织所制定的指导原则推动下，越来越多的制药企业采用 PAT，实现制药过程的控制。本章主要介绍过程分析方法的分类和特点，几种制药过程常见分析方法的基本原理及这些方法在原料药和制剂生产质量控制中的应用。

第一节 制药过程分析特点

随着仪器、仪表等自动化控制技术的发展，目前制药过程的温度、压力、时间、流量、重量及pH等基本工艺参数已可通过各种电子和传感器技术进行直接的在线实时检测。例如，物料的加热、灭菌温度的自动测量、记录和控制；片剂生产中，对片重差异以及包衣均匀性的自动检测和自动剔除；注射剂生产中，对注射用水的温度、电导率的自动检测和控制，对灭菌温度、灭菌时间的自动控制和程序控制；洁净车间中空调系统的温度、湿度及新风比的自动调节等。但是，由于人们对药物质量的认识和要求不断提高，简单的工艺参数测量已无法满足现代制药工业过程控制的需要。为了设计和生产均质产品，必须测定药物及其制剂中成分的化学、物理或生物药剂学特性。

一、在线分析法与离线分析法

目前有许多新方法可用于风险可控的药物开发、制造和质量保证（quality assurance）。将这些方法整合并用于一个系统中，能提供高效的手段获得信息以促进对于过程的理解，从而达到降低生产风险、完成连续提高并分享信息和知识的目的。在PAT中，这些方法可分为：多变量数据采集和分析，现代过程分析仪器或过程分析化学，过程和终点检测与控制，连续改进和知识管理等。将这些方法合理组合，可用于单元操作或整个制造过程并提供质量保证。

过程分析是一个完整的体系，对药品生产过程进行实时分析（real-time analysis），是制药过程分析的核心内容。按照分析操作程序的不同，制药过程分析可分为离线分析（off-line analysis）、近线分析（at-line analysis）、连线分析（on-line analysis）和在线分析（in-line analysis）等（表1-11-1）。

表1-11-1 过程分析的类型与特点

方法类型	方法特点
离线分析	从生产现场采样后带回实验室进行处理和分析
近线分析	人工采样后在现场进行分析
连线分析	依靠自动采样系统，直接从生产流程抽取样品，自动输入分析仪器中进行连续或间歇连续分析
在线分析	将监测探头插入生产流程中进行实时连续的分析

由于目前我国的PAT发展还处于起步阶段，“在线”一词往往包括了“at-line”“on-line”和“in-line”三种含义。尽管按照PAT的严格分类，这三者是有区别的，但都是相对于“离线（off-line）”而言的。

离线分析的工作方式在本质上和常规的分析检验工作没有太大区别，是制药工业过程控制的传统分析方式，目前在许多工厂仍大量使用。这类方法准确度高，但通常难以达到快速的要求，它们的分析结果往往只能说明生产过程“过去”某一时间的状况，提供的是滞后信息。近线分析是将分析仪器置于生产现场，就地取样、就地分析，加快了分析结果的报告速度。这类方法虽然分析速度加快，但仍不能根本解决生产的实时控制问题。连线分析是利用一套自动取样和样品预处理装置，将分析仪器与生产过程直接联系起来，实现连续的、自动的在线分析。在线或称原位(in-situ)分析，是采用具有化学响应的传感器直接插入流程内，将探测讯号直接送到检测器内，并使检测器通过微机与控制系统相连接，以实现连续地或适时地、自动地监测与控制。

按测试过程是否连续，在线分析法又可分为间歇式和连续式两种。连续式方法使真正的实时分析成为可能，它所提供的分析信息直接反映了当时的生产状态。在现代制药工业中，对一个生产过程的监测和控制，可同时采用几种不同的分析方法，而连续式的在线分析法是首选方法。

二、制药过程分析的特点

1. 分析样品的多样性

制药过程分析的样品是多种多样的，样品不同对分析方法的要求也有所区别。从监控的工艺上看，样品可能来自于化学反应过程、提取分离过程、结晶过程、干燥过程、粉碎过程、清洁过程、制剂过程或包装过程等；从待测物的聚集状态看，样品有气态、液态和固态；从生产阶段上看，样品可以是原辅料、中间体、包装材料和成品等。有的样品从物料堆中取样，有的则是从没有达到稳态的过程中取得的样品，但不管何种对象，快速、简便、重现性好是制药过程分析的基本要求。

2. 采样与样品预处理的特点

（1）采样　制药工业生产的物料数量较大，组成往往又是不完全均匀的，分析时只能从中选取少量样品，因此，在过程分析中保证采样的代表性就显得非常重要。

何时采样，在什么地方采样是由过程控制的要求所决定的，影响药品生产质量的关键点常选为采样点。例如在片剂的生产过程中，若采用常规的分析方法，一般是在一个工艺过程完成后取样分析，如原料获得后、混合完成后或压片完成后取样；而在 PAT 分析中，则是在工艺过程中取样，如原料生产过程、混合过程或压片过程中取样分析。像软材混合的均匀程度，颗粒的粒径和干燥程度，压片的重量差异与崩解时限等常需取样监控(图 1-11-1)。

采样根据样品的特点，可以使用手工和自动取样方式。为保证制药过程的连续化和自动化，自动和快速地将样品引入到分析系统中的自动取样方式应用较多，在线分析一般采用的都是自

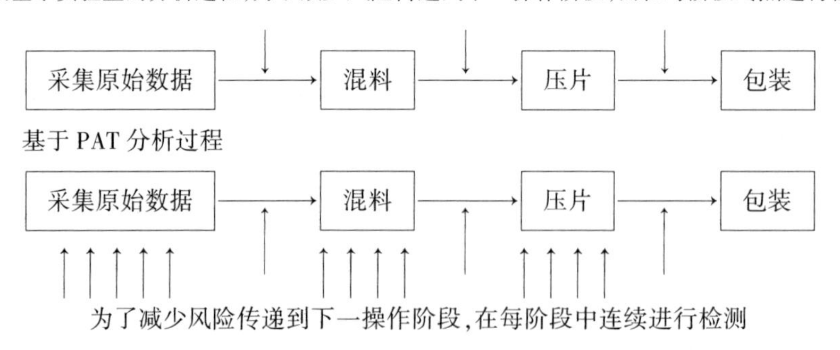

图 1-11-1　常规分析法与过程分析技术在片剂生产过程中不同的采样过程

动取样法。图 1-11-2 为输送管道中液体样品的取样阀示意图。安装在管道中不同位置的取样管可以采取管道中不同位置的液流样品。制药工艺流程中气体状态可分为常压、正压和负压三种，不同状态的气体样品应采用不同的取样方法。常用的气体采样装置一般由采样管、过滤器、冷却器和气体容器等部分组成(图 1-11-3)。

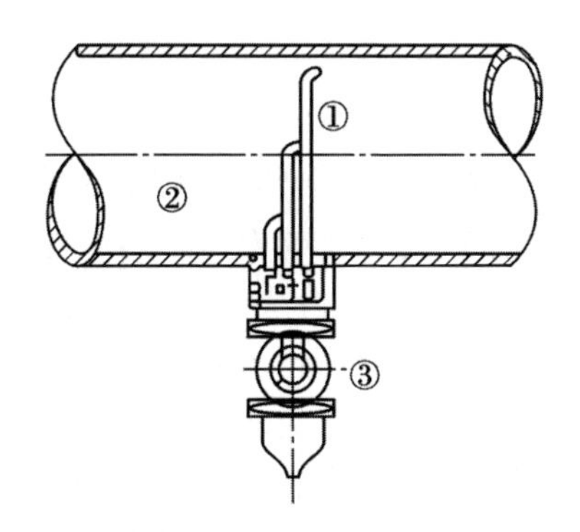

图 1-11-2　液体样品取样阀
①气体管道或容器；②采样管；③取样阀门

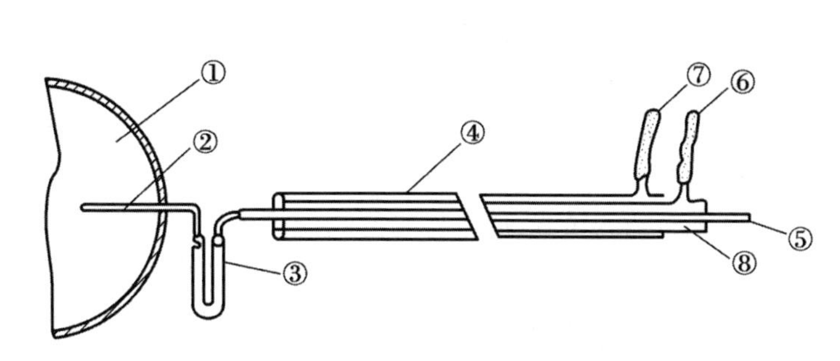

图 1-11-3　气体样品采样装置
①气体管道或容器；②采样管；③过滤器；④冷却器；⑤导气管；⑥冷却水入口；⑦冷却水出口；⑧冷却管

(2) 样品预处理　其目的是将样品处理成适宜的形式，以满足分析方法的要求。对固体样品一般要进行粉碎、过筛、混合、溶解等操作，对气体和液体样品一般要进行稳压、冷却、分离、稀释和定容等操作。根据样品的情况、待检成分的性质及后续的检测方法，选择适宜的预处理方法进行分离、净化对于许多过程分析工作是非常重要的，但有时由于所采取的分析方法本身专属性强或样品成分单一使得过程分析无需进行预处理。

自动采样与自动样品预处理是过程分析发展的方向之一。为达到制药过程控制连续和快速性的要求，在过程分析中常采用化学传感器(chemical sensor)。化学传感器是在分析仪器与分析样品之间实时传递选择性信息的界面，是一类能选择性地将分析对象的物理化学信息，如物理与化学性质、化学组成和浓度等，连续地转变为分析仪器易于测量的物理信号的装置。化学传感器按检测功能分为湿度传感器、气体传感器、离子传感器和生物传感器四类，按照基本的传感模式又分为热化学传感器、质量型传感器、电化学传感器和光化学传感器。近年来，随着半导体激光、光导纤维和光学技术的发展，利用光学原理的光化学传感器在制药过程分析中越来越多，以光导纤维(optical fiber)制成的光纤传感器尤其引人注目。如图 1-11-4 所示，光导纤维是一种传导光线能力很强的纤维，这种纤维由石英、玻璃或高分子材料制成内芯，外层包有一个折射率比内芯低的包层。当光线以小角度入射到光纤的端面上时，光线在纤芯和包层的界面上通过全反射(attenuated total reflectance，ATR)在光纤内传输，在与待测物质接触的一端直接或间接地与待测物质作用后，使光的性质或强度发生变化，从而达到检测目的。

光纤传感器具有不受电磁干扰，易于遥测和多点同时测定、耐酸碱、安全、使用方便的优点，在

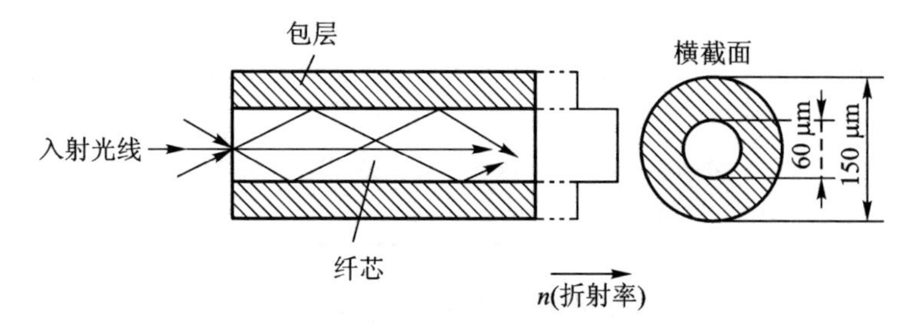

图 1-11-4　光纤中光线的全反射示意图

过程控制的紫外-可见分光光度法、红外光谱法、近红外光谱法、拉曼光谱法等分析法中应用广泛。

3. 分析方法的快速性

制药过程分析方法是建立在对药品生产过程深刻理解的基础上来进行的。药品的生产过程是指对药品的原料直接进行加工，将原材料转变成为原料药，或将原料药转变成为药品的过程。一般前者称为原料药生产过程，例如以简单的有机化合物为起始原料，经过全合成或半合成法生产化学原料药的过程；后者称为药物制剂生产过程，例如以化学原料药为原料，经过各工序加工、包装成为一定剂型产品的过程。对生产过程的控制首先应明确引起产品质量变动的主要因素，其次药品质量的变动通过工艺可以操控，通过给使用的原材料、工艺参数、生产、环境和其他条件设立一定的范围，使药品的质量属性能够得到精确、可靠的预测，从而达到控制生产过程的目的。

在常规的药物分析工作中，含量测定一般在实验室中完成，要求分析方法有较高的准确度和精密度，对分析速度要求不高。制药过程分析样品是在生产线上采样，要求在较短时间内迅速获取分析结果，将结果反馈回生产线用于监测药物生产工艺过程是否正常及产品质量状况，调节生产参数，以控制生产过程，减小生产风险。因此，制药过程质量监测与一般药物分析要求不同，快速是第一要求，而准确度则可以根据实际情况在允许限度内适当降低。

生产过程中的每一个单元操作都可用合适的分析方法进行在线控制，不同的单元操作可采用不同的方法，一种分析方法也可在不同的单元操作中使用。以固体制剂生产的单元操作为例（表 1-11-2），在混合单元，可采用近红外分光光度法、光诱导荧光法或热扩散法监测混合均匀度，确定混合终点；在制粒单元，可采用近红外分光光度法、拉曼光谱法、聚焦光束反射测量法或声学发射法监测含量均匀度、颗粒粒径和密度；在干燥单元，可采用近红外分光光度法监测水分含量；在整粒单元，可采用激光衍射法或成像技术监测颗粒粒径分布；在压片和装胶囊单元，可采用近红外分光光度法或光诱导荧光法监测效价、含量均匀度、硬度、孔隙率和重量差异；在包衣单元，可采用近红外分光光度法或光反射法等，监测和判断包衣终点（衣膜的厚度和均匀度）、喷枪与片床的距离。

表 1-11-2 固体制剂生产的单元操作中 PAT 应用

制剂生产单元	监测指标	PAT
混合	混合均匀度、确定混合终点	近红外分光光度法、光诱导荧光法或热扩散法
制粒	含量均匀度、颗粒粒径和密度	近红外分光光度法、拉曼光谱法、聚焦光束反射测量法、声学发射法
干燥	水分含量、确定干燥终点	近红外分光光度法
整粒	颗粒粒径分布、含量均一性	激光衍射法、成像技术
压片、装胶囊	效价、含量均匀度、硬度、孔隙率和重量差异	近红外分光光度法、光诱导荧光法
包衣	判断包衣终点（衣膜的厚度和均匀度）、喷枪与片床的距离	近红外分光光度法、光反射法

通过这些具体的分析方法获得大量表征产品质量的数据后，通过化学统计学建立测得的信号与生产操作的关系，控制并设定合理的参数范围，从而达到过程控制的目的。

4. 化学计量学的重要性

过程分析化学计量学(chemometrics)是过程监测和控制的软件系统,是PAT建立和发展的重要基础。在制药过程分析中,化学计量学主要解决三方面的问题。第一,检测信号的提取和解析。大多数过程分析方法的专属性受到一定的限制,由于分析速度的要求,在分析系统中又不太可能设置复杂的样品预处理装置,所以对分析仪器得到的信号进行解析和有用信息的提取就显得非常重要。第二,过程建模。为了识别和监测过程的状态,需要建立大量相应状态的模型,化学计量学是化学建模的有力工具。第三,过程控制。得到的分析结果是为了反馈给生产过程,对过程进行及时的控制和优化,这是过程分析的根本,而化学计量学正是实现这一目标的基本工具。

化学计量学计算量较大,故一般通过计算机来完成。在制药过程控制中常用的化学计量学方法包括主成分分析(principal component analysis,PCA)、主成分回归(principal component regression,PCR)、多变量统计过程控制(multivariate statistical process control,MSPC)、偏最小二乘法(partial least square method,PLS)、聚类分析(cluster analysis,CA)和人工神经元网络(artificial neural network,ANN)等。这些方法视具体情况可以单独使用,也可组合使用。

三、制药过程分析方法与仪器

一般来说,利用光、电、热、声和磁等现象,物理的、化学的、物理化学和生物学的方法均可用于制药过程分析,但由于生产过程的要求,易于连续化和自动化的方法用得较多,如光谱法、色谱法、质谱法、电化学检测方法和流动注射分析法等(表1-11-3)。

表1-11-3 常见的在线分析方法

方法类别	分析方法
色谱法	气相色谱法、超临界流体色谱法、液相色谱法等
光谱法	紫外-可见分光光度法、红外分光光度法、近红外分光光度法、X射线光谱法、拉曼光谱法、荧光分光光度法、太赫兹技术、电感耦合等离子体发射光谱分析法等
质谱法	过程质谱法
电化学检测方法	电导式、电量式、电位式分析法
磁学式分析法	磁性氧分析法、磁共振波谱分析法
传感器法	生物传感器,物理传感器,化学传感器等
热化学分析法	热导式、热化式和热谱分析法
形态学分析法	聚焦光束反射测量法
流动注射分析法	紫外-可见分光光度检测、荧光分光光度检测及多种电化学检测

过程分析常常是通过仪器来实现的,在线分析仪器是指能对试样的化学成分性质及含量进行在线自动测量的一类仪器。稳定、快捷、方便的分析仪器是过程分析的核心部分。与实验室分析仪器相比,在线过程分析仪器有以下特点:①过程分析仪器应有自动取样和试样预处理系统;②过程分析仪器测量的准确度可以稍低一些,但稳定性必须要好,能够经受高温、高湿、腐蚀性、振动、噪声等恶劣工作环境的影响;③具有自动检错、报警和校正功能;④结构简单,易于维护,价廉。

过程分析仪器通常由5个部分组成(图1-11-5):①取样装置与预处理系统,它的任务是适

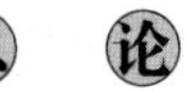

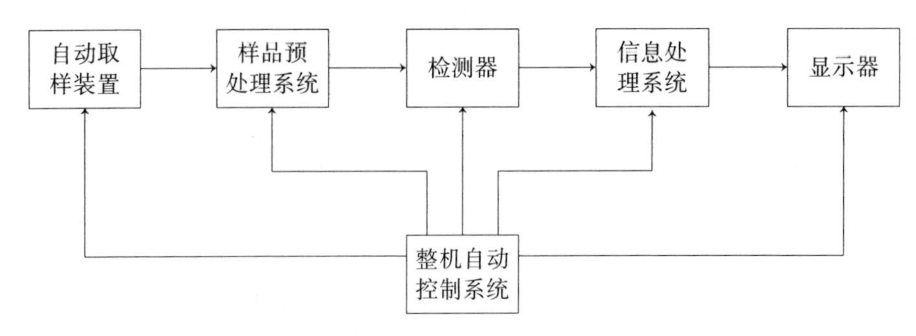

图 1-11-5 过程分析仪器的组成

时地从生产线上取得试样并对其进行物理、化学上的预处理，使之符合分析仪器的技术要求；②检测器，根据某种物理或化学原理把待测成分信息转换成电信号；③信号处理系统，对检测器给出的微弱电信号进行放大、对数转换、模数转换、数学运算、线性补偿等信息处理工作；④结果输出，将测定结果以一定的方式输出，如显示、打印、指示、报警等；⑤整机自动控制系统，控制各个部分自动而协调地工作，每次测量时自动调零、校准，当出现故障时，显示、报警或自动处理原则。

第二节　光谱学分析方法

光谱学是利用物质对电磁辐射的吸收或发射现象来对物质的结构和组成进行研究的科学。光谱分析法是以物质分子和原子的光谱学为基础建立的分析方法。按波长的大小顺序，电磁波谱可划分为不同的电磁波区。常见的有：紫外光区、可见光区、近红外光区、中红外光区和远红外光区，其波长依次增长，而能量依次变小。利用不同电磁波区的电磁辐射与物质的相互作用，可以建立不同的光谱分析方法。利用物质粒子对光的吸收现象而建立起的分析方法称为吸收光谱法，利用发射现象建立的分析方法称为发射光谱法。在常规实验室分析中吸收光谱法和发射光谱法均有广泛的应用，而在制药过程分析中则以吸收光谱分析法为主，其中有紫外－可见分光光度法、近红外分光光度法、中红外分光光度法、拉曼光谱分析法，特别是近红外分光光度法应用得较多。

一、紫外－可见分光光度法

二、红外分光光度法

三、近红外分光光度法

1. 基本原理

(1) 光谱产生　近红外分光光度法（near infrared spectrometry，NIR）系通过测定被测物质在近红外谱区（波长范围在 780~2 500 nm，按波数计为 12 800~4 000 cm^{-1}）的特征光谱并利用适宜的化学计量学方法提取相关信息后，对被测物质进行定性、定量分析的一种分析技术。近红外光谱主要由 C—H、N—H、O—H 和 S—H 等基团基频振动的倍频和合频组成，信号频率比中红外区（4 000~400 cm^{-1}）高，而吸收强度远低于中红外光谱的基频振动，吸收峰重叠严重，因此不能采用常规的分析方法对被测物质进行定性、定量分析，而必须对测得的近红外光谱数据经验证的数学方法处理后，才能对被测物质进行定性、定量分析。

(2) 测定模式 NIR 的常规分析技术分透射和反射光谱两类。透射光谱一般用于均匀透明的真溶液或固体样品，仪器测量得到的吸光度与光程及样品的浓度之间遵守朗伯 - 比尔定律；而 NIR 漫反射光谱分析一般用于固体和半固体样品。

在透射模式中测量的是透光率(T)，即给定波长处入射光穿过样品后衰减的强度。将样品放置在光源与检测器之间。这种方法常用于液体，对于固体透光率的测量要选择合适的采样附件。另一种透射测试为透反射，检测器和光源在样品的同侧，在测量透反射率时，用一面镜子或一个漫反射的表面将穿透样品的近红外光第二次反射回样品。这两种情况，结果可以由透光率(T)或吸光度(A)表示。

$$T=I/I_0 \tag{1-11-1}$$

$$A=-\lg T=\lg(1/T)=\lg(I_0/I) \tag{1-11-2}$$

式中，I_0为入射光强度，I为透射光强度。

在漫反射模式中测量的是反射率(R)，即从样品反射回的光强度(I)与由背景或参考物质表面反射回的光强度(I_r)的比率。这种方法一般应用于固体，样品放置于适宜的装置中，近红外光进入到物质内部一定距离，一部分光被样品的倍频及合频振动所吸收，未被吸收的光由样品反射回检测器。典型的近红外反射光谱可以通过计算，并以 $\lg(1/R)$ 对波长或波数作图得到。

$$R=I/I_r \tag{1-11-3}$$

$$A_R=\lg(1/R)=\lg(I_r/I) \tag{1-11-4}$$

式中，I为从样品漫反射回的光强度，I_r为从背景或参考物质表面反射回的光强度。

(3) 影响因素 影响近红外分光光度法的主要因素有样品温度、样品的含水量和残留溶剂、样品厚度、样品的光学性质、多晶型和样品的实际贮存时间等。除此以外，测定时间、人员的变化和仪器自身的漂移也会对近红外光谱的测定产生影响。

(4) 基本流程 NIR 是一种间接测定方法，一般需先建立标准样品近红外光谱与待测组分含量的校正模型，然后将待测样品的近红外光谱数据代入校正模型，计算出其中待测组分的含量。近红外分光光度法的基本过程可分为以下几个步骤。

1) 代表性样本的选择 选择适宜的训练集样本非常重要，训练集样品浓度应能涵盖未来要分析的样品范围。样品的分析背景(如水分、pH 和辅料等)应与实际样品尽量一致，否则实测时背景干扰将非常严重，导致模型适用性变差甚至不能使用。理想的训练集应尽量包括具有充分代表性的样品。

2) 标准值的测定 近红外分光光度法的准确度取决于模型准确与否，而模型的准确度很大程度上取决于对照方法测量结果的准确性。故应选择公认的或是严格验证的方法，如药典收载的方法，作为对照分析方法测定样本的标准值。

3) 光谱采集 液体样品的 NIR 和可见光谱测量一样，可在不同光程的吸收池里进行，或者使用光纤采集信号。由于液体样品的 NIR 吸收服从朗伯 - 比尔定律，因此，样品一般无需事先进行专门处理。因样品的 NIR 吸收主要来源于 C—H、N—H 与 O—H 等基团振动，显然，理想的样品溶剂是不含上述三种基团的溶媒，如 CCl_4 与 CS_2 等，这样可以充分消除背景吸收。但对有些样品（如中药样品），要找到有较好溶解能力又不含有这三种基团的溶剂较难，此时可借助数学手段对样品光谱进行背景扣除或基线校正。

采集固体样品的近红外吸收信号常用两种方法，即积分球样品杯和固体光纤探头。前者可收集各个方向的漫反射光，同时积分球器件在样品光谱扫描期间以匀速旋转，带动样品充分接受光源的照射，并用多次扫描的平均光谱作为最终输出结果，从而可获得较高信噪比的光谱。

4）图谱预处理和降维处理　为有效地提取有用信息，排除无效信息，在建立分类或校正模型时需要对谱图进行数学预处理。归一化处理常用于消除或减弱由位置或光程变化所导致的基线平移或强度变化；导数处理可以提高谱图的分辨率，但导数处理的同时扩大了噪声，因此常辅以平滑处理来消除噪声；对固体样品，采用多元散射校正（MSC）或标准正态变量变换（SNV）校正可以消除或减弱光散射引入的基线偏移。

多元近红外光谱数据包含有大量的相关变量（共线性），建模时需要减少变量，即用一组新的不相关但包含相应信息的变量来代表所有数据的变化建立模型。常用的减少变量的方法是主成分分析（PCA）法。

5）建立定性、定量分析模型　建立定性分析模型就是将样品的性质与光谱的变化相关联，用光谱的差异程度来区分样品的性质。定性分析中常采用模式识别的方法对具有相似特征的样品进行分组。模式识别方法包括判别分析和聚类分析。判别分析要求对样本的类别特征有明确的定义，并按定义区分样本；而聚类分析适用于仅需要对样本进行分组而不需要预先知道这些样品彼此间的确切关系。建立定量分析模型时一般不需要对样品进行预处理，但测量时受多种因素的影响，利用单波长光谱数据很难获得准确的定量分析结果，因此定量分析均利用多波长光谱数据，采用多元校正的方法。校正方法一般分为两类：线性校正方法和非线性校正方法。常用的线性校正方法有多元线性回归（multiple linear regression，MLR）、主成分回归（principal component regression，PCR）、偏最小二乘回归（partial least squares regression，PLSR）等，非线性校正方法有局部权重回归（locally weighted regression，LWR）、人工神经网络（artificial neural networks，ANN）、拓扑方法（topology，TP）和支持向量机法（support vector machines，SVM）等。在 NIR 定性分析中，常用的分析方法有判别分析法（discrimination analysis，DA）、主成分分析法（principal component analysis，PCA）、马氏距离法（Mahalanobis distance，MD）和欧氏距离法（Euclidean distance，ED）等。目前，一般的商用 NIR 仪器均带有常用的定性和定量分析方法。一些统计软件如 SAS、SPSS 与 S-PLUS 等中也包含简单的多元校正算法（如 MLR、PCR 和逐步回归等）。

6）定性分析模型的验证和定量方法学验证　对定性分析模型，至少应进行模型的专属性和重现性两方面的验证；定量分析的方法学验证与其他分析方法的要求相似，每个被验证参数可被接受的限度范围与该方法的应用目的有关，通常应考虑专属性、线性、准确度、精密度和重现性。

7）定量校正模型评价　对建立好的模型必须通过预测集（或称验证集）样本的预测来判断校正模型的质量，一般采用以下指标来评定。

相关系数（correlation coefficient，R^2），计算公式为：

$$R^2 = 1 - \frac{\sum (C_i - \hat{C}_i)^2}{\sum (C_i - C_m)^2} \tag{1-11-5}$$

若 R^2 越接近 1，则校正模型的预测值与标准对照方法分析值之间的相关性越强。

交叉验证误差均方根（root mean square error of cross validation，*RMSECV*），计算公式为：

$$RMSECV=\sqrt{\frac{\sum(\hat{C}_i-C_i)^2}{n-p}} \tag{1-11-6}$$

预测误差均方根（root mean square error of prediction，*RMSEP*），计算公式为：

$$RMSEP=\sqrt{\frac{\sum(\hat{C}_i-C_i)^2}{m}} \tag{1-11-7}$$

相对预测误差（relative prediction error，*RPE*），计算公式为：

$$RPE\%=\sqrt{\frac{\sum(\hat{C}_i-C_i)^2}{\sum C_i^2}}\times 100\% \tag{1-11-8}$$

上面各式中，C_i 为对照分析方法测量值，$\hat{C}_i$为通过 NIRS 测量及数学模型预测的结果，C_m 为 C_i 均值，n 为建立模型用的训练集样本数，p 为模型所采用的因子数，m 为用于检验模型的预测集样本数。

8）样品分析　若模型的预测精度可满足使用要求，则可将所建方法推广用于实际过程分析。

当预测物质的物理性质改变，或物质的来源发生改变时，需要对已建立的定量模型进行再验证，必要时应对模型进行维护或建立新模型。当近红外模型在非建模仪器中应用时，必须考虑仪器型号、数据格式、光谱范围等对模型的影响。用适宜的代表性样品（数量依据具体模型确定）分别在建模仪器（源机）和其他仪器扫描光谱，分别利用不同仪器上获得的光谱预测结果，并进行统计学检验，以确证该模型在其他仪器中使用是否有效。

2. 仪器和仪器性能指标

（1）仪器　NIR 测定分为透射和反射两种类型。近红外分光光度计由光源、单色器（或干涉仪）、检测器、数据处理和评价系统等组成。稳定的、高强度的石英壳钨灯，如石英卤素钨灯常作为光源。常用的单色器有声光可调型、光栅型和棱镜型等。检测器常用的材料有硅、硫化铅、砷化铟、铟镓砷、汞镉碲和氘代硫酸三甘肽等。常规的普通样品池、光纤探头、液体透射池、积分球是一些常用的采样装置。使用时需根据供试品的类型选择合适的检测器和采样系统。

（2）仪器性能指标的控制　使用在 780~2 500 nm（按波数计为 12 800~4 000 cm^{-1}）范围内具有特征吸收的合适的标准物质（如含镝、钬、铒等稀土氧化物）进行波长校验，在校验的波长范围内至少需检查 3 个波长。对于傅里叶变换型的仪器，可以使用一个已被证明过的标准物质的狭窄谱线进行验证。可接受的波长不确定度为（1 200 ± 1）nm［（8 300 ± 8）cm^{-1}］，（1 600 ± 1）nm［（6 250 ± 4）cm^{-1}］，（2 000 ± 1.5）nm［（5 000 ± 4）cm^{-1}］。

（3）线性和仪器响应值　用一组透射率或反射率已知的标准物质检查分光光度计的线性和仪器响应值的稳定性。

（4）噪声　用合适的反射标准物质或两个透射标准物质，一个相对高吸收率的标准物质、一个相对低吸收率的标准物质用于高、低通量下的噪声测试。当没有标准物质时，噪声测试利用 100% 吸收线进行。根据仪器说明书的推荐，使用适宜的波长（或波数）范围扫描反射标准物质，用峰对峰值计算仪器的噪声，噪声应符合仪器的规定。

3. 应用

NIR 分析的主要特点是操作简便、快速,可不破坏样品进行原位测量,测量信号可以远距离传输和分析,特别是与计算机技术和光导纤维技术相结合,用透射、散射和漫反射检测方法,可不进行样品预处理,不使用化学试剂,直接分析气态、液态与各种不规则形状(颗粒状、粉末状、糊状与不透明)的固态样品。在大多数情况下,从分析一个样品到获得结果不到 1 min,成本较低。NIR 分析不仅能反映绝大多数有机化合物的组成和结构信息,对某些无 NIR 光吸收的物质(如某些无机离子化合物),也可通过它对共存的本体物质影响引起的光谱变化,间接地反映它存在的信息。NIR 分析定量精度较高,采用多元校正方法及一组已知的同类样品所建立的定量校正模型,可快速得到相对误差低于 0.5% 的测量结果。NIR 分析中只需取得样品的光谱信号,甚至可直接在原容器中进行测定,不使用其他溶剂,样品测定后一般可送回生产地或容器,测试过程中不产生污染,可使用光纤传输信号,适用于在线检测。NIR 区的波长较短,因而不被玻璃或石英介质所吸收,可使用玻璃或石英光纤传输信号,使 NIR 方法适用于生产现场检测。值得注意的是,NIR 由于检测限一般在 0.1% 左右,故只能进行常量分析,尚难进行痕量分析。

(1) 定性分析　近红外光谱在药物成分分析尤其是中药分析方面取得了较快的发展,这种方法不仅能够简便、准确地鉴别中药材的种类、产地和真伪,在线监测中药提取过程中的成分变化,还能够快速测定有效成分的含量以及中药辅料的品质。例如,引入化学计量学中的模式识别方法,在使用主成分聚类分析之前,通过一阶导数结合矢量归一化光谱预处理方法,消除光谱中由于样本粉碎粒径不均一等物理信息的干扰,以实现对十余种不同中药材的 400 批样本的近红外光谱分析(图 1-11-6)。

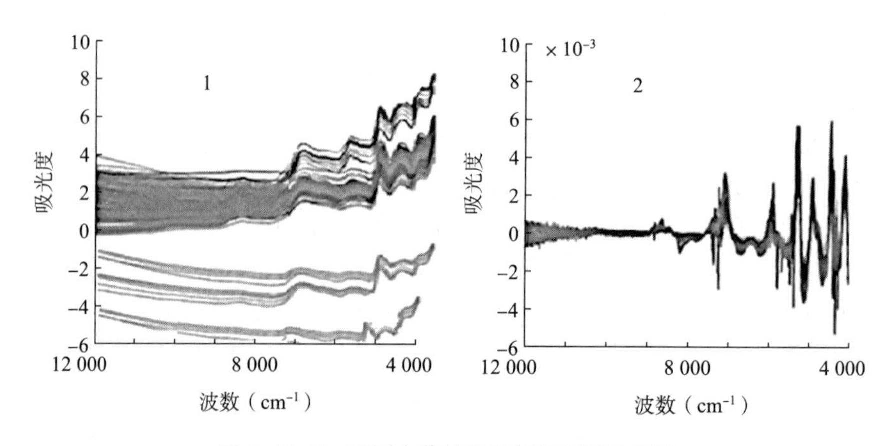

图 1-11-6　不同中药材的近红外光谱分析图

1. 多种中药材的近红外光谱　2. 采用一阶导数结合矢量归一化预处理后的近红外光谱

多变量统计过程控制(multivariate statistical process control,MSPC)是一种常用的过程控制手段,其利用正常生产状态下的高维过程变量建立多元统计控制模型[如主成分分析(PCA)或偏最小二乘回归(PLS)],将高维变量数据映射到低维空间内,并计算各时间点的统计量,如 Hotelling T^2、DMod X 等,通过统计量建立控制图以实时监控生产过程偏离模型的程度,确保其在正常的范围内。将 NIRS 与 MPSC 技术相结合,既可以实时获取分析对象的整体信息,又可以在线监控生产过程的变动情况。如使用近红外光谱建立多变量统计过程控制(MSPC)模型(图 1-11-7),对

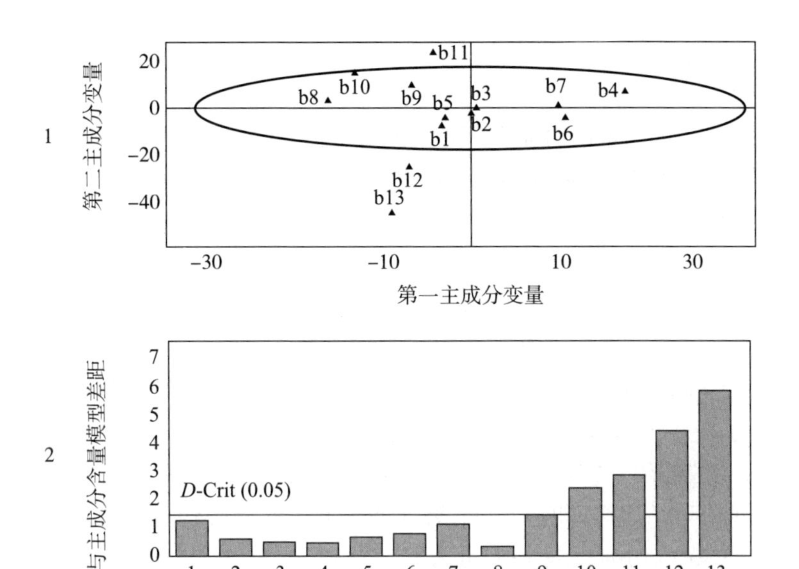

图 1-11-7 13 批野菊花提取过程批次 PCA 模型的两种控制图
1. 主成分得分控制图 2. DMod X 控制图

野菊花提取过程的质量变化进行在线实时监控,以及时反映物料的内在质量变化情况。

相对于复杂的中药体系,近红外光谱对西药的定性和定量分析更为容易。近些年,在西药分析上,我国的近红外应用研究主要集中在原辅料的真伪鉴别和成品药中的有效成分含量测定等方面。如利用近红外漫反射光谱法结合 OPUS 软件,建立复方地芬诺酯片一致性检验模型,使现场快速鉴别复方地芬诺酯片真伪成为可能,可有效防止不法分子利用正规厂家信息制售非法药品供吸毒者使用。

(2) 定量分析 NIR 可快速地进行过程控制,定量测定药品活性成分和辅料在生产过程中的变化。在化学药生产过程中的主要应用有:化学反应程度和反应终点的判断、原辅料的粒度分布测定、干燥过程中水分的在线测定、压片过程中主成分的在线含量测定,如应用近红外光谱法对盐酸环丙沙星片中环丙沙星进行快速准确的定量分析,满足药品检测车上用于现场检测的要求。

在生化制药中,应用在线近红外分析仪可监控发酵反应过程中营养素的变化。在中药生产过程中的主要应用有:中药材中主成分的快速测定、提取过程中主成分的变化、浓缩和制剂过程的全在线质量控制等。如以复方阿胶浆生产中 4 味药材(党参、红参、熟地黄及山楂)的混合提取过程为对象,在线分析总皂苷、总黄酮、总糖及可溶性固形物等的质控指标含量,并用多变量统计过程控制(multivariate statistical process control,MSPC)手段建立复方阿胶浆沉淀过程的故障监测模型,可实现提取过程异常状况预警。

伴随人工智能、大数据、物联网和云计算的发展,近红外光谱也获得了飞速发展,尤其是深度学习在特征提取方面展现出的巨大优势,越来越多的深度学习算法被用于近红外光谱数据处理,如利用深度信念网络(DBN)、随机森林(RFS)、弹性网络(elastic net)等。未来还将继续完善"云 + 网 + 端"的网络化软件系统平台,以小型、微型化、快速和专用型近红外光谱仪为研发方向,以实现药物分析数据的一键处理、多模型分析和云数据即时共享的目标。

四、拉曼光谱法

拉曼光谱(Raman spectroscopy)是分子振动光谱的一种,属于散射光谱。拉曼散射效应是由印度科学家 Raman 于 1928 年发现的。拉曼光谱法和红外光谱法在化合物结构分析上各有所长,互相补充,两种光谱的结合,才能得到分子振动光谱的完整数据,更多地获得药品的质量信息。

1. 基本原理

当单色光(如激光)照射透明的样品时,大部分光透过样品,一部分光被样品吸收,而另一部分光会被样品在各个方向上散射。在这些散射中,散射光的频率(能量)与入射光的频率相同,则这部分散射光称为瑞利(Rayleigh)散射;有一部分被散射的光频率与入射光不同,频率发生了位移,这种散射称为拉曼(Raman)散射。

瑞利散射和拉曼散射产生的原理如图 1-11-8 所示。假设入射单色光频率为 v_0,其光子能量为 hv_0,又设振动能级 v=0 的基态能量为 E_0,振动能级 v=1 的基态能量为 E_1,受能量 hv_0 的光子激发,处于 v=0 和 v=1 的分子分别跃迁到能量为 E_0+hv_0 和 E_1+hv_0 的虚拟态(a)和虚拟态(b),分子在虚拟态是不稳定的,将很快返回 v=0 和 v=1 状态并将吸收的能量以光的形式释放出来,这就称为瑞利散射。瑞利散射是由于入射的光子与样品分子发生弹性碰撞,即光子和分子之间没有能量交换,光子的能量保持不变,散射光频率与入射光频率相同,即 $v_{瑞利}=v_0$,仅方向发生了改变。在散射光中瑞利散射占大多数,且强度最强。与瑞利散射不同,拉曼散射是由于光子与样品分子发生的是非弹性碰撞。当入射光子 hv_0 把处于振动能级 v=0 的分子激发到了虚拟态(a),分子在虚拟态(a)很不稳定,很快返回振动能级 v=1 的状态,并以光的形式释放出这部分能量,这部分光即 Stokes 线。若当入射光子 hv_0 把处于振动能级 v=1 的分子激发到了虚拟态(b),分子在虚拟态(b)很不稳定,很快返回振动能级 v=0 的状态并以光的形式释放这部分能量,这部分光称为反 Stokes 线。室温时分子处于振动激发态(振动能级 v=1)的概率不足 1%,故 Stokes 线强度要比反 Stokes 线强度强得多。

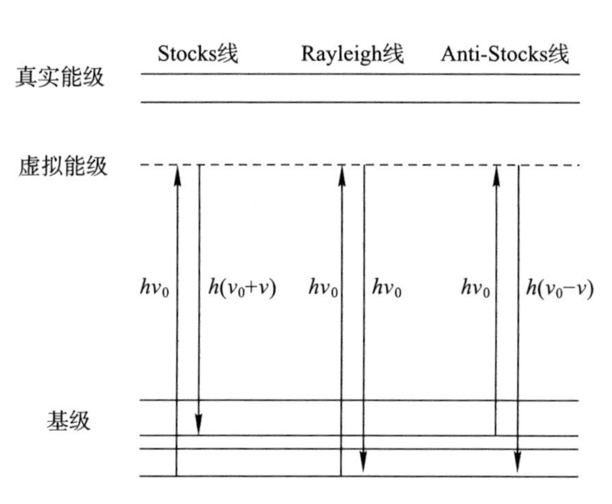

图 1-11-8 瑞利和拉曼散射机制图

从图 1-11-8 可看出,$v_{反\ Stokes}>v_0>v_{Stokes}$,能级差为 $\Delta E=hv_0-hv_{Stokes}=hv_{反\ Stokes}-hv_0=E_1-E_0$

Stokes 线或反 Stokes 线与入射光频率之差称为拉曼位移。对应的 Stokes 线与反 Stokes 线的 Raman 位移相等,即:

$$拉曼位移=v_0-v_{Stokes}=v_{反\ Stokes}-v_0=\Delta E/h=(E_1-E_0)/h$$

上式表明,拉曼位移的大小取决于分子振动能级的差值,拉曼位移在数值上取决于第一振动激发态与振动基态的能级差。不同的化学键或基团有不同的振动,拉曼位移反映的是振动能级的变化,因此拉曼位移是分子结构的特征参数,它不随入射光频率的改变而改变,故拉曼光谱可以作为分子结构定性分析。拉曼谱线的强度与入射光的强度和样品分子的浓度成正比,若入射光强度一定,则只与样品浓度有关,故拉曼光谱可用于定量分析。

拉曼光谱图是以拉曼位移(波数)为横坐标,谱带强度为纵坐标作图得到的图谱。由于拉曼位移是以激发光波数作为零写在光谱的最右边,并省去反 Stokes 线相应的拉曼位移谱带,采用左正右负的坐标定位规则,因此便得到类似于红外光谱的拉曼光谱图。

产生偶极矩变化的振动是红外活性的,红外光谱带吸收强度正比于振动中原子通过它们平衡位置时偶极矩的变化。分子的拉曼活性,取决于分子在运动时某一固定方向上的极化度是否改变,而偶极矩却不发生变化。极化度是指分子在电场(如光波这种交换的电磁场)的作用下分子中电子云变形的难易程度。只有极化度有变化的振动才是拉曼活性的。在同一分子中,某个振动既可以具有拉曼活性,又可以具有红外活性;也可以只具有拉曼活性而无红外活性;或只有红外活性而无拉曼活性。对于全对称振动模式的分子,如含有 C—C、S—S、N—N 键等,在红外光谱上几乎看不到吸收峰,但在激发光子作用下,会发生分子极化,故常有拉曼活性,而且活性很强,故拉曼光谱和红外光谱是互相补充的。

和红外光谱一样,拉曼光谱记录的光谱范围通常在 400~4 000 cm^{-1} 间,对于大多数常规分析而言,波数在 100 cm^{-1} 以上拉曼光谱足以提供充分的信息用于定性、鉴别和表征;而波数在 100 cm^{-1} 以下仍有一些对完整表征样品非常有意义的特征光谱,在某些情况下,这些低波数特征拉曼光谱是鉴别化合物或晶型的不可或缺的重要信息之一。

拉曼光谱的优点在于它快速、准确,测量时通常不破坏样品(固体、半固体、液体或气体);样品制备简单甚至不需样品制备;谱带信号通常处于可见或近红外光范围,可以有效地和光纤联用。拉曼光谱用于分析的缺点有:荧光现象对傅里叶变换拉曼光谱分析的干扰,使得拉曼光谱被荧光所湮灭检测不到样品的拉曼信号;不同振动峰重叠和拉曼散射强度容易受光学系统参数等因素的影响;在进行傅里叶变换光谱分析时,常出现曲线的非线性的问题;任何一种物质的引入都会对被测体系带来某种程度的污染,增加了引入误差的可能性;检测灵敏度低。

2. 仪器结构

20 世纪 30 年代,拉曼光谱曾是研究分子结构的主要手段,此时的拉曼光谱仪是以汞弧灯为光源,物质产生的拉曼散射谱线极其微弱,因此应用受到限制,直至 20 世纪 60 年代激光光源的问世,以及光电讯号转换器件的发展才给拉曼光谱带来新的转机。目前,激光拉曼光谱仪可分为色散型激光拉曼光谱仪和傅里叶变换拉曼光谱仪。

色散型激光拉曼光谱仪主要由激光光源、样品池、单色器、检测系统、记录输出和计算机控制等部分组成。色散型拉曼光谱仪,逐点扫描,单道记录,为了得到一张高质量的谱图必须经多次累加,花费时间长。并且色散型拉曼光谱仪所用的可见光范围的激光,能量大大超过产生荧光的阈值,很容易激发出荧光而掩盖拉曼信号,给测量造成困难。傅里叶变换激光拉曼光谱仪,消除了色散型拉曼光谱仪的缺点,无荧光干扰,信噪比高,扫描速度快,分辨率高,从而拓宽了拉曼光谱的应用范围。

傅里叶变换激光拉曼光谱仪(图 1-11-9)由激光光源、样品池、迈克尔森干涉仪、滤光片组、检测器及控制计算机等组成。光路设计类似于傅里叶变换红外光谱仪,但干涉仪与样品池排列次序有所不同。

(1) 激光光源　通常采用激光器为光源,产生近红外线或紫外 - 可见光作激发光。由于激发光能量低于荧光激发所需阈值,可避免大部分荧光对拉曼光谱的干扰。

(2) 样品池　样品的放置方式有直接的光学界面、显微镜、光纤维探针(不接触或光学浸入)

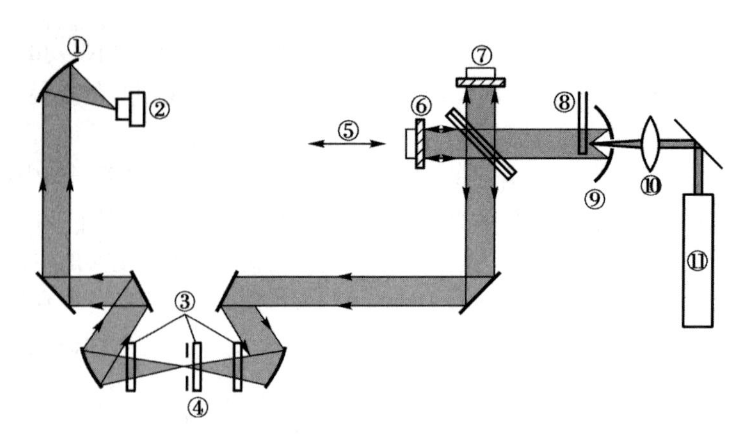

图 1-11-9　傅里叶变换激光拉曼光谱仪光路图

①聚焦镜；②Ge 检测器（液氮冷却）；③介电滤光器；④空间滤光片；
⑤动镜；⑥分束器；⑦定镜；⑧样品；⑨抛物面会聚镜；
⑩透镜；⑪激光器

和样品池（包括特殊的样品盛器和自动样品转换器）等。为适应固体、薄膜、液体、气体等各种形态的样品，样品池装有三维可调的样品平台，并且还备有各种样品池和样品架，如单晶平台、毛细管、液体池、气体池和 180° 背散射架等。样品池装有聚焦透镜和收集透镜。聚焦透镜使激光聚集在样品上产生拉曼散射，收集透镜收集由样品产生的拉曼散射光。

（3）滤光装置　激光波长的散射光比拉曼信号强 10^6~101^0 倍，必须在进入检测器前滤除。普遍采用的是陷波滤波器，具有滤波效果好和体积小等优点。另外，为防止样品不被外辐射源照射，需要设置适宜的滤波器或者物理屏障。

（4）光波处理装置　拉曼信号可通过光栅色散或者迈克尔森干涉仪（傅里叶变换）来处理。整个拉曼光谱范围的散射光经干涉仪，所得干涉图经计算机进行快速傅里叶变换后，即可直接得到拉曼光谱图。用于制药过程分析的拉曼光谱仪一般扫描速度每分钟可得到 20 张谱图，大大加快了分析速度，并且通过多次累加，改善谱图的信噪比，提高了检测的灵敏度。

（5）检测器　色散仪器中最为常用的检测器为硅质电荷耦合元件（CCD）；傅里叶变换仪器常采用单通道锗或铟镓砷化合物（InGaAs）检测器以配合钕：钇 – 铝 – 石榴红（Nd：YAG）1 064 nm 的激光器在近红外区使用。目前多采用可在室温下工作的 InGaAs 检测器，也有采用灵敏度较高的液氨冷却的锗二极管检测器，但费用较高。

3. 应用

拉曼位移是分子结构的特征参数，当实验条件一定时，拉曼光谱的强度与样品的浓度呈现简单的线性关系，可用于有机化合物和无机阴离子的定性和定量分析。拉曼光谱法是无损检验，灵敏度高，可进行实时在线多点检测，提供制药工艺的动态信息，便于进行过程控制；一般不需要样品预处理，使用方便，节省时间；可进行远程测量，保护操作人员，适用于有毒、高温、高压或样品处于保护气体中而不宜于有人工干预的情况或危险的环境下进行测量；设备操作简单，维护方便。在建立拉曼光谱方法时应注意荧光现象对傅里叶变换拉曼光谱分析的干扰。

常用的拉曼光谱分析技术有单通道和多通道技术、采用傅里叶变换的 FT-Raman 光谱分析技术、共振拉曼光谱分析技术和表面增强拉曼效应分析技术。近年来，拉曼光谱与其他多种分析测试仪器的联用受到了广泛的关注，如拉曼与扫描电镜联用，拉曼与激光扫描共聚焦显微镜联用，拉曼与原子力显微镜 / 近场光学显微镜联用，拉曼与红外联用等。这些联用技术着眼于微区的原位检测，可以获得更多的信息，提供更高的可靠度。

拉曼光谱既适合于化学鉴别、结构分析和固体性质如晶型转变的快速和非破坏性检测，也能够用于假药检测和质量控制，例如：①化学分析：原料药活性成分、辅料的鉴别和定量；②物理分析：固态（如多晶、水合物和溶剂化物）和晶型的鉴别和定量；③过程分析：生物和化学反应，合成、结晶、制粒、混合、干燥、冻干、压片、装填胶囊和包衣。拉曼光谱应用于具体的药物分析过程包括：

(1) 合成过程分析　在线拉曼光谱法可以在药品生产过程中对产品的成分和工作条件进行实时的监测。将光纤探头插入反应容器中，不需取样分离就可远程监测化学反应中各组分的拉曼光谱随时间变化的关系曲线，经过偏最小二乘回归等数学处理，可得到反应物和生成物的浓度变化规律，进而对合成过程进行实时控制。例如，采用拉曼光谱可以在线观测阿司匹林的合成过程。阿司匹林的合成是一个经典的有机化学反应，人们一直认为反应中间有中间过渡态存在，由于过渡态不稳定，很难得到纯品，故反应历程是建立在推测和估计的基础上的。采用在线拉曼光谱测量系统对阿司匹林的合成过程进行实时跟踪检测，得到了在反应过程中不同时刻的拉曼光谱，经数据处理后，得到各组分含量的相对变化曲线。从拉曼光谱中可以观察到波数为 1 694 cm^{-1} 的位置有一明显的拉曼特征峰，认定阿司匹林的合成反应过程中有中间体出现。由此可以看出，通过在线拉曼光谱可以清楚、直接地监测反应的进程，这种方法对于研究化学反应过程具有重要的应用价值。

表面增强拉曼光谱（surface enhanced Raman spectroscopy，SERS）是一种纳米尺度上特殊的表面增强光学效应，与常规的拉曼散射光谱相比，其灵敏度一般可提升 4~6 个数量级。SERS 技术不仅能提供被检测物详细的分子结构信息，且与其他技术联用可实现实时、原位探测，是一种强有力的痕量检测工具。例如将 SERS 技术与微流控芯片反应器结合，实现对 α- 苯乙酮→ α- 苯乙醇的微量合成反应的实时监测和快速分析（图 1-11-10）。

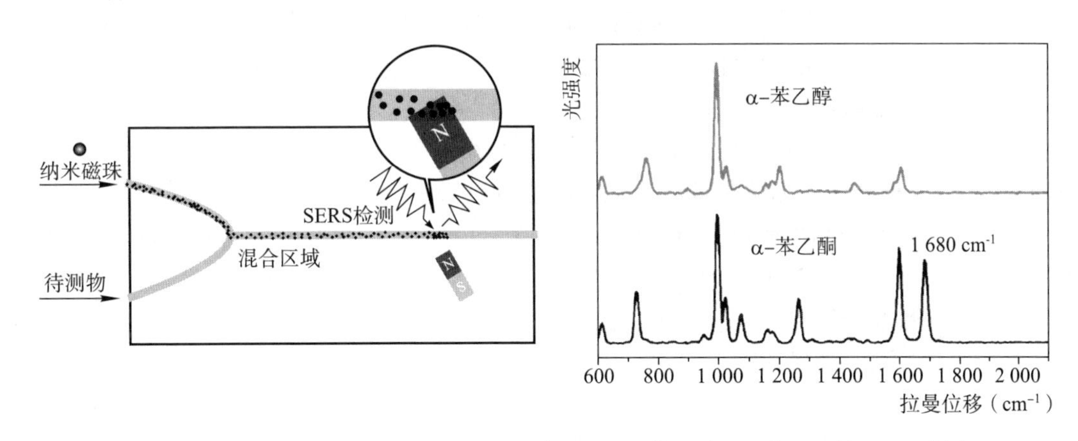

图 1-11-10　微流控芯片 -SERS 联用示意图和 α- 苯乙醇、α- 苯乙酮的 SERS 谱图

(2) 药物多晶型分析　由于不同的晶型可在拉曼光谱上显示出不同的吸收特性，所以拉曼光谱法是药物多晶型测定和控制的有效手段。例如，平喘药物奈多罗米钠的原料药，其晶体结构会随着湿度不同发生变化，从而导致药效降低。拉曼光谱技术可以快速、准确地提供奈多罗米钠

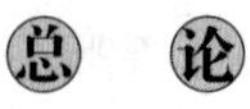

在不同湿度条件下的定性和定量数据（图 1-11-11）。

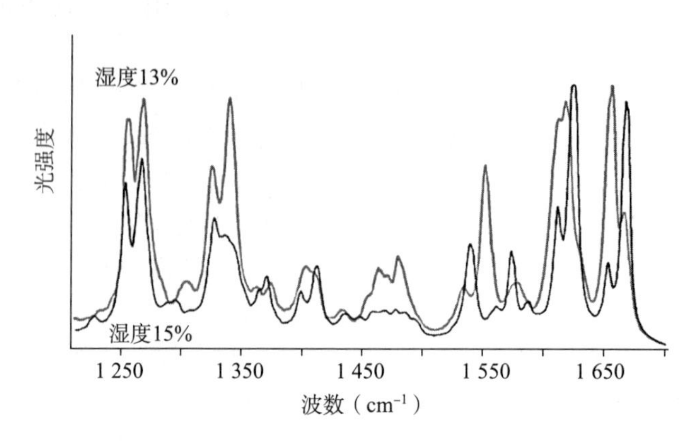

图 1-11-11 奈多罗米钠晶型随湿度变化的拉曼光谱检测图

(3) 含量测定　拉曼谱带的强度与待测物浓度的关系遵守朗伯－比尔定律：

$$I_v=KlcI_0$$

式中，I_v 为一定波长处的峰强，K 为仪器和样品的参数，l 为光路长度，c 为样品中特定组分的摩尔浓度，I_0 为激光强度。

上式是拉曼光谱定量应用的基础。影响拉曼光谱定量测定的主要因素有：荧光、样品的热效应和基质或样品自身的吸收。为减少荧光干扰，提高信噪比，一般采用平衡荧光干扰、信号强度和检测器响应的方法；为降低样品的热效应，可以采用减少激光通量的方法，或者通过热接触或液体浸入来改善样品的热传导；样本基质或样本自身的吸收可以通过合适的样品处置方式等予以减小。

(4) 其他应用　拉曼光谱在制药生产过程中还可应用于多组分混合均一性判断及终点判断、混悬液均质化的在线过程控制、流化床制粒和干燥过程的在线监测、压片过程的在线监测、包衣过程的在线监测、冷冻干燥过程的在线监测、连续生产过程控制，另外，拉曼光谱还可用于发酵过程分析和药品辅料和包装材料分析。

药品质量是医药产业的生命线，而制药过程分析是保证全过程、多环节质量控制的重要手段。近年来，多种光谱学方法如紫外分光光度法、近红外分析法和拉曼光谱法等凭借其快速、直观、无损的优势，在药品生产过程分析中得到了充分应用和发展；依托于定量流动和影像分析技术的流动注射分析法、聚焦光束反射测量法也已成功应用于微、痕量药品的过程分析；过程色谱系统模块随之不断重构和优化，并将伴随人工智能技术的跨越式发展，将药物生产过程分析水平提升到一个崭新的高度。

（江正瑾）

数字课程学习

本章小结　教学 PPT　自测题　推荐阅读

第十二章

药物效应分子分析方法

1. 熟悉细胞增殖分析、PCR 和蛋白质印迹法技术的基本实验原理和应用。
2. 了解流式细胞、生物芯片、成像分析、组学分析和报告基因等技术的基本原理和应用。

第一节　细胞增殖测定法

细胞增殖是指细胞在周期调控因子的作用下，通过 DNA 复制等反应，完成细胞分裂的过程。增殖检测一般是分析分裂中细胞的数量变化，进而反映细胞的生长状态及活性，目前广泛应用于肿瘤生物学、分子生物学、药动学等领域。细胞增殖检测实验根据实验方案和目的不同分为以下几种：

一、细胞存活率检测

该方法通过检测活细胞相关物质的含量（如蛋白质、酶等）间接地测定活细胞的数量来评价细胞的增殖能力，适用于细胞活力测定、药物作用的毒性测定。该方法包括 MTT、XTT、MTS、CCK8 法及 SRB 法等，统称为比色法，主要基于颜色的变化来反映细胞数量，十分适合高通量药物筛选，进而计算药物的 IC_{50}。

MTT 法是最早出现的检测方式，于 1983 年由 Mosmann 建立，MTT 为 3-(4,5- 二甲基噻唑 -2)-2,5- 二苯基四氮唑溴盐。其检测原理为活细胞线粒体中的琥珀酸脱氢酶能使外源性 MTT 还原为水不溶性的蓝紫色结晶甲臜并沉积在细胞中，而死细胞无此功能。二甲基亚砜能溶解细胞中的甲臜，用酶联免疫检测仪在 490 nm 波长处测定其光吸收值，可间接反映活细胞数量。在一定细胞数范围内，MTT 结晶形成的量与细胞数成正比。该方法已广泛用于一些生物活性因子的活性检测、大规模的抗肿瘤药物筛选、细胞毒性试验以及肿瘤放射敏感性测定等。它的特点是灵敏度高、经济。

MTT 法存在一定的缺陷，主要是其还原产物甲臜不溶于水，且对细胞有较大的毒性，因此限制了其使用。目前，基于 MTT 开发了 MTS、CCK8 等新方法。

琥珀酸脱氢酶

MTT　　　　甲臜

二、细胞 DNA 合成检测

该方法通过测定细胞的 DNA 合成含量来评价细胞的增殖能力，是检测细胞增殖较为准确的方法，主要包括 BrdU 和 EdU 两种方法。这类方法适用于细胞 DNA 修复和分化分析，以及细胞标记物追踪等。

BrdU，即 5- 溴脱氧尿嘧啶核苷，可代替胸腺嘧啶核苷插入到复制的 DNA 双链中（细胞周期 S 期），而且这种置换可以稳定存在，并带到子代细胞中。细胞经过固定和变性处理后，可用免疫学方法检测 DNA 中 BrdU 的含量（如采用鼠抗 BrdU 单克隆抗体特异识别 BrdU，再采用辣根过氧化酶标记的山羊抗鼠 IgG 二抗标记，最后用比色法或荧光的方法进行定量测定），从而判断细胞的增殖能力。

然而，BrdU 有一大缺点，就是需要变性 DNA 后才能与抗体结合，这破坏了 DNA 双链结构，影响了其他染料的结合染色，导致染色弥散，准确性降低等问题。EdU，即 5- 乙炔基 -2′ - 脱氧尿苷，也是胸腺嘧啶的衍生物，其连有的炔烃基团在天然化合物中很少见，能够在 DNA 复制时期代替胸腺嘧啶插入到复制的 DNA 双链中，并与荧光染料发生特异性反应，可直接准确地检测出 DNA 复制活性，广泛应用于细胞增殖、细胞分化、生长与发育、DNA 损伤修复、病毒繁殖等方面的研究，尤其适合进行 siRNA、miRNA、小分子化合物及各种药物的细胞增殖及活力筛选实验。

三、ATP 浓度检测

腺苷三磷酸（ATP）是自然界各种生命活动中共用的能量载体，是能量储存和转移的最小单位。ATP 参与生物体内多种酶促反应，维持正常的生命活动，是活细胞新陈代谢的一个指标。在细胞发生凋亡或坏死时，其 ADP 和 ATP 的含量均有特征性的改变。ATP 含量以及 ADP 与 ATP 比值的检测可作为细胞增殖和细胞毒性的定量指标。通过监测 ATP 含量以及 ADP 与 ATP 比值的改变，可以评价多种药物、生物制剂或生物活性物质引起的细胞杀伤、细胞抑制和细胞增殖作用。

ATP 检测可以用成色反应、荧光、化学发光或同位素等方法实现。采用化学发光方法检测 ATP，具有更高的敏感性，而且简便、快速，是目前应用最多的方法。该方法基于萤火虫荧光素酶催化荧光素氧化，消耗 ATP，发出光子的高效发光反应，具有发光效率极高、发光量与 ATP 含量呈很好的线性关系的特点，可以反映细胞内 ATP 的含量。该方法无需细胞培养过程、操作简便、灵敏度高，在短时间内即可得到检测结果，适合高通量细胞增殖检测和筛选。

生物体内多种酶促反应以 ATP 为底物，消耗能量，ATP 的高能磷酸键断裂，形成 ADP 或 AMP，通过检测其酶促反应中 ADP 与 ATP 比值，可以间接监测酶促反应的进程。细胞在发生凋亡或坏死时，其 ADP 与 ATP 含量的变化特征不同，检测细胞中 ADP 与 ATP 比值，也是区分细胞凋亡或坏死的一个间接指标。

四、细胞增殖相关抗原检测

增殖细胞特异性表达的某些特定蛋白，如 Ki67，增殖细胞核抗原（PCNA）等常作为人体细胞增殖的标志。Ki67 是一种标记细胞增殖状态的核抗原，主要表达于 G1 期、S 期、G2 期及有丝分裂间期的细胞，但在 G0 期的细胞中不表达。其功能与细胞增殖密切相关，因此 Ki67 常用于检测肿瘤细胞的生长指数。PCNA 的功能与 Ki67 类似，也可以用于细胞增殖检测。

五、应用

例 1 使用 MTT 法比较候选化合物 YLS004 和 6-thio-dG+PX-12 的肿瘤细胞生长抑制活性

取对数生长期的人黑色素瘤细胞 A375，用 0.25% 的胰酶消化一定时间，离心，重悬后用血细胞计数板计数，制备细胞悬液，调整细胞悬液至 1×10^4~1×10^5 个 /mL。取细胞悬液接种于 96 孔培养板中，每孔 100 μL，置饱和湿度、37℃和 5%CO_2 培养箱中培养 24 h，待细胞完全贴壁。用完全培养基稀释受试化合物至所需浓度，将 96 孔培养板的完全培养基吸出，加入含药培养基，每孔 100 μL，DMSO 终浓度小于 0.1%，置于培养箱中培养 48 h。96 孔板中每孔加入 MTT 10 μL，继续培养 4 h。终止培养，小心吸去孔内培养液。每孔加入 150 μL DMSO，置摇床上低速振荡 5~15 min，使结晶物充分溶解。用酶联免疫检测仪测量各孔在 570 nm 处的吸光值 OD（一般 0~1 之间）。实验过程中设置调零孔（培养基、MTT、二甲基亚砜），对照孔（细胞、相同浓度的药物溶解介质、培养基、MTT、二甲基亚砜），计算细胞生长抑制活性情况。每组设定 3~6 个复孔，重复若干次。细胞活力（cell viability）=（$A_{药物组}$ − $A_{调零孔}$）/（$A_{对照孔}$ − $A_{调零孔}$）× 100%。采用 GraphPad Prism 5 软件将数据拟合为具有可变斜率的浓度响应曲线，从曲线中计算 IC_{50} 值，实验结果见图 1-12-1。

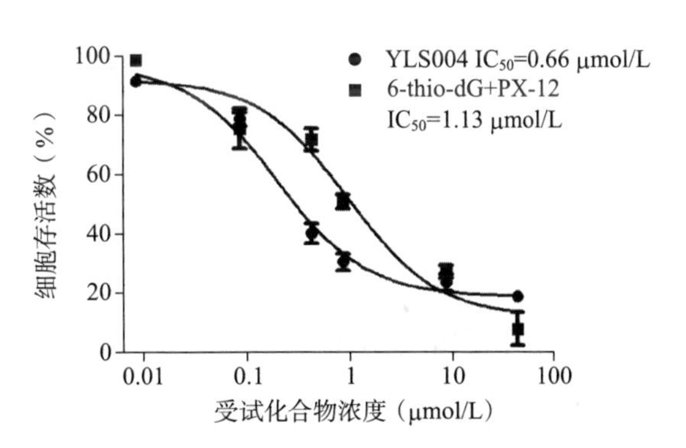

图 1-12-1 受试化合物对细胞生长的抑制作用

第二节 聚合酶链反应技术

聚合酶链反应（polymerase chain reaction，PCR）技术，是 20 世纪 80 年代中期由 Kary Mullis 等建立发展起来的体外核酸扩增技术。PCR 技术具有灵敏度高、特异性强、产率高、快速、简便、易自动化等特点，这种迅速获取大量单一核酸片段的技术在分子生物学研究中具有举足轻重的意义，是生物医学领域的一项革命性创举和里程碑，Mullis 也因此获得 1993 年度诺贝尔化学奖。

一、基本原理与流程

PCR 可以被认为是在试管中进行的 DNA 复制技术，基本原理与细胞内 DNA 复制相似。该技术依据体外 DNA 分子于不同温度下可变性和复性的性质，按碱基配对以及半保留复制的原则进行特定 DNA 的体外扩增。

一般的 PCR 反应由 25~40 个循环组成，每个循环由变性—退火—延伸 3 个基本反应步骤构成。如图 1-12-2 所示，在 PCR 技术中，通过温度变化控制 DNA 的变性和复性，以目的基因为模板，以一对针对目的基因所设计的特异寡核苷酸片段为引物，使引物在 DNA 聚合酶的作用下与单链 DNA 模板中的一段互补序列结合，然后在适宜的温度和环境下，DNA 聚合酶使引物沿着单链模板延伸为双链 DNA。经过多次循环后，即可使目的 DNA 得以迅速扩增。PCR 的产物通常使用聚丙烯酰胺凝胶电泳或琼脂糖凝胶电泳来进行检测，也可通过荧光仪进行检测。

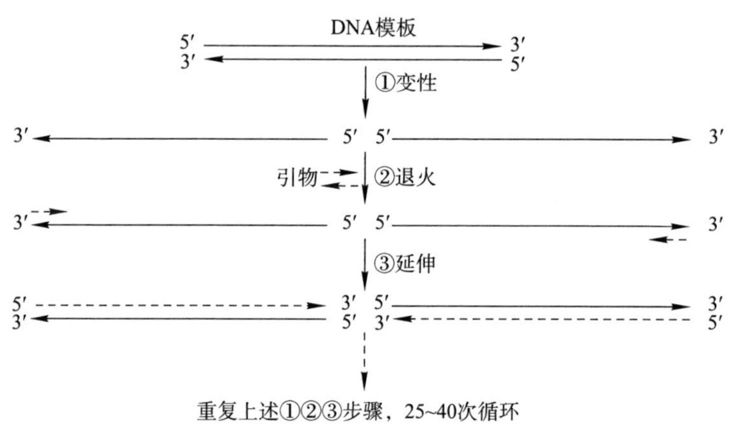

图 1-12-2 PCR 原理示意图

二、PCR 技术的主要类型

1. 反转录 PCR（reverse transcription PCR，RT-PCR）

RT-PCR 是 RNA 分析中应用最广泛的技术之一，它以 mRNA 为模板，先在反转录酶的作用下合成互补的 cDNA，再以 cDNA 为模板进行 PCR 反应。该方法快速、简便，敏感性极高，由于可直接用 RNA 作为模板，使得从真核生物中扩增目的基因变得更容易，主要用于基因表达的研究、RNA 病毒的检测、合成 cDNA 探针以及构建 RNA 高效转录系统等。

2. 实时定量 PCR（real-time quantitative PCR，real-time q-PCR）

Real-time q-PCR 是在 PCR 反应体系中加入荧光基团，在 PCR 指数扩增过程中，利用荧光信号积累实时监测整个 PCR 进程，最后通过标准曲线对未知模板进行定量分析的方法。本方法不仅实现了 PCR 从定性到定量的飞跃，而且具有实时检测，特异性高，能有效解决 PCR 污染问题并且自动化程度高等优点，目前已广泛应用于基因的差异表达分析、临床诊断、药物开发和转基因研究等。

3. 其他 PCR 技术

其他 PCR 技术尚有免疫 PCR（immuno PCR）、反向 PCR（inverse PCR）、巢式 PCR（nested PCR）、锚定 PCR（anchored PCR）、不对称 PCR（asymmetric PCR）和数字 PCR 等，在实际应用中，可根据实验目的选择合适的 PCR 方法。

三、PCR 技术在医药研究领域的应用

PCR 技术已成为现代生物学和药物科学研究最流行的技术之一。PCR 技术可用于遗传学疾病的诊断，也广泛应用于肿瘤诊断与治疗以及肿瘤的病因与发病机制的研究；还可用于病原体的检测，检测灵敏度和特异性都远高于当前的免疫学方法。此外，PCR 技术还可用于中药的 DNA 分子鉴定、筛选新的药物基因和靶基因等过程。

例 2 使用 real-time q-PCR 法检测曲古抑菌素 A 给药后，结直肠癌细胞系 HCT15 中核苷转运体 *CNT2* 的表达变化 按 30% 密度将 HCT15 细胞种于 6 孔板内，培养过夜。次日，弃去原有培养基，加入含曲古抑菌素 A（trichostatin A，TSA）浓度分别为 0.1 μmol/L、0.5 μmol/L 和 1 μmol/L 的完全培养基，对照组加入 DMSO 至终浓度为 0.1%，24 h 后终止药物处理，提取总 RNA 后进行反转录。所获得的 cDNA 稀释 50 倍用于 PCR 反应，检测不同浓度药物处理下，结直肠癌细胞系 HCT15 中核苷转运体 *CNT2* 在 mRNA 水平的表达变化。结果表明，组蛋白去乙酰化酶抑制剂 TSA 对结直肠癌细胞系中 *CNT2* 的转录有诱导效应。在加药处理 24 h 的条件下，1 μmol/L 的 TSA 对 HCT15 细胞系中 *CNT2* 的转录有 4 倍左右的诱导作用（图 1-12-3）。

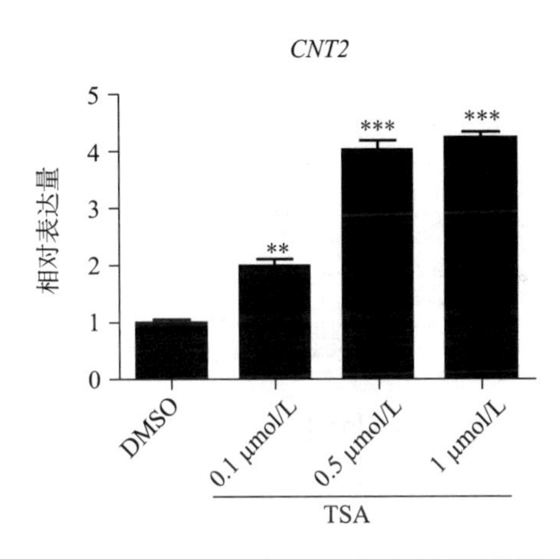

图 1-12-3 TSA 对 *CNT2* 的表达诱导作用

第三节 蛋白质印迹分析

蛋白质印迹法（Western blotting）即免疫印迹法（immunoblotting test，IBT），也称酶联免疫电转移印斑法（enzyme-linked immunoelectro transfer blot，EITB），是将聚丙烯酰胺凝胶电泳分离的蛋白质，转移到硝酸纤维素薄膜上，用含有放射性标记或者酶标记的探针（抗体）进行杂交定位的一种技术。

蛋白质印迹法综合了十二烷基硫酸钠聚丙烯酰胺凝胶电泳（sodium dodecylsulphate polyacrylamide gel electrophoresis，SDS-PAGE）的高分辨率及固相免疫的高特异性和敏感性，克服了 PAGE 后直接进行免疫分析的弊端，可检测到 1~5 ng（最低可到 100 pg 甚至到 10 pg）中等大小的靶蛋白。因此，蛋白质印迹法已成为蛋白质分析的一种常规技术，常用于鉴定某种蛋白质，并能对蛋白质进行定性和半定量分析。该方法不仅广泛应用于分析抗原组分及其免疫活性，也可用于疾病的诊断。蛋白质印迹法操作示意图见图 1-12-4。

一、蛋白质样品的制备

蛋白质提取的质量直接决定着蛋白质印迹法分析结果的好坏，因此，需根据标本类型和检测类型选择合适的蛋白质制备方法，蛋白质浓度的测定常采用 Bradford 法（考马斯亮蓝法）、Lowry 法（福林 - 酚法）和 BCA 法（二喹啉甲酸法）。

二、SDS-PAGE

阴离子去垢剂 SDS 能破坏蛋白质中的氢键和疏水键,按一定比例与蛋白质分子结合成复合物,使蛋白质带负电荷的量远远超过其本身原有的电荷量,掩盖了各种蛋白质分子间的天然电荷差异;加入巯基乙醇使电泳的迁移率不再受原有分子形状的影响。

三、转膜

要将电泳后分离的蛋白质从凝胶中转移到固相载体上,通常有两种方法:毛细管印迹法和电转移印迹法。毛细管印迹法转移效率较低,现多用电转移印迹法。而常用的电转移印迹法有湿转移和半干转移,两者的原理完全相同,只是用于固定胶 / 膜叠层和施加电场的机械装置不同。常用于蛋白质印迹法的转移膜主要是硝酸纤维素(nitrocellulose,NC)膜和聚偏二氟乙烯(polyvinylidene fluoride,PVDF)膜,此外也有用尼龙膜、DEAE 纤维素膜做蛋白质印迹。

四、免疫检测(Immunodetection)

1. 膜的封闭(membrane blocking)

杂交膜上有很多非特异性的蛋白质结合位点,为防止这些位点与抗体结合引起非特异的染色和背景,一般用惰性蛋白质或非离子去污剂封闭膜上的未结合位点来降低抗体的非特异性结合。常用的封闭试剂有 5% 的 BSA 或者脱脂奶粉溶液,缓冲液一般选择 PBST 或 TBST。

2. 一抗孵育(primary antibody incubation)

第一抗体(简称一抗)就是能与非抗体性抗原特异性结合的蛋白质。待研究蛋白质与一抗结合形成抗原 - 抗体复合物,而其他蛋白质不能与一抗结合。清洗除去未结合的一抗,只有待研究蛋白质的位置结合有一抗。

3. 二抗孵育(secondary antibody incubation)

第二抗体(简称二抗)是能与抗体结合,即抗体的抗体,其主要作用是检测抗体的存在,放大一抗信号。常用的酶标抗体是辣根过氧化物酶(HRP)和碱性磷酸酶(AKP),HRP 标记二抗用(二氨基联苯胺)DAB 显色,AKP 标记二抗用 AP 显色。除了酶联二抗作为指示剂,也可以使用其他指示剂,例如,荧光素异硫氰酸盐标记的二抗(可通过紫外灯产生荧光),生物素结合的二抗等。

4. 显色和曝光(color and exposure)

蛋白质印迹法显色的方法主要有放射自显影、底物化学发光 ECL、底物荧光 ECF 和底物 DAB 呈色等,其中底物化学发光 ECL 在科研工作中应用最为广泛。显色后的膜可在暗室中用胶片曝光,也可使用 G-BOX 等仪器自动曝光成像。

五、结果分析

对蛋白质样品进行鉴别或定量分析时,需要标准品或内参作为参照物。标准品是指高纯度的蛋白质生物样品。内参即内部参照,对于哺乳动物细胞表达来说一般是指由管家基因编码表

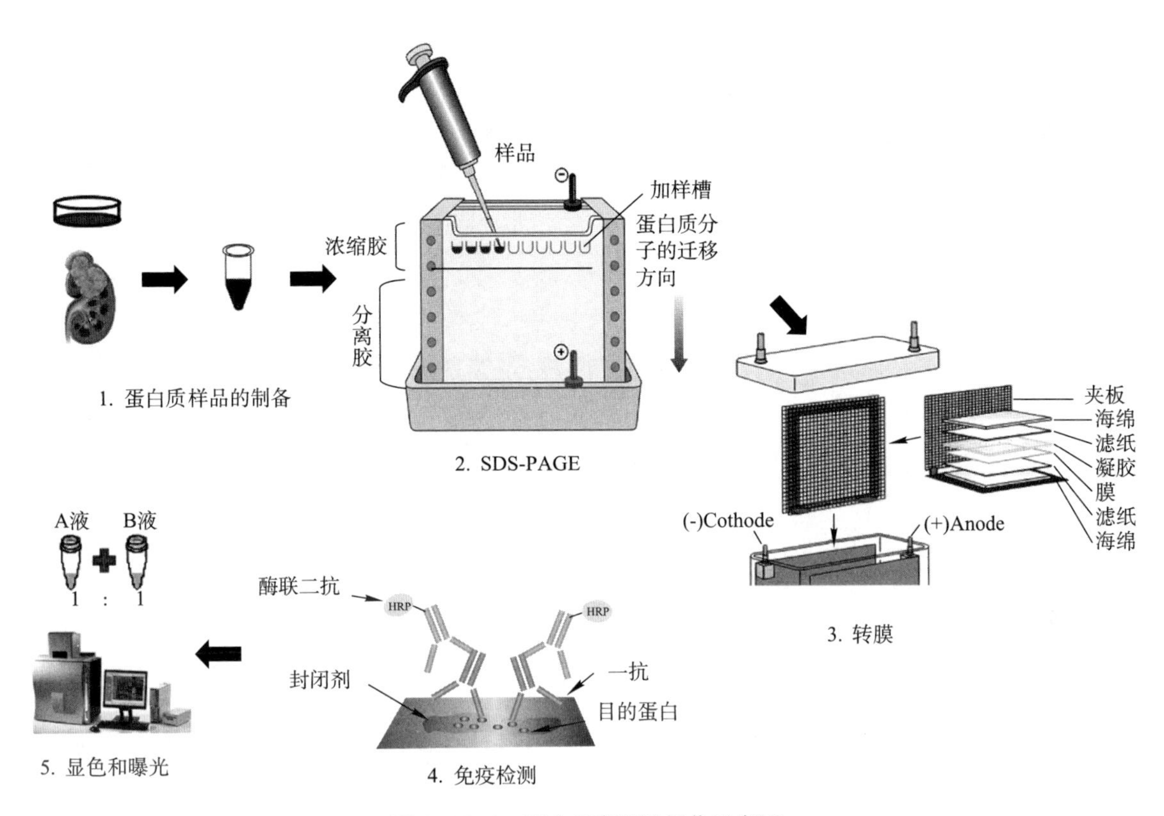

图 1-12-4 蛋白质印迹法操作示意图

达的蛋白质，由于内参在各组织和细胞中的表达相对恒定，借助检测每个样品内参的量就可以用于校正蛋白质定量、上样过程中存在的实验误差，保证实验结果的准确性。常用的蛋白质内参有 GAPDH 和细胞骨架蛋白 β-actin 或 β-tubulin。

六、应用

蛋白质印迹法已成为蛋白质分析的一种重要工具，可对蛋白质进行定性和半定量分析。

例 3 经地西他滨（DAC）给药后人肾癌细胞中有机阳离子转运体 2（OCT2）的表达变化研究 OCT2 是肾中表达最为丰富的有机阳离子转运体，研究发现，其在肾癌细胞中表达显著下降，使得奥沙利铂等化学治疗药物无法进入癌细胞中，导致肾癌对奥沙利铂原发耐药。DAC 能诱导肾癌细胞中 OCT2 的表达，因此，DAC 能逆转肾癌对奥沙利铂的耐药。

SDS-PAGE 电泳：取供试品溶液、对照品溶液 20 μL，预染蛋白电泳相对分子质量标准 5 μL，点样电泳 2.5 h。

蛋白质印迹法电转移：将 PVDF 膜在转移缓冲液中浸泡 15 min，与 NC 膜一同置于石墨电极上，冰浴下 200 mA 转移 2 h。

免疫杂交：将膜取下用 TBST 洗涤 3 次，置于封闭液中室温封闭 1 h；加入 anti-SLC22A2 及 anti-GAPDH 抗体，4℃孵育过夜；用 TBST 溶液洗膜 3 次，每次 5 min；然后加入 Donkey anti-Rabbit 及 Goat anti-Mouse 荧光二抗，室温下孵育 1 h；用 TBST 溶液洗膜 3 次，每次 5 min；将膜置双色红外激光成像系统中扫描成像。

结果如图 1-12-5 所示，在 786-O、769-P 和 Caki-1 三株肾癌细胞中给予 DAC 后，OCT2 的表达水平明显上升。可见，DAC 可以诱导肾癌细胞中 OCT2 的表达。

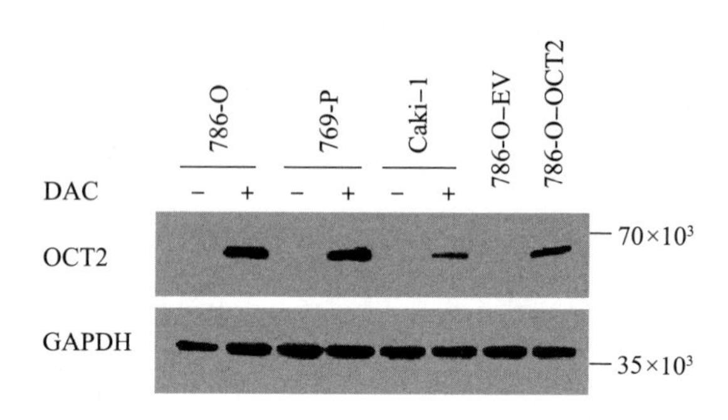

图 1-12-5　地西他滨对肾癌细胞中 OCT2 的诱导表达作用

第四节　流式细胞术

流式细胞术（flow cytometry，FCM）是从 20 世纪 70 年代逐渐兴起的一种利用流式细胞仪对处于快速直线流动状态中的细胞等生物颗粒进行逐个、多参数、快速的定性、定量分析或分选的技术，可用于测定细胞 DNA 含量、细胞体积、蛋白质含量、酶活性、细胞膜受体和表面抗原等许多重要参数。它是集现代物理电子技术、激光技术、光电测量技术、计算机技术、流体力学以及细胞荧光技术、单克隆抗体技术为一体的新型高科技分析检测技术，具有检测速度快、通量高、灵敏度高、采集数据量大、节约样本及成本等优点，已被广泛应用于从基础研究到临床实践的各个方面，涵盖了细胞生物学、药理学、免疫学、血液学、肿瘤学、遗传学及临床检验等领域，在各学科中都发挥着重要的作用。

一、基本原理

待测样品（如细胞、染色体、微生物或人工合成微球等）经荧光染料染色后制成样品悬液，在一定压力下通过鞘液包围的进样管而进入流动室，排成单列的细胞，依次通过流动室检测区域。以不同波长的激光作为激发光源，垂直照射检测区域的样品流，被荧光染色的生物颗粒在其照射下，产生散射光和激发荧光，它们同时被前向光电二极管和侧向 90° 方向的光电倍增管接收。前向小角度的光散射信号（forward scatter，FSC）反映了细胞体积的大小，侧向 90° 方向的光散射信号（side scatter，SSC）反映了细胞内颗粒的复杂情况，激发荧光信号代表了所标记的被测细胞内部颗粒的信息。这些光信号被转化成电信号，传送到计算机，经 A/D 转换器传输到微机处理器形成数据文件。

细胞分选则是指根据所测定的各个参数将指定的细胞亚群从细胞主群体中分离出来的一种

方式。在流动室的喷口上方配有一个超高频的压电晶体，产生的振动能使喷出的液流形成均匀的液滴，待测细胞就分散在这些液滴之中。将这些液滴充以正负不同的电荷，让其在高压电场的作用下发生偏转，落入各自的收集容器中，而不予充电的液滴则落入中间的废液容器，从而实现细胞的分离（图 1-12-6）。

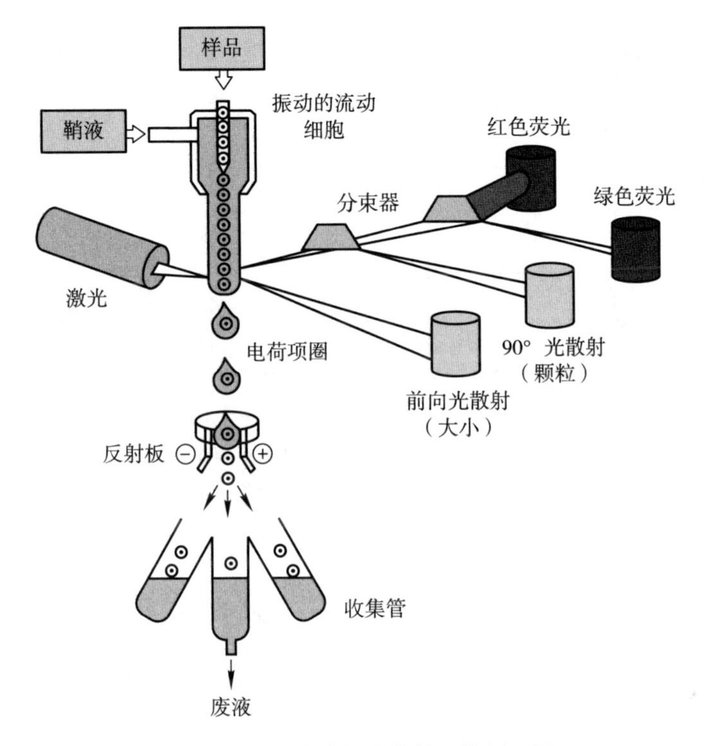

图 1-12-6　流式细胞仪的工作原理图

二、应用

例 4　敲低硫氧还原蛋白表达联合候选化合物 YLS004 给药提高 HCT116 细胞的凋亡　取对数生长期的人结直肠癌细胞 HCT116 细胞，按细胞密度 20 万 ~50 万个 / 孔，铺于 6 孔板上，置于细胞孵箱中过夜培养，待细胞贴壁后分别转染硫氧还原蛋白（Trx1）特异性 siRNA 或 NC 序列，转染 24 h 后分别给予不同浓度的候选化合物 YLS004 处理。处理 48 h 后用 PBS 重悬细胞，向细胞中加入适量 Annexin V-FITC 和 PI 染色溶液，用流式细胞仪上机检测样品。Annexin V-FITC 为绿色荧光，碘化丙啶（PI）为红色荧光。Annexin V-FITC 单阳性的为早期凋亡细胞，Annexin V-FITC/PI 双阳性的为晚期凋亡细胞。结果如图 1-12-7 所示，使用 siRNA 敲低人结直肠癌细胞 HCT116 中 Trx1 的表达后，癌细胞对 YLS004 更加敏感，且细胞凋亡量随候选化合物 YLS004 的给药剂量增加而增多。因此，Trx1 表达水平降低可以增强细胞对 YLS004 的敏感性。

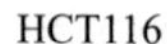

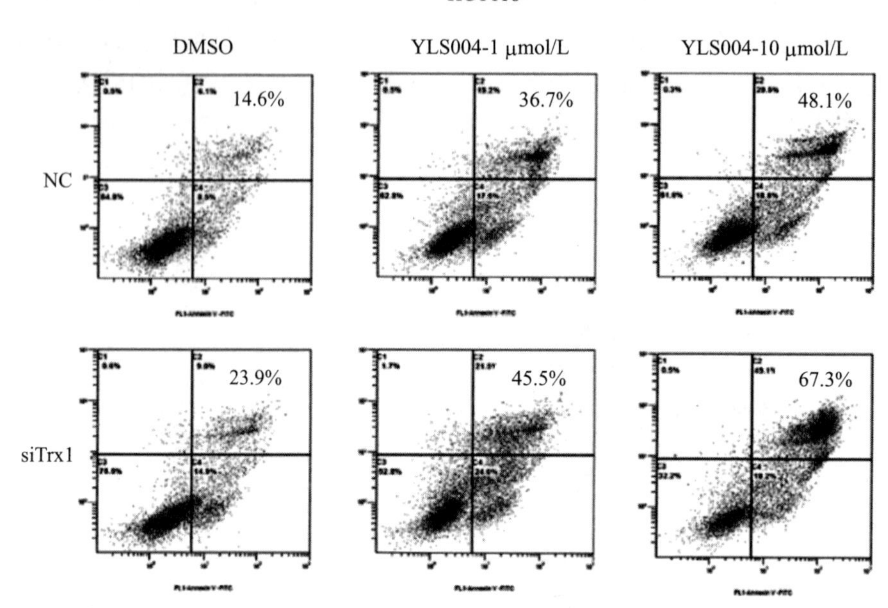

图 1-12-7 联合应用 Trx1 siRNA 和 YLS004 能显著诱导 HCT116 细胞产生凋亡

第五节 生物芯片分析法

一、生物芯片

生物芯片(biochip)又称生物集成膜片,是分子生物学技术(如核酸序列测定技术、核酸探针技术等)与计算机技术等相结合而发展起来的一项分子生物学技术。狭义的生物芯片是将生物分子(寡聚核苷酸、cDNA、基因组 DNA、多肽、抗原、抗体等)固定于硅片、玻璃片、塑料片、凝胶、尼龙膜等固相介质上形成的生物分子点阵,待分析样品中的生物分子与生物芯片的探针分子发生杂交或相互作用后,利用激光共聚焦显微扫描仪对杂交信号进行检测和分析。广义的生物芯片是指能对生物成分或生物分子进行快速并行处理和分析的厘米见方的固体薄型器件。生物活性物质相当微小,有的要以纳米计,以点阵的方式排列在硅基上,很像计算机的芯片,所以科学家形象地将它取名为"生物芯片"。

生物芯片技术是通过采用像集成电路制作过程中的缩微技术一样,将许多不连续的过程移植,集中到一块几英寸大小的芯片中,使其微型化,从而极大地提高了实验的分析速度。因此,生物芯片具有非常显著的优点:①实现分析过程的高度自动化,大大提高了分析速度;②减少了样品及化学药品的用量;③有极高的多样品处理能力;④防止污染,有效排除了外界因素的干扰。

二、工作原理

样品制备芯片上的微线,是按设计需要的尺寸蚀刻的,它的工作原理相当于一只微型过滤器，如要分离血样中的白细胞，孔径能让红细胞、血小板通过，尺寸较大的白细胞就被截下。如用做样品的扩增，先在芯片上设置 DNA 或 RNA 底物，在样品溶液里进行恒温扩增的 PCR 反应。

进行突变检测和基因表达分析的芯片，工作原理是 DNA 分子杂交。由于任何一个细胞都会有上千个基因在表达，其表达的差异往往能反映细胞发育正常与否。用设计好的探针与目的检测物杂交，就能找出特异结合点。当然对结果的判读必须依靠荧光、质谱等物理方法扫描，数据再由相应的电脑软件进行处理。

三、生物芯片的种类

1. 基因芯片（gene chip，DNA chip，DNA micro-array）

基因芯片又称为寡核苷酸探针微阵列，是基于核酸探针互补杂交技术原理而研制的。核酸探针是一段人工合成的碱基序列，首先在探针上连接上一些可检测的物质，然后根据碱基互补的原理，利用核酸探针到基因混合物中识别特定基因，其工作原理见图 1-12-8。基因芯片是生物芯片技术中发展最成熟和最先实现商品化的产品，它将成千上万的基因探针高度集成为网格状密集排列，通过已知碱基顺序的 DNA 片段，来结合碱基互补序列的单链 DNA，从而确定相应的序列。利用这种方式可用来识别异常基因及其产物等。

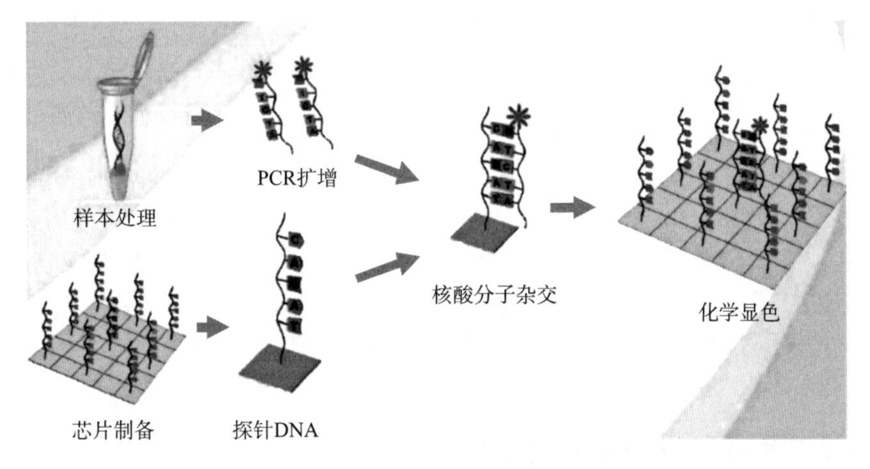

图 1-12-8 基因芯片的工作原理

2. 蛋白质芯片（protein chip）

蛋白质芯片是从蛋白质水平去研究各种生命现象。如图 1-12-9 所示，它与基因芯片类似，首先是对固相载体进行特殊的化学处理，再将已知的蛋白质分子（如酶、抗原、抗体、受体、配体、细胞因子等）固定在其上面，根据这些生物分子的特性，捕获样品中能与之特异性结合的待测蛋白质，经洗涤、纯化，再进行确认和生化分析。蛋白质芯片为未知蛋白质组分、序列的测定，体内表达水平，生物学功能，与其他分子的相互调控关系，药物筛选，药物靶位的选择等提供了有力的技术支持。

3. 组织芯片（tissue chip）

组织芯片是将许多不同个体组织标本（或同一个体的肿瘤和癌旁样品）以规则阵列方式排布于同一载体上，进行同一指标的原位组织学研究。组织芯片技术可以与其他很多常规技术如

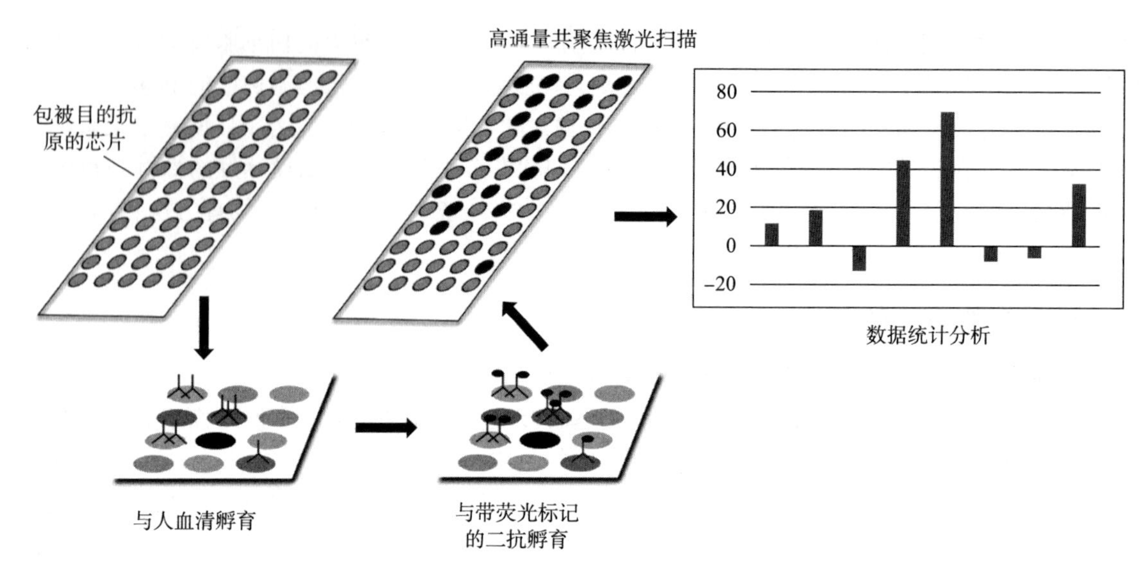

图 1-12-9 蛋白质芯片的工作原理

免疫组织化学(IHC)、核酸原位杂交(ISH)、荧光原位杂交(FISH)、原位 PCR 等结合应用,其最大优势在于,芯片上的组织样本实验条件完全一致,有较好的质量控制,在节省了试剂用量的同时也省去了组织样品采集等环节。

4. 微流控芯片(microfluidic chip)

微流控芯片是指采用微细加工技术,在一块微米尺度的芯片上制作出微通道的网络结构和其他功能单元,把生物、化学等学科所涉及的样品制备、生物或化学反应、物质分离和检测等基本操作集成或基本集成在尽可能小的操作平台上,用以完成不同的生物或化学反应过程,并对其产物进行分析的技术。微流控芯片具有液体流动可控、消耗试样及试剂极少、分析效率高等特点,可在几分钟甚至更短的时间内同时分析上百个样品,并且实现样品的在线预处理和分析全过程。

四、生物芯片在药学研究中的应用

例 5 微流控芯片应用于模拟肿瘤组织氧气浓度梯度环境下的细胞三维培养及抗肿瘤药物效应评价 低氧是实体肿瘤的重要微环境之一。在肿瘤细胞逐步适应低氧环境的过程中,许多信号通路发生变化,促进了与肿瘤的发展、新生血管生成及恶性侵袭转移等相关基因的表达,使低氧环境下的实体瘤细胞对放射和化学治疗的敏感性下降,已成为影响肿瘤治疗及预后的重大障碍。目前大部分体外研究都是在大气环境(即氧气浓度为 21%)中完成的,但研究证实,宫颈癌、乳腺癌、头颈部肿瘤、直肠癌、肺癌、脑部肿瘤、软组织肉瘤等实体瘤中几乎都存在缺氧。因此,在肿瘤药物筛选时,应同时考察肿瘤药物在不同氧气浓度下的药效,从而客观反映药物在实体瘤组织中的作用情况,才能保证筛选结果的可靠性。

利用微流控芯片技术可以模拟肿瘤组织氧气梯度微环境,并在该环境下进行细胞三维培养及药物刺激,对药物的细胞毒性和基因毒性进行原位检测。

该微流控芯片结构如图 1-12-10。芯片主要由上、中、下三部分组成,其中上层为单细胞微阱阵列构成的细胞培养池区域，用于细胞培养和加药处理；中间层为聚二甲基硅氧烷薄膜，避免下层反应试剂与上层培养细胞的直接接触，但使得上下层芯片中的氧气可进行自由扩散和交换；下层通道通过在一侧区域通道中的氧气消耗反应及另一侧氧气的扩散，在平面上形成氧气浓度梯度，并传递到细胞培养池区域。其中细胞培养池区域的单细胞微阱阵列是由琼脂糖凝胶制作而成，通过优化微阱尺寸可以实现每个微阱高效载入单个细胞并进行三维培养和药物刺激。药物刺激之后通过原位荧光检测细胞存活（药物的细胞毒性），同时对微阱中的细胞进行原位裂解，加入琼脂糖凝胶可以直接在芯片上进行单细胞核酸凝胶电泳分离检测（药物的基因毒性）。

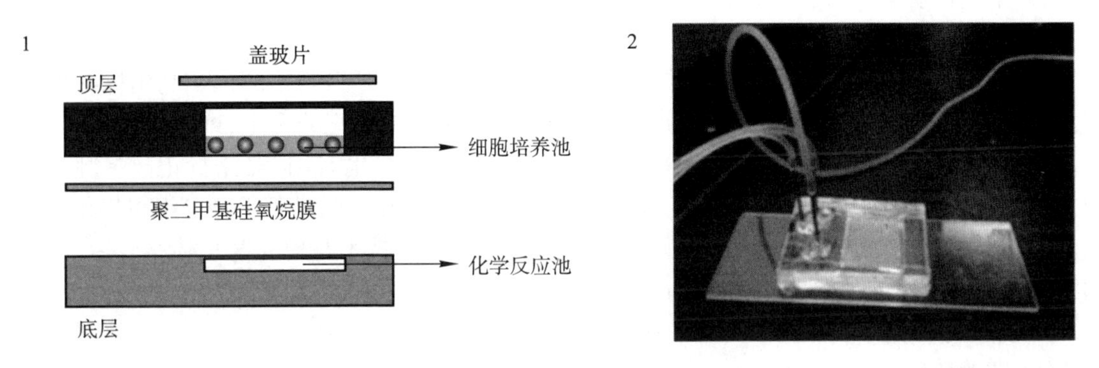

图 1-12-10 微流控芯片结构装置截面示意图

第六节 分子成像学分析

分子影像药学（molecular imaging of pharmaceutical sciences）是研究分子影像学所需药物、运用分子影像学技术与方法研究药学问题的药学分支。主要研究特异性高效低毒分子显像剂（分子显像探针）的设计、合成、制剂、药理学、毒理学、药动学和临床应用，利用分子影像技术研究药学领域中的科学问题。此外，近年发展起来的质谱成像（mass spectrometry imaging）也是分子成像分析的一种。质谱成像是以质谱技术为基础的成像方法，该方法通过质谱直接扫描生物样品成像，可以在同一张组织切片或组织芯片上同时分析数百种分子的空间分布特征。

一、分子影像技术

1. 分子显像剂（分子显像探针）的特点与分类

在多数情况下，分子影像技术是从外部输入一种分子（分子显像探针），进而与细胞内另一分子（靶分子）形成特异结合，使得靶分子被显现。分子显像探针的目标就是要对所研究的人体内部的靶分子进行特异性标记成像，反映人体内部单一分子事件。分子显像探针应具备以下条件：①生物相容性，且与靶分子有高亲和性，可发生高特异性结合，显像具有高的信号 / 本底比值；②能够穿过生物学屏障，容易进入靶器官与靶分子反应；③具有合理的药动学特性，如要有合适的半衰期以便得到清晰的图像，及从血液或非特异性组织的清除要快；④高效低毒。

分子显像剂与通常意义上的药物比较有其特殊性，按其临床功能可以分为：分子显像诊断药物与分子显像治疗药物以及特异性增敏剂(用于增强信号/本底比值或疗效)。按其理化性质可以分为:①同位素标记分子显像剂,常用于正电子发射断层成像技术(positron emission tomography,PET)的正离子同位素有碳 -11($t_{1/2}$ 为 20.4 min)、氮 -13($t_{1/2}$ 为 9.96 min)、氧 -15($t_{1/2}$ 为 2 min)、氟 -18($t_{1/2}$ 为 110 min)、碘 -124($t_{1/2}$ 为 4.18 min)等。常用于单光子发射计算机断层成像术(single-photon emission computed tomography,SPECT)的有锝 -99m($t_{1/2}$ 为 6 h)、碘 -123($t_{1/2}$ 为 13 h)、铟 -111($t_{1/2}$ 为 2.8 h)、镓 -67($t_{1/2}$ 为 3.3 h)等。②生物技术分子显像剂,如单克隆抗体、蛋白质、核酸、肽类、酶、基因等。③化学标记分子显像剂,如荧光标记、化学发光标记等。目前分子显像剂的制剂种类有注射剂、口服制剂或吸入制剂、微球、脂质体、纳米靶向制剂等。

例如,^{90}Y 及 ^{32}P 的玻璃微球或树脂微球,可由动脉直接注射到病变部位。利用标有放射性核素的 McAb 与抗原的特异性结合,使放射性药物浓集于病变的靶分子上,即所谓靶向制剂(生物导弹)。一般标记单克隆抗体均利用双功能螯合剂如 DTPA,也有用 ^{131}I 来标记。聚乳酸微球中加入乳化剂如磷酯,可增加微球的亲脂性,提高分子显像剂在小肠黏膜下淋巴组织集积的靶向性。β- 内酰胺酶作为一种高广谱的酶,通过化学交联或重组技术与单克隆抗体结合后,既有酶的特异性又有抗体的靶向性,结合的分子显像剂在肿瘤处的浓度显著提高。

2. 分子影像技术在医药研究中的应用

(1) 药效评价

1) 利用分子影像技术可实现真正的活体评价　通过直观、实时的影像观察使细胞、组织或小动物活体内多种生物学过程实现可视化和量化,帮助研究者从单个细胞水平到整个机体水平更好地了解生命活动,研究疾病的发生发展过程,进行药物研究及筛选等,为新药研究和开发提供了一个崭新的技术平台。

2) 分子影像使进一步微观评价药效成为可能　如肿瘤病例中,肿瘤的部位和侵袭度等检测指标可由特异性更强的癌前病变分子异常、细胞生长动力学、血管生长因子、肿瘤细胞标志物、基因的改变来代替。这种成像手段可在肿瘤的表型产生之前进行靶向药物疗效的评估。

(2) 药动学的研究　分子影像技术可以对药物在体内的吸收、分布、代谢、排泄进行动态研究。利用 PET 和 SPECT 分子影像技术将放射性同位素标识药物注射于生物体内,利用侦测仪对该放射标识化合物分布进行侦测造影,以测定药物在生物体内的分布、药物定位和即时受体结合率等,则可实时监测药物在体内代谢的全过程。

(3) 分子影像技术大大促进了分子药理学的发展　高灵敏度成像仪器为研究药学基本理论、药理毒理机制、药效筛选与评价提供了新的技术手段,使研究结果更加直观、准确。

例 6　运用荧光探针在活细胞疾病模型中评价化学小分子活性,辅助半胱氨酸蛋白酶 -1 抑制剂筛选　半胱氨酸蛋白酶 -1 在细胞焦亡和炎症反应中具有重要作用,其活性异常变化也被报道与类风湿关节炎、骨关节炎等疾病密切相关,但目前临床上还缺乏有效的半胱氨酸蛋白酶 -1 抑制剂。低背景的“Turn-ON”酶促荧光探针能够在生物样本中直接指示靶标酶的活性水平,有助于快速有效筛选能调控靶标酶活性的化合物。

方法:将化合物库中的化学小分子与经 LPS 和 ATP 共诱导的经典半胱氨酸蛋白酶 -1 激活细胞模型孵育特定时间,然后选用高灵敏度的半胱氨酸蛋白酶 -1 特异性的“Turn-ON”酶促荧光探针进行活性评价。处于激活态的半胱氨酸蛋白酶 -1 能够识别探针并将其转化为荧光产物而释放出可被检测的光学信号，因而可根据荧光强度判断酶的活性。由于探针背景低，此过程不需要清洗等步骤，可结合高内涵成像分析仪实现高通量筛选。

结果：成像结果显示，化合物库中有一个在细胞模型中活性较高的潜在半胱氨酸蛋白酶-1抑制剂（b7-b），有望进一步通过功能验证和结构优化获得新型抑制剂（图1-12-11）。

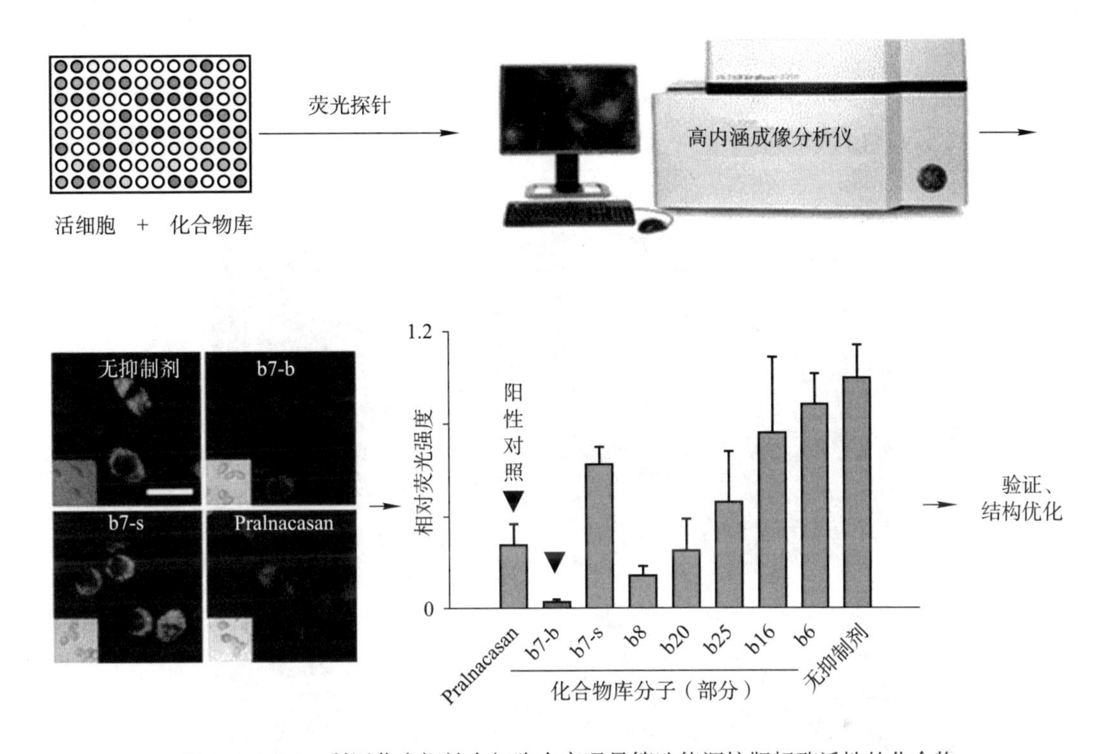

图1-12-11　利用荧光探针在细胞中高通量筛选能调控靶标酶活性的化合物

二、质谱成像

对中药中有效成分和生物组织中药物的分析，传统的方法一般是先进行提取分离，再进行分析定量。这种方法虽然可以获得目标化合物准确量的信息，但是难以获得它们在组织器官中的准确定位信息。然而，质谱成像技术可以弥补这一缺陷。该技术的工作原理是，首先以适当的方式获取和制备待测样本，质谱仪按照预先设定的采集程序，利用激光或高能离子束等扫描样本，使其表面的分子或离子解吸离子化，再经质量分析器获得样本表面各像素点离子的质荷比和离子强度，借助质谱成像软件在各像素点的质谱数据中搜寻任意指定质荷比离子的质谱峰，结合其对应离子的信号强度和其在样本表面的位置，绘制出对应分子或离子在样本表面的二维分布图；继而采用上述软件对样本连续切片的二维分布图进行进一步数据处理，获得待测物在样本中的三维空间分布。

质谱成像技术可用于小分子代谢物、药物、脂质和蛋白质的定量定性分析，而且质谱成像能相对快速地利用许多分子通道，一次完成多个目标化合物的分析。按照目标化合物离子化方式的不同，可分为基质辅助激光解吸电离（MALDI）质谱分子成像技术、电喷雾电离技术（DESI）、大气压红外线基质辅助激光解吸电离技术（APIR MALDI）、3D 成像 – 二次离子质谱技术、纳米结构启动质谱技术（NIMS）等。

例 7 采用 MALDI 高分辨质谱成像技术研究伊马替尼在小鼠肾中的分布 小鼠按 750 mg/kg 的剂量灌胃给予伊马替尼，2 h 后处死动物，获得肾组织，马上冻存于液氮中。肾组织在 –20℃下用冷冻切片机切成 20 μm 厚的薄片，并铺于玻璃上用于分析。进行质谱分析前，先用 Olympus BX–40 显微镜拍摄组织切片的光学图像。30 mg/mL 的 2,5– 二羟基苯甲酸的丙酮水溶液（丙酮和水的体积比为 1 ∶ 1，含 0.1% 的三氟醋酸）作为 MALDI–TOF 分析的样品基质。伊马替尼的精确相对分子质量为 *m/z* 494.266 0。如图 1–12–12 所示，在小鼠肾脏中，伊马替尼主要分布在肾的外髓质外带部分（图中白色小点部分）。

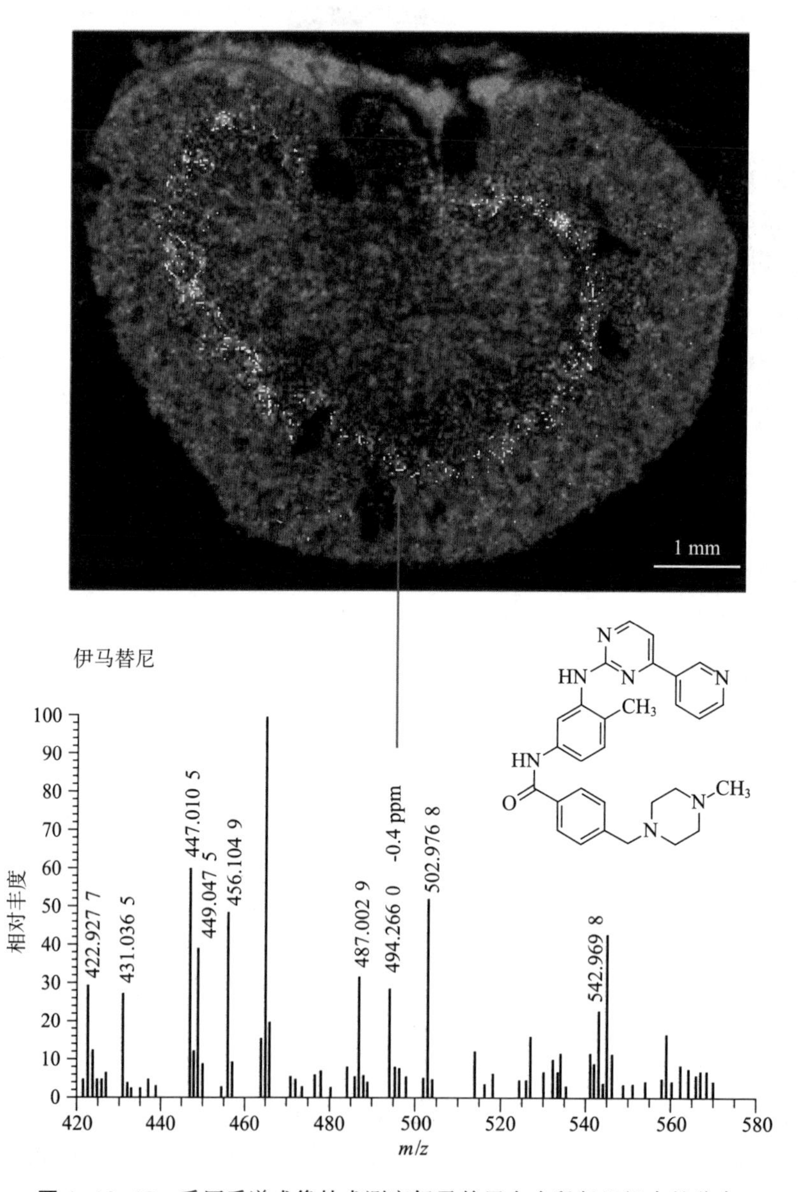

图 1–12–12 采用质谱成像技术测定伊马替尼在小鼠肾组织中的分布

第七节 生命组学分析

近 20 多年来，随着高通量分析技术的飞速发展，生命组学得到了快速的发展，产生了多种组学，本节主要介绍基因组学（genomics）、蛋白质组学（proteinomics）、代谢组学（metabolomics）和转录组学（transcriptomics）。

一、基因组学分析

基因组学是对一个生物体所有基因进行集体表征和量化，并研究它们之间的相互关系及对生物体的影响的一门学科。基因组学还包括基因组测序和分析，通过使用高通量 DNA 测序和生物信息学来组装和分析整个基因组的功能和结构。基因组学同时也研究基因组内的一些现象，如上位性(一个基因对另一个基因的影响)、多效性(一个基因影响多个性状)、杂种优势(杂交活力)以及基因组内基因座和等位基因之间的相互作用等。

(一) 基因组学的分类

按照分工不同，基因组学又分为结构基因组学、功能基因组学、表观基因组学和宏基因组学等。

1. 结构基因组学

结构基因组学试图描述由给定基因组编码的每个蛋白质的三维结构。这种基于基因组的方法允许通过实验和建模相结合方法高通量进行蛋白质结构鉴定。结构基因组学涉及大量的结构鉴定方法，包括利用基因组序列的试验方法、基于已知同源蛋白质的序列或结构同源性基础上的建模方法或基于没有任何已知结构同源性蛋白质的化学和物理特性的建模方法。

2. 功能基因组学

功能基因组学利用基因组项目（如基因组测序项目）产生的大量数据来描述基因（和蛋白质）的功能和相互作用。该组学侧重于基因转录、翻译和蛋白质 - 蛋白质相互作用的动态变化，其试图从基因、RNA 转录本和蛋白质产品三个水平上回答有关 DNA 功能的问题。功能基因组学研究的一个关键特征是它们对这些问题的全基因组方法，通常涉及高通量方法，而不是传统的“个案基因”方法。

3. 表观基因组学

表观基因组学是研究细胞 DNA 或组蛋白的可逆修饰，在不改变 DNA 序列的情况下影响基因表达。两个最具特征的表观遗传修饰是 DNA 甲基化和组蛋白修饰。表观遗传修饰在基因表达和调控中起着重要作用，并参与许多细胞过程，如分化 / 发育和肿瘤发生等。

4. 宏基因组学

宏基因组学是研究直接从环境样品中提取的遗传物质的元基因组的学科。宏基因组使用“散弹枪”测序或大规模平行焦磷酸测序，可以无偏好地获得样本群体中所有微生物成员的基因信息。由于宏基因组学能够揭示被隐藏的微生物多样性，它为观察微生物世界提供了一个强有力的工具，其结果有可能彻底改变对整个生命世界的认知。

(二) 基因组学的分析技术

基因组学分析技术是对基因多样性、基因组表达及功能进行研究的技术，包括碱基序列的组成及改变，DNA 甲基化、染色质修饰等。主要包括定量分析技术（如实时荧光定量 PCR)，高通量技术(如全外显子捕获测序技术、单细胞测序技术),三维基因组(如 Hi-C 技术、Micro-C 技术),以第三代人工核酸内切酶 CRISPR-Cas 核酸酶技术为代表的基因编辑技术。基因组学技术可以对上万个基因同时进行检测,具有显著的高通量、整体性、精准性、微观化的优势,是当前实现精准医疗的重要手段,并且随着人类基因组计划的完成以及高通量测序技术的飞速发展,基因组学技术日趋成熟,使其在医药科研和临床研究中得到广泛应用。

二、蛋白质组学分析

蛋白质组学是以蛋白质组为研究对象,研究细胞、组织或生物体蛋白质组成及其变化规律的科学。其本质是在大规模水平上研究蛋白质的特征,包括蛋白质的表达水平,翻译后的修饰,蛋白质与蛋白质的相互作用等,由此获得蛋白质水平上的关于疾病发生,细胞代谢等过程的整体而全面的认识。

(一)蛋白质组学的分类和分析技术

1. 结构蛋白质组学

结构蛋白质组学是对基因组中编码的所有蛋白质及其各种结构的全景研究。蛋白质的一级结构通常可通过基因组序列的整个开放阅读框预测,结晶蛋白质的空间结构则可使用X射线衍射等技术进行研究,蛋白质的鉴定、测序可通过质谱法实现,并可进一步研究其磷酸化和糖基化等修饰。

2. 功能蛋白质组学

功能蛋白质组学是指在特定时间、特定环境条件下对蛋白质进行研究,是蛋白质组研究中的重要环节,也是沟通生物大分子水平到细胞水平的桥梁研究。例如,分析酶活性和确定酶底物,以及细胞因子的生物分析/配基-受体结合分析等,也可以利用基因敲除和反义技术分析基因表达产物——蛋白质的功能。另外,对蛋白质表达出来后在细胞内的定位研究也在一定程度上有助于蛋白质功能的了解,而荧光蛋白表达系统就是研究蛋白质在细胞内定位的一个很好的工具。

3. 活性蛋白之间的相互作用

该研究包括蛋白质和核酸之间的相互作用,蛋白质之间相互作用的能力和特征,以及全细胞蛋白质网络的构建,是用以理解细胞内各种事件的传导和调节的关键。主要使用多种技术检测蛋白质的相互作用,如免疫共沉淀、交联反应、蛋白质芯片亲和印迹、亲和层析、酵母双杂交、荧光能量共振转移、表面等离子体共振等技术,提供有关全细胞或生物体中蛋白质相互作用的总体定量信息。

(二)蛋白质组学中药物靶标蛋白的筛选

随着对药物及其靶蛋白相互作用机制的深入研究,人们清晰地认识到药物与靶蛋白的相互作用并不局限为一种药物对应一个靶标。大多数临床药物是通过药物直接结合一个或多个靶蛋白而发挥疗效,这种结合通常位于靶蛋白的功能位点上起到激活或抑制作用。药物靶标的发现有助于药物前体的筛选和作用机制的研究,同时对其耐药性等副作用的解决方案提供理论指导。基于蛋白质组学的药物靶标发现常用的方式有两种,分别是固载药物模式和游离型药物模式。

1. 固载药物模式

研究药物和蛋白质的相互作用,通常会把药物通过连接臂和化学基团或基质进行连接,以便通过化学或生物的方法把相互作用的蛋白质进行富集和质谱鉴定。目前广泛应用的方法主要包括基于活性的探针分析和亲和色谱。蛋白质微阵列是另外一种通过固载模式识别和鉴定靶蛋白的方法，但有别于前两种方法，该方法可以将蛋白质固载到芯片上，然后用标记的药物进行特异性识别。

2. 游离型药物模式

随着药物靶标识别技术的不断发展，在游离型药物与靶蛋白结合的基础上，通过运用基于能量的热力学来分析蛋白质与配体相互作用的方法应运而生。基于能量的靶蛋白识别方法是利用蛋白质与配体结合所产生结构稳定性的变化，这种方法不需要任何小分子的标签或固定，有别于传统的基于亲和捕捉方法。近年来，广泛应用的药物靶蛋白识别技术主要包括脉冲蛋白水解、氧化速率蛋白稳定性和蛋白质热稳定性分析等。

以蛋白质热稳定性分析（CETSA）为例。CETSA 方法是基于配体结合蛋白质后会产生一种相对于游离蛋白热力学稳定性增加的复合物，这是由于蛋白质和配体之间形成的疏水、氢键或静电相互作用而引起的负自由能变化，从而导致更稳定的热力学状态。

CETSA 方法的操作过程是首先将药物与细胞裂解液或活细胞进行孵育，然后分别进行梯度加热。经过加热后，孵育体系中仍保持折叠状态的配体结合蛋白质相对稳定，而没有结合配体的蛋白质会解折叠，从而迅速变性产生沉淀。然后，可溶性蛋白可以通过离心或过滤从沉淀蛋白中分离出来并进行定量，孵育体系中可溶性蛋白量也就是仍保持折叠状态的蛋白量，进而对可溶性蛋白部分进行热稳定性分析。检测稳定结合蛋白的方法通常采取蛋白质印迹法以及基于质谱技术，通过拟合溶解曲线计算蛋白的溶解温度 Tm（图 1-12-13）。Tm 值的变化间接反映蛋白质热稳定性的变化，从而在细胞内追踪药物的作用。

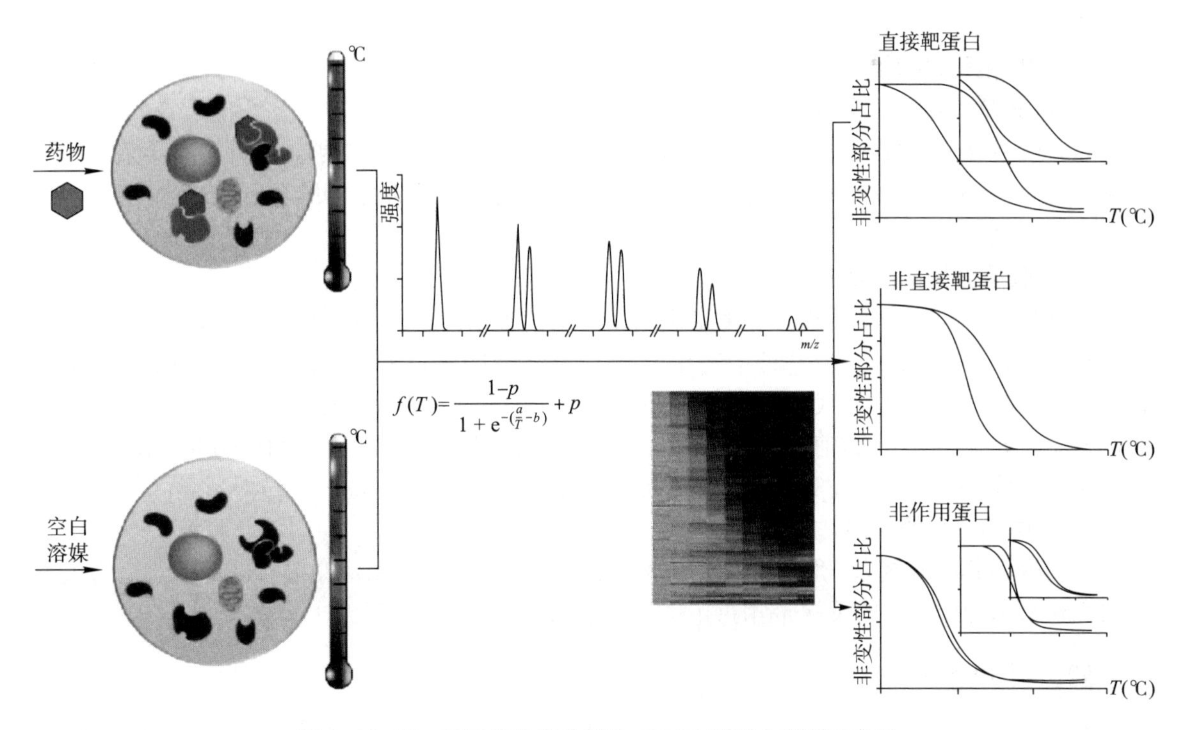

图 1-12-13　基于热稳定分析的 CETSA 靶蛋白识别示意图

三、代谢组学

代谢组学是效仿基因组学和蛋白质组学的研究思想，对生物体内所有代谢物进行定量分析，并寻找代谢物与生理病理变化的相对关系的研究方式，是系统生物学的组成部分。代谢组学的研究对象是生物体内相对分子质量 1 000 以内的小分子物质。先进分析检测技术结合模式识别和专家系统等计算分析方法是代谢组学研究的基本方法。

代谢组学又分为非靶向代谢组学、靶向代谢组学和代谢流分析等。非靶向代谢组学是将对照组和实验组的代谢物进行比对，找出两组间的差异代谢物，同时进行化学结构的鉴定，进一步解释差异代谢物及其参与的代谢通路与相关生物学过程的关系。靶向代谢组学是按照代谢组学的原理和思路，只对有限的几个或几类与生物学事件相关的代谢物进行分析和研究的方法。代谢流分析是指利用同位素标记（^{13}C、^{15}N 或 ^{2}H）手段，定量追踪同位素在细胞内随时间的动态流向和变化规律，从而阐述细胞内代谢网络的流量分布及与功能相关的生物学问题。

（一）代谢组学研究流程

首先，进行生物样品的采集。该过程中应充分考虑样品收集的种类、部位、时间、样本群体等因素。其次，进行生物样品的处理和分析。目前代谢组学研究中数据采集最常用的分析技术包括核磁共振、GC-MS、LC-MS、CE-MS，并且多种分析技术联用进行代谢组学研究是研究的趋势。第三，进行数据信息处理。代谢组学数据信息处理与分析是代谢组学研究的关键环节，其一般包括数据预处理、模式识别与模型评价、生物标记物筛选与鉴定、代谢物生物功能解释和代谢通路分析等步骤。最后，与其他组学的数据进行整合。代谢组学单独使用难以全面反映系统生物学的信息，将其与基因组学、转录组学、蛋白质组学的结果整合在一起，才能更全面、深刻地阐明生物网络的复杂性。

（二）代谢组学的应用

1. 在毒理学方面的应用

毒理学旨在研究外源化学物质对生物体的不良影响。代谢组学能够追踪外源物导致体内稳态破坏后代谢物种类和浓度的变化。代谢的变化与病理组织学观察相结合，可以清晰地阐明毒性产生的机制。

2. 在临床方面的应用

疾病导致机体病理生理过程发生变化，最终引起代谢产物发生相应的改变，通过对某些代谢产物进行分析，并与正常人的代谢产物相比较，寻找疾病的生物标记物，将提供一种很好的疾病诊断方法。同时，通过检测代谢物可以反映疾病状态下各相关蛋白酶的功能差异，从而为临床疾病的机制研究提供依据。目前，代谢组学在心脏病学、移植免疫、人类生殖、糖尿病等代谢性疾病、中枢神经系统疾病以及肿瘤等多种疾病的机制研究中被广泛地应用。

3. 在中药方面的应用

中药因为其成分复杂，确定其药效物质基础是一个难点。采用代谢组学进行中药治病机制的研究越来越受到人们的重视，是阐明中药疗效机制的一个突破口。

四、转录组学

转录组学是一门在整体水平上研究细胞中基因转录的情况，包括信使 RNA、核糖体 RNA、转运 RNA 和非编码 RNA，以及转录调控规律的学科。与基因组不同的是，转录组的定义中包含了时间和空间的限定。同一细胞在不同的生长时期及生长环境下，其基因表达情况是不完全相同的。通常，同一种组织表达几乎相同的一套基因以区别于其他组织，如脑组织或心肌组织等分别只表达全部基因中不同的 30% 而显示出组织的特异性。转录组测序（RNA-seq）是转录组学研究的主要方法，它是利用高通量测序技术将细胞或组织中全部或部分 mRNA、small RNA 和 no-coding RNA 进行测序分析的技术，其一般流程见图 1-12-14。转录组测序对于确定基因的表达模式，新转录本的发现，阐明非编码 RNA 的调控机制等都具有积极的意义。

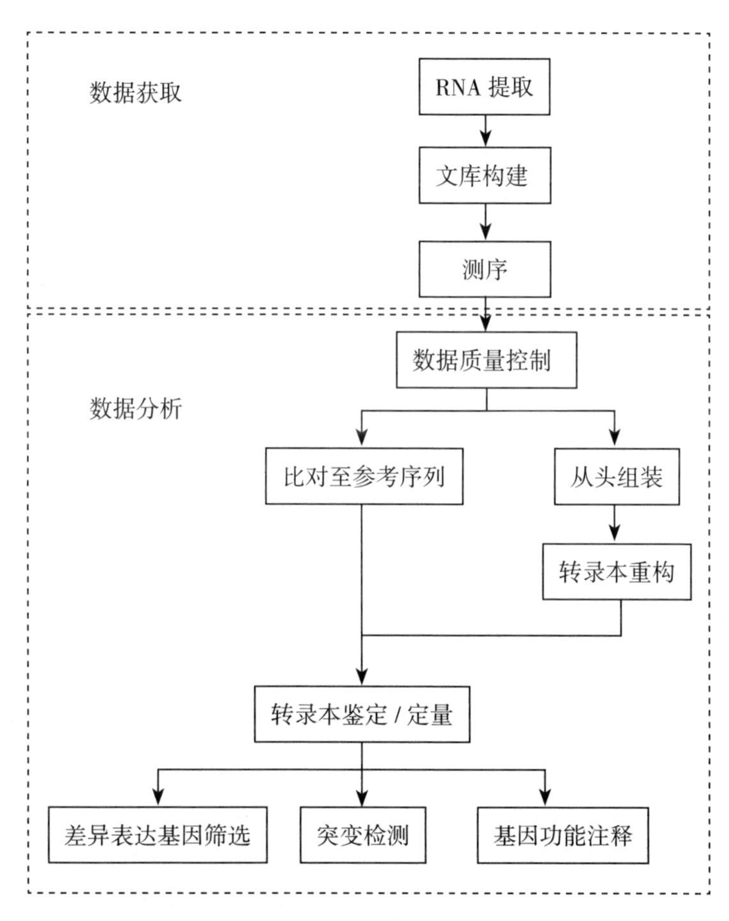

图 1-12-14　转录组测序和分析流程示意图

第八节　报告基因法

报告基因（reporter gene）是一种编码易被检测的蛋白质或酶的基因，其与目的基因融合后的表达产物可用来标定目的基因的表达调控。报告基因的基本单元包括启动子和报告基因两个密不可分的部分，其中报告基因编码易检测蛋白或酶，而启动子则调控序列表达（图 1-12-15）。在含有报告基因元件的细胞内，通过信号诱导在调控序列控制下进行表达，表

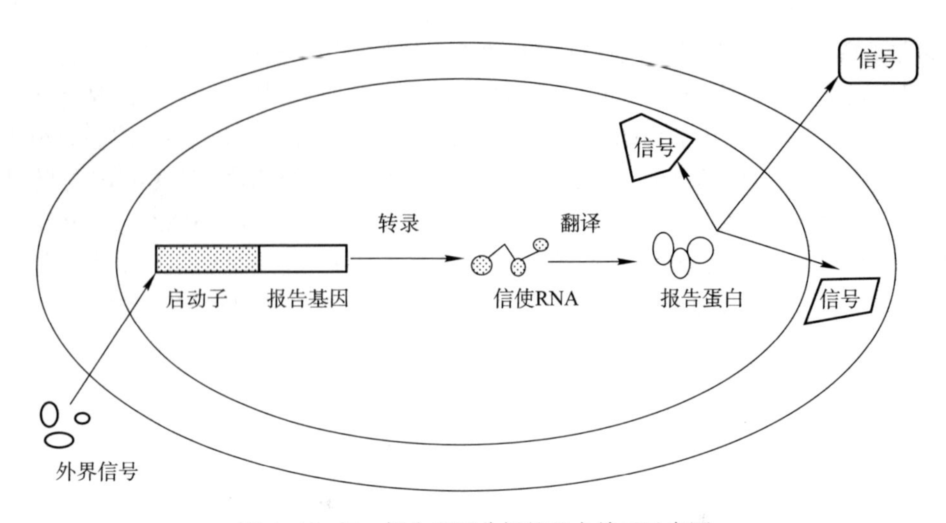

图 1-12-15 报告基因分析的基本单元示意图

达产物可以在细胞内、细胞膜或细胞外直接释放信号或者催化特定的酶促反应间接释放信号，再通过特定的方法灵敏并且定量检出，从而直观地“报告”细胞内与基因表达有关的信号级联。作为报告基因必须具备以下特点：①在被转染的宿主细胞中不存在报告基因产物或类似的内源性物质；②报告基因表达率与目的基因转录水平同步；③报告基因的产物和蛋白活性的定量检测方法容易建立，并且快速简便，灵敏度高，重现性好；④为便于分析启动子活性的大小，报告基因分子的分析结果应具有很宽的线性范围；⑤该基因的表达必须不改变受体细胞或生物的生理活动。

一、报告基因的种类和选择原则

报告基因种类繁多，选择何种报告基因应基于不同的研究目的、实验性质、所用细胞系、产物检测的时空性和检测方法，此外，还要考虑报告基因的稳定性、半衰期、灵敏度和线性范围等。

1. 氯霉素乙酰基转移酶基因

氯霉素乙酰基转移酶（chloramphenicol acetyltransferase，CAT）基因最早应用于检测哺乳动物中的基因表达。CAT 能催化氯霉素乙酰化反应，将乙酰基从乙酰辅酶 A 转移到氯霉素的 3 位羟基位上，再通过测量放射性标记的底物实现量化。*CAT* 基因在哺乳细胞无内源性表达，性质稳定，半衰期较短，适于瞬时表达研究。可用同位素、荧光素和酶联免疫吸附测定检测其活性，也可进行蛋白质印迹和免疫组织化学分析。*CAT* 基因与其他报告基因相比，线性范围较窄，灵敏性较低。

2. β 半乳糖苷酶基因

β 半乳糖苷酶由大肠埃希菌 *lacZ* 基因编码，可催化半乳糖苷水解。其最大优势是易于用免疫组织化学法观测其原位表达，是最常用的监测转染率的报告基因之一。以邻 - 硝基苯 -β-D- 半乳吡喃糖苷（ONPG）为底物可用标准的比色法检测酶活性，其检测动力学范围为 6 个数量级。氯酚红 -β-D- 半乳吡喃糖苷（CPRG）是另一个可用比色法检测酶活性的底物，其灵敏度比 ONPG 高近 10 倍。以荧光素二半乳糖苷（FDG）为底物则可用荧光法检测其活性。此法可检测单个细胞的酶活性，并可用于流式细胞学分析。

3. 荧光素酶基因

荧光素酶（luciferase，Luc）是能够催化不同底物发生氧化使其发射出荧光的一类酶，哺乳动物细胞无内源性荧光素酶。最常用的荧光素酶有细菌荧光素酶、萤火虫荧光素酶和海肾荧光素酶。细菌荧光素酶对热敏感，因此在哺乳动物细胞的应用中受到限制。萤火虫荧光素酶灵敏度高，检测线性范围宽达 7~8 个数量级，是最常用于哺乳动物细胞的报告基因，用荧光比色计即可检测酶活性，因而适用于高通量筛选。随着具有膜通透性和光裂解作用的萤火虫荧光素酶的应用，无需裂解细胞即可检测酶活性。海肾荧光素酶催化肠腔素氧化，产物可透过生物膜，可能是最适用于活细胞的报告分子。将荧光素酶报告基因载体转染到细胞中，可用荧光素酶检测系统灵敏方便地测定荧光素酶基因的表达。自 1986 年起，萤火虫荧光素酶基因被用做测定基因表达的报告基因，获得了广泛的应用。

荧光素酶报告基因有许多优点：①非放射性；②比 *CAT* 及其他报告基因速度快；③比 *CAT* 灵敏 100 倍；④荧光素酶在哺乳动物细胞中的半衰期为 3 h，在植物中的半衰期为 3.5 h。由于半衰期短，故启动子的改变会即时导致荧光素酶活性的改变，而荧光素酶不会积累。相反，*CAT* 在哺乳动物细胞中的半衰期为 50 h。荧光素酶浓度在 10^{-16}~10^{-8} mol/L 范围内，荧光信号强度与酶浓度成正比。在理想条件下，可检测到 10^{-20} mol/L 的荧光素酶。

4. 分泌型碱性磷酸酶基因

分泌型碱性磷酸酶（secreted alkaline phosphatase，SEAP）是人胎盘碱性磷酸酶的突变体，无内源性表达。由于该酶能由表达细胞分泌到细胞外，在检测时，可以在不破坏细胞的情况下，任意时间都可以取细胞培养上清液进行重复的、动态的检测，且被检测细胞还可以做其他的用途。以间硝基苯磷酸盐（PNPP）为底物时可用标准的比色法测定酶活性，操作简单，反应时间短，价格低廉，但灵敏度低。以黄素腺嘌呤二核苷酸磷酸为底物进行比色测定，其灵敏度增高。SEAP 可催化 D- 荧光素 -O- 磷酸盐水解生成 D- 荧光素，后者又可作为荧光素酶的底物，此即两步生物发光法检测酶活性的原理。

5. 荧光蛋白基因

荧光蛋白家族是从水螅纲和珊瑚类动物中发现的相对分子质量为 20×10^3~30×10^3 的同源蛋白，包括绿色、红色、黄色和青色荧光蛋白等。其中，绿色荧光蛋白（GFP）应用最为广泛。GFP 是一条由 238 个氨基酸所组成的单体蛋白，相对分子质量为 27×10^3，用 395 nm 的紫外光和 475 nm 的蓝光激发，可在 508 nm 处自行发射绿色荧光，无需辅助因子和底物。GFP 相对分子质量小，荧光稳定，对活细胞无害，既可以通过荧光显微镜观察，也可以用流式细胞仪对悬浮细胞进行高灵敏度和特异性检测。而且，加热、变性剂、去垢剂及一般的蛋白酶等均不能使其灭活。GFP 的上述诸多优点使其成为活细胞分析的分子探针。然而，GFP 在某些特定的细胞中不表达，因此在实验前需要进行目的细胞和检测手段的预筛选。

二、报告基因在医药学中的应用

报告基因能实时定量检测细胞活动和生理化学物质的变化情况，并且具有实时性、非侵入性、可靠性、易检测、可重复性、高灵敏度、可用于高通量筛选等优点，因此在基因表达调控、分子显影影像学、启动子活性分析、基因转移分析、信号转导通路研究、受体功能鉴定、细胞毒性检测、生物大分子的相互作用、药物开发的生物筛选等诸多领域都有广泛的应用。

双荧光素酶报告基因系统是以荧光素为底物来检测萤火虫荧光素酶活性的一种报告基因系统，广泛用于检测转录因子与目的基因启动子区 DNA 的相互作用。这里以该系统为例，介绍其原理、技术流程以及在药物代谢酶诱导剂筛选中的应用。

生物体内 DNA 转录成 RNA 是基因表达的关键过程，基因表达调控主要发生在转录水平。转录因子是一种具有特殊结构、行使调控基因表达功能的蛋白质分子，也称为反式作用因子。某些转录因子仅与其靶启动子中的特异序列结合，这些特异性的序列被称为顺式作用元件，转录因子的 DNA 结合域和顺式作用元件通过共价结合从而对基因的表达起抑制或增强的作用。双荧光素酶报告基因系统是检测这类转录因子和其靶启动子中的特异顺序结合的重要手段。

其技术步骤为：

(1) 用生物信息学方法分析并预测启动子区可能的转录因子结合位点。

(2) 设计引物用 PCR 法从基因组 DNA 中克隆所需的靶启动子片段，将此片段插入到荧光素酶报告基因质粒（pGL3-basic）中。

(3) 筛选阳性克隆，测序正确后，扩增克隆并提纯质粒备用。

(4) 扩增转录因子质粒，提纯备用。同时准备相应的空载质粒对照，提纯备用。

(5) 培养 HEK293 细胞（或其他目的细胞），并接种于 24（或 96）孔板中，培养 10~24 h（80% 汇合度）。

(6) 将报告基因质粒与转录因子表达质粒共转染细胞。

(7) 裂解细胞并用于荧光素酶检测。

(8) 加入底物，测定荧光素酶的活性。

(9) 计算相对荧光强度，并与空载对照组比较。

多种核受体 - 药物代谢酶双荧光素酶报告基因系统，已经用于研究药物、药物候选分子、天然产物、内源性物质和中药提取物等对细胞色素 P450 酶（CYP）、葡糖醛酸转移酶（UGT）的潜在诱导作用，发现了一些 PXR 和 CAR 的诱导剂。这些研究成果对于预测临床代谢性药物 - 药物相互作用具有积极意义。

例 8　采用报告基因模型筛选中草药中 hPXR 的激动剂　将 pcDNA3.1（+）-hPXR、pGL3-CYP3A4-Luc 和 pRL-TK 共转染 HepG2 细胞，转染 6 h 后每组细胞分别用 DMSO 或 hPXR 的阳性激动剂利福平以及冬凌草等 14 种中药提取物处理 48 h。随后裂解细胞，在化学发光仪上进行荧光检测。在 1.5 mL 离心管中加入 10 μL LARII 溶液，和 2 μL 细胞裂解液，吹打混匀后，检测萤火虫萤光素酶活性，得到数值 RLUS 1，随后加入 10 μL 1× Stop&Glo® 溶液终止萤火虫萤光素酶活性，检测海肾荧光素酶活性，得到数值 RLUS 2，RLUS 1 与 RLUS 2 之比，即校正后的荧光素酶活性。给药组的相对荧光素酶活性与阴性对照 DMSO 组的相对荧光素酶活性的比值为激活倍数。药物的激活倍数与阳性药物的激活倍数的比值为激活百分比。结果表明，14 种中药提取物对 hPXR 的激活倍数均高于阳性对照利福平的 30% 以上，提示这些中药提取物对 hPXR 有潜在的激活作用（图 1-12-16）。

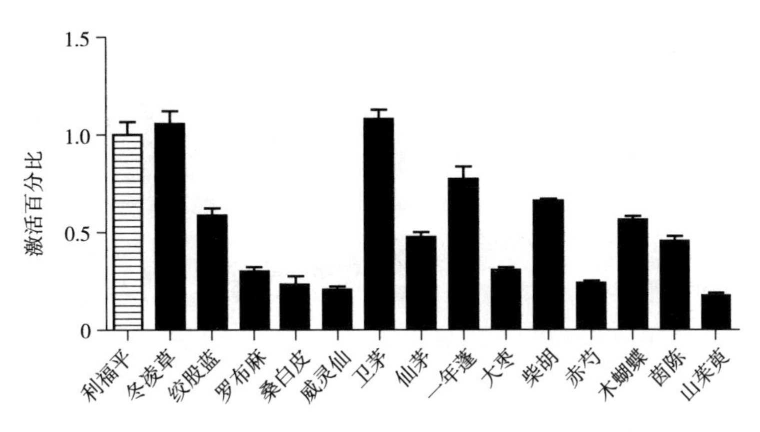

图 1-12-16　检测 14 种中药提取物对 PXR 的激活作用

（余露山）

数字课程学习

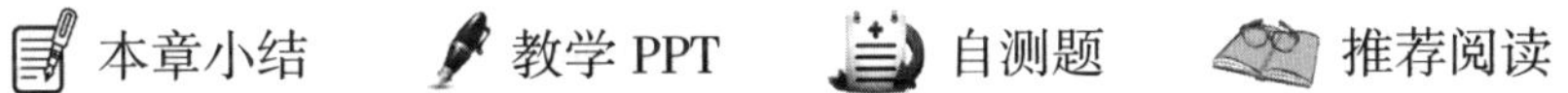
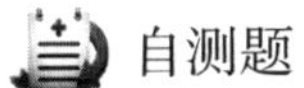

本章小结　教学 PPT　自测题　推荐阅读

第十三章

药物分析前沿技术

1. 掌握药物分析主要前沿技术的基本原理。
2. 熟悉药物分析主要前沿技术的应用。
3. 了解药物分析主要前沿技术的分类。

为了顺应现代药学的发展要求，药物分析已不再仅仅局限于对药物进行静态的质量控制，而是发展到对制药过程、生物体内和代谢过程进行动态分析研究。随着科学的进步和各种技术手段的不断创新，药物分析技术也有了很大的发展，一些前沿技术也应运而生。如拉曼光谱法、流动注射分析法、聚焦光束反射测量技术（以上详见第十一章）、细胞增殖测定法、聚合酶链反应技术、蛋白质印迹分析、流式细胞术、生物芯片分析法、分子成像分析、生命组学分析（以上详见第十二章），饱和分析法、生物色谱技术、手性色谱法、毛细管电泳分析技术、超临界流体色谱分析技术、质谱联用技术和微透析技术等。本章重点选取饱和分析法等后 7 种技术和方法，主要介绍其基本原理、分类和应用示例，旨在使这些技术和方法能被更好地应用于药物质量控制与研究。

第一节　饱和分析法

一、饱和分析法简介与原理

饱和分析法（saturation analysis）即免疫分析，其本质是抗原－抗体的结合反应，当抗原遇到其相应的特异抗体时产生一系列的抗原－抗体反应，形成抗原－抗体复合物。采用放射性同位素、酶或荧光物质等标记的抗原也能与相应的抗体产生同样的抗原－抗体反应。当一定限量的抗体存在于反应体系中，体系中标记抗原（Ag^*）与未标记抗原（Ag）就与抗体（Ab）发生竞争结合：

$$\begin{array}{c}\mathrm{Ag+Ab} \underset{K_2}{\overset{K_1}{\rightleftharpoons}} \mathrm{Ag{-}Ab} \\ + \\ \mathrm{Ag^*} \\ K_2' \upharpoonleft\downharpoonright K_1' \\ \mathrm{Ag^*-Ab}\end{array}$$

根据质量作用定律，当反应达到平衡时：

$$K=K_1/K_2=K_1'/K_2'=[Ag-Ab]/([Ag][Ab])=[Ag^*-Ab]/([Ag^*][Ab])$$

在上述体系中，所加 Ag^* 和 Ab 的量是固定的，当 Ag^* 和 Ag 对有限量 Ab 进行竞争性结合时，Ag^* 与 Ab 结合形成 Ag^*-Ab 复合物量取决于变量 Ag。当 $[Ag]=[Ag^*]$ 时，两者对 Ab 竞争概率相同，生成的复合物量相等 $[Ag^*-Ab]=[Ag-Ab]$；$[Ag]>[Ag^*]$ 时，生成的 $[Ag-Ab]>[Ag^*-Ab]$；$[Ag]<[Ag^*]$ 时，生成的 $[Ag-Ab]<[Ag^*-Ab]$，两者呈负相关。这种现象称竞争抑制作用或饱和现象。上式表示，若未标记抗原量增多，则标记抗原－抗体复合物的形成就会受到抑制而减少；还可认为，体系中的特异抗体量是一定的，因此有一定饱和量的结合点，当未标记抗原占有的结合点（量）多时，标记抗原的结合点就会相应减少，且减少的程度与未标记抗原的量（浓度）有关。这种特异的竞争性抑制的数量关系就成为免疫分析的定量基础。

二、饱和分析法的分类

分析中按标记物的不同，可分为放射免疫分析（radioimmunoassay，RIA）、荧光免疫分析（fluorescence immunoassay，FIA）和酶免疫分析（enzyme immunoassay，EIA）等。根据抗原－抗体的反应达平衡后是否需将结合物与游离标记物分离，又分为均相免疫分析和非均相免疫分析。

1. 放射免疫分析

RIA 是利用放射性同位素的测量方法与免疫反应基本原理相结合的一种同位素体外检测法。不仅用于测定相对分子质量大、有抗原性的蛋白质和酶等生物活性物质，而且也广泛用于测定许多相对分子质量小、本身无抗原性的药物和代谢物。它的特点是特异性强、灵敏度高，能达到皮克（pg）水平，且商品化的试剂盒和全自动 RIA 分析仪的出现，使这项工作得到快速的普及。

2. 荧光免疫分析

FIA 是以荧光物质或潜在荧光物质为标记物，当标记的药物与特异抗体结合时，发生荧光强度的改变，或在相应的酶作用下发生荧光来检测待测样品中药物浓度的一种方法。其中荧光偏振免疫分析（fluorescence polarization immunoassay，FPIA）的应用越来越多。其基本原理是利用一种经过偏振器处理的单色光作为光源（常用蓝光，波长 485 nm），激发待测荧光物质分子，而发射出的单一平面的荧光称为偏振荧光（绿光，波长 525 nm）。当在样品池和发射单色器后放置一检偏振器，就能测出物质的偏振荧光强度，偏振荧光的强度是荧光物质浓度的函数，与各种免疫分析一样，利用未标记抗原对标记抗原的竞争抑制作用，随着未标记抗原浓度增加，标记抗原－抗体复合物浓度降低，检测到的偏振荧光强度也相应降低，因此，被测物质浓度与偏振荧光强度成反比。

3. 酶免疫分析

EIA 是用酶替代放射性同位素来标记药物，将抗原抗体特异反应与酶的高效专一催化特性相结合的一种免疫分析技术，具有无放射性危害、标记物半衰期长和仪器简单等特点。凡 RIA 能测试的项目全能用 EIA 替代。在非均相 EIA 中，无论酶标记物是否形成免疫结合物，其酶活性均不受影响，测定时需对结合和游离的酶标记物进行分离，分离方法有液相法和固相法，后者常被称为酶联免疫吸附测定（enzyme-linked immunosorbent assay，ELISA）法。以下重点讨论 ELISA 法。

三、酶联免疫吸附测定法

ELISA 是继免疫荧光和放射免疫技术之后发展起来的一种免疫酶技术，即将可溶性的抗原或抗体结合到聚苯乙烯等固相载体上，利用抗原抗体特异性结合进行免疫反应的定性和定量检测方法。ELISA 的基础是抗原或抗体的固相化及抗原或抗体的酶标记。结合在固相载体表面的抗原或抗体仍保持其免疫学活性，酶标记的抗原或抗体既保留其免疫学活性，又保留酶的活性。在测定时，受检标本（测定其中的抗体或抗原）与固相载体表面的抗原或抗体起反应。用洗涤的方法使固相载体上形成的抗原－抗体复合物与液体中的其他物质分开，再加入酶标记的抗原或抗体，也通过反应而结合在固相载体上。此时固相上的酶量与标本中受检物质的量呈一定的比例。加入酶反应的底物后，底物被酶催化成为有色产物，产物的量与标本中受检物质的量直接相关，故可根据呈色的深浅进行定性或定量分析。由于酶的催化效率很高，间接地放大了免疫反应的结果，使测定方法达到很高的灵敏度。此项技术自 20 世纪 70 年代初问世以来，发展十分迅速，目前已被广泛用于生物学和医药学的许多领域。

1. ELISA 的类型

ELISA 可用于测定抗原，也可用于测定抗体。这种测定方法中有三个必要的试剂：①固相的抗生素原或抗体，即“免疫吸附剂”（immunosorbent）；②酶标记的抗原或抗体，称为“结合物”（conjugate）；③酶反应的底物。根据试剂的来源和标本的情况以及检测的具体条件，ELISA 主要分为以下几种类型：双抗体夹心法测抗原、双抗原夹心法测抗体、间接法测抗体、竞争法测抗体和抗原以及捕获包被法测抗体等。

2. 操作注意事项

(1) 正式试验时，应分别用阳性对照与阴性对照控制试验条件，待检样品应作一式两份，以保证实验结果的准确性。本底较高时可采用羊血清、兔血清或 BSA 等封闭。

(2) 固相载体　许多物质可作为固相载体，如聚氯乙烯、聚苯乙烯、聚丙酰胺和纤维素等。其形式可以是凹孔平板、试管和珠粒等。

(3) 包被抗体（或抗原）　将抗体（或抗原）吸附在固相载体表面时，要求纯度要好，一般要求 pH 在 9.0~9.6 之间，4℃吸附 18~24 h。蛋白质包被的最适浓度需进行滴定：即用不同的蛋白质浓度进行包被后，在其他试验条件相同时，观察阳性标本的吸光度值。选择吸光度值最大而蛋白质量最少的浓度。对于多数蛋白质来说为 1~10 μg/mL。

(4) 酶标记抗体工作浓度　首先用直接 ELISA 法进行初步效价的滴定，然后再固定其他条件或采取“方阵法”（包被物、待检样品的参考品及酶标记抗体分别为不同的稀释度）在正式实验系统里准确地滴定其工作浓度。

(5) 酶的底物及供氢体　对供氢体的选择要求是价廉、安全和有明显的显色反应，而本身无色，TMB 和 ABTS 是目前较为满意的供氢体。底物作用一段时间（10~30 min）后，应加入强酸或强碱以终止反应。

3. 应用

例 1　ELISA 法测定葛根素在大鼠血浆中的药动学

实验步骤：首先将 0.1 μg/mL 包被抗原（葛根素－牛血清白蛋白）加入到微孔板中孵育 2 h 后，用蒸馏水清洗微孔板 3 次，然后加入 50 μL 的样品和等体积的含有葛根素抗体（1∶10 000）的腹水，孵育 1 h，清洗 3 次，加入 100 μL 辣根过氧化物酶标记的羊抗鼠 IgG 的二抗（1∶10 000），反应 30 min，清洗微孔板，再加入 100 μL 的 3，3′，5，5′–四甲基联苯胺，孵育 15 min，用 50 μL 的 2 mol/L 硫酸终止反应，在 450 nm 波长下测量吸光度。

实验结果：与已经报道的 HPLC、HPLC–MS/MS 和 LC–MS/MS 法相比较，ELISA 法测得的葛根素曲线下面积（AUC）显示出更宽的范围（AUC 大小反映进入体循环药物的相对量），这主要和分析方法及样品前处理不一样有关。在 ELISA 检测前，样品只要用磷酸盐缓冲液（PBS）稀释即可；而在用 HPLC、HPLC–MS/MS 检测前，血清蛋白必须通过乙醇或者其他有机溶剂沉降处理，这样会增加葛根素丢失的风险。测得的葛根素药动学数据见表 1–13–1。

表 1–13–1 ELISA 法测得的葛根素药动学数据与已报道的数据之间的比较

样本	给药剂量（mg/kg）	给药途径	AUC*	观察期	数据点的数目	分析方法
大鼠血浆	62.5	静脉注射	828 ± 103（μg·min）/mL	0–240 min	9	HPLC
大鼠血浆	32	静脉注射	2.77 ± 0.572（μg·min）/mL	0–240 min	8	HPLC
大鼠血浆	50	腹腔注射	550.2 ± 292.2（μg·min）/mL	0–240 min	8	HPLC–MS–MS
大鼠血浆	15	静脉注射	395.2 ± 91.2（μg·min）/mL	0–480 min	9	HPLC–MS–MS
大鼠血浆	80	腹腔注射	5 157.76 ± 449.934（μg·min）/mL	0–360 min	10	ELISA
大鼠血浆	40	腹腔注射	3 510.49 ± 244.72（μg·min）/mL	0–360 min	10	ELISA
大鼠血浆	20	腹腔注射	2 196.95 ± 246.74（μg·min）/mL	0–360 min	10	ELISA

*AUC：药物浓度–时间曲线下面积。

第二节 生物色谱技术

一、生物色谱技术的简介与原理

生物色谱法（biochromatography）于 20 世纪 80 年代中后期出现，是由生命科学与色谱分离技术交叉形成的一种极具发展潜力的新兴色谱技术，它采用各种具有生物活性的材料如酶、细胞膜、仿生物膜、活细胞和细胞壁等作固定相。由于这种具有生物活性的固定相能特异性地结合与人类生命活动有关的各种生物活性物质，所以在医学和药学研究领域中可以利用生物色谱技术分离和制备各种具有生物效应的物质。

现代生命科学已阐明了细胞、细胞膜的结构和组成，并逐步了解了酶、受体、抗体、传输蛋白、DNA 和肝微粒体等在生命活动中所起的重要生理作用。若将这些活性生物大分子、活性细胞膜甚至活细胞固着于色谱载体上，作为一种生物活性填料，用于液相色谱法当中，形成一种能够模仿药物与生物大分子、靶体或细胞相互作用的色谱系统，这样药物与生物大分子、靶体间的疏水性、氢键、静电及立体等相互作用就能用色谱中的各种技术参数定量表征，就可以方便地研究药物与生物大分子、靶体或细胞间的特异性、立体选择性等相互作用，筛选活性成分，揭示药物的吸收、分布、活性、毒副作用、构效关系、生物转化和代谢等机制，探讨药物间的竞争、协同和拮抗等相互作用。

基于上述原理，生物色谱法具有以下特点：①可以模拟生理或病理状态下药物在体内进行生物活性表达的一些关键步骤；②药物在生物色谱柱上的保留行为直接与其活性或与生物大分子、靶体或细胞结合相关，具有一定的药理学或生理学意义；③对于中药等成分复杂的研究对象，生物色谱法由于固定相能够特异性、选择性地与活性成分结合，可以排除大量非作用杂质成分的干扰，是研究中药等复杂对象的有效手段。

二、生物色谱技术的分类

目前，生物色谱法主要采用活性生物大分子、活性细胞膜（或仿生物膜）和活细胞等键合在色谱载体上，因此，根据固定相的不同，生物色谱法的相应种类有分子生物色谱法、仿生物膜色谱法和细胞膜色谱法。

1. 分子生物色谱法

分子生物色谱法是一种较成熟的生物色谱技术，是目前唯一能对中药活性成分筛选、分离和结构鉴定进行一体化分析的新技术。它是基于生物大分子的特异性相互作用，分离纯化和测定具有活性的化合物和生化参数，即以酶、受体、DNA 和血浆中的运输蛋白及其他具有重要生理功能的生物大分子作为分子生物色谱的配基，开展药物活性成分研究。分子生物色谱技术常用于中药活性成分筛选，主要是在两个层面上进行，首先以血液中存在的运输蛋白为靶体进行活性成分的粗筛选和质量控制，然后以特异性靶体筛选具有特定活性的物质。在技术发展上，建立以分子生物色谱为核心，与 NMR、MS 等可提供结构信息的手段联用的一体化系统，使活性成分筛选、分离以及结构鉴定一体化成为可能，而目前其他筛选方法尚无这一可能性。

2. 仿生物膜色谱法

仿生物膜色谱法（artificial biomembrane chromatography，ABC）以脂质体、蛋黄磷脂酰胆碱和大豆磷脂酰胆碱等为固定相基质，能够模拟生物膜的脂质双层结构，可以用来分离酶、蛋白质，研究药物透过生物膜的过程，预测药物的活性参数，或在仿生物膜中嵌入各种配基以实现特定色谱目的的一种生物色谱方法。脂质体（liposome）又称为磷脂囊泡（vesicle），是由天然磷脂形成的微球，具有与细胞膜相似的脂质双层结构和生物膜的流动性特征。这种人工模拟的生物膜体系不仅可以精确地模拟生物膜的化学环境，而且其物理性能也可以通过调节温度、pH 和离子等得到有效控制。

3. 细胞膜色谱法

细胞膜色谱法（cell membrane chromatography，CMC）是以人或动物的活性细胞膜为固定相基质，用液相色谱研究药物与细胞膜、膜受体、酶相互作用的一种生物色谱方法。CMC 色谱固定相兼有细胞膜的生物活性和色谱分离的双重特性，由 CMC 模型获得的色谱保留参数与药物的药理作用密切相关，对药物异构体有识别能力。利用 CMC 对复杂体系、混合物，特别是中药提取物的分离和筛选研究具有独特的优势。中药复杂体系可不经分离步骤，直接在细胞膜色谱上实现活性筛选过程，这种基于多组分、多靶标相互作用的方法非常适用于中药复杂体系中活性成分筛选研究。下面重点讨论 CMC。

三、细胞膜色谱法

CMC 是研究受体与药物相互作用的新型亲和色谱技术，该技术将高效液相色谱、细胞生物学与受体药理学相结合，利用药物与膜受体间存在的特异性亲和力，成功地将药物体内的作用过程在色谱柱内进行动态模拟。中药提取液可直接进样，无需预处理、纯化等多个分离步骤，CMC 具有筛选速度快、效率高、可反映药物分子与蛋白受体作用特性的优点，尤其适合于天然药物效应物质基础的研究。

1. 细胞膜色谱柱的制备

(1) 细胞膜固定相的制备　生物膜色谱法一般先通过膜制备，将细胞膜固定于活化的硅胶载体表面，制成细胞膜固定相（cell membrane stationary phase，CMSP），其中 CMSP 可由各类组织细胞、原代培养细胞、分离细胞或细胞系等获得，受体或受体亚型高表达细胞在 CMSP 很常用。

(2) 细胞膜色谱柱的填装　采用湿法填装，取色谱空柱芯、柱套，先用超纯水冲洗 3 次；柱芯按柱套指示的方向装好，并装好下端垫圈及筛板；向柱芯内注入 CMSP 混悬液，用 HPLC 泵低流速加压加速填料沉降至柱前压力上升不明显为止，打开柱套和上端筛板，再向柱芯注入 CMSP 悬液，如此反复几次，将色谱柱填满即可。将细胞膜色谱柱芯装入柱套中，既可连接至色谱系统中使用，也可放入盛有适量 25 mmol/L 磷酸缓冲液（pH 7.4）的试管中，4℃保存，备用。

2. 操作注意事项

(1) 超声时间对细胞破碎的程度影响较大，从而影响细胞膜的得率，因此需要对超声时间进行优化。细胞破碎如果不彻底，则容易产生很多大的细胞膜碎片，容易产生聚集，在获取过程中会随沉淀一同出去，从而影响细胞膜的富集效率，并使得膜在硅胶上的覆盖率降低，造成柱效下降。但是，如果细胞破碎过度，则容易产生很多小的细胞膜碎片，在之后的 CMSP 清洗步骤中难以将未吸附的膜碎片去除掉，使得细胞膜色谱柱在装柱和使用的过程中容易发生堵塞。

(2) 制备一根细胞膜色谱柱的细胞量需要进行定量化处理，以保证细胞膜色谱模型重现性和装柱成功率。通过对不同细胞数量水平的匀浆液进行蛋白质定量测定，并在匀浆液与硅胶反应后，对硅胶上的蛋白质含量再次进行定量测定，对比不同数量的细胞所键合的膜蛋白含量在反应前后的差异，最终确定细胞膜最佳用量。

(3) CMC 技术的缺陷之一就在于细胞膜色谱柱的寿命较短，一般连续使用 72 h 左右即失效。在 CMC 分析过程中，阳性药的保留时间会逐渐减少，体现出柱效的逐渐降低。这种现象的产生，主要在于蛋白质在体外的降解，使得硅胶上的膜蛋白活性会变差，也可能是因为长期使用过程中部分吸附的细胞膜从硅胶上脱落，这两种情况都会使得柱效降低。使用多聚甲醛来提高细胞膜和硅胶的结合稳定性，是一种提高细胞膜柱效的方法。多聚甲醛是一种用于固定细胞和组织的常用固定剂。它可以与蛋白质的氨基和某些基团反应，形成交联，稳定其化学结构，时间可长达数星期之久。

3. 应用

例 2　LAD2/CMC-HPLC-IT-TOF-MS 检测野菊花注射液中的过敏成分

色谱条件：① LAD2/CMC 系统：LAD2 细胞膜色谱柱（10 mm×2 mm I. D.，5 μm）；流动相为超纯水

(pH 7.4);流速为 0.2 mL/min,检测波长为 270 nm 和 330 nm;进样量为 20 μL,柱温为 37℃。② HPLC Diamonsil C_{18},250 mm×4.6 mm I.D.,5 μm;流动相为 0.1% 的醋酸水溶液(A),乙腈(B);流速为 1 mL/min,梯度洗脱:0~5 min,8% B,5~15 min,12% B,15~25 min,12% B,25~60 min,35% B;进样量为 20 μL,柱温为 37℃。

质谱参数:雾化气(氮气,纯度 >99.999%)流速为 3 L/min;干燥气体(氮气,纯度 >99.999%)压力为 109 kPa;接口,ESI 源;曲型脱溶剂管(CDL)温度,200℃;加热模块温度,200℃;接口电压,4.5 kV;检测器电压,1.57 kV;碰撞诱导解离(CID)气体(Ar,纯度 >99.999%),CID 能量 50%;离子累积时间,30.0 ms;正离子扫描模式,手动母离子选择,扫描范围从 *m/z* 100 到 1 000。

对照品储备溶液制备:①色谱分析:取蒙花苷(linarin,LN)、盐酸环丙沙星(ciprofloxacin)、阿替洛尔(atenolol)、PD 173074、尼莫地平(nimodipine)和吉非替尼(gefitinib)对照品适量,精密称定,加甲醇制成每 1 mL 各含蒙花苷、盐酸环丙沙星、阿替洛尔、PD 173074、尼莫地平和吉非替尼 1.0 mg 的储备溶液(-20℃避光储存)。②细胞分析:取蒙花苷、A23187 和 12- 十四酸佛波酯 -13- 醋酸盐对照品适量,加 DMSO 分别制成 400 mol/L,10 mol/L,1 mol/L 的储备溶液(-20℃避光储存)。

供试品溶液制备:野菊花(YJH)注射液经 0.22 μm 微孔滤膜滤过,即得供试品溶液(-20℃避光储存)。

LAD2/CMC 偶联 HPLC-IT-TOF -MS 法分析蒙花苷对照品溶液的色谱图见图 1-13-1,LAD2/CMC 偶联 HPLC-IT-TOF-MS 法分析野菊花注射液的色谱图见图 1-13-2。

测定结果:通过 LAD2/CMC-HPLC-IT-TOF-MS 检测出野菊花注射液中的一种过敏成分蒙花苷。

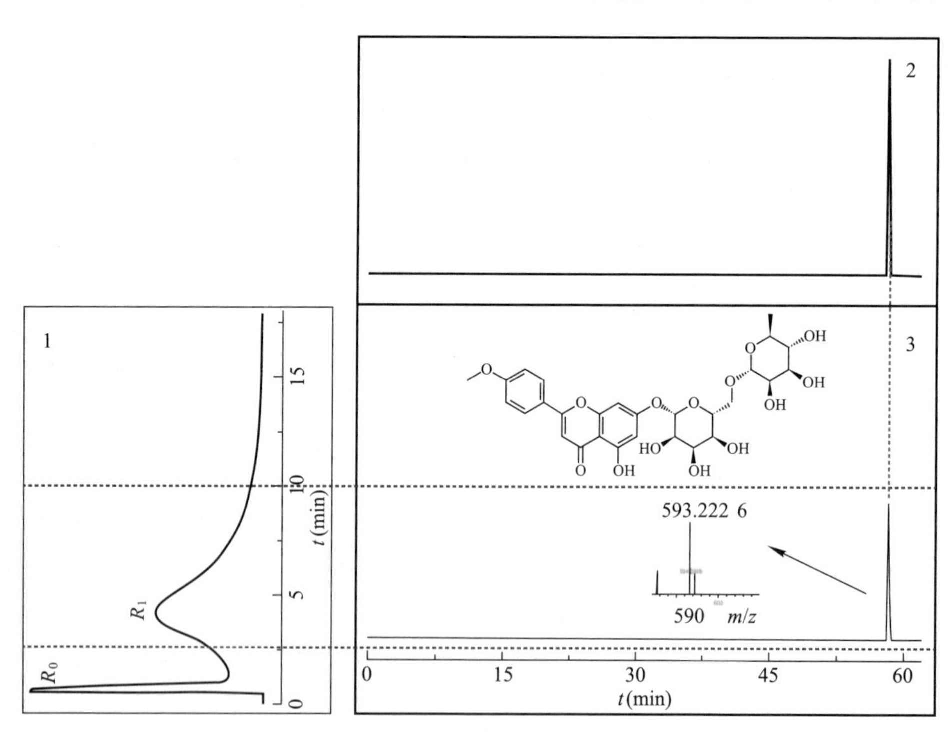

图 1-13-1 LAD2/CMC 偶联 HPLC-IT-TOF-MS 法分析蒙花苷对照品溶液的色谱图

1. LAD2/CMC 柱上测得的蒙花苷对照品溶液色谱图 2. 蒙花苷对照品溶液的 HPLC-IT-TOF-MS 色谱图 3. 保留组分(R1)的 HPLC-IT-TOF-MS 色谱图

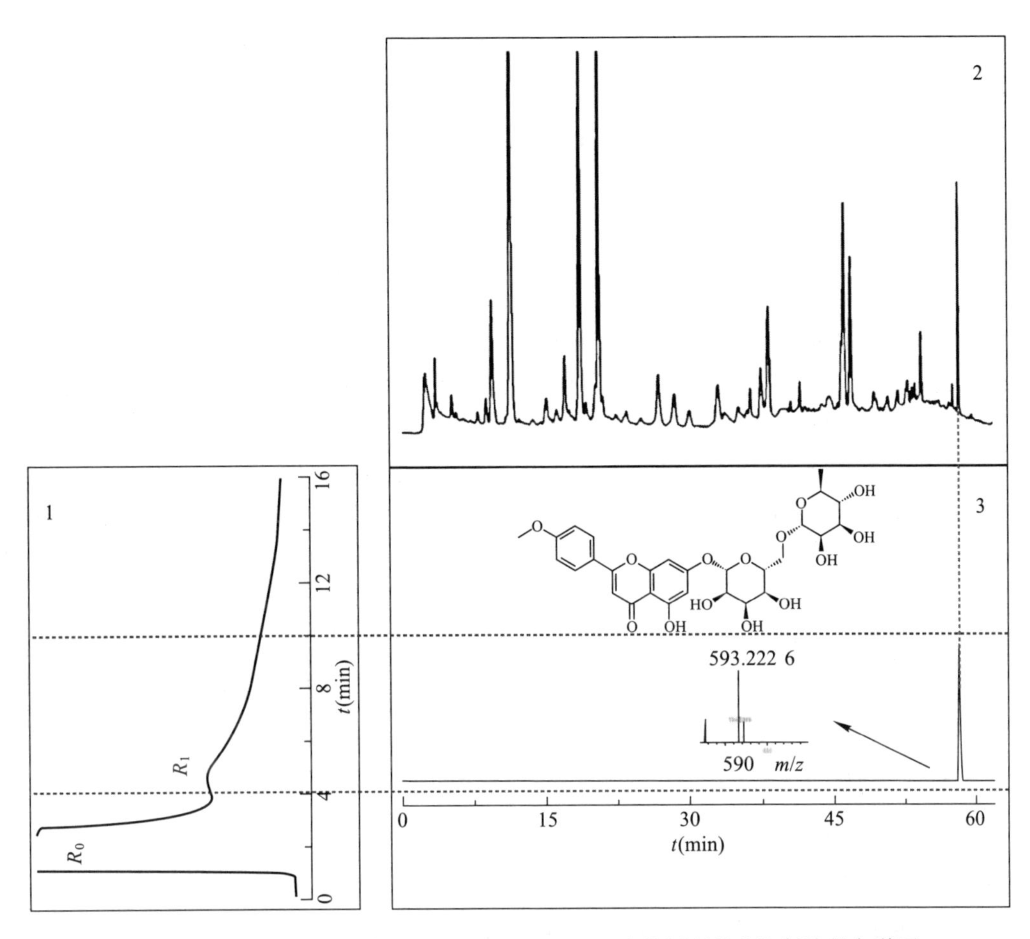

图 1-13-2　LAD2/CMC 偶联 HPLC-IT-TOF-MS 法分析野菊花注射液的色谱图

1. LAD2/CMC 柱上测得的野菊花注射液色谱图　2. 野菊花注射液的 HPLC-IT-TOF-MS 色谱图　3. 保留组分(R1)的 HPLC-IT-TOF-MS 色谱图

第三节　手性色谱技术

一、手性色谱技术简介与原理

分子中的结构基团在空间三维排列不同的化合物称为立体异构体，在空间上不能重叠，互为镜像关系的立体异构体称为对映体(enantiomer)。化合物中某个碳原子上连接 4 个互不相同的基团时，该碳原子被称为手性中心，含有手性中心的药物称为手性药物(chiral drug)。手性药物在药物中占有相当大的比例，天然或半合成药物几乎都有手性，目前临床上使用的药物很多都为手性药物。现代药学研究表明，药物对映体与体内大分子的不同立体结合，可产生不同的吸收、分布、代谢和排泄过程，从而导致药动学参数的变化，药理和毒理反应存在显著差异，甚至引起药效拮抗或产生不良反应。例如普萘洛尔(propranolol)*L*- 异构体的生物活性比 *D*- 异构体强 100

倍；沙利度胺（thalidomide）两对映异构体对小鼠的镇静作用相似，但只有 $S(-)$ 异构体及其代谢物才有致畸和胚胎毒作用。因此，建立和发展可行的分离分析药物对映体的方法对于药物的质量控制，对映体药物的分离，评价不同对映体的药效、毒性、不良反应和药动学等是十分重要和必要的。

手性色谱技术主要有非色谱法和色谱法，无论用哪一种方法分离，其基本原理大多数是基于把对映体的混合物转变成非对映异构体，再利用它们在物理化学或化学性质上的差异使之分开。传统的分离方法为非色谱法，如分步结晶法等，它们具有很大的局限性，且过程繁复、耗时，尤其难于进行微量分离和测定。目前大多采用色谱法，包括 TLC、GC、HPLC、CE 和超临界流体色谱法等，色谱法在分离和检测光学对映体纯度的方面发挥了巨大的优势，已成为一种重要的手性分离手段。不管哪一种色谱，为了使对映体转化为非对映体，都需提供一种手性源，使待分离的对映体（样品）、手性作用物（固定相）和手性源之间形成一个非对映体的络合物。

1950 年，Dalgliesh 采用纸色谱法成功分离了手性药物芳族氨基酸，并由此而提出了在对映体分离理论中颇为流行的“三点手性识别模式”。在其后的 20 年中，用该法分离其他 DL- 氨基酸取得了极大成功。20 世纪 80 年代初，随着大量商品化 HPLC 用手性固定相（chiral stationary phase，CSP）的问世以及对手性识别机制的深入认识，HPLC 已迅速广泛应用于药物对映体的分离和测定。HPLC 直接分离手性化合物在药物工业、不对称合成和生物化学方面起了非常重要的作用。

二、手性色谱技术的分类

近年来，随着人们对色谱拆分理论的深入研究和技术的不断成熟完善，色谱拆分方法在手性化合物的分离分析领域显示出强大的优势。应用于手性分离的色谱技术主要包括薄层色谱、气相色谱、毛细管电泳色谱、高效液相色谱和超临界流体色谱等。

1. 薄层色谱法

薄层色谱法或称薄层层析法（thin layer chromatography，TLC），是以涂布于支持板上的支持物作为固定相，以合适的溶剂为流动相，对混合样品进行分离、鉴定和定量的一种层析分离技术。TLC 操作方便，设备简单，可用于多种化合物的分离、精制、鉴定和定量，具有结果直观，色谱参数易调整，能快速更换流动相系统，能同时处理多个样品等特点。但是由于 TLC 分离效能较低，其使用受到限制。

常用的手性薄层板有：①纤维素及其衍生物型手性薄层板；②浸渍手性选择剂的手性薄层板；③分子印记的手性薄层板；④化学键合的手性薄层板等。

2. 气相色谱法

气相色谱法（gas chromatography，GC）是较早用来进行对映体分离的一种色谱方法。与其他研究立体化学的方法相比，手性分离 GC 有以下优点：①可以确定复杂混合物中少量组分的绝对构型；②绝对灵敏度高，而且与官能团无关；③对手性杂质的检测限较低；④可以使用线性范围宽的通用检测器；⑤可以分离所有挥发性化合物；⑥GC 柱寿命长，可达数年之久。但是同时，GC 不宜分离低挥发性、强极性或相对分子质量大的化合物。

GC 中用于分离对映体的手性固定相主要有以下几类：①以手性氨基酸衍生物为选择体的二酰胺、二肽酯和二酰脲等，它们可分离许多手性化合物；②光学活性金属配合物；③环糊精衍生物；④冠醚。

3. 毛细管电泳色谱法

毛细管电泳色谱法（capillary electrochromatography，CE）是20世纪80年代以来的一种新兴分离分析技术，它的主要原理是以高压电场为驱动力，以毛细管为分离通道，依据对映体混合物与手性移动相之间所形成非对映体络合物稳定度和分配行为上的差异而实现分离，由于它高效、简便和快速等特点而得到广泛应用。

较常见的手性选择试剂有环糊精类化合物、大环抗生素和蛋白质等。

4. 超临界流体色谱法

超临界流体色谱法（supercritical fluid chromatography，SFC）是采用超临界流体为载体的一种分离技术，由Mourier等人于1985年首次用SFC实现手性分离。其在手性分离分析中的优势表现为：①超临界流体的黏度近于气体，比液体低得多，可减少过程阻力，采用细长色谱柱可以增加柱效；②超临界流体的密度与液体相似，因此它有强的溶解能力，适于分离难挥发和热稳定性差的物质；③SFC系统既可使用HPLC检测器，也可使用GC检测器，如质谱、氢火焰离子化检测器；④可作流动相的超临界流体物质较多、易得，对环境的污染及操作人员的毒害较少。

现应用于SFC的手性固定相主要有：多糖类、配体交换色谱型和环糊精类，以及最新的应用分子印记技术和仿生感应技术发展的手性固定相等，应用最广的为多糖类。

5. 高效液相色谱法

高效液相色谱法（high performance liquid chromatography，HPLC）是20世纪70年代后期发展起来的，现已成为对映体分离中最重要的一种手段。HPLC拆分手性药物也分直接和间接两类方法：手性化合物以手性试剂衍生，然后形成非对映异构体，再根据它们的化学和物理性质的不同在非手性柱上分离称为间接法；对映体不加处理，直接用手性流动相或手性固定相分离称直接法。现在多使用高效液相色谱手性固定相直接分离方法。

常用于HPLC分离手性化合物的手性固定相有：Pirkle型手性固定相、纤维素类手性固定相、环糊精类手性固定相、配位交换型手性固定相、大环抗生素手性固定相和蛋白质类手性固定相。下面着重讨论手性HPLC。

三、手性HPLC

引入适宜的手性环境使对映体间呈现理化特征差异，是HPLC进行光学异构体分离的关键。目前，手性HPLC通常分为直接法和间接法。间接法又称柱前衍生化法（pre-column derivatization），指的是药物对映体在分离前先与具有高光学纯度的手性衍生化试剂（chiral derivatization reagent，CDR）反应，使药物对映体形成一对非对映异构体，再以常规固定相进行分离，也称CDR法。用手性流动相（chiral mobile phase，CMP）或手性固定相（chiral solid phase，CSP）为载体进行分离的方法是直接法。其共同点都是以现代色谱分离技术为基础，引入手性环境，使药物对映体间呈现理化性质的差异而实现分离；不同的是，CDR法是将手性环境引入药物对映体分子内，而CMP和CSP则是引入对映体分子间。

（一）手性HPLC的类型

1. 手性衍生化法

当某些药物不宜直接分离，如游离胺类在CSP上往往呈很弱的色谱性质，衍生化转变成酰胺后氨基甲酸酯等中性化合物可获显著改善;或需添加某些基团,以增加色谱系统的对映异构体选择性;或为了提高紫外或荧光检测效果等均可选用 CDR 法。

对映异构体与手性试剂反应,其产物为相应的非对映异构体(diastereoisomer,DSTM),因此也称为非对应异构化衍生。如醇类与酰氯或手性酸酯化、氨基酸或胺类与硫脲或手性异硫氰酸酯类等反应。

$$(R)\text{-}SE+\begin{cases}(R)\text{-}SA \rightarrow (R)\text{-}SE\text{-}(R)\text{-}SA\\(S)\text{-}SA \rightarrow (R)\text{-}SE\text{-}(R)\text{-}SA\end{cases}$$

SE 为光学活性试剂,称为“选择器”;SA 为手性溶质,称为“选择靶”。本法需要高光学纯度的手性衍生化试剂,衍生化反应往往较烦琐费时;各对映体衍生化反应速度有时也不同。但是,由于非手性柱的价格便宜,柱效较高,并且通过适当的衍生化反应可提高检测灵敏度,以及衍生化过程中可伴随样品的纯化等优点,CDR 法仍是手性药物分离的常用方法。

手性衍生化反应是 CDR 法中的关键一环,合适的衍生化试剂和反应条件至关重要。其中常用的 CDR 试剂主要有:①羧酸衍生物类:主要包括酰氯与磺酰氯类、羧酸类和氯甲酸酯类,它们可与胺、*N*- 氨基酸和醇类反应生成非对映异构化衍生物。②胺类:手性胺试剂主要用于衍生化羧酸类、氨基酸、醇类药物和芳基丙酸类非甾体抗炎药、羟基丙三醇、类萜酸等,可提高检测灵敏度。③异硫氰酸酯和异氰酸酯类:常用的有苯乙基异氰酸酯(PEIC)、萘乙基异氰酸酯(NEIC)等,易与大多数醇类及胺类化合物反应生成氨基甲酸酯类和脲的 DSTM 而被分离,广泛用于氨基酸及其衍生物、儿茶酚胺类、苯丙胺类、麻黄碱类、醇类和肾上腺素拮抗剂等药物的分离分析。④光学活性氨基酸类:光学纯氨基酸及其衍生物系最早采用的手性色谱试剂,在 HPLC 中广泛用于胺、羧酸及醇类药物,尤其是氨基酸类化合物的手性分离。在手性衍生当中,除了要考虑衍生化试剂的种类外,还应注意,手性试剂和反应产物在衍生化反应和色谱条件下应稳定,手性试剂和反应产物在化学上和手性上都很稳定,手性化合物对映体的化学结构中应具有可供衍生化的官能团,反应产物在分离时应有高柱效,以及手性试剂应具有 UV 或荧光等敏感结构。

2. 手性流动相法

在流动相中加入手性添加剂(chiral mobile phase additives,CMPA),使其与待测物形成非对映异构体复合物,根据形成的复合物的稳定常数不同而获得分离。手性添加剂有环糊精类、手性离子对试剂和配基交换型等。在实验过程中可通过优化 CMPA 的种类、浓度、流动相的组成和 pH、流速而达到最佳色谱条件。目前主要有以下几种常用的手性流动相法。

(1) 环糊精类手性添加剂法 环糊精(cyclodextrin,CD)的手性识别主要来自环内腔对芳烃或脂肪烃侧链的包含作用以及环外壳上的羟基与药物对映体发生氢键作用。环糊精分为 α、β、γ 三种类型,它们的空腔大小不同。β- 环糊精对形成包含物有最佳大小的空腔,适合于大多数药物对映体的位阻和电子特征,应用较广。α- 环糊精适合于相对分子质量小的药物对映体分析,而 γ- 环糊精则适合于较大分子药物的对映体分析。

(2) 手性离子对色谱法 该法是一类分离可解离对映体的离子对色谱法,已成功分离了 β- 氨基醇类、氨基醇类和胺类等对映体化合物。有机酸或碱能与离子对试剂在流动相中反应生成低极性不解离的“离子对”,但反相离子对色谱很少用于手性药物分离,而正相离子对色谱广泛用于药物对映体的分离。其基本原理是:在低极性的有机流动相中,对映体分子与手性离子对试剂之间产生氢键、静电或疏水性结合生成非对映体离子对。两种非对映体离子对具有不同的稳定性，在有机相与固定相间的分配行为也有差异，难以分离。由于水能与离子对组分的氢键基团反应，因此流动相中微量水分将影响系统的立体选择性，且在反离子手性中心附近应含有可离子化的官能团或氢键基团。常用的手性反离子有奎宁、奎尼丁、10-樟脑磺酸和*N*-苯甲酰氧基羰基-甘氨酰-L-脯氨酸（L-ZGP）。常用固定相为硅胶、氰基丙基硅胶和硅氧基-Diol等。

(3) 配基交换型手性添加剂法　配基交换的原理为：在流动相缓冲溶液中加入金属离子和配体交换剂形成二元络合物，药物对映体再与其形成稳定性不同的三元络合物而达到手性分离。配基交换系统中使用水性流动相，流动相中加入有机改性剂（甲醇、乙腈），可缩短疏水性药物的保留时间，并提高分离度。常用的手性配合试剂多为氨基酸及其衍生物，如L-苯丙氨酸、L-脯氨酸等；配位金属有Cu^{2+}、Zn^{2+}、Ni^{2+}和Cd^{2+}等，已用于分离氨基酸及其衍生物、多巴胺和氨基醇等。

3. 手性固定相法

CSP是通过物理吸附或化学键合法把手性化合物键合到固定相载体上。根据分离过程中固定相和对映体间的相互作用，可分为吸附型、模拟酶抑制型、电荷转移型和配体交换型等；根据固定相材料，又可分为蛋白质类、氨基酸类、纤维素类、环糊精类、冠醚类、聚酰胺类和聚氨酶类等。下面着重讨论三种常用的手性固定相。

(1) 手性聚合物型固定相　HPLC手性聚合物型固定相依来源不同可分为两类，一类是天然的多糖类衍生物，包括纤维素、淀粉的衍生物（乙酯、苯甲酸酯和氨基甲酸酯）。该类聚合物是天然易得的手性高分子，其葡萄糖单元的羟基易被取代和官能团化，是广泛应用于对映体手性分离的一类CSP，特别是苯基氨基甲酸酯衍生物具有较高的应用价值，该类CSP的载样量大，在大规模制备级色谱应用上有很大潜力。另一类是合成的高分子手性聚合物，如三苯甲基丁烯酸酯类聚合物，因其具有螺旋结构而具有手性。此类CSP对刚性平面结构样品有良好的立体选择性，可用于酯、烃类、酰胺和含磷化合物的手性分离。螺旋结构的固定相可能由于立体效应而产生拆分作用，当对映体依附在螺旋的不同层次，由于保留值不同而产生手性分离。

(2) 蛋白质类固定相　蛋白质具有大量可与样品分子结合的部位，样品分子的保留和选择易受流动相的pH、离子强度和有机溶剂等影响，因此蛋白质CSP的手性选择性较其他CSP高，是HPLC分离中最具有吸引力的手性固定相之一。目前使用较多的蛋白质CSP是以牛血清蛋白（BSA）、人血清蛋白（HAS）和α_1-酸性糖蛋白（AGP）通过氨基酸键合到微粒硅胶上制成，这类色谱柱的稳定性较好，对温度和有机溶剂有较好的耐受性，可对酸类、胺类和β-氨基醇类等几十种药物对映体进行有效的分离。卵黏蛋白是一种酸性糖蛋白，可将卵黏蛋白中的糖蛋白以共价键形式结合在硅胶上制成CSP。蛋白质类CSP的应用范围较广，分离效果好，但色谱柱容量小，上样量仅为1~2 mmol/L。

(3) 环糊精类固定相　1984年，Armstrong研究组首次把环糊精（CD）键合到二氧化硅上用于HPLC的手性分离。CD空腔内部只有氢原子及糖苷氧原子具有疏水性，空腔端口的羟基使CD外部具有亲水性，每个葡萄糖单元又有5个手性碳原子，因此CD具有手性识别作用。端口的羟基可衍生化来改变亲水性，也对CD空腔的形状有很大影响。因此，可根据欲分离化合物的结构特点有目的地合成或选择相应的衍生化 CD-CSP。

(二) 三种手性 HPLC 分离方法的比较

三种手性 HPLC 分离方法各具特点，详见表 1-13-2。

表 1-13-2　三类手性 HPLC 分离方法的比较

分离方法	优点	缺点
手性衍生化法（CDR）	用价格便宜和柱效高的非手性柱 可引入发色基团，提高检测灵敏度 衍生化伴随样品纯化	手性衍生化试剂需有高光学纯度 有时对映体反应速度不同 有些反应烦琐费时
手性流动相法（CMP）	不必柱前衍生化 不需昂贵的手性柱，简便易行 非对映异构化，络合具有可逆性	可分离的化合物有限 某些添加剂不稳定，干扰测定 大量使用手性添加剂，增加费用
手性固定相法（CSP）	适用于不含活泼反应基团的化合物 不需高光学纯度试剂 样品处理简单，制备分离方便 定量准确	有时需柱前衍生化 适用性差，不如普通 HPLC 柱 商品柱价格昂贵

(三) 应用

例 3　手性固定相 HPLC 分离和测定盐酸伐昔洛韦原料药中的 L- 对映体杂质　盐酸伐昔洛韦是一种抗病毒药物，是最常用抗病毒药物阿昔洛韦的前体药物，主要用于治疗单纯疱疹病毒感染。盐酸伐昔洛韦的分子结构式如图 1-13-3 所示，其分子结构中有一个手性中心，目前临床上使用的是 D- 伐昔洛韦单一对映体。因此，需要检测 L- 对映体杂质。

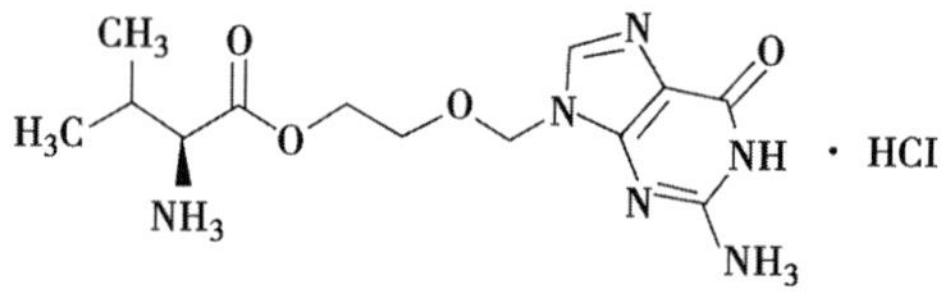

图 1-13-3　盐酸伐昔洛韦化学结构式

色谱条件：用 CROWNPAK@CR(+)(4 mm×150 mm，5 μm) 为固定相，以水 - 甲醇 - 高氯酸 (19∶1∶0.1) 为流动相，流速为 0.75 mL/min，检测器波长为 254 nm，进样量 10 μL。

对映体杂质定位：将伐昔洛韦消旋体供试品溶液的色谱图与 D- 伐昔洛韦对照品溶液手性 HPLC 图进行比较，D- 伐昔洛韦出峰时间在 14 min 左右，而其对映体杂质 L- 伐昔洛韦出峰时间在 9 min 左右，两者的分离度为 12（图 1-13-4）。

原料药杂质含量测定：精密称取盐酸伐昔洛韦原料药粉末溶于流动相中，混匀，配成 0.5 mg/mL 药物溶液，进行手性 HPLC 分析，分别记录 L- 伐昔洛韦和 D- 伐昔洛韦的峰面积，按面积归一化法计算杂质对映体的含量。

测定结果：8 个批号盐酸伐昔洛韦原料药中 L- 对映体杂质的平均含量为 0.65%~2.62%，均低于 3%，符合美国药典要求。

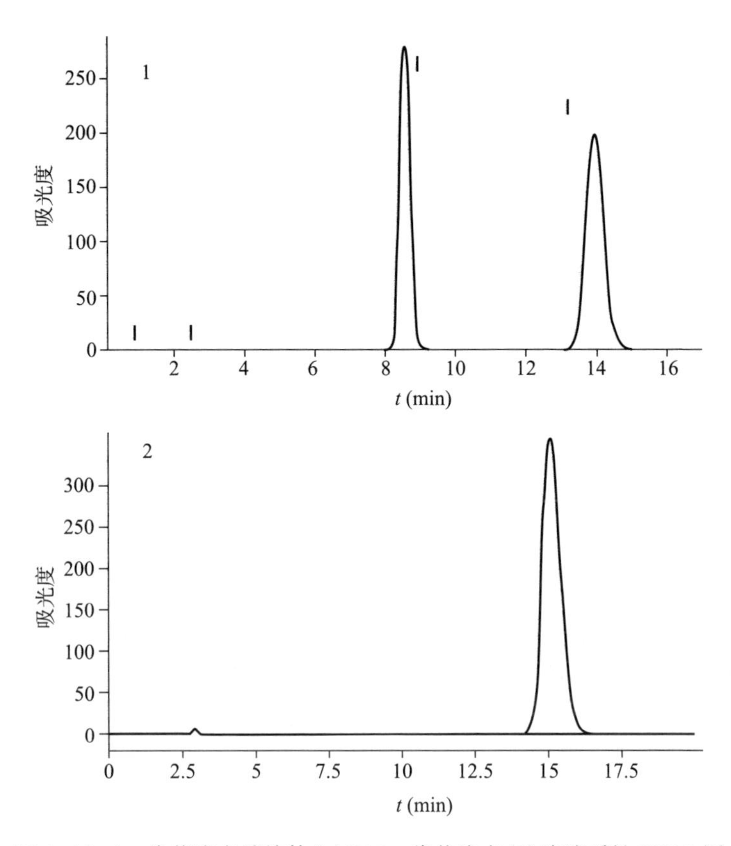

图 1-13-4　伐昔洛韦消旋体(1)和 D- 伐昔洛韦(2)溶液手性 HPLC 图

第四节　毛细管电泳分析技术

一、毛细管电泳分析技术简介与原理

毛细管电泳(capillary electrophoresis,CE)是 20 世纪 80 年代后期迅速发展起来的一种液相分离分析新技术,被誉为20世纪90年代最重要的分离分析方法之一,是电色谱的一个重要分支。毛细管电泳的基本原理是以高压电场为驱动力,以毛细管及其内壁为通道和载体,依据样品中各组分之间电泳淌度或分配行为的差异而实现高效、快速分离。近年来发展极为迅速,由于其具有分离效能高、分析速度快(分析时间只需几十秒至十几分钟)、分析对象广(小到无机离子,大到整个细胞)、操作简便(可高度自动化)、直接进样体积小(只需纳升级)和成本低(试剂消耗少,可重复使用)等特点,使之成为分析领域中发展最快的分离技术之一,目前已广泛运用于生命科学、生物技术、临床医学和药物学等领域。

二、毛细管电泳分析技术的分类

根据分离模式的不同,毛细管电泳可分为毛细管区带电泳、毛细管凝胶电泳、胶束电动毛细管色谱、毛细管等电聚焦电泳、毛细管等速电泳和毛细管电色谱。

1. 毛细管区带电泳

毛细管区带电泳(capillary zone electrophoresis,CZE)是毛细管电泳分离色谱的一种最基本的分离模式。CZE是在均匀连续的pH缓冲介质中进行的,各组分以独立速度泳动,最后分成相应的不连续区带,快的在前,慢者居后。CZE具有简单、高效、快速、样品用量小和易自动化操作等优点。CZE是化学超微量分析的有效手段,可用于生物、医药学、环境和工业生产等各个方面的分析工作中。

2. 毛细管凝胶电泳

毛细管凝胶电泳(capillary gel electrophoresis,CGE)是毛细管自由溶液区带电泳派生的一种电泳方式,即将凝胶移到毛细管中作支持物,由于凝胶具有多孔性,起到类似分子筛的作用,各溶质可按分子大小逐一分离。且凝胶黏度大,能减少溶质的扩散,所得峰形尖锐,可达到较高的柱效。常用于分离测定多肽、寡聚核苷酸、蛋白质和DNA等大分子化合物。

3. 胶束电动毛细管色谱

胶束电动毛细管色谱(micellar electrokinetic capillary chromatography,MECC)是电泳技术和色谱技术巧妙结合的分离新技术。MECC的原理是在电泳分离缓冲液中加入离子型表面活性剂胶束,使电中性物质能根据其在胶束相和水相的分配系数不同而进行分离。MECC是毛细管电泳中唯一能同时分离中性物质和离子型物质的分离模式。目前MECC已成功地用于生物医药分析、环境监测及化工产品与食品检验等领域。特别是MECC采用手性分配相,可用于手性化合物的分离,这一方法比气相色谱采用手性固定相更为方便、实用,具有很好的应用前景。

4. 毛细管等电聚焦电泳

毛细管等电聚焦电泳(capillary isoelectric focusing electrophoresis,CIFE)是将带有两性基团的样品、载体两性电解质、缓冲剂和辅助添加剂的混合物注入毛细管内,当在毛细管两端加上直流电压时,载体两性电解质可以在管内形成一定范围的pH梯度,样品组分依据其所带电性向阴极或阳极泳动;当柱内pH与该组分的等电点相同时,溶质分子的净电荷为零,宏观上该组分将聚集在该点不再进一步迁移,达到使复杂样品中各组分分离的目的。CIFE具有耗时短、样品用量少、峰容量大和对两性溶质的选择性好等优点,目前在蛋白质、抗体和临床样品等生命活性物质的分离分析方面已得到越来越广泛的应用。

5. 毛细管等速电泳

毛细管等速电泳(capillary isotachophoresis,CITP)采用两种不同浓度的电解质,其中一种为前导电解质,淌度比样品中任何离子的淌度都大并具有一定的缓冲能力,充满整个毛细管,并加入到毛细管末端的电解槽中;另一种为尾随电解质,淌度比样品中任何离子的淌度都小并具有一定的缓冲能力,加入到毛细管起始端的电解槽中。样品加在先导电解质和尾随电解质之间,系统中加入离子以满足电中性的要求。利用待测离子淌度的不同进行分离,达到平衡时,各离子区带上电场强度的自调节作用使各离子区带具有相同的迁移速度,逐渐形成各自独立的区带而达到分离。CITP在自由溶液中进行,一般用恒流操作模式,属于不连续介质电泳,需要两种电解质,具有自锐化效应,区带界面明显,有富集和浓缩作用,但是空间分辨率差,目前应用不多。

三、毛细管电色谱

毛细管电色谱（capillary electrochromatography，CEC）是综合现代最新分离技术高效液相色谱和毛细管电泳的优势而发展起来的高效电分离微柱液相色谱技术。CEC 一般采用熔融石英毛细管，在柱内填充或在柱壁键合固定相，用高压直流电源（或加一定的压力）代替高压泵，即用电渗流（electroosmotic flow，EOF）驱动流动相，溶质依据它们在流动相与固定相中的分配系数不同和自身电泳淌度的差异得以分离，既能分离中性物质又能分析带电荷组分。对中性化合物来说，其分离过程与 HPLC 类似，是通过溶质在固定相和流动相间的分配差异而获得分离；当被分析物质在流动相中带电荷时，除了和中性化合物一样的分配机制外，自身电泳淌度的差异对分离也起相当重要的作用。CEC 具有高柱效、高选择性、高分辨率及分离速率快（三高一快）、样品用量少和应用广泛等优点。

（一）毛细管电色谱装置

如图 1-13-5 所示，CEC 装置与毛细管电泳仪的主要区别是具有微量输液泵及微量进样阀，而且液压可加至毛细管色谱柱的两端。一台毛细管电色谱仪具有 3 种功能：同时施加电压与液压，是毛细管电色谱仪；只施加电压，则是毛细管电泳仪；若只加液压，则是一台微型高效液相色谱仪（μHPLC）。

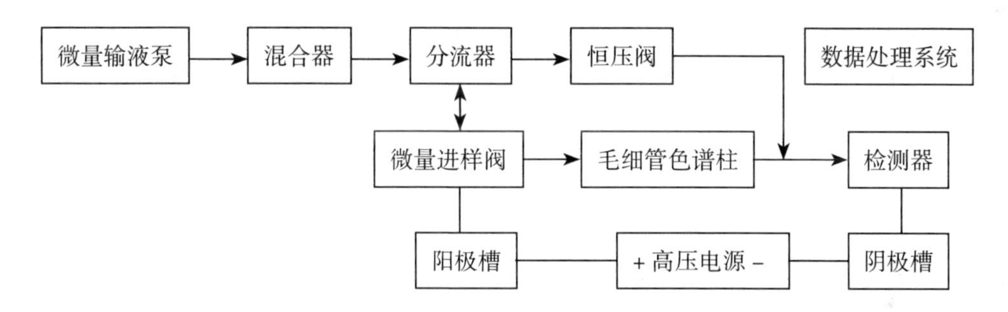

图 1-13-5　毛细管电色谱仪基本结构示意图

毛细管电色谱柱是电色谱分离的关键，根据固定相的形式，毛细管电色谱柱可分为填充柱、开管柱和连续床柱（整体柱）。反相填充柱，分离效果好，但制备麻烦，易生气泡。整体柱制备简单，具有发展前景，但分离效果有待提高。微量输液泵流量为 μL 级 /min，有机械泵和电渗泵等类型，要求流量恒定、准确。可采用电动或微量进样阀进样方式，微量进样阀与 HPLC 六通阀结构一致，只是进样量为纳升（nL）级。CEC 的检测器和高压电源与 CE 一致。检测器根据分析样品性质的不同，可选紫外吸收检测器、电化学检测器、荧光检测器和质谱检测器等。

（二）分离机制

CEC 的分离原理是基于电泳淌度与分配系数差别的双重功能。电泳淌度与离子的电荷符号、数量、体积及背景电解质的性质有关，分配系数取决于样品与固定相的分子间作用力。由于 CEC 具有电泳与色谱的双重分离能力，因此理论上具有色谱法及电泳法更强的分离效能。

1. 容量因子表达式

$$k_{CEC}=k-\frac{\mu_{ep}}{\mu_{eo}+\mu_{ep}}$$

式中，k_{CEC} 为溶质在 CEC 中的容量因子，k 为单纯色谱因素引起的容量因子，μ_{ep} 是溶质的电泳淌度，μ_{eo} 为流动相的电渗淌度。由公式可见，溶质在 CEC 中的容量因子并非是色谱和区带电泳的简单加和，而是两者间相互影响的结果。中性组分的电泳淌度为零，k_{CEC} 等于 k，反映纯粹的色谱过程；色谱不保留的化合物 k 为零，反映纯粹的电泳过程。对于有保留的带电离子，电泳与色谱机制同时起作用。通常检测窗口在阴极，此时阳离子组分的 μ_{ep}（为正值）越大，k_{CEC} 越小于 k，在固定相中保留越少；对于阴离子组分，μ_{ep} 为负值，其值越大，k_{CEC} 越小于 k。由于 CEC 能同时分离中性和带电化合物，因此对复杂样品显示了强大的分离能力。

2. 理论板高度

在填充 CEC 中的谱带展宽与高效液相色谱相同，板高度可用 Van Deemter 方程式表示。但由于在电场驱动下，流动相的流型与流通直径无关，故涡流扩散项对塔板高度的贡献很小，Van Deemter 方程式中的 A 项可以忽略。如果进一步减小填料的粒径，传质阻力项的贡献也可忽略不计，故可简化成 $H=B/u$ 的板高度公式。在开管 CEC 中板高度与开管液相色谱相似，可用 Golay 方程表达如下：

$$H=\frac{2D_m}{u}+\frac{C_m d_c^2 u}{D_m}+\frac{C_s d_f^2 u}{D_s}$$

式中，u 是流动相的线流速，D_m 与 D_s 分别为溶质在流动相和固定相中的扩散系数，C_m 与 C_s 分别是流动相和固定相的传质阻力系数，d_c 为毛细管内径，d_f 为固定相厚度。通常公式中的第 3 项可以忽略不计，第 1 项（轴向扩散项）和第 2 项（流动相传质阻力项）对板高度起主要作用。

（三）分离方式

CEC 进行手性药物对映体分离主要有 3 种方式：①手性固定相法，固定相上键合手性选择剂，如环糊精、蛋白质等；②非手性固定相结合手性添加剂流动相法，手性选择作用依靠流动相中添加的手性选择剂产生；③手性分子烙印固定相法，进行记忆性和专一性的手性分离。

（四）与 CE 及 HPLC 的比较

1. 与 CE 相比 CEC 的优势

与 CE 相比，CEC 最大的优点是既可与 CE 一样分离带电荷的物质，也可分离中性物质或两者的混合物，而无需与毛细管胶束电动色谱（micellar electrokinetic capillary chromatography，MEKC）那样添加表面活性剂来形成胶束。中性化合物在 CEC 中完全是通过它们的色谱性质差异而获得分离；对带电荷物质是通过色谱分配和电泳来进行分离的，从而可通过两者适当的搭配达到所需的选择性；对于电泳淌度相近的物质，CE 无法分离，而这些物质在 CEC 中的分配性质可能差异很大，就可利用 CEC 来分离 CE 无法分离的化合物。

2. 与 HPLC 相比 CEC 的优势

HPLC 给用户提供了不同类型的色谱柱和种类繁多的填料，这为 CEC 的发展提供了良好的条件。由于 CEC 采用电渗流（EOF）为驱动力，流型更接近于塞式流（plug-like flow）；而 HPLC 的流型属抛物线状层流（laminar flow），在壁上的速度为零，中心速度为平均速度的数倍，导致色谱带的展宽和柱效的降低。若减小柱子的直径，如采用微柱 HPLC（microbore HPLC）或采用更小的填料可以提高柱效，但会导致极高的柱压（back pressure），对填料的粒径有限制，而且对泵的要求极高。

CEC 柱不存在柱压降低，可以使用 1 mm 左右粒径大小的填料，进样量少，仅为几个纳升，溶剂耗费低，分析所需的平衡时间短；在检测方面，CEC 采用柱上检测使检测的死体积很小，这是 CEC 分离效率高于 HPLC 的又一因素。

（五）应用

目前 CEC 主要用于包括多环芳烃在内的芳香族化合物、染料、蛋白质、肽、寡聚核苷酸、氨基酸和对映体等物质的分析检测，在药物分析中的应用逐渐增加。对于疏水性强的样品、电泳淌度相近的离子化合物和对映体，CEC 显示出强大的分离能力，并在分析速度、重现性、检测限和定量方面达到了应用要求。

例 4　加压毛细管电色谱法测定复方芦丁片中芦丁和维生素 C 的含量

色谱条件：色谱柱为 C_{18} 毛细管电色谱柱（300 mm × 100 μm i.d.，1.8 μm）；流动相为甲醇 – 乙腈 –0.1% 磷酸溶液（用三乙胺调节 pH 为 3.0）；检测波长为 254 nm；总流速为 0.05 mL/min；电压为 –8 kV；进样量为 3.5 nL（分流比 1 : 290）。

对照品溶液制备：取芦丁对照品适量，精密称定，加 50% 甲醇制成每 1 mL 含 0.2 mg 的贮备液。取维生素 C 对照品适量，精密称定，加水制成每 1 mL 含 0.5 mg 的贮备液。临用时分别精密量取两种贮备液 5 mL，置 100 mL 量瓶中，加 50% 甲醇稀释至刻度，摇匀，即得对照品混合溶液（含芦丁浓度 0.01 mg/mL，维生素 C 浓度 0.025 mg/mL）。

供试品溶液的制备：取供试品适量，研细，混合均匀，称取细粉适量（约 1 片的质量），精密称定，置 100 mL 量瓶中，加 50% 甲醇适量，超声 10 min（250 W，80 Hz）使溶解，放冷，用 50% 甲醇稀释至刻度，摇匀，用 0.22 μm 滤膜过滤，精密量取续滤液 5 mL 置 100 mL 量瓶中，用 50% 甲醇稀释至刻度，即得。

测定结果：芦丁的线性范围为 2.0~20 μg/mL（r^2=0.999）；平均回收率 99.4%，RSD 为 1.2%（n=9）；维生素 C 的线性范围为 2.0~50 μg/mL（r^2=0.999）。结果见图 1–13–6 和图 1–13–7。从 4 批不同批号的复方芦丁片中测得芦丁的含量为 92.5%~95.7%，维生素 C 的含量为 95.9%~100.0%。

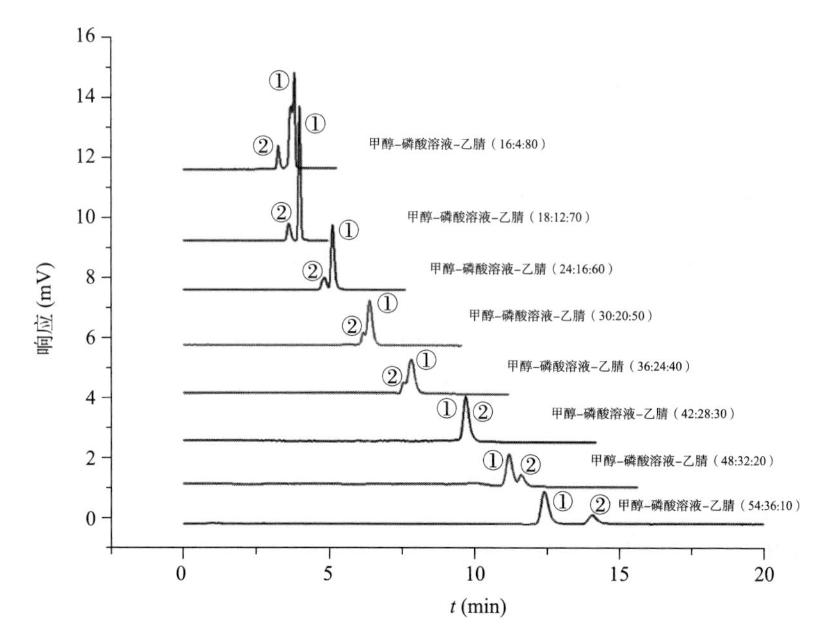

图 1–13–6　不同比例的甲醇 – 磷酸溶液 – 乙腈的电色谱分离图

①维生素 C；②芦丁

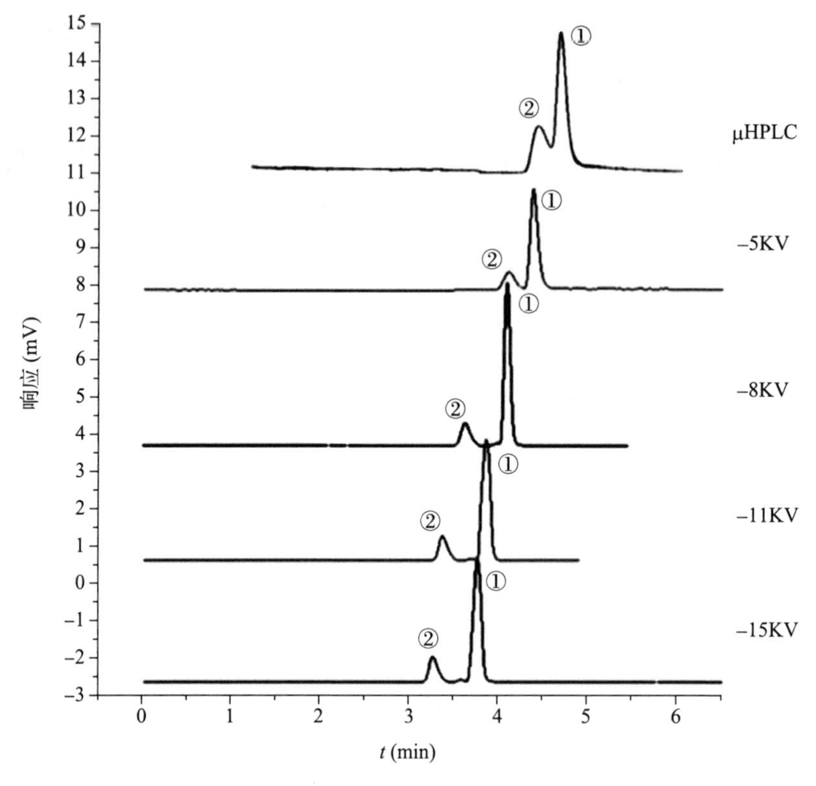

图 1-13-7 不同电压下的电色谱分离图
①维生素 C;②芦丁

第五节 超临界流体色谱分析技术

一、超临界流体色谱简介与原理

超临界流体色谱(supercritical fluid chromatography,SFC)分离是以超临界流体作流动相,依靠流动相的溶剂化能力来进行分离、分析的色谱过程。超临界流体对物质的溶解能力比一般气体大得多,相当于有机溶剂,但比有机溶剂的扩散速度快、黏度低和表面张力小。SFC 对待测物实现分离的主要原理是根据待测物在固定相和流动相两相中的分配系数不同,继而实现对待测物的先后洗脱。因此,SFC 兼有气相色谱和液相色谱的特点。它既可分析气相色谱不适应的高沸点、低挥发性样品,又比高效液相色谱有更快的分析速度和条件。SFC 早在 20 世纪 60 年代已开始应用,但发展缓慢,直到 80 年代才逐渐发展和完善起来。由于 SFC 采用的是无毒的二氧化碳(CO_2)为流动相,有机溶剂夹带剂使用极少,是一种低碳环保的分离分析技术,近年来倍受青睐,其应用领域也逐渐增大。

二、超临界流体色谱与其他色谱比较

SFC、正相色谱、反相色谱和气相色谱分离方法各具特点,详见表 1-13-3。

表 1-13-3 超临界流体色谱与其他色谱的比较

色谱	优缺点
正相色谱	选择性好(更多流动相和固定相供选择),有机溶剂直接进样,工作流程简单;分离度、方法耐用性不佳,流动相价格昂贵、毒性大,仅限于不挥发化合物,质谱兼容性有限
反相色谱	方法耐用性好,溶剂价格相对便宜,毒性较小,质谱兼容性好;仅限于不挥发化合物,对脂溶性化合物、结构类似物分离有挑战
气相色谱	气体流动相黏度低、扩散性好、分离效率高,可以利用长色谱柱;仅限于挥发性化合物,低挥发性化合物需要衍生,很难用于制备
超临界流体色谱	正相和反相流动相和固定相都可用,选择性好(水为辅助溶剂比例通常要低于 5%);有机溶剂直接进样,简化工作流程;流动相成本低、没有毒性;方法耐用性好,与各种质谱兼容;CO_2 的低黏度和高扩散性可获得分离的高效率;非挥发、挥发性化合物都适合

三、超临界流体色谱的分类

根据色谱柱的类型,超临界流体色谱技术可分为毛细管柱和填充柱超临界流体色谱两种类型。

1. 毛细管柱超临界流体色谱技术

毛细管超临界流体色谱技术(capillary supereritical fluid chromatography,CSFC),是一种使用具有高分离效能的毛细管柱,以超过其临界压力、临界温度的流体为流动相的色谱法。CSFC 柱类似于毛细管 GC,但 CSFC 要求柱直径更细,同时固定相必须更牢固地交联和键合到柱壁表面。由于它在技术上难以突破 GC 的局限性,因而其发展也受到了很大的限制,多适用于极性较小的化合物的分析且载样量小。

2. 填充柱超临界流体色谱技术

填充柱超临界流体色谱技术(packed-column supercfitical fluid chromatography,PSFC)是一种采用与 HPLC 类似的柱子和填料,以超临界流体为流动相的色谱法。在 PSFC 中,固定相一般为硅胶、氧化铝等吸附剂。溶质在柱中吸附剂上不断进行吸附 - 解吸循环,由于不同的被测物在吸附剂上的吸附作用的差异而获得分离。溶质所带官能团的性质是决定其吸附作用的主要因素,若溶质分子官能团的极性增强或数目增多,在使用极性吸附剂时,分子和极性吸附剂的总的相互作用增强,其相对吸附作用也增强,保留时间加长。PSFC 在其固定相上特别是手性填料上取得了不少进展,更配置了全自动进样器与自动收集技术,使其在成分富集、分离纯化的应用上取得了突破,近几年已大量应用于组合化学研究中混合物的分离及纯化,并以每年 30% 的递增速度发展,大大加快了合成药物的筛选速度与进程,并已逐渐向分离产业化推广。还可与质谱等多种检测技术联用,扩大了其应用性。因此,PSFC 将是 SFC 在医药、农业等产业方面应用与发展的主体,也逐渐成为 SFC 的代名词。下面重点介绍 PSFC。

四、填充柱超临界流体色谱技术

1. SFC 固定相

在 SFC 应用的最初阶段多装以大颗粒的长柱，随着微粒技术的发展，SFC 的固定相发生了很大变化，装以小颗粒填料的 HPLC 柱子已应用到 SFC 中，大大缩短了分析时间，提高了分离效率。在 PSFC 中，固定相一般为硅胶、氧化铝等吸附剂。目前使用最广泛的固定相是硅胶基质的键合填料，它是借助于化学反应的方法将有机分子以共价键连接在色谱载体上制成的。根据在硅胶表面键合基团的极性差异，可将键合填料分为极性键合填料和非极性键合填料两大类。

(1) 极性键合填料　一般指键合的有机分子中含有某种极性基团。与空白硅胶相比，这种极性键合相的表面上能量分布相对均匀，因而吸附活性也比一般的硅胶低，可以看成是一种改性的硅胶。常用的极性固定相有氰基键合相、二醇基键合相和氨基键合相等类型。通常氰基柱是首选，二醇柱和氨基柱稳定性较差，通常样品于氰基柱上无法分离时才采用。

(2) 非极性键合填料　指在硅胶表面键合上烷基的填料。根据烷基链的长短，得到的非极性键合填料有很大的差别。常见的有苯基、C_8 及 C_{18} 烷基等键合基团，适于分离分析存在疏水基团的有机化合物分子。长链烷基键合填料，因有较高的碳含量和更好的疏水性，所以对各种分子结构的样品都有较好的适应能力，从非极性的芳烃到氨基酸、儿茶酚胺和许多药物的分析，都能达到良好的分离效果。键合了 C_{18} 烷基的硅胶柱，作为非极性固定相得到了广泛的应用。

2. SFC 流动相

SFC 中可用做流动相的溶剂很多，如 CO_2、乙烯、氨和氧化亚氮等，应用最广泛的流动相是超临界 CO_2。这是因为 CO_2 临界条件温和，可使色谱系统在接近室温和不太高的压力条件下进行操作；另外，CO_2 无毒、不燃和无化学腐蚀性。因此，以它作为 SFC 的首选流动相，在食品、医药、生物制品及精细化工产品等的分析分离方面得到了广泛的应用。

超临界 CO_2 用做 SFC 的流动相存在着一些不足。在一些情况下，CO_2 对极性化合物、结构或相对分子质量相似的物质的洗脱能力弱，研究者通常采用在 CO_2 流动相中加入第二组分，即改性剂的方法来改变 CO_2 流动相的极性。改善它对极性样品的溶解性能，扩大 SFC 对样品提纯的适用范围。从这个意义上讲，作为一种改性剂，除了要求它有较强的极性外，还要求其在实验条件下性质稳定，与 CO_2 互溶性好。改性剂的含量一般为千分之几到百分之十几，取决于实验要求以及流体和改性剂的互溶性。常用的改性剂有甲醇、乙醇、异丙醇和乙腈等，由于甲醇与 CO_2 形成的二元混合物的临界温度和临界压力不太高，并且甲醇的极性在低碳醇中相对较强，因此，多使用甲醇作为 SFC 的改性剂。在分析生化物质和药物制品时，往往以乙醇为改性剂，尽管极性比甲醇低，与 CO_2 形成的二元混合物的临界温度和临界压力较高，但是它的无毒性使其成为一种受欢迎的改性剂。

3. SFC 制备装置

以典型的 PSFC 装置为例，其主要包括高压流动相输送系统、色谱分离系统、检测系统、数据采集系统和样品收集系统 5 个部分。

(1) 高压流动相输送系统　或称高压泵系统，能够在维持恒定压力的条件下，保持较稳定的流体流速，主要由贮槽、高压泵和压力控制器组成，作用是将高压流体（有时含改性剂）经压缩和热交换转变为超临界流体，并以一定压力连续输送到色谱分离系统。通常采用可稳定输送高压流体的注射泵，压力控制通常采用背压阀。

(2) 色谱分离系统　包括进样器、色谱柱和温度箱三个部分。

(3) 检测系统　在 PSFC 中，由于流动相具有惰性和流动性，可接 HPLC 的光度检测器，如紫外可见光检测器。

(4) 数据采集系统　由信号预处理模块、数据采集处理 / 控制模块及 USB 接口模块组成。

(5) 样品收集系统　相对分析型 SFC 而言，制备型 SFC 系统增加了样品自动收集装置。

4. 应用

目前 SFC 在药物分析中的应用主要用于结构类似物分析（手性、位置、顺反异构等结构类似化合物）、实时反应 / 工艺过程监控、杂质分析、中药成分分析（极性化合物，异构体成分，挥发性成分）及其他特殊物质分析。

例 5　超临界流体色谱法测定维生素 D_3 及其相关杂质

色谱条件：Acquity UPC2 BEH（3.0 mm × 100 mm，1.7 μm）；柱温为 40℃；检测波长为 262 nm；流动相为超临界二氧化碳 – 无水乙醇复合溶剂；流速为 2.0 mL/min；进样量为 0.5 μL。

溶液制备：取 7– 脱氢胆固醇前体（PRE）、7– 脱氢胆固醇（PRO）、反式维生素 D_3（TRANS）和维生素 D_3（D_3）适量，精密称定，分别加正庚烷和 2– 丙醇混合物溶液（99 : 1）制成每 1 mL 含 200 μg 的 4 个待测样品溶液。

检测结果：以乙醇和二氧化碳共溶剂为流动相，梯度洗脱，在 2 min 内，实现了对维生素 D_3 及其相关杂质的有效分离。结果见图 1–13–8。

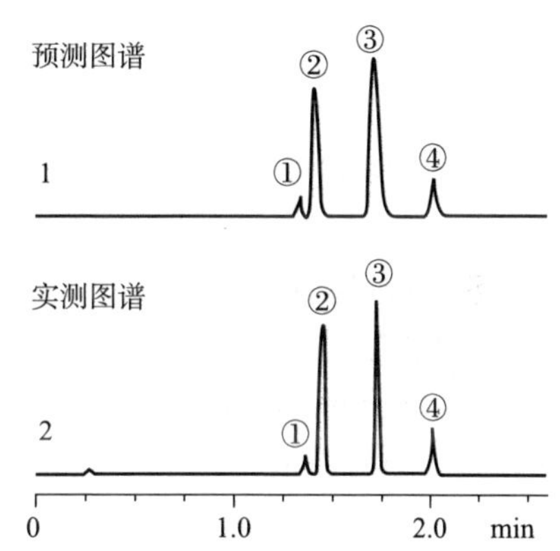

图 1–13–8　预测的色谱图（1）与实际测得的色谱图（2）
（两种色谱图上的洗脱顺序为①PRE；②TRANS；③D3 和④PRO）

第六节　质谱联用技术

一、质谱联用技术简介与原理

目前，在分析仪器中，色谱仪器具有重要地位。由于色谱仪的色谱柱具有高效的分离能力，把物质按保留时间大小进行分离，然后通过与标样保留时间进行对比的方法确定物质性质，因此，对未知样品很难定性分析。而质谱仪是直接测定物质的质量数与电荷的比值（m/z）。在定性分析方面既准确又快速。把色谱与质谱联合起来使用的技术称为色谱 – 质谱联用技术，实际上是把质谱仪作为色谱仪的一个通用检测器来使用。如气相色谱仪有很多检测器：热导检测器、氢火焰离子化检测器、电子俘获检测器、火焰光度检测器和氮磷检测器等。每种检测器只有一定限度的适用范围，不能通用，造成使用不便。而质谱仪作为质量检测器可以取代色谱仪的多种检测器，通用性强，使用极其方便。

质谱的形成过程为：样品以气态或以带电分子喷射形式被导入离子源，经电离成分子离子和碎片离子，由质量分析器将其分离，并按质荷比大小依次进入检测器，经信号放大，记录得到质谱图。质谱仪基本结构如图 1-13-9 所示。

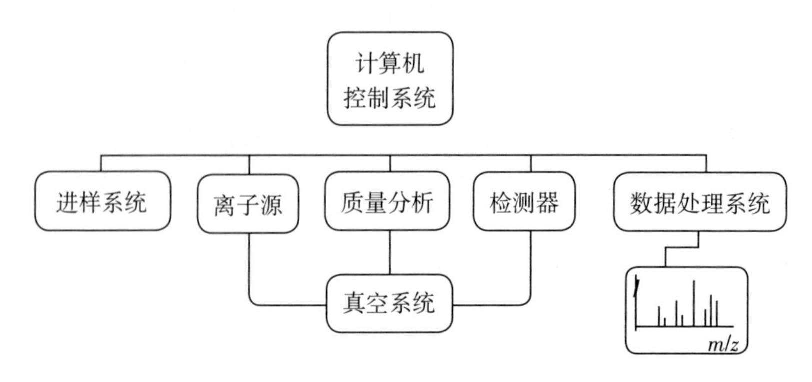

图 1-13-9 质谱仪基本结构示意图

1. 进样系统

质谱仪的进样系统分为直接进样和通过接口导入两种方式。根据样品的性质、状态和纯度选择合适的进样方式。

(1) 直接进样 在室温和常压下,气态或液态供试品可通过一个可调喷口装置以中性流的形式导入离子源。吸附在固体上或溶解在液体中的挥发性物质可通过顶空分析器进行富集,利用吸附柱捕集,再采用程序升温的方式使之解吸,经毛细管导入质谱仪。

(2) 接口技术 GC-MS 和 LC-MS 广泛用做质谱的导入装置。用于 GC-MS 的接口主要有毛细管柱直接导入型接口(图 1-13-10),这是目前多数商品化仪器采用的方法,该接口样品利用率高,但无浓缩作用,此外还有开口分流型接口和喷射式浓缩型接口等。

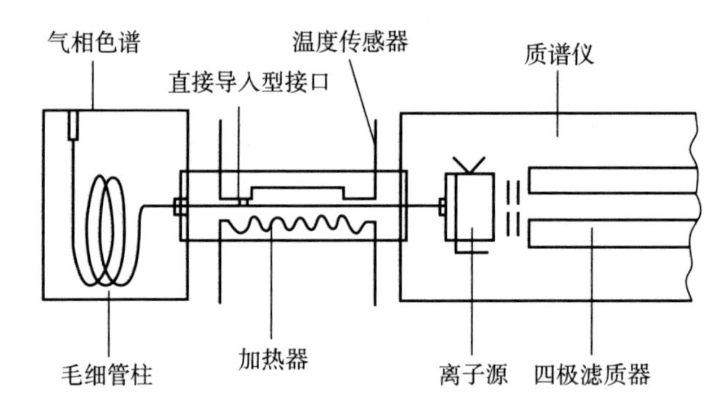

图 1-13-10 GC-MS 中毛细管柱直接导入型接口示意图

在 LC-MS 的发展进程中,先后引入了多种接口技术,主要有粒子束接口(particle beam,PB)、直接导入接口(direct liquid introduction,DLI)、传送带接口(moving belt,MB)和热喷雾接口(thermospray,TS)等。这些接口技术都有不同程度的限制和缺陷而未能被广泛应用。直到大气压电离接口(atmospheric pressure ionization,API)技术成熟后,LC-MS 才得到了飞速发展。大气压电离是利用待测试样与溶剂电离能力的不同,在大气压条件下电离,利用电场导引,将带电试样导入质谱真空系统,这种接口技术更容易和 LC 匹配。目前常用的大气压电离接口有电喷雾电离（electrospray ionization，ESI）、大气压化学电离（atmospheric pressure chemical ionization，APCI）和大气压光电离源（atmospheric pressure photoionization，APPI）等方式。

2. 离子源

离子源的性能决定了离子化效率。常见的离子化方式有两类：一类是供试品在离子源中以气体的形式被离子化，另一类为从固体表面或溶液中溅射出带电离子，在很多情况下，进样和离子化是同时进行的。

(1) 电子轰击（electron impact，EI） 气化后的供试品分子进入离子化室（压力保持 10^{-6}~10^{-4} mmHg）后，受到由钨或铼灯丝发射并加速的电子流的轰击产生正离子。电子轰击质谱能提供有机化合物最丰富的结构信息，有较好的重现性，其裂解规律的研究也最完善，已建立了数万种有机化合物的标准图谱库可供检索。但不适用于难挥发和热稳定性差的供试品，主要用于GC–MS。

(2) 化学电离（chemical ionization，CI） 引入一定压力的反应气进入离子化室，反应气在具有一定能量的电子流的作用下电离或者裂解。生成的离子和反应气分子进一步反应或与供试品分子发生离子 – 分子反应，通过质子交换使供试品分子电离。根据反应气压力的不同，化学电离源分为大气压、中气压（0.110 mmHg）和低气压（10^{-6} mmHg）三种。大气压化学电离源适合于色谱和质谱联用，检测灵敏度较一般的化学电离源高 23 数量级，低气压化学电离源可在较低温度下分析难挥发的供试品，并能使用难挥发的反应试剂，但只能用傅里叶变换质谱仪。

(3) 大气压电离（atmospheric-pressure ionization，API） 是 LC–MS 最常用的离子化方式。常见的 API 有三种：大气压电喷雾（APESI），这是从去除溶剂后的带电液滴形成离子的过程，适用于容易在溶液中形成离子的供试品或极性化合物；大气压化学电离（APCI），在大气压下利用电晕放电来使气相供试品和流动相电离的一种离子化技术，要求供试品有一定的挥发性，适用于非极性或低、中等极性的化合物；大气压光电离（APPI），用紫外灯取代 APCI 的电晕放电，利用光化学作用将气相中的供试品电离的离子化技术，适用于非极性化合物。

(4) 快原子轰击（fast atom bombardment，FAB） 将供试品分散于基质（常用甘油等高沸点溶剂）中制成溶液，涂布于金属靶上送入 FAB 离子源中。将经强电场加速后的惰性气体中性原子束（如氩或氙）对准靶上供试品轰击。基质中存在的缔合离子和经快原子轰击产生的供试品离子一起被溅射进入气相，并在电场作用下进入质量分析器，如用惰性气体离子束（如铯）来取代中性原子束进行轰击，所得质谱称为液相二次离子质谱（liquid secondary ion mass spectrometry，LSIMS）。此法可用于强极性、挥发性低、热稳定性差和相对分子质量大的供试品及 EI 和 CI 难于得到有意义的质谱的供试品。

(5) 电喷雾电离（electrospray ionization，ESI） ESI 技术是美国耶鲁大学的 Fenn J 于 1988 年发明的一种非常实用、高效的"软"电离技术，它将溶液中的离子转变为气相离子而进行质谱分析。电喷雾过程可简单描述为：在大气压下，样品的溶液通过已带高电压的喷雾毛细管，在 2~6 kV 的电场作用下，使样品溶液发生静电喷雾，在干燥气流中，形成高度带电荷的雾状液滴，随着溶剂的蒸发，带电的雾状液滴体积由于溶剂蒸发或库仑爆炸而逐渐减少，最后产生完全脱溶剂的离子。ESI 是一种温和的电离方法，特别适合分析强极性、难挥发或热不稳定的药物。

(6) 电感耦合等离子体（inductive coupled plasma，ICP） 是一种通过随时间变化的磁场电磁感应产生电流作为能量来源的等离子体源。该技术是根据被测元素通过一定形式进入高频等离子体中，在高温下电离成离子，产生的离子经过离子光学透镜聚焦后进入质谱分析器，按照荷质比分离，既可以按照荷质比进行半定量分析，也可以按照特定荷质比的离子数目进行定量分析。电感耦合等离子体－质谱分析技术是以等离子体为离子源，以质谱进行检测的无机多元素分析技术，主要用于多元素同时测定，并可与其他色谱分离技术联用，进行元素价态分析，适用于各类材料中从痕量到微量元素分析，尤其是痕量金属元素的测定。

此外，还有场电离、场解吸和基质辅助激光解析电离等。

3. 质量分析器

质量分析器(mass analyzer)是将带电离子按其质荷比进行分离，用于记录各种离子的质量数和丰度。包括扇形磁场分析器(magnetic sector analyzer)、四极杆分析器(quadrupole analyzer)、离子阱分析器(ion-trap analyzer)、飞行时间分析器(time-of-flight analyzer)和傅里叶变换分析器(Fourier transform analyzer)。其中四极杆分析器对选择离子分析具有较高的灵敏度；离子阱分析器目前已发展到可以分析质荷比高达数千的离子，单个离子阱通过时间序列的设定可以实现多级质谱(MS^n)的功能，两者在药物分析中有着广泛的应用。

4. 检测器与数据处理

检测器通常为光电倍增器或电子倍增器，将离子流转化为电流，所采集的信号经放大并转化为数字信号，通过计算机处理后得到质谱图。以离子的质荷比和其相对强度作图，在 LC-MS 和 GC-MS 中以被分析物的色谱保留时间和由质谱得到其总离子强度绘制成色谱总离子流图，或固定某质荷比，对整个色谱流出物进行选择离子检测(selected ion monitoring，SIM)，得到选择离子流图。

分辨率、灵敏度和质量范围是质谱仪的重要性能指标。分辨率(R)定义为：

$$R=\frac{M}{\Delta M}$$

式中，$M=(M_1+M_2)/2$，$\Delta M=|M_1-M_2|$；M_1 和 M_2 分别为相邻质谱峰的质量。通常仪器的分辨率为两峰间峰谷高度为峰高 10% 时的测定值。低、中、高分辨率的质谱分别是指其 R 在 100~2 000、2 000~10 000 和 10 000 以上。灵敏度是表示质谱峰强度与所需供试品量之间关系的量度，一般质谱仪的分辨率与灵敏度是相互制约的。质量范围是指仪器能够准确测定离子的最大质量数。其与加速电压有直接关系，加速电压与质荷比(m/z)成反比，降低加速电压，可提高所测的最大质量数，但同时会造成分辨率和灵敏度下降。

二、质谱联用技术的分类

将色谱与质谱联用可对复杂体系样品进行定性定量分析，色谱与质谱联用技术包括气相色谱－质谱联用(GC-MS)、液相色谱－质谱联用(LC-MS)、毛细管电泳－质谱联用(CE-MS)和超临界色谱－质谱联用(SFC-MS)等。

由于两个或多个质谱连接在一起的串联质谱与单级质谱相比，能明显改善信号的信噪比，具有更高的灵敏度及选择性，因而色谱－串联质谱联用技术表现出更明显的优势。色谱与高选择性和高灵敏度的串联质谱结合，可对复杂样品进行实时分析，即使在色谱难分离的情况下，只要通过串联质谱对目标化合物进行中性碎片扫描，则可发现并突出混合物中的目标化合物，显著提高信噪比。色谱－质谱－质谱联用是继色谱－质谱联用之后又一新兴的分离检测技术，发展极为迅速。尤其是液相色谱－质谱－质谱（LC–MS/MS），已在药物分析等相关领域得到了广泛应用。

三、应用

杂质检查及其限度控制是保证药品质量的一个重要方面，使用LC–MS/MS技术可以快速地对药物中杂质或降解物加以鉴定和监控，如氯沙坦片剂在储存过程中微量降解产物的鉴别和测定，头孢羟氨苄杂质和降解产物的测定。体内药物分析主要是分析生物样品中药物或其代谢物浓度。由于生物样品量少，成分复杂，因此对混合物中某种微量成分进行分析和检测往往是很困难的。LC–MS虽然有足够的灵敏度，但遇到LC难以分离的组分时其应用受到限制。使用LC–MS/MS可以克服复杂样品的背景干扰，通过选择性反应检测模式（SRM）或多反应检测模式（MRM）来提高分析检测灵敏度。LC–MS/MS也广泛用于中药药效成分的分析和测定，如生晒参中人参皂苷，蒺藜中甾体皂苷，盾叶鬼臼根茎中木酚素和绿茶中儿茶素等。

例6　LC–MS/MS法测定人血清中的潜在的肿瘤标志物D–甘露糖

色谱条件：SUPELCOGEL™ Pb，C_6色谱柱（300 mm × 7.8 mm，9 μm，Supelco），流动相为100%的蒸馏水，流速为0.5 mL/min，柱温为80℃，进样量为5 μL。

质谱参数：电喷雾离子源(ESI)，负离子模式，选择性反应监测(SRM)方式检测，喷雾电压–4 500 V，离子源温度500℃，雾化气体65 psi；加热器气体30 psi；气帘气体20 psi，碰撞气体中等。定量分析的检测离子对分别为m/z 179 → 59（D–甘露糖）、m/z 185 → 92（内标）。在上述条件下待测物离子流图及色谱图见图1–13–11和图1–13–12。

对照品储备溶液制备：取D–甘露糖和D–甘露糖–$^{13}C_6$（内标）对照品适量，精密称定，加甲醇分别制成每1 mL含10 mg D–甘露糖的储备液和4 mg D–甘露糖–$^{13}C_6$的储备液（4℃储存）。

供试品溶液制备：首先取对照品或人血清样品各50 μL与5 μL内标溶液混合，再加入100 μL乙

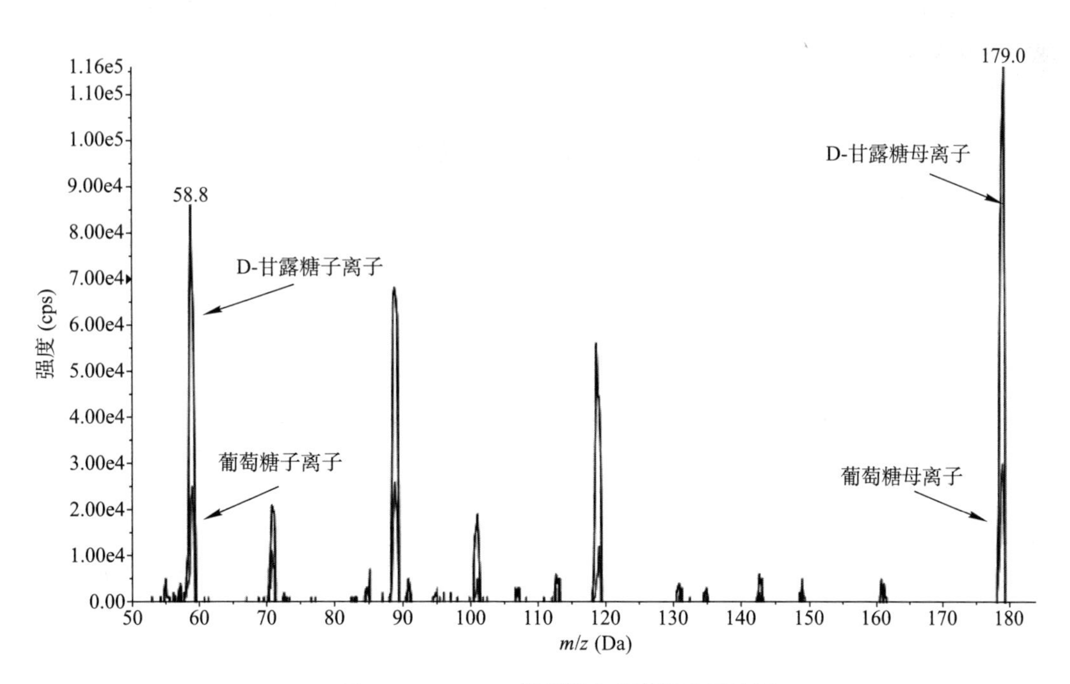

图1–13–11　D–甘露糖和葡萄糖离子流图

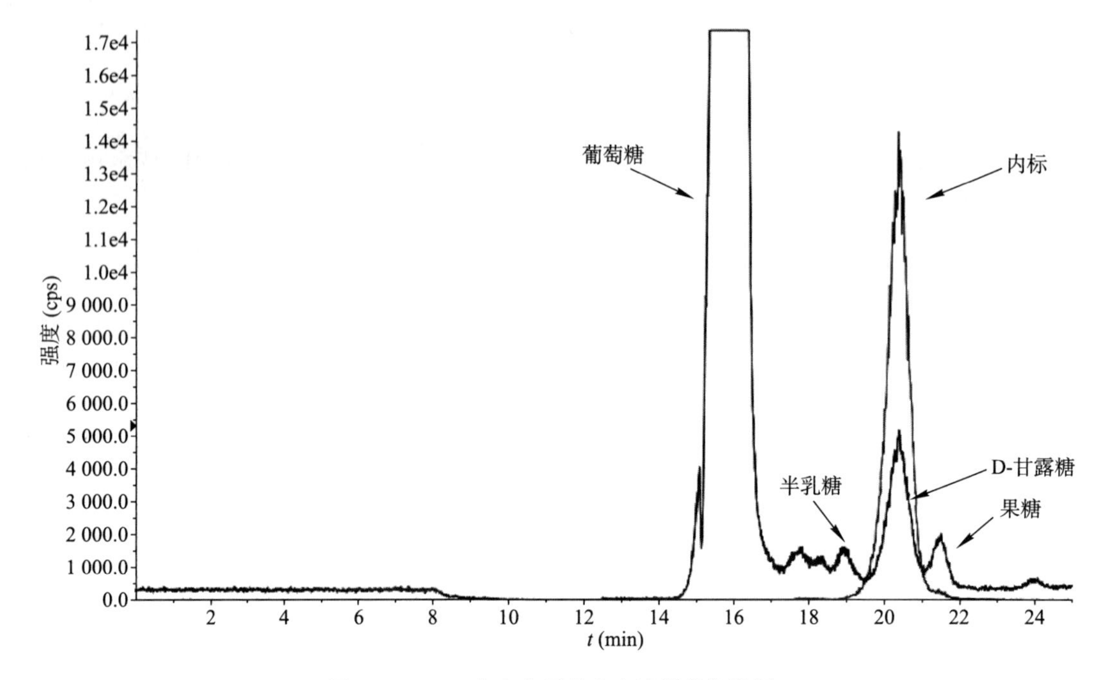

图 1-13-12 含有内标的人血清样品色谱图

腈，涡旋混合 30 s，离心(20 800 r/min)10 min，取上清液 100 μL，氮气吹干，残留物加 100 μL 0.1% 甲酸溶液复溶，涡旋 30 s，离心，取上清液(待 LC-MS/MS 分析)，即得。

检测结果：该方法不仅成功地从 320 例食管癌患者和 323 例健康志愿者血清中实现了 D- 甘露糖的定量检测，而且证明食管癌患者血清中 D- 甘露糖水平明显高于健康志愿者血清中 D- 甘露糖水平，暗示 D- 甘露糖可作为潜在的肿瘤标志物，对临床肿瘤诊断具有十分重要意义。

第七节 微透析技术

（都述虎）

数字课程学习

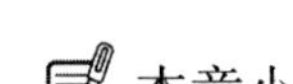 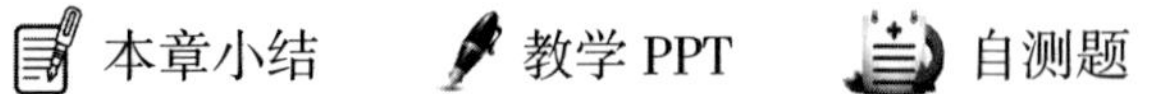 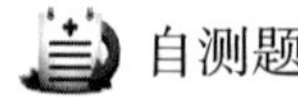 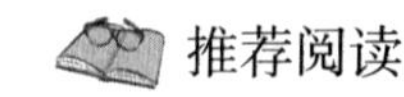
本章小结 教学 PPT 自测题 推荐阅读

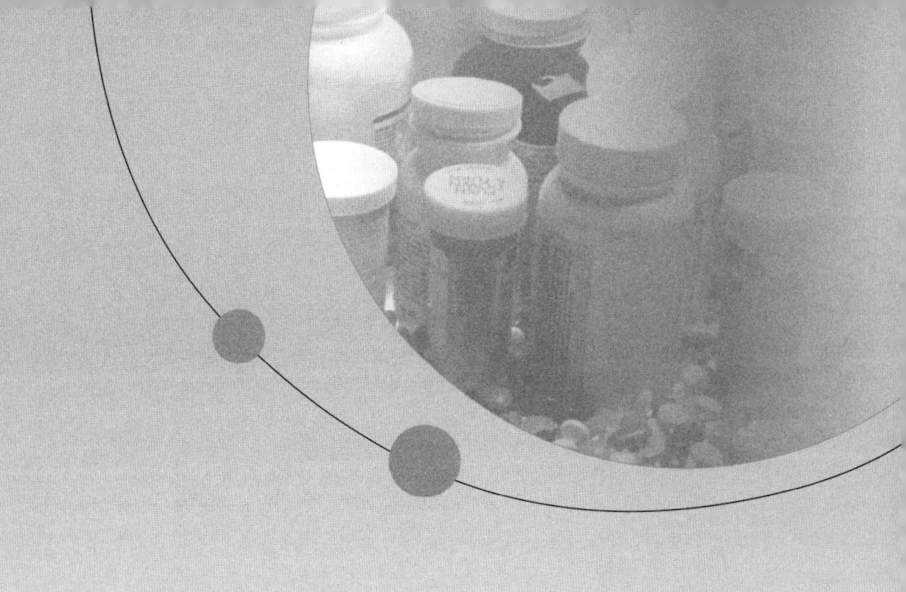

各　　论

第一章

羧酸及其酯类药物分析

1. 掌握水杨酸类、苯甲酸类、洛芬类、普利类、他汀类和苯氧基烷酸类药物的基本结构、结构特征和理化性质，结构特征、理化性质与鉴别方法、特殊杂质检查项目和含量测定方法的关系，阿司匹林、丙磺舒、布洛芬、卡托普利、辛伐他汀和氯贝丁酯的鉴别、特殊杂质检查和含量测定的方法及原理。

2. 熟悉对氨基水杨酸钠、贝诺酯、双水杨酯、甲芬那酸、酮洛芬、萘普生的鉴别、特殊杂质检查和含量测定方法。

3. 了解其他羧酸及其酯类药物的分析方法。

羧酸及其酯类药物是一类含有羧基或酯基的有机药物，按化学结构分为：芳酸及其酯类药物和脂肪酸及其酯类药物。典型药物主要包括临床上广泛使用的解热镇痛和非甾体抗炎药（如阿司匹林、甲芬那酸、洛芬类、萘普生、双氯芬酸钠）、抗高血压药（如普利类血管紧张素转移酶抑制药）及降血脂药（如他汀类、氯贝丁酯）。

第一节　芳酸及其酯类药物分析

芳酸及其酯类药物分子结构中均含有苯环及直接与苯环相连的羧基或酯基，羧基可以形成盐。本节主要介绍水杨酸类和苯甲酸类药物的分析。

一、结构与性质

1. 基本结构与典型药物

(1) 水杨酸类　水杨酸分子结构中既含有苯环和羧基，又含有邻位酚羟基，游离羧基可形成盐或酯，酚羟基也可形成酯，苯环上还可发生取代。该类药物主要包括水杨酸二乙胺、阿司匹林、贝诺酯、双水杨酯、二氟尼柳（diflunisal）等解热镇痛、非甾体抗炎药及对氨基水杨酸钠抗结核病药。基本结构和典型药物的结构如下：

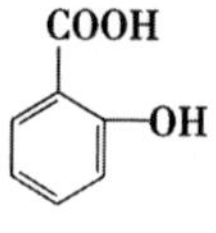

水杨酸（salicylic acid）
（基本结构）

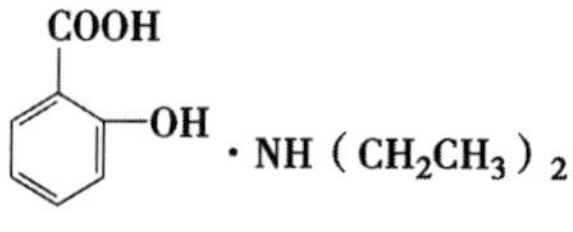

水杨酸二乙胺
（diethylamine salicylate）

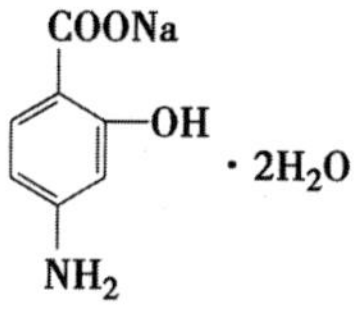

对氨基水杨酸钠
（sodium aminosalicylate）

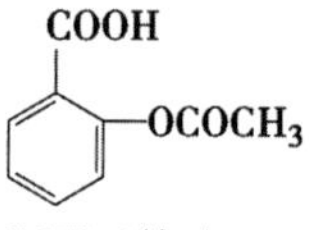

阿司匹林（aspirin）

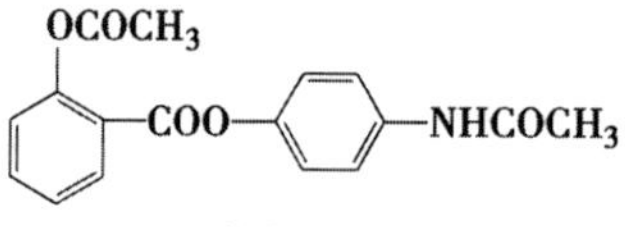

贝诺酯（benorilate）

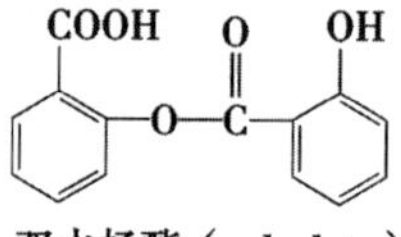

双水杨酯（salsalate）

(2) 苯甲酸类　苯甲酸分子结构中的游离羧基可形成盐或酯，苯环上可发生取代。该类药物主要包括丙磺舒（抗痛风药）、甲芬那酸（解热镇痛、非甾体抗炎药）、布美他尼（bumetanide，利尿药）等。基本结构和典型药物的结构如下：

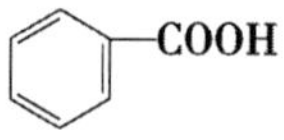

苯甲酸（benzoic acid）
（基本结构）

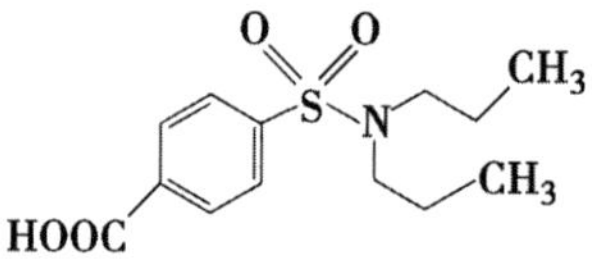

丙磺舒（probenecid）

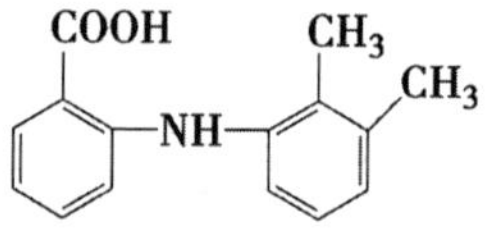

甲芬那酸（mefenamic acid）

2. 结构特征与理化性质

(1) 溶解性　对氨基水杨酸钠为芳酸的钠盐，在水中易溶，在乙醇中略溶；水杨酸二乙胺为芳酸的有机胺盐，在水中极易溶解，在乙醇、三氯甲烷或丙酮中易溶，在乙醚中微溶；其他药物在水中微溶或几乎不溶或不溶。溶解性可作为供试品溶液配制时溶剂的选择依据及含量测定时滴定介质的选择依据。

(2) 酸性　含有羧基的芳酸类药物属于中等强度酸或弱酸，其酸性强弱与分子中苯环、羧基、羟基和其他取代基的相互影响有关。邻位取代的芳酸类由于邻位效应的影响，其酸性增强；邻位有羟基取代的芳酸，由于羟基中的氢与羧基中的羰基氧形成分子内氢键，更增强了羧基中氧－氢键的极性，其酸性进一步增强。酸性强弱如下：水杨酸（pK_a 2.95）> 阿司匹林（pK_a 3.49）> 苯甲酸（pK_a 4.26）>HAc（pK_a 4.76）>H_2CO_3（pK_{a1} 6.38）> 苯酚（pK_a 9.95）。

酸性可用于芳酸类药物的含量测定，如多数芳酸类原料药物可用中性醇（乙醇、甲醇等水溶性醇）溶解后，采用酸碱滴定法直接测定含量。

(3) 水解性　芳酸酯类药物易水解，一般情况下其水解速率较慢，但在酸或碱存在和加热时，可加速水解反应。在酸性介质中，水解和酯化反应可达到平衡，故不可能水解完全：

$$RCOOR' + H_2O \xrightleftharpoons{H^+} RCOOH + R'OH$$

在碱性介质中，由于碱能中和水解反应生成的酸，使平衡破坏，因此在过量碱（常用氢氧化钠或碳酸钠）存在的条件下，水解可以进行完全：

$$RCOOR' + H_2O \xrightleftharpoons{NaOH} RCOOH + R'OH$$

$$RCOOH + NaOH \longrightarrow RCOONa + H_2O$$

水解反应及其产物的理化性质可用于鉴别。水解产物也是芳酸酯类原料药物及制剂中特殊杂质的主要来源之一。如果水解反应能够快速、定量进行，则亦可以用于芳酸酯类药物的含量测定，通常先将药物在过量氢氧化钠溶液中加热水解，再用盐酸或硫酸滴定剩余的氢氧化钠。

（4）官能团反应特性 含酚羟基或水解产生酚羟基的水杨酸类药物、苯甲酸类药物丙磺舒等，均可与三氯化铁反应而显色；含芳伯氨基的对氨基水杨酸钠、水解产生芳伯氨基的贝诺酯，均可发生重氮化反应和重氮化－偶合反应。以上反应特性可用于相应药物的鉴别和（或）含量测定。含硫元素的丙磺舒亦可分解生成硫化物，用于鉴别。

（5）光谱特性 芳酸及其酯类药物分子结构中含有共轭体系和特征官能团，具有紫外和红外特征吸收，可用于鉴别。紫外特征吸收还可用于含量测定。

二、鉴别试验

1. 水解反应

芳酸酯类药物在碳酸钠或氢氧化钠试液中加热水解，生成芳酸的钠盐，酸化，则析出不溶性的芳酸。如阿司匹林在碳酸钠试液中煮沸水解，生成水杨酸钠和醋酸钠，放冷，加过量稀硫酸酸化后，析出白色水杨酸沉淀，并产生醋酸气味。反应式如下：

$$C_6H_4(COOH)(OCOCH_3) + Na_2CO_3 \xrightarrow{\triangle} C_6H_4(COONa)(OH) + CH_3COONa + CO_2\uparrow$$

$$2\,C_6H_4(COONa)(OH) + H_2SO_4 \longrightarrow 2\,C_6H_4(COOH)(OH)\downarrow + Na_2SO_4$$

$$2\,CH_3COONa + H_2SO_4 \longrightarrow 2\,CH_3COOH + Na_2SO_4$$

双水杨酯加氢氧化钠试液，煮沸，水解得水杨酸钠，加稀盐酸，即析出白色水杨酸沉淀；分离，沉淀在醋酸铵试液中溶解。

2. 与三氯化铁反应

（1）水杨酸类 含酚羟基的水杨酸及其盐在中性或弱酸性条件下，与三氯化铁试液反应，生成紫堇色配位化合物。反应的适宜 pH 为 4~6，在强酸性溶液中配位化合物会分解。本反应极为灵敏，只需取稀溶液进行试验；若取样量大，产生的颜色太深时，可加水稀释后观察。反应式参见总论第三章。

对氨基水杨酸钠水溶液加稀盐酸酸化后、阿司匹林加水煮沸水解后、贝诺酯加氢氧化钠试液煮沸水解再加盐酸酸化后及双水杨酯加氢氧化钠试液煮沸水解后，都能与三氯化铁试液反应而显紫红色或紫堇色，可用于鉴别。

（2）苯甲酸类 丙磺舒的钠盐在 pH 5.0~6.0 水溶液中与三氯化铁试液反应，生成米黄色沉淀。反应式如下：

$$(CH_3CH_2CH_2)_2N—O_2S—C_6H_4—COOH \xrightarrow{NaOH} (CH_3CH_2CH_2)_2N—O_2S—C_6H_4—COONa$$

$$3(CH_3CH_2CH_2)_2N—O_2S—C_6H_4—COONa \xrightarrow[pH5.0\sim6.0]{FeCl_3} \left[(CH_3CH_2CH_2)_2N—O_2S—C_6H_4—COO\right]_3Fe\downarrow$$

3. 重氮化－偶合反应

贝诺酯的水解产物（稀盐酸条件下加热水解）和对氨基水杨酸钠均显芳香第一胺的重氮化－偶合反应，即在稀盐酸酸性溶液中，与亚硝酸钠试液进行重氮化反应，生成的重氮盐与碱性β-萘酚偶合，生成由粉红到猩红色的沉淀。BP 和 EP 采用该法鉴别对氨基水杨酸钠。ChP 采用该法鉴别贝诺酯（取本品约 0.1 g，加稀盐酸 5 mL，煮沸，放冷，滤过，滤液显芳香第一胺类的鉴别反应），反应式如下：

$$(o\text{-}OCOCH_3)C_6H_4—COO—C_6H_4—NHCOCH_3 + 3H_2O \xrightarrow[\Delta]{HCl}$$

$$HO—C_6H_4—NH_2 + (o\text{-}OH)C_6H_4—COOH + 2CH_3COOH$$

$$HO—C_6H_4—NH_2 + NaNO_2 + 2HCl \longrightarrow HO—C_6H_4—N_2^+Cl^- + NaCl + 2H_2O$$

$$HO—C_6H_4—N_2^+Cl^- + C_{10}H_7OH + NaOH \longrightarrow HO—C_6H_4—N{=}N—C_{10}H_6—OH\downarrow + NaCl + H_2O$$

4. 分解产物的反应

含硫的丙磺舒，与氢氧化钠熔融，分解生成亚硫酸钠，再经硝酸氧化成硫酸盐，而显硫酸盐反应（与氯化钡试液反应，生成在盐酸或硝酸中均不溶解的白色硫酸钡沉淀）。反应式如下：

$$HOOC—C_6H_4—SO_2N(CH_2CH_2CH_3)_2 + 3\ NaOH \xrightarrow{\Delta}$$

$$C_6H_5—ONa + CO_2\uparrow + H_2O + Na_2SO_3 + HN(CH_2CH_2CH_3)_2$$

$$Na_2SO_3 \xrightarrow{[O]} Na_2SO_4$$

5. 紫外吸收光谱法

芳酸及其酯类药物的紫外吸收光谱鉴别主要有以下几种方法：

（1）规定一定浓度药物的 λ_{max} 和 λ_{min}　如 ChP 规定，水杨酸二乙胺的 20 μg/mL 乙醇溶液在 227 nm 和 297 nm 波长处有最大吸收，在 257 nm 波长处有最小吸收。

（2）规定一定浓度药物的 λ_{max} 及其吸光度　如 ChP 规定，丙磺舒的 20 μg/mL 盐酸乙醇溶液［取盐酸溶液(9 → 1 000)2 mL，加乙醇制成 100 mL]，在 225 nm 与 249 nm 波长处有最大吸收，在 249 nm 波长处的吸光度约为 0.67。甲芬那酸的 20 μg/mL 盐酸甲醇溶液[1 mol/L 盐酸溶液 – 甲醇(1 : 99)混合液]在 279 nm 与 350 nm 处有最大吸收，其吸光度分别为 0.69~0.74 和 0.56~0.60。

(3) 规定一定浓度药物的 λ_{max} 及在两波长处的吸光度比值　如 USP 采用该方法鉴别对氨基水杨酸钠：本品 250 mg，加 1 mol/L 氢氧化钠溶液 3 mL 溶解后，用水稀释至 500 mL，混匀。精密吸取该液 5 mL 置于内含 12.5 mL 磷酸盐缓冲液(pH7.0)的 250 mL 量瓶中，用水稀释至刻度，混匀。以相同的缓冲液为空白溶液，测定紫外吸收光谱，分别在(265 ± 2)nm 和(299 ± 2)nm 波长处有最大吸收，且 A_{265}/A_{299} 比值应在 1.50~1.56。

6. 红外吸收光谱法

除双水杨酯外，其他典型芳酸及其酯类药物的原料药，ChP 均采用红外吸收光谱法鉴别，规定供试品的红外吸收图谱应与对照的图谱一致。图 2-1-1 和表 2-1-1 分别为阿司匹林对照品的红外吸收图谱和特征吸收峰归属。

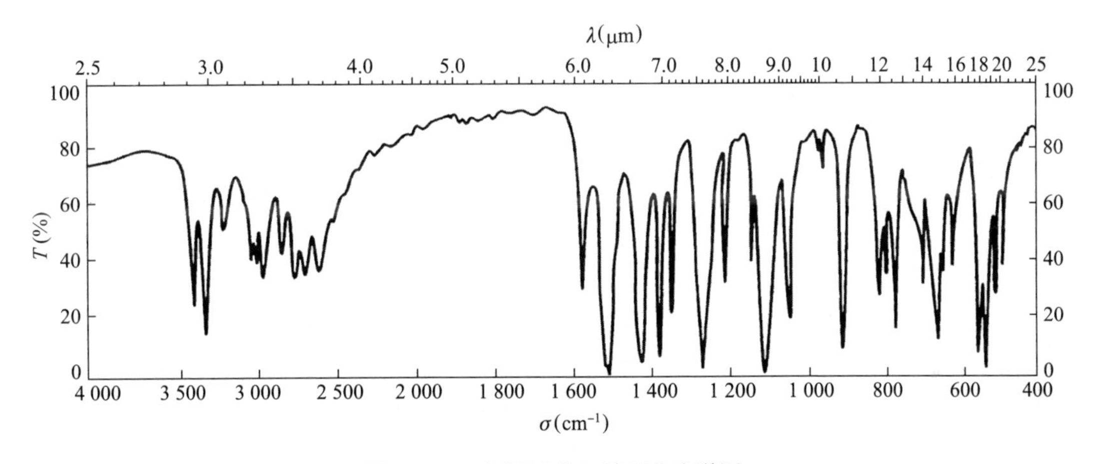

图 2-1-1　阿司匹林红外吸收光谱图

表 2-1-1　阿司匹林的红外特征吸收峰归属

峰位(cm^{-1})	归属
3 100—2 500	羧基 ν_{O-H}
1 760，1 690	乙酸酯和羧基 $\nu_{C=O}$
1 610，1 570，1 480，1 460	苯环 $\nu_{C=C}$
1 310，1 220，1 180	乙酸酯和羧基 ν_{C-O}
760	邻位取代苯环 δ_{Ar-H}

三、特殊杂质检查

1. 阿司匹林中特殊杂质的检查

(1) 合成路线

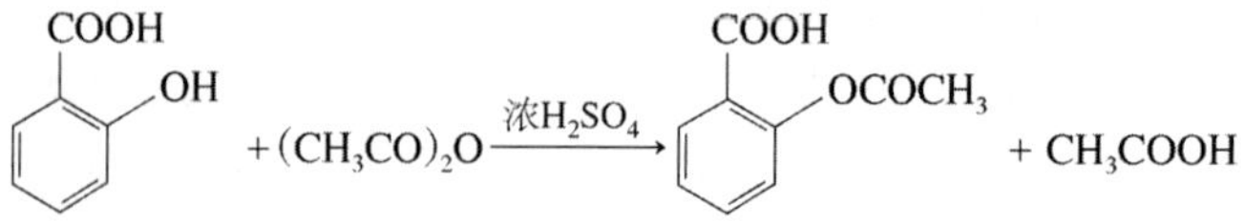

(2) 特殊杂质检查

1) 游离水杨酸　生产过程中乙酰化不完全、生产和贮藏过程中水解都会产生游离水杨酸。水杨酸不仅对人体具有毒性(对胃肠道刺激性很大),而且在空气中易被氧化成一系列醌型有色物质(淡黄、红棕、深棕色),使阿司匹林成品变色,故需检查。

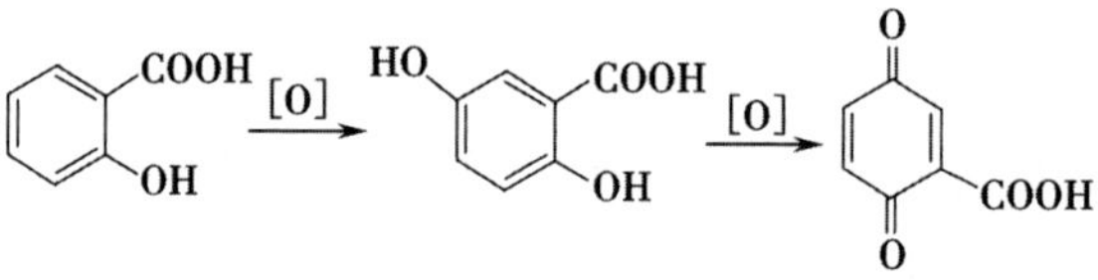

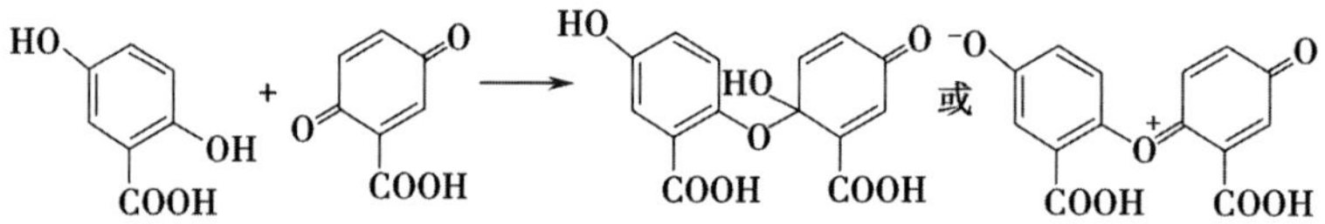

ChP2005 曾依据水杨酸在中性或弱酸性条件下可与高铁盐反应呈紫堇色、阿司匹林因结构中无酚羟基而不能与高铁盐作用的基本原理,于一定量阿司匹林供试品溶液中加入稀硫酸铁铵溶液(取本品 0.1 g,加乙醇 1 mL 溶解后,加冷水适量使成 50 mL,立即加新制的稀硫酸铁铵溶液),并与一定量水杨酸对照品溶液在相同条件下生成的色泽比较,来控制游离水杨酸的限量。但是,阿司匹林在其供试品溶液制备过程中可能发生水解,产生新的游离水杨酸,干扰检查。因此,现行版 ChP 已改用 HPLC(外标法)检查游离水杨酸,并以 1% 冰醋酸的甲醇溶液为溶剂配制阿司匹林供试品溶液,可以防止阿司匹林水解,提高检查方法的准确度和灵敏度。具体方法如下:

供试品溶液: 取本品约 0.1 g,精密称定,置 10 mL 量瓶中,加 1% 冰醋酸的甲醇溶液适量,振摇使溶解并稀释至刻度,摇匀。

对照品溶液:取水杨酸对照品约 10 mg,精密称定,置 100 mL 量瓶中,加 1% 冰醋酸的甲醇溶液适量使溶解并稀释至刻度,摇匀,精密量取 5 mL,置 50 mL 量瓶中,用 1% 冰醋酸的甲醇溶液稀释至刻度,摇匀。

色谱条件:用十八烷基硅烷键合硅胶为填充剂;以乙腈 - 四氢呋喃 - 冰醋酸 - 水(20 : 5 : 5 : 70)为流动相;检测波长为 303 nm;进样体积 10 μL。

系统适用性要求:理论板数按水杨酸峰计算不低于 5 000,阿司匹林峰和水杨酸峰的分离度应符合要求。

测定法:精密量取对照品溶液和供试品溶液,分别注入液相色谱仪,记录色谱图。

限度:供试品溶液色谱图中如有与水杨酸峰保留时间一致的色谱峰,按外标法以峰面积计算,不得过 0.1%。

一般,制剂不再检查原料药物检查项下的有关杂质,但阿司匹林制剂在生产和贮藏过程中可能水解产生水杨酸,故仍需要检查游离水杨酸。ChP 规定阿司匹林片、肠溶片、肠溶胶囊、泡腾片和栓剂均采用原料药项下的 HPLC 检查游离水杨酸，限量分别为 0.3%，1.5%，1.0%，3.0% 和 3.0%。

2）有关物质　阿司匹林中的有关物质是指除“游离水杨酸”之外的所有其他各种未命名的杂质，可能包括由水杨酸引入的杂质（主要是苯酚、4- 羟基苯甲酸和 4- 羟基间苯二甲酸）、醋酸苯酯、水杨酸苯酯、乙酰水杨酸苯酯、水杨酰水杨酸（双水杨酯）、乙酰水杨酰水杨酸、水杨酸酐、乙酰水杨酸酐等。

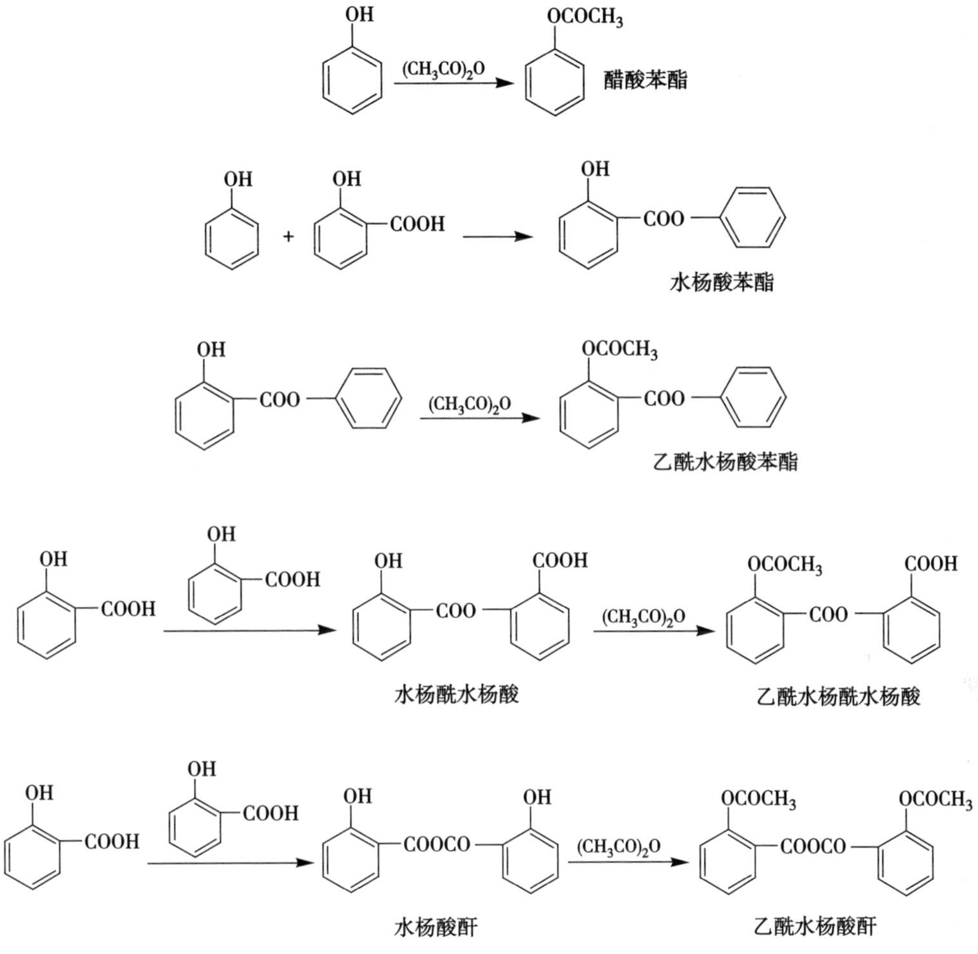

OH　$(CH_3CO)_2O$ →　$OCOCH_3$　醋酸苯酯

OH　+　OH COOH　→　OH COO—　水杨酸苯酯

OH COO—　$(CH_3CO)_2O$ →　$OCOCH_3$ COO—　乙酰水杨酸苯酯

OH COOH　OH COOH →　OH COO— COOH　水杨酰水杨酸　$(CH_3CO)_2O$ →　$OCOCH_3$ COO— COOH　乙酰水杨酰水杨酸

OH COOH　OH COOH →　OH COOCO— OH　水杨酸酐　$(CH_3CO)_2O$ →　$OCOCH_3$ COOCO— $OCOCH_3$　乙酰水杨酸酐

ChP 采用 HPLC（不加校正因子的主成分自身对照法）检查。具体方法如下：

供试品溶液与水杨酸对照品溶液：见游离水杨酸项下。

对照溶液：精密量取供试品溶液 1 mL，置 200 mL 量瓶中，用 1% 冰醋酸的甲醇溶液稀释至刻度，摇匀。

灵敏度溶液：精密量取对照溶液 1 mL，置 10 mL 量瓶中，用 1% 冰醋酸的甲醇溶液稀释至刻度，摇匀。

色谱条件：用十八烷基硅烷键合硅胶为填充剂；以乙腈 – 四氢呋喃 – 冰醋酸 – 水（20∶5∶5∶70）为流动相 A，乙腈为流动相 B，梯度洗脱；检测波长为 276 nm；进样体积 10 μL。

系统适用性要求：阿司匹林峰的保留时间约为 8 min，阿司匹林峰与水杨酸峰之间的分离度应符合要求。灵敏度溶液色谱图中主成分峰高的信噪比应大于 10。

测定法：精密量取供试品溶液、对照溶液、灵敏度溶液与水杨酸对照品溶液，分别注入液相色谱仪，记录色谱图。

限度：供试品溶液色谱图中如有杂质峰，除水杨酸峰外，其他各杂质峰面积的和不得大于对照溶液主峰面积(0.5%)，小于灵敏度溶液主峰面积的色谱峰忽略不计。

2. 对氨基水杨酸钠中间氨基酚等有关物质的检查

对氨基水杨酸钠的合成常以间氨基酚为原料，因此成品中可能引入未反应完全的间氨基酚；对氨基水杨酸钠不稳定，吸潮、见光、受热时，可发生脱羧反应，生成间氨基酚。间氨基酚不仅有毒性，而且易被氧化成红棕色的3,5,3′,5′－四羟基联苯醌，导致产品变色，故需检查。除间氨基酚外，有关物质还包括5－氨基水杨酸和其他未知杂质。

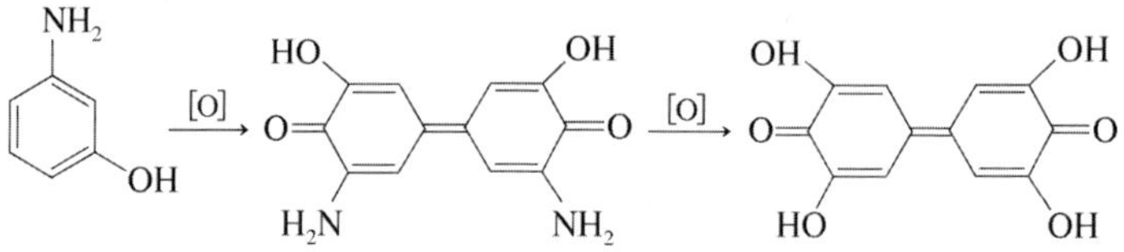

ChP采用HPLC(外标法和不加校正因子的主成分自身对照法)检查对氨基水杨酸钠中的有关物质。具体方法如下：

供试品溶液：取本品适量，精密称定，加流动相溶解并定量稀释制成每1 mL中约含1 mg的溶液。

对照溶液：精密量取供试品溶液适量，用流动相定量稀释制成每1 mL中约含1 μg的溶液。

对照品溶液：取间氨基酚对照品适量，精密称定，加流动相溶解并定量稀释制成每1 mL中约含1 μg的溶液。

系统适用性溶液：分别取间氨基酚、5－氨基水杨酸(美沙拉嗪)和对氨基水杨酸钠对照品各适量，加流动相溶解并稀释制成每1 mL中约含间氨基酚和5－氨基水杨酸各5 μg、对氨基水杨酸钠10 μg的混合溶液。

色谱条件：用十八烷基硅烷键合硅胶为填充剂；以乙腈－10%四丁基氢氧化铵溶液－0.05 mol/L磷酸二氢钠(100：2：900)为流动相；检测波长为220 nm；进样体积20 μL。

系统适用性要求：系统适用性溶液色谱图中，出峰顺序依次为间氨基酚、5－氨基水杨酸与对氨基水杨酸钠，相邻各色谱峰之间的分离度均应符合要求。

测定法：精密量取供试品溶液、对照溶液与对照品溶液，分别注入液相色谱仪，记录色谱图至主成分峰保留时间的3.5倍。

限度：供试品溶液色谱图中如有与间氨基酚保留时间一致的峰，按外标法以峰面积计算，不得过0.1%，其他单个杂质峰面积不得大于对照溶液主峰面积(0.1%)，其他各杂质峰面积的和不得大于对照溶液主峰面积的4倍(0.4%)。任何小于对照溶液主峰面积0.1倍的峰忽略不计。

3. 甲芬那酸中2,3－二甲基苯胺的检查

(1) 合成路线

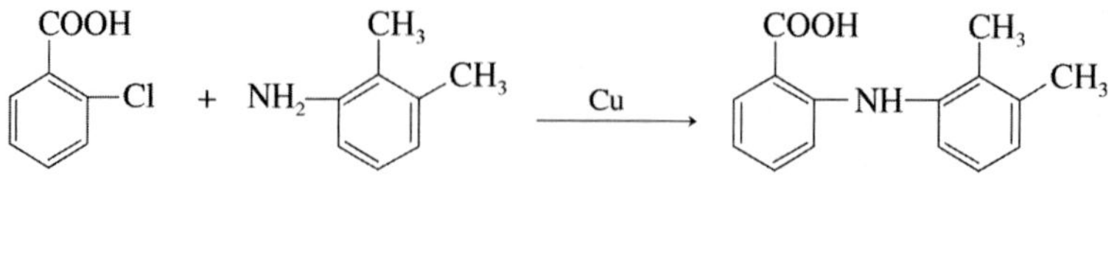

(2) 2,3- 二甲基苯胺的检查　2,3- 二甲基苯胺是合成中未反应完全的原料，具有引起高铁血红蛋白血症，损害中枢神经系统、心血管系统和肝等危害。因此 ChP 规定，甲芬那酸的特殊杂质检查除有关物质检查外，还需专门检查 2,3- 二甲基苯胺，检查方法为 GC(外标法)。具体方法如下：

供试品溶液：取本品适量，精密称定，加二氯甲烷 – 甲醇(3 : 1)溶液溶解并定量稀释制成每 1 mL 中约含 25 mg 的溶液。

对照品溶液：取 2,3- 二甲基苯胺适量，精密称定，加二氯甲烷 – 甲醇(3 : 1)溶液溶解并定量稀释制成每 1 mL 中约含 2.5 μg 的溶液。

色谱条件：以聚乙二醇(PEG–20M)为固定液的毛细管柱为色谱柱；对照品溶液采用恒温 150℃，供试品溶液采用程序升温，起始温度 150℃，维持至 2,3- 二甲基苯胺峰出峰后，以每分钟 70℃的速率升温至 220℃，维持 20 min；进样口温度为 250℃；检测器温度为 260℃；进样体积 1 μL。

测定法：精密量取供试品溶液与对照品溶液，分别注入气相色谱仪，记录色谱图。

限度：供试品溶液色谱图中如有与 2,3- 二甲基苯胺保留时间一致的色谱峰，其峰面积不得大于对照品溶液主峰面积(0.01%)。

四、含量测定

1. 酸碱滴定法

(1) 直接滴定法　芳酸类药物分子中含有游离羧基，呈酸性，可采用碱滴定液直接滴定。ChP 规定阿司匹林、双水杨酯及其片剂、甲芬那酸等均采用氢氧化钠滴定液直接滴定测定含量。

例 1　阿司匹林的含量测定　取本品约 0.4 g，精密称定，加中性乙醇(对酚酞指示液显中性)20 mL 溶解后，加酚酞指示液 3 滴，用氢氧化钠滴定液(0.1 mol/L)滴定。每 1 mL 氢氧化钠滴定液(0.1 mol/L)相当于 18.02 mg 的 $C_9H_8O_4$(相对分子质量 180.16)。

反应式如下：

$$C_6H_4(COOH)(OCOCH_3) + NaOH \longrightarrow C_6H_4(COONa)(OCOCH_3) + H_2O$$

阿司匹林在水中微溶、在乙醇中易溶，且分子中的酯结构易于水解。为了使阿司匹林易于溶解并防止酯结构在滴定时水解而使测定结果偏高，采用乙醇为溶剂。阿司匹林是弱酸，用强碱滴定时，化学计量点偏碱性，故选用在碱性区变色的酚酞为指示剂。由于乙醇对酚酞指示剂显弱酸性，也会消耗氢氧化钠而使测定结果偏高，故乙醇需用氢氧化钠中和至对酚酞指示剂显中性。滴定应在不断搅拌下稍快进行，以防止局部碱性过大而促使阿司匹林水解。本法操作简便，但专属性差，当供试品中所含游离水杨酸超过规定限量时，不宜采用。

(2) 水解后剩余滴定法　利用芳酸酯类药物分子中的酯结构在碱性溶液中易水解的性质，定量加入过量氢氧化钠滴定液，加热使酯完全水解，再用酸滴定液滴定剩余的氢氧化钠。氢氧化钠滴定液在受热时容易吸收空气中的二氧化碳，用酸回滴定时会影响测定结果，需在相同条件下进行空白试验以校正滴定结果。当供试品中所含游离水杨酸超过规定限量时，不宜采用该法。USP 采用此法测定阿司匹林的含量。

例 2 **USP 阿司匹林的含量测定** 取本品约 1.5 g，精密称定，加入 50.0 mL 氢氧化钠滴定液(0.5 mol/L)，缓缓煮沸 10 min，放冷，加酚酞指示液，用硫酸滴定液(0.25 mol/L)滴定剩余的氢氧化钠，并将滴定结果用空白试验校正。每 1 mL 氢氧化钠滴定液(0.5 mol/L)相当于 45.04 mg 的 $C_9H_8O_4$。

反应式如下：

$$\text{C}_6\text{H}_4(\text{COOH})(\text{OCOCH}_3) + 2\text{NaOH} \xrightarrow{\triangle} \text{C}_6\text{H}_4(\text{COONa})(\text{OH}) + \text{CH}_3\text{COONa} + \text{H}_2\text{O}$$

$$2\text{NaOH} + \text{H}_2\text{SO}_4 \longrightarrow \text{Na}_2\text{SO}_4 + 2\text{H}_2\text{O}$$

含量计算公式为：

$$含量\% = \frac{F \times T \times (V_0 - V)}{m} \times 100\%$$

式中，V_0 为空白试验所消耗的硫酸滴定液体积(mL)；V 为供试品的剩余滴定所消耗的硫酸滴定液体积(mL)；m 为供试品质量(mg)；F 为硫酸滴定液的浓度校正因素；T 为氢氧化钠滴定液的滴定度(45.04 mg/mL)。

(3) 非水溶液滴定法 水杨酸二乙胺为有机酸的有机碱盐，可在冰醋酸溶液中，以结晶紫为指示剂，用高氯酸滴定液滴定来测定含量。

2. 紫外分光光度法

(1) 直接 UV 法 ChP 采用 UV 法测定水杨酸二乙胺乳膏和丙磺舒片剂的含量，以吸收系数法计算含量。

例 3 **丙磺舒片剂的含量测定**

供试品溶液：取本品 10 片，精密称定，研细，精密称取适量(约相当于丙磺舒 60 mg)，置 200 mL 量瓶中，加乙醇 150 mL 与盐酸溶液(9 → 100)4 mL，置 70℃水浴上加热 30 min，放冷，用乙醇稀释至刻度，摇匀，滤过，精密量取续滤液 5 mL，置 100 mL 量瓶中，加盐酸溶液(9 → 100)2 mL，用乙醇稀释至刻度，摇匀。

测定法：取供试品溶液，在 249 nm 的波长处测定吸光度，按 $C_{13}H_{19}NO_4S$ 的吸收系数($E_{1\,cm}^{1\%}$)为 338 计算。

$$本品相当于标示量的百分含量 = \frac{A}{338} \times \frac{100 \times 200}{100 \times 5} \times \frac{平均片重}{m \times 标示量} \times 100\%$$

式中，A 为供试品溶液的吸光度，m 为供试品质量(g)，平均片重和标示量单位均为 g。

(2) 柱色谱 -UV 法 USP 采用该法测定阿司匹林胶囊和栓剂的含量，并检查这两种制剂中游离水杨酸的限量。

例 4 **阿司匹林胶囊的含量测定**

色谱柱：空柱(内径 22 mm，长 200~300 mm)下端塞入少量玻璃棉后，装入填充剂，即 3 g 硅藻土和 2 mL 新制碳酸氢钠溶液(1 → 12)的混合物。

供试品溶液：取胶囊(不少于 20 粒)，尽可能完全倾出内容物，精密称定，混匀。取约相当于 50 mg 阿司匹林的细粉，精密称定，置于已盛有 1 mL 盐酸 – 甲醇(1→50)的 50 mL 量瓶中，加三氯甲烷至刻度，混匀。精密量取此溶液 5 mL 转入色谱柱上，用 5 mL、25 mL 三氯甲烷相继洗脱，弃去洗脱液。立即用约 10 mL 冰醋酸 – 三氯甲烷(1 → 10)洗脱，再用约 85 mL 冰醋酸 – 三氯甲烷(1 → 100)洗脱，将洗脱液收集于 100 mL 量瓶中，并用冰醋酸 – 三氯甲烷(1 → 100)稀释至刻度，混匀。

对照品溶液：取阿司匹林对照品约 50 mg，精密称定，置 50 mL 量瓶中，加入 0.5 mL 冰醋酸，加三氯甲烷溶解并稀释至刻度，混匀。精密量取5.0 mL，置100 mL量瓶中，用冰醋酸－三氯甲烷(1→100)溶液稀释至刻度，混匀。溶液中阿司匹林对照品的浓度约为50 μg/mL。

测定法：以三氯甲烷为空白，用1 cm吸收池，于280 nm波长处，立即测定对照品溶液和供试品溶液的吸光度。用下式计算所取胶囊内容物细粉中含有阿司匹林的质量：

$$所取胶囊细粉中阿司匹林的质量(mg)=C_r(A_x/A_r)$$

式中，C_r为对照品溶液浓度(μg/mL)，A_x和A_r分别为供试品溶液和对照品溶液的吸光度。

讨论：在硅藻土－碳酸氢钠色谱柱中，阿司匹林及水杨酸形成钠盐保留于柱上，先用三氯甲烷洗脱除去中性或碱性杂质，再用大量冰醋酸酸化，使阿司匹林游离，被三氯甲烷洗脱后测定其含量。由于水杨酸的酸性较强，冰醋酸不能使其游离而仍被保留于色谱柱上，从而与阿司匹林分离。以上所用三氯甲烷均应在临用前用水饱和。

3. 高效液相色谱法

ChP收载的对氨基水杨酸钠制剂、阿司匹林制剂、贝诺酯及其片剂、甲芬那酸片剂及丙磺舒，均采用RP-HPLC测定含量；除对氨基水杨酸钠制剂采用离子对分离模式（流动相中加入四丁基氢氧化铵作为离子对试剂）外，其他芳酸类药物及其制剂均采用离子抑制分离模式（流动相为酸性，抑制芳酸类药物的电离）；定量方式均为外标法。

例5　丙磺舒的含量测定

供试品溶液：取本品适量，精密称定，加流动相溶解并定量稀释制成每1 mL中约含60 μg的溶液。

对照品溶液：取丙磺舒对照品，精密称定，加流动相溶解并定量稀释制成每1 mL中约含60 μg的溶液。

色谱条件：用十八烷基硅烷键合硅胶为填充剂；以0.05 mol/L磷酸二氢钠（加1%冰醋酸，用磷酸调节pH至3.0）－乙腈(50∶50)为流动相；检测波长为245 nm；进样体积20 μL。

系统适用性要求：理论板数按丙磺舒峰计算不低于3 000。

测定法：精密量取供试品溶液与对照品溶液，分别注入液相色谱仪，记录色谱图。按外标法以峰面积计算。

例6　阿司匹林栓剂的含量测定

供试品溶液：取本品5粒，精密称定，置小烧杯中，在40~50℃水浴上微温熔融，在不断搅拌下放冷，精密称取适量（约相当于阿司匹林0.1 g），置50 mL量瓶中，加1%冰醋酸的甲醇溶液适量，在40~50℃水浴中充分振摇使阿司匹林溶解，放冷，用1%冰醋酸的甲醇溶液稀释至刻度，摇匀，置冰浴中冷却1 h，取出，迅速滤过，取续滤液作为供试品贮备液。精密量取供试品贮备液5 mL，置100 mL量瓶中，用1%冰醋酸的甲醇溶液稀释至刻度，摇匀。

对照品溶液：取阿司匹林对照品，精密称定，加1%冰醋酸的甲醇溶液溶解并定量稀释制成每1 mL中约含0.1 mg的溶液。

色谱条件：用十八烷基硅烷键合硅胶为填充剂；以乙腈－四氢呋喃－冰醋酸－水(20∶5∶5∶70)为流动相；检测波长为276 nm；进样体积10 μL。

系统适用性要求：理论板数按阿司匹林峰计算不低于3 000，阿司匹林峰与水杨酸峰之间的分离度应符合要求。

测定法：精密量取供试品溶液与对照品溶液，分别注入液相色谱仪，记录色谱图。按外标法以峰面积计算。

$$\text{本品相当于标示量的百分含量}=\frac{C_r \times (A_x/A_r) \times D \times \text{平均粒重}}{m \times \text{标示量}} \times 100\%$$

式中，C_r 为对照品溶液浓度（mg/mL），A_x 和 A_r 分别为供试品溶液和对照品溶液中阿司匹林的峰面积，D 为稀释体积（mL，$D=\frac{100 \times 50}{5}=1\,000$），$m$ 为栓剂熔融物质量（mg），平均粒重和标示量的单位均为 g。

第二节　脂肪酸及其酯类药物分析

脂肪酸及其酯类药物分子结构中均含有与脂肪链碳原子相连接的羧基或酯基，羧基可形成盐。本节主要介绍芳基烷酸类、脯氨酸类（普利类）、2- 甲基丁酸萘酯类（他汀类）和苯氧基烷酸类药物的分析。

一、结构与性质

1. 基本结构与典型药物

（1）芳基烷酸类（aryl alkyl carboxylic acids）　是一大类药物，通常分为芳基乙酸类和芳基丙酸类，芳基也可以是芳杂环基，芳环或芳杂环上可有各种取代基。洛芬类、萘普生、双氯芬酸钠、吲哚美辛（indometacin）、舒林酸（sulindac）等解热镇痛、非甾体抗炎药都属于芳基烷酸类药物。基本结构和典型药物的结构如下：

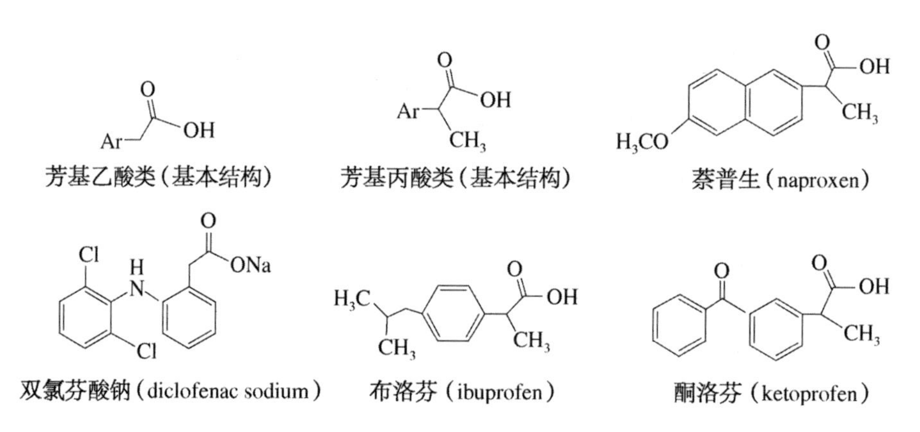

芳基乙酸类（基本结构）　芳基丙酸类（基本结构）　萘普生（naproxen）

双氯芬酸钠（diclofenac sodium）　布洛芬（ibuprofen）　酮洛芬（ketoprofen）

（2）脯氨酸类（prolines）　药物主要有普利类降压药（血管紧张素转移酶抑制药），如卡托普利、马来酸依那普利、赖诺普利（lisinopril）、阿拉普利（alacepril）、贝那普利（benazepril）、培哚普利（perindopril）等。基本结构和典型药物的结构如下：

脯氨酸（基本结构）　卡托普利（captopril）　马来酸依那普利（enalapril maleate）

(3) 2- 甲基丁酸萘酯类(2-methy butyric acid naphthalene esters) 药物主要有他汀类降血脂药,如洛伐他汀、辛伐他汀、普伐他汀钠、美伐他汀(mevastatin)等,是微生物发酵产物或其半合成衍生物。结构中含有六元内酯环的洛伐他汀、辛伐他汀和美伐他汀均是前体药物,需在体内水解开环后才有活性。普伐他汀钠是美伐他汀的开环活性代谢物的钠盐,为非前体药物。全合成的新型他汀类药物如阿托伐他汀钙(atorvastatin calcium)、氟伐他汀钠(fluvastatin sodium)等,其结构已被简化,不属于2- 甲基丁酸萘酯类。基本结构和典型药物的结构如下:

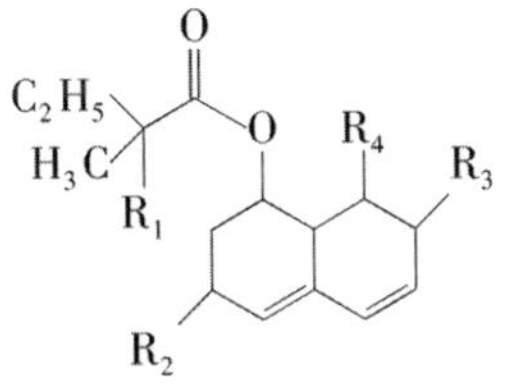

2- 甲基丁酸萘酯(基本结构) 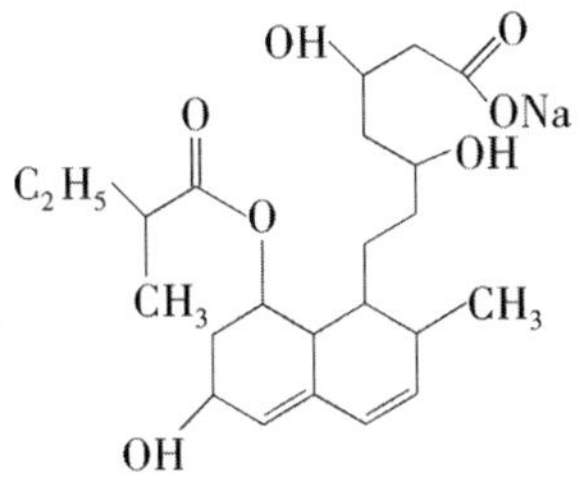　普伐他汀钠(pravastatin sodium)

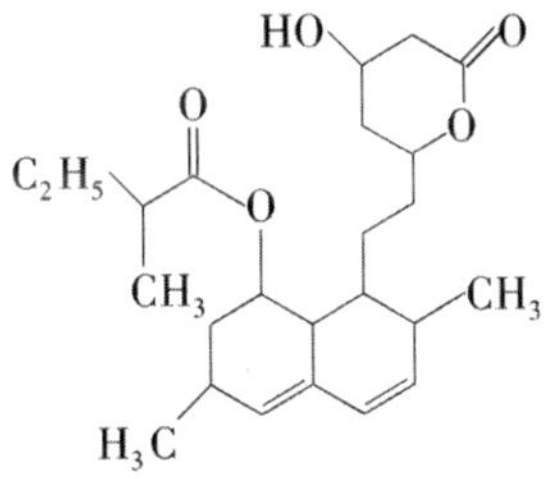

洛伐他汀(lovastatin) 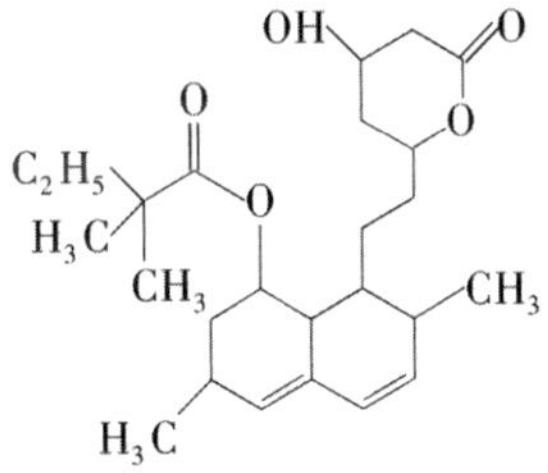　辛伐他汀(simvastatin)

(4) 苯氧基烷酸类(phenoxylalkanoic acids) 药物主要有氯贝丁酯、吉非罗齐、非诺贝特(fenofibrate)、苄氯贝特(beclobrate)等降血脂药。基本结构和典型药物的结构如下:

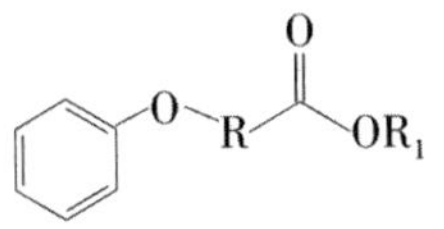

苯氧基烷酸(基本结构) 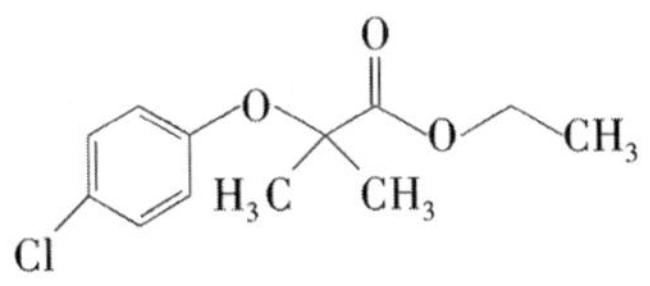　氯贝丁酯(clofibrate) 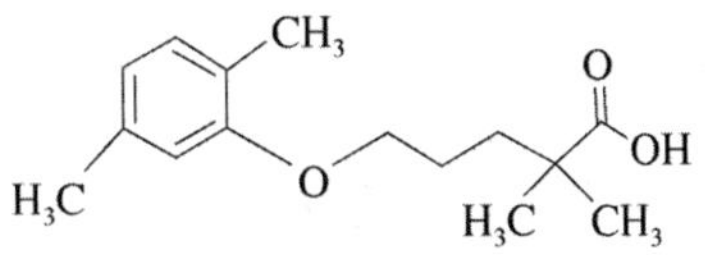　吉非罗齐(gemfibrozil)

2. 结构特征与理化性质

(1) 溶解性　布洛芬在水中几乎不溶,在氢氧化钠或碳酸钠试液中易溶,在乙醇、丙酮、三氯甲烷或乙醚中易溶;酮洛芬在水中几乎不溶,在甲醇中极易溶,在乙醇、丙酮或乙醚中易溶;萘普生在水中几乎不溶,在甲醇、乙醇或三氯甲烷中溶解,在乙醚中略溶;双氯芬酸钠在水中略溶,在乙醇中易溶,在三氯甲烷中不溶。

卡托普利在水中溶解,在甲醇、乙醇或三氯甲烷中易溶;马来酸依那普利在水中略溶,在甲醇中易溶,在乙醇或丙酮中微溶,在三氯甲烷中几乎不溶。

辛伐他汀不溶于水，而易溶于乙腈、甲醇或乙醇；洛伐他汀在水中不溶，在三氯甲烷中易溶，在丙酮中溶解，在乙醇、乙酸乙酯或乙腈中略溶；普伐他汀钠在水和甲醇中易溶，在乙醇中溶解，在三氯甲烷中几乎不溶。

氯贝丁酯为无色至黄色澄清油状液体，相对密度 1.138~1.144，在水中几乎不溶，在乙醇、丙酮、三氯甲烷或乙醚中易溶；吉非罗齐为白色结晶性粉末，在水中不溶，在氢氧化钠试液中易溶，在三氯甲烷中极易溶解，在甲醇、乙醇、丙酮或己烷中易溶。

(2) 旋光性　洛芬类、普利类、他汀类典型药物及萘普生分子结构中均含手性碳原子，具有旋光性。ChP 收载的布洛芬和酮洛芬均为消旋体，卡托普利和马来酸依那普利均为左旋体，洛伐他汀、辛伐他汀、普伐他汀钠和萘普生均为右旋体。各药物的比旋度如表 2-1-2 所示。如果供试药物的比旋度测定结果不在相应规定范围，则表明其纯度不符合要求。

表 2-1-2　典型脂肪酸及其酯类药物的比旋度

药物（浓度，溶剂）	比旋度	药物（浓度，溶剂）	比旋度
卡托普利（20 mg/mL，乙醇）	−126° ~−132°	辛伐他汀（5 mg/mL，乙腈）	+285° ~+298°
马来酸依那普利（50 mg/mL，甲醇）	−41.0° ~−43.5°	普伐他汀钠（5 mg/mL，水）	+150° ~+160°
洛伐他汀（5 mg/mL，乙腈）	+325° ~+340°	萘普生（10 mg/mL，三氯甲烷）	+63.0° ~+68.5°

(3) 酸碱性和水解性　脂肪酸类药物分子结构中含有羧基，呈较强酸性，其碱金属盐显碱性。依那普利分子结构中除含有羧基外，还含有仲胺基，显酸、碱两性，临床用药马来酸依那普利为其有机酸盐。脂肪酸酯类药物如氯贝丁酯，在碱性溶液中易水解。酸碱性和水解性均可作为脂肪酸及其盐或酯类药物的酸碱滴定含量测定法的依据。

(4) 官能团反应特性　卡托普利分子结构中含有巯基，具有还原性，极易被氧化成二硫化物；巯基还能被酰化（如亚硝酰化）。酮洛芬分子结构中的酮基可与羰基试剂反应，形成有色化合物。这些特性不仅可用于鉴别和含量测定，而且是特殊杂质产生的依据。

(5) 光谱特性　除卡托普利以外，其他药物分子结构中均含有共轭体系，具有紫外特征吸收，可用于鉴别和含量测定。典型药物分子结构中均含有特征官能团，具有红外特征吸收，可用于鉴别。

二、鉴别试验

1. 异羟肟酸铁反应

具有酯结构的氯贝丁酯，在碱性条件下与盐酸羟胺反应生成异羟肟酸盐，再在酸性条件下与三氯化铁反应，生成紫色的异羟肟酸铁配位化合物。该反应多用于酯类药物的鉴别。氯贝丁酯的鉴别方法如下：

取本品的乙醚溶液 1~10 滴，加盐酸羟胺的饱和乙醇溶液与氢氧化钾的饱和乙醇溶液各 2~3 滴，置水浴上加热约 2 min，冷却，加稀盐酸使成酸性，加 1% 三氯化铁溶液 1~2 滴，即显紫色。

反应式为：

$$Cl-C_6H_4-O-C(CH_3)_2-COOC_2H_5 + NH_2OH\cdot HCl + 2\,KOH \xrightarrow{\Delta}$$

$$Cl-C_6H_4-O-C(CH_3)_2-C(=O)-NHOK + C_2H_5OH + KCl + 2\ H_2O$$

$$Cl-C_6H_4-O-C(CH_3)_2-C(=O)-NHOK + Fe^{3+}/3 \xrightarrow{H^+} Cl-C_6H_4-O-C(CH_3)_2-C(=O\cdots Fe^{3+})-N(H)-O(-Fe^{3+}) + K^+$$

2. 官能团反应

(1) 缩合反应　含酮基的酮洛芬乙醇溶液与二硝基苯肼试液（羰基试剂）加热反应，放冷，即产生橙色的偶氮化合物沉淀。反应式为：

$$\text{酮洛芬} + 2,4\text{-}(NO_2)_2C_6H_3-NH-NH_2 \xrightarrow[-H_2O]{H_2SO_4} \text{酮洛芬-2,4-二硝基苯腙}\downarrow$$

(2) 酰化反应　含巯基的卡托普利与亚硝酸作用，生成亚硝酰硫醇酯，呈红色。反应式为：

$$2\ NaNO_2 + H_2SO_4 \longrightarrow 2\ HNO_2 + Na_2SO_4$$

$$HS-CH_2-CH(CH_3)-C(=O)-\text{脯氨酸} + HNO_2 \longrightarrow O=N-S-CH_2-CH(CH_3)-C(=O)-\text{脯氨酸} + H_2O$$

3. 紫外吸收光谱法

脂肪酸及其酯类药物的紫外吸收光谱鉴别主要有两种方法。

(1) 规定一定浓度药物的 λ_{max} 和 / 或 λ_{min}　ChP 采用该法鉴别的药物如表 2-1-3 所示。

表 2-1-3　典型脂肪酸及其酯类药物的紫外吸收特征

药物	溶剂	浓度	λ_{max}(nm)	λ_{min}(nm)	肩峰(nm)
布洛芬	0.4% 氢氧化钠	0.25 mg/mL	265，273	245、271	259
萘普生	甲醇	30 μg/mL	262，271，317，331		
双氯芬酸钠	水	20 μg/mL	276		
氯贝丁酯	无水乙醇	0.10 mg/mL	280，288		
	无水乙醇	10 μg/mL	226		
辛伐他汀	乙腈	10 μg/mL	231，238，247		
洛伐他汀	乙腈	10 μg/mL	230，238，246		
普伐他汀钠	水	10 μg/mL	238		

（2）规定供试药物和其对照品在相同条件下测得的紫外吸收光谱应一致 如USP采用该法鉴别布洛芬、氯贝丁酯和洛伐他汀。

4. 红外吸收光谱法

ChP采用红外吸收光谱法鉴别布洛芬及其片剂和胶囊、酮洛芬、双氯芬酸钠、萘普生及其片剂、卡托普利、马来酸依那普利、辛伐他汀、洛伐他汀、氯贝丁酯、吉非罗齐及其胶囊，规定供试品的红外吸收图谱应与对照的图谱一致。USP也采用该法鉴别各典型药物，将供试品与对照品平行操作、制得两者的红外吸收图谱，比较其是否一致。上述制剂在用红外光谱法鉴别之前，均需除去辅料。典型药物的红外吸收特征如表2-1-4所示。

表2-1-4 典型脂肪酸及其酯类药物的红外吸收特征

	波数（cm^{-1}）	归属	波数（cm^{-1}）	归属
布洛芬	3 300~2 600	羧基 ν_{O-H}	1 510	苯环 $\nu_{C=C}$
	1 723	羧基 $\nu_{C=O}$	783	对位取代苯环 δ_{Ar-H}
卡托普利	3 100~2 500	羧基 ν_{O-H}	1 746	羧基 $\nu_{C=O}$
	2 560	巯基 ν_{S-H}	1 590	酰胺 $\nu_{C=O}$
辛伐他汀	3 553	羟基 ν_{O-H}	1 698—1 745	酯 $\nu_{C=O}$
	3 019，1 578，865	烯键 ν_{C-H}，$\nu_{C=C}$，δ_{C-H}	1 000—1 300	酯 ν_{C-O}
	2 961，2 925，2 873	甲基及亚甲基 ν_{C-H}		
氯贝丁酯	1 740	酯 $\nu_{C=O}$	830	对位取代苯环 δ_{Ar-H}
	1 598，1 582，1 494	苯环 $\nu_{C=C}$	670	ν_{C-Cl}
	1 288，1 242，1 180，1 145，1 028	酯及醚 ν_{C-O}		

三、特殊杂质检查

1. 布洛芬中有关物质的检查

布洛芬的合成方法有多种。其中，醇羰基化法以异丁基苯为原料，经酰化、加氢还原和羰基化3步反应制得布洛芬。该法不仅简单、经济，而且无需使用大量溶剂，是一种绿色合成方法。其合成路线如下：

$\xrightarrow[AlCl_3]{CH_3COCl}$ $\xrightarrow[催化剂]{H_2}$ $\xrightarrow[催化剂]{CO}$

综合文献报道和国外药典（USP，JP，BP，EP）记载，布洛芬中可检测到的有关物质有10余种，主要包括合成中间体及其副产物，其中1-(4-异丁基苯基)乙醇和4-异丁基苯乙酮具有成纤维细胞和红细胞毒性。主要已知杂质的结构如下：

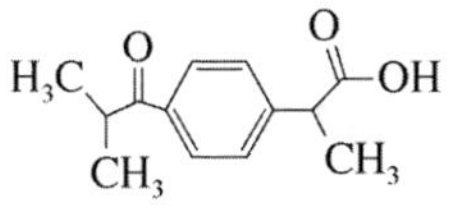

2-(4-异丁酰基苯基)丙酸 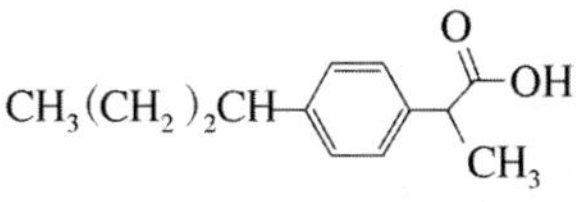　2-(4-丁基苯基)丙酸 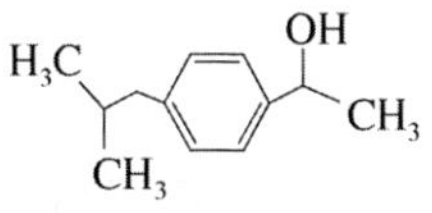　1-(4-异丁基苯基)乙醇

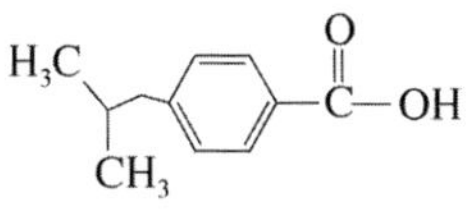

4-异丁基苯甲酸 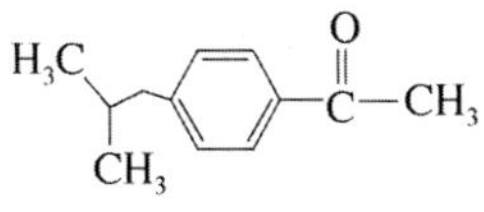　4-异丁基苯乙酮 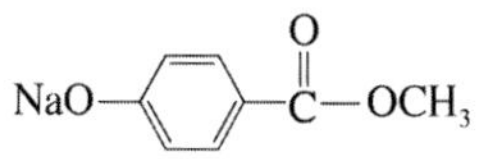　羟苯甲酯钠

ChP 和 JP 采用 TLC 检查布洛芬中的有关物质，USP 采用 HPLC 检查，BP 采用 HPLC 和 GC 检查。ChP 采用的 TLC(供试品溶液的自身稀释对照法)如下：

供试品溶液：取本品，加三氯甲烷溶解并稀释制成每 1 mL 含 100 mg 的溶液。

对照溶液：精密量取供试品溶液适量，用三氯甲烷定量稀释制成每 1 mL 中含 1 mg 的溶液。

色谱条件：采用硅胶 G 薄层板，以正己烷 - 乙酸乙酯 - 冰醋酸(15∶5∶1)为展开剂。

测定法：吸取供试品溶液和对照溶液各 5 μL，分别点于同一硅胶 G 薄层板上，展开，晾干，喷以 1% 高锰酸钾的稀硫酸溶液，在 120℃加热 20 min，置紫外光灯(365 nm)下检视。

限度：供试品溶液如显杂质斑点，与对照溶液的主斑点比较，不得更深。

2. 萘普生中 6- 甲氧基 -2- 萘乙酮等有关物质的检查

萘普生中的有关物质包括 6- 甲氧基 -2- 萘乙酮和其他未知杂质。6- 甲氧基 -2- 萘乙酮不仅是萘普生主要合成方法中的起始原料，也是萘普生某些合成路线的中间体。

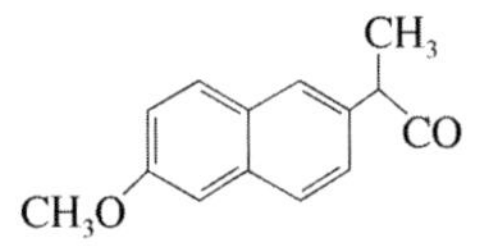

6- 甲氧基 -2- 萘乙酮的结构

ChP 采用 HPLC(外标法和不加校正因子的主成分自身对照法)检查 6- 甲氧基 -2 萘乙酮等有关物质。具体方法如下：

供试品溶液：　取本品适量，精密称定，加流动相适量，充分振摇使溶解并定量稀释制成每 1 mL 中约含 0.5 mg 的溶液。

对照品溶液：取 6- 甲氧基 -2- 萘乙酮(杂质 I)对照品适量，精密称定，加流动相溶解并定量稀释制成每 1 mL 中约含 50 μg 的溶液。

对照溶液：分别精密量取供试品溶液 1 mL 和对照品溶液 2 mL，置同一 200 mL 量瓶中，用流动相稀释至刻度，摇匀。

色谱条件：用十八烷基硅烷键合硅胶为填充剂；以甲醇 -0.01 mol/L 磷酸二氢钾溶液(75∶25，用磷酸调节 pH 至 3.0)为流动相；检测波长为 240 nm；进样体积 20 μL。

系统适用性要求：理论板数按萘普生峰计算不低于 5 000，萘普生峰与各相邻杂质峰之间的分离度应符合要求。

测定法：精密量取供试品溶液和对照溶液，分别注入液相色谱仪，记录色谱图至主成分保留时间的 2.5 倍。

限度：供试品溶液色谱图中如有与杂质 I 峰保留时间一致的色谱峰，按外标法以峰面积计算，不得过 0.1%，其他单个杂质峰面积不得大于对照溶液中萘普生峰面积的 0.4 倍(0.2%)，杂质总量不得过 0.5%。

3. 卡托普利中卡托普利二硫化物的检查

卡托普利在合成和贮藏过程中可被氧化为二硫化物，且水分、金属离子等还会进一步促进氧化反应发生，故需检查卡托普利二硫化物。ChP 采用 HPLC（外标法）检查，具体方法如下：

供试品溶液：取本品，精密称定，加流动相溶解并定量稀释制成每 1 mL 中约含 0.5 mg 的溶液。

对照品溶液：取卡托普利二硫化物对照品，精密称定，加甲醇适量溶解，再用流动相定量稀释制成每 1 mL 中约含 5 μg 的溶液。

系统适用性溶液：取卡托普利与卡托普利二硫化物对照品，加甲醇适量溶解，用流动相稀释制成每 1 mL 中约含 0.1 mg 与 15 μg 的混合溶液。

色谱条件：用十八烷基硅烷键合硅胶为填充剂，以 0.01 mol/L 磷酸二氢钠溶液 – 甲醇 – 乙腈(70：25：5)（用磷酸调节 pH 至 3.0）为流动相，检测波长为 215 nm，柱温 40℃，进样体积 50 μL。

系统适用性要求：系统适用性溶液色谱图中，卡托普利峰与卡托普利二硫化物峰之间的分离度应大于 4.0。

测定法：精密量取供试品溶液和对照品溶液，分别注入液相色谱仪，记录色谱图。

限度：供试品溶液色谱图中如有与卡托普利二硫化物保留时间一致的色谱峰，按外标法以峰面积计算，不得过 1.0%。

4. 辛伐他汀中洛伐他汀等有关物质的检查

辛伐他汀是洛伐他汀侧链的甲基化衍生物，其活性比洛伐他汀强 1 倍。ChP 和 USP 均采用 HPLC 检查包括洛伐他汀在内的有关物质。ChP 方法（不加校正因子的主成分自身对照法）如下：

溶剂：乙腈 –0.01 mol/L 磷酸二氢钾溶液（用磷酸调节 pH 至 4.0）(60：40)。

供试品溶液：取本品适量，加溶剂溶解并稀释制成每 1 mL 中约含 0.8 mg 的溶液（3 h 内测定）。

对照溶液：精密量取供试品溶液适量，用溶剂定量稀释制成每 1 mL 中约含 4 μg 的溶液。

系统适用性溶液：取辛伐他汀对照品 20 mg，置 50 mL 量瓶中，加 0.2 mol/L 氢氧化钠溶液 – 乙腈(1：1)的混合溶液 5 mL，振摇使溶解，放置 5 min，加稀盐酸中和后，用溶剂稀释至刻度，得到含开环降解物的辛伐他汀酸溶液；取洛伐他汀对照品与辛伐他汀对照品各约 2 mg，置同一 100 mL 量瓶中，加入辛伐他汀酸溶液 5 mL，用溶剂溶解并稀释至刻度，摇匀。

色谱条件：用十八烷基硅烷键合硅胶为填充剂（4.6 mm× 33 mm，3 μm 或效能相当的色谱柱）；以乙腈 –0.1% 磷酸溶液（50 ： 50）为流动相 A，0.1% 磷酸的乙腈溶液为流动相 B，梯度洗脱；流速为 3.0 mL/min；检测波长为 238 nm；进样体积 10 μL。

系统适用性要求：系统适用性溶液色谱图中，辛伐他汀酸峰与洛伐他汀峰之间的分离度应符合要求，洛伐他汀峰与辛伐他汀峰之间的分离度应大于 4.0。

测定法：精密量取供试品溶液与对照溶液，分别注入液相色谱仪，记录色谱图。

限度：供试品溶液色谱图中如有与洛伐他汀峰保留时间一致的色谱峰，其峰面积不得大于对照溶液的主峰面积(0.5%)，其他单个杂质峰面积不得大于对照溶液主峰面积的 0.8 倍(0.4%)，其他各杂质峰面积的和不得大于对照溶液主峰面积的 2 倍(1.0%)，小于对照溶液主峰面积 0.05 倍的色谱峰忽略不计。

5. 氯贝丁酯中对氯酚的检查

氯贝丁酯的合成方法如下：

$$\text{Cl}-\text{C}_6\text{H}_4-\text{OH}\xrightarrow[\text{CH}_3\text{COCH}_3,\text{CHCl}_3,\text{NaOH}]{\text{缩合,水解}}\text{Cl}-\text{C}_6\text{H}_4-\text{O}-\text{C}(\text{CH}_3)_2-\text{COONa}\xrightarrow[\text{HCl}]{\text{酸化}}$$

$$\text{Cl}-\text{C}_6\text{H}_4-\text{O}-\text{C}(\text{CH}_3)_2-\text{COOH}\xrightarrow[\text{C}_2\text{H}_5\text{OH},\text{H}_2\text{SO}_4]{\text{酯化}}\text{Cl}-\text{C}_6\text{H}_4-\text{O}-\text{C}(\text{CH}_3)_2-\text{COOC}_2\text{H}_5$$

由合成路线可知,氯贝丁酯中的杂质检查项目主要包括酸度(中间体对氯苯氧异丁酸、盐酸、硫酸等)、对氯酚和挥发性杂质(残留有机溶剂、其他酯类等)。对氯酚为起始原料,氯贝丁酯分解也能产生对氯酚,因其毒性大,故需严格控制限量。ChP 均采用 GC 检查对氯酚和挥发性杂质,所用色谱条件也相同。特殊杂质对氯酚的 GC 检查方法(外标法)如下:

供试品溶液:取本品约 10 g,精密约定,加氢氧化钠试液 20 mL,振摇提取,分取下层液,用水 5 mL 振摇洗涤后,留作挥发性杂质检查用。上述水洗液并入碱性提取液中,用三氯甲烷振摇洗涤 2 次,每次 5 mL,弃去三氯甲烷液,加稀盐酸使成酸性,用三氯甲烷提取 2 次,每次 5 mL,合并三氯甲烷提取液,并加三氯甲烷稀释成 10 mL。

对照品溶液:取对氯酚适量,精密称定,用三氯甲烷定量稀释制成含 0.002 5% 对氯酚的溶液。

色谱条件:用 2 m 玻璃色谱柱,以甲基硅橡胶(SE-30)为固定液,涂布浓度为 5%,柱温为 160℃,载气为氮气,检测器为氢火焰离子化检测器。

测定法:精密量取供试品溶液和对照品溶液,分别注入气相色谱仪,记录色谱图。

限度:按外标法以峰面积计算,含对氯酚不得过 0.002 5%。

讨论:供试品加氢氧化钠试液后,氯贝丁酯由于不溶解、且相对密度较大,位于下层,而对氯酚形成对氯酚钠,溶于上层的碱性提取液中。碱性提取液经酸化,对氯酚析出,可以被三氯甲烷提取。若供试品溶液中仍含有少量氯贝丁酯,由于其极性小于对氯酚,应后出峰。

四、含量测定

1. 酸碱滴定法

(1) 直接滴定法　含游离羧基的脂肪酸类药物呈酸性,可用碱滴定液直接滴定来测定含量。ChP 采用氢氧化钠直接滴定法测定布洛芬、酮洛芬和萘普生的含量。

(2) 两步滴定法　氯贝丁酯具有酯结构,可采用加碱水解后剩余滴定法测定含量,但合成过程中引入的酸性杂质会使测定结果偏高。采用两步滴定法可以消除供试品中酸性杂质的干扰,即先中和供试品中共存的酸性杂质,再采用水解后剩余滴定法测定含量。ChP 采用该方法测定氯贝丁酯及其胶囊的含量。氯贝丁酯的含量测定方法如下:

中和:取本品 2 g,精密称定,置锥形瓶中,加中性乙醇(对酚酞指示液显中性)10 mL 与酚酞指示液数滴,滴加氢氧化钠滴定液(0.1 mol/L)至显粉红色。(此时酸性杂质形成盐)

水解后剩余滴定:再精密加氢氧化钠滴定液(0.5 mol/L)20 mL,加热回流 1 h 至油珠完全消失(此时氯贝丁酯水解完全),放冷,用新沸过的冷水洗涤冷凝管,洗液并入锥形瓶中,加酚酞指示液数滴,用盐酸滴定液(0.5 mol/L)滴定,并将滴定结果用空白试验校正。每 1 mL 氢氧化钠滴定液(0.5 mol/L)相当于 121.4 mg 的 $C_{12}H_{15}ClO_3$(相对分子质量 =242.70)。

反应式为：

$$Cl-C_6H_4-O-C(CH_3)_2-COOC_2H_5 + NaOH \xrightarrow{\Delta} Cl-C_6H_4-O-C(CH_3)_2-COONa + C_2H_5OH$$

$$NaOH + HCl \longrightarrow NaCl + H_2O$$

(3) 非水溶液滴定法　马来酸依那普利为有机碱的有机酸盐，双氯酚酸钠为有机酸的碱金属盐，两者均可在冰醋酸溶液中用高氯酸滴定液滴定测定含量。

例 7　双氯芬酸钠的含量测定　取本品约 0.25 g，精密称定，加冰醋酸 40 mL 溶解，照电位滴定法，用高氯酸滴定液（0.1 mol/L）滴定，并将滴定结果用空白试验校正。每 1 mL 高氯酸滴定液（0.1 mol/L）相当于 31.81 mg 的 $C_{14}H_{10}Cl_2NNaO_2$（相对分子质量 =318.13）。

2. 氧化还原滴定法

结构中含有巯基的卡托普利具有还原性，可采用氧化还原滴定法测定含量。ChP 和 USP 均采用碘酸钾法测定卡托普利原料的含量。反应式和测定方法如下：

$$6\ (HOOC\text{-pyrrolidinyl})N-CO-CH(CH_3)-CH_2-SH + KIO_3 + 5KI + 3H_2SO_4 \longrightarrow$$

$$3\left((HOOC\text{-pyrrolidinyl})N-CO-CH(CH_3)-CH_2-S-\right)_2 + 3K_2SO_4 + 6HI + 3H_2O$$

$$KIO_3 + 5KI + 3H_2SO_4 \longrightarrow 3I_2 + 3H_2O + 3K_2SO_4$$

ChP 卡托普利的含量测定：取本品约 0.3 g，精密称定，加水 100 mL，振摇使溶解，加稀硫酸 10 mL，再加碘化钾 1.0 g 与淀粉指示液 2 mL，用碘酸钾滴定液（0.016 67 mol/L）滴定，至溶液显微蓝色（保持 30 秒不褪色），并将滴定结果用空白试验校正。每 1 mL 碘酸钾滴定液（0.016 67 mol/L）相当于 21.73 mg 的 $C_9H_{15}NO_3S$（相对分子质量 =217.29）。

$$含量 = \frac{T \times (V - V_0)}{m} \times 100\%$$

式中，V 为供试品所消耗的碘酸钾滴定液体积（mL），V_0 为空白试验所消耗的碘酸钾滴定液体积（mL），m 为供试品质量（mg），T 为滴定度。

3. 紫外分光光度法

ChP 采用直接 UV 法测定双氯芬酸钠栓剂和搽剂的含量。

例 8　双氯芬酸钠搽剂的含量测定

供试品溶液：精密量取本品适量（约相当于双氯芬酸钠 30 mg），置 50 mL 量瓶中，用乙醇稀释至刻度，摇匀，精密量取 2 mL，置 100 mL 量瓶中，用乙醇稀释至刻度，摇匀。

对照品溶液：取双氯芬酸钠对照品适量，精密称定，加乙醇溶解并稀释制成每 1 mL 中约含 12 μg 的溶液。

测定法：取供试品溶液与对照品溶液，在 284 nm 的波长处测定吸光度，计算。

按对照品比较法计算含量：

$$本品相当于标示量的百分含量=\frac{C_r \times (A_x/A_r) \times D}{V \times 1\ 000 \times 标示量} \times 100\%$$

式中，C_r 为对照品溶液的浓度（μg/mL），A_x、A_r 分别为供试品溶液和对照品溶液的吸光度，D 为稀释体积（mL，$D=\frac{100 \times 50}{5}=2\ 500$），$V$ 为供试品的量取体积（mL），标示量单位为 mg/mL。

4. 高效液相色谱法

ChP 收载的布洛芬制剂、酮洛芬制剂、萘普生制剂、双氯芬酸钠肠溶片及滴眼液、卡托普利片、马来酸依那普利片及胶囊、辛伐他汀及其制剂、洛伐他汀及其制剂、吉非罗齐及其胶囊，均采用 HPLC 测定含量。脂肪酸类药物及制剂多采用离子抑制分离模式（流动相为酸性，抑制脂肪酸类药物电离），定量方式多为外标法。

例 9　辛伐他汀的含量测定

供试品溶液：取本品约 40 mg，精密称定，置 100 mL 量瓶中，加溶剂溶解并稀释至刻度，摇匀。

对照品溶液：取辛伐他汀对照品适量，精密称定，加溶剂溶解并定量稀释至每 1 mL 中约含 0.4 mg 的溶液。

溶剂、系统适用性溶液、色谱条件与系统适应性需求：见有关物质项下。

测定法：精密量取供试品溶液与对照品溶液，分别注入液相色谱仪，记录色谱图。按外标法以峰面积计算。

$$本品中辛伐他汀的百分含量=\frac{C_r \times (A_x/A_r) \times V}{m} \times 100\%$$

式中，C_r 为对照品溶液浓度（mg/mL），A_x 和 A_r 分别为供试品溶液和对照品溶液中辛伐他汀的峰面积，m 为供试品质量（mg），V 为供试品溶液的体积（mL）。

例 10　布洛芬片的含量测定

供试品溶液：取本品 20 片（糖衣片应除去包衣），精密称定，研细，精密称取适量（约相当于布洛芬 50 mg），置 100 mL 量瓶中，加甲醇适量，振摇使布洛芬溶解，用甲醇稀释至刻度，摇匀，滤过，取续滤液。

对照品溶液：取布洛芬对照品 25 mg，精密称定，置 50 mL 量瓶中，加甲醇 2 mL 使溶解，用甲醇稀释至刻度，摇匀。

色谱条件：用十八烷基硅烷键合硅胶为填充剂；以醋酸钠缓冲液（取醋酸钠 6.13 g，加水 750 mL 使溶解，用冰醋酸调节 pH 至 2.5）- 乙腈（40∶60）为流动相；检测波长为 263 nm；进样体积 20 μL。

系统适用性要求：理论板数按布洛芬峰计算不低于 2 500。

测定法：精密量取供试品溶液与对照品溶液，分别注入液相色谱仪，记录色谱图。按外标法以峰面积计算。

（肖玉秀）

数字课程学习

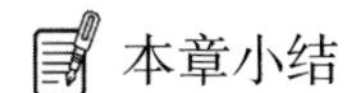
本章小结
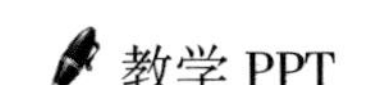
教学 PPT
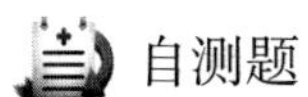
自测题　推荐阅读

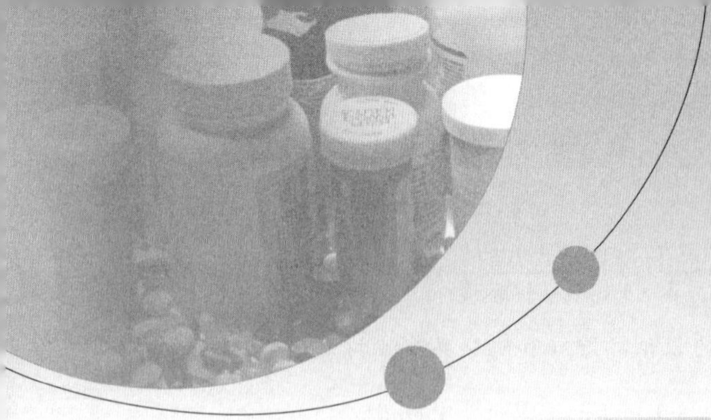

第二章

含羰基类药物分析

1. 掌握酰胺类、苯磺酰胺类药物的结构、性质及其与分析方法间的关系；掌握芳香第一胺类鉴别反应的原理和方法；掌握亚硝酸钠滴定法测定本类药物含量的原理和方法。

2. 熟悉对乙酰氨基酚中特殊杂质的来源及检查方法。

3. 了解盐酸利多卡因、苯磺酰胺类药物中特殊杂质的来源及检查方法；了解紫外分光光度法、非水溶液滴定法、高效液相色谱法测定本类药物含量的原理和方法。

国内外药典收载的含羰基药物品种较多，临床应用较广，按化学结构可分为酰胺类药物和苯磺酰胺类药物。

第一节　酰胺类药物

一、结构与性质

（一）基本结构与典型药物

酰胺类药物均系苯胺的酰基衍生物，都具有芳酰氨基。《中国药典》（ChP）收载的代表性药物有非甾体抗炎药对乙酰氨基酚（paracetamol），局麻药盐酸利多卡因（lidocaine hydrochloride）、盐酸布比卡因（bupivacaine hydrochloride）、盐酸罗哌卡因（ropivacaine hydrochloride）和抗麻风病药醋氨苯砜（acedapsone）等。

酰胺类药物的基本结构为

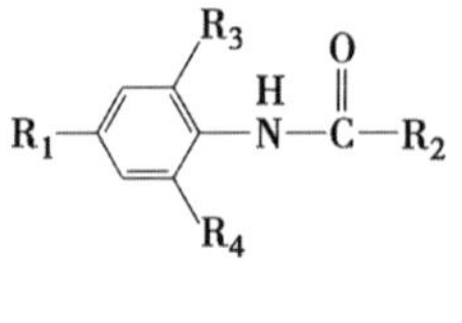

$$R_1-C_6H_2(R_3)(R_4)-NH-C(=O)-R_2$$

典型药物的结构见表 2-2-1。

表 2-2-1 酰胺类典型药物的结构

药物名称	R_1	R_2	R_3	R_4	HX
对乙酰氨基酚 paracetamol	—OH	—CH_3	—H	—H	
醋氨苯砜 acedapsone	O S O, CH_3, N H, O	—CH_3	—H	—H	
盐酸利多卡因 lidocaine hydrochloride	—H	N, CH_3, CH_3	—CH_3	—CH_3	HCl
盐酸布比卡因 bupivacaine hydrochloride	—H	N, C_4H_9	—CH_3	—CH_3	HCl
盐酸罗哌卡因 ropivacaine hydrochloride	—H	N	—CH_3	—CH_3	HCl

(二) 结构特征与理化性质

1. 溶解性

酰胺类药物，除醋氨苯砜在乙醇中极微溶解，其他大都易溶于乙醇。对乙酰氨基酚在热水中易溶，在丙酮中溶解，在水中略溶。盐酸利多卡因、盐酸布比卡因、盐酸罗哌卡因等在水中也有较好的溶解度。

2. 弱碱性

盐酸利多卡因和盐酸布比卡因有叔氨氮原子，显碱性，可以与生物碱沉淀剂发生沉淀反应。

3. 水解性

分子结构中的芳酰氨基，在酸性溶液中易水解，水解后的化合物显芳伯氨基特性反应。另外对乙酰氨基酚和醋氨苯砜水解后产生的醋酸，可在硫酸介质中与乙醇发生酯化反应。

4. 官能团反应特性

对乙酰氨基酚具有酚羟基，可以和三氯化铁发生呈色反应。盐酸利多卡因芳酰胺基上的氮可在碳酸钠试液中与铜离子或钴离子络合呈色，转溶于有机溶剂后颜色改变。

5. 光谱特性

芳酸及其酯类药物分子结构中含有共轭体系和特征官能团，具有紫外和红外特征吸收，可用于鉴别。紫外特征吸收还可用于含量测定。

二、鉴别试验

(一) 芳香第一胺类反应

该反应又称为重氮化－偶合反应，收载于药典附录“一般鉴别试验”项下，用于鉴别具有游离芳伯氨基或潜在芳伯氨基的药物。例如对乙酰氨基酚和醋氨苯砜在酸性溶液中加热水解后，产生芳伯氨基，可发生芳香第一胺类反应。盐酸利多卡因、盐酸布比卡因等因在酰胺基邻位存在两个甲基，由于空间位阻的影响，较难水解。

例 1 **ChP 中对乙酰氨基酚鉴别** 取本品约 0.1 g,加稀盐酸 5 mL,置水浴中加热 40 min,放冷;取 0.5 mL,滴加亚硝酸钠试液 5 滴,摇匀,用水 3 mL 稀释后,加碱性β-萘酚试液 2 mL,振摇,即显红色。反应式为:

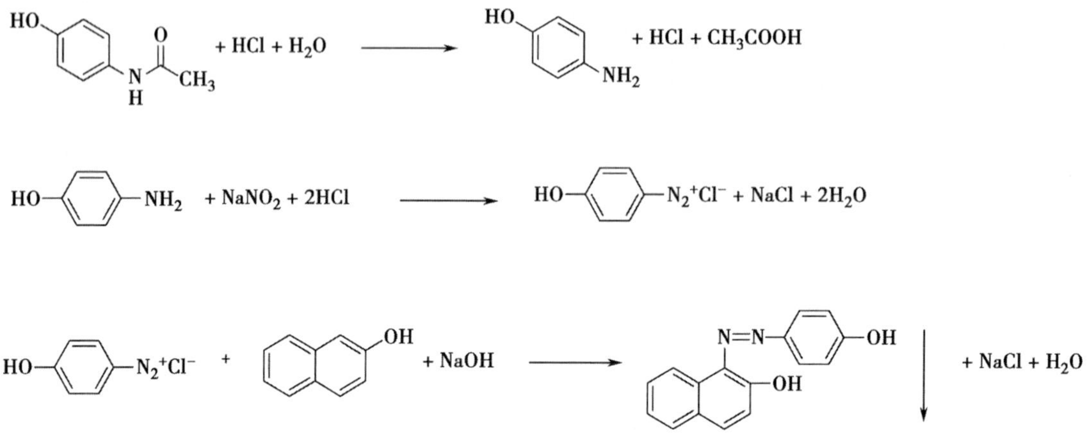

HO, O, N, H, CH_3 + $HCl + H_2O$ → HO, NH_2 + $HCl + CH_3COOH$

HO—, —NH_2 + $NaNO_2 + 2HCl$ → HO—, —$N_2^+Cl^-$ + $NaCl + 2H_2O$

HO—, —$N_2^+Cl^-$ + OH + NaOH → N=N—, OH, OH ↓ + $NaCl + H_2O$

(二) 与三氯化铁反应

具有酚羟基的药物,例如对乙酰氨基酚,可与三氯化铁(pH 4~6)发生呈色反应。

例 2 **ChP 中对乙酰氨基酚鉴别** 本品的水溶液加三氯化铁试液,即显蓝紫色。反应式为:

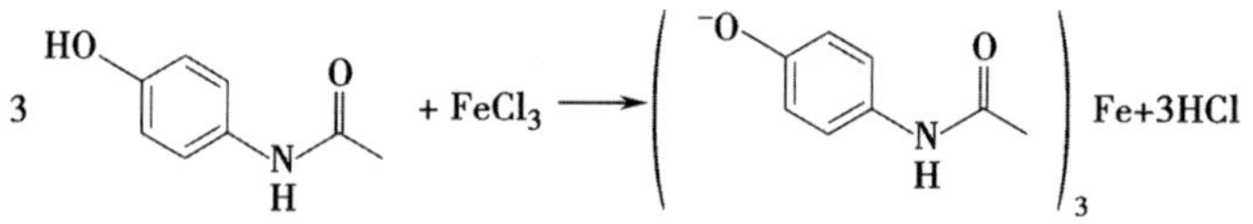

3 HO, O, N, H + $FeCl_3$ → ($^-$O, O, N, H)$_3$ Fe+3HCl

(三) 与重金属离子反应

具有芳酰胺结构和脂烃胺侧链的药物,例如盐酸利多卡因,可在碳酸钠试液中与铜离子或钴离子络合呈色,转溶于有机溶剂后颜色改变。

例 3 **ChP 中盐酸利多卡因鉴别** 取本品 0.2 g,加水 20 mL 溶解后,取溶液 2 mL,加硫酸铜试液 0.2 mL 与碳酸钠试液 1 mL,即显蓝紫色;加三氯甲烷 2 mL,振摇后放置,三氯甲烷层显黄色。反应式为:

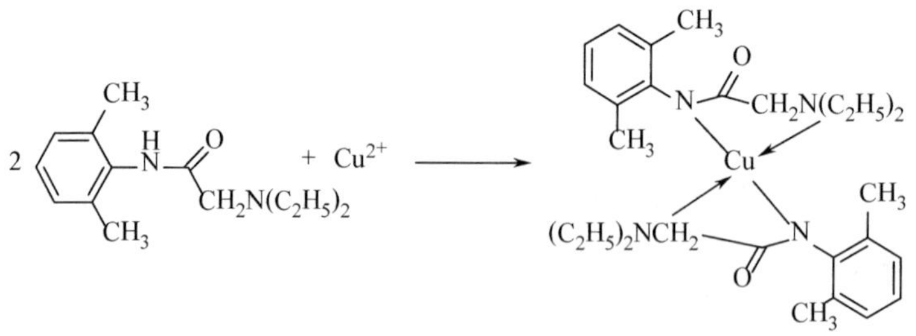

2 CH_3, H, N, O, $CH_2N(C_2H_5)_2$, CH_3 + Cu^{2+} → CH_3, O, N, $CH_2N(C_2H_5)_2$, CH_3, Cu, $(C_2H_5)_2NCH_2$, N, O, CH_3, CH_3

(四) 水解产物酯化

对乙酰氨基酚和醋氨苯砜水解后产生的醋酸,可在硫酸介质中与乙醇反应,产生乙酸乙酯的香味。

例 4 **ChP 中醋氨苯砜鉴别** 取本品约 0.1 g,加乙醇 5 mL 与硫酸 1 mL,摇匀,加热,发生乙酸乙酯的香气。反应式为:

$$\text{(CH}_3\text{CONH-C}_6\text{H}_4)_2\text{SO}_2 + HCl + 2H_2O \rightarrow (\text{H}_2\text{N-C}_6\text{H}_4)_2\text{SO}_2 \cdot HCl + 2CH_3COOH$$

$$CH_3COOH + CH_3CH_2OH \xrightarrow{H_2SO_4} CH_3COOCH_2CH_3$$

(五) 氯化物的鉴别

盐酸利多卡因、盐酸布比卡因和盐酸罗哌卡因等药物因为成盐酸盐,可以使用一般氯化物鉴别条件对该类药物进行鉴别。

(六) 紫外分光光度法

酰胺类药物分子结构中均有苯环,具有紫外吸收特征,可用于鉴别和含量测定。

例5 ChP 中盐酸布比卡因鉴别

(七) 红外分光光度法

酰胺类药物分子结构中具有苯环、酰氨基、酚羟基和羰基等官能团,在红外光谱中有特征吸收峰。国内外药典均采用红外分光光度法进行鉴别。

(八) 高效液相色谱法

当高效液相色谱法用于本类药物制剂的含量测定时,可同时将其用于药物的鉴别,供试品溶液主峰的保留时间应与对照品溶液主峰的保留时间一致。

三、特殊杂质检查

(一) 对乙酰氨基酚特殊杂质检查

对乙酰氨基酚的生产工艺路线有两条:①以对硝基氯苯为原料,水解后制得对硝基酚,经还原生成对氨基酚,再经乙酰化制成;②以酚为原料,经亚硝化得硝基酚,经还原生成对氨基酚,再经乙酰化制成。生产工艺路线不同,引入的杂质亦不相同。在 ChP 中,在对乙酰氨基酚质量标准检查项下,除了一般杂质外,还需检查以下项目:

1. 乙醇溶液的澄清度与颜色

本品在乙醇中易溶,有色杂质在乙醇中溶解度亦大,故采用乙醇为溶剂,检查醇不溶性杂质和溶于乙醇而显色的杂质。对乙酰氨基酚的生产工艺中以铁粉为还原剂,若残留于成品中,可使乙醇溶液产生浑浊;中间体对氨基酚的氧化产物在乙醇中显橙红色或棕色。

例6 ChP 中对乙酰氨基酚的“乙醇溶液的澄清度与颜色”检查

2. 对氨基酚及有关物质

生产中引入的有机杂质包括原料、中间体、副产物和分解产物。对氨基酚是本品的主要杂质之一。因合成过程中乙酰化不完全,或因贮藏不当发生水解,均可引入对氨基酚。对氨基酚毒性较大,并易被氧化而产生颜色,故需严加控制。此外,对硝基酚、对氯苯胺、对氯苯乙酰胺、*O*-乙酰基对乙酰氨基酚、偶氮苯、氧化偶氮苯、苯醌和醌亚胺等也是本品的常见杂质。ChP 采用高效液相色谱法检查对氨基酚及有关物质。

例7 ChP 中对乙酰氨基酚的“对氨基酚及有关物质”检查　临用新制。取本品适量,精密称定,加溶剂[甲醇 - 水(4∶6)]制成每 1 mL 中约含 20 mg 的溶液，作为供试品溶液；取对氨基酚对照品适量，精密称定，加上述溶剂溶解并制成每 1 mL 中约含对氨基酚 0.1 mg 的溶液，作为对照品溶液；精密量取对照品溶液与供试品溶液各 1 mL，置同一 100 mL 量瓶中，用上述溶剂稀释至刻度，摇匀，作为对照溶液。照高效液相色谱法试验。用辛烷基硅烷键合硅胶为填充剂；以磷酸盐缓冲液(取磷酸氢二钠 8.95 g，磷酸二氢钠 3.9 g，加水溶解至 1 000 mL，加 10% 四丁基氢氧化铵溶液 12 mL) - 甲醇(90∶10)为流动相；检测波长为 245 nm；柱温为 40℃；理论板数按对乙酰氨基酚峰计算不低于 2 000，对氨基酚峰与对乙酰氨基酚峰的分离度应符合要求。精密量取对照溶液与供试品溶液各 20 μL，分别注入液相色谱仪，记录色谱图至主峰保留时间的 4 倍。供试品溶液色谱图中如有与对氨基酚保留时间一致的色谱峰，按外标法以峰面积计算，含对氨基酚不得过 0.005%，其他单个杂质峰面积不得大于对照溶液中对乙酰氨基酚峰面积的 0.1 倍(0.1%)，其他各杂质峰面积的和不得大于对照溶液中对乙酰氨基酸峰面积的 0.5 倍(0.5%)。

3. 对氯苯乙酰胺

对氯苯乙酰胺的极性较弱，无法在例 7 的色谱条件下一并检查，故将流动相中甲醇比例提高，以磷酸盐缓冲液 - 甲醇(60∶40)为流动相，单独检查，ChP 中限度为不得超过 0.005%。

(二) 盐酸利多卡因特殊杂质检查

2,6- 二甲基苯胺是盐酸利多卡因合成的重要起始原料，因其对机体有显著的毒性，例如引起高铁血红蛋白血症，致癌等，ChP 采用色谱法，利用外标法进行盐酸利多卡因特殊杂质的控制。

例 8 ChP 中盐酸利多卡因的"2,6- 二甲基苯胺"检查 临用新制。取本品适量，加流动相溶解并制成每 1 mL 中含 5 mg 的溶液，作为供试品溶液；另取 2,6- 二甲基苯胺对照品适量，精密称定，加流动相溶解并定量稀释制成每 1 mL 中含 2,6- 二甲基苯胺 0.5 μg 的溶液，作为对照品溶液；取 2,6- 二甲基苯胺对照品和盐酸利多卡因各适量，加流动相溶解并稀释制成每 1 mL 中均约含 50 μg 的溶液，作为系统适用性溶液。照高效液相色谱法测定，用十八烷基硅烷键合硅胶为填充剂；以磷酸盐缓冲液(取 1 mol/L 磷酸二氢钠溶液 1.3 mL 与 0.5 mol/L 磷酸氢二钠溶液 32.5 mL，用水稀释至 1 000 mL，摇匀) - 乙腈(50∶50)(用磷酸调节 pH 至 8.0)为流动相；检测波长为 230 nm。取系统适用性溶液 20 μL 注入液相色谱仪，记录色谱图，2,6- 二甲基苯胺峰与利多卡因峰的分离度应符合要求。精密量取对照品溶液与供试品溶液各 20 μL，分别注入液相色谱仪，记录色谱图。供试品溶液色谱图中如有 2,6- 二甲基苯胺峰，按外标法以峰面积计算，不得过 0.01%。

四、含量测定

(一) 亚硝酸钠滴定法

本类药物分子中具有芳酰氨基，在酸性溶液中易水解得具有芳伯氨基的产物，可采用亚硝酸钠滴定法测定含量，ChP 收载的醋氨苯砜及其注射液(acedapsone injection)均采用亚硝酸钠滴定法测定含量。

例 9 ChP 中醋氨苯砜的含量测定 取本品约 0.5 g，精密称定，置锥形瓶中，加盐酸溶液(1→2)75 mL，瓶口放一小漏斗，加热使沸后，保持微沸约 30 min，放冷，将溶液移至烧杯中，锥形瓶用水 25 mL 分次洗涤，洗液并入烧杯，照永停滴定法，用亚硝酸钠滴定液(0.1 mol/L)滴定。每 1 mL 亚硝酸钠滴定液(0.1 mol/L)相当于 16.62 mg 的 $C_{16}H_{16}N_2O_4S$。测定结果可按下式计算：

$$含量 = \frac{V \times 16.62 \times 10^{-3} \times c}{m \times 0.1} \times 100\%$$

式中，V 为滴定液消耗的体积，mL；c 为滴定液的实际浓度，mol/L；m 为称样量，g。

（二）非水溶液滴定法

盐酸布比卡因侧链哌啶环上的叔胺氮具有弱碱性，在冰醋酸中，其碱性增强，可用强酸直接滴定。多国药典采用非水碱量法测定其原料药的含量。测定时，加入适量乙酸酐，其解离生成的乙酸酐合乙酰氧离子比醋酸合质子的酸性更强，有利于盐酸布比卡因碱性的增强。

例 10 日本药典（JP）中盐酸布比卡因的含量测定 取本品约 0.5 g，精密称定，溶于 20 mL 醋酸，加入 50 mL 乙酸酐，用高氯酸滴定液（0.1 mol/L）滴定（电位滴定法），并将滴定的结果用空白试验校正。每 1 mL 高氯酸滴定液（0.1 mol/L）相当于 32.49 mg 的 $C_{18}H_{28}N_2O \cdot HCl$。

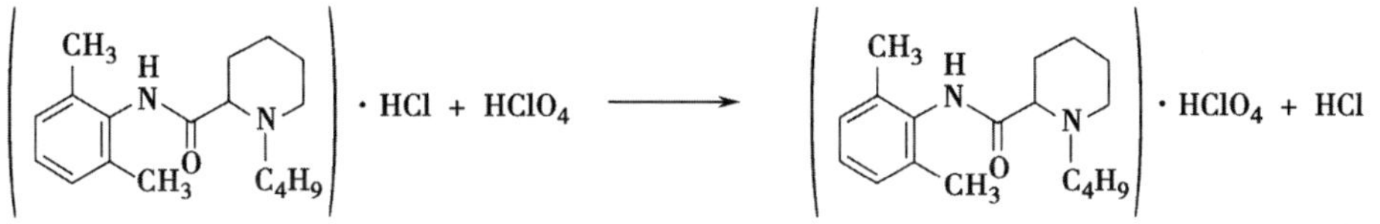

测定结果可按下式计算：

$$含量 = \frac{(V_{样} - V_{空}) \times 32.49 \times 10^{-3} \times c}{m \times 0.1} \times 100\%$$

式中，$V_{样}$和 $V_{空}$分别为供试液和空白试验消耗滴定液的体积，mL；c 为滴定液的实际浓度，mol/L；m 为称样量，g。

（三）紫外分光光度法

对乙酰氨基酚分子结构中有芳环，在 0.4% 氢氧化钠溶液中，于 257 nm 波长处有最大吸收。ChP 收载的对乙酰氨基酚原料药及其片剂、咀嚼片、栓剂、胶囊剂和颗粒剂均采用紫外分光光度法测定含量。

例 11 ChP 中对乙酰氨基酚的含量测定 取本品约 40 mg，精密称定，置 250 mL 量瓶中，加 0.4% 氢氧化钠溶液 50 mL 溶解后，加水至刻度，摇匀，精密量取 5 mL，置 100 mL 量瓶中，加 0.4% 氢氧化钠溶液 10 mL，加水至刻度，摇匀，照紫外 – 可见分光光度法，在 257 nm 的波长处测定吸光度，按 $C_8H_9NO_2$ 的吸收系数（$E_{1\,cm}^{1\%}$）为 715 计算，即得。

测定结果可按下式计算：

$$含量 = \frac{A \times 250}{715 \times m \times 5} \times 100\%$$

式中，A 为吸光度；m 为称样量，g。

（四）高效液相色谱法

ChP 采用 HPLC 测定对乙酰氨基酚泡腾片（paracetamol effervescent tablets）、对乙酰氨基酚注射液（paracetamol injection）、对乙酰氨基酚滴剂（paracetamol drops）、对乙酰氨基酚凝胶（paracetamol gel）、盐酸利多卡因注射液（lidocaine hydrochloride injection）和盐酸罗哌卡因注射液（ropivacaine hydrochloride injection）等的含量。

例 12 ChP 中对乙酰氨基酚滴剂的含量测定

色谱条件与系统适用性试验：用十八烷基硅烷键合硅胶为填充剂；以 0.05 mol/L 醋酸铵溶液 – 甲醇（85 : 15）为流动相；检测波长为 257 nm。理论板数按对乙酰氨基酚峰计算不低于 5 000，对乙酰氨基酚峰与内标物质峰的分离度应符合要求。

内标溶液的制备：取茶碱，加水制成每 1 mL 中含 1.0 mg 的溶液，摇匀，即得。

测定法：精密量取本品适量，加水稀释制成每 1 mL 中含对乙酰氨基酚约 0.6 mg 的溶液，精密量取此溶液与内标溶液各 5 mL，置 50 mL 量瓶中，用水稀释至刻度，摇匀，作为供试品溶液。另取对乙酰氨基酚对照品适量，精密称定，同法制得对照品溶液。精密量取供试品溶液和对照品溶液各 10 μL，分别注入液相色谱仪，记录色谱图。按内标法以峰面积计算，即得。测定结果可按下式计算：

$$\text{本品相当于标示量的百分含量} = \frac{\dfrac{A_{\text{样}}}{A_{\text{样}IS}} \times \rho_{\text{对}} \times V_2 \times \overline{V} \times 10}{\dfrac{A_{\text{对}}}{A_{\text{对}IS}} \times V_1 \times \text{标示量}} \times 100\%$$

式中，$A_{样}$和 $A_{对}$分别为供试品溶液和对照品溶液的对乙酰氨基酚峰面积；$A_{样IS}$ 和 $A_{对IS}$ 分别为供试品溶液和对照品溶液的内标物质茶碱的峰面积；$\rho_{对}$为对照品溶液的对乙酰氨基酚质量浓度，g/mL；V_1 为量取的对乙酰氨基酚滴剂的体积，mL；V_2 为加水稀释制成每 1 mL 中含对乙酰氨基酚约 0.6 mg 的溶液的最终体积，mL；$\overline{V}$ 为标示装量，mL；标示量为规格，g。

（五）高效液相色谱 – 质谱联用法

对乙酰氨基酚是广泛使用的解热镇痛药，但是其过量使用常在临床引起肝毒性，因此有必要在临床急症中毒患者中开展对乙酰氨基酚的血药浓度测定。由于生物样品基质较药品更为复杂，推荐使用高效液相色谱 – 质谱联用法进行定量测定。

例 13 UPLC–MS/MS 测定大鼠肝微粒体中非那西丁主要代谢物对乙酰氨基酚的浓度

第二节 苯磺酰胺类药物

一、结构与性质

（一）基本结构与典型药物

1. 磺胺类

磺胺类药物是用于治疗细菌性感染的合成药物，具有对氨基苯磺酰胺的母核，苯磺酰胺基多被取代。

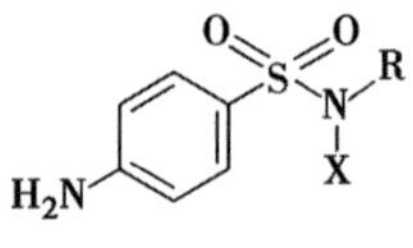

ChP 收载的磺胺类药物有磺胺甲噁唑（sulfamethoxazole）、磺胺异噁唑（sulfafurazole）、磺胺嘧啶（sulfadiazine）、磺胺嘧啶钠（sulfadiazine sodium）、磺胺嘧啶银（sulfadiazine silver）、磺胺醋酰钠（sulfacetamide sodium）、磺胺多辛（sulfadoxine）、磺胺嘧啶锌（sulfadiazine zinc）等。典型药物的结

构见表 2-2-2。

表 2-2-2 磺胺类典型药物的结构

药物名称	R	X
磺胺甲噁唑 sulfamethoxazole	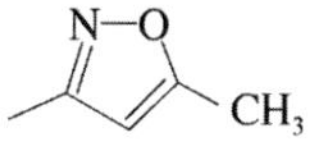 N–O, CH_3	—H
磺胺异噁唑 sulfafurazole	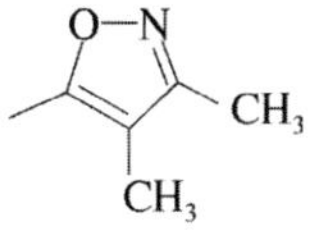 O–N, CH_3, CH_3	—H
磺胺嘧啶 sulfadiazine	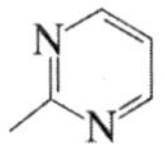 N, N	—H
磺胺嘧啶钠 sulfadiazine sodium	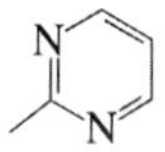 N, N	—Na
磺胺嘧啶银 sulfadiazine silver	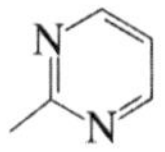 N, N	—Ag
磺胺醋酰钠 sulfacetamide sodium	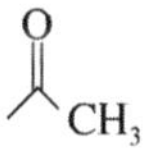 O, CH_3	—Na
磺胺多辛 sulfadoxine	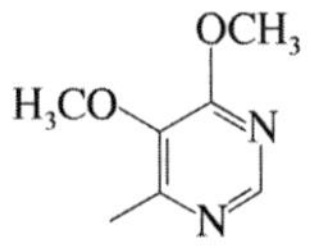 OCH_3, H_3CO, N, N	—H
磺胺嘧啶锌 sulfadiazine zinc	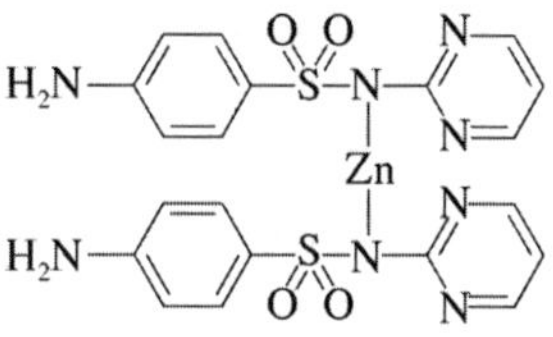 H_2N, O, O, S, N, N, N, Zn, H_2N, S, O, O, N, N, N	

2. 磺酰胺类

磺酰胺类药物在临床上有利尿和抗高血压作用，具有未被取代的苯磺酰胺基和大多已被取代的芳伯氨基结构。

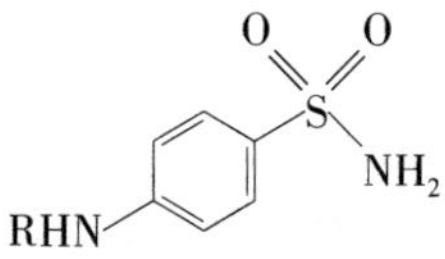

O O S NH_2 RHN

ChP 收载有苄氟噻嗪(bendroflumethiazide)、呋塞米(furosemide)、氢氯噻嗪(hydrochlorothiazide)和氯噻酮(chlortalidone)等。典型药物的结构见表 2-2-3。

表 2-2-3　磺酰胺类典型药物的结构

药物名称	药物结构
苄氟噻嗪 bendroflumethiazide	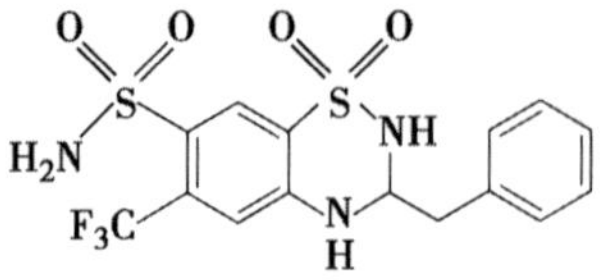
呋塞米 furosemide	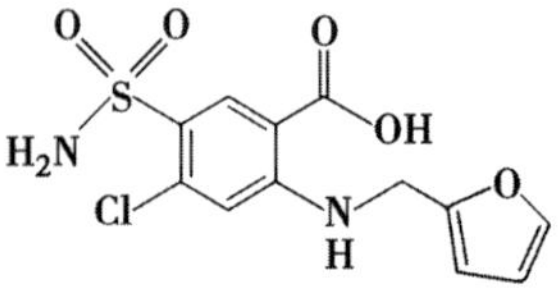
氢氯噻嗪 hydrochlorothiazide	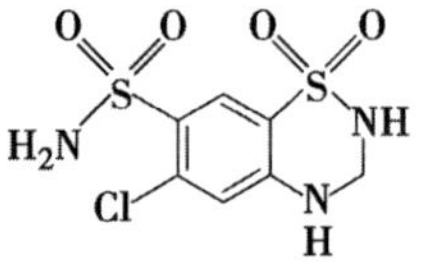
氯噻酮 chlortalidone	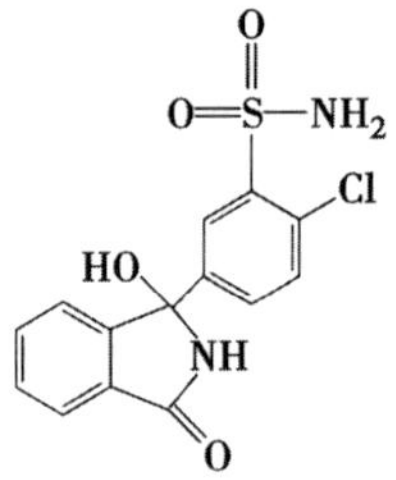

3. 磺酰脲类

磺酰脲类在临床上有降血糖作用,其结构特点是苯磺酰氨基被脲基取代。

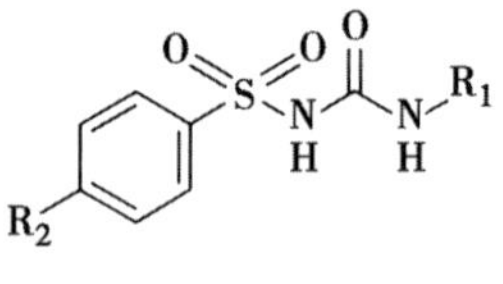

ChP 收载有甲苯磺丁脲(tolbutamide)、格列本脲(glibenclamide)、格列吡嗪(glipizide)、氯磺丙脲(chlorpropamide)、格列齐特(gliclazide)、格列美脲(glimepiride)和格列喹酮(gliquidone)等。典型药物的结构见表 2-2-4。

表 2-2-4　磺酰脲类典型药物的结构

药物名称	R_1	R_2
甲苯磺丁脲 tolbutamide	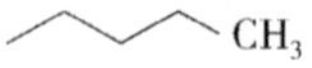 CH_3	—CH_3

续表

药物名称	R_1	R_2
格列本脲 glibenclamide	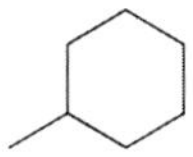	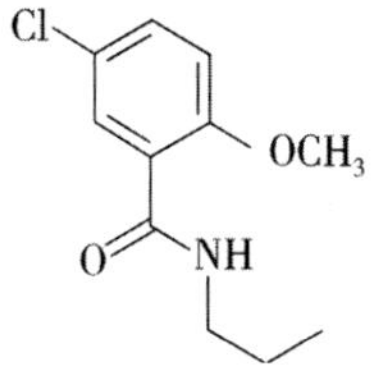
格列吡嗪 glipizide	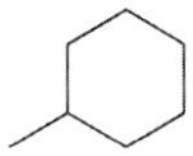	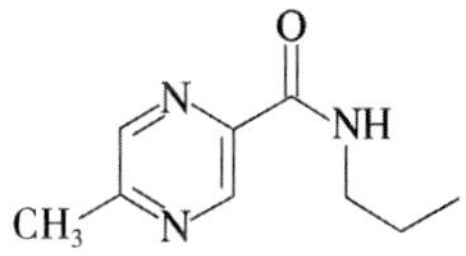
氯磺丙脲 chlorpropamide	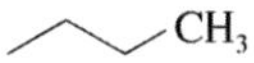 CH_3	—Cl
格列齐特 gliclazide	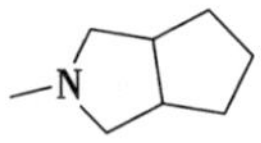	$—CH_3$
格列美脲 glimepiride	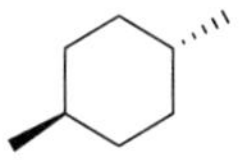	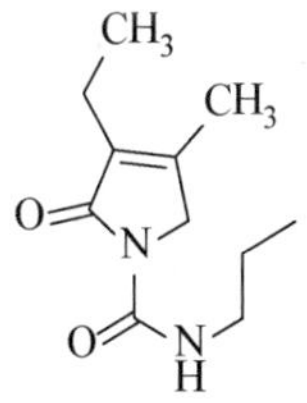
格列喹酮 gliquidone	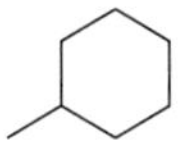	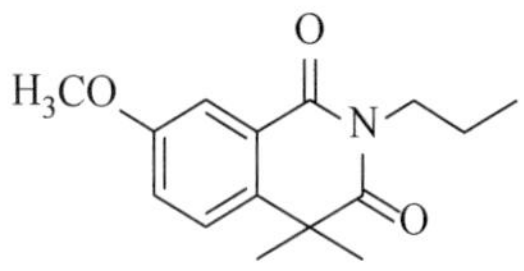

（二）结构特征与理化性质

1. 溶解性

苯磺酰胺类药物在水中溶解性差（几乎不溶或不溶），因具有氨基和磺酰胺，多为两性化合物，可溶于酸或碱。

2. 芳伯氨基特性

磺胺类药物多具有游离芳伯氨基，某些磺酰胺类药物如呋塞米、苄氟噻嗪、氢氯噻嗪水解后可产生芳伯氨基，均可发生芳香第一胺类反应。

3. 与重金属离子反应特性

磺酰胺氮原子上的氢受磺酰基吸电子效应的影响，比较活泼，具有酸性，溶于氢氧化钠溶液后，可与金属离子（如 Cu^{2+}、Ag^{+}、Co^{2+} 等）反应，生成有色络合物或难溶性沉淀。

4. 分解特性

苯磺酰胺类药物分子中常含有硫、氟或氯等元素，可通过有机破坏，分解成为无机硫、氟和氯离子。另外磺酰脲类药物在氢氧化钠溶液中遇热分解，可释放出有特殊臭味的有机胺气体，使湿润的红色石蕊试纸变蓝。

5. 光谱特征

苯磺酰胺类药物含共轭体系及苯环，氨基等，具有特征的紫外吸收和红外吸收，可用于鉴别。

二、鉴别试验

（一）芳伯氨基的反应

1. 芳香第一胺类反应

含有游离或潜在芳伯氨基的药物，在酸性溶液中与亚硝酸作用生成重氮盐，再在碱性溶液中与酚类（常用β-萘酚）或在酸性溶液中与胺类偶合生成具有鲜艳色泽的偶氮染料，可用于鉴别和含量测定。

ChP磺胺甲噁唑、磺胺多辛、磺胺异噁唑、磺胺嘧啶等均采用了芳香第一胺类的鉴别反应。

2. 与芳醛缩合反应

芳香第一胺可与芳醛（如对二甲氨基苯甲醛、香草醛、水杨醛等）在酸性溶液中缩合为有色的希夫氏碱（Schiff's base）。

例14 ChP中呋塞米鉴别　取本品25 mg，置试管中，加乙醇2.5 mL溶解后，沿管壁滴加对二甲氨基苯甲醛试液2 mL，即显绿色，渐变深红色。

（二）与金属离子反应

磺酰胺基上的氮原子，较为活泼，可与金属离子（如Cu^{2+}、Ag^{+}、Co^{2+}等）反应，生成有色络合物或难溶性沉淀。

例15 ChP中磺胺甲噁唑鉴别　取本品约0.1 g，加水与0.4%氢氧化钠溶液各3 mL，振摇使溶解，滤过，取滤液，加硫酸铜试液1滴，即生成草绿色沉淀。反应式为：

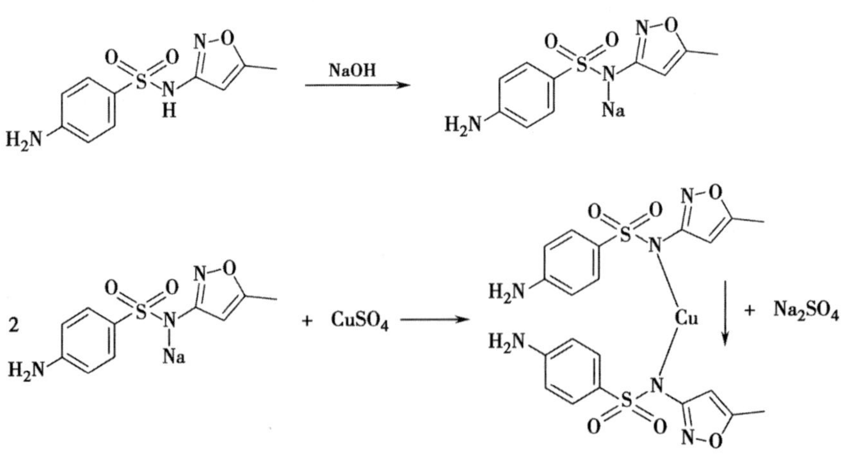

不同的苯磺酰胺类药物与铜盐反应可产生不同颜色的络合物或沉淀，可用于本类药物之间的鉴别（表2-2-5）。

表 2-2-5 苯磺酰胺类药物与铜盐的反应

药品名称	溶剂	与硫酸铜反应的结果
磺胺甲噁唑	水和 0.4% 氢氧化钠溶液(1:1)	草绿色↓
磺胺多辛	水和 0.1 mol/L 氢氧化钠溶液(1:1)	黄绿色↓,放置后变为淡蓝色
磺胺异噁唑	水和 0.1 mol/L 氢氧化钠溶液(1:1)	淡棕色,放置后析出暗绿色絮状↓
磺胺嘧啶	水和 0.4% 氢氧化钠溶液(1:1)	黄绿色↓,放置后变为紫色
磺胺嘧啶软膏	水和 0.4% 氢氧化钠溶液(1:1)	青绿色↓,放置后变为紫灰色
磺胺嘧啶混悬液	0.4% 氢氧化钠溶液	黄绿色↓,放置后变为紫色
磺胺嘧啶锌	水和 0.4% 氢氧化钠溶液(1:1)	黄绿色↓,放置后变为紫色
磺胺醋酰钠	水	蓝绿色↓
磺胺醋酰钠滴眼液	水	蓝绿色↓,放置后颜色不变
复方磺胺嘧啶片	水和 0.4% 氢氧化钠溶液(1:1)	青绿色↓,放置后变为紫灰色
呋塞米	水和氢氧化钠试液	绿色↓

(三) 硫、氟和氯的鉴别

苯磺酰胺类药物分子中常含有硫、氟或氯等元素,采用适当方式进行有机破坏,使分子中的有机硫、氟和氯分解成无机硫、氟和氯离子,可按硫化物、氟化物和氯化物的特征反应进行鉴别。如氯磺丙脲、格列本脲与无水碳酸钠熔融后,残渣的水溶液显 Cl^- 和 SO_4^{2-} 反应。氯噻酮与固体氢氧化钠熔融后,可释放出氨气使湿润的碱性碘化汞钾试纸变棕黄色,残渣的水溶液加盐酸酸化后,加热可逸出 H_2S 气体,使醋酸铅试纸变黑。苄氟噻嗪含有机氟化物,可将药物进行有机破坏后,用氟化物特征反应进行鉴别。氯磺丙脲、氢氯噻嗪含有机氯化物,可将药物进行有机破坏后,用氯化物特征反应进行鉴别。

例 16 JP 中氢氯噻嗪的鉴别 取本品约 0.1 g,与 0.5 g 十水碳酸钠混合,熔化,释放的气体使湿润的红色石蕊试纸变为蓝色。冷却后,用玻璃棒压碎,加 10 mL 水溶解,搅拌并过滤。向 4 mL 滤液中加入 2 滴过氧化氢(30)、5 mL 稀盐酸(1:5)和 2~3 滴氯化钡试液,即生成白色沉淀。在上述获得的 4 mL 滤液中加入 5 mL 稀硝酸和 3 滴硝酸银试液,即生成白色沉淀。[注:过氧化氢(30)为 JP 中规定试液,过氧化氢浓度在 30.0%~35.5%。]

(四) 分解反应

磺酰脲类药物在氢氧化钠溶液中遇热分解,可释放出有特殊臭味的有机胺气体,使湿润的红色石蕊试纸变蓝。

例 17 ChP 中甲苯磺丁脲鉴别 取本品约 0.3 g,加硫酸溶液(1 → 3)12 mL,加热回流 30 min,放冷,滤过。取滤液,加 20% 氢氧化钠溶液使成碱性后,加热,即发生正丁胺的特臭。

(五) 测定熔点

苯磺酰胺类药物中甲苯磺丁脲等少部分药物采用熔点测定法进行鉴别。

例 18 欧洲药典(EP)中甲苯磺丁脲熔点测定 有两种熔点测定方法:①直接依法测定熔点;

熔点为126℃~130℃。②处理后测定：取本品约0.2 g，加硫酸溶液（浓度为500 g/L）8 mL，加热回流30 min，冷却，析出白色沉淀，滤过。沉淀在热水中重结晶并在105℃干燥后，依法测定熔点，熔点为135~140℃。

（六）光谱法

1. 紫外分光光度法

苯磺酰胺类药物结构中有芳环，具有紫外吸收特征，可用于鉴别和含量测定。磺酰胺类和磺酰脲类药物的紫外吸收特征数据列于表2-2-6。

表2-2-6 磺酰胺类与磺酰脲类药物的UV特征

药品名称	溶剂	λ_{max}/nm	λ_{min}/nm	$E_{1cm}^{1\%}$
苄氟噻嗪	0.01 mol/L氢氧化钠溶液	274、329		
呋塞米	0.4%氢氧化钠溶液	228、271、333		565~595
氢氯噻嗪	0.01 mol/L氢氧化钠溶液	273、323		
氯噻酮	乙醇	275、284		
甲苯磺丁脲	甲醇	229		475~500
格列本脲	乙醇	274、300	272、278	
格列吡嗪	甲醇	226、274		
氯磺丙脲	0.01 mol/L盐酸溶液	232		
格列齐特	乙醇	228		
格列美脲	乙醇	228		

2. 红外分光光度法

（七）高效液相色谱法

各国药典当采用高效液相色谱法测定这类药物含量时，常同时将其用于鉴别。

三、特殊杂质检查

（一）酸度

磺胺类药物在精制过程中可能引入醋酸，因本品大多直接接触创面，酸度对创面的愈合有较大影响。多国药典均对磺胺类药物的酸度进行了控制。其中ChP对磺胺甲噁唑、磺胺多辛、磺胺异噁唑、磺胺嘧啶、磺胺嘧啶银、甲苯磺丁脲等药物均规定要检查酸度。

例19 ChP中磺胺嘧啶的"酸度"检查 取本品2.0 g，加水100 mL，置水浴中振摇加热10 min，立即放冷，滤过，分取滤液25 mL，加酚酞指示液2滴与氢氧化钠滴定液（0.1 mol/L）0.2 mL，应显粉红色。

磺胺嘧啶在不同的pH时溶解度不同，在37℃水温条件下，pH 5.5时，100 mL水中可溶解13 mg，pH 7.5时可溶解200 mg。同时，溶解度随水温的升高而增大，因此需按规定水浴加热后立即冷却。冷却要充分，否则会由于药物本身的少量溶解而使酸度偏高。

(二) 碱性溶液的澄清度与颜色

磺胺类药物对氨基苯磺酰胺母核上的芳伯氨基可被氧化，生成偶氮苯化合物，在碱性溶液中产生颜色。

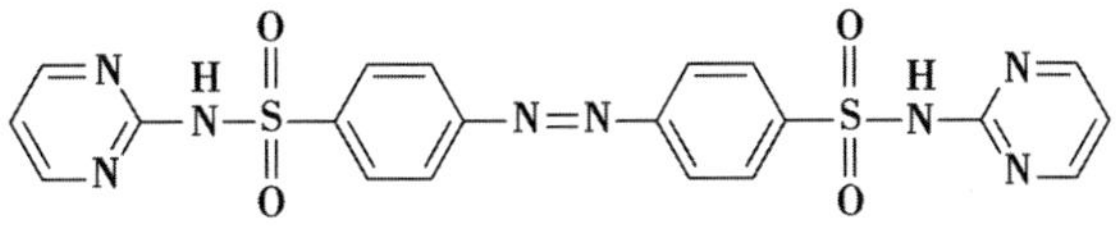

微量金属离子对上述氧化反应起催化作用。生产中如混入微量 Fe^{3+} 和 Ca^{2+}，可生成醋酸铁和碳酸钙，将影响溶液的澄清度；当溶液 pH>11 时，会有微量絮状物析出，影响溶液的澄清度。因此，ChP 中磺胺甲噁唑、磺胺多辛、磺胺异噁唑、磺胺嘧啶、氯磺丙脲等均要检查“碱性溶液的澄清度与颜色”。

例 20 ChP 中磺胺甲噁唑的“碱性溶液的澄清度与颜色”检查 取本品 1.0 g，加氢氧化钠试液 5 mL 与水 20 mL 溶解后，溶液应澄清无色；如显浑浊，与 1 号浊度标准液比较，不得更浓；如显色，与同体积的对照液（取黄色 3 号标准比色液 12.5 mL，加水至 25 mL）比较，不得更深。

(三) 芳香第一胺

磺酰胺类药物常存在具有芳伯氨基的特殊杂质，它们既是生产过程的中间体，也是分解产物，如苄氟噻嗪含有双磺酰胺，氢氯噻嗪含有 4－氨基－6－氯－1,3－苯二磺酰胺。因此，ChP 规定苄氟噻嗪需检查“芳香第一胺”；氢氯噻嗪、呋塞米等则需检查“有关物质”。

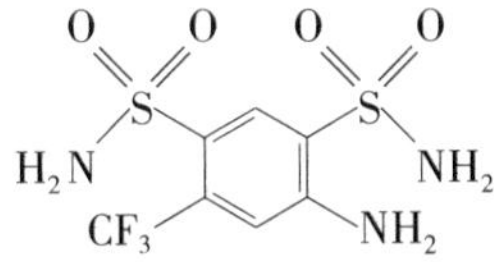

双磺酰胺 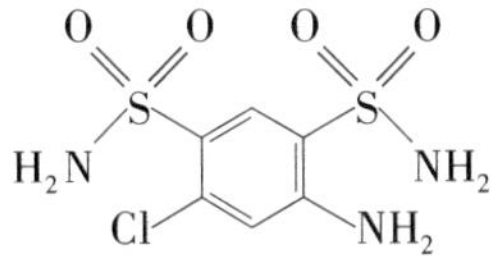　　4－氨基－6－氯－1,3－苯二磺酰胺

例 21 ChP 中苄氟噻嗪的“芳香第一胺”检查 取本品 80 mg，精密称定，置 100 mL 量瓶中，加丙酮溶解并稀释至刻度，摇匀；精密量取 1.0 mL，加 1 mol/L 盐酸溶液 9.0 mL，立即加 4% 亚硝酸钠溶液 0.10 mL，摇匀，放置 1 min，加 10% 氨基磺酸铵溶液 0.20 mL，摇匀，放置 3 min，加 2% 二盐酸萘基乙二胺的稀乙醇溶液 0.80 mL，摇匀，放置 2 min（以上操作均在 20℃进行），照紫外－可见分光光度法，在 518 nm 的波长处测定吸光度，不得大于 0.11。

(四) 采用色谱法进行有关物质的检查

苯磺酰胺类药物在制备和贮存过程中易水解。分解产物用一般的分析方法测定有干扰，必须先经分离后再测定，操作烦琐费时，各国药典多用薄层色谱或者高效液相色谱对本类药物的有关物质进行控制。

例 22 ChP 中氯噻酮有关物质的检查 取本品，加丙酮溶解并稀释制成每 1 mL 中约含 20 mg 的溶液，作为供试品溶液；精密量取适量，用丙酮稀释制成每 1 mL 中含 0.20 mg 的溶液，作为对照溶液。照薄层色谱法试验，吸取上述两种溶液各 10 μL，分别点于同一硅胶 GF_{254} 薄层板上，以二氧六环－异丙醇－甲苯－浓氨溶液（30∶30∶30∶20）为展开剂，展开，晾干，置紫外光灯（254 nm）下检视。供试品溶液如显杂质斑点，与对照溶液的主斑点比较，不得更深。

例 23 ChP 中格列本脲有关物质的检查

四、含量测定

(一) 亚硝酸钠滴定法

各国药典多采用本法测定磺胺类药物。ChP 收载的磺胺类药物及其制剂绝大多数采用本法测定含量。

例 24 **ChP 中磺胺甲噁唑含量测定** 取本品约 0.5 g,精密称定,加盐酸溶液(1 → 2)25 mL,再加水 25 mL,振摇使溶解,照永停滴定法,用亚硝酸钠滴定液(0.1 mol/L)滴定。每 1 mL 亚硝酸钠滴定液(0.1 mol/L)相当于 25.33 mg 的 $C_{10}H_{11}N_3O_3S$。

测定结果可按下式计算:

$$含量 = \frac{V \times 25.33 \times 10^{-3} \times c}{m \times 0.1} \times 100\%$$

式中,V 为消耗滴定液的体积,mL;c 为滴定液的实际浓度,mol/L;m 为称样量,g。

(二) 酸碱滴定法

磺酰胺基氮原子上的氢比较活泼,呈酸性,可采用酸碱滴定法测定含量。酸性较强的可采用直接酸碱滴定法;若酸性较弱,则采用非水溶液滴定法。

1. 直接酸碱滴定法

呋塞米、氯磺丙脲、甲苯磺丁脲等可溶于乙醇等介电常数较小的溶剂中,用氢氧化钠滴定液直接滴定测定含量。

例 25 **ChP 中呋塞米含量测定** 取本品约 0.5 g,精密称定,加乙醇 30 mL,微温使溶解,放冷,加甲酚红指示液 4 滴与麝香草酚蓝指示液 1 滴,用氢氧化钠滴定液(0.1 mol/L)滴定至溶液显紫红色,并将滴定的结果用空白试验校正。每 1 mL 氢氧化钠滴定液(0.1 mol/L)相当于 33.07 mg 的 $C_{12}H_{11}ClN_2O_5S$。

测定结果可按下式计算:

$$含量 = \frac{(V_{样} - V_{空}) \times 33.07 \times 10^{-3} \times c}{m \times 0.1} \times 100\%$$

式中,$V_{样}$和 $V_{空}$分别为供试液和空白试验消耗的滴定液体积,mL;c 为滴定液的实际浓度,mol/L;m 为称样量,g。

2. 非水溶液滴定法

苄氟噻嗪的酸性较弱,需在有机碱溶液中采用非水溶液滴定法测定含量。此外,磺胺异噁唑不与亚硝酸钠按定量关系反应,不能用亚硝酸钠滴定法测定含量,ChP 也采用非水溶液滴定法测定其含量。

例 26 **ChP 中苄氟噻嗪的含量测定** 取本品约 0.2 g,精密称定,加 N,N– 二甲基甲酰胺 40 mL 溶解后,加偶氮紫指示液 3 滴,在氮气流中,用甲醇钠滴定液(0.1 mol/L)滴定至溶液恰显蓝色,并将滴定的结果用空白试验校正。每 1 mL 甲醇钠滴定液(0.1 mol/L)相当于 21.07 mg 的 $C_{15}H_{14}F_3N_3O_4S_2$。

测定结果可按下式计算:

$$含量 = \frac{(V_{样} - V_{空}) \times 21.07 \times 10^{-3} \times c}{m \times 0.1} \times 100\%$$

式中，$V_{样}$和$V_{空}$分别为供试液和空白试验消耗的滴定液体积，mL；c为滴定液的实际浓度，mol/L；m为称样量，g。

（三）紫外分光光度法

本类药物大多具有两性，它们在酸性和碱性介质中测得的紫外光谱有显著差异。ChP采用直接紫外分光光度法测定氯噻酮片（chlortalidone tablets）、苄氟噻嗪片（bendroflumethiazide tablets）、呋噻米片（furosemide tablets）、格列喹酮片（gliquidone tablets）等的含量。

例27 ChP中氯噻酮片的含量测定 取本品20片，精密称定，研细，精密称取适量（约相当于氯噻酮0.1 g），加甲醇30 mL，回流5 min，强力振摇15 min，放冷，滤过，残渣用甲醇洗涤，合并洗液与滤液，置100 mL量瓶中，用甲醇稀释至刻度，摇匀，精密量取5 mL，置50 mL量瓶中，加盐酸溶液（9→100）2 mL，用甲醇稀释至刻度，摇匀，照紫外－可见分光光度法，在275 nm的波长处测定吸光度；另取氯噻酮对照品，精密称定，加甲醇溶解并定量稀释制成每1 mL中约含1 mg的溶液，精密量取5 mL，自“置50 mL量瓶中”起，同法操作并测定，计算，即得。

测定结果可按下式计算：

$$本品相当于标示量的百分含量=\frac{A_{样}\times\rho_{对}\times10^{-3}\times100\times50\times\overline{m}}{A_{对}\times m\times5\times 标示量}\times100\%$$

式中，$A_{样}$和$A_{对}$分别为供试液和对照液吸光度；$\rho_{对}$为对照液的质量浓度，μg/mL；m为称样量，g；$\overline{m}$为平均片重，g；标示量为规格，g。

紫外分光光度法也常用于本类药物片剂溶出度的检查，例如格列本脲片（glibenclamide tablets）、格列齐特片（gliclazide tablets）、格列吡嗪片（glipizide tablets）、氢氯噻嗪片（hydrochlorothiazide tablets）、氯噻酮片（chlortalidone tablets）、甲苯磺丁脲片（tolbutamide tablets）等。

（四）高效液相色谱法

磺酰胺类和磺酰脲类药物含量测定易受有关物质干扰，常采用高效液相色谱法测定这类药物的含量，操作简单、准确度高、重复性好。

ChP收载的氢氯噻嗪（hydrochlorothiazide）、氢氯噻嗪片（hydrochlorothiazide tablets）、格列齐特片（gliclazi tablets）、格列美脲（glimepiride）、格列美脲片（glimepiride tablets）、磺胺嘧啶片（sulfadiazine tablets）、格列喹酮（gliquidone）、氯噻酮（chlortalidone）、格列本脲（glibenclamide）、格列本脲片（glibenclamide tablets）、格列吡嗪（glipizide）、格列吡嗪片（glipizide tablets）均采用本法测定含量。

例28 ChP中氢氯噻嗪的含量测定

色谱条件和系统适用性试验：用十八烷基硅烷键合硅胶为填充剂；以0.1 mol/L磷酸二氢钠－乙腈（9∶1）（用磷酸调节pH至3.0±0.1）为流动相；检测波长为271 nm；流速为1.5 mL/min；柱温30℃，取氢氯噻嗪与氯噻嗪对照品，加流动相溶解并稀释制成每1 mL中各含0.05 mg的溶液，作为系统适应性溶液，进行测试。氢氯噻嗪与氯噻嗪峰的分离度应大于2.0。

测定法：取本品约20 mg，精密称定，置100 mL量瓶中，加甲醇－乙腈（1∶1）5 mL，振摇使溶解，用流动相稀释至刻度，摇匀，精密量取适量，用流动相定量稀释制成每1 mL中约含50 μg的溶液，作为供试品溶液，精密量取10 μL注入液相色谱仪，记录色谱图；另取氢氯噻嗪对照品，同法测定。按外标法以峰面积计算，即得。

测定结果可按下式计算：

$$含量 = \frac{A_{样} \times \rho_{对} \times V_2 \times 100}{A_{对} \times m \times V_1} \times 100\%$$

式中，$A_{样}$和$A_{对}$分别为供试液和对照液中氢氯噻嗪的峰面积；$\rho_{对}$为对照液中氢氯噻嗪的质量浓度，mg/mL；m为称样量，g；V_1为精密量取的体积，mL；V_2为精密量取后稀释的总体积，mL。

苯磺酰胺类药物主要用于外用，也可能添加进化妆品中，增加杀菌，祛痘等功效。为了有效地监测化妆品中这类药物的违法添加浓度，国家推荐标准中采用高效液相色谱法对化妆品中二十一种磺胺类化合物进行定量测定。

（吴彩胜）

数字课程学习

本章小结　　教学 PPT　　自测题　　推荐阅读

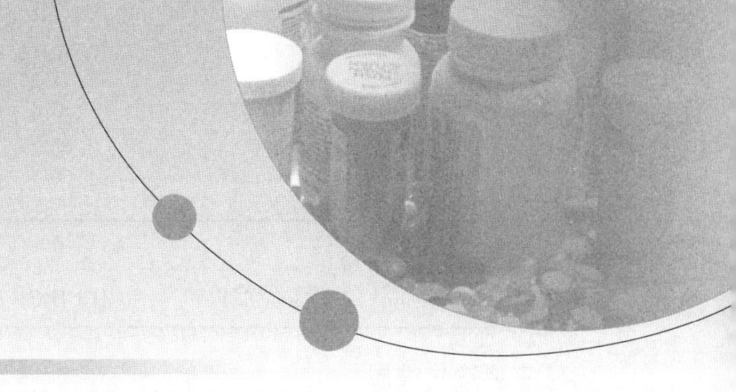

第三章

含氮和生物碱类药物分析

1. 掌握各类药物的基本结构及主要理化性质，结构、性质与分析方法间的关系，亚硝酸钠滴定法、非水碱量法、提取酸碱滴定法、紫外－可见分光光度法测定药物含量的原理、方法及注意事项。

2. 熟悉各类药物的鉴别方法，有关物质检查方法，溴量法、荧光分析法、高效液相色谱法测定药物含量的原理、方法及注意事项。

3. 了解药物中其他特殊杂质的来源及检查方法，其他含量测定方法的原理及注意事项。

本章含氮类药物系指芳胺类、芳烃胺类（苯乙胺类、芳氧丙醇胺类）、苯并二氮杂䓬类、吡啶类、吩噻嗪类和沙坦类药物，不包括酰胺类和磺酰胺类药物。此外，生物碱类药物是存在于生物体内的含氮有机化合物，也在本章一并介绍。

第一节　芳胺类药物分析

一、结构与性质

1. 基本结构与代表药物

芳胺类药物（arylamine drugs）分子结构中都具有对氨基苯甲酸酯的基本结构：

$$R_1NH-C_6H_4-C(=O)-OR_2$$

代表药物见表 2-3-1。

表 2-3-1　芳胺类代表药物的结构

药物名称	R_1	R_2	HX
苯佐卡因（benzocaine）	—H	$—CH_2CH_3$	
盐酸普鲁卡因（procaine hydrochloride）	—H	$—CH_2CH_2N(CH_2CH_3)_2$	HCl

续表

药物名称	R_1	R_2	HX
盐酸丁卡因(tetracaine hydrochloride)	$—CH_2CH_2CH_2CH_3$	$—CH_2CH_2N(CH_3)_2$	HCl

2. 主要理化性质

芳胺类药物的主要理化性质包括:①芳伯氨基特性。上述药物除盐酸丁卡因外,均具有芳伯氨基,可发生重氮化反应、重氮化-偶合反应;可与芳醛发生缩合反应,生成Schiff碱;易氧化变色等。②水解特性。分子结构中的酯键易水解。光线、热或碱性条件可以促进其水解。③弱碱性。分子结构中多具有脂烃胺侧链,具有弱碱性,能与生物碱沉淀试剂反应生成沉淀。④光谱特征。本类药物都具有苯环等共轭结构,在紫外光区有特征吸收;苯环、氨基、羟基、羧基等具有特征的红外吸收。⑤溶解性。本类药物的游离碱多为碱性油状液体或低熔点的固体,难溶于水,可溶于有机溶剂;其盐酸盐均系白色结晶性粉末,具有一定的熔点,易溶于水和乙醇,难溶于有机溶剂。

二、鉴别试验

1. 芳香第一胺反应

苯佐卡因、盐酸普鲁卡因结构中均含有芳伯氨基,可直接用该反应鉴别。

盐酸丁卡因结构中没有芳伯氨基,无此反应,但结构中的芳仲氨基在盐酸溶液中可与亚硝酸钠反应,生成*N*-亚硝基化合物,产生白色沉淀,可与同类其他药物相区别。

2. 水解及水解产物反应

盐酸普鲁卡因与苯佐卡因结构中均具有酯键,在碱性条件下可以水解,利用其水解产物的特性可进行鉴别。

盐酸普鲁卡因与氢氧化钠溶液反应生成普鲁卡因白色沉淀,该沉淀熔点低,加热,变为油状物;继续加热则酯键水解,生成二乙氨基乙醇和对氨基苯甲酸钠;二乙氨基乙醇具碱性,能使湿润的红色石蕊试纸变蓝色;对氨基苯甲酸钠加盐酸生成对氨基苯甲酸白色沉淀。反应式如下:

$$H_2N-C_6H_4-COOCH_2CH_2N(C_2H_5)_2\cdot HCl \xrightarrow{NaOH} H_2N-C_6H_4-COOCH_2CH_2N(C_2H_5)_2\downarrow$$

$$\xrightarrow{NaOH} H_2N-C_6H_4-COONa + HOCH_2CH_2N(C_2H_5)_2\uparrow$$

$$H_2N-C_6H_4-COONa \xrightarrow{HCl} H_2N-C_6H_4-COOH\downarrow \xrightarrow{HCl} HCl\cdot H_2N-C_6H_4-COOH$$

苯佐卡因的羧酸酯结构在碱性条件下加热则水解,产生乙醇,乙醇与碘作用,生成黄色具臭气的碘仿沉淀。反应式如下:

$$H_2N-C_6H_4-COOC_2H_5 + NaOH \longrightarrow H_2N-C_6H_4-COONa + C_2H_5OH$$

3. 制备衍生物测熔点

制备衍生物测熔点是国内外药典该类药物常用的鉴别方法之一。ChP 盐酸丁卡因的鉴别采用该法。

4. 氯化物的反应

芳胺类药物的盐酸盐可用氯化物的反应鉴别。

5. 紫外光谱

利用芳胺类药物在紫外光区的特征吸收，可进行鉴别。如注射用盐酸丁卡因，利用其水溶液在 227 nm 与 310 nm 的波长处有最大吸收进行鉴别。

6. 红外光谱

芳胺类药物的官能团在红外光区有特征吸收，各国药典均采用 IR 法鉴别。

例 1　盐酸普鲁卡因注射液的鉴别　取本品(约相当于盐酸普鲁卡因 80 mg)，水浴蒸干，残渣经减压干燥，依法测定。本品的红外光谱图应与对照的光谱图(光谱集 397 图)一致。

7. 高效液相色谱法

芳胺类药物的一些制剂，用 HPLC 测定含量的同时，可用 HPLC 鉴别。

三、特殊杂质检查

1. 盐酸普鲁卡因及其制剂中对氨基苯甲酸的检查

盐酸普鲁卡因分子结构中的酯键，易发生水解反应，生成对氨基苯甲酸。对氨基苯甲酸经长期贮存或高温加热，可进一步脱羧转化为苯胺，苯胺又可被氧化为有色物质，导致药物疗效下降，而且毒性增加。因此 ChP 盐酸普鲁卡因及其制剂均采用 HPLC 检查对氨基苯甲酸。

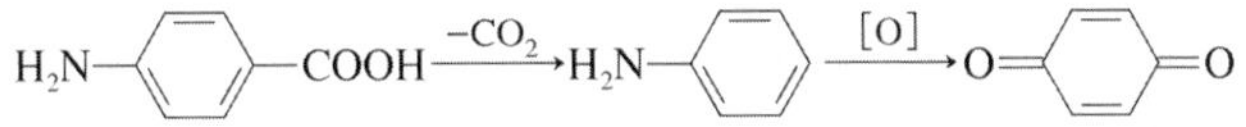

$$H_2N-C_6H_4-COOH \xrightarrow{-CO_2} H_2N-C_6H_5 \xrightarrow{[O]} O=C_6H_4=O$$

例 2　盐酸普鲁卡因中对氨基苯甲酸的检查　照高效液相色谱法(通则 0512)测定。

供试品溶液：取本品，精密称定，加水溶解并定量稀释制成每 1 mL 中含 0.2 mg 的溶液。

对照品溶液：取对氨基苯甲酸对照品适量，精密称定，加水溶解并定量稀释制成每 1 mL 中约含 1 μg 的溶液。

系统适用性溶液：取供试品溶液 1 mL 与对照品溶液 9 mL 混合均匀，作为系统适用性溶液。

色谱条件：用十八烷基硅烷键合硅胶为填充剂；以含 0.1% 庚烷磺酸钠的 0.05 mol/L 磷酸二氢钾溶液(用磷酸调节 pH 至 3.0)－甲醇(68∶32)为流动相；检测波长为 279 nm；进样体积 10 μL。

系统适用性要求：系统适用性溶液色谱图中，出峰顺序依次为对氨基苯甲酸峰和普鲁卡因峰。理论板数按对氨基苯甲酸峰计算不低于 2 000，普鲁卡因峰和对氨基苯甲酸峰的分离度应大于 2.0。

测定法：精密量取供试品溶液、对照品溶液分别注入液相色谱仪，记录色谱图。

限度：供试品溶液色谱图中如有与对氨基苯甲酸峰保留时间一致的色谱峰，按外标法以峰面积计算，不得过 0.5%。

本法为离子对色谱法。盐酸普鲁卡因注射液、注射用盐酸普鲁卡因中对氨基苯甲酸限度分别为不得过标示量的 1.2%、0.5%。

2. 盐酸丁卡因及其制剂中有关物质的检查

盐酸丁卡因的酯键，也易水解为对丁氨基苯甲酸，脱羧，进一步发生 *N*- 取代芳胺的重排反应，生成芳伯氨基，易氧化变色。因此 ChP 规定其原料及其制剂均采用 HPLC 检查有关物质。

例 3 盐酸丁卡因中有关物质的检查 照高效液相色谱法（通则 0512）测定。临用新制。

供试品溶液：取本品适量，精密称定，加溶剂[乙腈 – 水（2∶8）]溶解并定量稀释制成每 1 mL 中约含 1.0 mg 的溶液作为供试品溶液。

对照溶液：精密量取供试品溶液 1 mL，置 100 mL 量瓶中，用溶剂稀释至刻度，摇匀，精密量取 2 mL，置 20 mL 量瓶，用溶剂稀释至刻度，摇匀，作为对照溶液。

对照品溶液：分别取对氨基苯甲酸（杂质Ⅰ）对照品与对丁氨基苯甲酸（杂质Ⅱ）对照品各适量，精密称定，加乙腈适量使溶解并用溶剂定量稀释制成每 1 mL 中约含杂质Ⅰ 0.5 μg 与杂质 Ⅱ 1 μg 的混合溶液作为对照品溶液。

系统适用性溶液：取盐酸丁卡因约 10 mg，精密称定，置 10 mL 量瓶中，用对照品溶液稀释至刻度，摇匀，作为系统适用性溶液。

灵敏度溶液：精密量取对照溶液 5 mL，置 10 mL 量瓶中，用溶剂稀释至刻度，摇匀，作为灵敏度溶液。

色谱条件：用十八烷基硅烷键合硅胶为填充剂（4.6 mm × 250 mm，5 μm 或效能相当的色谱柱）；以磷酸盐缓冲液（取磷酸二氢钾 1.36 g，加磷酸 0.5 mL，加水溶解并稀释至 1 000 mL）为流动相 A，乙腈为流动相 B，A∶B（%）按 0—3 min（80∶20），18—23 min（60∶40）24—35 min（80∶20）进行梯度洗脱；流速为每分钟 1.2 mL；柱温为 30℃；检测波长为 300 nm；进样体积 10 μL。

系统适用性要求：系统适用性溶液色谱图中，出峰顺序依次为杂质Ⅰ峰、丁卡因峰与杂质Ⅱ峰，各相邻峰之间的分离度均应符合要求。灵敏度溶液色谱图中主成分峰高的信噪比应大于 10。

测定法：精密量取供试品溶液、对照溶液与对照品溶液分别注入液相色谱仪，记录色谱图。

限度：供试品溶液的色谱图中如有与杂质Ⅰ峰、杂质Ⅱ峰保留时间一致的色谱峰，按外标法以峰面积计算，杂质Ⅰ不得过 0.05%，杂质Ⅱ不得过 0.1%，其他单个杂质峰面积不得大于对照溶液主峰面积（0.1%），杂质总量不得过 0.2%，小于灵敏度溶液主峰面积的色谱峰忽略不计。

四、含量测定

1. 亚硝酸钠滴定法

分子结构中具有芳伯氨基或水解后具有芳伯氨基的药物，在酸性条件下可与亚硝酸钠定量反应，均可用亚硝酸钠滴定法（sodium nitrite titration）测定含量。本法被各国药典采用。

（1）原理 具有芳伯氨基的药物在酸性溶液中与亚硝酸钠定量反应，生成重氮盐，反应式如下：

$$Ar—NH_2 + NaNO_2 + 2HCl \longrightarrow Ar—N_2^+Cl^- + NaCl + 2H_2O$$

（2）测定条件 重氮化反应的速率受多种因素影响，且亚硝酸钠滴定液及反应生成的重氮盐均不够稳定。因此在测定中应注意以下主要条件：

1）加入适量溴化钾加快反应速率 在盐酸存在下，重氮化反应的机制为：

$$NaNO_2 + HCl \longrightarrow HNO_2 + NaCl$$
$$HNO_2 + HCl \longrightarrow HO^+Cl^- + H_2O$$

$$\text{C}_6\text{H}_5\text{—NH}_2 \xrightarrow[\text{慢}]{NO^+Cl^-} \text{C}_6\text{H}_5\text{—N(H)—NO} \xrightarrow{\text{快}} \text{C}_6\text{H}_5\text{—N=N—OH} \xrightarrow{\text{快}} \text{C}_6\text{H}_5\text{—N}\equiv N^+Cl^-$$

第一步　　　　第二步　　　　第三步

显然，整个反应速率取决于第一步，而第一步反应的快慢与含芳伯氨基化合物中芳伯氨基的游离程度及 NO^+ 的浓度密切相关。

芳伯氨基的游离程度与被测药物的结构及溶液的酸度有关。在一定强度酸性溶液中，当被测物确定后，芳伯氨基的游离程度确定，重氮化反应速率与 NO^+ 浓度密切相关。

测定时向供试溶液中加入适量溴化钾，溴化钾与盐酸作用产生溴化氢，后者与亚硝酸作用生成 NOBr：

$$HNO_2 + HBr \rightleftharpoons NOBr + H_2O \tag{2-3-1}$$

若供试溶液中仅有 HCl，则生成 NOCl：

$$HNO_2 + HCl \rightleftharpoons NOCl + H_2O \tag{2-3-2}$$

由于(2-3-1)式的平衡常数比(2-3-2)式的约大 300 倍，因此显著增大了供试液中 NO^+ 的浓度，从而加快了重氮化反应的进行。

2）酸的种类及其浓度　重氮化反应的速率与酸的种类及浓度有关，在 HBr 中最快，HCl 中次之，H_2SO_4 或 HNO_3 中最慢。由于氢溴酸价格昂贵，且胺类药物的盐酸盐较其硫酸盐的溶解度大，反应速率也快，所以多采用盐酸盐。按照化学方程式，1 mol 的芳伯氨基与 2 mol 的盐酸作用，但实际测定时需加入过量的盐酸。因为加过量的盐酸可以加快重氮化反应的速率，增加重氮盐的稳定性；另外加入过量盐酸，还可防止生成偶氮氨基化合物。因为：

$$Ar-N_2^+Cl^- + H_2N-Ar \rightleftharpoons Ar-N=N-NH-Ar + HCl$$

由反应式可知，酸度增强，反应向左进行，抑制偶氮氨基化合物的生成。但酸度过大，又会阻碍芳伯氨基的游离，反而影响重氮化反应速率；且在太浓的盐酸中亚硝酸更易分解。因此芳胺类药物与盐酸的物质的量之比为 1∶(2.5~6)。

3）反应温度　温度升高，重氮化反应速率加快；但温度高时，亚硝酸逸失，且重氮盐分解：

$$Ar-N_2^+Cl^- + H_2O \longrightarrow Ar-OH + N_2\uparrow + HCl$$

一般温度每升高 10℃，重氮化反应速率加快 2.5 倍，但重氮盐的分解速率也相应地加快 2 倍。综合考虑并经试验证明，反应可在通常的实验室温度下(10~30℃)进行。

4）滴定方式与速度控制　重氮化反应为分子反应，反应速率较慢，故滴定不宜过快，特别是在临近终点阶段。为避免滴定过程中亚硝酸的挥发和分解，滴定时应将滴定管尖端插入液面下约 2/3 处，一次将大部分亚硝酸钠滴定液在搅拌条件下迅速加入；近终点时，将滴定管尖端提出液面，用少量水淋洗尖端，由于此时尚未反应的芳伯氨基药物的浓度极低，需缓缓滴定，每滴下 1 滴滴定液后，须搅拌 1~5 min，再确定终点是否真正到达。这样既可以缩短滴定时间，又不影响测定结果。

(3) 指示终点的方法　有永停滴定法、电位滴定法、外指示剂法和内指示剂法等。

1）永停滴定法　ChP 采用永停滴定法指示终点。永停滴定可用永停滴定仪或图示装置(图 2-3-1)。电流计的灵敏度为 10^{-9} A/格，电极为铂－铂电极系统。滴定时，将电极插入供试品溶液，

调节 R_1 使加于电极上的电压约为 50 mV。用亚硝酸钠滴定液滴定。滴定过程中，边滴定边观察电流计指针变化情况。终点前，溶液中无亚硝酸，线路无电流或仅有很小电流通过，电流计指针指零；到达终点时，溶液中有微量亚硝酸存在，电极去极化，发生氧化还原反应，线路中遂有电流通过，此时电流计指针突然偏转，并不再回复，即为滴定终点。

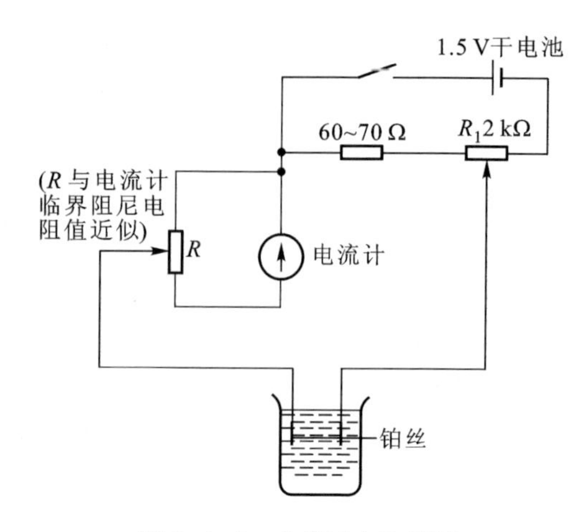

图 2-3-1 永停滴定装置图

例 4 **盐酸普鲁卡因的含量测定** 取本品约 0.6 g，精密称定，按照永停滴定法，在 15~25℃，用亚硝酸钠滴定液(0.1 mol/L)滴定。每 1 mL 亚硝酸钠滴定液(0.1 mol/L)相当于 27.28 mg 的 $C_{13}H_{20}N_2O_2 \cdot HCl$。

2) 电位滴定法 USP 采用电位滴定法指示终点。采用铂－甘汞电极系统，当重氮化反应完成时，溶液中微过量的亚硝酸，使电位产生突跃。

3) 外指示剂法 常用碘化钾－淀粉糊剂或指示液。这种指示剂不能直接加到被滴定的溶液中，只能在临近终点时，用玻璃棒蘸出少许溶液，在外面与指示剂接触来判断终点，因此称为外指示剂法。滴定到达终点时，稍过量的亚硝酸钠在酸性溶液中氧化碘化钾，析出的碘遇淀粉即显蓝色。

$$2NO_2^- + 2I^- + 4H^+ \longrightarrow I_2 + 2NO\uparrow + 2H_2O$$

以碘化钾－淀粉作外指示剂的方法，适用于多种物质的测定。操作中应注意：①防止误判终点。由于被滴定溶液的酸性强，未达到终点时，碘化钾在酸性条件下遇光被空气中的氧缓慢氧化而游离出碘，遇淀粉显蓝色，故应加以区别，不能误认为已到终点。②注意减少供试品溶液损失。亚硝酸钠液(0.1 mol/L)在过量 1~2 滴时，方可灵敏地指示终点。由于多次外试，会损失供试品而增加误差，所以初次使用者较难掌握。有时需预先计算标准溶液的消耗量，在接近理论终点前，再缓缓滴定并取测定液试验终点，如此可减少供试品损失。

碘化钾－淀粉指示液中常加入 $ZnCl_2$，起防腐作用。也可使用淀粉碘化钾试纸、对二甲氨基苯甲醛试纸或亚甲蓝试纸指示终点。

4) 内指示剂法 外指示剂法操作麻烦、终点不易掌握，亚硝酸钠滴定液经常取出容易造成误差，所以多年来，国内外对亚硝酸钠滴定法的内指示剂进行了研究，常用的有中性红、橙黄Ⅳ－亚甲蓝和二氰双邻氮菲亚铁等。

中性红是较为优良的内指示剂，溶液稳定，终点突跃明显。重氮盐为无色者，加 2~3 滴；若重氮盐有色，则加 8~10 滴。但由于指示剂的褪色反应是不可逆的，在滴定过程中，指示剂可能因 $NaNO_2$ 局部过浓而过早地被破坏。因此，最好在临近终点前才加入指示剂。

使用内指示剂虽操作方便，但重氮盐有色时，特别是颜色较深者，其终点颜色变化较难观察，而且各种芳胺类化合物的重氮化反应速率亦各不相同，因而目前尚未普遍推广，且普遍适用的内指示剂有待寻找。

2. 酸碱滴定法

盐酸丁卡因的水溶液显酸性，可用酸碱滴定法测定含量，ChP、BP 盐酸丁卡因的含量测定采用该法。

在反应体系中加入适量乙醇和盐酸，用氢氧化钠滴定液滴定，盐酸丁卡因与氢氧化钠发生中和反应，生成的丁卡因溶于乙醇，反应可定量进行，采用电位法指示滴定终点，根据两个化学计量点间相应的氢氧化钠滴定液的体积，即可计算盐酸丁卡因的含量。

化学计量点 1：$H^+ + OH^- \longrightarrow H_2O$

化学计量点 2：$BH^+ + OH^- \longrightarrow B + H_2O$

例 5　盐酸丁卡因的含量测定　取本品约 0.25 g，精密称定，加乙醇 50 mL 振摇使溶解，加 0.01 mol/L 盐酸溶液 5 mL，摇匀，按照电位滴定法，用氢氧化钠滴定液（0.1 mol/L）滴定，两个突跃点体积的差作为滴定体积。每毫升氢氧化钠滴定液（0.1 mol/L）相当于 30.08 mg 的 $C_{15}H_{24}N_2O_2 \cdot HCl$。

3. 非水碱量法

利用分子结构中脂烃胺侧链的弱碱性，本类药物也可用非水碱量法测定含量，JP 采用该法测定盐酸丁卡因的含量。

例 6　盐酸丁卡因的含量测定　取预先干燥过的本品约 0.2 g，精密称定，加甲酸 2 mL 与乙酸酐 80 mL 溶解后，在 30℃水浴中加热 15 min，用高氯酸滴定液（0.1 mol/L）滴定，电位法指示终点，并将滴定的结果用空白试验校正。每毫升高氯酸滴定液（0.1 mol/L）相当于 30.08 mg 的 $C_{15}H_{24}N_2O_2 \cdot HCl$。

4. 紫外分光光度法

利用本类药物在紫外光区的特征吸收，可采用紫外分光光度法测定含量。

例 7　注射用盐酸丁卡因的含量测定　取本品 10 瓶，分别加水溶解，并分别定量转移至 250 mL 量瓶中，用水稀释至刻度，摇匀，作为供试品溶液；取盐酸丁卡因对照品适量，精密称定，加水溶解并定量稀释制成每 1 mL 中约含 0.2 mg 的对照品溶液。精密量取上述两种溶液各 3 mL，分别置 100 mL 量瓶中，加盐酸溶液（1 → 200）5 mL，磷酸盐缓冲液（取磷酸氢二钾 20 g 与磷酸二氢钾 80 g，加水溶解并稀释至 1 000 mL，用 6 mol/L 磷酸溶液或 10 mol/L 的氢氧化钾溶液调节 pH 至 6.0）10 mL，用水稀释至刻度，摇匀，照紫外 – 可见分光光度法（通则 0401）在 310 nm 的波长处分别测定吸光度，计算每瓶的含量，并求得 10 瓶的平均含量。

5. 高效液相色谱法

高效液相色谱法兼具分离与定量测定的特点，特别适合于药物制剂测定。USP 盐酸氯普鲁卡因注射液、苯佐卡因、盐酸丁卡因注射液，JP 盐酸普鲁卡因注射液，ChP 盐酸普鲁卡因注射液的含量测定均采用该法。

例 8　盐酸普鲁卡因注射液的含量测定　照高效液相色谱法（通则 0512）测定。

供试品溶液：精密量取本品适量，用水定量稀释制成每 1 mL 中含盐酸普鲁卡因 0.02 mg 的溶液，作为供试品溶液。

对照品溶液：取盐酸普鲁卡因对照品适量，精密称定，加水溶解并定量稀释制成每 1 mL 中含盐酸普鲁卡因 0.02 mg 的溶液，作为对照品溶液。

色谱条件：用十八烷基硅烷键合硅胶为填充剂；以含 0.1% 庚烷磺酸钠的 0.05 mol/L 磷酸二氢钾溶液（用磷酸调节 pH 至 3.0）– 甲醇（68 ∶ 32）为流动相；检测波长为 290 nm；进样体积 10 μL。

系统适用性要求：理论板数按普鲁卡因峰计算不低于 2 000。普鲁卡因峰与相邻杂质峰的分离度应符合要求。

测定法：精密量取供试品溶液与对照品溶液，分别注入液相色谱仪，记录色谱图，按外标法以峰面积计算。

第二节　苯乙胺类药物分析

一、结构与性质

1. 基本结构与代表药物

苯乙胺类药物（phenylethylamine drugs）具有苯乙胺的基本结构，苯环上大都有酚羟基。其基本结构为：

$$R_1—\underset{\displaystyle R_4}{\underset{|}{CH}}—\underset{\displaystyle R_3}{\underset{|}{CH}}—NH—R_2 \cdot HX$$

代表药物见表 2-3-2。

表 2-3-2　苯乙胺类代表药物的结构

药物名称	R_1	R_2	R_3	R_4	HX
肾上腺素（adrenaline）	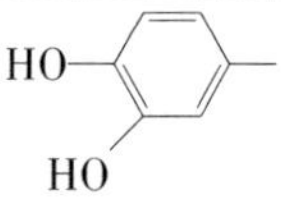 HO HO	$—CH_3$	—H	—OH	/
盐酸异丙肾上腺素（isoprenaline hydrochloride）	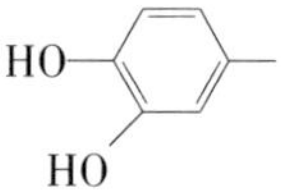 HO HO	$—CH(CH_3)_2$	—H	—OH	HCl
盐酸去氧肾上腺素（phenylephrine hydrochloride）	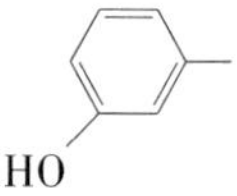 HO	$—CH_3$	—H	—OH	HCl
盐酸多巴胺（dopamine hydrochloride）	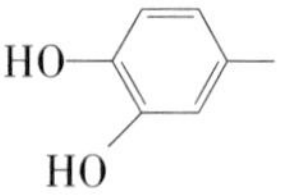 HO HO	—H	—H	—H	HCl
盐酸多巴酚丁胺（dobutamine hydrochloride）	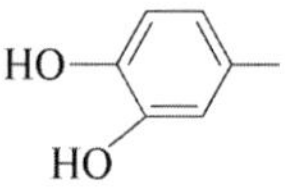 HO HO	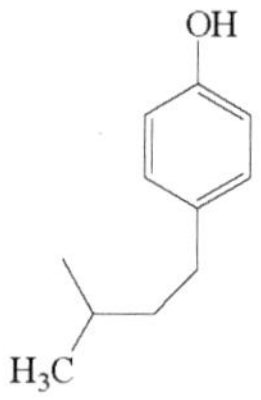 OH H_3C	—H	—H	HCl
重酒石酸去甲肾上腺素（noradrenaline bitartrate）	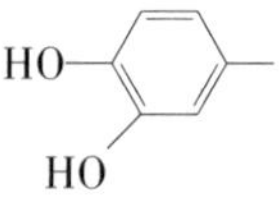 HO HO	—H	—H	—OH	CH(OH)COOH | CH(OH)COOH
重酒石酸间羟胺（metaraminol bitartrate）	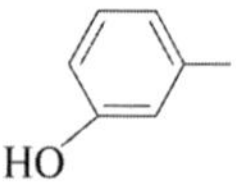 HO	—H	$—CH_3$	—OH	CH(OH)COOH | CH(OH)COOH
盐酸甲氧明（methoxamine hydrochloride）	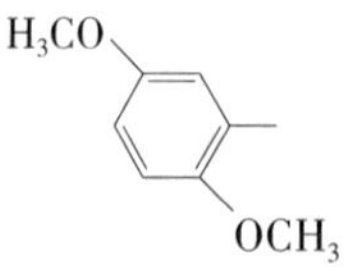 H_3CO OCH_3	—H	$—CH_3$	—OH	HCl

续表

药物名称	R_1	R_2	R_3	R_4	HX
盐酸苯乙双胍 (phenformin hydrochloride)	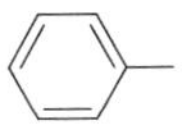	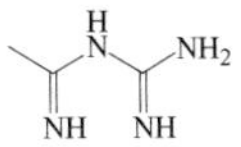 H N NH_2 NH NH	—H	—H	HCl
盐酸氯丙那林 (clorprenaline hydrochloride)	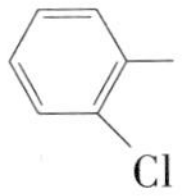 Cl	—$CH(CH_3)_2$	—H	—OH	HCl
盐酸克仑特罗 (clenbuterol hydrochloride)	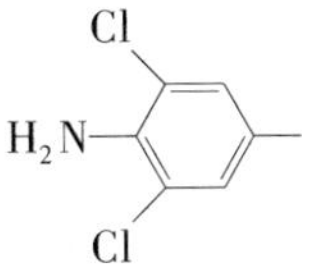 Cl H_2N— Cl	—$C(CH_3)_3$	—H	—OH	HCl
硫酸沙丁胺醇 (salbutamol sulfate)	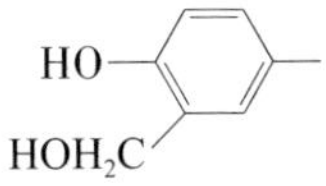 HO HOH_2C	—$C(CH_3)_3$	—H	—OH	H_2SO_4
硫酸特布他林 (terbutaline sulfate)	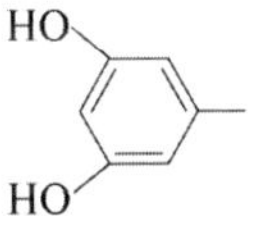 HO HO	—$C(CH_3)_3$	—H	—OH	H_2SO_4

2. 主要理化性质

苯乙胺类药物的主要理化性质包括:①弱碱性。本类药物结构中均有烃胺基侧链,显弱碱性,可用非水碱量法测定含量。②酚羟基性质。本类药物多数具有邻苯二酚或苯酚结构,可与三氯化铁反应呈色,或被氧化剂氧化呈色。酚羟基邻、对位的氢较活泼,易被溴取代,可用溴量法测定含量。③旋光性。有手性碳原子,具有旋光性。性状项下多收载比旋度的测定。④光谱特征。本类药物含共轭体系及苯环、羟基、氨基等,具有特征的紫外吸收和红外吸收。⑤溶解性。多数药物的游离碱难溶于水,易溶于有机溶剂,其盐可溶于水。

此外,药物分子结构中苯环上的其他取代基,如盐酸克仑特罗的芳伯氨基,也可供分析用。

二、鉴别试验

1. 与三氯化铁反应

酚羟基在弱酸性条件下,与 Fe^{3+} 络合呈色,加入碱性溶液,随即被高铁离子氧化而显紫色或紫红色。ChP 收载的本类鉴别方法见表 2-3-3。

表 2-3-3 苯乙胺类药物与三氯化铁的显色反应

药物	方法与现象
肾上腺素	在盐酸溶液(9 → 1 000)中显翠绿色,加氨试液,即变紫色,最后变成紫红色
重酒石酸去甲肾上腺素	翠绿色,再缓缓加碳酸氢钠试液,即显蓝色,最后变成红色
重酒石酸去甲肾上腺素注射液	翠绿色
盐酸去氧肾上腺素	紫色
盐酸多巴胺	墨绿色,加 1% 氨溶液,转变成紫红色
盐酸多巴酚丁胺	绿色,加氨试液,即变蓝紫色、紫色,最后变成紫红色

续表

药物	方法与现象
盐酸异丙肾上腺素	深绿色;加新制的5%碳酸氢钠溶液,即变蓝色,然后变成红色
盐酸异丙肾上腺素气雾剂	绿色
硫酸沙丁胺醇	紫色,加碳酸氢钠试液,立即生成橙黄色浑浊

2. 氧化反应

苯乙胺类药物结构中多含酚羟基、邻二酚羟基,易被碘、过氧化氢、铁氰化钾等氧化剂氧化而呈现不同颜色,可用于鉴别或区别。

肾上腺素在中性或酸性溶液中,被碘或过氧化氢氧化生成肾上腺素红显血红色。盐酸异丙肾上腺素在盐酸溶液中,被碘氧化生成异丙肾上腺素红,加硫代硫酸钠溶液使碘的棕色消退,溶液显淡红色。而重酒石酸去甲肾上腺素在酸性条件下比较稳定,几乎不与碘反应。

例9 重酒石酸去甲肾上腺素的鉴别 取本品约1 mg,加酒石酸氢钾的饱和溶液10 mL溶解,加碘试液1 mL,放置5 min后,加硫代硫酸钠试液2 mL,溶液为无色或仅显微红色或淡紫色。

硫酸沙丁胺醇在硼砂溶液中被铁氰化钾氧化为醌式结构,再与4-氨基安替比林缩合,生成易溶于三氯甲烷的橙红色产物。

例10 硫酸沙丁胺醇的鉴别 取本品约10 mg,加0.4%硼砂溶液20 mL使溶解,加3% 4-氨基安替比林溶液1 mL与2%铁氰化钾溶液1 mL,加三氯甲烷10 mL振摇,放置使分层,三氯甲烷层显橙红色。

3. 与亚硝基铁氰化钠反应

重酒石酸间羟胺分子中具有脂肪伯氨基,可用其专属反应——亚硝基铁氰化钠反应(Rimini试验)进行鉴别。

例11 重酒石酸间羟胺的鉴别 取本品约5 mg,加水0.5 mL使溶解,加亚硝基铁氰化钠试液2滴、丙酮2滴与碳酸氢钠0.2 g,在60℃的水浴中加热1 min,即显红紫色。

4. 双缩脲反应

盐酸去氧肾上腺素的芳香环侧链具有氨基醇结构,可显双缩脲特征反应,即在强碱性条件下,与硫酸铜反应,生成紫色配位化合物,该配合物易溶于水,不溶于乙醚,加乙醚振摇后,醚层不应显色。

例12 盐酸去氧肾上腺素的鉴别 取本品约10 mg,加水1 mL溶解后,加硫酸铜试液1滴与氢氧化钠试液1 mL,摇匀,即显紫色;加乙醚1 mL振摇,乙醚层应不显色。

5. 紫外光谱与红外光谱

ChP采用UV法鉴别的本类药物见表2-3-4。

表2-3-4 苯乙胺类药物的紫外光谱鉴别法

药物	溶剂	浓度(μg/mL)	λ_{max}(nm)	吸光度A
重酒石酸间羟胺	水	100	272	
盐酸多巴胺	0.5%硫酸溶液	30	280	
盐酸异丙肾上腺素	水	50	280	约0.50
盐酸克仑特罗	0.1 mol/L盐酸溶液	30	243、296	
盐酸苯乙双胍	水	10	234	
硫酸沙丁胺醇	水	80	276	
硫酸特布他林	0.1 mol/L盐酸溶液	100	276	

ChP 收载的苯乙胺类原料药除肾上腺素、重酒石酸肾上腺素外，均采用 IR 法鉴别。此外，硫酸特布他林气雾剂也采用 IR 法鉴别。

例 13 **硫酸特布他林吸入气雾剂的鉴别** 取装量项下的内容物，加三氯甲烷适量，用 5 号垂熔玻璃漏斗滤过，滤液备用；滤渣用三氯甲烷 25 mL 洗涤。按照红外分光光度法测定，其红外光谱图应与对照的光谱图（光谱集 668 图）一致。

6. 薄层色谱法与高效液相色谱法

ChP 收载的该类药物的许多制剂均用 HPLC 鉴别，部分采用 TLC 鉴别。

例 14 **盐酸去氧肾上腺素注射液的鉴别** 照薄层色谱法（通则 0502）试验。避光操作。

供试品溶液：取本品，置水浴上蒸干，加甲醇溶解并稀释制成每 1 mL 中约含盐酸去氧肾上腺素 20 mg 的溶液，作为供试品溶液。

对照品溶液：取盐酸去氧肾上腺素对照品适量，加甲醇制成每 1 mL 约含 20 mg 的溶液，作为对照品溶液。

色谱条件：采用硅胶 G 薄层板，以异丙醇 – 三氯甲烷 – 浓氨溶液（80 : 5 : 15）为展开剂。

测定法：吸取供试品溶液与对照品溶液各 10 μL，分别点于同一薄层板上，展开，晾干，喷以重氮苯磺酸试液使显色。

鉴别要求：供试品溶液所显主斑点的位置和颜色应与对照品溶液的主斑点一致。

此外，本类药物的盐酸盐、硫酸盐也可用氯化物、硫酸盐的反应鉴别。

三、特殊杂质检查

1. 酮体的检查

苯乙胺类药物大多由其酮体氢化还原制得，若氢化还原不完全，可能于产品中引入酮体杂质。酮体在 310 nm 波长处有最大吸收，而药物本身在此波长处几乎没有吸收，利用此光谱性质的差异，采用紫外分光光度法检查酮体。检查条件及限度要求见表 2-3-5。

表 2-3-5 紫外分光光度法检查酮体的条件与限度

药物	杂质	溶剂	浓度（mg/mL）	测定波长（nm）	吸光度（限度）
肾上腺素	酮体	HCl（9 → 2 000）	2.0	310	≤0.05
重酒石酸去甲肾上腺素	酮体	水	2.0	310	≤0.05
盐酸去氧肾上腺素	酮体	0.01 mol/L HCl	4.0	310	≤0.20
盐酸甲氧明	酮胺	水	1.5	347	≤0.06
硫酸沙丁胺醇	沙丁胺酮	10% 盐酸溶液	0.24	310	≤0.10

2. 有关物质的检查

本类药物除检查酮体外，由于酚羟基易被氧化，故其质量标准中常需检查有关物质。本类药物除盐酸苯乙双胍采用纸色谱法，盐酸去氧肾上腺素及其注射液采用 TLC，其余均采用 HPLC 检查有关物质。

例 15 **盐酸苯乙双胍中有关物质的检查** 取本品 1.0 g，置 10 mL 量瓶中，加甲醇溶解并稀释至刻度，摇匀，作为供试品溶液。按照纸色谱法试验，精密吸取供试品溶液 0.2 mL，分别点于两张色谱滤纸条（7.5 cm × 50 cm）上，并以甲醇作空白点于另一色谱滤纸条上，样点直径均为 0.5~1 cm；按照下行法，将上述色谱滤纸条同置于展开室内，以乙酸乙酯－乙醇－水(6∶3∶1)为展开剂，展开至前沿距下端约 7 cm 处，取出，晾干，用显色剂（取 10% 铁氰化钾溶液 1 mL，加 10% 亚硝基铁氰化钠溶液与 10% 氢氧化钠溶液各 1 mL，摇匀，放置 15 min，加水 10 mL 与丙酮 12 mL，混匀）喷其中一张点样纸条（有关双胍显红色带，R_f 值约为 0.1)，参照此色谱带，在另一张点样纸条及空白纸条上，剪取其相应部分并向外延伸 1 cm，并分剪成碎条，精密量取甲醇各 20 mL，分别进行萃取，按照紫外－可见分光光度法，在 232 nm 的波长处分别测定吸光度。吸光度不得过 0.48。

四、含量测定

1. 非水碱量法

利用本类药物的弱碱性，原料药大多采用非水碱量法测定含量。

2. 溴量法

苯乙胺类药物中的苯酚结构，酚羟基邻、对位氢较活泼，能与溴定量地发生溴代反应，可用溴量法测定含量。ChP 盐酸去氧肾上腺素及其注射液、重酒石酸间羟胺均采用溴量法测定含量。如盐酸去氧肾上腺素注射液含量测定的反应式如下：

$$KBrO_3+5KBr+6HCl \longrightarrow 3Br_2+6KCl+3H_2O$$

$$\text{(3-HO-C}_6\text{H}_4\text{)}-CH(OH)-CH_2NHCH_3 + 3Br_2 \longrightarrow \text{(2,4,6-Br}_3\text{-3-HO-C}_6\text{H)}-CH(OH)-CH_2NHCH_3 + 3HBr$$

$$Br_2+2KI \longrightarrow 2KBr+I_2$$

$$I_2+2Na_2S_2O_3 \longrightarrow 2NaI+Na_2S_4O_6$$

3. 紫外－可见分光光度法

基于苯乙胺类药物的特征紫外吸收，可采用紫外分光光度法测定重酒石酸间羟胺注射液、盐酸甲氧明注射液的含量，吸收系数法定量。

利用药物分子结构中的酚羟基可与亚铁离子络合显色，可用比色法测定盐酸异丙肾上腺素气雾剂的含量；利用分子结构中芳伯氨基的重氮化－偶合反应显色，可测定盐酸克仑特罗栓的含量。

盐酸克仑特罗栓的含量测定，加三氯甲烷使栓剂基质溶解后，用盐酸溶液（9→100）提取盐酸克仑特罗。提取液加亚硝酸钠试液，反应生成重氮盐，在酸性溶液中，与盐酸萘乙二胺偶合显色，在 500 nm 波长处测定吸光度，对照品比较法定量。反应式为：

$$\text{(2,6-Cl}_2\text{-1-[N}_2\text{]}^+Cl^-\text{-C}_6\text{H}_2\text{)}-CH(OH)CH_2NHC(CH_3)_3 + \text{C}_{10}\text{H}_7-NHCH_2CH_2NH_2 \longrightarrow \text{(2,6-Cl}_2\text{-C}_6\text{H}_2\text{-1-N=N-C}_{10}\text{H}_6\text{-NHCH}_2\text{CH}_2\text{NH}_2\text{)}-CH(OH)CH_2NHC(CH_3)_3$$

上述偶合试剂遇亚硝酸也能显色，干扰比色测定。所以在重氮化反应完全后，应先加氨基磺酸铵，将剩余的亚硝酸分解除去，再加偶合试剂。

$$2HNO_2 + 2H_2NSO_3NH_4 \longrightarrow 2N_2\uparrow + (NH_4)_2SO_4 + H_2SO_4 + H_2O$$

4. 高效液相色谱法

高效液相色谱法广泛用于本类药物制剂的含量测定。由于本类药物极性较强，为了调整保留时间和分离度，多采用离子对色谱法或离子抑制色谱法。

例 16　盐酸异丙肾上腺素注射液的含量测定　照高效液相色谱法（通则 0512）测定。

供试品溶液：精密量取本品 2 mL，置 50 mL 量瓶中，用 0.1% 焦亚硫酸钠溶液稀释至刻度，摇匀，作为供试品溶液。

对照品溶液：取盐酸异丙肾上腺素对照品，精密称定，加 0.1% 焦亚硫酸钠溶液溶解并定量稀释制成每 1 mL 中约含盐酸异丙肾上腺素 20 μg 的溶液。

系统适用性溶液：取重酒石酸肾上腺素对照品适量，加含 1% 焦亚硫酸钠的流动相溶解并稀释制成每 1 mL 中含 0.2 mg 的溶液作为溶液（1），取盐酸异丙肾上腺素对照品适量，加 0.1% 焦亚硫酸钠溶液溶解并稀释制成每 1 mL 中含 0.02 mg 的溶液作为溶液（2），取溶液（1）1 mL 与溶液（2）18 mL，混匀，作为系统适用性溶液。

色谱条件：用十八烷基硅烷键合硅胶为填充剂；以庚烷磺酸钠溶液（取庚烷磺酸钠 1.76 g，加水 800 mL 使溶解）– 甲醇（80 ∶ 20），用 1 mol/L 磷酸溶液调节 pH 至 3.0 为流动相；检测波长为 280 nm；进样体积 20 μL。

系统适用性要求：理论板数按异丙肾上腺素峰计算不低于 2 000，肾上腺素峰与异丙肾上腺素峰之间的分离度应大于 3.5。

测定法：精密量取供试品溶液与对照品溶液，分别注入液相色谱仪，记录色谱图，按外标法以峰面积计算。

本法是基于盐酸异丙肾上腺素、重酒石酸肾上腺素都与庚烷磺酸钠形成离子对，保留在 C_{18} 柱上。为保证样品的稳定，溶液配制时均加焦亚硫酸钠溶液。

第三节　芳氧丙醇胺类药物分析

一、结构与性质

1. 基本结构与代表药物

芳氧丙醇胺类药物（aryloxypropanolamine drugs）结构中有芳环，并具有氨基丙醇侧链。其基本结构为：

R_1–O–CH₂–CH(OH)–CH₂–NH–R_2

代表药物见表 2–3–6。

表 2–3–6　芳氧丙醇胺类代表药物的结构

药物名称	R_1	R_2	HX
阿替洛尔（atenolol）	H_2N–CO–CH_2–C_6H_4–（对位）	$CH(CH_3)_2$	

续表

药物名称	R_1	R_2	HX
盐酸卡替洛尔（carteolol hydrochloride）	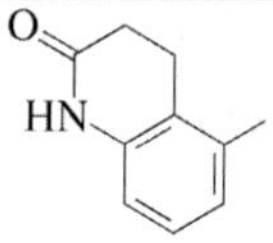 O, HN	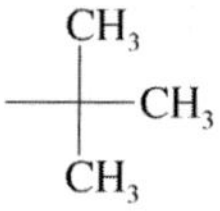 CH_3, CH_3, CH_3	HCl
盐酸普萘洛尔（propranolol hydrochloride）	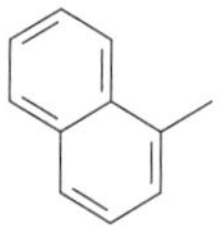	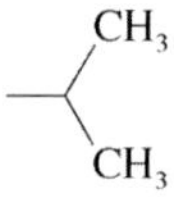 CH_3, CH_3	HCl
氧烯洛尔（oxprenolol）	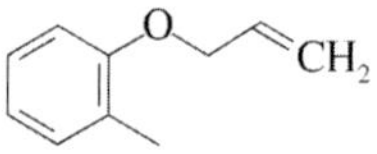 O, CH_2	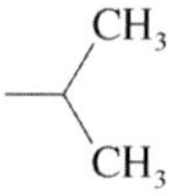 CH_3, CH_3	
酒石酸美托洛尔（metoprolol tartrate）	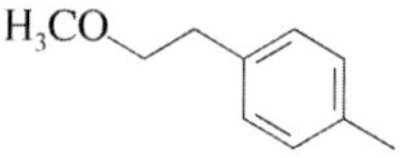 H_3CO	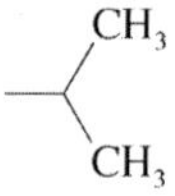 CH_3, CH_3	CH(OH)COOH | CH(OH)COOH
富马酸比索洛尔(bisoprolol fumarate)	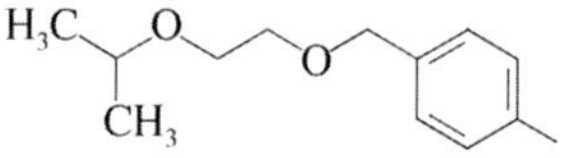 H_3C, O, O, CH_3	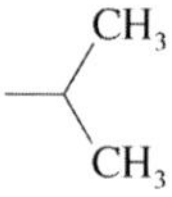 CH_3, CH_3	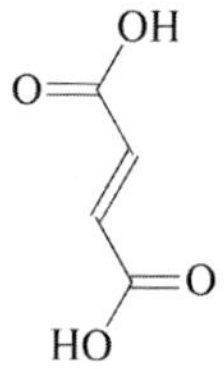 OH, O, O, HO
马来酸噻吗洛尔（timolol maleate）	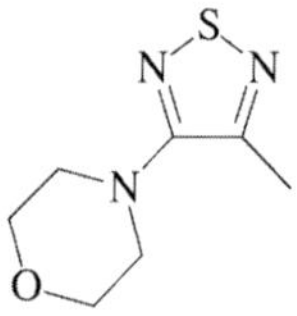 S, N, N, N, O	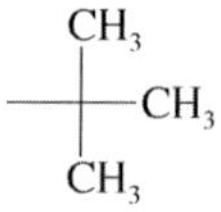 CH_3, CH_3, CH_3	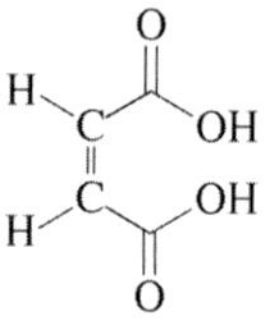 O, H, C, OH, C, OH, H, O
盐酸阿普洛尔（alprenolol hydrochloride）	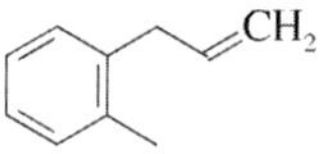 CH_2	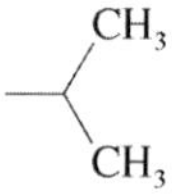 CH_3, CH_3	HCl
盐酸醋丁洛尔（acebutolol hydrochloride）	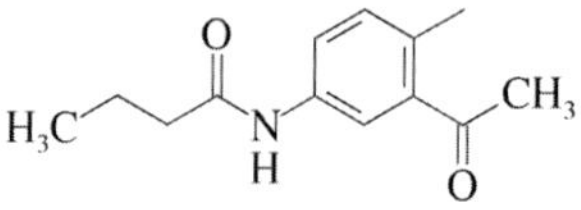 O, H_3C, N, H, CH_3, O	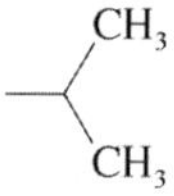 CH_3, CH_3	HCl
盐酸倍他洛尔（betaxolol hydrochloride）	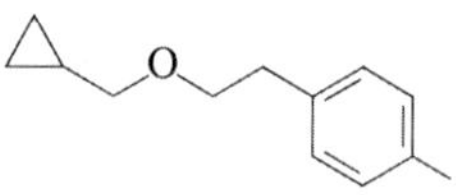 O	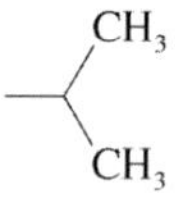 CH_3, CH_3	HCl
纳多洛尔（nadolol）	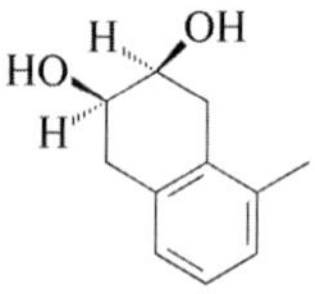 H, OH, HO, H	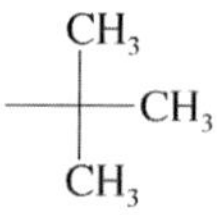 CH_3, CH_3, CH_3	
吲哚洛尔（pindolol）	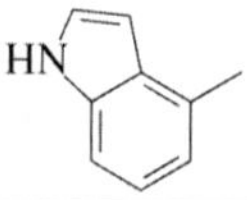 HN	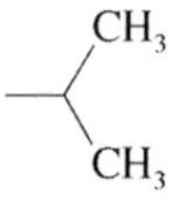 CH_3, CH_3	

2. 主要理化性质

芳氧丙醇胺类药物的主要理化性质有：①弱碱性。本类药物结构中均有烃胺基侧链，具有弱碱性，能与生物碱沉淀试剂反应生成沉淀进行鉴别或非水碱量法测定含量。②旋光性。该类药物分子中有手性碳原子，但通常用其消旋体。然而酒石酸美托洛尔中酒石酸为右旋体，马来酸噻吗洛尔中马来酸为左旋体，故性状项下收载比旋度的测定。③光谱特征。本类药物含共轭体系及苯环、羟基、氨基等，具有特征的紫外和红外吸收。④溶解性。多数药物的游离碱难溶于水，易溶于有机溶剂，其盐可溶于水。

二、鉴别试验

1. 沉淀反应

利用芳氧丙醇胺类药物能与生物碱沉淀试剂反应生成沉淀，可进行鉴别。如盐酸普萘洛尔注射液，加硅钨酸试液数滴，即产生淡粉红色沉淀。

2. 与高锰酸钾反应

氧烯洛尔、富马酸比索洛尔、马来酸噻吗洛尔结构中有双键，具有还原性，可还原紫色的高锰酸钾为棕色的二氧化锰，利用该反应可进行鉴别。如马来酸噻吗洛尔，加水溶解，加高锰酸钾试液 3 滴，紫色立即消失，加热，即生成红棕色沉淀。

3. 紫外光谱

利用芳氧丙醇胺类药物在紫外光区的特征吸收，可进行鉴别。

例 17　富马酸比索洛尔的鉴别　取本品，加水溶解并分别稀释制成每 1 mL 中约含 0.1 mg 的溶液（1）和每 1 mL 中约含 0.01 mg 的溶液（2），按照紫外 – 可见分光光度法测定，溶液（1）在 271 nm 的波长处有最大吸收；溶液（2）在 223 nm 的波长处有最大吸收。

4. 红外光谱

芳氧丙醇胺类药物的官能团在红外光区有特征吸收，各国药典均采用 IR 法鉴别。

例 18　酒石酸美托洛尔的鉴别　取本品适量，加水溶解后，再加氨试液碱化，用二氯甲烷提取，静置，取适量二氯甲烷液，置水浴上蒸干，置五氧化二磷干燥器中放置过夜，依法测定。本品的红外光谱图应与对照的光谱图（光谱集 685 图）一致。

5. 色谱法

芳氧丙醇胺类药物也可用色谱法鉴别。

此外，芳氧丙醇胺类药物的盐酸盐也可用氯化物的反应鉴别。

三、特殊杂质检查

1. 游离萘酚的检查

α– 萘酚为盐酸普萘洛尔的合成原料，可能引入成品中。ChP 利用重氮盐与 α– 萘酚反应生成偶氮染料的显色反应，采用限量检查法检查。

OH　$\overset{+}{N}\equiv N$　NaOH　HO—　—N=N—　—SO_3H　SO_3H

（橙红色）

例 19　盐酸普萘洛尔中游离萘酚的检查　取本品 20 mg，加乙醇与 10% 氢氧化钠溶液各 2 mL，振摇使溶解，加重氮苯磺酸试液 1 mL，摇匀，放置 3 min；如显色，与 α- 萘酚的乙醇溶液（每 1 mL 中含 α- 萘酚 20 μg）0.30 mL 用同一方法制成的对照液比较，不得更深（0.3%）。

2. 有关物质

芳氧丙醇胺类药物大多采用色谱法进行有关物质的检查。酒石酸美托洛尔中存在杂质的结构与性质差异较大，使用单一的正相色谱或反相色谱模式难以完全检出有关物质。所以 ChP 分别采用 TLC（正相）和 HPLC（反相）进行有关物质的检查。

例 20　酒石酸美托洛尔中有关物质的检查

（1）有关物质Ⅰ的检查　照薄层色谱法（通则 0502）试验。

供试品溶液：取本品，加甲醇溶解并定量稀释制成每 1 mL 中约含 50 mg 的溶液，作为供试品溶液。

对照溶液：分别精密量取供试品溶液适量，用甲醇分别定量稀释制成每 1 mL 中含 0.1 mg 和 0.25 mg 的溶液，作为对照溶液（1）和（2）。

色谱条件：采用硅胶 G 薄层板，以甲醇 - 乙酸乙酯（10 ∶ 90）为展开剂（层析缸底部放置 2 个盛有展开剂体积 30% 的浓氨溶液小烧杯，并预先平衡 1 h 以上）。

测定法：量取供试品溶液、对照溶液（1）和（2）各 5 μL，分别点于同一薄层板上，展开，在空气中晾干 3 h，再置碘蒸气缸中放置 15 h，取出，立即检视。

限度：除主斑点与原点外，供试品溶液如显杂质斑点，其颜色与对照溶液（2）的主斑点比较，不得更深，且深于对照溶液（1）主斑点的杂质斑点不得多于 1 个。

（2）有关物质Ⅱ的检查　照高效液相色谱法（通则 0512）测定。

供试品溶液：取本品适量，精密称定，用流动相溶解并定量稀释制成每 1 mL 中含 2 mg 的溶液，作为供试品溶液。

对照溶液：精密量取供试品溶液适量，用流动相定量稀释制成每 1 mL 中含 10 μg 的溶液，作为对照溶液。

系统适用性溶液：取酒石酸美托洛尔对照品，加流动相溶解并稀释制成每 1 mL 中含 2 mg 的溶液，置石英杯中，在距离紫外光灯（254 nm）下 5 cm 处，放置 3 h，作为系统适用性溶液。

色谱条件：用十八烷基硅烷键合硅胶为填充剂；以醋酸盐缓冲液（取醋酸铵 3.9 g，加水 810 mL 溶解后，加三乙胺 2.0 mL，冰醋酸 10.0 mL，磷酸 3.0 mL，摇匀）- 乙腈（824 ∶ 146）为流动相；流速为每分钟 2 mL；柱温 30℃；检测波长为 280 nm；进样体积 20 μL。

系统适用性要求：系统适用性溶液色谱图中，美托洛尔峰的保留时间约为 7 min，相对保留时间约 0.3 处为 4-{(2*RS*)-2- 羟基 -3- [(1- 异丙基)氨基]丙氧基}苯甲醛（杂质Ⅰ）峰，美托洛尔峰与杂质Ⅰ峰的分离度应大于 10.0。对照溶液色谱图中，理论板数按美托洛尔峰计算不低于 3 000。

测定法：精密量取供试品溶液和对照溶液，分别注入液相色谱仪，记录色谱图至主成分峰保留时间的 3 倍。

限度：供试品溶液的色谱图中如有与杂质Ⅰ保留时间一致的色谱峰，其峰面积乘以校正因子 0.1 后不得大于对照溶液主峰面积的 0.6 倍（0.3%）；其他单个杂质峰面积不得大于对照溶液主峰面积的 0.6 倍（0.3%）；各杂质峰面积的和（杂质Ⅰ峰面积乘以校正因子 0.1 后计入）不得大于对照溶液的主峰面积（0.5%），小于对照溶液主峰面积 0.1 倍的色谱峰忽略不计。

四、含量测定

1. 非水碱量法

利用芳氧丙醇胺类药物的弱碱性，原料药大多采用非水碱量法测定含量。测定的主要条件见表2-3-7。

表 2-3-7　非水碱量法测定芳氧丙醇胺类药物的主要条件

药物	溶剂	滴定剂	终点指示	其他
盐酸卡替洛尔	冰醋酸+乙酸酐	高氯酸	电位法	
盐酸普萘洛尔	冰醋酸+乙酸酐	高氯酸	电位法	
氧烯洛尔	冰醋酸	高氯酸	结晶紫，蓝绿色	
氧烯洛尔片	三氯甲烷	高氯酸	二甲基黄，粉红色	三氯甲烷提取、过滤
酒石酸美托洛尔	冰醋酸	高氯酸	结晶紫，纯蓝色	加冰醋酸，微温溶解
富马酸比索洛尔	冰醋酸	高氯酸	电位法	
马来酸噻吗洛尔	冰醋酸+乙酸酐	高氯酸	结晶紫，蓝色	

如ChP氧烯洛尔片为排除辅料的干扰，采用三氯甲烷提取主药，过滤后，非水碱量法测定。

例21　**氧烯洛尔片的含量测定**　取本品30片，精密称定，研细，精密称取适量（约相当于氧烯洛尔0.2 g），置碘瓶中，精密加三氯甲烷50 mL，振摇提取，滤过，精密量取续滤液25 mL，置锥形瓶中，加二甲基黄指示液2滴，用高氯酸滴定液（0.1 mol/L）滴定至溶液显粉红色，并将滴定的结果用空白试验校正。每1 mL高氯酸滴定液（0.1 mol/L）相当于26.52 mg的$C_{15}H_{23}NO_3$。

2. 紫外分光光度法

基于芳氧丙醇胺类药物的特征紫外吸收，可采用紫外分光光度法测定含量。如ChP盐酸卡替洛尔滴眼液稀释后，采用紫外分光光度法测定含量，对照品对照法定量。

3. 高效液相色谱法

芳氧丙醇胺类药物的制剂也可采用高效液相色谱法测定含量。如ChP阿替洛尔片以辛烷磺酸钠为离子对试剂，采用离子对色谱法进行含量测定，外标法定量。

第四节　苯并二氮杂䓬类药物分析

一、结构与性质

1. 基本结构与代表药物

苯并二氮杂䓬类药物（benzodiazepine drugs）为取代苯环与七元含氮杂环并合而成的有机药物，其中1,4-苯并二氮杂䓬类药物生理活性最强，是目前临床应用最广泛的抗焦虑、抗惊厥药。其基本结构为：

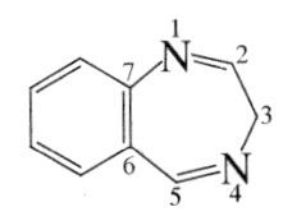

代表药物有地西泮、氯氮䓬、氯硝西泮、奥沙西泮、阿普唑仑和三唑仑等。化学结构式分别为：

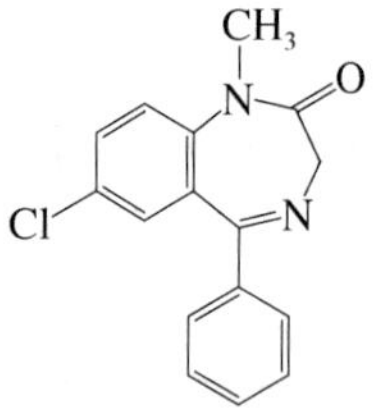

地西泮（diazepam） 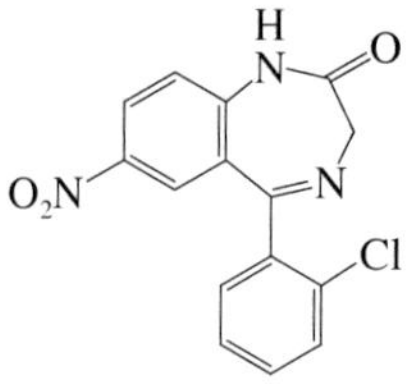 氯硝西泮（clonazepam） 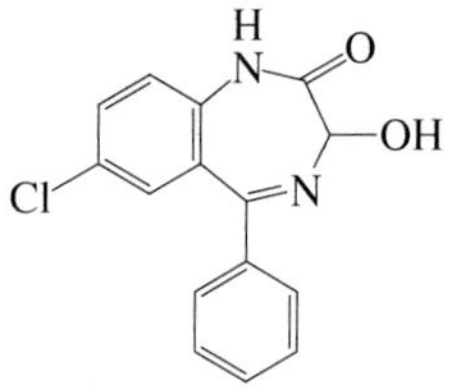 奥沙西泮（oxazepam）

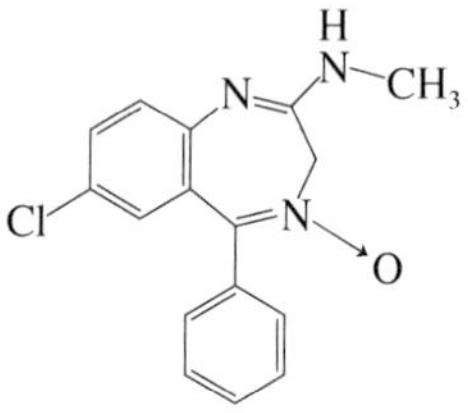

氯氮䓬（chlordiazepoxide） 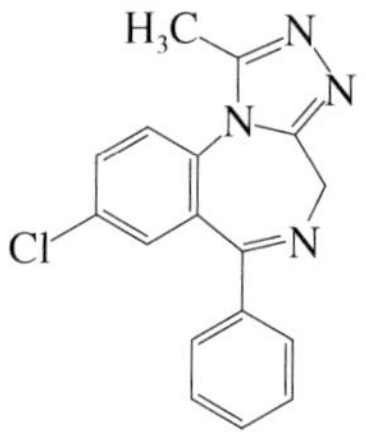 阿普唑仑（alprazolam） 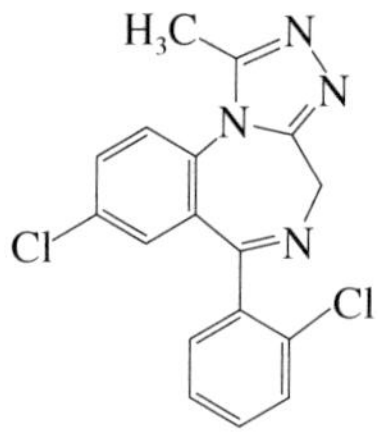 三唑仑（triazolam）

2. 主要理化性质

苯并二氮杂䓬类药物的主要理化性质有：①弱碱性。二氮杂䓬环中的氮原子具有较强的碱性，但与苯基并合后碱性降低。可以与生物碱沉淀试剂发生沉淀反应。②水解性。二氮杂䓬七元环在强酸性溶液中水解开环，生成相应的二苯甲酮衍生物，这是本类药物的主要有关物质，但其水解产物所呈现的某些特性，也可用于本类药物的鉴别或含量测定。③光谱特征。苯并二氮杂䓬分子结构中有共轭体系及苯环、氨基等，具有特征的紫外和红外吸收。在不同的 pH 介质中，本类药物以不同的分子形式存在（质子化分子 H_2A^+，中性分子 HA，去质子化分子 A^-），所以紫外吸收波长有所变化。

二、鉴别试验

1. 化学鉴别法

（1）沉淀反应　苯并二氮䓬类药物均为含氮杂环，可与生物碱沉淀试剂反应生成沉淀，用于鉴别，常见苯并二氮杂䓬类药物与生物碱沉淀试剂的反应见表 2-3-8。

表 2-3-8　苯并二氮杂䓬类药物与生物碱沉淀试剂的反应

药物	溶剂	沉淀试剂	现象
氯氮䓬	盐酸溶液（9→1 000）	碘化铋钾	橙红色沉淀
氯硝西泮	稀盐酸	碘化铋钾	橙红色沉淀，放置后，沉淀颜色变深
盐酸氟西泮	水	碘化铋钾	橙红色沉淀
阿普唑仑	盐酸溶液（9→1 000）	硅钨酸	白色沉淀
	盐酸溶液（9→1 000）	碘化铋钾	橙红色沉淀
地西泮	水	碘化铋钾	橙红色沉淀
三唑仑	稀盐酸	碘化铋钾	橙色沉淀，放置后，色渐变深

(2) 水解后呈芳香第一胺反应　氯氮䓬、奥沙西泮等的二氮杂䓬环在盐酸溶液(1→2)中，缓缓加热煮沸，水解开环，产生芳伯氨基，因此可用水解后的芳香第一胺反应鉴别。

地西泮等1位有取代的苯并二氮杂䓬类药物无此反应。

(3) 硫酸 - 荧光反应　苯并二氮杂䓬类药物溶于硫酸或稀硫酸后，在紫外光(365 nm)下呈现不同颜色的荧光，可用于鉴别。如地西泮溶于硫酸显黄绿色荧光，艾司唑仑在稀硫酸中显天蓝色荧光。

(4) 分解产物的反应　苯并二氮杂䓬类药物大多为有机氯化物，用氧瓶燃烧法破坏，生成氯化氢，以氢氧化钠溶液吸收，加硝酸酸化，显氯化物的反应。ChP 用于地西泮的鉴别。

2. 光谱法

各国药典均采用 UV 法鉴别该类药物，ChP 收载的苯并二氮杂䓬类药物的紫外吸收特征见表 2-3-9。

表 2-3-9　苯并二氮杂䓬类药物的紫外吸收特征

药物	溶剂	浓度(μg/mL)	λ_{max}(nm)	$E_{1cm}^{1\%}$	吸光度	吸光度比值
地西泮	0.5% 硫酸的甲醇溶液	5	242、284、366	284 nm 处为 440~468	$A_{242}\approx0.51$ $A_{284}\approx0.23$	
硝西泮	无水乙醇	8	220、260、310			A_{260}/A_{310}=1.45~1.65
氯硝西泮	0.5% 硫酸的乙醇溶液	10	252、307			
奥沙西泮	乙醇	10	229、315(较弱)			
盐酸氟西泮	硫酸甲醇溶液(1→36)	10	239、284、363			A_{239}/A_{284}=1.95~2.50
氯氮䓬	盐酸溶液(9→1 000)	7	245、308			
三唑仑	无水乙醇	5	221			

ChP 收载的本类药物的原料均采用 IR 法鉴别。

3. 色谱法

苯并二氮杂䓬类药物发展很快，目前临床应用的品种不断增多。由于本类药物结构相似，用化学方法有时难于区别，因此可用色谱法鉴别或区分本类药物。

三、有关物质检查

苯并二氮杂䓬类药物在生产过程或贮藏中易引入中间体、副产物和分解产物等有关物质。因此本类药物的原料及制剂大多需进行有关物质的检查，采用 TLC 或 HPLC。如氯氮䓬在合成过程中，易引入中间体 7- 氯 -5- 苯基 -1,3- 二氢 -1,4- 苯并二氮䓬 -2- 酮 -4- 氧化物(有关物质 A)、6- 氯 -2-(氯甲基)-4- 苯基喹唑啉 -3- 氧化物(有关物质 B)等氧化物，以及分解产物 2- 氨基 -5- 氯二苯酮(有关物质 C)。

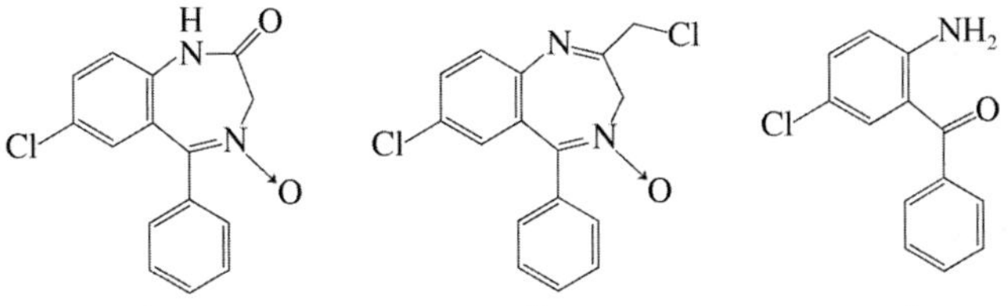

A　　B　　C

ChP 采用高效液相色谱法检查杂质Ⅰ(有关物质C)和Ⅱ(有关物质A)。

例 22 氯氮䓬中有关物质的检查 照高效液相色谱法(通则 0512)测定。避光操作,临用新制。

供试品溶液:取本品适量,精密称定,加流动相溶解并定量稀释制成每 1 mL 中含 0.2 mg 的溶液,作为供试品溶液。

对照品溶液:取 2- 氨基 -5- 氯二苯酮(杂质Ⅰ)对照品适量,精密称定,加流动相溶解并定量稀释制成每 1 mL 中约含 20 μg 的溶液,作为对照品溶液。

对照溶液:精密量取供试品溶液 0.2 mL 与对照品溶液 1 mL,置同一 100 mL 量瓶中,用流动相稀释至刻度,摇匀,作为对照溶液。

系统适用性溶液:取氯氮䓬约 20 mg,加流动相 5 mL 振摇使溶解,加 1 mol/L 盐酸溶液 5 mL,室温放置约 20 h,加 1 mol/L 氢氧化钠溶液 5 mL,用流动相稀释至 100 mL,摇匀,作为系统适用性溶液。

色谱条件:用十八烷基硅烷键合硅胶为填充剂;以乙腈 – 水(50 : 50)为流动相;检测波长为 254 nm;进样体积 10 μL。

系统适用性要求:系统适用性溶液色谱图中,出峰顺序依次为 7- 氯 -5- 苯基 -1,3- 二氢 -1,4- 苯并二氮杂䓬 -2- 酮 -4- 氧化物(杂质Ⅱ)与氯氮䓬,杂质Ⅱ相对保留时间约为 0.7,二者分离度应大于 5.0。

测定法:精密量取对照溶液和供试品溶液,分别注入液相色谱仪,记录色谱图至主成分峰保留时间的 5 倍。

限度:供试品溶液的色谱图中如有与杂质Ⅰ保留时间一致的色谱峰,按外标法以峰面积计算,不得过 0.1%,如有与杂质Ⅱ保留时间一致的色谱峰,其峰面积不得大于对照溶液中氯氮䓬峰面积(0.2%),其他单个杂质峰面积不得大于对照溶液中氯氮䓬峰面积的 0.5 倍(0.1%),各杂质峰面积的和不得大于对照溶液中氯氮䓬峰面积的 2.5 倍(0.5%),小于对照溶液中氯氮䓬峰面积 0.25 倍的色谱峰忽略不计。

四、含量测定

利用苯并二氮杂䓬类药物的弱碱性,其原料药主要采用非水碱量法测定含量。而其制剂的含量测定,采用紫外分光光度法或高效液相色谱法。

例 23 氯硝西泮片的含量测定 取本品适当数量,精密称定,研细,精密称取适量(约相当于氯硝西泮 10 mg),置 100 mL 量瓶中,加溶剂(0.5% 硫酸的乙醇溶液)75 mL,充分振摇 45 min 使氯硝西泮溶解,用溶剂稀释至刻度,摇匀,滤过,精密量取续滤液 5 mL,置 50 mL 量瓶中,用溶剂稀释至刻度,摇匀,作为供试品溶液。按照紫外 – 可见分光光度法,在 307 nm 波长处测定吸光度。另取氯硝西泮对照品,精密称定,加溶剂溶解并定量稀释制成每 1 mL 中约含 10 μg 的溶液,同法测定。计算。

第五节 吡啶类药物分析

一、结构与性质

1. 基本结构与代表药物

吡啶类药物(pyridine drugs)均含吡啶环。基本结构为:

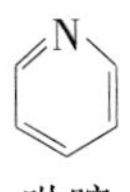

吡啶

代表药物有异烟肼、尼可刹米和硝苯地平。化学结构式分别为：

O　NH_2　N　N　H

O　N　CH_3　N　CH_3

H　H_3C　N　CH_3　H_3C　O　O　CH_3　O　O　NO_2

异烟肼(isoniazid)　　尼可刹米(nikethamide)　　硝苯地平(nifedipine)

2. 主要理化性质

(1) 吡啶环　吡啶类药物吡啶环上的氮原子为碱性氮原子(水中 pK_b 值为 8.8),可以与一些沉淀试剂如重金属盐类(如氯化汞、碘化铋钾及硫酸铜)等发生沉淀反应。此外,吡啶环在一定条件下可发生开环反应。

二氢吡啶类药物分子中有二氢吡啶环,具有还原性。利用其还原性,可用氧化还原反应鉴别或氧化还原滴定法测定含量。二氢吡啶类药物遇光极不稳定,易发生光化学歧化作用,因此二氢吡啶类药物的分析应避光操作,同时应检查引入的特殊杂质。

(2) 取代基　①酰肼基。异烟肼分子中,吡啶环 γ 位上的氢被酰肼基取代,酰肼基具有较强的还原性,可被不同的氧化剂氧化,也可与某些含羰基的试剂发生缩合反应。②酰氨基。尼可刹米分子中,吡啶环 β 位上的氢被酰氨基取代,遇碱水解后释放出具有碱性的二乙胺。③硝基。硝苯地平分子中有硝基,硝基具有氧化性,可被还原为芳伯氨基,用重氮化－偶合反应鉴别。

此外,吡啶类药物均有共轭体系,在紫外光区有特征吸收,具有特征的红外光谱。

二、鉴别试验

1. 吡啶环的反应

(1) 吡啶环的开环反应　本反应适用于吡啶环的 β 或 γ 位上的氢被羧基衍生物所取代的吡啶类药物。

1) 戊烯二醛反应(Köning 反应)　溴化氰作用于吡啶环,使环上氮原子由 3 价转变为 5 价,吡啶环水解,形成戊烯二醛,再与苯胺缩合,形成黄色的戊烯二醛衍生物。

例 24　尼可刹米的鉴别　取本品 1 滴,加水 50 mL,摇匀,分取 2 mL,加溴化氰试液 2 mL 与 2.5% 苯胺溶液 3 mL,摇匀,溶液渐显黄色。

反应式如下：

N　CH_3　N　CH_3　O $\xrightarrow{CNBr}$ NC　Br　N　CH_3　N　CH_3　O $\xrightarrow{2H_2O}$ O　CH　CHOH　CH_3　N　CH_3　O　$+NH_2CN+HBr$

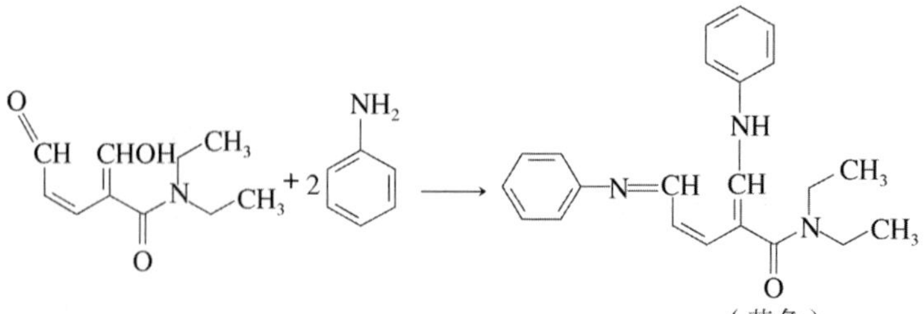

2）二硝基氯苯反应　在无水条件下，吡啶及其某些衍生物与 2,4- 二硝基氯苯混合共热或共热至熔融；冷却后，加醇制氢氧化钾试液使残渣溶解，溶液显紫红色。

例 25　BP 异烟肼注射液的鉴别　取本品适量（约相当于异烟肼 25 mg），加乙醇 5 mL，加硼砂 0.1 g 及 5% 的 2,4- 二硝基氯苯乙醇溶液 5 mL，水浴蒸干，继续加热 10 min，残渣加甲醇 10 mL 搅拌溶解后，即显紫红色。

反应式如下：

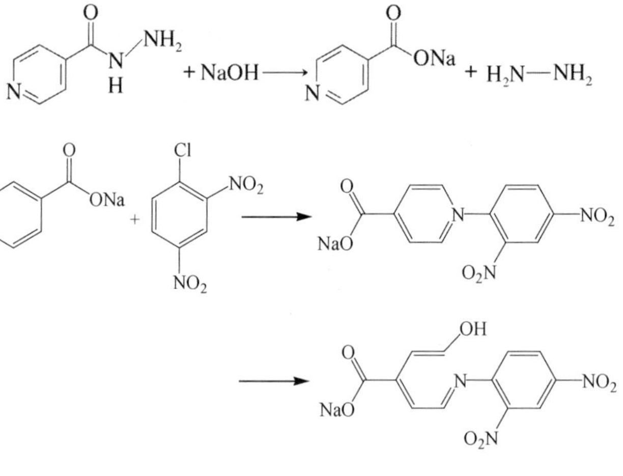

（2）沉淀反应　吡啶类药物含有吡啶环，可与某些重金属盐类形成沉淀。如尼可刹米可与硫酸铜及硫氰酸铵作用生成草绿色配位化合物沉淀，用于鉴别。反应式如下：

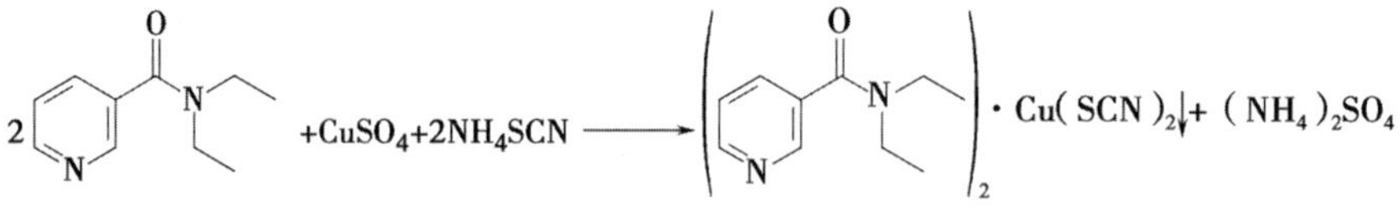

2. 二氢吡啶的解离反应

二氢吡啶类药物的丙酮溶液与氢氧化钠反应显橙红色。其反应机制为：二氢吡啶类药物与碱作用，二氢吡啶环 1,4- 位氢均可发生解离，形成 p-π 共轭而发生颜色变化。反应式如下：

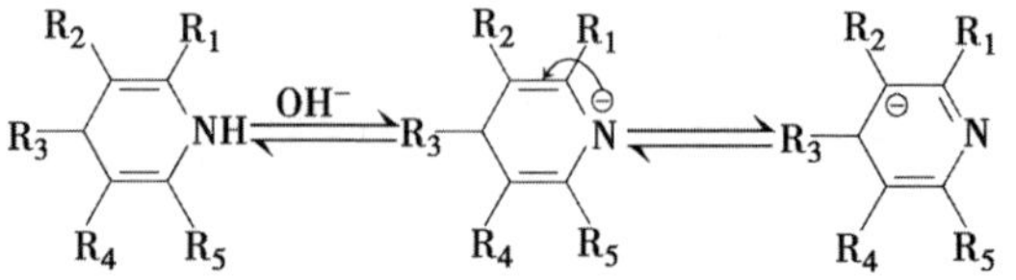

或

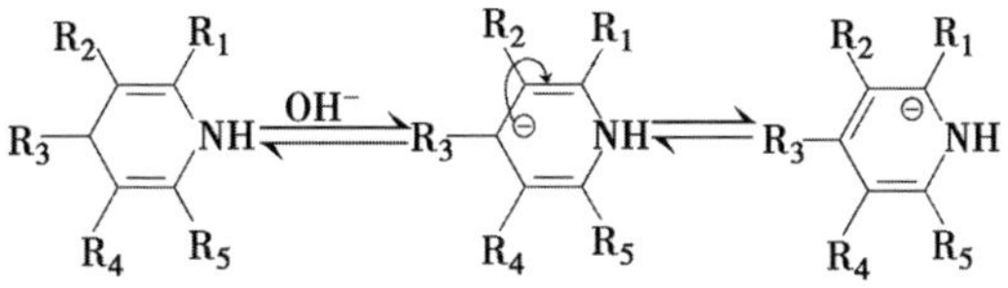

例 26 **硝苯地平的鉴别** 取本品约 25 mg，加丙酮 1 mL 溶解，加 20% 氢氧化钠溶液 3~5 滴，振摇，溶液显橙红色。

3. 酰肼基的反应

（1）还原反应 异烟肼的酰肼基具有还原性，可还原硝酸银为单质银，有黑色浑浊，在试管壁上形成“银镜”，肼基被氧化生成氮气发生气泡。该反应被各国药典用于鉴别异烟肼。反应式如下：

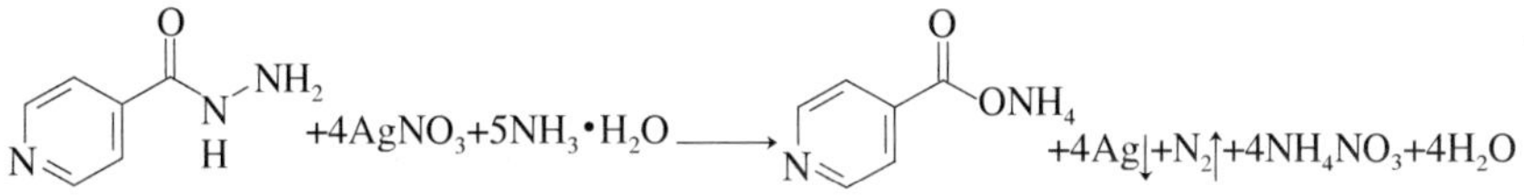

$$+4AgNO_3+5NH_3\cdot H_2O \longrightarrow +4Ag\downarrow+N_2\uparrow+4NH_4NO_3+4H_2O$$

（2）缩合反应 异烟肼的酰肼基与芳醛缩合生成腙，如与香草醛反应生成异烟腙，为黄色结晶，并具有固定的熔点，可用于鉴别。BP 用于鉴别异烟肼。

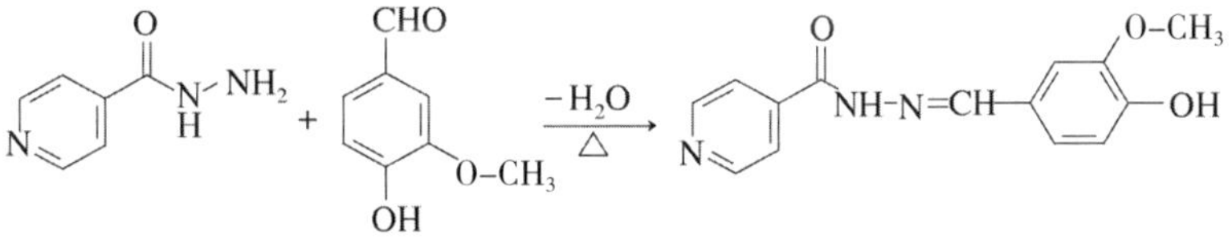

4. 分解产物的反应

尼可刹米与氢氧化钠试液加热，分解产生二乙胺，有臭味，并能使湿润的红色石蕊试纸变蓝，用于鉴别。

此外，异烟肼、尼可刹米等与无水碳酸钠或氢氧化钙共热，可发生脱羧降解产生吡啶，有臭味逸出。

5. 重氮化 - 偶合反应

二氢吡啶类药物苯环硝基具有氧化性，在酸性条件下被锌粉还原为芳伯氨基，可用重氮化 - 偶合反应鉴别。BP、JP 均用该反应鉴别硝苯地平。

例 27 **BP 硝苯地平的鉴别** 取本品 25 mg，加 10 mL 混合溶液（盐酸：水：乙醇 =1.5：3.5：5），温热，加入锌粒 0.5 g，放置 5 min，滤过，滤液加亚硝酸钠溶液（10 g/L）5 mL，放置 2 min，再加入氨基磺酸铵溶液（50 g/L）2 mL，摇匀，加入盐酸萘乙二胺溶液（5 g/L）2 mL，即显红色（持续 5 min 以上）。

6. 紫外光谱与红外光谱

吡啶类药物均具有芳杂环，在紫外光区有特征吸收，可用 UV 法鉴别。该类药物的原料药均采用 IR 法鉴别。

7. 高效液相色谱法

高效液相色谱法具有分离、分析的功能，ChP 收载的多种制剂的鉴别均采用该法。

三、特殊杂质检查

1. 异烟肼中游离肼的检查

异烟肼的合成一般为 4- 甲基吡啶氧化成异烟酸后，再与水合肼进行酰化制得。

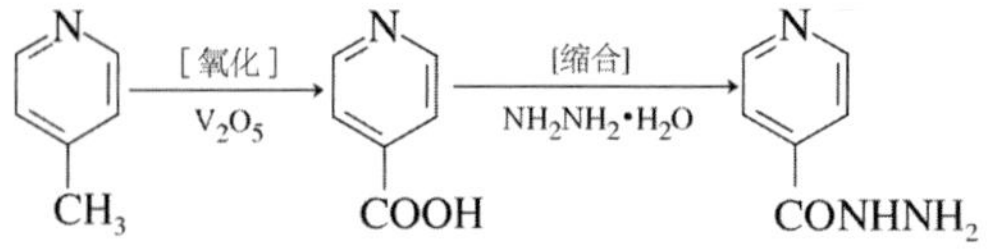

N
[氧化]
V_2O_5
CH_3
N
COOH
[缩合]
$NH_2NH_2 \cdot H_2O$
N
$CONHNH_2$

异烟肼在制备时原料反应不完全或在贮藏过程中降解均可引入游离肼。肼是一种诱变剂和致癌物质，因此，国内外药典均规定了异烟肼及其制剂中游离肼的限量。ChP 异烟肼、异烟肼片、注射用异烟肼均采用薄层色谱法检查游离肼。

例 28 异烟肼中游离肼的检查 照薄层色谱法（通则 0502）试验。

溶剂：丙酮 – 水（1 : 1）。

供试品溶液：取本品适量，加溶剂溶解并定量稀释制成每 1 mL 中约含 0.1 g 的溶液，作为供试品溶液。

对照品溶液：取硫酸肼对照品适量，加溶剂溶解并定量稀释制成每 1 mL 中约含 80 μg（相当于游离肼 20 μg）的溶液，作为对照品溶液。

系统适用性溶液：取异烟肼与硫酸肼各适量，加溶剂溶解并稀释制成每 1 mL 中分别含异烟肼 0.1 g 及硫酸肼 80 μg 的混合溶液，作为系统适用性溶液。

色谱条件：以异丙醇 – 丙酮（3 : 2）为展开剂。

系统适用性要求：系统适用性溶液所显游离肼与异烟肼的斑点应完全分离，游离肼的 R_f 值约为 0.75，异烟肼的 R_f 值约为 0.56。

测定法：吸取供试品溶液、对照品溶液与系统适用性溶液各 5 μL，分别点于同一薄层板上，展开，晾干，喷以乙醇制对二甲氨基苯甲醛试液，15 min 后检视。

限度：在供试品溶液主斑点前方与对照品溶液主斑点相应的位置上，不得显黄色斑点。

2. 有关物质

吡啶类药物的原料及制剂大多采用高效液相色谱法检查有关物质。如硝苯地平遇光极不稳定，易发生光化学歧化作用，降解为硝苯地平衍生物 2,6- 二甲基 -4-(2- 硝基苯基) -3,5- 吡啶二甲酸二甲酯（杂质 Ⅰ），在日光及漫射光下易形成亚硝基吡啶衍生物 2,6- 二甲基 -4-(2- 亚硝基苯基) -3,5- 吡啶二甲酸二甲酯（杂质 Ⅱ），后者为硝苯地平的主要光分解物，又对人体极为有害。药典标准中分别将其称为杂质 Ⅰ 和杂质 Ⅱ，其化学结构如下：

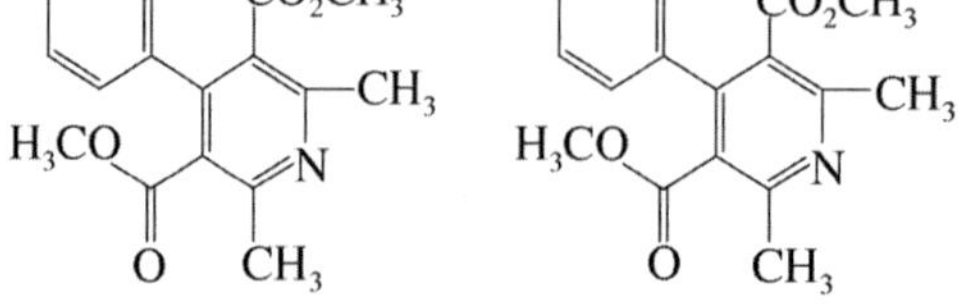

NO_2
CO_2CH_3
CH_3
H_3CO
N
O
CH_3
NO
CO_2CH_3
CH_3
H_3CO
N
O
CH_3

（Ⅰ） （Ⅱ）

杂质 Ⅰ 和 Ⅱ 对光很敏感，随着药物浓度的降低，光解速度加快，造成杂质量迅速增加。因此，各国药典标准中均规定在避光条件下进行有关物质检查，大多采用 HPLC。

例 29 硝苯地平中有关物质的检查 照高效液相色谱法（通则 0512）测定。避光操作。

供试品溶液：取本品，精密称定，加甲醇溶解并定量稀释制成每 1 mL 中约含 1 mg 的溶液，作为供试品溶液。

对照品贮备液：取 2,6- 二甲基 -4-(2- 硝基苯基)-3,5- 吡啶二甲酸二甲酯（杂质Ⅰ）对照品与 2,6- 二甲基 -4-(2- 亚硝基苯基)-3,5- 吡啶二甲酸二甲酯（杂质Ⅱ）对照品，精密称定，加甲醇溶解并定量稀释制成每 1 mL 中各约含 10 μg 的混合溶液，作为对照品贮备液。

对照溶液：精密量取供试品溶液与对照品贮备液各适量，用流动相定量稀释制成每 1 mL 中分别含硝苯地平 2 μg、杂质Ⅰ 1 μg 和杂质Ⅱ 1 μg 的混合溶液，作为对照溶液。

系统适用性溶液：取硝苯地平、杂质Ⅰ对照品与杂质Ⅱ对照品各适量，精密称定，加甲醇溶解并稀释制成每 1 mL 中分别约含 1 mg、10 μg 和 10 μg 的混合溶液。

色谱条件：用十八烷基硅烷键合硅胶为填充剂；以甲醇 – 水（60∶40）为流动相；检测波长为 235 nm；进样体积 20 μL。

系统适用性要求：系统适用性溶液色谱图中，杂质Ⅰ峰、杂质Ⅱ峰与硝苯地平峰之间的分离度均应符合要求。

测定法：精密量取供试品溶液与对照溶液，分别注入液相色谱仪，记录色谱图至主成分峰保留时间的 2 倍。

限度：供试品溶液的色谱图中如有与杂质Ⅰ峰、杂质Ⅱ峰保留时间一致的色谱峰，按外标法以峰面积计算，均不得过 0.1%；其他单个杂质峰面积不得大于对照溶液中硝苯地平峰面积（0.2%）；杂质总量不得过 0.5%。

四、含量测定

1. 氧化还原滴定法

（1）溴酸钾滴定法　异烟肼的酰肼基具有较强的还原性，可在强酸性介质中用溴酸钾滴定液直接滴定。异烟肼与溴酸钾反应的摩尔比为 3∶2。

$$3\ \text{C}_5\text{H}_4\text{N-CO-NH-NH}_2 + 2KBrO_3 \xrightarrow{H^+} 3\ \text{C}_5\text{H}_4\text{N-COOH} + 3N_2\uparrow + 2KBr + 3H_2O$$

例 30 注射用异烟肼的含量测定 取装量差异项下的内容物，混合均匀，精密称取约 0.2 g，置 100 mL 量瓶中，加水使溶解并稀释至刻度。摇匀；精密量取 25 mL，加水 50 mL、盐酸 20 mL 与甲基橙指示液 1 滴，用溴酸钾滴定液（0.016 67 mol/L）缓缓滴定（温度保持在 18~25℃）至粉红色消失。每 1 mL 溴酸钾滴定液（0.016 67 mol/L）相当于 3.429 mg 的 $C_6H_7N_3O$。

以甲基橙指示液指示终点，终点时，微过量的溴酸钾氧化甲基橙使其粉红色消失，即为终点。甲基橙是不可逆氧化还原指示剂，为防止溶液中温度过高、溴酸钾局部浓度过高使指示剂破坏而提前到达终点，要求在充分搅拌下缓缓滴定，且温度保持在 18~25℃。

本法操作简便，结果准确，BP 异烟肼及异烟肼片的含量测定也采用该法。

（2）溴量法　异烟肼在稀盐酸介质中可被定量过量的溴氧化，剩余的溴用碘量法测定。异烟肼与溴反应的摩尔比为 1∶2。

$$\text{异烟肼(4-吡啶甲酰肼, CONHNH}_2\text{)} + 2Br_2 + H_2O \xrightarrow{HCl} \text{异烟酸(4-吡啶甲酸, COOH)} + N_2\uparrow + 4HBr$$

例 31 BP 异烟肼注射液的含量测定 精密量取本品适量(约相当于异烟肼 0.4 g),加水稀释至 250 mL,摇匀。精密量取 25 mL,置具塞锥形瓶中,精密加溴滴定液(0.05 mol/L)25 mL,再加盐酸 5 mL,立即密塞并振摇 1 min,在暗处静置 15 min 后,注意微开瓶塞,加碘化钾 1 g,立即密塞,摇匀后,用硫代硫酸钠滴定液(0.1 mol/L)滴定,至近终点时,加淀粉指示液,继续滴定至蓝色消失,并将滴定的结果用空白试验校正。每 1 mL 溴滴定液(0.05 mol/L)相当于 3.429 mg 的 $C_6H_7N_3O$。

(3) 铈量法 利用二氢吡啶类药物的还原性,可用铈量法测定含量。ChP、BP 收载的二氢吡啶类原料药均采用该法测定含量。

例 32 硝苯地平的含量测定 取本品约 0.4 g,精密称定,加无水乙醇 50 mL,微热使溶解,加高氯酸溶液(取 70% 高氯酸 8.5 mL,加水至 100 mL)50 mL、邻二氮菲指示液 3 滴,立即用硫酸铈滴定液(0.1 mol/L)滴定,至近终点时,在水浴中加热至 50℃左右,继续缓缓滴定至橙红色消失,并将滴定的结果用空白试验校正。每 1 mL 硫酸铈滴定液(0.1 mol/L)相当于 17.32 mg 的 $C_{17}H_{18}N_2O_6$。

$$\text{硝苯地平(二氢吡啶)} + 2Ce(SO_4)_2 + 6HClO_4 \rightarrow \text{吡啶衍生物} + 2Ce(ClO_4)_3 + 4H_2SO_4$$

硝苯地平与硫酸铈反应的摩尔比为 1∶2。用邻二氮菲指示液指示终点。终点时微过量的 Ce^{4+} 将指示液中的 Fe^{2+} 氧化成 Fe^{3+},使橙红色消失,以指示终点。邻二氮菲指示液应临用新制。

2. 非水碱量法

利用吡啶环的弱碱性,本类药物也可采用非水碱量法测定含量。如 ChP 尼可刹米的含量测定采用该法。

3. 紫外分光光度法

吡啶类药物均具有芳杂环,在紫外光区有特征吸收,可用紫外分光光度法测定含量。

例 33 尼可刹米注射液的含量测定 用内容量移液管精密量取本品 2 mL,置 200 mL 量瓶中,用 0.5% 硫酸溶液分次洗涤移液管内壁,洗液并入量瓶中,加 0.5% 硫酸溶液稀释至刻度,摇匀;精密量取适量,加 0.5% 硫酸溶液定量稀释成每 1 mL 中约含尼可刹米 20 μg 的溶液,按照紫外–可见分光光度法,在 263 nm 的波长处测定吸光度,按 $C_{10}H_{14}N_2O$ 的吸收系数($E_{1\,cm}^{1\%}$)为 292 计算,即得。

由于本品黏度较大,用内容量移液管移取样品,0.5% 硫酸溶液溶解样品。内容量移液管为按盛装液体的体积进行刻度的移液管,用于精密移取黏度较大的液体,如糖浆剂和油溶液等。正确的使用方法为:精密吸取溶液,拭干管端外壁,放出内容物后,用适当溶剂对移液管内壁分次进行洗涤,将样品完全转移出来。

4. 高效液相色谱法

高效液相色谱法通过分离可消除有关物质及制剂中辅料的干扰，准确测定药物含量。ChP异烟肼原料、异烟肼片及二氢吡啶类药物的制剂大多采用本法测定含量。

第六节　吩噻嗪类药物分析

一、结构与性质

1. 基本结构与代表药物

吩噻嗪类药物（phenothiazine drugs）为吩噻嗪的衍生物，分子结构中均含有硫氮杂蒽母核。基本结构为：

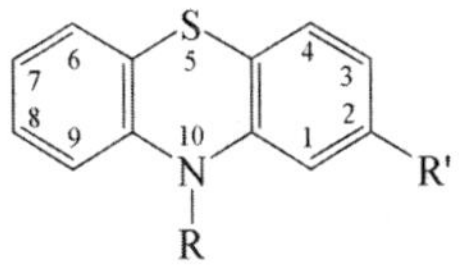

硫氮杂蒽（Phenothiazine）

代表药物见表2-3-10。

表2-3-10　吩噻嗪类代表药物的结构

药物名称	R	R′	HX
盐酸氯丙嗪（chlorpromazine hydrochloride）	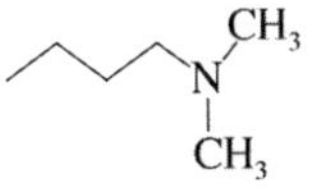 N, CH_3, CH_3	—Cl	HCl
盐酸异丙嗪（promethazine hydrochloride）	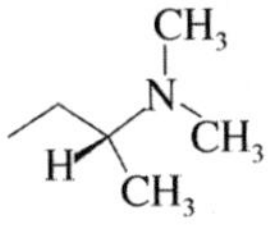 CH_3, N, CH_3, H, CH_3	—H	HCl
奋乃静（perphenazine）	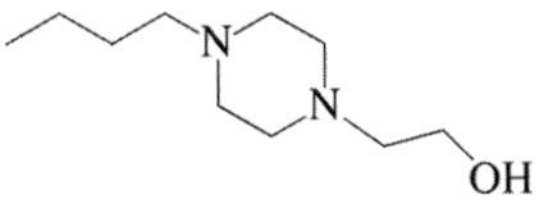 N, N, OH	—Cl	
盐酸氟奋乃静（fluphenazine hydrochloride）	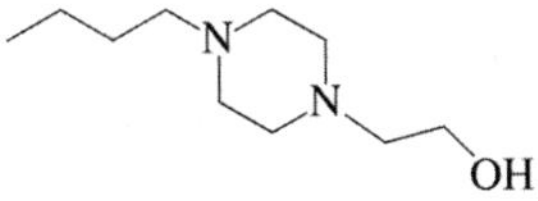 N, N, OH	—CF_3	2HCl
癸氟奋乃静（fluphenazine decanoate）	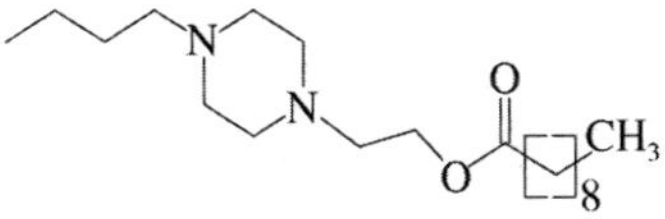 N, N, O, O, CH_3, 8	—CF_3	
盐酸三氟拉嗪（trifluoperazine hydrochloride）	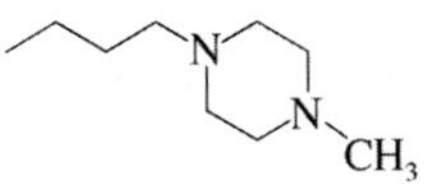 N, N, CH_3	—CF_3	2HCl
盐酸硫利达嗪（thioridazine hydrochloride）	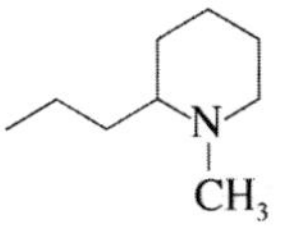 N, CH_3	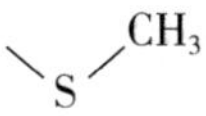 S, CH_3	HCl

2. 性质

(1) 光谱特征　吩噻嗪类药物的硫氮杂蒽母核为三环共轭的大 π 体系，一般在紫外光区有 3 个吸收峰，分别在 204~209 nm（205 nm 附近）、250~265 nm（254 nm 附近）和 300~325 nm（300 nm 附近），最强峰多在 254 nm 附近。

硫氮杂蒽母核的硫为负二价，易被氧化，其氧化产物为砜（>SO_2）和亚砜（>SO），其紫外吸收光谱增加为 4 个吸收峰，与未取代的吩噻嗪母核的吸收光谱有明显不同，见图 2-3-2。

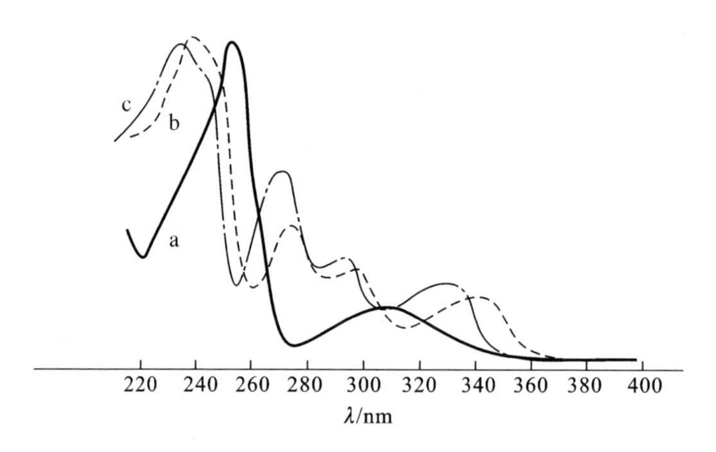

图 2-3-2　吩噻嗪及其氧化产物的紫外吸收光谱

a. 吩噻嗪　b. 吩噻嗪的亚砜化合物　c. 吩噻嗪的砜化合物

(2) 易氧化呈色　本类药物硫氮杂蒽母核的硫为负二价，具有还原性，易被氧化剂氧化呈色。

(3) 与金属离子络合呈色　本类药物分子结构中的硫，可与金属钯离子络合形成有色的配位化合物，其氧化产物砜和亚砜则无此反应。

(4) 弱碱性　本类药物母核上的氮原子碱性极弱，但 10 位氮上 R 取代基为脂烃氨基、哌啶基、哌嗪基，碱性较强，可用非水碱量法测定含量，也可与盐酸形成盐。

二、鉴别试验

1. 紫外光谱与红外光谱

吩噻嗪类药物的紫外吸收特征性强，且随 2 位和 10 位上取代基的不同，可引起最大吸收峰的位移。如 2 位上被卤素取代时，吸收峰红移 5~10 nm，同时使 250~265 nm 区段的峰强度增大；2 位上被—SCH_3 或—$COCH_3$ 基取代时，则吸收峰红移更显著，并在 240~245 nm 及 275~285 nm 波长处有强吸收。ChP 收载的本类药物大多用该法鉴别。

另外，吩噻嗪类药物由于取代基 R 和 R′ 的不同，可产生不同的红外光谱，国内外药典大多采用 IR 法进行鉴别。

例 34　盐酸异丙嗪片的鉴别　取本品细粉适量（约相当于盐酸异丙嗪 100 mg），加三氯甲烷 10 mL，研磨溶解，滤过，滤液水浴蒸干，残渣经减压干燥，依法测定。本品的红外光谱图与对照的光谱图（光谱集 350 图）一致。

2. 显色反应

(1) 氧化剂氧化显色　吩噻嗪类药物可被氧化剂如硫酸、硝酸、溴水（加热至沸）、三氯化铁试液及过氧化氢(在酸性介质中加热至 80℃)等氧化呈色,且药物不同,所呈颜色也有差异,可用于鉴别。如盐酸氟奋乃静,加硫酸使溶解,即显淡红色;温热后变成红褐色。

(2) 与钯离子络合显色　硫氮杂蒽母核中未被氧化的硫原子可与钯离子在适当的 pH 溶液中络合显色,用于鉴别。如癸氟奋乃静,加甲醇溶解后,加 0.1% 氯化钯溶液,即有沉淀生成,并显红色,再加过量的氯化钯溶液,颜色变深。反应式如下:

$$2\,(\text{phenothiazine; N-R, R'}) + PdCl_2 \longrightarrow [(\text{phenothiazine})S \rightarrow Pd^{2+} \leftarrow S(\text{phenothiazine})] \cdot 2Cl^-$$

3. 分解产物的反应

含氟有机药物与碳酸钠及碳酸钾在 600℃炽灼,分解成氟化物,与酸性茜素锆试液反应生成$[ZrF_6]^{2-}$配位离子,茜素游离使溶液由红色变为黄色,可用于鉴别。ChP 癸氟奋乃静用该法鉴别。

4. 色谱法

ChP 收载的盐酸氟奋乃静及其制剂、癸氟奋乃静注射液采用 HPLC 鉴别;盐酸异丙嗪及其制剂用 TLC 或 HPLC 鉴别,两者选一。

三、有关物质检查

吩噻嗪类药物易被氧化生成砜类化合物,遇光分解及在合成过程中的副反应均会产生有关物质,因此吩噻嗪类药物的原料及制剂均需进行有关物质的检查,采用 TLC 或 HPLC。

检查时应注意:①由于吩噻嗪类药物遇光不稳定,应避光操作;②溶液应临用时配制,否则杂质增多。

四、含量测定

1. 非水碱量法

利用吩噻嗪类药物 10 位取代基上脂烃氨基、哌啶基、哌嗪基的碱性,可在非水介质中直接用高氯酸滴定。目前,各国药典大多采用非水碱量法测定吩噻嗪类药物原料药的含量,部分制剂也用该法测定含量。

例 35　奋乃静注射液的含量测定　精密量取本品适量(约相当于奋乃静 125 mg),置于分液漏斗中,加氢氧化钠试液 2 mL 使成碱性,用三氯甲烷振摇提取 4 次,每次 20 mL,合并提取液,用置有无水硫酸钠 5 g 的干燥滤纸滤过,滤液置于水浴上蒸干,加冰醋酸 10 mL 溶解,加结晶紫指示液 1 滴,用高氯酸滴定液(0.1 mol/L)滴定,并将滴定的结果用空白试验校正。每 1 mL 高氯酸滴定液(0.1 mol/L)相当于 20.20 mg 的 $C_{21}H_{26}ClN_3OS$。

本法为消除溶剂水对测定的干扰，样品碱化、有机溶剂提取、挥干有机溶剂后，再按照原料药的方法测定。奋乃静与高氯酸反应的摩尔比为 1∶2。

2. 紫外分光光度法

吩噻嗪类药物的制剂大多利用其紫外吸收特性，采用紫外分光光度法测定含量，吸收系数法或对照品对照法定量。吩噻嗪类药物易被氧化，在空气或日光中放置变色，为防止变色，应避光操作测定含量。

3. 钯离子比色法

吩噻嗪类药物在适当 pH 的溶液中，可与钯离子形成有色络合物，在 500 nm 波长附近有最大吸收，据此进行比色测定。本法可选择性地用于未被氧化的吩噻嗪类药物的测定，专属性强。因为钯离子只与未被氧化的硫原子形成配位化合物，故可消除本类药物中氧化产物的干扰。

例 36 **USP 奋乃静糖浆的含量测定** 精密量取本品适量（约相当于奋乃静 6 mg），置于 25 mL 量瓶中，用水稀释至刻度，摇匀，精密量取 10 mL，置于 125 mL 分液漏斗中，加水 25 mL，加氨试液调节 pH 为 10~11，用三氯甲烷振摇提取 4 次，每次 20 mL，用置有无水硫酸钠 5 g 的干燥滤纸滤过，合并滤液，置于沸水浴上、氮气流下蒸发至约 5 mL 后，移开水浴，氮气流下吹干，残留物精密加入盐酸 – 乙醇溶液（取乙醇 500 mL，加水 300 mL，加盐酸 10 mL，加水至 1 000 mL，摇匀）15.0 mL 溶解，必要时滤过。精密量取 10 mL，与氯化钯溶液（取氯化钯 100 mg，置于 100 mL 量瓶中，加盐酸 1 mL 和水 50 mL，水浴加热使溶解，放冷，加水稀释至刻度，摇匀，置于棕色瓶中保存，30 天内使用。临用前，精密量取 50 mL，置于 500 mL 量瓶中，加盐酸 4 mL，无水醋酸钠 4.1 g，用水稀释至刻度，摇匀）15.0 mL，混合均匀，必要时滤过，作为供试品溶液；以试剂作空白，按照紫外 – 可见分光光度法，在 480 nm 的波长处测定吸光度；另精密称取奋乃静对照品适量，加盐酸 – 乙醇溶液制成每毫升中约含 160 μg 的溶液，作为对照品溶液，同法测定。计算，即得。

4. 高效液相色谱法

HPLC 广泛应用于吩噻嗪类药物制剂的含量测定。

例 37 **盐酸氟奋乃静注射液的含量测定** 照高效液相色谱法（通则 0512）测定。

供试品溶液：精密量取本品适量（约相当于盐酸氟奋乃静 10 mg），置 50 mL 量瓶中，用流动相 A 稀释至刻度，摇匀，精密量取 10 mL，置 25 mL 量瓶中，用流动相 A 稀释至刻度，摇匀，作为供试品溶液。

对照品溶液：取盐酸氟奋乃静对照品，精密称定，加流动相 A 溶解并定量稀释制成每 1 mL 中约含 0.08 mg 的溶液，作为对照品溶液。

色谱条件：用十八烷基硅烷键合硅胶为填充剂；以 0.01 mol/L 磷酸二氢钾溶液（用磷酸调节 pH 至 2.5）– 甲醇 – 乙腈（52∶28∶20）为流动相 A；以甲醇 – 乙腈（58∶42）为流动相 B，按 A∶B（%）按 0—36 min（100∶0），60 min（70∶30），61—70 min（100∶0）进行梯度洗脱。检测波长为 259 nm；进样体积 20 μL。

系统适用性要求：理论板数按盐酸氟奋乃静峰计算不低于 3 000。

测定法：精密量取供试品溶液与对照品溶液，分别注入液相色谱仪，记录色谱图，按外标法以峰面积计算。

第七节　沙坦类药物分析

一、结构与性质

1. 基本结构与代表药物

沙坦类药物(sartan drugs)为联苯四唑类化合物,基本结构为:

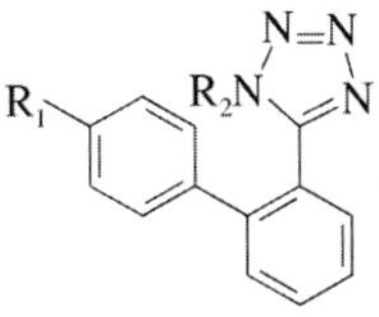

代表药物见表 2-3-11。

表 2-3-11　沙坦类代表药物的结构

药物名称	R_1	R_2
氯沙坦钾(losartan potassium)	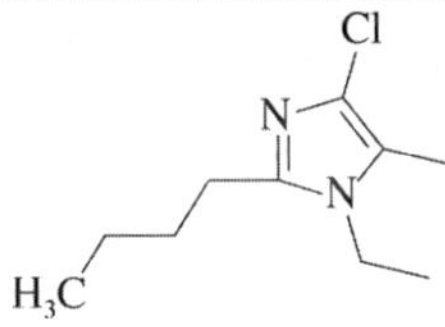	$—K^+$
缬沙坦(valsartan)	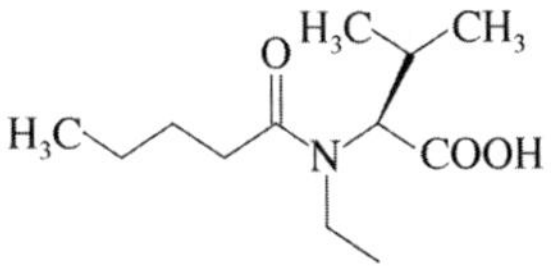	—H
厄贝沙坦(irbesartan)	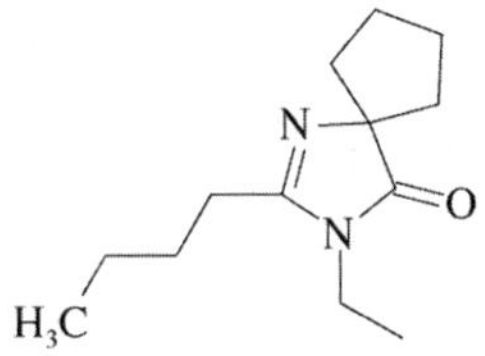	—H
坎地沙坦酯(candesartan cilexetil)	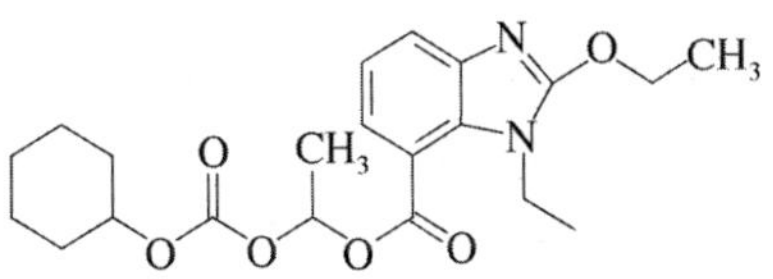	—H

2. 主要理化性质

沙坦类药物的主要理化性质包括:①酸性。本类药物四氮唑环上的 1 位氮原子上的氢有一定酸性,为中强酸,pK_a 为 5~6,可与碱形成盐。②弱碱性。该类药物结构中含氮,具有弱碱性。③光谱特征。本类药物的联苯四唑结构都有苯环等共轭结构,在紫外光区有特征吸收;苯环、羟基、羧基具有特征的红外吸收。

二、鉴别试验

1. 紫外光谱与红外光谱

利用沙坦类药物在紫外光区的特征吸收，可进行鉴别，该法是国内外药典鉴别该类药物的常用方法之一。本类药物各国药典均采用 IR 法鉴别。

2. 高效液相色谱法

沙坦类药物的一些制剂，用 HPLC 测定含量的同时，可用 HPLC 鉴别。

例 38　缬沙坦胶囊的鉴别　在含量测定项下记录的色谱图中，供试品溶液主峰的保留时间应与对照品溶液主峰的保留时间一致。

3. 钾盐的反应

USP、BP、JP 均采用钾盐的反应鉴别氯沙坦钾。

三、遗传毒性杂质检查

遗传毒性杂质在很低浓度下能与 DNA 发生直接或间接的作用导致基因突变或者染色体重排 / 断裂而致癌。由于化学结构的多样性，往往没有充分的遗传毒性或致癌性研究数据，EMA、FDA 和 ICH 发布的指导原则中均将警示结构作为区分普通杂质和遗传毒性杂质的主要标志。沙坦类物质缬沙坦中杂质含溴代多环芳香族的警示结构，可视为潜在的遗传毒性杂质，可能对人造成一定伤害，故建立缬沙坦中的遗传毒性杂质的检测方法尤为重要。

可采用 GC-MS 法检查缬沙坦中的遗传毒性杂质 *N*- 亚硝基二甲胺和 *N*- 亚硝基二乙胺。

例 39　GC-MS 法测定缬沙坦中的遗传毒性杂质　照气相色谱法和质谱法测定。

供试品溶液：精密称取本品适量，加甲醇溶解并定量稀释制成每 1 mL 中约含 0.1 g 的溶液。

标准溶液：精密称取 *N*- 亚硝基二甲胺和 *N*- 亚硝基二乙胺对照品各适量，加甲醇溶解并定量稀释制成每 1 mL 中分别约含 250 ng 的溶液，再取上述溶液适量逐级定量稀释制成每 1 mL 中分别约含 125 ng、62.5 ng、31.25 ng、10 ng 和 5 ng 的溶液。

灵敏度溶液：取 0.005 μg/mL 对照品溶液作为灵敏度溶液。

色谱条件：用聚乙二醇（PEG-20M）为固定液（Agilent VF-WAXms，0.25 mm × 30 m，0.25 μm 或效能相当）的毛细管柱，初始柱温为 45℃，保持 1 min，以每分钟 15℃的速率升温至 180℃，再以每分钟 20℃速率升温至 230℃，保持 1 min；进样口温度 200℃，载气为氦气，流速为 1 mL/min。采用不分流进样，进样体积 1 μL。

质谱条件：采用 EI 源，电压为 70 eV，接口温度为 230℃，离子源温度为 230℃，检测离子（*m/z*）为 74（*N*- 亚硝基二甲胺）、102（*N*- 亚硝基二乙胺）。

系统适用性要求：灵敏度溶液色谱图中，*N*- 亚硝基二甲胺峰和 *N*- 亚硝基二乙胺峰峰高的信噪比均应大于 10，*N*- 亚硝基二甲胺峰和 *N*- 亚硝基二乙胺峰之间的分离度应大于 5.0。分别以标准溶液中两组分峰面积与相应浓度绘制标准曲线，计算线性回归方程，相关系数（*r*）均应不小于 0.995。

测定法：精密量取供试品溶液和对照品溶液，分别进样，记录色谱图。供试品溶液色谱图中如有与 *N*- 亚硝基二甲胺峰和 *N*- 亚硝基二乙胺峰保留时间一致的色谱峰，按外标法以峰面积计算 *N*- 亚硝基二甲胺和 *N*- 亚硝基二乙胺的含量。

限度：*N*- 亚硝基二甲胺不得过 0.3 ppm，*N*- 亚硝基二乙胺不得过 0.08 ppm。

四、含量测定

利用缬沙坦结构中羧基、四氮唑环1位氮原子上氢的酸性，ChP、BP均采用酸碱滴定法测定缬沙坦含量。利用该类药物的弱碱性，BP氯沙坦钾、厄贝沙坦，JP坎地沙坦酯均采用非水碱量法测定含量。该法药物的含量测定也常用高效液相色谱法。

例40　缬沙坦的含量测定　取本品约0.4 g，精密称定，加乙醇25 mL溶解，加麝香草酚蓝指示液5滴，用氢氧化钠滴定液(0.1 mol/L)滴定至蓝色，并将滴定的结果用空白试验校正。每1 mL氢氧化钠滴定液(0.1 mol/L)相当于21.78 mg的$C_{24}H_{29}N_5O_3$。

第八节　生物碱类药物分析

生物碱(alkaloids)是一类存在于生物体内的含氮有机化合物，因多数具有碱性，故称为生物碱。其多存在于植物体内，少数存在于动物体内，如蟾蜍碱(bufotenine)。19世纪初，德国药物学家弗里德里希·瑟托内尔(Friedrich Wilhelm Adam Sertürner)从阿片中分离出吗啡碱。迄今为止，由生物中提取或人工合成得到的生物碱达1万余种。其中大多数具有生物活性，ChP收载生物碱类药品110余种，一部以生物碱为测定指标的有210余种。

一、结构与性质

(一) 分类

生物碱数目繁多，结构复杂，常有3种分类方法：一是按来源分类，根据分离得到生物碱的动植物属名或种名分类，如苦参碱(matrine)、罂粟碱(papaverine)等；二是生源结合化学分类，可分为来源于氨基酸途径的生物碱和来源于异戊烯途径的生物碱，如来源于鸟氨酸的有托品烷类生物碱，来源于色氨酸的有吲哚类生物碱等；三是根据化学结构中的基本母核分类，其中，临床常用的药物主要有6大类，即苯烃胺类、托烷类、喹啉类、异喹啉类、吲哚类、黄嘌呤类。

(二) 典型药物的结构及其特征

1. 苯烃胺类

苯烃胺类生物碱主要有麻黄碱、伪麻黄碱、秋水仙碱等，代表性药物结构如下：

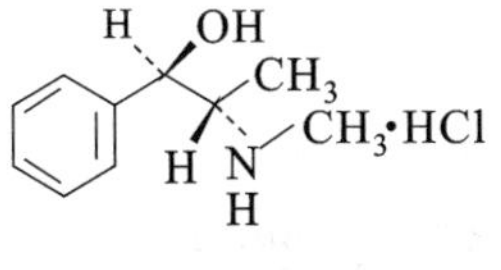

盐酸伪麻黄碱
(pseudoephedrine hydrochloride)

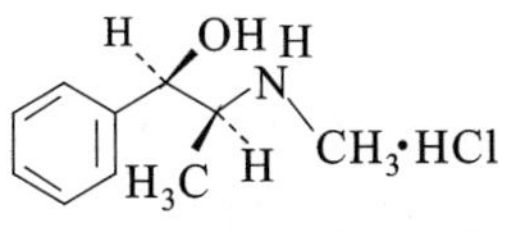

盐酸麻黄碱
(ephedrine hydrochloride)

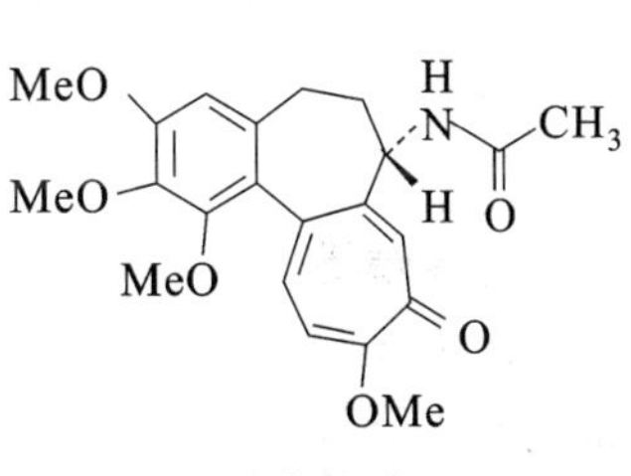

秋水仙碱
(colchicine)

该类药物具有苯羟胺结构。氮原子位于侧链，属脂肪胺类，碱性较强，易与酸成盐，如麻黄碱pK_a=9.56。但秋水仙碱由于酰胺键的p-π共轭，碱性很弱，pK_a=1.84。

2. 托烷类

托烷类生物碱常见的有颠茄生物碱和古柯生物碱等抗胆碱药。代表性药物结构如下：

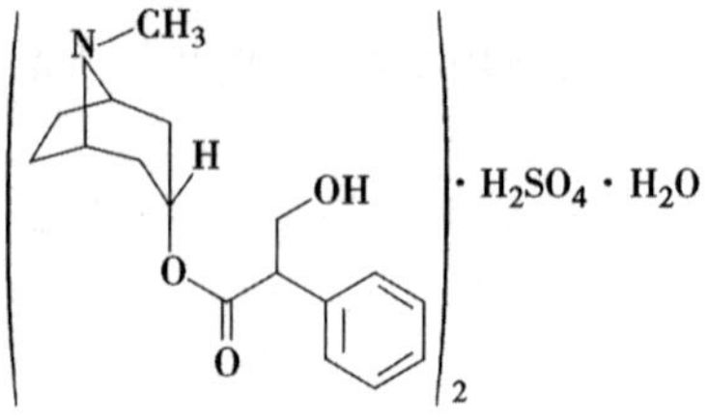

硫酸阿托品
(atropine sulfate)

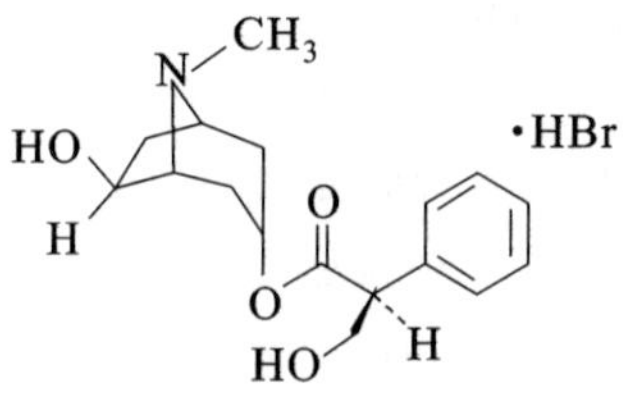

氢溴酸山莨菪碱
(anisodamine hydrobromide)

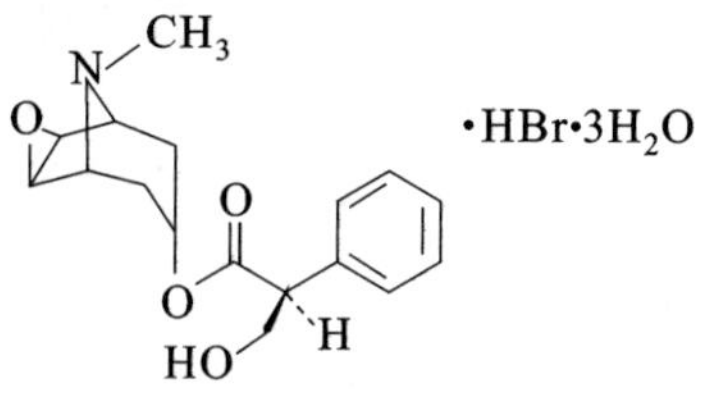

氢溴酸东莨菪碱
(scopolamine hydrobromide)

该类生物碱大多是由托烷衍生的氨基醇与相应的有机酸缩合而成的酯。易水解，如阿托品水解后，可生成莨菪醇和莨菪酸。分子结构中具五元脂环氮原子，碱性较强，易与酸成盐，如阿托品的 pK_a 为 9.65。

3. 喹啉类

喹啉类生物碱在生源上来自邻氨基苯甲酸，常见的有金鸡纳生物碱、喜树碱(camptothecin)等。代表性药物结构如下：

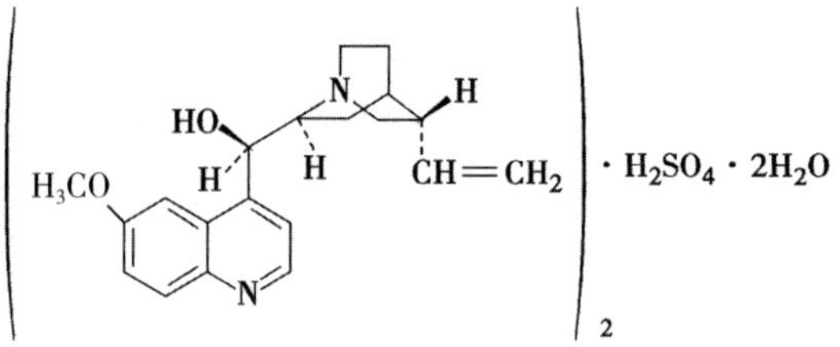

硫酸奎宁
(quinine sulfate)

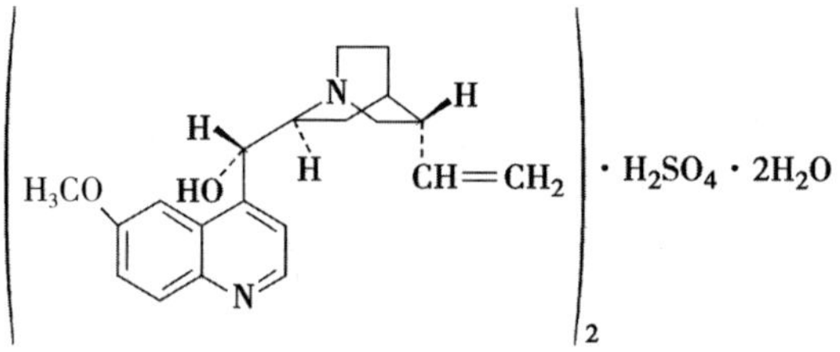

硫酸奎尼丁
(quinidine sulfate)

此类生物碱分子结构中包括喹啉环和奎核碱两部分，各含有一个氮原子，其中奎核碱为脂环氮，碱性强，可与硫酸成盐；喹啉环上的氮为芳环氮，碱性较弱，不能与硫酸成盐。如奎宁的 pK_{b1} 为 5.07，pK_{b2} 为 9.7；奎尼丁的 pK_{b1} 为 5.4，pK_{b2} 为 10。两者的分子式相同，但因奎核部分的立体结构不同，碱性也有差异，奎宁的碱性大于奎尼丁，两者均可与二元酸形成盐。

4. 异喹啉类

异喹啉类生物碱结构中含有异喹啉环，多为异喹啉的苄基衍生物，如罂粟碱、小檗碱等；也包括部分饱和菲结构单元的异喹啉衍生物，如可待因、吗啡等。代表性药物结构如下：

该类生物碱分子中的异喹啉胺基大都为脂肪叔胺结构，碱性较弱，包含部分饱和菲结构单元的异喹啉分子中还常含有酚羟基，从而显两性特征。如吗啡分子中含有酚羟基和叔胺基团，pK_a 为 7.87，属两性化合物；而可待因分子中仅有叔胺基团，无酚羟基，碱性略强于吗啡，pK_a 为 7.96；小檗碱则为季铵碱，属强碱，pK_a 为 11.5。

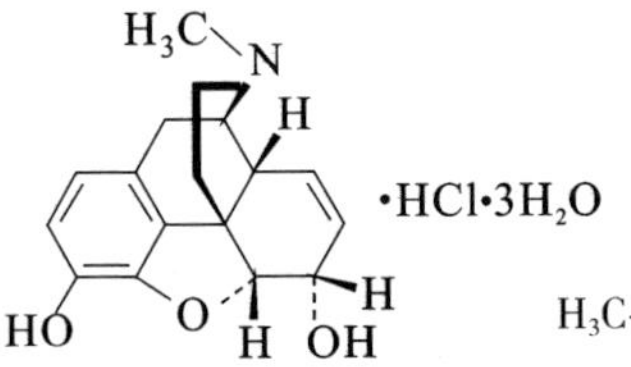

$\cdot HCl \cdot 3H_2O$

盐酸吗啡

(morphine hydrochloride)

$\cdot H_3PO_4 \cdot 1\frac{1}{2}H_2O$

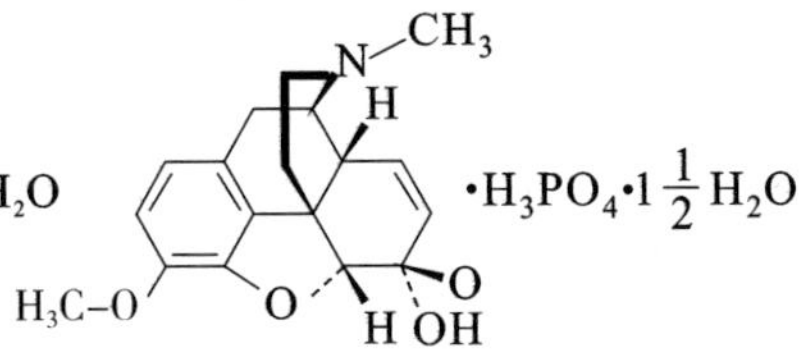

磷酸可待因

(codeine phosphate)

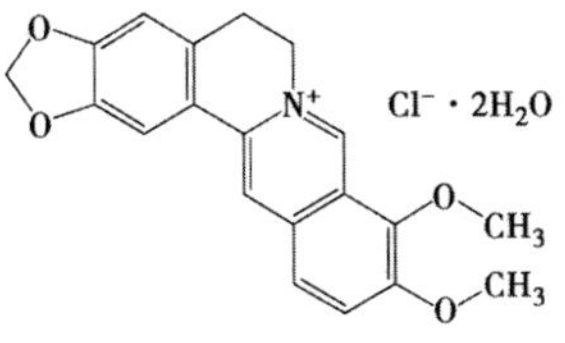

$Cl^- \cdot 2H_2O$

盐酸小檗碱

(berberine hydrochloride)

5. 吲哚类

吲哚类生物碱主要有利血平、士的宁、长春碱(vinblastine)、长春新碱(vincristine)、麦角新碱(ergometrine)、毒扁豆碱(physostigmine)等。代表性药物结构如下:

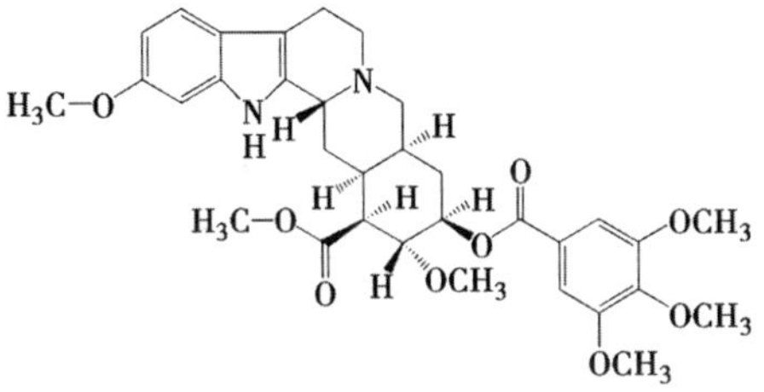

利血平

(reserpine)

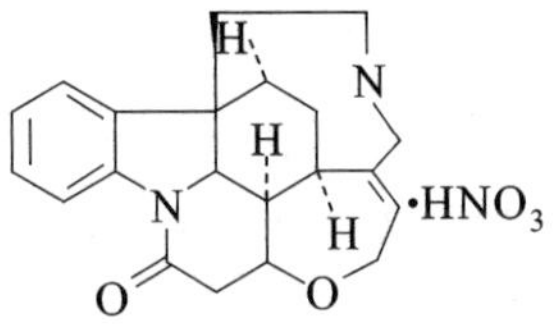

$\cdot HNO_3$

硝酸士的宁

(strychnine nitrate)

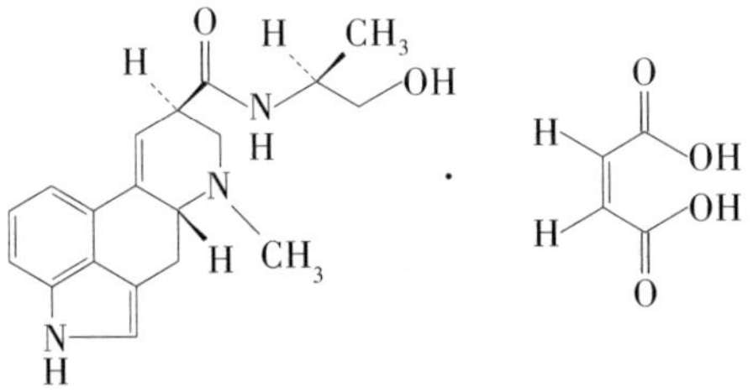

马来酸麦角新碱

(ergometrine maleate)

含有吲哚结构的生物碱分子中大都含有两个以上碱性基团。吲哚氮与苯环共轭,氮原子上的电子云密度较小,碱性较弱,甚至无碱性;脂环氮的碱性较强。如士的宁的 pK_{b1} 为 6.0,pK_{b2} 为 11.7,仅能与一分子硝酸成盐。而利血平的脂环氮,由于受 C_{19}~C_{20} 空间位阻的影响,碱性较弱,pK_b 为 7.93,不能与酸形成稳定的盐而以游离态存在,且含有酯键,遇碱或受热易水解。长春碱能与一分子硫酸形成盐。

6. 黄嘌呤类

黄嘌呤类生物碱的代表性药物有咖啡因和茶碱,其结构如下:

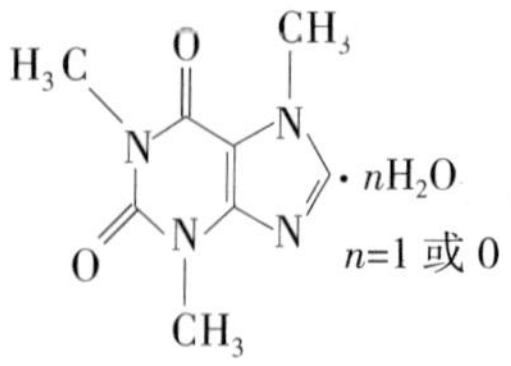

咖啡因
（caffeine）

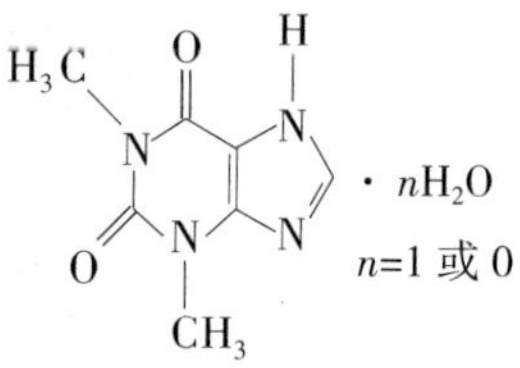

茶碱
（theophylline）

$\cdot nH_2O$ n=1 或 0

该类生物碱分子结构中的黄嘌呤环为嘧啶骈咪唑的双环，含有 4 个氮原子，其中嘧啶环上的 2 个氮原子因与邻位的羰基成酰胺键，几乎不呈碱性。如咖啡因的 pK_b 为 14.2，不能与酸结合成盐；茶碱分子中氮原子上的氢非常活泼，而酸性，在氢氧化钾或氨溶液中易溶，还可与乙二胺作用生成盐，即氨茶碱（aminophylline）。

（三）理化性质

1. 性状

大多数生物碱呈结晶状固体，有一定熔点，少数为无定型粉末。无氧或酯类生物碱多为液体，具挥发性，可随水蒸气蒸馏，如烟碱（nicotine）。生物碱多具苦味，少数有升华性，如咖啡因。多无色，少数具颜色，如小檗碱呈黄色。

2. 碱性

生物碱类药物一般都具有碱性，这是由于分子中氮原子上的孤电子对可接受质子所致。其碱性强弱程度一般用 pK_a 表示（pK_a=pK_w−pK_b=14.00−pK_b），通常认为：pK_a<2 为极弱碱，pK_a=2~7 为弱碱，pK_a=7~12 为中强碱，pK_a>12 为强碱。碱性基团的碱性强弱受氮原子杂化状态、电效应、共轭效应、空间效应及分子内氢键等因素影响。

（1）氮原子杂化方式　生物碱中氮原子的孤电子对为不等性杂化，其碱性强弱随杂化程度的升高而增强，即 $sp^3>sp^2>sp$。通常碱性基团的 pK_a 值大小顺序是：胍基 > 季铵碱 > 脂肪胺基 > 芳香胺≈N- 芳杂环 > 酰胺基（中性）。

（2）诱导效应　生物碱分子中氮原子的电子云密度受其附近基团电性的影响，供电子诱导效应使氮原子上电子云密度增大，碱性增强；吸电子诱导效应使氮原子上电子云密度减小，碱性减弱。

对于某些具有氮杂缩醛（酮）结构的生物碱，因易于质子化而显强碱性。如当醇胺型小檗碱的氮原子上的孤电子对与 α- 羟基的 C—O 单键的 σ 电子发生转位，形成季铵型小檗碱时，碱性增强。

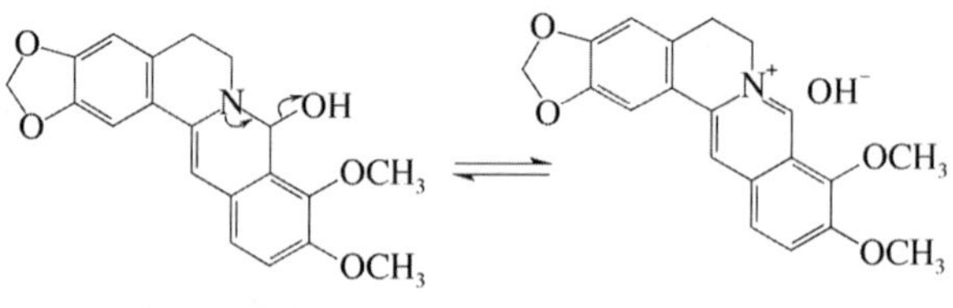

醇胺型小檗碱　　季铵型小檗碱

但在稠环中，当氮杂缩醛（酮）体系的氮原子处于桥头时，具有刚性结构，不能发生质子化异构，相反由于 -OH 的吸电效应使碱性减弱。

（3）诱导 - 场效应　生物碱分子中如果同时含有 2 个氮原子，即使所处环境完全相同，碱性强度也会有差异。当一个氮原子质子化后，即会产生一个强吸电子基团 $^{+}NHR_2$，此时对第二个氮原子会同时产生诱导效应和场效应，两种作用均使其碱性降低。

(4) 共轭效应　当分子中氮原子的孤电子对处于 p-π 共轭时，碱性通常减弱。

(5) 空间效应　当氮原子受到附近基团的空间立体障碍或分子构象因素影响时，质子难于接近，碱性减弱。

(6) 分子内氢键　当生物碱成盐后，氮原子附近如有羟基、羰基，并能形成分子内氢键时，可稳定氮上的质子，使碱性增强。

综上，对于具体生物碱分子，若影响其碱性的因素不止一个时，则需综合分析，一般空间效应与诱导效应共存时，空间效应居主导地位；共轭效应与诱导效应共存时，共轭效应居主导地位。另外，若分子中同时有羧基或酚羟基时，会呈现酸碱两性；含有活泼氢的生物碱则显酸性。

3. 溶解性

除极少数如麻黄碱、烟碱易溶于水外，绝大多数游离生物碱均不溶或难溶于水，易溶于有机溶剂，但可在稀酸水溶液中成盐而溶解；生物碱盐易溶于水，不溶于有机溶剂；具有酸碱两性的生物碱也可在碱水溶液中成盐而溶解，如吗啡、茶碱等；碱性较弱的生物碱如咖啡因、利血平等，不能与酸形成稳定的盐。

4. 旋光性

生物碱分子中多具手性碳原子，有旋光性。溶剂、pH 等因素对旋光性会产生影响，如麻黄碱在三氯甲烷溶液中呈左旋，而在水溶液中为右旋；烟碱在中性介质中呈左旋，而在酸性溶液中为右旋；依米丁(emetine)在三氯甲烷溶液中呈左旋，其盐酸盐则呈右旋。

生物碱的旋光性与其生物活性有密切关系，一般生物活性较强者多为左旋体，少数为右旋体(如奎尼丁)或消旋体(如阿托品)。利用旋光性可对生物碱进行定性鉴别和结构研究。

5. 光谱特性

生物碱分子中多含有芳环与不饱和共轭结构，在紫外及红外光谱区有特征吸收，有的还可以产生荧光，可依据这些光谱特性进行定性、定量分析。

二、鉴别试验

(一) 沉淀反应

生物碱在酸性水溶液中可与重金属盐类或大分子酸类等沉淀试剂反应，生成难溶性的盐、复盐或配合物沉淀(表 2-3-12)。但不同的沉淀试剂与生物碱反应的灵敏度不同。

表 2-3-12　常用的生物碱沉淀试剂

生物碱沉淀试剂	反应条件及结果
碘化铋钾试液(Dragendorff 试剂)	橙红或棕红色沉淀
碘化钾碘试液(Wagnen 试剂)	棕色或棕褐色沉淀
碘化汞钾试液(Mayen 试剂)	在酸性或碱性溶剂中生成白色或淡黄色沉淀
三硝基苯酚试液(Hager 试剂或苦味酸试液)	结晶性沉淀并有特定熔点
硅钨酸试液(Bertrend 试剂)	白色、淡黄色或黄棕色沉淀
磷钨酸试液(Scheibler 试剂)	酸性或中性溶液中，淡黄色沉淀

(二) 显色反应

常用的生物碱显色剂有:磷钼酸试剂(Froehde 试剂)、钒硫酸试剂(Mandelin 试剂)、甲醛硫酸试剂(Marquis 试剂)、亚硒酸硫酸试剂(Mecke 试剂)、对二甲氨基苯甲醛试剂(Ehrlich 试剂)以及硫酸铈铵磷酸溶液、硫酸、硝酸等(表 2-3-13)。显色反应机制很复杂,涉及脱水、氧化、缩合等化学反应过程。

表 2-3-13 一些生物碱类药物的一般显色反应

药物名称	显色反应结果
马来酸麦角新碱	1 mg,加水溶解后,加对二甲苯氨基苯甲醛试剂 2 mL,5 min 后显浅蓝色
利血平	1 mg,加 0.1% 磷钼酸钠的硫酸溶液 0.3 mL,即显黄色,5 min 后变为蓝色
盐酸罂粟碱	5 mg,加甲醛硫酸试液 1 mL,溶液无色或显淡黄色,渐变深玫瑰红色,最后变为紫色。(吗啡或吗啡的酯化物即呈紫色或紫堇色)
硫酸长春新碱	0.1 mg,加 1% 硫酸铈铵磷酸溶液 1 滴,即显紫红色
硫酸长春碱	0.1 mg,加 1% 硫酸铈铵磷酸溶液 2~3 滴,即显蓝色,放置后渐变为紫堇色
磷酸可待因	1 mg,于白瓷板上,加含亚硒酸 2.5 mg 的硫酸 0.5 mL,即显绿色,渐变蓝色

(三) 官能团反应

1. 双缩脲反应

双缩脲反应是芳环侧链具有氨基醇结构的特征反应,如盐酸麻黄碱和盐酸伪麻黄碱的鉴别。盐酸麻黄碱和伪麻黄碱在碱性溶液中与硫酸铜反应,Cu^{2+} 与仲胺基形成紫堇色配位化合物,加入乙醚后,无水铜配位化合物及其有 2 个结晶水的铜配位化合物进入醚层,呈紫红色,具有 4 个结晶水的铜配位化合物则溶于水层呈蓝色。

2. Vitali 反应

Vitali 反应是莨菪酸结构的特征反应,阿托品、山莨菪碱、东莨菪碱经水解均可生成莨菪酸,所以本类药物均显 Vitali 反应,即药物与发烟硝酸共热即得黄色的三硝基衍生物;冷后,加醇制氢氧化钾少许,即得深紫色。

3. Marquis 反应

Marquis 反应是吗啡、烯丙吗啡、可待因、纳洛酮结构中含有酚羟基异喹啉生物碱的特征反应,该类药物遇甲醛 - 硫酸可形成醌式结构的有色化合物。

4. 紫脲酸铵反应

紫脲酸铵反应是黄嘌呤类生物碱的特征反应,咖啡因或茶碱加盐酸和氯酸钾,在水浴上共热蒸干,残渣遇氨气即显紫色;再加氢氧化钠溶液,颜色即消失。

5. 绿奎宁反应

绿奎宁反应是含氧喹啉(喹啉环上含氧)的特征反应。奎宁和奎尼丁盐在弱酸性溶液中能被微过量的溴水或氯水氧化,生成 6 位含氧喹啉衍生物,遇过量的氨水溶液,即显翠绿色。

(四) 光谱特征

红外吸收光谱法能反映分子结构的细微特征,准确度高,专属性强,是鉴别药物真伪的有效方法;本法作为 ChP 鉴别生物碱类药物的主要方法之一,是将药品在规定条件获得的红外吸收光谱与《药品红外光谱集》中的相应标准图谱比较，如与标准图谱完全一致，即视为同一药物。ChP 收载的盐酸吗啡、磷酸可待因、盐酸小檗碱及盐酸罂粟碱等均利用它们的红外光谱进行鉴别。

三、含量测定

生物碱类药物的含量测定方法很多，其中原料药的含量测定常用非水碱量法或水－醇溶液中的酸碱滴定法，制剂中生物碱类成分的含量测定则采用提取－酸碱滴定法、酸性染料比色法、高效液相色谱法等。

(一) 非水碱量法

生物碱类药物大多碱性较弱，国内外药典多采用非水碱量法测定生物碱类药物及其盐类原料药的含量。

例 41 **盐酸罂粟碱含量测定法** 取本品约 0.3 g，精密称定，加冰醋酸 30 mL 与乙酸酐 20 mL 使溶解后，照电位滴定法，用高氯酸滴定液（0.1 mol/L）滴定，并将滴定结果用空白试验校正。每 1 mL 高氯酸滴定液（0.1 mol/L）相当于 37.58 mg 的 $C_{20}H_{21}NO_4 \cdot HCl$。

(二) 酸碱滴定法

生物碱类药物分子在水溶液中通常显示弱碱性，不能直接采用酸碱滴定法测定含量，但其共轭酸（生物碱的氢卤酸盐，如盐酸盐）在水溶液中则显较强的酸性，可与强碱发生中和反应。生物碱的氢卤酸盐不溶于有机溶剂，而生成的游离生物碱不溶于水，为了增大溶解度，在水－醇溶液中进行酸碱滴定。

对于生物碱的氢卤酸盐，尤其盐酸盐，一般以乙醇为溶剂，用氢氧化钠滴定液直接滴定；对于游离生物碱，常采用间接滴定法，即先溶解于定量且过量的标准酸溶液中，再用标准碱溶液返滴定。

例 42 **盐酸阿扑吗啡的含量测定法** 取本品约 0.25 g，精密称定，加 0.01 mo/L 盐酸溶液 5 mL 与乙醇 50 mL 使溶解后，照电位滴定法，用氢氧化钠滴定液（0.1 mo/L）滴定，两个突跃点体积的差为滴定体积。每 1 mL 氢氧化钠滴定液（0.1 mol/L）相当于 30.38 mg 的 $C_{17}H_{17}NO_2 \cdot HCl$。

(三) 提取－酸碱滴定法

碱性较强（pK_b=6~9）的生物碱盐，经碱化和有机溶剂提取后，用酸碱滴定法进行含量测定，称为提取－酸碱滴定法。

例 43 **止咳灵注射液中总生物碱的含量测定法** 精密量取本品 10 mL，置分液漏斗中，加入 1 mol/L 氢氧化钠溶液 0.5 mL，用三氯甲烷提取 4 次（10 mL、10 mL、5 mL、5 mL），合并三氯甲烷液，置具塞锥形瓶中，精密加硫酸滴定液（0.01 mol/L）10 mL 及新沸过的冷水 10 mL，充分振摇，加茜素硫酸钠指示液 1~2 滴，用氢氧化钠滴定液（0.02 mol/L）滴定至淡红色，并将滴定结果用空白试液校正。每 1 mL 硫酸滴定液（0.01 mol/L）相当于 3.305 mg 的麻黄碱（$C_{10}H_{15}NO$）。本品每 1 mL 含总生物碱以麻黄碱（$C_{10}H_{15}NO$）计，应为 0.50~0.80 mg。

(四) 酸性染料比色法

此法是利用生物碱类药物，在一定 pH 条件下，可与某些酸性染料结合显色，进而采用分光光度法测定含量的方法。该法灵敏度高，样品所需量少，并具有一定的专属性和准确度，适用于量少的供试品和小剂量生物碱类药物制剂的定量分析。

例 44 **硫酸阿托品片的含量测定** 取本品 20 片，精密称定，研细，精密称取适量（约相当于硫酸阿托品 2.5 mg),置 50 mL 量瓶中,加水振摇使硫酸阿托品溶解并稀释至刻度,滤过,取续滤液,作为供试品溶液;另取硫酸阿托品对照品约 25 mg,精密称定,置 25 mL 量瓶中,加水溶解并稀释至刻度,摇匀,精密量取 5 mL,置 100 mL 量瓶中,用水稀释至刻度,摇匀,作为对照品溶液。

精密量取供试品溶液与对照品溶液各 2 mL,分别置预先精密加入三氯甲烷 10 mL 的分液漏斗中,各加溴甲酚绿溶液(取溴甲酚绿 50 mg 与邻苯二甲酸氢钾 1.021 g,加 0.2 mol/L 氢氧化钠溶液 6.0 mL 使溶解,再用水稀释至 100 mL,摇匀,必要时滤过)2.0 mL,振摇提取 2 min 后,静置使分层,分取澄清的三氯甲烷液,照紫外 – 可见分光光度法,在 420 nm 的波长处分别测定吸光度,计算,并将结果乘以 1. 027。

(五) 高效液相色谱法

此法是分析生物碱类药物最常用的方法,该法具有分离模式与检测手段多样、选择和专属性强、重复性好、分析速度快、适用范围广等优点。ChP 收载的生物碱类药物的有关物质检查绝大多数采用 HPLC,以反相高效液相色谱法较多。

例 45 **盐酸小檗碱片含量测定** 照高效液相色谱法(通则 0512)测定。

供试品溶液:取本品 20 片,如为糖衣片,除去糖衣,精密称定,研细,精密称取细粉适量(约相当于盐酸小檗碱 40 mg),置 100 mL 量瓶中,加沸水适量使盐酸小檗碱溶解,放冷,用水稀释至刻度,摇匀,滤过,弃去初滤液约 8 mL,精密量取续滤液 5 mL,置 50 mL 量瓶中,用水稀释至刻度,摇匀,作为供试品溶液。

对照品溶液:取盐酸小檗碱对照品适量,精密称定,用沸水溶解,放冷,用水定量稀释制成每 1 mL 中约含盐酸小檗碱(按 $C_{20}H_{18}ClNO_4 \cdot 2H_2O$ 计)40 μg 的溶液,作为对照品溶液。

色谱条件:用十八烷基硅烷键合硅胶为填充剂;以磷酸盐缓冲液[0.05 mol/L 磷酸二氢钾溶液和 0.05 mol/L 庚烷磺酸钠溶液(1 : 1),含 0.2% 三乙胺,并用磷酸调节 pH 至 3.0]– 乙腈(60 : 40)为流动相;检测波长为 263 nm;进样体积 20 μL。

系统适用性要求:理论板数按小檗碱峰计算不低于 3 000,小檗碱峰与相邻杂质峰间的分离度应符合要求。

测定法:精密量取供试品溶液与对照品溶液,分别注入液相色谱仪,记录色谱图,按外标法以峰面积计算。

本品每片含盐酸小檗碱($C_{20}H_{18}ClNO_4 \cdot 2H_2O$)应为标示量的 93.0%~107.0%。

(邓海山)

数字课程学习

本章小结 教学 PPT 自测题 推荐阅读

第四章

抗菌药物与抗生素类药物分析

1. 掌握各类抗菌药物与抗生素类药物的结构特征、理化性质与分析方法间的关系。
2. 熟悉抗菌药物与抗生素类药物的鉴别与含量测定方法
3. 了解抗菌药物与抗生素类药物的定义、来源及特性。

第一节　概　　述

抗菌药物是一类对病原微生物具有抑制或杀灭作用的药物，系由人工合成，包括喹诺酮类、磺胺类、抗结核药、抗真菌药等。抗菌药物的作用机制主要有：抑制细菌细胞壁合成；影响胞浆膜通透性；抑制蛋白质合成；影响叶酸及核酸代谢。

抗生素是生物（包括微生物、植物、动物）由在其生命活动过程中产生的（或并用化学、生物学或生化方法衍生的）具有抗病原体或其他活性的一类化学物质。抗生素是微生物（细菌、真菌或放线菌属）的代谢产物，其能在低微浓度下有选择性地抑制或影响其他生物功能，从而以达到杀灭致病微生物和（或）控制感染的目的。

抗生素与化学合成药物相比，其结构、组成更复杂，如化学纯度较低、活性组分易发生变异、稳定性差等；同时抗生素种类繁多、性质复杂、用途各异、系统分类困难，还存在抗生素的耐药性。基于抗生素类药物的这些特点，其分析方法可分为理化法和生物学法两大类，本章主要讨论喹诺酮类抗菌药物和β-内酰胺类、氨基糖苷类、四环素类抗生素的分析方法。

第二节　喹诺酮类抗菌药物

一、结构与性质

（一）基本结构与典型药物

喹诺酮类抗菌药（quinolone antimicrobial agents），临床应用已从第一代的萘啶酸、第二代的吡哌酸，发展到第三代和第四代。从以诺氟沙星为代表的第三代开始，本类药物在分子结构中引入了氟原子，故又称为氟喹诺酮类（fluoquinolones）。

喹诺酮类抗菌药物为4-喹诺酮-3-羧酸的衍生物。具有1,4-二氢-4-氧代-3-喹啉羧酸(也称4-喹诺酮-3-羧酸)的基本结构,结构通式如下:

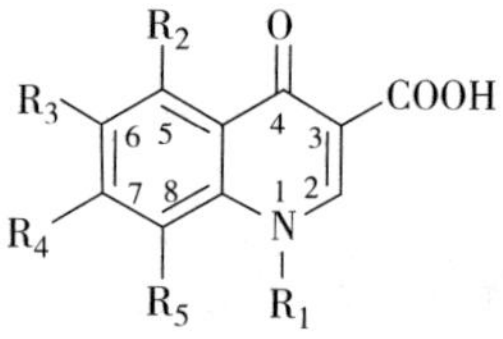

临床上常见的喹诺酮类抗菌药物,除吡哌酸(pipemidic acid)(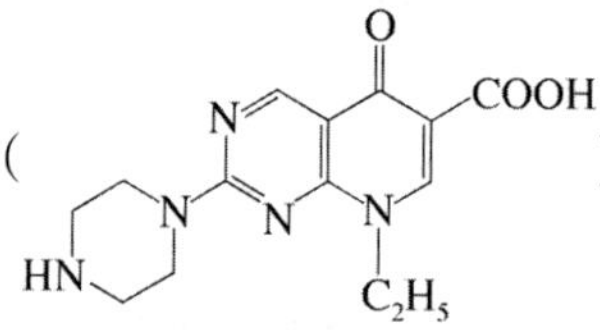)外,均为氟喹诺酮类,如诺氟沙星(norfloxacin)、依诺沙星(enoxacin)、环丙沙星(ciprofloxacin)及其盐酸盐和乳酸盐、左氧氟沙星(levofloxacin)、甲磺酸培氟沙星(pefloxacin mesylate)、氟罗沙星(fleroxacin)及司帕沙星(sparfloxacin)等原料药及其制剂。典型喹诺酮类抗菌药物的结构式见表2-4-1:

表 2-4-1　部分喹诺酮类抗菌药物

药物名称	R_4	R_1	R_2	R_3	R_5
诺氟沙星	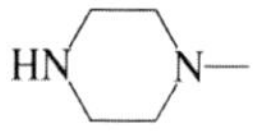 HN N—	$—CH_2CH_3$	—H	—F	—H
依诺沙星	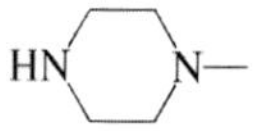 HN N—	$—CH_2CH_3$	—H	—F	8位为N
环丙沙星	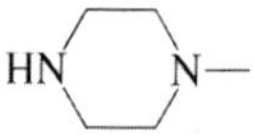 HN N—	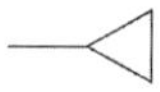 —▷	—H	—F	—H
左氧氟沙星	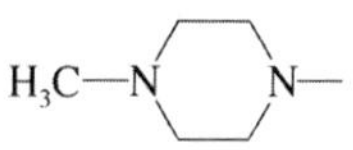 $H_3C—N$ N—	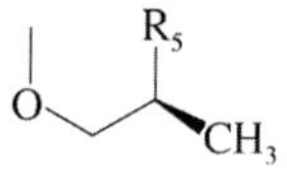 O, R_5, CH_3	—H	—F	
培氟沙星	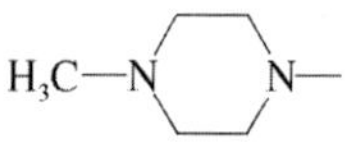 $H_3C—N$ N—	$—CH_2CH_3$	—H	—F	—H
氟罗沙星	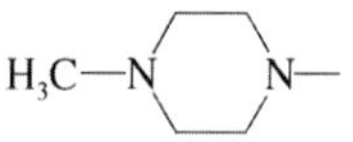 $H_3C—N$ N—	$—C_2H_4F$	—H	—F	—F
司帕沙星	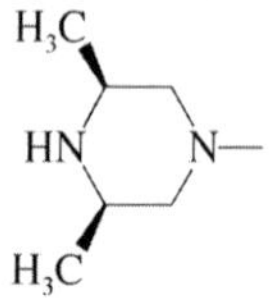 H_3C, HN N—, H_3C	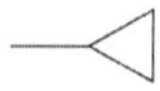 —▷	$—NH_2$	—F	—F

(二)结构特征与理化性质

喹诺酮类抗菌药物通常为白色至淡黄色结晶或结晶性粉末,具有一定的熔点;在空气中遇光色渐变深;在水、三氯甲烷、甲醇或乙醇中均较难溶解,在氢氧化钠试液或冰醋酸中易溶;盐类在水中易溶。

(1) 酸碱两性　本类药物母核的1N显弱碱性，3C位上的羧基显酸性，故为两性(amphoteric)化合物，可与酸或碱成盐而溶解。其中，碱性氮原子与高氯酸定量反应，可用于含量测定；与酸成盐后可增加在水中的溶解度，供临床使用。

(2) 叔胺氮的呈色反应　本类药物含有叔胺与丙二酸(Malonic acid)呈色。

(3) 氟化物的反应　本类药物多数为氟喹诺酮类，含有氟原子，经有机破坏后，有机氟化物转变为无机氟化氢，呈现无机氟离子的特征反应。

(4) 光谱特征　本类药物分子结构中均含有共轭体系，在紫外光区有特征性强吸收，利用喹诺酮类药物的红外特征吸收峰，均可对本类药物进行鉴别。

(5) 色谱特征　本类药物具有相应的色谱特征，包括TLC或HPLC色谱特征。

二、鉴别试验

喹诺酮类抗菌药物可依据其不同性质，采用化学法、光谱法、色谱法进行鉴别。

1. 酸碱两性

本类药物母核的1N显弱碱性，3C位上的羧基显酸性，故为两性(amphoteric)化合物，可与酸或碱成盐而溶解。其中，碱性氮原子与高氯酸定量反应，可用于含量测定；与酸成盐后可增加在水中的溶解度，方便临床使用。

若为盐酸盐，可利用氯离子的特征反应进行鉴别；若为甲磺酸盐(mesylate)，可利用甲磺酸与碱共热分解生成亚硫酸盐，酸化后产生的二氧化硫气体具有氧化性，可氧化碘化钾生成碘的性质进行鉴别。

例1　甲磺酸培氟沙星的鉴别　取本品约30 mg，加氢氧化钠0.2 g，加水数滴，溶解后置于酒精灯上，小火蒸干至炭化，加水数滴与2 mol/L盐酸溶液3~4 mL，缓缓加热，即产生二氧化硫气体，能使湿润的碘酸钾淀粉试纸显蓝色。

2. 与丙二酸的呈色反应

本类药物含有叔胺，在乙酸酐溶液中与丙二酸(malonic acid)或枸橼酸(citric acid)共热，生成的棕色至红棕色，可用于鉴别。

例2　诺氟沙星软膏的鉴别　取含量测定项下的供试品溶液5 mL，置水浴上蒸干，残渣中加丙二酸约50 mg，与乙酸酐1 mL，在水浴中加热10 min，溶液显红棕色。

3. 有机氟化物的反应

本类药物多数为氟喹诺酮类，含有氟原子，经有机破坏后，有机氟化物转变为无机氟化氢，呈现无机氟离子的特征反应，可用以鉴别。

例3　JP采用钠还原破坏后，茜素氟蓝显色法鉴别依诺沙星

方法：取依诺沙星0.02 g与钠0.05 g，置试管中，小心逐渐加热至燃烧，放冷，加甲醇0.5 mL，加水5 mL，加热至沸，向此溶液中加稀醋酸2 mL，滤过；滤液显氟化物定性试验。

氟化物鉴别试验：氟化物的中性偏酸性溶液，加茜素氟蓝试液(alizarin complexone TS)、醋酸－醋酸钾缓冲液(pH4.3)、硝酸铈(Ⅲ)试液的混合液(1∶1∶1)1.5 mL，放置，显蓝紫色。

4. 紫外吸收光谱法

本类药物分子结构中均含有共轭体系，在紫外光区有特征性强吸收，其最大吸收波长可用于本类药物的鉴别。表 2-4-2 列出了部分喹诺酮类抗菌药物的紫外吸收特征及其应用范围。

表 2-4-2 部分喹诺酮类抗菌药物的紫外吸收特征

药物名称	溶剂〔浓度(μg/mL)〕	紫外吸收特征	应用
吡哌酸	0.04% 氢氧化钠溶液(4)	λ_{max}:273 nm 333 nm	原料药的鉴别,片剂、胶囊剂的鉴别、溶出度检查与含量测定
诺氟沙星	0.4% 氢氧化钠溶液(5)	λ_{max}:273 nm	软膏剂、乳膏剂的鉴别与含量测定,胶囊剂的溶出度测定,滴眼液的鉴别
依诺沙星	0.1 mol/L 氢氧化钠溶液(4)	λ_{max}:266 nm 346 nm	片剂、胶囊剂的鉴别、溶出度测定,乳膏、滴眼液的鉴别
环丙沙星	0.1 mol/L 盐酸溶液	λ_{max}:277 nm	片剂、胶囊剂的溶出度测定
氧氟沙星	0.1 mol/L 盐酸溶液(6)	λ_{max}:294 nm	片剂、胶囊剂的鉴别、溶出度测定,眼膏、滴耳液、滴眼液的鉴别
甲磺酸培氟沙星	0.1 mol/L 盐酸溶液	λ_{max}:277 nm	片剂、胶囊剂的溶出度测定
氟罗沙星	0.1 mol/L 盐酸溶液(6)	λ_{max}:286 nm 320 nm	片剂、胶囊剂的鉴别、溶出度测定
司帕沙星	0.1% 氢氧化钠溶液(7.5)	λ_{max}:291 nm	片剂、胶囊剂的鉴别、溶出度测定

5. 红外吸收光谱法

利用喹诺酮类药物的红外特征吸收峰,可对本类药物进行鉴别。ChP 规定喹诺酮类药物红外光吸收谱图应与对照的光谱图一致。

6. 色谱法

色谱法是本类药物的另一主要鉴别方法,包括 TLC 和 HPLC。若采用 HPLC 测定含量,则可直接比较含量测定项下记录的色谱图中供试品溶液与对照品溶液主峰的保留时间。

三、特殊杂质检查

1. 环丙沙星的特殊杂质检查

环丙沙星的主要合成工艺如下:

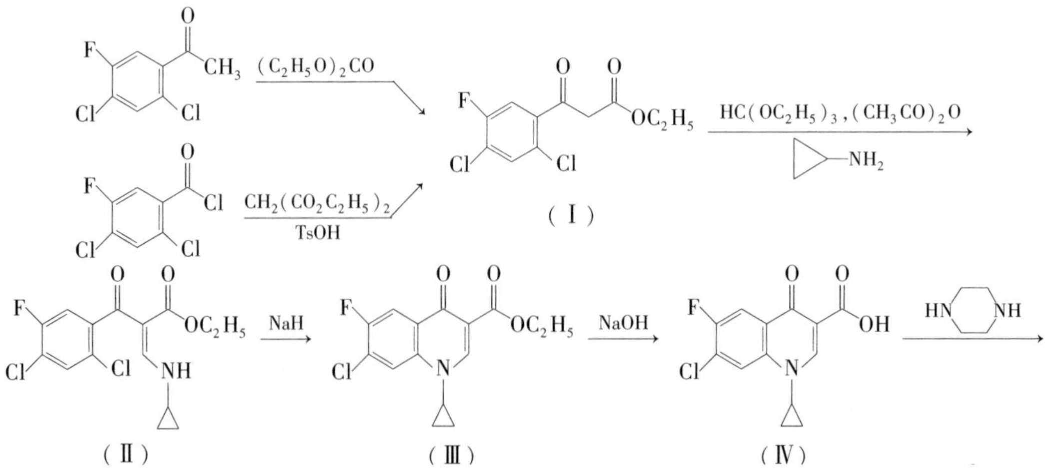

$(C_2H_5O)_2CO$; $CH_2(CO_2C_2H_5)_2$, TsOH → (Ⅰ) $HC(OC_2H_5)_3$, $(CH_3CO)_2O$, 环丙胺 → (Ⅱ) NaH → (Ⅲ) NaOH → (Ⅳ) 哌嗪 →

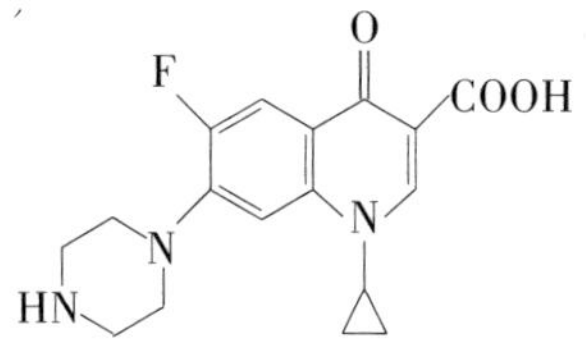

（Ⅴ）

在环丙沙星（Ⅴ）中可引入合成中间体（Ⅰ）、（Ⅱ）、（Ⅲ）、（Ⅳ），副产物2-(2,4-二氯-5-氟苯甲酰)-3-乙氧基丙烯酸乙酯及储存过程产生的降解产物等。ChP除规定检查“干燥失重”“炽灼残渣”及“重金属”等一般杂质外，还需要通过检查“结晶性”“溶液的澄清度与颜色”及“有关物质”，来控制药品质量。

(1) 溶液的澄清度与颜色　环丙沙星在酸性溶液中易溶，但酯类中间体等杂质在酸性溶液中不溶。因此，各国药典均规定了溶液澄清度的检查。

例4　ChP环丙沙星“溶液的澄清度与颜色”检查　取本品0.1 g，加0.1 mol/L盐酸10 mL溶解后，溶液应澄清无色；如显色，与黄色或黄绿色4号标准比色液比较，不得更深。

(2) 结晶性　取本品少许，依法检查，应符合规定。

(3) 有关物质　环丙沙星中的“有关物质”包括除上述中间体外的其他副产物及降解产物（主要为含哌嗪基的化合物），ChP采用HPLC，按自身稀释对照法检查，按药典检查项下条件进行检查即可，各杂质（278 nm波长处检测）校正后峰面积的和不得大于对照溶液主峰面积的2.5倍（0.5%）。供试品溶液中任何小于对照溶液主峰面积0.1倍的峰可忽略不计。

2. 喹诺酮类药物的其他特殊杂质检查

(1) 碱性溶液的澄清度　控制碱性溶液中不溶的杂质。ChP规定，吡哌酸、氟罗沙星、诺氟沙星、氧氟沙星、依诺沙星等，溶于氢氧化钠试液后，溶液应澄清。

例5　吡哌酸“碱性溶液澄清度”的检查　取本品0.5 g，加氢氧化钠试液10 mL溶解后，溶液应澄清。

(2) 酸度　因本类药物成盐后显弱酸性，通过控制水溶液的pH，以限制盐类药物中游离体的量。ChP规定，盐酸环丙沙星、甲磺酸培氟沙星等药物检查酸度。

例6　盐酸环丙沙星“酸度”检查　取本品，用水制成每毫升中含25 mg的溶液。依法测定，pH应为3.0~4.5。

(3) 吸光度　因喹诺酮类药物在可见光区无吸收，通过控制在420~450 nm波长处的吸光度，以限制有色杂质的量。ChP规定，司帕沙星、氧氟沙星、乳酸环丙沙星氯化钠注射液等检查吸光度。

例7　氧氟沙星“吸光度”检查　取本品0.1 g，用氢氧化钠试液10 mL溶解后，按照紫外-可见分光光度法，在450 nm的波长处测定吸光度，不得过0.25。

四、含量测定

1. 非水溶液滴定法

喹诺酮类抗菌药物具有酸碱两性，原料药可用酸碱滴定法测定含量。因本类药物在水溶液中的酸碱性均较弱，不宜用酸或碱滴定液直接滴定；但可在非水溶液（冰醋酸）中，用高氯酸滴定液滴定。本法操作简便、结果准确，但由于在滴定过程中生成的高氯酸盐常析出沉淀，对滴定终点时指示剂的颜色判断有干扰，因而更多采用电位滴定法。同时，由于非水溶液滴定法缺乏专属性，故在本类药物中应用较少。

例 8 吡哌酸含量测定 取本品约 0.2 g，精密称定，加冰醋酸 20 mL 溶解后，加结晶紫指示液 1 滴，用高氯酸滴定液（0.1 mol/L）滴定至溶液显纯蓝色，并将滴定的结果用空白试验校正。1 mL 高氯酸滴定液（0.1 mol/L）相当于 30.33 mg 的 $C_{14}H_{17}N_5O_3$。测定结果可按下式计算：

$$含量=\frac{V\times 36.14\times 10^{-3}\times F}{W}\times 100\%$$

式中，V 为滴定液消耗体积，mL；F 为滴定液浓度校正因子；W 为供试品称取量，g；10^{-3} 为质量换算因数，1 mg 等于 10^{-3} g。

2. 紫外分光光度法

由于本类药物为两性化合物，可在酸性或碱性溶液中利用吸收系数法或标准对照法测定含量。本类药物的片剂和胶囊剂多采用本法测定溶出度；仅有吡哌酸片与胶囊和诺氟沙星软膏及乳膏等少数制剂采用本法进行含量测定。

例 9 氟罗沙星片（规格：0.1 g）溶出度测定 取本品，按照溶出度测定第一法，以盐酸溶液（9→1 000）900 mL 为溶出介质，转速为 75 r/min，依法操作，经 30 min 时，取溶液 10 mL，滤过，精密量取续滤液适量，加盐酸溶液（9→1 000）稀释成每毫升中约含氟罗沙星 4 g 的溶液，按照紫外 - 可见分光光度法，在 286 nm 的波长处测定吸光度；另取氟罗沙星对照品适量，用盐酸溶液（9→1 000）使溶解并稀释制成每 1 mL 中含 4 μg 的溶液，同法测定，计算每片的溶出量。限度为标示量的 80%，应符合规定。

例 10 诺氟沙星软膏含量测定 精密称取本品适量（约相当于诺氟沙星 5 mg），置分液漏斗中，加三氯甲烷 15 mL，振摇后，用 0.1 mol/L 盐酸溶液 25 mL、20 mL、20 mL、20 mL 分次提取，合并提取液，置于 200 mL 量瓶中，加 0.1 mol/L 盐酸溶液稀释至刻度，摇匀，按照诺氟沙星项下的方法测定，即得。测定结果可按下式计算：

$$含量相当于标示量的百分数=\frac{A_U\cdot C_S\times D\times 10^{-6}\times 标示装量}{A_S\times W\times 标示量}\times 100\%$$

式中，W 为供试品的称取量，g；标示装量为“规格”中冒号之前的标示值，g；标示量为“规格”中冒号之后的标示值，g；其他符号的含意同上。

若诺氟沙星软膏“规格”为 10 g : 0.1 g 时，10 g 为“标示装量”；0.1 g 为“标示量”。

稀释体积 D 的计算，稀释过程：4 mg→100 mL，取出 10 mL 稀释至 80 mL，可满足 5 μg/mL 的要求。所以 $D=\frac{100\times 80}{10}=800$（mL）。

3. HPLC

ChP 收载的本类药物及其制剂大多采用 RP-HPLC 测定含量。因本类药物分子具有紫外吸收和荧光，故常规质量检验一般采用紫外检测法；若测定血浆等生物样品时，可采用荧光检测，以提高方法的灵敏度。

例 11 环丙沙星含量测定

色谱条件与系统适用性试验：用十八烷基硅烷键合硅胶为填充剂；以枸橼酸钠缓冲液（称取枸橼酸 2.104 g 与枸橼酸钠 2.941 g，加水至 500 mL，用 70% 高氯酸溶液调节 pH 至 2.4）- 乙腈（70 : 30）为流动相。检测波长为 298 nm。取司帕沙星对照品适量，加流动相溶解并稀释制成每 1 mL 约含 0.1 mg 的溶液，在 4 500 lx 的照度下照射 20 h，作为系统适用性溶液，量取 10 μL 注入液相色谱仪，记录色谱图，司帕沙星峰保留时间约为 7 min，司帕沙星峰与其他相对保留时间约为 0.9 处的杂质峰间的分离度应符合要求。

测定法：取本品约 50 mg，精密称定，置 100 mL 量瓶中，加甲醇适量，充分振摇使溶解，用甲醇稀释至刻度，摇匀，精密量取 2 mL，置 25 mL 量瓶中，用流动相稀释至刻度，摇匀，作为供试品溶液，精密量取 20 μL 注入液相色谱仪，记录色谱图；另取司帕沙星对照品适量，同法测定。按外标法以峰面积计算，即得。

测定结果可按下式计算：

$$含量\% = \frac{A_U \times W_S}{A_S \times W_U} \times 100\%$$

式中，A_U 和 A_S——供试品溶液和对照品溶液的峰面积；W_U 和 W_S——供试品和对照品的称取量，mg。因为供试品与对照品以完全相同步骤操作，所以不必先计算对照品溶液的浓度，直接以供试品和对照品的称取量及峰面积计算百分含量。

由于喹诺酮类抗菌药物为两性化合物，可在水溶液中发生解离，故以乙腈 - 水或甲醇 - 水为流动相洗脱时，RP-HPLC 的色谱峰对称性差，常出现拖尾现象。因此在流动相中加入适量的三乙胺作为扫尾剂。

第三节　β- 内酰胺类抗生素

一、结构与性质

（一）基本结构与典型药物

β- 内酰胺类抗生素（β-lactam antibiotics）系指分子结构中含有 β- 内酰胺环的一类抗生素，本类抗生素包括青霉素类（penicillins）和头孢菌素类（cephalosporins）。β- 内酰胺类抗生素的分子结构系由母核与酰基侧链构成。青霉素类的母核，称为 6- 氨基青霉烷酸（6-aminopenicillanic acid，6-APA），由氢化噻唑环（hydro-thiazole ring）与 β- 内酰胺环并合而成；头孢菌素类的母核，称为 7- 氨基头孢菌烷酸（7-aminocephalosporanic acid，7-ACA），系由氢化噻嗪环（hydro-thiazide ring）与 β- 内酰胺环并合而成。基本结构如下：

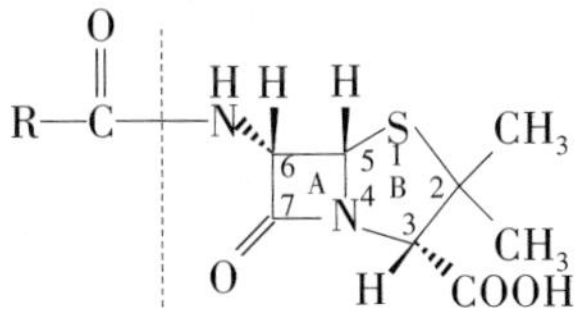

侧链　6-APA
A. β- 内酰胺环
B. 氢化噻唑环
青霉素类

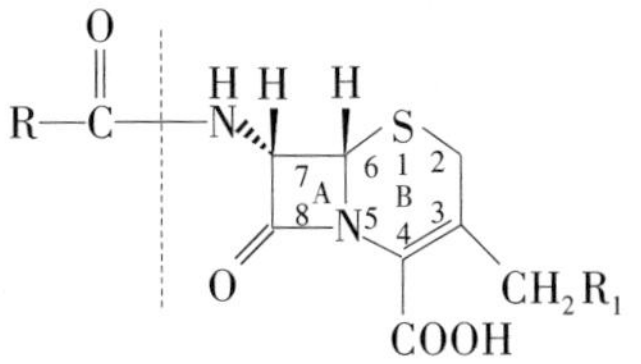

侧链　7-ACA
A. β- 内酰胺环
B. 氢化噻唑环
头孢菌素类

由于侧链取代基 R 以及头孢菌素类母核 C_3 上 R_1 的不同，构成各种不同的青霉素类（表 2-4-3）和头孢菌素类药物（表 2-4-4）。

表 2-4-3　部分青霉素类药物

药物名称	取代基 R	药物名称	取代基 R
青霉素钾（钠，普鲁卡因青霉素） benzylpenicillin potassium (sodium, procaine)	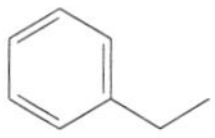	哌拉西林（钠） piperacillin (sodium)	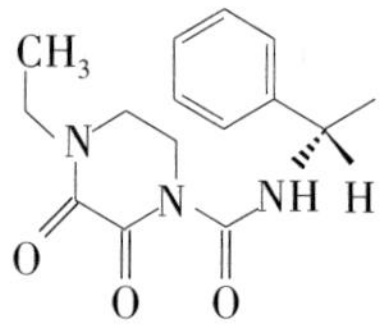
苄星青霉素 benzathine benzylpenicillin		青霉素 V 钾 phenoxymethyl penicillin potassium	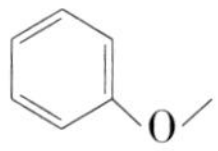
氨苄西林（钠） ampicillin (sodium) 托西酸舒他西林 sultamicillin tosilate	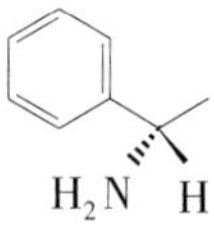	磺苄西林钠 sulbenicillin sodium	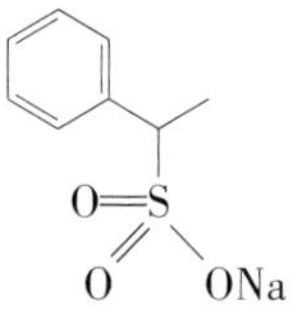
阿莫西林（钠） amoxicillin (sodium)	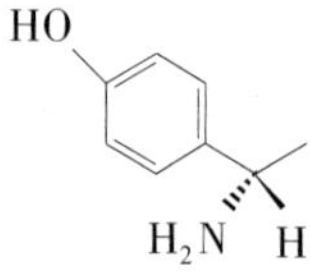	苯唑西林钠 oxacillin sodium	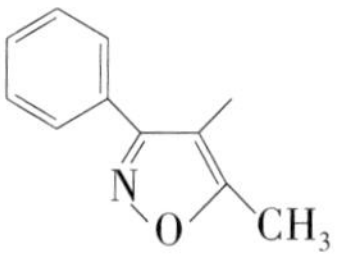

表 2-4-4　部分头孢菌素类药物

药物名称	取代基 R	取代基 R_1
头孢他啶 ceftazidine	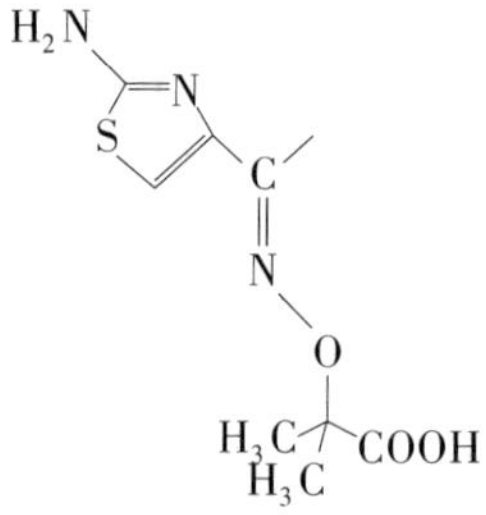	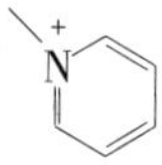
头孢地尼 cefdinir	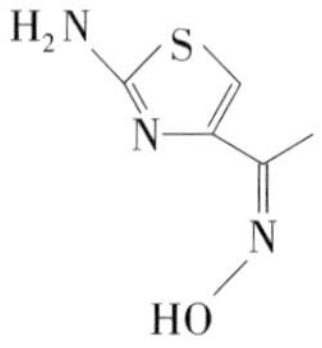	$=CH_2$

续表

药物名称	取代基 R	取代基 R_1
头孢曲松钠 ceftriaxone sodium	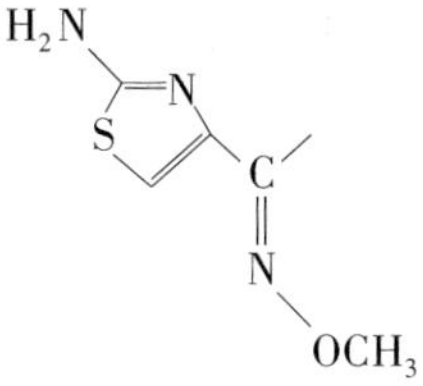 H_2N, N, S, C, N, OCH_3	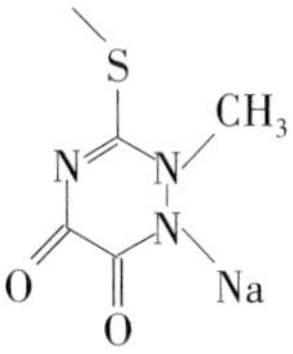 S, CH_3, N, N, N, Na, O, O
头孢克洛 cefaclor	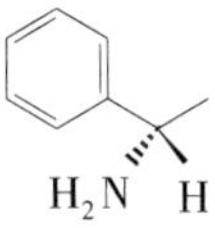 H_2N, H	—Cl
头孢呋辛钠(酯) cefuroxime sodium(axetil)	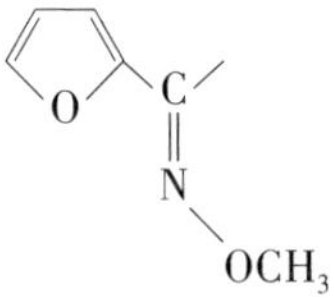 O, C, N, OCH_3	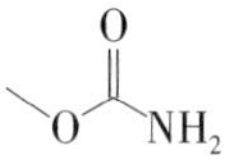 O, O, NH_2
头孢拉定 cefradine	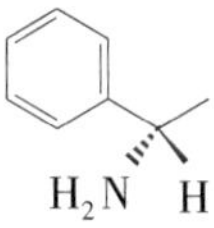 H_2N, H	—H
头孢哌酮(钠) cefoperazone(sodium)	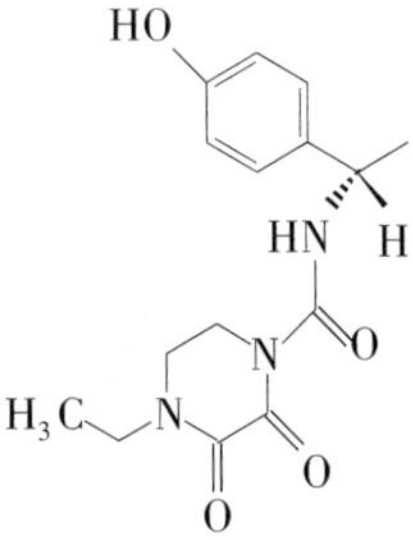 HO, HN, H, N, O, H_3C, N, O, O	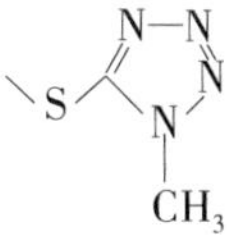 N, N, N, S, N, CH_3
头孢唑林钠 cefazolin sodium	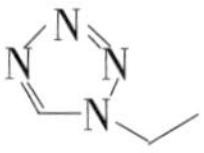 N, N, N, N	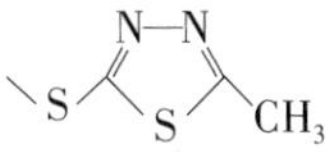 N, N, S, S, CH_3
头孢氨苄 cefalexin	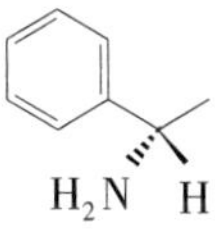 H_2N, H	—H
头孢羟氨苄 cefadroxil	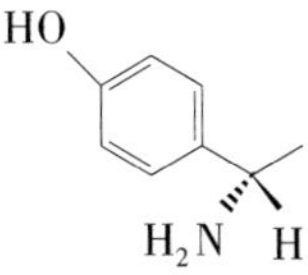 HO, H_2N, H	—H
头孢替唑钠 ceftezole sodium	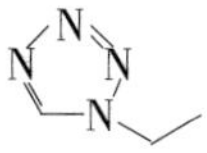 N, N, N, N	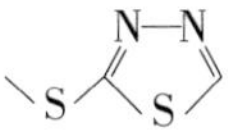 N, N, S, S

续表

药物名称	取代基 R	取代基 R_1
头孢硫脒 cefathiamidine	H_3C N S $\overset{+}{N}H_2$ CH_3 H_3C CH_3	O O CH_3
头孢噻吩钠 cefalotin sodium	S	O O CH_3
头孢噻肟钠 cefotaxime sodium	H_2N S N N OCH_3	O O CH_3

（二）结构特征与理化性质

结构特征：β－内酰胺类抗生素的分子中均有一个游离羧基，具有一定的酸性，可与氢氧化碱形成盐（如钠盐、钾盐）或与某些有机碱形成盐（如苄星青霉素、普鲁卡因青霉素），也可成形酯（如托西酸舒他西林、头孢呋辛酯）；β- 内酰胺环为 4 元环，具有较大的张力，易水解开环，是本类药物的不稳定中心；侧链的酰胺结构也可发生水解反应；含有手性碳原子，具有一定的旋光性；青霉素类母核无共轭双键，头孢菌素类母核中的共轭结构 O═C—N̈—C═C，在 260 nm 波长处具有最大吸收。

理化性质：本类药物通常为白色结晶或结晶性粉末。一般在水或乙醇等有机溶剂微溶或不溶，其碱金属盐易溶于水，而有机酸或有机碱盐则难溶于水。

1. 酸性

β－内酰胺类抗生素分子结构中的游离羧基具有一定的酸性（pK_a=2.5~2.8），能与无机碱或有机碱形成盐。其碱金属盐易溶于水，遇酸则析出游离酸沉淀，可用于鉴别。

2. β- 内酰胺环的不稳定性

β- 内酰胺环是本类抗生素的结构活性中心，其性质活泼，为分子结构中最不稳定部分，其稳定性与含水量和纯度有很大关系。干燥条件下青霉素和头孢菌素类药物均较稳定，室温条件下密封保存可贮存 3 年以上，但它们的水溶液很不稳定，随 pH 和温度而有很大变化。青霉素水溶液在 pH 6~6.8 时较稳定。本类药物在酸、碱、青霉素酶、羟胺及某些金属离子（铜、铅、汞和银）或氧化剂等作用下，易发生水解和分子重排，导致 β- 内酰胺环的破坏而失去抗菌活性，其降解反应见图 2-4-1。

3. 紫外吸收特性

头孢菌素族母核部分具有 O=C-N-C=C 结构，R 取代基具有苯环等共轭系统，有紫外吸收。而青霉素族分子中的母核部分无共轭系统，但其侧链酰胺基上 R 取代基若有苯环等共轭系统，则有紫外吸收特征。如青霉素钾（钠）的 R 为苄基，因而其水溶液在 264 nm 波长处具有较强的紫外吸收。

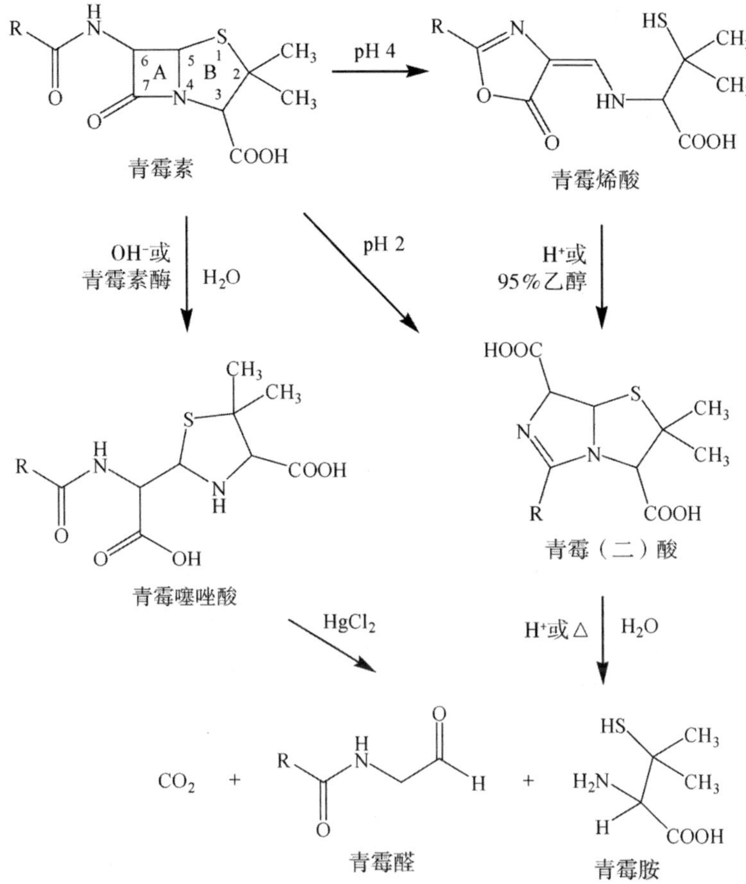

青霉素　青霉烯酸　青霉噻唑酸　青霉（二）酸　青霉醛　青霉胺

图 2-4-1　青霉素类药物的降解反应过程

4. 旋光性

青霉素类分子结构中含有 3 个手性碳原子，头孢菌素类含有 2 个手性碳原子，故均具有旋光性。各国药典对 β- 内酰胺类药物均规定有比旋度的限度。如 ChP 规定头孢羟氨苄水溶液的比旋度为 +165°～+178°（6 mg/mL）；USP（34）为 +165°～+178°（10 mg/mL）；JP（17）为 +164°～+182°（0.6 g/100 mL）。

二、鉴别试验

根据 β- 内酰胺类抗生素的理化性质，其鉴别试验主要为 HPLC、IR 和 TLC。

1. 呈色反应

（1）羟肟酸铁反应　青霉素及头孢菌素在碱性溶液中与羟胺作用，β- 内酰胺环开环生成羟肟酸，在稀酸中与高铁离子呈现不同的颜色：

不同的结构生成产物的颜色不同，可用于本类药物的鉴别。如，哌拉西林钠呈棕色，磺苄西林钠呈赤褐色，氨苄西林呈紫红色，普鲁卡因青霉素呈紫红色；头孢哌酮呈红棕色，头孢氨苄呈红褐色，头孢噻吩钠呈红色。ChP 采用该反应鉴别哌拉西林钠、磺苄西林钠及头孢哌酮。

例 12　哌拉西林钠鉴别　取本品 10 mg，加水 2 mL 与盐酸羟胺溶液 3 mL，振摇溶解后，放置

5 min，加酸性硫酸铁铵试液 1 mL，摇匀，显红棕色。

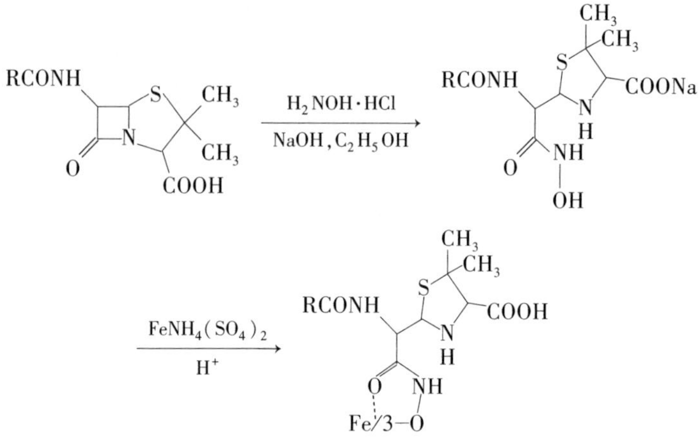

$$\xrightarrow[NaOH,\ C_2H_5OH]{H_2NOH \cdot HCl}$$

$$\xrightarrow[H^+]{FeNH_4(SO_4)_2}$$

（2）与茚三酮反应　在酰基侧链含有 α- 氨基结构（$R'-\underset{NH_2}{\overset{H}{C}}-\overset{O}{\overset{\|}{C}}-$）的本类药物，具有 α- 氨基酸的性质，可与茚三酮（ninhydrin）反应显蓝紫色（原理参见总论第九章）。

ChP 采用 TLC 鉴别托西酸舒他西林、头孢克洛、头孢拉定、头孢硫脒等，以茚三酮为显色剂（或添加于展开剂中）。

2. 光谱法

（1）紫外吸收光谱特征　头孢菌素类母核中的共轭结构 O═C—N̈—C═C，在紫外光区有最大吸收，而青霉素类母核虽然没有共轭体系，但其侧链均含有苯环结构，所以在紫外光区也有特征吸收，各国药典均采用紫外吸收光谱特征鉴别本类药物。作为物理常数，“吸收系数”既具有鉴别功能，又具有纯度检查的意义，ChP 对大多数头孢菌素类药物同时规定有吸收系数的限度。

例 13　头孢唑林钠的吸收系数测定　取本品，精密称定，加水溶解并定量稀释制成每 1mL 中约含 16 μg 的溶液，按照紫外－可见分光光度法测定，在 272 nm 的波长处测定吸光度，吸收系数（$E_{1\,cm}^{1\%}$）为 264~292。

USP、JP 采用同时绘制供试品溶液和对照品溶液的紫外光谱并进行比较。

例 14　头孢唑林钠的鉴别　用 0.1 mol/L 碳酸氢钠溶液制成 20 μg/mL 的溶液，扫描紫外吸收光谱（200~400 nm），与同法制备的对照品溶液紫外光谱图在相同波长处显示最大和最小吸收，并且吸收系数和（或）吸光度比值在规定范围内。

（2）红外光谱特征　β- 内酰胺环羰基的伸缩振动（1 750~1 800 cm^{-1}），酰亚胺的氨基、羰基的伸缩振动（3 300，1 525，1 680 cm^{-1}），羧酸离子的伸缩振动（1 600，1 410 cm^{-1}）是该类抗生素共有的特征峰。

（3）磁共振光谱特征　NMR 法是利用构成分子的原子核本身性质的差异进行鉴别，由于专属性更强，被某些国家的药典用于本类药物的鉴别。

例 15　头孢氨苄的鉴别　取本品，溶于重水（1/200），以 3- 三甲基硅烷基丙烷磺酸钠（sodium 3-trimethylsilylpropanesulfonate）为内参比物，测定磁共振光谱（^1H）。在 δ=1.8 附近应显示单一信号 A，

δ=7.5 附近应显示单一或尖锐的多重信号 B。各信号的积分强度比(A∶B)约为 3∶5。

头孢羟氨苄的磁共振光谱(^{1}H)。在 δ=2.1 附近应显示单一信号 A,δ=7.0 附近应显示双单一信号 B 和 δ=7.5 附近应显示双单一信号 C。各信号的积分强度比(A∶B∶C)约为 3∶2∶2。其中,A 为母核 C_3 上甲基氢的信号;B 和 C 为侧链的苯环上氢的信号。

3. 色谱法

色谱法是各国药典收载的除红外光谱法外的另一主要鉴别方法。因本类药物主要采用 HPLC 测定含量,故直接比较供试品溶液与对照品溶液主峰的保留时间进行鉴别。对于托西酸舒他西林、头孢克洛、头孢拉定、头孢硫脒等药物,TLC 或 HPLC,两者任选其一。

4. 各种盐的反应

(1) 钠(钾)盐的火焰反应　本类药物若为钠或钾盐,可利用钠或钾的特征焰色进行鉴别。

(2) 有机胺盐的特殊反应　苄星青霉素系由青霉素与二苄基乙二胺形成的盐。二苄基乙二胺可与重铬酸钾反应生成金黄色沉淀。

三、特殊杂质检查

1. 青霉素钠的杂质检查

ChP 规定,青霉素钠除检查酸碱度、溶液的澄清度与颜色、水分、细菌内毒素、无菌外,尚需检查吸光度、青霉素聚合物。

(1) 吸光度(absorbance)　青霉素钠侧链的苯环在 264 nm 的波长处有最大吸收,而降解产物在 280 nm 的波长处有最大吸收。故通过测定 264 nm 波长处的吸光度控制青霉素钠的含量,280 nm 波长处的吸光度控制降解产物的量。

例 16　青霉素钠“吸光度”检查　取本品,加水制成每毫升中约含 1.80 mg 的溶液,按照紫外－可见分光光度法测定,在 280 nm 与 325 nm 的波长处,其吸光值均不得大于 0.10;在 264 nm 波长的最大吸收处测定,其吸光度应为 0.80~0.88。

(2) 青霉素聚合物(benzylpenicillin polymerides)　β- 内酰胺类抗生素所致速发型过敏反应主要与其中存在的高分子杂质(相对分子质量一般在 1 000~5 000)有关。高分子杂质按其来源可分为外源性和内源性杂质。前者包括蛋白质、多肽、多糖类及其与抗生素形成的结合物,主要来自发酵工艺,如青霉素中的青霉噻唑蛋白、青霉噻唑多肽等;后者系指药物的自身聚合物,来自于生产过程或贮存过程,或因使用不当而产生。抗生素聚合物的免疫原性通常较弱,但作为多价半抗原,可引发速发型过敏反应。

1) 青霉噻唑多肽　是由青霉素的 β- 内酰胺环开环后的青霉噻唑酸与多肽上的伯氨基缩合而成,其结构如下:

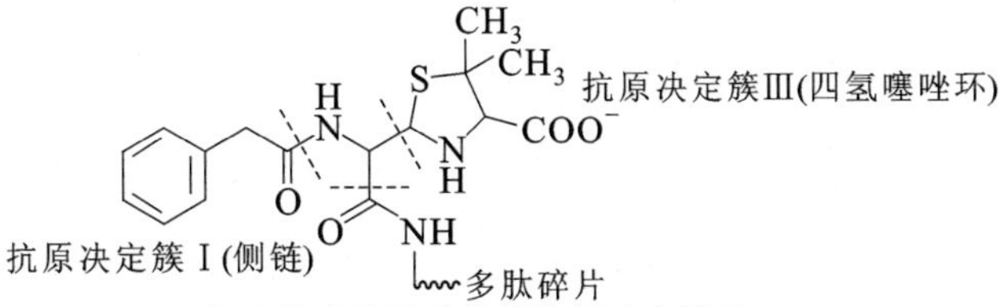

抗原决定簇Ⅲ(四氢噻唑环)

抗原决定簇Ⅰ(侧链)

多肽碎片

与多肽碎片形成的新抗原决定簇Ⅱ

2) 青霉素聚合物　是由青霉素的 β- 内酰胺环开环后的青霉噻唑酸的羧基与四氢噻唑环氮

缩合而成,其结构如下:

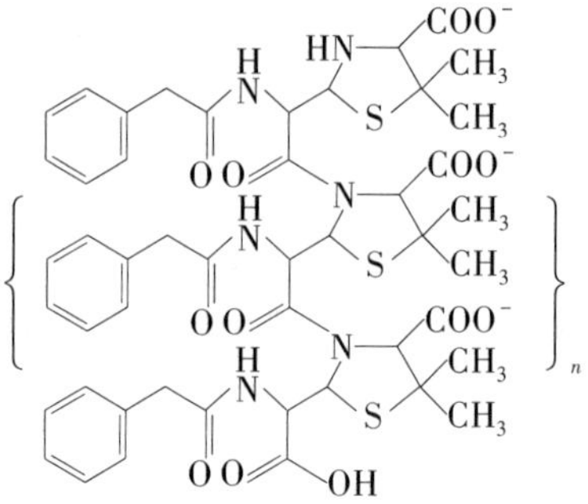

n=0,二聚体;n=1,三聚体

随着生产工艺纯化技术的不断改进和提高,目前青霉素产品中的外源性杂质日趋减少,因此对内源性聚合物的控制是高分子杂质控制的重点。聚合物的分离分析方法主要有RP-HPLC、IEC和GPC。目前主要采用以葡聚糖凝胶Sephadex G-10为基础的凝胶色谱分析系统。

在Sephadex G-10凝胶(排阻相对分子质量约为1 000)色谱系统中,调整流动相可使青霉素多聚物集中在K_{av}(有效分配系数)=0的色谱峰中。同时,在特定的色谱条件(使用纯水为流动相)下青霉素自身可以缔合形成表观相对分子质量较大的缔合物,该缔合物在Sephadex G-10凝胶色谱系统中和聚合物一样,也在K_{av}=0处表现为单一的色谱峰,故可以自身对照外标法计算聚合物的含量。

例17 青霉素钠中"青霉素聚合物"检查

色谱条件与系统适用性试验:用葡聚糖凝胶G-10(40~120 μm)为填充剂。以pH7.0的0.1 mol/L磷酸盐缓冲液[0.1 mol/L磷酸氢二钠溶液-0.1 mol/L磷酸二氢钠溶液(61∶39)]为流动相A,以水为流动相B;流速为1.5 mL/min;检测波长为254 nm。按照HPLC,理论板数应不低于700,拖尾因子均应小于2.0。在两种流动相系统中,蓝色葡聚糖2 000峰保留时间的比值应在0.93~1.07,对照品溶液主峰和供试品溶液中聚合物峰与相应色谱系统中蓝色葡聚糖2 000峰的保留时间的比值应在0.93~1.07。另以流动相B为流动相,精密量取对照溶液200 μL,连续进样5次,峰面积值的相对标准偏差应不大于5.0%。

对照品溶液的制备:取青霉素对照品约20 mg,精密称定,加水溶解并定量稀释制成每1mL中约含0.1 mg的溶液。

测定法:取本品约0.4 g,精密称定,置于10 mL量瓶中,加水制使溶解并稀释至刻度,摇匀,立即精密量取200 μL,注入色谱仪,以流动相A为流动相进行测定,记录色谱图;另精密量取对照溶液200 μL注入色谱仪,以流动相B为流动相,同法测定。按外标法以峰面积计算,含青霉素聚合物以青霉素计不得过0.08%。

2. 头孢呋辛酯的杂质检查

头孢呋辛酯为口服头孢菌素的前体药物,系由头孢呋辛与(1*RS*)-1-乙酰氧基乙醇生成的酯,在体内经非特异性酯酶水解生成头孢呋辛发挥抗菌作用。ChP除检查结晶性、水分、炽灼残渣、重金属外,尚要求检查异构体与有关物质。

(1) 异构体(isomer) 头孢呋辛酯是分子结构中 1- 乙酰氧基乙基 (CH_3 H CH_3 O O C) 上不对称碳的 *R*- 和 *S*- 异构体接近等摩尔比时的混合物,其生物利用度高于任何其他一种异构体,所以各国药典均采用 HPLC 检查异构体的相对含量。

(2) 有关物质 头孢呋辛酯在合成工艺中或在贮存期间产生的有关物质主要包括:母核 7-ACA 上的 Δ^3- 异构体(热降解产生)、7- 位侧链肟的甲氧基转为顺式构型的两种 *E* 异构体即 1- 乙酰氧基乙基手性碳的 *R* 和 *S* 两种构型(光解产生)等副产物,以及未反应或脱去 1- 乙酰氧基乙基的头孢呋辛等。各国药典均采用 HPLC 检查其有关物质。

例 18 **头孢呋辛酯中"有关物质"检查** 取本品适量,精密称定(约相当于头孢呋辛 50 mg),置于 100 mL 量瓶中,加甲醇 10 mL 溶解,再用流动相稀释至刻度,摇匀,作为供试品溶液;精密量取 1 mL,置于 100 mL 量瓶中,用流动相稀释至刻度,摇匀,作为对照溶液。按照含量测定项下的色谱条件,取对照溶液 20 μL 注入液相色谱仪。调节检测灵敏度,使两主成分中任一主成分色谱峰的峰高为满量程的 25%,立即精密量取供试品溶液与对照溶液各 20 μL,分别注入液相色谱仪,记录色谱图至头孢呋辛酯 A 异构体峰保留时间的 3.5 倍。供试品溶液色谱图中如有杂质峰,两个 *E* 异构体峰面积之和不得大于对照溶液两个主峰面积之和(1.0%),Δ^3- 异构体峰面积不得大于对照溶液两个主峰面积之和的 1.5 倍(1.5%),其他单个杂质峰面积不得大于对照溶液两个主峰面积之和的 0.5 倍(0.5%),各杂质峰面积的和不得大于对照溶液两个主峰面积之和的 3 倍(3.0%)(供试品溶液中任何小于对照溶液两个主峰面积之和 0.05 倍的峰可忽略不计)。HPLC 色谱图如图 2-4-2。

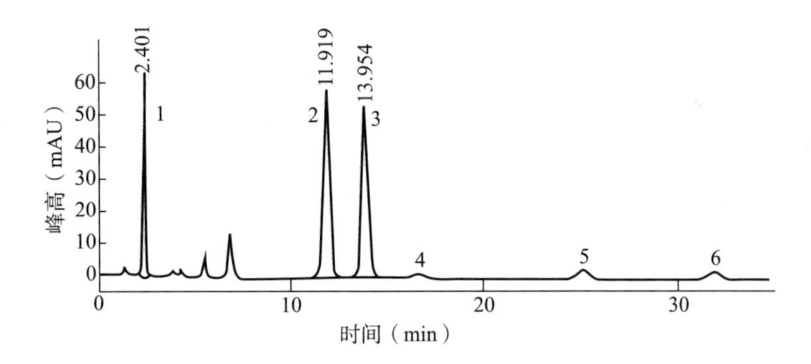

图 2-4-2 头孢呋辛酯及其有关物质 HPLC 色谱图

1. 头孢呋辛酯 2. 异构体 B 3. 异构体 A 4. Δ^3- 异构体
5. *E*- 异构体 B 6. *E*- 异构体 A

3. 其他特殊杂质及相关物质的检查

(1) *N*,*N*- 二甲基苯胺 是青霉素 G 裂解时产生的特殊杂质,ChP 采用 GC 检查氨苄西林中 *N*,*N*- 二甲基苯胺,限量为百万分之二十。

(2) *N*,*N′* - 二苄基乙二胺 是苄星青霉素中的有机碱部分,ChP 采用氢氧化钠碱性下乙醚提取后的非水溶液滴定法测定,其限量为 24.0%~27.0%。

(3) 吡啶 是头孢他啶的裂解产物,ChP 采用 RP-HPLC 检查头孢他啶的吡啶,限量为 0.12% (注射用头孢他啶的限量为 0.4%)。

(4) 头孢氨苄　头孢拉定的侧链是 2- 氨基 -2-(1,4- 环己烯基)乙酰基,头孢氨苄的侧链是 2- 氨基 -2- 苯基乙酰基,头孢拉定在合成工艺中可引入头孢氨苄。故 ChP 采用 RP-HPLC 检查头孢氨苄的限量(5.0%)。

(5) 7- 氨基去乙酰氧基头孢烷酸与 α- 苯甘氨酸(α- 对羟基苯甘氨酸,双氢苯甘氨酸) 是头孢氨苄(头孢羟氨苄,头孢拉定)的侧链酰胺断裂生成的有关物质。ChP 采用 RP-HPLC 控制其限量(1.0%)。

(6) 杂质 A　ChP 采用 RP-HPLC 检查头孢哌酮钠中杂质 A 的限量(3.0%)。

四、含量测定

β- 内酰胺类抗生素的含量测定方法,除少数药物(如磺苄西林钠)采用抗生素微生物检定法外,大多采用理化测定法。

1. 紫外分光光度法

(1) 直接 UV 法　头孢菌素的母核具有共轭结构,有紫外吸收;另外,头孢菌素与青霉素的侧链多具有芳香结构(如苯环),均可用 UV 法测定含量。目前各国药典对本类药物的固体制剂多采用直接 UV 法测定溶出度。

例 19　头孢氨苄片溶出度测定　取本品,按照溶出度测定法(第一法),以水 900 mL 为溶出介质,转速为 100 r/min,依法操作,经 45 min 时,取溶液适量,滤过,精密量取续滤液适量,用溶出介质稀释制成每 1 mL 中约含 25 μg 的溶液,按照紫外 - 可见分光光度法,在 262 nm 的波长处测定吸光度;另精密称取头孢氨苄对照品适量,加溶出介质溶解并稀释制成每 1 mL 中约含 25 μg 的溶液,同法测定,计算每片的溶出量。限度为表示量的 80%,应符合规定。

(2) 羟肟酸铁比色法　原理为青霉素及头孢菌素类抗生素与盐酸羟胺作用,β- 内酰胺环开环生成羟肟酸,并与高铁离子生成红色配位化合物,在 480 nm 的波长处测定吸光度,采用标准对照法计算含量。

例 20　氨苄西林胶囊溶出度测定　按照溶出度测定法(第一法),以水 900 mL 为溶出介质,转速为 100 r/min,依法操作,经 45 min,取溶液适量,滤过,取滤液作为供试品溶液,按照“抗生素 - 羟胺测定法”项下方法测定,限度为标示量的 75%。

抗生素 - 羟胺测定法(用于溶出度和含量均匀度等大容量样本的分析):

盐酸羟胺溶液:取盐酸羟胺 20 g,加聚氧乙烯(23) 月桂醚溶液(1→1 000)5 mL 溶解后,加水至 1 000 mL。

乙酸盐缓冲液:取氢氧化钠 173 g 与乙酸钠 20.6 g,加水溶解并稀释至 1 000 mL;取此溶液 75 mL,用水稀释至 500 mL,摇匀。

硝酸铁溶液:取硝酸铁 233 g,加水 600 mL 混悬,加硫酸 2.8 mL,搅拌至硝酸铁溶解,加聚氧乙烯(23) 月桂醚 1 mL,用水稀释至 1 000 mL,摇匀。

标准溶液:精密称取氨苄西林对照品适量,加水溶解制成每 1 mL 中含氨苄西林胶囊的标示量(mg) / 900 的溶液。

测定法:于样品管路泵入水,其他管路分别泵入各自的试剂,分光光度计波长设定为 480 nm,依法操作直至吸收基线平稳后,将标准溶液和供试品溶液移入取样品器的取样杯中,启动取样器,以每小时 40 次的速率测定标准溶液和供试品溶液,每测定 2 次洗涤 1 次。

2. HPLC

目前各国药典普遍采用 RP-HPLC 测定原料及各种制剂的含量，以外标法计算。

例 21 阿莫西林含量测定

色谱条件与系统适用性试验：用十八烷基硅烷键合硅胶为填充剂；以 0.05 mol/L 磷酸二氢钾溶液(用 2 mol/L 氢氧化钾溶液调节 pH 至 5.0) - 乙腈(97.5 : 2.5)为流动相；流速为 1 mL/min 左右；检测波长 254 nm。取阿莫西林杂质混合对照品和阿莫西林对照品各约 25 mg，置于 50 mL 量瓶中，用流动相溶解并稀释至刻度，摇匀，取 20 μL 注入液相色谱仪，记录的色谱图应与标准图谱一致。

测定法：取本品约 25 mg，精密称定，置于 50 mL 量瓶中，用流动相溶解并稀释至刻度，摇匀，精密量取 20 μL 注入液相色谱仪，记录色谱图；另取阿莫西林对照品适量，同法测定。按外标法以峰面积计算出供试品中 $C_{16}H_{19}N_3O_5S$ 的含量。

第四节 氨基糖苷类抗生素

一、结构与性质

(一) 基本结构与典型药物

氨基糖苷类抗生素的化学结构均系以碱性环己多元醇为苷元，与氨基糖缩合而成的苷类，故称为氨基糖苷类抗生素(aminoglycoside antibiotics)。本类药物显碱性，故临床使用多为硫酸盐(sulfate)，常用的本类药物有硫酸链霉素(streptomycin)、硫酸庆大霉素(gentamycin)、硫酸巴龙霉素(paromomycin)、硫酸核糖霉素(ribostamycin)、硫酸新霉素(neomycin)、硫酸西索米星(sisomicin)、硫酸小诺霉素(micronomicin)、硫酸奈替米星(netilmicin)、硫酸依替米星(etimicin)、硫酸卡那霉素(kanamycin)、妥布霉素(tobramycin)、阿米卡星(amikacin)、硫酸阿米卡星等。本类药物的抗菌谱与化学性质均相近，典型药物结构式如下：

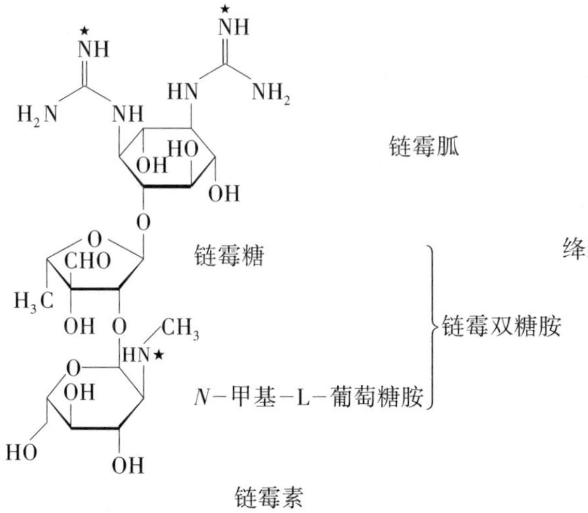

链霉胍

链霉糖

N-甲基-L-葡萄糖胺

链霉双糖胺

链霉素

加洛糖胺

绛红糖胺

2-脱氧-D-链霉胺

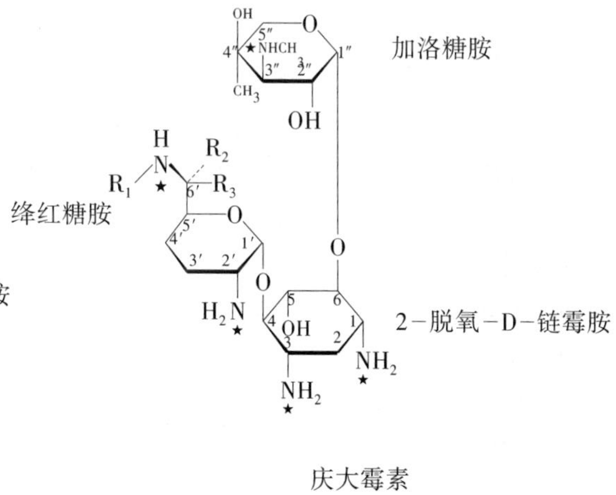

庆大霉素

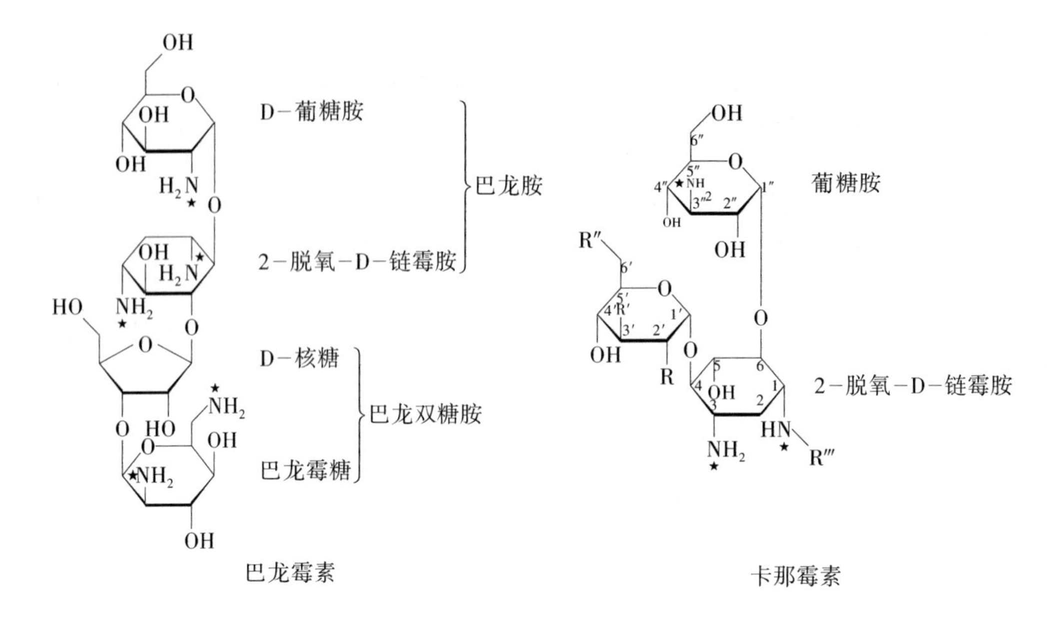

巴龙霉素　　　　卡那霉素

链霉素(即链霉素 A)系由一分子链霉胍(streptidine)与一分子链霉双糖胺(streptobiosamine)形成的碱性苷。其中,链霉双糖胺由链霉糖(streptose)与 *N*- 甲基 -L- 葡糖胺(*N*-methyl-L-glucosamine)组成。链霉双糖胺与链霉胍(苷元)间的苷键结合弱于其内部双糖间的苷键,故链霉素易于分解为链霉胍与链霉双糖胺。

庆大霉素是由绛红糖胺(purpurosamine)、2- 脱氧 -D- 链霉胺(2-deoxy-D-streptamine)和加洛糖胺(garosamine)缩合而成的碱性糖苷。庆大霉素主要成分是庆大霉素 C(GMC)组分的混合物(GMC_1、GMC_2、GMC_{1a} 及 GMC_{2a}),除此之外尚有少量的次要成分(如 GMA_1、A_2、A_3、A_4、B、B_1、X ……)。在 GMC 组分混合物中,GMC_1、GMC_2、GMC_{1a} 三者结构相似,仅在绛红糖胺 C-6′位及其氨基上甲基化程度不同,GMC_{2a} 与 GMC_2 系对映异构体。

小诺霉素与 GMC_2 系同分异构体,即 R_1═CH_3;西索米星系 GMC_{1a} 的 $\Delta^{4'}$ - 衍生物;依替米星系 GMC_{1a} 的 N^1-C_2H_5 衍生物;奈替米星则为 GMC_{1a} 的 N^1-C_2H_5,$\Delta^{4'}$ - 衍生物。

庆大霉素 C 及其衍生物的取代特征列于表 2-4-5。

表 2-4-5　庆大霉素 C 及其衍生物的结构

药物名称	取代基 R_1	取代基 R_2	取代基 R_3	其他基团
庆大霉素 C_1	CH_3	CH_3	H	—
庆大霉素 C_2	H	CH_3	H	—
庆大霉素 C_{1a}	H	H	H	—
庆大霉素 C_{2a}	H	H	CH_3	—
西索米星	H	H	H	$\Delta^{4'}$
小诺霉素	CH_3	H	H	—
依替米星	H	H	H	N^1-C_2H_5
奈替米星	H	H	H	N^1-C_2H_5 $\Delta^{4'}$

巴龙霉素是以 2- 脱氧 -D- 链霉胺为苷元，并与一分子 D- 葡糖胺（D-glucosamine）缩合成巴龙霉胺（paromomine），再与一分子巴龙双糖胺（paromobiosamine）缩合而成的碱性糖苷，巴龙双糖胺由核糖（D-ribose）与巴龙霉糖（paromose）组成。

核糖霉素系由巴龙霉胺与核糖缩合而成的碱性糖苷，在结构上仅比巴龙霉素少一个巴龙霉糖。

卡那霉素是以 2- 脱氧 -D- 链霉胺为苷元，分别与葡糖胺和卡糖胺（kanosamine）缩合而成的碱性糖苷。药用卡那霉素系卡那霉素 A、B 及 C 的混合物，其主要成分为卡那霉素 A，三者的区别在于卡那糖胺的 2′ 和 6′ C 上的取代基 R 和 R′不同。阿米卡星为卡那霉素 A 的 2- 脱氧 -D- 链霉胺的 *N*-（2- 羟基 -4- 氨基）丁酰基衍生物；妥布霉素则为卡那霉素 B 的卡那糖胺 3- 脱氧衍生物。

卡那霉素、阿米卡星、妥布霉素的取代特征列于表 2-4-6。

表 2-4-6 卡那霉素及其衍生物的结构

药物名称	取代基 R	取代基 R'	取代基 R″	取代基 R‴
卡那霉素 A	OH	NH_2	OH	H
卡那霉素 B	NH_2	NH_2	OH	H
卡那霉素 C	NH_2	OH	OH	H
妥布霉素	NH_2	NH_2	H	H
阿米卡星	OH	NH_2	OH	HO H O NH_2

（二）结构特征与理化性质

氨基糖苷类抗生素的分子中具有某些共同或相近的基本结构。如，庆大霉素及其衍生物（西索米星、依替米星、奈替米星、小诺霉素等）、巴龙霉素及核糖霉素、卡那霉素及阿米卡星等分子中的氨基环醇（2- 脱氧 -D- 链霉胺）与链霉素中的链霉胍结构相近；D- 核糖（巴龙霉素、核糖霉素）与链霉糖相似；胺基已糖（D- 葡糖胺）与链霉素中 *N*- 甲基葡糖胺结构相似。因此，本类药物具有相似的性质。

1. 酸碱性与溶解度

氨基糖苷类抗生素分子中含有多个羟基和碱性基团（结构式中以★号标注），故为碱性、水溶性抗生素，可与矿酸或有机酸成盐，临床上应用的主要为其硫酸盐。本类抗生素的硫酸盐具有引湿性；易溶于水，水溶液偏酸性；在甲醇、丙酮、乙酸乙酯、三氯甲烷及乙醚等有机溶剂中几乎不溶。

2. 旋光性

氨基糖苷类抗生素分子结构中含有多个氨基糖，具有旋光性，各国药典对本类药物均有比旋度的要求。如 ChP 规定硫酸庆大霉素水溶液（50 mg/mL）的比旋度为 +107° 至 +121°；硫酸西索米星水溶液（10 mg/mL）的比旋度为 +100° 至 +110°。

3. 水解反应和稳定性

含有二糖胺结构者（如链霉素、巴龙霉素、新霉素等），分子结构中的二糖胺之间的苷键较为稳定，而苷元与二糖胺间的苷键则结合较弱。如，硫酸链霉素水溶液在酸性条件下可水解为链霉胍和链霉双糖胺，链霉双糖胺进一步水解可生成 *N*- 甲基 -L- 葡糖胺；碱性条件下也可使链霉素水解为链霉胍及链霉双糖胺，并使链霉糖部分发生分子重排，生成麦芽酚（maltol）。这一性质为链霉素所特有，可用于其鉴别和定量测定。

硫酸庆大霉素及其衍生物对光、热、空气均较稳定，其水溶液对酸碱也稳定，在 pH 2~12 范围，100℃加热 30 min 活性无明显下降。

4. 紫外吸收特征

除链霉素的胍基在 230 nm 的波长处有紫外吸收外，本类抗生素无共轭双键，在紫外光区无特征吸收。

二、鉴别试验

（一）颜色反应

1. 共有反应

（1）与茚三酮反应　氨基糖苷类抗生素的氨基糖苷具有 α- 羟基胺结构，类似于 α- 氨基酸，可与茚三酮缩合生成蓝紫色缩合物（反应原理见本章第二节），可供鉴别。ChP 直接应用该反应鉴别硫酸小诺霉素；并以茚三酮作为显色剂用于硫酸西索米星、硫酸巴龙霉素、妥布霉素、阿米卡星及硫酸阿米卡星的 TLC 鉴别。

（2）Molisch 反应　氨基糖苷类抗生素在硫酸的作用下，经水解、脱水生成糠醛（戊糖）或羟甲基糠醛（己糖），遇蒽酮（anthrone）呈色。以羟甲基糠醛（hydroxymethylfurfural）为例，反应式如下：

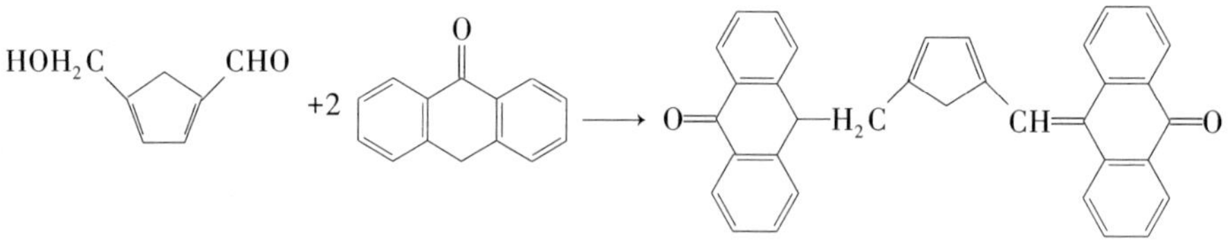

HOH_2C　CHO　+2 (蒽酮) ⟶ O=(蒽酮)—H_2C—(环)—CH=(蒽酮)=O

羟甲基糠醛　　　　　　　　　　蓝色缩合物

该反应可供本类抗生素的鉴别，ChP 应用该反应鉴别硫酸卡那霉素、硫酸核糖霉素与阿米卡星。

（3）葡糖胺反应（Elson–Morgan reaction）　氨基糖苷类抗生素经水解产生葡糖胺衍生物，如硫酸链霉素中的 *N*- 甲基 -L- 葡萄糖胺，硫酸新霉素、硫酸巴龙霉素中的 D- 葡糖胺，在碱性溶液中与乙酰丙酮缩合成吡咯衍生物（Ⅰ），与对二甲氨基苯甲醛的酸性醇溶液（Ehrlich 试剂）反应，生成樱桃红色缩合物（Ⅱ）。

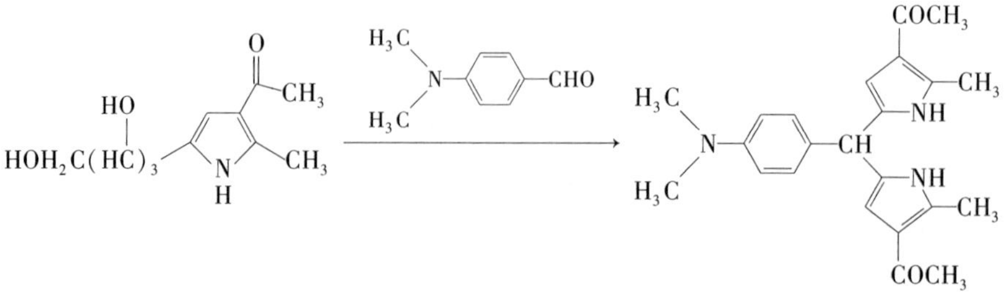

$HOH_2C(HC)_3$(OH)—吡咯(NH)—$COCH_3$, CH_3 　$\xrightarrow{(H_3C)_2N-C_6H_4-CHO}$　$(H_3C)_2N-C_6H_4-CH$[吡咯(NH)($COCH_3$)(CH_3)]$_2$

（Ⅰ）　　　　　　　　　　　　（Ⅱ）

例 22　硫酸新霉素的鉴别　取本品约 10 mg,加水 1 mL 溶解后,加盐酸溶液(9→100)2 mL,在水浴中加热 10 min,加 8% 氢氧化钠溶液 2 mL 与 2% 乙酰丙酮溶液 1 mL,置于水浴中加热 5 min,冷却后,加对二甲氨基苯甲醛试液 1 mL,即显樱桃红色。

2. 特征反应

(1) 坂口反应(Sakaguchi reaction)　系链霉素水解产物链霉胍的特征反应。硫酸链霉素水溶液加氢氧化钠试液,水解生成链霉胍;链霉胍、8- 羟基喹啉(8-hydroxyquinoline)分别与次溴酸钠的反应产物缩合生成橙红色化合物。反应原理如下:

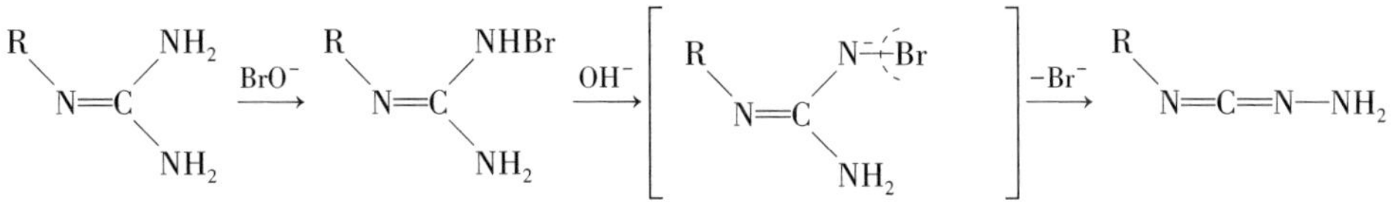

链霉胍(streptidine)

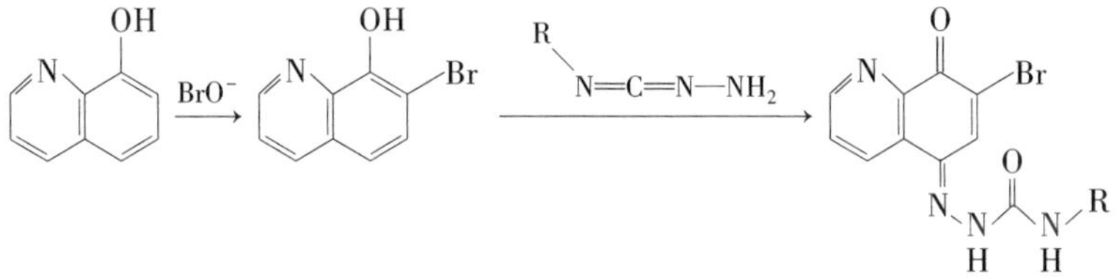

8- 羟基喹啉　　橙红色化合物

例 23　硫酸链霉素的鉴别　取本品约 0.5 mg,加水 4 mL 溶解后,加氢氧化钠试液 2.5 mL 与 0.1% 8- 羟基喹啉的乙醇溶液 1 mL,放冷至约 15℃,加次溴酸钠试液 3 滴,即呈橙红色。

(2) 麦芽酚反应(maltol reaction)　系硫酸链霉素的特征反应。链霉素在碱性溶液中,链霉糖经分子重排形成六元环后,消除 *N*- 甲基 -L- 葡萄糖胺及链霉胍生成麦芽酚(α- 甲基 -β- 羟基 -γ- 吡喃酮),麦芽酚与三价铁离子在微酸性溶液中形成紫红色配位化合物。

反应原理如下:

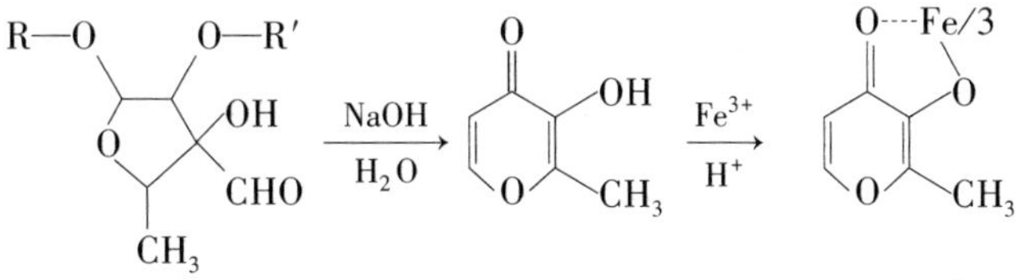

链霉素　　麦芽酚　　紫红色配位化合物

例 24　硫酸链霉素的鉴别　取本品约 20 mg,加水 5 mL 溶解后,加氢氧化钠试液 0.3 mL,置于水浴上加热 5 min,加硫酸铁铵溶液(取硫酸铁铵 0.1 g,加 0.5 mol/L 硫酸溶液 5 mL 使溶解)0.5 mL,即呈紫红色。

(3) 与重金属离子反应　阿米卡星在 2- 脱氧 -D- 链霉胺的 N^1 上有(4- 氨基 -2- 羟基)丁酰基,即酰胺结构,N^1-H 较为活泼,在碱性下可与重金属离子(如 Co^{2+})生成有色化合物。

例 25 **阿米卡星的鉴别** 取本品约 10 mg，加水 1 mL 溶解后，加 4% 氢氧化钠溶液 1 mL，混合，5% 硝酸钴溶液 2 mL，即产生紫蓝色絮状沉淀。

(4) 与溴试液反应 西索米星与奈替米星在绛红糖胺的 C4′ –C5′位有双键 $\Delta^{4'}$，可与溴发生加成反应，使溴退色，可用于鉴别。

(二) 光谱法

(1) 紫外吸收光谱特性 除链霉素的胍基在 230 nm 的波长处有紫外吸收外，本类抗生素无共轭双键，在紫外光区无特征吸收。

(2) 红外吸收光谱特性 各国药典均利用本类药物的红外光谱特性进行鉴别。如 ChP 应用红外光谱法鉴别的本类药物有硫酸链霉素、硫酸庆大霉素、硫酸巴龙霉素、妥布霉素、硫酸卡那霉素、硫酸阿米卡星、硫酸新霉素。

(三) 色谱法

(1) TLC 是本类药物的主要鉴别手段，各国药典均使用该法进行鉴别。ChP 中除硫酸链霉素、硫酸卡那霉素、硫酸核糖霉素外，其他本类药物均采用 TLC 鉴别。多使用硅胶薄层板；以三氯甲烷 – 甲醇 – 浓氨溶液为展开剂；茚三酮的正丁醇溶液或碘蒸气为显色剂。

例 26 **硫酸依替米星的鉴别** 取本品与依替米星对照品适量，分别加水制成每 1 mL 中含依替米星 50 mg 的溶液，作为供试品溶液和对照品溶液；再取庆大霉素 C_{1a} 适量，用供试品溶液溶解并制成每 1 mL 中含庆大霉素 C_{1a} 2.0 mg 的溶液，作为混合溶液。取上述 3 种溶液各 2 μL，按照有关物质(检查)项下的 TLC 条件试验。混合溶液应显两个完全分离的清晰斑点，供试品溶液所显主斑点的颜色和位置应与对照品溶液主斑点相同。

(2) HPLC 药典收载的硫酸卡那霉素、硫酸依替米星及硫酸小诺霉素采用 HPLC 鉴别法。

(四) 硫酸盐反应

氨基糖苷类抗生素临床应用多为硫酸盐，因此各国药典均利用硫酸盐的一般鉴别试验法(见总论第三章：药物鉴别试验)鉴别本类药物。

三、特殊杂质检查

1. 硫酸链霉素中链霉素 B 的检查

链霉素 B 系由链霉素分子中 *N*– 甲基 –L– 葡糖胺的 C4″ 位上的羟基连接一个 D– 甘露糖组成。链霉素 B 是在发酵过程中产生的，其生物活性仅为链霉素的 20%~25%。ChP 采用 TLC 检查。方法如下：

供试品经硫酸 – 甲醇溶液(3 : 97)回流水解 1 h 后，制成 10 mg/mL 的供试品溶液，以甘露糖同法处理后的溶液(72 μg/mL)为对照溶液(1 mg 的 D– 甘露糖相当于 4.13 mg 的链霉素 B)；各 10 μL 点于硅胶 C 薄层板上，以甲苯 – 乙酸 – 甲醇(50 : 25 : 25)为展开剂，喷以新制备的 0.2% 二羟萘乙醇溶液与 20% 硫酸溶液等体积混合液为显色剂，在 110℃加热显色。供试品溶液所显链霉素 B 斑点的颜色与对照溶液比较，不得更深(3.0%)。

另外，ChP 采用 TLC 检查硫酸新霉素中的新霉胺(限量为 2%)。

2. 硫酸奈替米星中有关物质检查

奈替米星系西索米星 N^1– 乙基化产物，在奈替米星成品中可能残留西索米星。各国药典对该类部分抗生素采用色谱法（HPLC 或 TLC）进行有关物质的检查。ChP 采用 TLC，以西索米星为对照，用硅胶 G 薄层板，以二氯甲烷－甲醇－浓氨溶液（4∶4∶2）为展开剂，以 0.2% 茚三酮的水饱和正丁醇溶液为显色剂。限量为：西索米星，1%；其他有关物质，1%（允许有一个超过 1%，但不得超过 2%）。

另外，ChP 采用 TLC 自身高低浓度对照法检查阿米卡星及硫酸阿米卡星中杂质 A（限量为 2%）；HPLC 自身高低浓度对照法检查硫酸卡那霉素中的卡那霉素 B（限量为 2.0%）。

3. 庆大霉素 C 组分的限度检查

庆大霉素（GM）中各活性组分，GMC_1、GMC_{1a}、GMC_2 及 GMC_{2a} 的抗菌活性无明显差异，但其毒副作用和耐药性各不相同，进而导致因各组分的比例不同影响产品的效价和临床疗效。因此，各国药典均规定控制其各组分的相对百分含量。ChP 采用 HPLC－蒸发光散射检测法测定各组分含量，并规定：GMC_1 应为 25%~50%，GMC_{1a} 应为 15%~40%，GMC_{2a}+GMC_2 应为 20%~50%。而 USP（34）采用 HPLC－紫外检测法。因为 GM 无紫外吸收，采用紫外检测时，需进行柱前衍生化处理。利用 GM 结构中的氨基与邻苯二醛（*o*-phthalaldehyde，OPA）及巯基乙酸（thioglycolic acid）在 pH 10.4 的硼酸盐缓冲液中反应，生成异吲哚衍生物，在 330 nm 的波长处有强吸收，可供检测。反应式如下：

$$R{-}NH_2 + \text{(邻苯二醛)} + HSCH_2COOH \xrightarrow{OH^-} \text{(1-}SCH_2COOH\text{-异吲哚)}N{-}R$$

另外，ChP 采用 HPLC－蒸发光散射检测法检查硫酸小诺霉素中“小诺霉素组分”，限度为：供试品中含小诺霉素（$C_{20}H_{41}N_5O_7$）应不低于 85.0%。

四、含量测定

氨基糖苷类抗生素的含量（效价）测定方法，目前各国药典仍主要采用微生物检定法。部分抗生素采用 HPLC 测定，如 USP 采用紫外末端吸收（205 nm）检测硫酸奈替米星，或电化学检测器检测阿米卡星、硫酸阿米卡星、硫酸卡那霉素，硫酸链霉素等；JP 采用吡啶、2，4，6－三硝基苯磺酸化学衍生化后紫外检测测定硫酸阿米卡星；ChP 采用蒸发光散射检测器检测硫酸卡那霉素和硫酸依替米星。

例 27　硫酸依替米星的含量测定

色谱条件与系统适用性试验：用十八烷基硅烷键合硅胶为填充剂（pH 范围 0.8~8.0），以 0.2 mol/L 三氟乙酸溶液－甲醇（84∶16）为流动相，流速为 0.5 mL/min，用蒸发光散射检测器检测（参考条件：漂移管温度 100℃，载气流速为 2.6 L/min）。分别称取依替米星对照品和奈替米星对照品各适量，用流动相制成每 1mL 中各含 0.2 mg 的混合溶液，取 20 μL 注入液相色谱仪，记录色谱图，依替米星峰和奈替米星峰之间的分离度应不小于 1.2，连续 5 次进样，C_{2b} 组分峰面积的相对标准差应不大于 2.0%。

测定法：取依替米星对照品适量，精密称定，分别用流动相溶解并制成每 1 mL 中约含依替米星 1.0 mg、0.5 mg 和 0.25 mg 的溶液，作为对照溶液（1）、（2）和（3）。精密量取上述 3 种溶液各 20 μL，分别注入 HPLC 仪，记录色谱图，以对照品溶液浓度的对数值对相应的峰面积的对数值计算回归方程，相关系数(r)应不小于 0.99；另取本品适量，精密称定，用流动相溶解并定量稀释制成每 1 mL 中约含依替米星 0.5 mg 的溶液，同法测定。用回归方程计算供试品中 $C_{21}H_{43}N_5O_7$ 的含量。

回归方程：$\lg A=a+b\cdot\lg\rho$

$$含量=\frac{\text{antilg}[(\lg A_U-a)/b]}{\rho_U}\times100\%$$

式中，a 为回归方程的截距；b 为回归方程的斜率；A 和 A_U 分别为对照品溶液和供试品溶液的峰面积；ρ 和 ρ_U 分别为对照品溶液和供试品溶液的制备质量浓度，mg/mL。其中，$\rho_U=\frac{W_U}{D}$，W_U 为供试品称取量，mg；D 为供试品溶液的稀释体积，mL。

第五节　四环素类抗生素

一、结构与性质

(一) 基本结构与典型药物

四环素类抗生素的基本结构系由氢化萘并萘(或氢化并四苯)构成，因分子中含有 4 个六元环，故称为四环素类(tetracyclines)抗生素。基本结构如下：

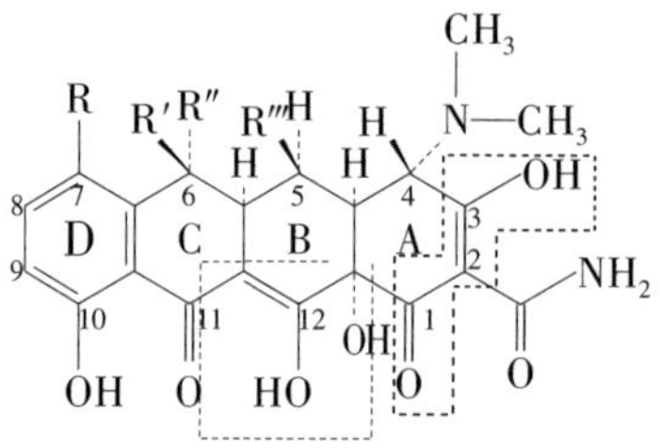

结构中各取代基 R、R′、R″及 R‴的不同，构成各种四环素类抗生素(表 2-4-7)。

表 2-4-7　常用四环素类药物

药物名称	取代基 R	取代基 R′	取代基 R″	取代基 R‴
四环素 tetracycline(TC)	H	OH	CH_3	H
金霉素 chlortetracycline(CTC)	Cl	OH	CH_3	H
土霉素 oxytetracycline(OTC)	H	OH	CH_3	OH
多西环素 doxycycline(DOXC)	H	H	CH_3	OH

续表

药物名称	取代基 R	取代基 R′	取代基 R″	取代基 R‴
美他环素 methacycline（METC）	H	$=CH_2$	$=CH_2$	OH
米诺环素 minocycline（MINC）	$N(CH_3)_2$	H	H	H

（二）结构特征与理化性质

四环素类抗生素多为黄色结晶性粉末，有引湿性；盐酸四环素、盐酸土霉素及盐酸金霉素遇光色渐变深。

1. 酸碱性与溶解度

四环素类抗生素的母核 C_4 位上的二甲氨基 [$—N(CH_3)_2$] 显弱碱性；C_{10} 位上的酚羟基（—OH）和两个含有酮基和烯醇基的共轭双键系统（结构式中虚线内所示部分）显弱酸性，故为两性化合物，难溶于水，可与酸或碱成盐而溶解。在水中的溶解度与溶液的 pH 有关，在 pH 4.5~7.2 时难溶；当 pH 高于 8 或低于 4 时，其溶解度增加。因本类抗生素在碱性下不稳定，故临床上应用的多为其盐酸盐。其盐酸盐易溶于水，难溶于三氯甲烷、乙醚等有机溶剂。

2. 旋光性

四环素类抗生素分子结构中具有多个手性碳原子，具有旋光性。各国药典均规定有比旋度的限度要求。表 2-4-8 列出了 ChP 收载的本类药物的比旋度。

表 2-4-8 四环素类药物的比旋度

药品名称	溶剂	质量浓度（mg/mL）	比旋度（$°·cm^2·g^{-1}$）
盐酸四环素	0.01 mol/L 盐酸溶液	10	−240~−258
盐酸金霉素	水	5	−235~−250
盐酸土霉素	盐酸溶液（9→1 000）	10	−188~−200
盐酸多西环素	盐酸溶液（9→1 000）的甲醇溶液（9→100）	10	−105~−120

3. 稳定性

四环素类抗生素对酸、碱及光照和各种氧化剂（包括空气中的氧）均不稳定，易破坏变色，导致抗菌活性下降、毒副作用增加。水溶液随 pH 的不同，可发生差向异构化、酸碱降解等反应。

（1）差向异构化反应（epimerization） 在弱酸性（pH 2.0~6.0）溶液中，A 环上 4 位 C 的构型易于发生异构化，形成 4- 差向四环素类（4-epitetracyclines，ETCs）。差向异构化反应可用下式表示：

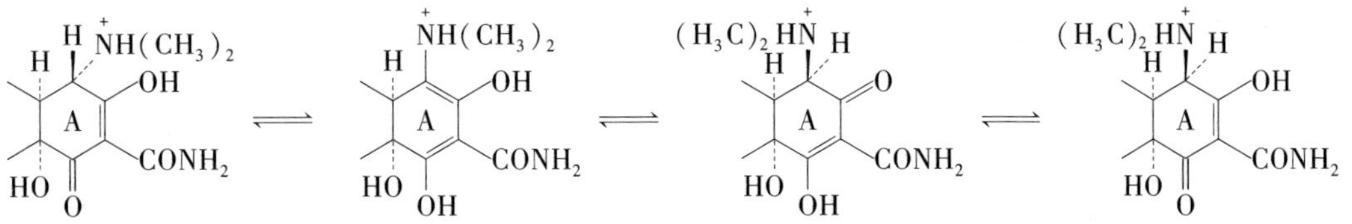

四环素类 ⇌ ⇌ ⇌ 差向四环素类

5 位 C 上有羟基取代（R‴ 为羟基）的本类抗生素，如土霉素、多西环素及美他环素，由于羟基与 4 位 C 上的二甲氨基形成氢键，因而较为稳定，4 位 C 不易发生差向异构化反应。

(2) 降解反应

1) 酸性降解　R′ 为羟基的四环素类（四环素、金霉素和土霉素），在酸性条件下（pH<2），在 6 位 C 上的羟基和 5a 位 C 上的氢可发生反式消除反应，生成脱水四环素类（anhydrotetracyclines，ATCs）。反应如下：

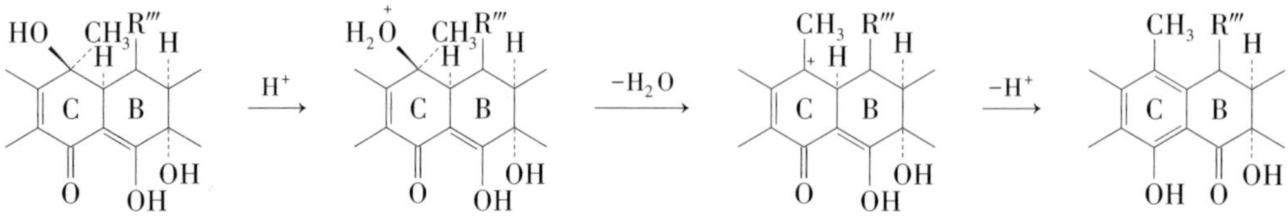

四环素类　　　　脱水四环素类

脱水四环素类也可发生差向异构化反应，生成差向脱水四环素类（4-epianhydrotetracyclines，EATCs）。

2) 碱性降解　R′ 为羟基的四环素类（四环素、金霉素和土霉素），在碱性溶液中，由于氢氧离子（OH^-）的作用，在 C 环 6 位 C 上的羟基形成氧负离子，并向 11 位 C 发生分子内亲核进攻，经电子转移，C 环破裂，生成具有内酯结构的异四环素。反应如下：

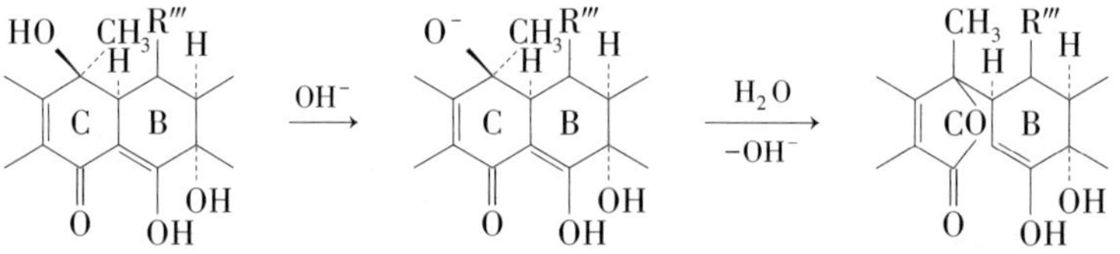

四环素类　　　　异四环素类

二、鉴别试验

1. 显色反应

(1) 与硫酸反应　四环素类抗生素遇硫酸立即变色，不同的四环素类抗生素具有不同的颜色，加水稀释后变为黄色。其中，盐酸四环素呈深紫色，加水后变为黄色；盐酸金霉素呈蓝色，渐变为橄榄绿色，加水后呈金黄色或棕黄色；盐酸土霉素呈深朱红色，加水后变为黄色。

(2) 与金属离子反应　四环素类抗生素分子中含有酚羟基、酮基及共轭烯醇结构，能与多价金属离子生成盐类或配位化合物。如，盐酸四环素与三氯化铁形成红棕色配位化合物，可供鉴别。

2. 光谱法

(1) 紫外吸收光谱特性　四环素类抗生素分子结构中含有苯环及其他共轭系统，在紫外光区有吸收，可用于鉴别。

例 28　盐酸美他环素的鉴别　取本品适量，用水溶解并稀释制成每毫升中约含 10 μg 的溶液，按照紫外 – 可见分光光度法 测定，在 345 nm、282 nm 和 241 nm 波长处有最大吸收，在 264 nm 和 222 nm 波长处有最小吸收。

(2) 红外吸收光谱特性　各国药典均采用红外吸收光谱法鉴别本类药物。

3. 色谱法

(1) TLC　本类抗生素的 TLC 多采用硅藻土为载体，并在黏合剂中加入中性 EDTA 缓冲液，以消除因微量金属离子与四环素类反应而引起的斑点拖尾现象；本类抗生素及其降解产物在紫外光(365 nm)下产生荧光，可用于斑点的检出。

(2) HPLC　利用在含量测定项下记录的 HPLC 色谱图中，供试品溶液与对照品溶液主峰的保留时间(t_R)进行鉴别，方法简便。

4. 盐酸盐反应

本类药物临床应用多为盐酸盐，因此各国药典均利用氯化物的一般鉴别试验法鉴别本类药物。

三、特殊杂质检查

1. 有关物质

四环素类抗生素中的有关物质系指在生产和贮存过程中引入的异构体、降解产物(ETC、ATC、EATC)等。各国药典均采用 HPLC 控制其限量。

例 29　盐酸四环素中"有关物质"检查　取本品，加 0.01 mol/L 盐酸溶液溶解并稀释制成每毫升中约含 0.5 mg 的溶液，作为供试品溶液；精密量取 2 mL，置 100 mL 量瓶中，用 0.01 mol/L 盐酸溶液稀释至刻度，摇匀，作为对照溶液。按照含量测定项下的色谱条件，取对照溶液 10 μL 注入液相色谱仪，调节检测灵敏度，使主成分色谱峰的峰高约为满量程的 20%，再精密量取供试品溶液与对照溶液各 10 μL，分别注入液相色谱仪，记录色谱图至主成分峰保留时间的 2.5 倍，供试品溶液色谱图中如有杂质峰，按校正后的峰面积计算(土霉素、4- 差向四环素、盐酸金霉素、脱水四环素和差向脱水四环素的校正因子分别为 1.0、1.42、1.39、0.48 和 0.62)，分别不得大于对照溶液主峰面积的 0.25 倍(0.5%)、1.5 倍(3.0%)、0.5 倍(1.0%)、0.25 倍(0.5%)、0.25 倍(0.5%)，其他各杂质峰峰面积的和不得大于对照溶液主峰面积的 0.5 倍(1.0%)。(注意：所用溶液均需临用新配)

2. 杂质吸光度

四环素类抗生素多为黄色结晶性粉末，其有关物质及其他杂质颜色较深。ChP 要求，用规定溶剂制成一定浓度后，在规定波长下测定吸光度，以控制有色杂质的量。

例 30　供注射用盐酸四环素中"杂质吸光度"检查　取本品，在 20~25℃时加 0.8% 氢氧化钠溶液制成每 1 mL 中含 10 mg 的溶液，置 4 cm 的吸收池中，自加 0.8% 氢氧化钠溶液起 5 min 时，在 530 nm 的波长处测定，其吸光度不得超过 0.12。

四、含量测定

四环素类抗生素分子结构中含有共轭系统，在紫外光区有强吸收，可供含量测定。但因 UV 法受有关物质及有色杂质的干扰，故目前各国药典多采用 HPLC 测定含量；但对于固体口服制剂的溶出度则采用 UV 法测定。

例 31　盐酸四环素的含量测定

色谱条件与系统适用性试验：用十八烷基硅烷键合硅胶为填充剂，乙酸铵溶液[0.15 mol/L 乙酸铵溶液 -0.01 mol/L 乙二胺四乙酸二钠溶液 - 三乙胺(100 : 10 : 1)，用乙酸调节 pH 至 8.5]- 乙腈(83 : 17)为流动相，检测波长为 280 nm。取 4- 差向四环素、土霉素、差向脱水四环素、盐酸金霉素及脱水四环素对照品各约 3 mg 与盐酸四环素对照品约 48 mg，置于 100 mL 量瓶中，加 0.1 mol/L 盐酸溶液 10 mL 使溶解后，用水稀释至刻度，摇匀，作为分离度试验用溶液，取 10 μL 注入液相色谱仪，记录色谱图，出峰顺序为：4- 差向四环素、土霉素、差向脱水四环素、盐酸四环素、盐酸金霉素、脱水四环素，四环素的保留时间约为 14 min。4- 差向四环素、土霉素、差向脱水四环素、盐酸四环素、盐酸金霉素峰间的分离度均应符合要求，盐酸金霉素及脱水四环素峰间的分离度应不小于 1.0。

测定法：取本品约 25 mg，精密称定，置于 50 mL 量瓶中，用 0.01 mol/L 盐酸溶液溶解并稀释至刻度，摇匀，精密量取 5 mL，置于 25 mL 量瓶中，加 0.01 mol/L 盐酸溶液稀释至刻度，摇匀，精密量取 10 μL 注入液相色谱仪，记录色谱图；另取盐酸四环素对照品适量，同法测定。按外标法以峰面积计算出供试品中 $C_{22}H_{24}N_2O_8 \cdot HCl$ 的含量。

例 32 盐酸四环素糖衣片的溶出度测定 取本品，以水 900 mL 为溶出介质，转速为 100 r/min，依法操作，60 min 时，取溶液适量，滤过，精密量取续滤液适量，用水稀释制成每 1 mL 中约含 15 μg 的溶液，在 276 nm 的波长处测定吸光光度；另取盐酸四环素对照品适量，精密称定，加水制成每 1 mL 中含 15 μg 的溶液，同法测定。计算每片的溶出量。限度为 75%，应符合规定。

（张 楠）

数字课程学习

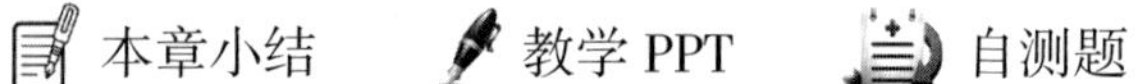

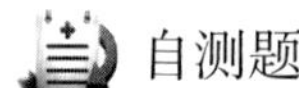

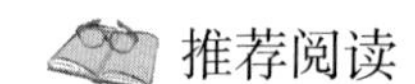

第五章

维生素类药物分析

1. 掌握维生素类药物的结构特征与性质及分析方法之间的关系。
2. 熟悉维生素类药物的鉴别试验、杂质检查和含量测定的方法原理与结果计算。
3. 了解维生素类药物分析方法的操作要点。

维生素是人体必需的营养要素，在调节和管制新陈代谢的过程中起着至关重要的作用。大多数维生素体内不能自行合成，须从食物中摄取。从维生素的化学结构来看，它们都是一些非蛋白质、非脂肪、非糖类的有机化合物，有些是醇、酯，有些是胺、酸，还有些是酚和醛类，不属于同一类化合物，具有各不相同的理化性质和生物学活性。按其溶解性可分为脂溶性和水溶性两大类，脂溶性维生素有维生素 A、D、E、K 等，水溶性维生素有 B 族维生素，如 B_1、B_2、B_3、B_6、B_{12}，以及维生素 C 等。

维生素类药物的分析方法很多，基于其生物特性及理化性质，可分别采用生物学、微生物学、化学和物理学的方法进行测定。本章仅对 5 类较为重要的维生素（维生素 A、B_1、C、D、E）及其复方制剂进行讨论，阐述其化学结构、理化性质及分析方法间的关系，结合 ChP 重点介绍本类药物的鉴别、杂质检查和含量测定的原理与方法。

第一节　维生素 A

维生素 A（vitaminA）包括视黄醇（retinol，维生素 A_1）、去氢维生素 A（dehydroretinol，维生素 A_2）、去水维生素 A（anhydroretinol，维生素 A_3）、和维生素 A 醛、维生素 A 酸等。其中维生素 A_1 活性最高，维生素 A_2 的生物活性是维生素 A_1 的 30%~40%，维生素 A_3 的生物活性是维生素 A_1 的 0.4%，故通常所说的维生素 A 系指维生素 A_1。维生素 A_1 是一种不饱和脂肪醇，在自然界主要来自鲛类无毒海鱼肝中提取的脂肪油（通称为鱼肝油），其含量高达 600 000 国际单位 / 克（U/g）。鱼肝油中维生素 A 多以各种酯类混合物的形式存在，其中主要为醋酸酯和棕榈酸酯，同时含有相应的酸、醛及甲醚成分，目前维生素 A 主要采用人工合成方法制取。

ChP 收载的维生素 A 是指人工合成的维生素 A_1 醋酸酯结晶加精制植物油制成的油溶液，其制剂收载维生素 A 软胶囊、维生素 AD 软胶囊和维生素 AD 滴剂。USP 收载的维生素 A 有维生素 A 及其醋酸酯、棕榈酸酯混合物的食用油溶液。BP 收载的人工合成浓缩维生素 A 油是维生素 A 醋酸酯、丙酸酯和棕榈酸混合物的植物油溶液。

一、结构与理化性质

维生素 A 的结构为具有一个共轭多烯醇侧链的环己烯，因而具有许多立体异构体。维生素 A 主要是全反式维生素 A，化学结构和主要理化性质如下：

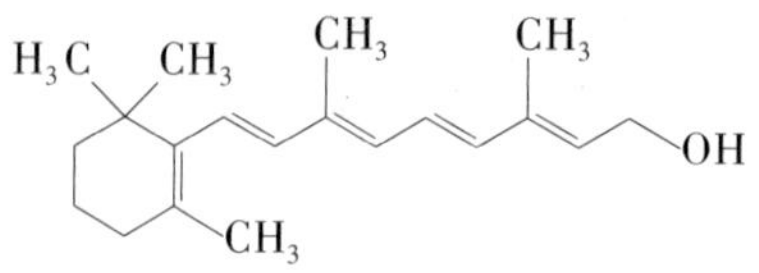

1. 溶解度

维生素 A 与三氯甲烷、乙醚、环己烷或石油醚能任意混合，在乙醇中微溶，在水中不溶。

2. 聚多烯结构

(1) 易氧化 维生素 A 分子中含有共轭多烯醇侧链，性质活泼，不稳定，易被紫外光裂解，易在空气中氧化，尤其是在加热和金属离子存在时更容易氧化变质，生成无生物活性的环氧化物，进一步氧化生成相应的醛及酸。需避光保存，并且常加入合适的抗氧剂。

(2) 形成二聚体 无空气时，见光聚合成二聚体。

(3) 异构化 长期放置发生异构化，形成的异构体各具有不同的理化性质。

3. 紫外吸收特性

维生素 A 分子中具有共轭多烯醇侧链结构，在 325~328 nm 范围内有最大吸收，可用于鉴别和含量测定。

维生素 A 的含量以单位表示，每单位相当于全反式维生素 A 醋酸酯 0.344 mg 或全反式维生素 A 醇 0.300 mg。

此外，鱼肝油中尚存在一些与维生素 A 相关的物质。例如去氢维生素 A（A_2），其生物效价仅为 A_1 的 40%；去水维生素 A（A_3）的生物活性是维生素 A_1 的 0.4%；鲸醇（kitol）系维生素 A_1 的聚合物，为非生物活性物质。但这些相关物质往往具有紫外吸收或与显色试剂反应时，产生与维生素 A 与显色剂反应相同的颜色。因此，在对维生素 A 进行分析测定时，必须考虑这些因素对测定结果的影响。

二、鉴别试验

（一）三氯化锑反应（Carr-Price reaction）

1. 方法

取维生素 A 油溶液 1 滴，加三氯甲烷 10 mL 振摇使溶解；取 2 滴，加三氯甲烷 2 mL 与 25% 三氯化锑的三氯甲烷溶液 0.5 mL，即显蓝色，渐变成紫红色。反应必须在无水、无醇的条件下进行。

2. 反应机制

本法为 ChP 鉴别维生素 A 及其制剂的方法。反应中实际参与反应的物质是氯化锑（Ⅲ）中存在的氯化高锑（Ⅴ）。维生素 A 的醇羟基在作为 Lewis 酸的氯化高锑（Ⅴ）的作用下裂解，通过互变异构形成不稳定的蓝色正碳离子。反应方程式如下：

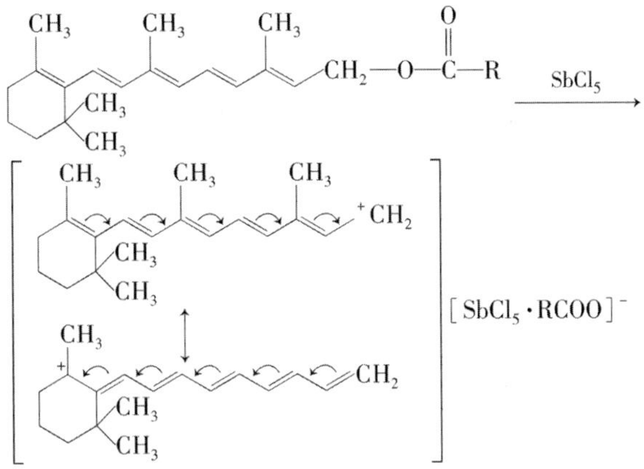

(二) 紫外光谱法

1. 方法

取一定量的维生素 A，溶于无水乙醇 - 盐酸（100 : 1，*V/V*）混合液中，使成 10 U/mL 的溶液，立即测定吸光度，在 326 nm 处有最大吸收。将其水浴加热 30 s，迅速冷却，在 300~400 nm 的波长范围内进行扫描，在 332 nm 附近有拐点或峰谷，在 348、367 和 389 nm 附近有吸收峰。

2. 讨论

由于维生素 A 在无水乙醇中以微量盐酸为催化剂，在酸的存在下解离，随即正电荷转移至 β - 紫罗兰酮环的碳上，然后失去一分子水而形成去水维生素 A，去水维生素 A 比维生素 A 多一个共轭双键，因而出现红移，同时在 340~390 nm 的波长范围内出现 3 个吸收峰。

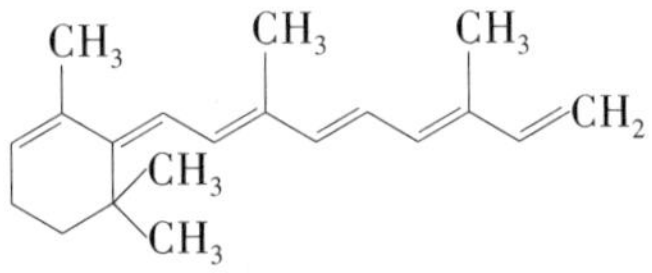

去水维生素 A

(三) 薄层色谱法

本法为 EP 8.0 鉴别维生素 A 及其各种酯类的方法。取维生素 A 适量，加环己烷配制成浓度为 3.3 U/μL 的供试品溶液（含丁基羟基甲苯 1 g/L）。取维生素 A 及其各种酯类对照品用环己烷配制成浓度为 3.3 U/μL 的对照品溶液（含丁基羟基甲苯 1 g/L）。以硅胶 GF_{254} 为固定相，乙醚 - 环己烷（20 : 80，*V/V*）为展开剂。分别取供试品和对照品溶液各 3 μL，点于薄层板上。展开后，置空气中挥干，于紫外灯 254 nm 下观察，比较供试品和对照品溶液所对应的斑点位置，即可鉴别。

USP（29）采用硅胶 G 为固定相，乙醚 - 环己烷（20 : 80，V/V）为展开剂。分别取维生素 A 供试品三氯甲烷溶液（1.5 U/μL）和对照品三氯甲烷溶液点于薄层板上。展开后，置空气中挥干，喷以磷钼酸试液，显蓝绿色斑点。维生素 A 醇及其醋酸酯、棕榈酸酯的 R_f 值分别为 0.1、0.45 及 0.7。

三、含量测定

(一) 紫外 – 可见分光光度法(三点校正法)

维生素 A 的化学结构中具有 5 个共轭双键,在 325~328 nm 间显示出选择性的吸收峰,可用紫外 – 可见分光光度法测定维生素 A 的含量。本法被 ChP 和很多国家药典采用为维生素 A 法定的含量测定方法。

由于天然鱼肝油中的维生素 A 及其合成品中含有多种异构体、中间体、副产物、氧化产物等,这些物质及制剂中含有的稀释用油在 325~328 nm 处有吸收,采用紫外 – 可见分光光度法测定时,所测得的吸光度不是维生素 A 独有的吸收。甚至经过皂化,提取,精制后,仍然存在杂质而干扰测定。同时,由于所用溶剂不同,致使维生素 A 的吸光度,波长位置有所改变。为了消除不相关物质的干扰,Morton 等人经过研究提出"三点校正法",即在以下规定的条件下,非维生素 A 物质的无关吸收所引入的误差可以用校正公式校正,以便得到正确结果。测定应在半暗室中尽快进行。现将具体测定方法讨论如下:

校正公式采用三点法,除其中一点是在吸收峰波长处测得外,其他两点分别在吸收峰两侧的波长处测定。因此仪器波长应准确,在测定前,应对仪器波长进行校正。

1. 酯式维生素 A

合成维生素 A 和天然鱼肝油中的维生素 A 是酯式维生素 A。如供试品中干扰测定的杂质较少,能符合"三点校正法"对维生素 A 的测定要求时,可直接用供试品溶解后测定,否则应按照"其他维生素 A"方法下,经过皂化提取,除去干扰物质后测定。表 2–5–1 列出了维生素 A 醋酸酯在不同溶剂中的紫外光谱数据。

表 2–5–1 维生素 A 醋酸酯在不同溶剂中的紫外光谱数据

溶剂	λ_{max}(nm)	$E_{1\,cm}^{1\%}$	换算因数
环已烷	328	1 530	1 900
异丙醇	325	1 600	1 830

换算因素:每单位 $E_{1\,cm}^{1\%}$ 的数值所相当的效价。

$$换算因数=\frac{效价(U/g)}{E_{1\,cm}^{1\%}(\lambda_{max})}$$

测定法(ChP2015 维生素 A 测定法):取供试品适量,精密称定,加环己烷溶解并定量稀释制成每 1 mL 中含 9~15 单位的溶液,照紫外 – 可见分光光度法,测定其吸收峰的波长,并在表 2–5–2 所列各波长处测定吸光度,计算各吸光度与波长 328 nm 处吸光度的比值和波长 328 nm 处的 $E_{1\,cm}^{1\%}$ 值。

如果最大吸收波长在 326~329 nm 之间,且所测得各波长比值不超过表中规定的 ±0.02,可用下式计算供试品中维生素 A 含量。

每 1 g 供试品中含维生素 A 的单位 = $E_{1\,cm}^{1\%}(328\ nm)\times 1\,900$

表 2–5–2 维生素 A 在不同波长处吸光度值与 328 nm 处吸光度值的比值(规定值)

λ(nm)	吸光度比值
300	0.555
316	0.907
328	1.000
340	0.811
360	0.299

如果最大吸收波长在326~329 nm，但所测得各波长吸光度比值超过表2-5-2中规定的±0.02，则按下式求出校正后的吸光度，然后再计算含量：

$$A_{校正}=3.52\times(2A_{328}-A_{316}-A_{340})$$

如果在328 nm处的校正吸光度与未校正吸光度相差不超过±3.0%，则不用校正，仍以未经校正吸光度计算含量。

如果校正吸光度与未校正吸光度相差在−15%至−3%之间，则以校正吸光度计算含量。

如果校正吸光度超出未校正吸光度的−15%至3%的范围，或者吸收峰波长不在326~329 nm，则供试品必须按下述“其他维生素A”方法测定。

以上各种情况总结如表2-5-3。

表2-5-3 “三点校正法”测定酯式维生素A公式总结

λ_{max}(nm)	吸收度比值	计算公式	$(A_{校正}-A)/A$	含量(U/g)
326~329	不超过±0.02	$E^{1\%}_{1\,cm}$(328 nm)×1 900	±3.0%	$E^{1\%}_{1\,cm}$(328 nm)×1 900
326~329	超过±0.02	$A_{校正}=3.52(2A_{328}-A_{316}-A_{340})$	−15%~−3.0%	$E^{1\%}_{1\,cm\,校正}$×1 900
不在326~329之间	—	其他维生素A法测定	<−15%或>+3.0%	其他维生素A法测定

例1 维生素A软胶囊中维生素A的测定 取供试品适量，精密称定，至10 mL烧杯中，加环己烷溶解并定量转移至50 mL量瓶中，用环己烷稀释至刻度，摇匀。继续加环己烷溶解并定量稀释制成每1 mL中含9~15单位的溶液。照紫外－可见分光光度法，以环己烷为空白，按表2-5-4测定其吸收峰的波长及各波长所对应的吸光度，计算软胶囊中维生素A占标示量的百分含量。实验数据如下所示：称样量(m_s)：0.135 4 g；平均装量：0.080 23 g；稀释倍数(D)：2 mL → 50 mL，D = 25；标示量(U/丸)：每粒含维生素A 5 000单位。每粒含维生素A应为标示量的90.0%~120.0%。

表2-5-4 维生素A软胶囊中维生素A的紫外测定结果

波长(nm)	300	316	328	340	360
测得吸光度(A)	0.385	0.629	0.701	0.580	0.237

吸收峰的波长在328 nm处，则计算各波长处的吸光度与328 nm处吸光度比值，并与规定值比较，结果如下(表2-5-5)：

表2-5-5 维生素A吸光度比值与规定值比较结果

波长(nm)	300	316	328	340	360
吸光度比值(A_i/A_{328})	0.549	0.897	1.000	0.827	0.338
规定比值	0.555	0.907	1.000	0.811	0.299
比值之差	−0.006	−0.010	0	+0.016	+0.039

其中，A_{360}/A_{328}的比值(0.338)与规定比值(0.299)之差为+0.039，超过规定的(±0.02)限度，故根据“三点校正”公式求校正后的吸光度。

$$A_{328(校正)}=3.52\times(2A_{328}-A_{316}-A_{340})=3.52\times(2\times0.701-0.629-0.580)=0.679$$

$$\frac{A_{328(校正)}-A_{328(实测)}}{A_{328(实测)}}=\frac{0.679-0.701}{0.701}\times100=-3.14$$

因 328 nm 处的校正吸光度与实测吸光度之差超过实测吸光度的 –3.0%，因此用校正吸光度 $A_{328(校正)}$计算含量。

计算供试品的百分吸收系数 $E_{1\,cm}^{1\%}$(328) 值

$$E_{1\,cm}^{1\%}(328)=\frac{A_{328(校正)}}{\frac{100m_s}{V\times D}}=\frac{0.679}{\frac{100\times0.270\,8}{50\times25}}=31.34$$

$$供试品中维生素的\ A\ 的效价=E_{1\,cm}^{1\%}\times1\,900=31.34\times1\,900=59\,546(U/g)$$

$$标示量(\%)=\frac{维生素\ A\ 的效价(U/g)\times 每丸内容物的平均装量(g/丸)}{标示量(U/g)}\times100\%$$

$$=\frac{59\,546-0.080\,23}{5\,000}\times100\%=95.5\%$$

2. 其他维生素 A

精密称取供试品适量（约相当于维生素 A 总量 500 单位以上，重量不多于 2 g），置皂化瓶中，加乙醇 30 mL 与 50%(g/g) 氢氧化钾溶液 3 mL，置于水浴中煮沸回流 30 min，冷却后，自冷凝管顶端加水 10 mL 冲洗冷凝管内部，将皂化液移至分液漏斗中（分液漏斗活塞涂以甘油淀粉润滑剂），皂化瓶用水 60~100 mL 分数次洗涤，洗液并入分液漏斗中。用不含过氧化物的乙醚振摇提取 4 次，每次振摇约 5 min，第一次 60 mL，以后各次 40 mL。合并乙醚液，用水洗涤数次，每次约 100 mL。洗涤应缓缓旋动，避免乳化，直至水层遇酚酞指示液不再显示红色，乙醚液用铺有脱脂棉与无水硫酸钠的滤器滤过。滤器用乙醚洗涤，洗液与乙醚液合并，放入 250 mL 量瓶中，用乙醚稀释至刻度，摇匀。精密量取此液适量，置蒸发皿中，微温挥发乙醚，迅速加异丙醇溶解并定量稀释制成每 1 mL 中含维生素 A 9~15 单位，按照紫外 – 可见分光光度法，在 300 nm、310 nm、325 nm 与 334 nm 4 个波长处测定吸光度，并测定吸收峰的波长。吸收峰的波长应在 323~327 nm，且 300 nm 波长处的吸光度与 325 nm 波长处的吸光度的比值不应超过 0.73。按下式计算校正吸光度：

$$A_{325\,校正}=6.815A_{325}-2.555A_{310}-4.260A_{334}$$

每 1 g 供试品中含有维生素 A 的单位 $=E_{1\,cm}^{1\%}$(325 nm，校正)×1 830

如果校正吸光度在未校正吸光度的 97%~103% 之间，则仍以未校正的吸光度计算含量。

如果吸收峰的波长不在 323~327 nm，或 300 nm 波长处的吸光度与 325 nm 波长处的吸光度比值超过 0.73，则应自上述皂化后的乙醚提取液 250 mL，另精密量取适量（相当于维生素 A300~400 单位），微温挥去乙醚至约剩 5 mL，再在氮气流下吹干，立即精密加入甲醇 3 mL，溶解后，精密量取 500 μL，注以十八烷基硅烷键合硅胶为填充剂的液相色谱柱，以甲醇 – 乙腈 – 水（50∶50∶2）为流动相进行分离，检测波长 254 nm，记录色谱图，并准确收集含有维生素 A 的流出液，在氮气流下吹干，然后按照上述方法自“迅速加异丙醇溶解”起，依法操作并计算含量。

3. 讨论与注意事项

(1) 皂化提取 目前各国药典采用的分光光度法大体有两种。一般直接用环己烷溶解后测定酯式维生素 A。如果不能达到规定要求(即无关吸收太多,影响测定准确性),则改用皂化提取法精制、提取后测定。而 USP 则不论供试品为何情况,一律经皂化、提取后进行测定。皂化是否完全,可采用加少许水于皂化瓶中检查。加水振荡后如有浑浊,表示皂化尚未完全,应继续加热。皂化所用氢氧化钾溶液,其中氢氧化钾量至少应为供试品重量的一半。皂化时间 15 min 即可,但一般为保证皂化完全,应回流 30 min。此时维生素 A 也不致破坏。JP 中则加入焦性没食子酸以防止皂化过程中维生素 A 的氧化破坏。

用水洗醚提取液时,第一次若强烈振摇,会引起乳化。这是由于脂肪酸盐与水产生部分游离脂肪酸。为防止乳化,需小心缓缓旋动。也有采用第一次以氢氧化钾 30 mL 激烈振荡洗涤后,再用水洗涤的方法。若已产生乳化,可加入数毫升异丙醇,或加入少量水予以破坏。

(2) 仪器校正和试药要求 校正公式采用了三点法,除其中一点在最大吸收波处测定外,其他两点均在吸收曲线的上升和下降的波长处测定,故仪器波长若不够准确时,即会产生较大误差,在测定前应校正波长。可用全反式维生素 A 进行测定,比较测得结果和比值与对照品是否相符,以进一步核对仪器波长是否正确。测定的样品应不少于两份。

测定应在半暗室中尽快进行,所用试药不得含有氧化性物质,以避免维生素 A 被紫外线及氧化性物质破坏。

(3) 换算因数问题 0.344 μg 的全反式维生素 A 醋酸酯相当于一个国际单位。每 1 g 全反式维生素 A 醋酸酯相当单位数应为 $\dfrac{1\times10^6\ \mu g}{0.344\ \mu g/U}=2\ 907\ 000\ U$。

已知全反式维生素 A 醋酸酯 $E_{1\,cm}^{1\%}$328 nm(环己烷)为 1 530,则全反式维生素 A 醋酸酯的换算因数 $=\dfrac{2\ 907\ 000}{1\ 530}=1\ 900$。

样品经皂化处理后,以醇式存在,0.300 μg 的全反式维生素 A 醇相当于一个国际单位。每 1 g 全反式维生素 A 醇相当单位数应为 $\dfrac{1\times10^6\ \mu g}{0.300\ \mu g/U}=3\ 330\ 000$。

全反式维生素 A 醇 $E_{1\,cm}^{1\%}$(325 nm,异丙醇)为 1 820。

全反式维生素 A 醋酸酯的换算因数 $=\dfrac{3\ 330\ 000}{1\ 820}=1\ 830$。

(二) 高效液相色谱法

本法适用于维生素 A 醋酸酯原料及其制剂中维生素 A 的含量测定,为 ChP 收载维生素 A 测定法第二法。

色谱条件:用硅胶为填充剂,以正己烷 - 异丙醇(997 ∶ 3)为流动相,检测波长为 325 nm。进样体积 10 μL。

系统适用性要求:调整色谱系统,维生素 A 醋酸酯峰与其顺式异构体峰的分离度应大于 3.0。精密量取对照品溶液 10 μL,注入液相色谱仪,连续进样 5 次,主成分峰面积的相对标准偏差不得过 3.0%。

系统适用性试验溶液的制备:取维生素 A 对照品适量(约相当于维生素 A 醋酸酯 300 mg),

置烧杯中，加入碘试液 0.2 mL，混匀，放置约 10 min，定量转移至 200 mL 量瓶中，用正己烷稀释至刻度，摇匀，精密量取 1 mL，置 100 mL 量瓶中，用正己烷稀释至刻度，摇匀。

测定法：精密称取供试品适量(约相当于 15 mg 维生素 A 醋酸酯)，置于 100 mL 量瓶中，用正己烷稀释至刻度，摇匀，精密量取 5 mL，置于 50 mL 量瓶中，用正己烷稀释至刻度，摇匀，作为供试品溶液。另精密称取维生素 A 的对照品适量，同法制成对照品溶液。精密量取供试品溶液和对照品溶液各 10 μL，分别注入液相色谱仪，记录色谱图，按外标法以峰面积计算，含量应符合规定。

第二节 维生素 B_1

维生素 B_1(victamin B_1，thiamine)广泛存在于米糠、麦麸、酵母中，也来源于人工合成。本品具有维持糖代谢及神经传导与消化的正常功能，主要用于治疗脚气病、多发性神经炎和胃肠道疾病。ChP 收载有维生素 B_1 及其片剂和注射液。

一、结构与理化性质

维生素 B_1 也称盐酸硫胺，是由氨基嘧啶环和噻唑环通过亚甲基连接而成的季铵类化合物，噻唑环上季铵及嘧啶环上氨基，为两个碱性基团，可与酸成盐。化学名称为氯化 4- 甲基 -3［(2- 甲基 -4 氨基 -5- 嘧啶基)甲基］-5-(2- 羟基乙基)噻唑鎓盐酸盐。化学结构和主要理化性质如下：

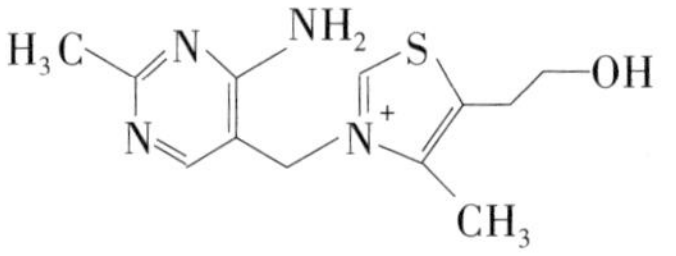

H_3C N NH_2 S OH N N^+ CH_3 $\cdot Cl^- \cdot HCl$

(1) 性状　维生素 B_1 为白色结晶或结晶性粉末；有微弱的特臭，味苦；干燥品在空气中可迅速吸收 4% 的水分。本品在水中易溶，在乙醇中微溶，在乙醚中不溶。其水溶液显酸性。

(2) 噻唑环反应　噻唑环在碱性介质中可开环，再与嘧啶环上的氨基环合，经铁氰化钾等氧化剂氧化成具有荧光的硫色素，后者溶于正丁醇中显蓝色荧光。

(3) 芳杂环共轭体系　具有紫外吸收。本品的 12.5 μg/mL 盐酸溶液(9→1 000)，在 246 nm 的波长处测定吸光度，其吸收系数($E_{1\,cm}^{1\%}$)规定为 406~436。

(4) 含氮杂环反应　分子中含有嘧啶环和噻唑环，可与碘化汞钾、三硝基酚、碘溶液和硅钨酸等生物碱沉淀试剂反应生成组成恒定的沉淀，可用于鉴别和含量测定。

(5) 氯化物的特性　维生素 B_1 是盐酸盐，故本品的水溶液显氯化物鉴别的反应。

二、鉴别试验

1. 硫色素反应

取本品约 5 mg，加氢氧化钠试液 2.5 mL 溶解后，加铁氰化钾试液 0.5 mL 与正丁醇 5 mL，强力振摇 2 min，放置使分层，上面的醇层显强烈的蓝色荧光；加酸使醇层为酸性，荧光即消失；再加碱使成碱性，荧光又显出。

硫色素反应为维生素 B_1 所特有的专属反应。

2. 沉淀反应

(1) 维生素 B_1 与碘化汞钾生成淡黄色沉淀[B]·H_2HgI_4。

(2) 维生素 B_1 与碘生成红色沉淀[B]·HI·I_2。

(3) 维生素 B_1 与硅钨酸生成白色沉淀[B]·$SiO_2(OH)_2$·$12WO_3$·$4H_2O$。

(4) 维生素 B_1 与苦酮酸生成扇形白色结晶。

3. 氯化物反应

本品的水溶液显氯化物鉴别的反应。

4. 硝酸铅反应

维生素 B_1 与 NaOH 共热,分解产生硫化钠,可与硝酸铅反应生成黑色沉淀,可供鉴别。

5. 红外分光光度法

取本品适量,加水溶解,水浴蒸干,在 105℃干燥 2 h 测定,本品的红外光吸收图谱应与对照的图谱一致。

三、含量测定

维生素 B_1 及其制剂常用的含量测定方法有非水滴定法,紫外－可见分光光度法和硫色素荧光法。ChP 用非水滴定法测定维生素 B_1 原料药,而片剂和注射剂则采用紫外－可见分光光度法测定。

1. 非水滴定法

维生素 B_1 分子中含有两个碱性的已成盐的伯胺和季铵基团,在非水溶液中,均可与高氯酸作用。根据消耗高氯酸的量即可计算维生素 B_1 的含量。

测定法:取本品约 0.12 g,精密称定,加冰醋酸 20 mL,微热使溶解,放冷,加乙酸酐 30 mL,按照电位滴定法,用高氯酸滴定液(0.1 mol/L)滴定,并将滴定的结果用空白试验校正。每 1 mL 高氯酸滴定液(0.1 mol / L)相当于 16.86 mg 的 $C_{12}H_{17}ClN_4OS$·HCl。

讨论:①维生素 B_1 具有两个碱性基团,故与高氯酸反应的摩尔比为 1∶2。维生素 B_1 相对分子质量为 337.27,所以滴定度(T)为 16.86 mg/mL。② BP 也是采用非水滴定法,以无水甲醇－冰醋酸(5∶56)为溶剂,用电位法指示终点。

2. 紫外分光光度法

维生素 B_1 分子中具有共轭双键结构,在紫外区有吸收,测定其最大吸收波长处的吸光度,按照紫外－可见分光光度法,在 246 nm 波长处测定吸光度,按 $C_{12}H_{17}ClN_4OS$·HCl 的吸收系数(E)为 421 计算即可计算含量。ChP 收载的维生素 B_1 片剂和注射液,均采用本法测量含量。

讨论:ChP 规定维生素 B_1 原料药采用非水滴定法,而片剂和注射液采用分光光度法。由于维生素 B_1 的紫外吸收峰随溶液的 pH 的变化而变化,pH=2.0(0.1 mol/L HCl 溶液)时,最大吸收波长在 246 nm 处,吸收系数为 421;pH=7.0(磷酸盐缓冲液)时,有两个吸收峰,在 232~233 nm 处吸收系数为 345;在 266 nm 处吸收系数为 255,故也可采用差示分光光度法测定其含量,以消除背景和辅料的干扰。

3. 硫色素荧光法

维生素 B_1 在碱性溶液中被氰化钾氧化成硫色素,用异丁醇提取后,在紫外光(λ_{ex} 365 nm)照射下呈现蓝色荧光(λ_{em} 435 nm),通过与对照品比较荧光强度,即可测得供试品含量。

硫色素反应为维生素 B_1 的专属反应,虽非定量完成,但在一定条件下形成的硫色素与维生素 B_1 浓度成正比,可用于维生素 B_1 及其制剂的含量测定。

讨论:本法以维生素 B_1 特有的硫色素反应为原理,不受氧化破坏产物的干扰,故测定结果较为准确。但操作烦琐,且荧光测定受干扰因素较多。

第三节 维生素 C

维生素 C(vitamin C)又称 L- 抗坏血酸(L-ascorbic acid),在化学结构上和糖类十分相似,有 4 种光学异构体,其中以 L- 构型右旋体的生物活性最强。各国药典收载的都是 L- 抗坏血酸。ChP 收载有维生素 C 原料药及其片剂、泡腾片、颗粒剂和注射液。

一、结构与理化性质

维生素 C 分子结构中具有二烯醇结构,具有内酯环,有两个手性碳原子(C_4、C_5),不仅使维生素 C 性质极为活泼,且具旋光性。化学结构和主要理化性质如下:

(1) 性状 本品为白色结晶或结晶性粉末;无臭,味酸;久置色渐变微黄;水溶液呈酸性反应。在水中易溶,在乙醇中略溶,在三氯甲烷或乙醚中不溶。

(2) 酸性 维生素 C 分子结构中的二烯醇基,尤其是 C_3—OH 由于受共轭效应的影响,酸性较强(pK_1=4.17);C_2—OH 的酸性极弱(pK_2=11.57),故维生素 C 一般表现为一元酸,可与碳酸氢钠作用生成钠盐。

(3) 还原性 分子中的二烯醇基具有极强的还原性,易被氧化为二酮基而成为去氢抗坏血酸,加氢又可还原为抗坏血酸。在碱性溶液或酸性溶液中能进一步水解为二酮古洛糖酸而失去活性,此反应为不可逆反应。

(4) 旋光性 分子中有两个手性碳原子,故有 4 个光学异构体,其中 L(+)- 抗坏血酸活性最强。本品的比旋度为 +20.5°~+21.5°。

(5) 熔点 本品的熔点为 190~192℃,熔融同时分解。

(6) 水解性 双键使内酯环变得比较稳定,与 $NaHCO_3$ 可生成稳定的单钠盐。但在碱性水溶液中内酯水解,生成酮酸盐。

(7) 糖类性质 维生素 C 的化学结构与糖类相似,具有糖类的性质和反应。

(8) 紫外吸收特性 维生素 C 具有共轭双键,其稀盐酸溶液在 243 nm 波长处有最大吸收,$E_{1\,cm}^{1\%}$ 为 560,可用于鉴别和含量测定。若在中性或碱性条件下,则红移至 265 nm 处。

二、鉴别试验

1. 与氧化剂反应

(1) 硝酸银反应 维生素 C 分子中有二烯醇基,具有强还原性,可被硝酸氧化为去氢抗坏血酸,同时产生黑色银沉淀。ChP 和 BP 均采用该法鉴别。

(2) 2,6- 二氯靛酚反应 2,6- 二氯靛酚为一染料,其氧化型在酸性介质中为玫瑰红色,碱性介质中为蓝色。与维生素 C 作用后生成还原型的无色的酚亚胺。反应式如下:

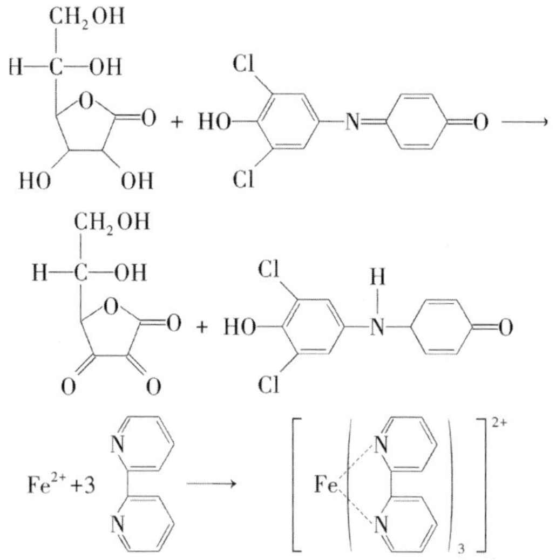

ChP 采用该法鉴别，USP 则用斐林试剂进行鉴别。

(3) 与其他氧化剂反应　维生素 C 还可被亚甲蓝、高锰酸钾、碱性酒石酸铜试液、磷钼酸等氧化剂氧化为去氢抗坏血酸，同时，抗坏血酸可使这些试剂褪色，产生沉淀或呈现颜色。

例 2　维生素 C 原料药的鉴别　取本品 0.2 g，加水 10 mL 溶解后，分成二等份，在一份中加硝酸银试液 0.5 mL，即生成银的黑色沉淀；在另一份中，加二氯靛酚钠试液 1~2 滴，试液的颜色即消失。

例 3　维生素 C 注射液的鉴别　取本品，用水稀释制成 1 mL 中含维生素 C 10 mg 的溶液，取 4 mL，加 0.1 mol/L 盐酸溶液 4 mL，混匀，加 0.05% 亚甲蓝乙醇溶液 4 滴，置 40℃水浴中加热，3 min 内溶液应由深蓝色变为浅蓝色或完全褪色。

2. 薄层色谱法

ChP 采用薄层色谱法对维生素 C 制剂进行鉴别。

例 4　维生素 C 片的鉴别　取本品细粉适量(约相当于维生素 C 10 mg)，加水 10 mL，振摇使维生素 C 溶解，滤过，取滤液作为供试品溶液；另取维生素 C 对照品，加水溶解并稀释制成 1 mL 中约含 1 mg 的溶液，作为对照品溶液。照薄层色谱法试验，吸取上述两种溶液各 2 μL，分别点于同一硅胶 GF_{254} 薄层板上，以乙酸乙酯－乙醇－水(5∶4∶1)为展开剂，展开，晾干，立即(1 h 内)置紫外光灯(254 nm)下检视。供试品溶液所显主斑点的位置和颜色应与对照品溶液的主斑点相同。

3. 糖类反应

维生素 C 可在三氯化醋酸或盐酸存在下水解、脱羧、生成戊糖，再脱水，转化为糠醛，加入吡咯，加热 50℃产生蓝色。

4. 紫外分光光度法

取本品 0.1 g，置于 100 mL 量瓶中，加水溶解，并稀释至刻度，摇匀；吸取此溶液 1 mL，用盐酸溶液(0.01 mol/L)稀释至 100 mL，立即测定吸光度，维生素 C 在 0.01 mol/L 盐酸溶液中，在 243 nm 波长处有唯一的最大吸收，利用此特征进行鉴别。其吸收系数应为 545~585。

三、杂质检查

ChP 规定应检查维生素 C 及其片剂、注射液的澄清度与颜色，另外对维生素 C 原料中铜、铁离子及重金属进行检查。

1. 溶液的澄清度与颜色检查

维生素 C 及其制剂在储存期间易变色，且颜色随储存时间的延长而逐渐加深。这是因为维生素 C 的水溶液在高于或低于 pH 5~6 时，受空气、光线和温度的影响，分子中的内酯环可发生水解，并进一步发生脱羧反应生成糠醛后聚合成色。为保证产品质量，须控制有色杂质的量。ChP 采用的是控制吸光度的方法。

例5 维生素C的杂质检查 取供试品 3.0 g，加水 15 mL 振摇使溶解，溶液应澄清无色；如显色，将溶液经 4 号垂熔玻璃漏斗滤过，取滤液，照紫外 – 可见分光光度法，在 420 nm 的波长处测定吸光度，不得超过 0.03。

例6 维生素 C 片的杂质检查 取本品片粉适量（约相当于维生素 C 1.0 g），加水 20 mL，振摇使维生素 C 溶解，滤过，滤液按照紫外 – 可见分光光度法，在 440 nm 波长处测定，吸光度不得超过 0.07。

维生素 C 制剂加工过程中有色杂质增加，故其限量比原料药宽一些。注射液和片剂中所含有色杂质的吸收峰略有不同，故测定限量时，所用波长也不同。

2. 铁、铜的检查

维生素 C 中可能存在一定限量的铁和铜，微量铁、铜的存在可促进维生素 C 的氧化，加速其分解，因此 ChP 采用原子吸收分光光度法第二法（标准加入法）进行检查。

例7 维生素 C 中铁的检查 取本品 5.0 g 两份，分别置于 25 mL 的量瓶中，一份中加 0.1 mol/L 硝酸溶液溶解并稀释至刻度，摇匀，作为供试品溶液（B）；另一份中加标准铁溶液（精密称取硫酸铁铵 863 mg，置于 1 000 mL 量瓶中，加 1 mol/L 硫酸溶液 25 mL，用水稀释至刻度，摇匀，精密量取 10 mL，置于 100 mL 量瓶中，用水稀释至刻度，摇匀）1.0 mL，加 0.1 mol/L 硝酸溶液溶解并稀释至刻度，摇匀，作为对照溶液（A）。按照原子吸收分光光度法，在 248.3 nm 的波长处分别测定，应符合规定［若 A 和 B 溶液测得吸光度分别为 a 和 b，则要求 $b<(a-b)$］。

例8 维生素 C 中铜的检查 取本品 2.0 g 两份，分别置于 25 mL 量瓶中，一份中加 0.1 mol/L 硝酸溶解并稀释至刻度，摇匀，作为供试品溶液（B）；另一份中加标准铜溶液（精密称取硫酸铜 393 mg，置于 1 000 mL 量瓶中，加水稀释至刻度，摇匀，精密量取 10 mL，置于 100 mL 量瓶中，加水稀释至刻度，摇匀）1.0 mL，加 0.1 mol/L 硝酸溶液溶解并稀释至刻度，摇匀，作为对照溶液（A）。按照原子吸收分光光度法，在 324.8 nm 的波长处分别测定，应符合规定（计算要求同上）。

四、含量测定

维生素 C 分子中的烯二醇基具有极强的还原性，可被不同氧化剂定量氧化。容量分析法简便快速、结果准确，因此，氧化还原滴定法，如碘量法，2，6– 二氯靛酚（亦称 2，6– 二氯吲哚酚）法等被各国药典广泛用于维生素 C 原料药及其制剂的定量分析。而紫外 – 可见分光光度法、高效液相色谱法则适用于含维生素 C 的体内药物分析。

1. 碘量法

维生素 C 在醋酸酸性条件下，可被碘定量氧化。根据消耗碘滴定液的体积，即可计算维生素 C 的含量。

例 9 **维生素 C 的含量测定（ChP 2015）** 取本品约 0.2 g，精密称定，加新沸过的冷水 100 mL 与稀醋酸 10 mL 使溶解，加淀粉指示液 1 mL，立即用碘滴定液（0.05 mol/L）滴定，至溶液显蓝色并在 30 s 内不褪。每 1 mL 碘滴定液（0.05 mol/L）相当于 8.806 mg 的 $C_6H_8O_6$。

注意事项：①操作中加入稀醋酸 10 mL 使滴定在酸性溶液中进行。因在酸性介质中维生素受空气中氧的氧化速率减慢，但样品溶于稀酸后仍需立即进行滴定。②加新沸过的冷水目的是为减少水中熔解的氧对测定结果的影响。③ChP 采用本法对维生素 C 原料、片剂、泡腾片、颗粒剂和注射液进行含量测定。为消除制剂中辅料对测定的干扰，滴定前要进行必要的处理。如片剂溶解后应滤过，取续滤液测定；注射液测定时要加 2 mL 丙酮，以消除注射液中含有的抗氧剂亚硫酸氢钠对测定结果的影响。

2. 2,6- 二氯靛酚滴定法

2,6- 二氯靛酚为一染料，其氧化型在酸性溶液中显红色，碱性溶液中为蓝色。当与维生素 C 反应后，即转变为无色的酚亚胺（还原型）。因此，维生素 C 可在酸性溶液中，用 2,6- 二氯靛酚标准液滴定，至溶液显玫瑰红色时，即为终点，无需另加指示剂。

例 10 **维生素 C 口服液的含量测定（USP 40）** 精密量取本品适量（约相当于维生素 C 50 mg，如有必要，先用水稀释），置于 100 mL 量瓶中，加偏磷酸 – 醋酸试液 20 mL，用水稀释至刻度，摇匀；精密量取稀释液适量（约相当于维生素 C 2 mg）置于 50 mL 的锥形瓶中，加偏磷酸 – 醋酸试液 5 mL，用 2,6- 二氯靛酚滴定液滴定，至溶液显玫瑰红色，并持续 5 s 不褪；另取偏磷酸 – 醋酸试液 5.5 mL 加水 15 mL，用 2,6- 二氯靛酚滴定液滴定，作空白试验校正。以 2,6- 二氯靛酚滴定液浓度、体积及相应维生素 C 滴定度计算，即可。

注意事项：①本法并非维生素 C 的专一反应，其他还原性物质对测定也有干扰。但由于维生素 C 的氧化速率远比干扰物质快，故快速滴定可减少干扰物质的影响。②可用 2,6- 二氯靛酚进行剩余比色测定，即在加入维生素 C 后，在很短的时间间隔内，测定剩余染料的吸收强度，或利用乙酸乙酯或乙酸丁酯提取剩余染料后进行比色测定。③由于 2,6- 二氯靛酚滴定液不够稳定，储存时易缓缓分解，故需经常标定，贮备液不宜超过一周。④本法的专属性较碘量法为高，用于含维生素 C 的制剂的分析。

第四节 维生素 D

维生素 D（vitamin D）是一类抗佝偻病维生素的总称。目前已知的维生素 D 类物质至少有十种之多，它们都是甾醇的衍生物。ChP 主要收载有维生素 D_2 原料药及软胶囊和注射液，以及维生素 D_3 原料药及注射液。USP 收载有片剂、胶囊等剂型。BP 收载的剂型有片剂、口服液、注射液及维生素 D_2、D_3 制成的复方片剂。

一、结构与理化性质

维生素 D_2 为 9,10- 开环麦角甾 -5,7,10(19,22)- 四烯 -3β- 醇，又名骨化醇（calciferol）或

麦角骨化醇(ergocalciferol)。维生素 D_3 为 9,10- 开环胆甾 -5,7,10(19)- 三烯 -3β- 醇,又名胆骨化醇(colecalciferol)。两者的化学结构十分相似,其差别仅是维生素 D_2 比维生素 D_3 在侧链上多一个双键,C_{24} 上多一个甲基。结构如下:

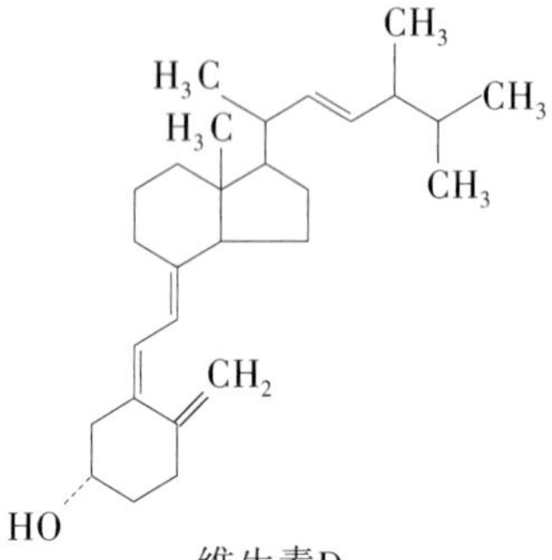

维生素D_2 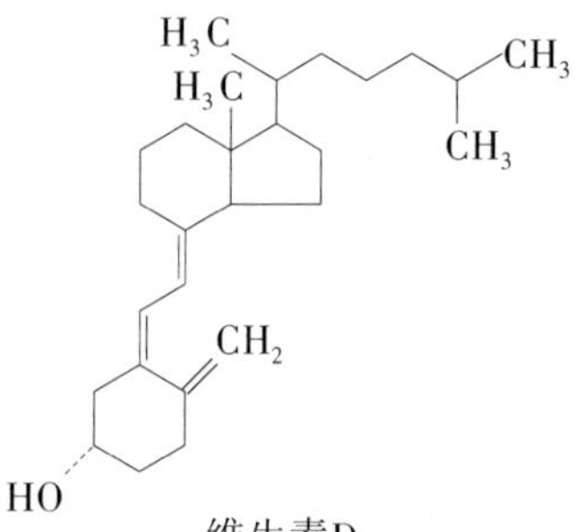　　　　维生素D_3

(1) 性状　维生素 D_2,D_3 均为无色针状结晶或者白色结晶性粉末;无臭、无味;遇光或者空气均易变质。

(2) 溶解性　维生素 D_2 在三氯甲烷中极易溶解,在乙醇、丙酮或者乙醚中易溶;维生素 D_3 在乙醇、丙酮、三氯甲烷或者乙醚中极易溶解;两者均在植物油中略溶,在水中不溶。

(3) 不稳定性　维生素 D_2、D_3 因含有多个烯键,所以极不稳定,遇光或者空气及其他氧化剂均发生氧化而变质,使效价变低,毒性增强。本品对酸也不稳定。

(4) 旋光性　维生素 D_2 具有 6 个手性碳原子,而维生素 D_3 有 5 个手性碳原子,所以两者均具有旋光性。

(5) 甾类显色反应　本品的三氯甲烷溶液,加乙酸酐与硫酸,显黄色,渐变红色,后迅速变为紫色,最后变为绿色。本反应为甾类化合物的共有反应。

(6) 紫外吸收特性　本品结构中含有多个烯键,均在 265 nm 处具有最大吸收。

二、鉴别试验

1. 显色反应

(1) 与乙酸酐-浓硫酸反应(ChP 2015)　取维生素 D_2 或 D_3 约 0.5 mg 加三氯甲烷 5 mL 溶解后,加乙酸酐 0.3 mL 与硫酸 0.1 mL,振摇,维生素 D_2 初显黄色,渐变红色,迅即变为紫色,最后成绿色。维生素 D_3 初显黄色,逐渐变为红色,迅速变为紫色,蓝绿色,最后变为绿色。

(2) 与三氯化锑反应　取本品适量(约 1 000 单位),加 1,2- 二氯乙烷 1 mL 溶解,加三氯化锑 4 mL,溶液即显橙红色,逐渐变为粉红色。

(3) 其他显色反应　维生素 D 与三氯化铁反应呈橙黄色,与二氯丙酮和乙酰氯试剂反应显绿色,均可用于鉴别,但专属性不强。

2. 比旋度鉴别

取维生素 D_2,精密称定,加无水乙醇溶解并定量稀释制成 1 mL 中含 40 mg 的溶液,依法测定,比旋度为 +102.5° 至 +107.5°;维生素 D_3 加无水乙醇溶解并定量稀释制成每 1 mL 中含 5 mg 的溶液,依法测定,比旋度为 +105° 至 +112°(两者均应于容器开启 30 min 内取样,并在溶液配制后

30 min 内测定)。

3. 吸收系数测定

取本品,精密称定,加无水乙醇溶解并定量稀释至每 1 mL 中约含 10 μg 的溶液。照紫外－可见分光光度法,在 265 nm 的波长处测定吸光度,维生素 D_2 的吸收系数($E_{1\,cm}^{1\%}$)为 460~490;维生素 D_3 的吸收系数($E_{1\,cm}^{1\%}$)为 465~495。

4. 其他鉴别方法

维生素 D_2、D_3 可用 TLC、HPLC 和制备衍生物测熔点进行鉴别。此外,也可通过其 UV、IR 的特征加以鉴别。

5. 维生素 D_2、D_3 的区别反应

取维生素 D 10 mg,溶于 96% 乙醇 10 mL 中。取此液 0.1 mL 和乙醇 1 mL 和 85% 硫酸 5 mL。维生素 D_2 显红色,在 570 nm 波长处有最大吸收;维生素 D_3 显黄色,在 495 nm 波长处有最大吸收。此反应也用于 D_2、D_3 的含量测定。

三、杂质检查

1. 麦角甾醇的检查

ChP 规定维生素 D_2 检查麦角甾醇,而维生素 D_3 则不作要求。取本品 10 mg,加 90% 乙醇 2 mL 溶解后,加洋地黄皂苷溶液(取洋地黄皂苷 20 mg,加 90% 乙醇 2 mL,加热溶解制成)2 mL,混合,放置 18 h,不得发生浑浊或沉淀。

2. 有关物质的检查

ChP 采用正相色谱法检查维生素 D_2 和 D_3 中的有关物质。

取本品约 25 mg,置 100 mL 棕色量瓶中,加异辛烷 80 mL,避免加热,超声使完全溶解,放冷,用异辛烷稀释至刻度,摇匀,作为供试品溶液;精密量取 1 mL,置 100 mL 棕色量瓶中,用异辛烷稀释至刻度,摇匀,作为对照溶液。照含量测定项下的色谱条件,精密量取供试品溶液与对照溶液各 100 μL,分别注入液相色谱仪,记录色谱图至维生素 D_2 或 D_3 峰保留时间的 2 倍。供试品溶液的色谱图中如有杂质峰,除前维生素 D_2 峰或前维生素 D_3 峰外,单个杂质峰面积不得大于对照溶液主峰面积的 0.5 倍(0.5%),各杂质峰面积的和不得大于对照溶液主峰面积(1.0%)。

D 族维生素都是甾醇衍生物,只是侧链有所不同。维生素 D_2、D_3 分别从各自 5,7－二烯甾醇前体 7－脱氢胆甾醇和麦角甾醇经光照而得。维生素 D_3 在皮肤上从 7－脱氢胆甾醇经光照合成。

四、含量测定

第五节 维生素 E

维生素 E(vitamin E)为 *α*－生育酚(*α*-tocopherol)及其各种酯类,有天然型和合成型之分。天然型为右旋体(*d*-*α*),合成品为消旋体(*dl*-*α*),右旋体与消旋体的效价比为 1.4∶10。一般药品为合成品,即消旋体。ChP 收载天然型和合成型维生素 E,以及维生素 E 片、软胶囊、注射液及粉剂。USP 收载的是右旋或外消旋 *α*－生育酚及其醋酸酯和琥珀酸酯。JP 和 BP 收

载的是外消旋 α- 生育酚醋酸酯和 α- 生育酚。

一、结构与理化性质

维生素 E 为苯并二氢吡喃醇衍生物，苯环上有一个乙酰化的酚羟基，故又称生育酚(tocopherols)。化学名称为(±)-2,5,7,8- 四甲基 -2-(4,8,12- 三甲基十二烷基)-6- 苯并二氢吡喃醇醋酸酯或 *dl*-α- 生育酚醋酸酯。主要有 α、β、γ 和 δ 等多种异构体，其中以 α- 异构体的生理活性最强。化学结构和主要理化性质如下：

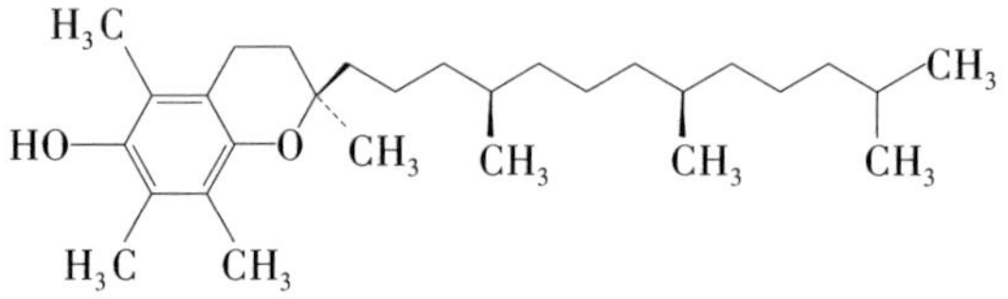

（1）性状　维生素 E 为微黄色至黄色或黄绿色澄清的黏稠液体；几乎无臭；遇光色渐变深。天然型放置会固化，25℃左右熔化。在无水乙醇、丙酮、乙醚或植物油中易溶，在水中不溶。

（2）水解性　维生素 E 苯环上有乙酰化的酚羟基，在酸性或碱性溶液中加热可水解生成游离生育酚，故常作为特殊杂质进行检查。

（3）易氧化　维生素 E 在无氧条件下对热稳定，加热 200℃也不破坏，但对氧十分敏感，遇光、空气可被氧化。其氧化产物为 α- 生育醌(α-tocopherol quinine)和 α- 生育酚二聚体。

维生素 E 的水解产物游离生育酚在有氧或其他氧化剂存在时，则进一步氧化生成有色的醌型化合物，尤其在碱性条件下，氧化反应更易发生。所以游离生育酚暴露于空气或日光中，极易被氧化变色，故应避光保存。

（4）紫外吸收特性　本品结构中苯环上有酚羟基，故有紫外吸收，其无水乙醇液在 284 nm 的波长处有最大吸收，其吸收系数($E_{1\,cm}^{1\%}$)为 41.0~45.0。

二、鉴别试验

1. 硝酸反应

本反应为 ChP 收载的鉴别反应之一。维生素 E 在硝酸酸性条件下，水解生成生育酚，生育酚被硝酸氧化为邻醌结构的生育红而显橙红色。

本法简便、快速，呈色反应明显。ChP、JP 均采用本法进行鉴别。

2. 物理常数鉴别

（1）比旋度　避光操作。按 *d*-α- 生育酚计(即测得结果除以换算系数 0.911)不得低于 +24°·cm²/g(天然型)。

（2）折光率　本品折光率为 1.494~1.499。

（3）吸收系数($E_{1\,cm}^{1\%}$)　取本品，精密称定，加无水乙醇溶解并定量稀释制成每 1 mL 中约含 0.1 mg 的溶液，照紫外 - 可见分光光度法，在 284 nm 的波长处测定吸光度，吸收系数($E_{1\,cm}^{1\%}$)为 41.0~45.0。

3. 薄层色谱法

将供试品点于硅胶 G 薄层板上，以环己烷 - 乙醚(4 : 1)为展开剂，展开 10~15 cm 后取出，于空气中晾干，喷以浓硫酸，在105℃加热5 min，α-生育酚、α-生育酚醋酸酯和α-生育醌的R_f值分别为0.5、0.7和0.9。

4. 其他方法

GC和IR均可用于维生素E的鉴别。ChP采用GC鉴别维生素E胶丸和维生素E粉，在含量测定图谱中，供试品主峰的保留时间应与维生素E对照品的保留时间一致。

三、杂质检查

ChP规定本品须检查酸度、游离生育酚和有关物质。

1. 酸度

检查维生素E制备过程中引入的游离醋酸。方法如下：取乙醇与乙醚各15 mL，置于锥形瓶中，加酚酞指示液0.5 mL，滴加氢氧化钠滴定液(0.1 mol/L)至微显粉红色，加本品1.0 g，溶解后，用氢氧化钠滴定液(0.1 mol/L)滴定，消耗的氢氧化钠滴定液(0.1 mol/L)不得超过5 mL。

2. 生育酚(天然型)

例11 ChP采用硫酸铈滴定法检查制备过程中未酯化的生育酚 利用游离生育酚的还原性，可被硫酸铈定量氧化。故在一定条件下以消耗硫酸铈滴定液(0.01 mol/L)的体积来控制游离生育酚的限量。游离生育酚被氧化生成生育醌后失去两个电子，滴定反应的摩尔比为1∶2，生育酚的相对分子质量为430.7，即1 mol的硫酸铈相当于0.5 mol的生育酚。

测定法：取本品0.10 g，加无水乙醇5 mL溶解后，加二苯胺试液1滴，用硫酸铈滴定液(0.01 mol/L)滴定，消耗的硫酸铈滴定液(0.01 mol/L)不得过1.0 mL。

计算：每1 mL硫酸铈滴定液(0.01 mol/L)相当于0.002 154 g的游离生育酚。

$$L=\frac{T\times V}{S}\times 100\%=\frac{0.002\,154\times 1.0}{0.10}\times 100\%=2.15\%$$

ChP规定维生素E中所含游离生育酚不得超过2.15%。BP规定不得超过1.0%。

四、含量测定

维生素E的含量测定方法很多，主要是利用维生素E水解产物游离生育酚的易氧化性质，用硫酸铈滴定液直接滴定；或将Fe^{3+}还原为Fe^{2+}后，再用不同试剂反应生成配位化合物进行比色测定；也可直接硝酸氧化，邻苯二胺缩合后荧光测定。近年来ChP、USP、BP等国家药典采用气相色谱法和高效液相色谱法。这些方法专属性强，简便快速，特别适合维生素E制剂的分析。

1. 气相色谱法

色谱条件与系统适用性试验：用硅酮(OV-17)为固定液，涂布浓度为2%的填充柱，或用100%二甲基聚硅氧烷为固定液的毛细管柱；柱温为265℃。理论板数按维生素E峰计算不低于500(填充柱)或5 000(毛细管柱)，维生素E峰与内标物质峰的分离度应符合要求。

校正因子的测定：取正三十二烷适量，加正己烷溶解并稀释成每1 mL中含1.0 mg的溶液，作为内标溶液。另取维生素E对照品约20 mg，精密称定，置棕色具塞瓶中，精密加内标溶液10 mL，密塞，振摇使溶解，作为对照品溶液，取1~3 μL注入气相色谱仪，计算校正因子。

测定法：取本品约 20 mg，精密称定，置棕色具塞锥形瓶中，精密加入内标溶液 10 mL，密塞，振摇使溶解，作为供试品溶液；取 1~3 μL 注入气相色谱仪，测定，计算，即得。

ChP 中维生素 E 原料药及其片剂、软胶囊、注射液及粉剂均采用气相色谱法测定含量。

2. 高效液相色谱法

色谱条件：用十八烷基硅烷键合硅胶为填充剂；以甲醇 – 水（49 : 1）为流动相；检测波长为 284 nm，柱温为 35℃；进样体积 20 μL。

系统适用性要求：取维生素 E 和生育酚各 0.05 g 于 50 mL 量瓶中，用无水乙醇稀释至刻度。在上述色谱条件下进样分析，生育酚先出峰。生育酚和维生素 E 两峰的分离度应大于 2.6，峰高的 RSD 应小于 0.8%。

测定法：取维生素 E 供试品和对照品各约 50 mg，精密称定，分别溶于无水乙醇中，并准确稀释至 50 mL，即得供试品溶液和对照品溶液；精密吸取两种溶液各 20 μL 注入高效液相色谱仪，记录色谱图，分别测定维生素 E 的峰高 H_T 和 H_S，按下列公式计算含量：

$$\text{供试品中维生素 E 的质量(mg)} = M_S \times \frac{H_T}{H_S}$$

式中 M_S 为维生素 E 对照品的称样量（mg）。

第六节　维生素类复方制剂分析

维生素类制剂是临床广泛应用的营养药物之一，如多种维生素片、口服液及注射液等。维生素 A 和 D 是人体生长发育的必需物质，尤其对胎儿、婴幼儿的发育，上皮组织的完整性，视力，生殖器官，血钙和磷的恒定，骨骼、牙的生长发育有重要作用。维生素 AD（vitamin AD）制剂适用于维生素 AD 缺乏所引起的一系列症状，如夜盲症、眼干燥症 、佝偻病、软骨症等。ChP 2015、USP 39 分别收载了维生素 AD 软胶囊和滴剂、维生素 AD 原料和胶囊，在 USP 39 中命名为 Oleovitamin A and D。

一、维生素 AD 软胶囊的分析

本品系取维生素 A 与维生素 D_2 或维生素 D_3，加鱼肝油或精炼食用植物油（在 0℃左右脱去固体脂肪）溶解并调整浓度后制成。每粒含维生素 A 应为标示量的 90.0% ~120.0%；含维生素 D 应为标示量的 85.0% 以上。标签上应注明本品含维生素 D_2 或维生素 D_3。

1. 性状

本品内容物为黄色至深黄色油状液。

2. 鉴别

（1）取本品内容物，用三氯甲烷稀释成每 1 mL 中含维生素 A 10 ~20 单位的溶液，取 1 mL，加 25% 三氯化锑的三氯甲烷溶液 2 mL，即显蓝色至蓝紫色，放置后，色渐消褪。

（2）取维生素 D 测定法（第二法）中的供试品溶液 B 或收集净化用色谱柱系统中的维生素 D 流出液，用无氧氮气吹干，加流动相少许溶解，作为供试品溶液；另取等量的维生素 D_2 与维生素 D_3 对照品，用流动相稀释制成各约相当于 5~10 单位的混合溶液，作为对照品溶液。照高效液相色谱法试验，用十八烷基硅烷键合硅胶为填充剂，以甲醇 – 乙腈（3 : 97）为流动相，检测波长为

254 nm。取对照品溶液 20 μL 注入液相色谱仪，记录色谱图，维生素 D_2 峰与维生素 D_3 峰的分离度应大于 1.0。再取供试品溶液 20 μL 注入液相色谱仪，记录色谱图。供试品溶液色谱图中应有与对照品溶液相应的维生素 D_2 主峰或维生素 D_3 主峰保留时间一致的色谱峰。

3. 检查

应符合胶囊剂项下有关的各项规定。

4. 含量测定

维生素 A　取装量差异项下的内容物，照维生素 A 测定法项下高效液相色谱法测定，根据每粒内容物的平均装量计算，即得。

维生素 D　取装量差异项下的内容物，照维生素 D 测定法测定，即得。采用维生素 D_2 或维生素 D_3 对照品应与标签所注的相符。

二、同时测定复合维生素注射液中 8 种水溶性维生素和 3 种脂溶性维生素

（徐　丽）

数字课程学习

本章小结　教学 PPT　自测题　推荐阅读

第六章

甾体激素类药物分析

1. 掌握甾体激素类药物的分类、结构特征与分析方法之间的关系；掌握甾体激素类药物的化学鉴别法、有关物质的色谱检查法、含量测定的 HPLC 和 UV 法。

2. 熟悉甾体激素类药物的光谱鉴别法、比色法测定含量的原理。

3. 了解甾体激素类药物的其他分析内容与方法。

第一节　结构与性质

甾体激素类(steroid hormone)药物是一类具有环戊烷骈多氢菲母核的激素类药物，在维持生命、代谢调控、机体发育、免疫调节、生育控制等方面具有广泛而明确的生理、药理作用。甾体激素类药物根据药理作用，可分为肾上腺皮质激素(adrenocortical hormone)和性激素(sex hormone)两大类，其中性激素又可分为雌激素(estrogen)、雄激素和同化激素(anabolic agent)、孕激素(progenstogen)，它们的母核结构均以环戊烷骈多氢菲为骨架，如下所示。

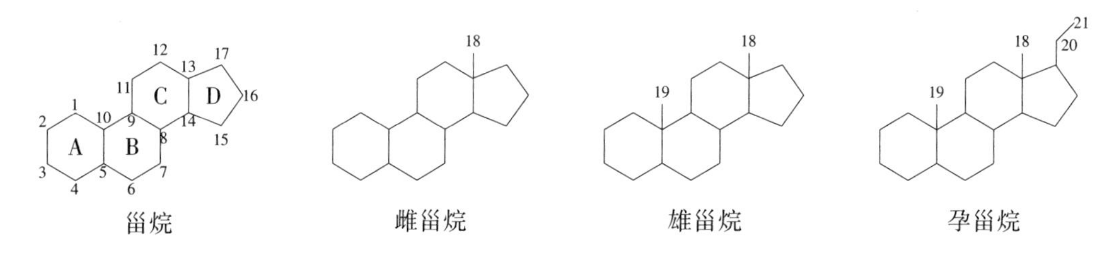

一、肾上腺皮质激素

肾上腺皮质激素简称皮质激素，按生理作用可分为糖皮质激素和盐皮质激素，该类药物具有孕甾烷母核。ChP 收载了 23 个皮质激素类药物及其制剂共 66 个品种，代表性药物主要有氢化可的松、地塞米松磷酸钠、醋酸去氧皮质酮、醋酸曲安奈德等。代表性药物的结构如下：

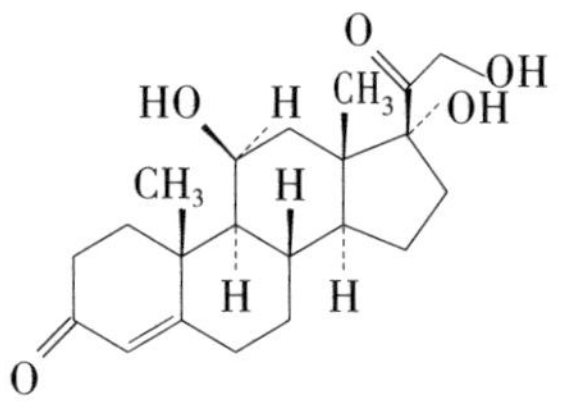

氢化可的松 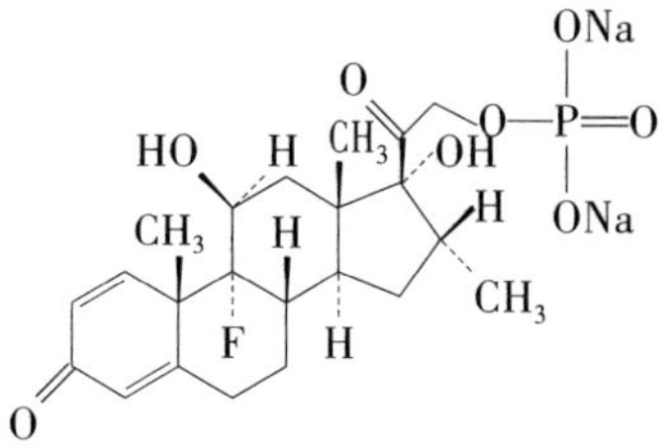　　地塞米松磷酸钠

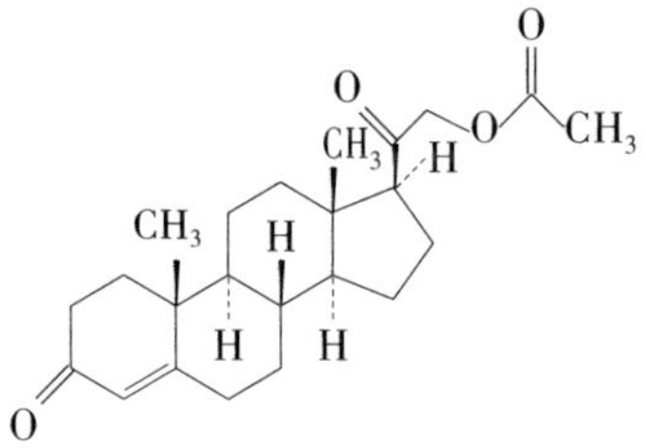

醋酸去氧皮质酮 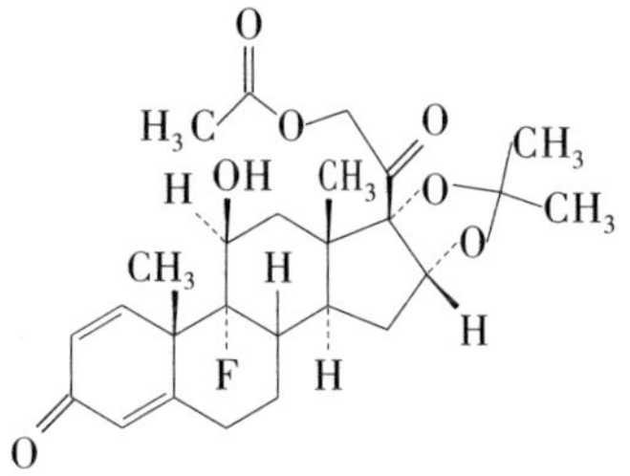　　醋酸曲安奈德

本类药物的结构特征为：①皮质激素的孕甾烷母核上有 21 个碳原子；②A 环 C_3 位上有酮基，且 C_4、C_5 位的双键与 C_3- 酮基形成共轭结构，称为 α，β- 不饱和酮，简称 Δ^4-3- 酮基；③D 环 C_{17} 位上有 α- 醇酮基或潜在 α- 醇酮基，多数药物有 C_{17}- 羟基，如氢化可的松、地塞米松磷酸钠等；部分药物 C_{17} 或 C_{21}- 羟基与酸成酯键，如地塞米松磷酸钠、醋酸去氧皮质酮，醋酸曲安奈德等；④A 环的 C_1 与 C_2 之间为双键，如地塞米松磷酸钠；⑤C_{11} 位上有羟基或酮基取代，如氢化可的松（C_{11}-OH）、泼尼松（C_{11}- 酚羟基）；⑥另外，部分药物在 6α 或 9α 位上有卤素（氟或氯）取代，如丙酸倍氯米松（C_9-Cl）、地塞米松（C_9-F）、醋酸氟轻松（C_6-F，C_9-F）等。

Δ^4-3- 酮基是本类药物的特征性结构基团，具有以下性质：①C_3- 酮基可与羰基试剂如 2，4- 二硝基苯肼、硫酸苯肼、异烟肼生成黄色的腙；②与氨基脲发生缩合反应；③在波长 240 nm 附近有紫外吸收。

C_{17}-α- 醇酮基具有还原性，能与碱性酒石酸铜、氨制硝酸银、四氮唑盐等氧化剂发生氧化还原反应。

皮质激素药物的 6α 或 9α 位上若有卤素取代，可将有机卤素转化为无机卤素离子后进行分析。

另外，C_{17} 或 C_{21}- 羟基形成的酯，可发生水解反应以鉴别有机酸。

二、孕激素

孕激素类药物是天然黄体酮或黄体酮的衍生物，具有孕甾烷母核。ChP 收载了 9 个孕激素类药物的原料药及其制剂共 32 个品种，代表性药物有黄体酮、醋酸甲地孕酮、左炔诺孕酮、炔诺酮等。黄体酮（孕酮）是天然孕激素，在胃肠道易破坏失效，因此临床上只能通过注射方式给药。人工合成的孕激素有两种结构类型，一种为 17α- 羟孕酮类黄体酮衍生物，如醋酸甲地孕酮、己酸羟孕酮、醋酸甲羟孕酮等。另一种为 19- 去甲睾丸酮类睾酮衍生物，如炔诺酮、左炔诺孕酮等（少数例外，19 位含甲基，如炔孕酮），它们与雌激素合用是一类重要的口服避孕药。

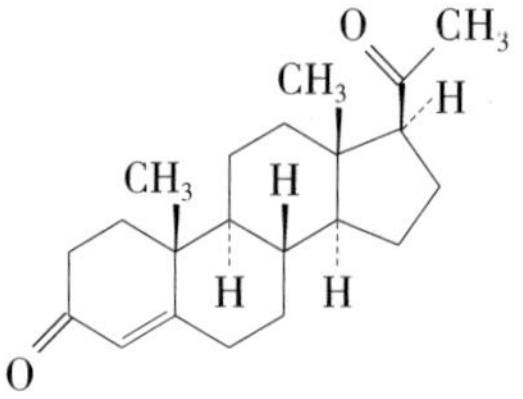

黄体酮

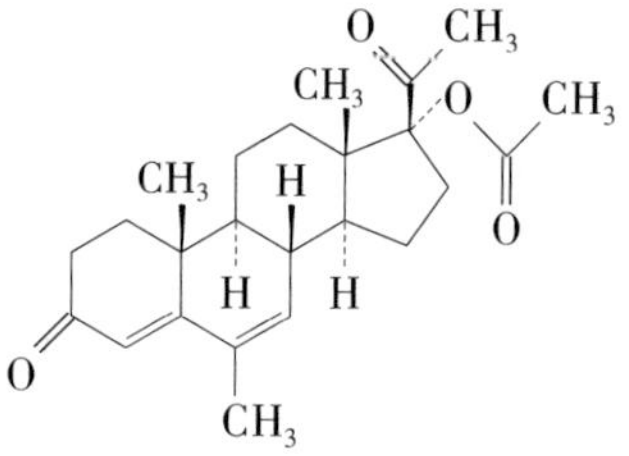

醋酸甲地孕酮

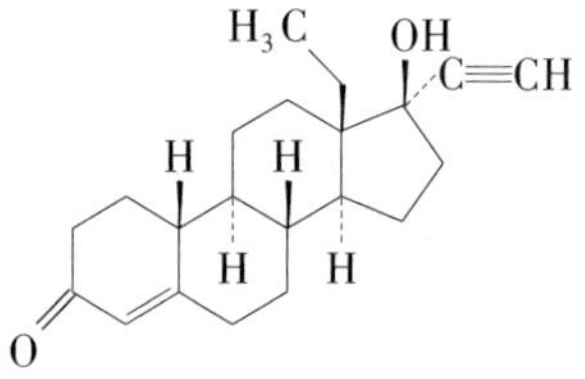

左炔诺孕酮

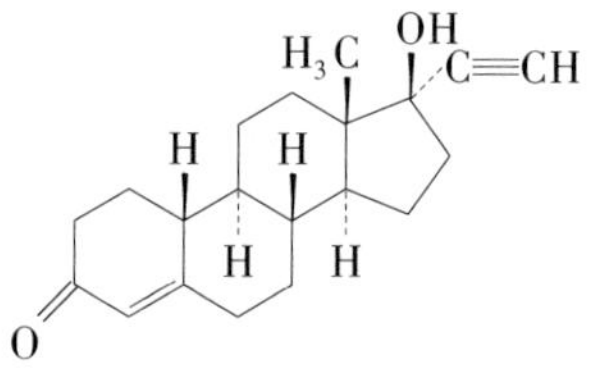

炔诺酮

孕激素类药物的结构特点为：①A 环有 Δ^4-3- 酮基；②C_{17} 位上有甲酮基，如黄体酮、醋酸甲地孕酮等 17α- 羟孕酮类孕激素；③C_{17} 位上有乙炔基，如炔诺酮、左炔诺孕酮等 C_{19}- 去甲睾丸酮类孕激素；④多数药物有 C_{17}- 羟基、C_{17}- 羟基与酸成酯，如己酸羟孕酮。

三、雄激素与同化激素

天然雄激素主要是睾酮，人工合成的衍生物有甲睾酮、丙酸睾酮、十一酸睾酮等，均具有雄甾烷母核。雄激素具有维持男性生理、促进蛋白合成等广泛活性。对雄激素进行结构改造，使其雄性激素的作用有效减弱的同时保留或增强蛋白同化作用，成为同化激素类药物，如苯丙酸诺龙、司坦唑醇等。ChP 收载了 6 个雄激素和同化激素类药物的原料药与制剂共 13 个品种。

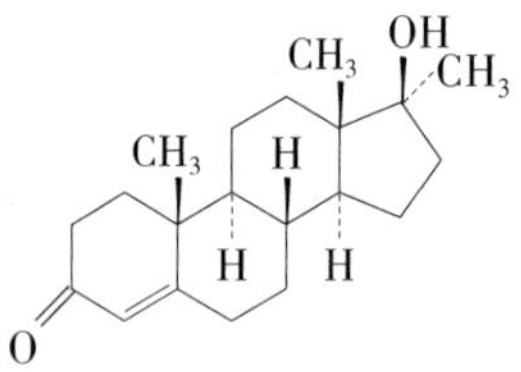

甲睾酮

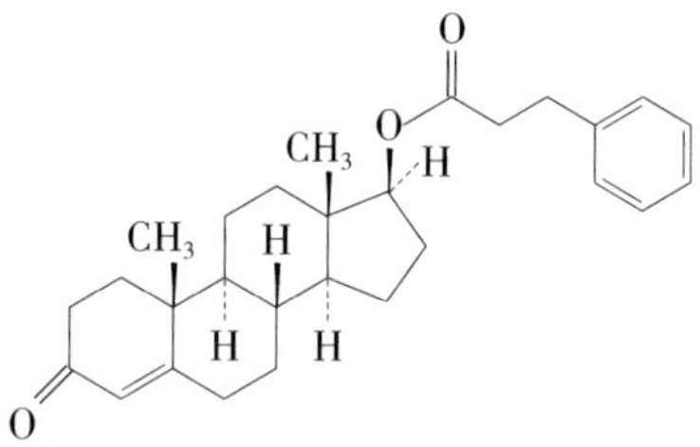

苯丙酸诺龙

雄激素和同化激素类药物的结构特点为：①A 环有 Δ^4-3- 酮基；②C_{17} 位上为羟基，部分药物的羟基与酸成酯。

四、雌激素

天然的雌激素有雌二醇、雌酮、雌三醇，人工合成的雌激素药物有炔雌醇、苯甲酸雌二醇等，雌激素类药物具有雌甾烷母核。ChP 收载了 6 个雌激素药物的原料药与制剂共 12 个品种，代表性药物有雌二醇、炔雌醇。

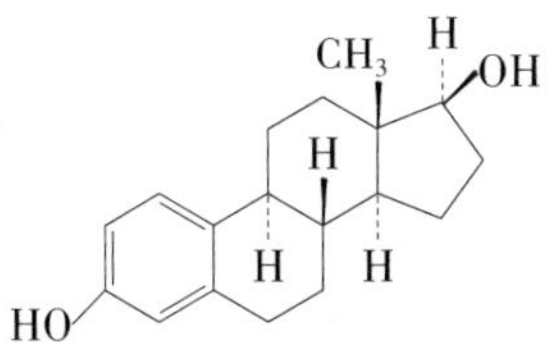

雌二醇 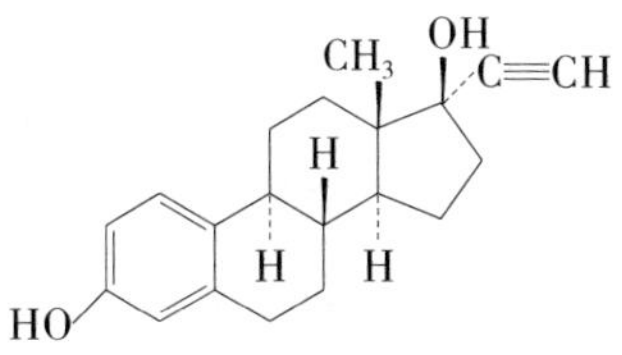　　　　炔雌醇

雌激素药物具有的结构特征为：①A 环为苯环，C_3 位上有酚羟基，部分药物的 C_3 位酚羟基与酸成酯（如苯甲酸雌二醇），或成醚（如炔雌醚）；②C_{17} 位上有羟基，部分药物 C_{17} 位羟基成酯，如戊酸雌二醇；③部分药物的 C_{17} 位上有乙炔基，构成 19- 去甲孕甾烷母核，如炔雌醇、炔雌醚等。

第二节　理化特性与鉴别试验

一、性状与物理常数

1. 溶解度

甾体激素类药物为白色至微黄色的粉末或结晶性粉末；除钠盐外，多数在三氯甲烷中微溶至易溶，在甲醇或乙醇中微溶至溶解，在乙醚或植物油中极微溶解至略溶，在水中不溶或几乎不溶。

2. 熔点

皮质激素类的熔点范围多为 200~270℃，在熔融的同时发生分解；孕激素类的熔点范围多在 200~240℃；雌激素类的熔点范围一般在 100~200℃；雄激素类药物的熔点范围在 60~170℃。

3. 比旋度

甾体激素类药物的分子结构中有多个手性碳原子，具有旋光性。多数药物在二氧六环、三氯甲烷、丙酮或醇等溶剂中，显示为右旋特征，而左炔诺孕酮、炔诺酮和炔雌醇则为左旋体（表 2-6-1）。

4. 吸收系数

甾体激素类药物的母核中有共轭结构，因此具有紫外吸收特性。最大吸收波长和吸收系数（$E_{1\,cm}^{1\%}$）可用于本类药物的鉴别。结构中有 Δ^4-3- 酮基的药物（皮质激素、雄激素与同化激素、孕激素），在 240 nm 波长附近有最大吸收；A 环为苯环并具有酚羟基的雌激素类药物，在 280 nm 波长附近有最大吸收。在乙醇或无水乙醇溶液中，皮质激素类药物的 $E_{1\,cm}^{1\%}$ 值多在 350~450；性激素类药物的 $E_{1\,cm}^{1\%}$ 值大多在 500~650（表 2-6-1）。

表 2-6-1　常用甾体激素类药物的比旋度和吸收系数

药物	比旋度		吸收系数	
	$[\alpha]_D^{20}$	溶剂	$E_{1\,cm}^{1\%}$（溶剂）	λ_{max}（nm）
地塞米松	+72° ~+82°	二氧六环	380~410	240
醋酸地塞米松	+82° ~ +88°	二氧六环	357（乙醇）	240
倍他米松	+115° ~ +121°	二氧六环	394（乙醇）	239
氢化可的松	+162° ~ +169°	无水乙醇	435（无水乙醇）	242

续表

药物	比旋度		吸收系数	
	$[\alpha]_D^{20}$	溶剂	$E_{1\,cm}^{1\%}$(溶剂)	λ_{max}(nm)
醋酸氢化可的松	+158° ~ +165°	二氧六环	395(无水乙醇)	241
醋酸可的松	+210° ~ +217°	二氧六环	390(无水乙醇)	238
醋酸去氧皮质酮	+175° ~ +185°	乙醇	430~460	240
泼尼松龙	+96° ~ +103°	二氧六环	415(乙醇)	243
醋酸泼尼松龙	+112° ~ +119°	二氧六环	370(无水乙醇)	243
泼尼松	+167° ~ +175°	二氧六环	405~435	240
醋酸泼尼松	+183° ~ +190°	二氧六环	385(无水乙醇)	238
曲安奈德	+101° ~ +107°	二氧六环	340~370	239
醋酸甲羟孕酮	+53° ~ +59°	三氯甲烷	408(无水乙醇)	240
醋酸甲地孕酮	+9° ~ +12°	三氯甲烷	630(无水乙醇)	287
醋酸氯地孕酮	/	/	550(乙醇)	285
炔孕酮	+28° ~+33°	吡啶	520	240
左炔诺孕酮	-30° ~-35°	三氯甲烷	544(无水乙醇)	240
苯甲酸雌二醇	+58° ~+63°	二氧六环	490~520	230
雌二醇	+75° ~+82°	二氧六环	(乙腈 - 水)	280
尼尔雌醇	+2° ~+10°	无水乙醇	(甲醇 - 水)	280,288
甲睾酮	+79° ~+85°	乙醇	540(无水乙醇)	240

二、化学鉴别法

1. 甾体母核与硫酸的呈色反应

甾体激素类能与多种强酸(硫酸、盐酸、磷酸、高氯酸等)反应呈色,其中与硫酸的呈色反应是各国药典常用的鉴别方法。本法操作简便,反应灵敏,多数甾体激素药物与硫酸形成的颜色或荧光不同而相互区别。一些甾体激素类药物与硫酸呈色的反应如表 2-6-2 所示。

表 2-6-2　部分甾体激素类药物与硫酸的呈色反应

药物	颜色	加水稀释后颜色变化
地塞米松	淡红棕色	颜色消失
泼尼松 / 醋酸泼尼松	橙色	黄色,渐变成蓝绿色
醋酸可的松	黄色或微带橙色	颜色消失,溶液澄清
氢化可的松	棕黄至红色并显绿色荧光	黄至橙黄色,微带绿色荧光,有少量絮状沉淀

续表

药物	颜色	加水稀释后颜色变化
醋酸氢化可的松 / 丁酸氢化可的松	黄色至棕黄色，并带绿色荧光	/
泼尼松龙	深红色	颜色消失，有灰色絮状沉淀
醋酸泼尼松龙	玫瑰红色	颜色消失，有灰色絮状沉淀
醋酸甲羟孕酮	沿管壁加乙醇使分层	接界面显蓝紫色
己酸羟孕酮	微黄色	由绿→红→红紫色并带蓝色荧光
炔孕酮	红色 *	365 nm 下呈亮红色荧光
炔雌醇	橙红色，反射光下显黄绿色荧光	玫瑰红色絮状沉淀
炔雌醚	橙红色，紫外光下显黄绿色荧光	红色沉淀
尼尔雌醇	玫瑰红色	蓝紫色
苯甲酸雌二醇	黄绿色并显蓝色荧光	淡橙色
雌二醇	黄绿色荧光，加三氯化铁后呈草绿色	红色
甲睾酮 / 十一酸睾酮	黄色并带有黄绿色荧光 *	/

注：* 表示药物与硫酸 – 乙醇的呈色。

2. C_{17}–α– 醇酮基的呈色反应

皮质激素类药物结构中的 C_{17}–α– 醇酮基具有还原性，可与四氮唑试液、碱性酒石酸铜试液、氨制硝酸银试液发生氧化还原反应而呈色。在呈色反应中，C_{17}–α– 醇酮基被氧化，四氮唑在碱性条件下被还原为有色的甲臜（Formazan）；碱性酒石酸铜被还原为砖红色氧化亚铜；硝酸银被还原为黑色的金属银。其中，四氮唑显色反应被广泛用于皮质激素类药物的鉴别试验、薄层色谱鉴别显色，以及比色法测定含量。

ChP 对醋酸曲安奈德、醋酸泼尼松、醋酸去氧皮质酮等药物的鉴别试验分别采用上述三种显色反应。

例 1 醋酸泼尼松的鉴别（ChP） 取本品约 1 mg，加乙醇 2 mL 使溶解，加 10% 氢氧化钠溶液 2 滴与氯化三苯四氮唑试液 1 mL，即显红色。

例 2 醋酸曲安奈德的鉴别（ChP） 取本品约 10 mg，加甲醇 1 mL，微温溶解后，加碱性酒石酸铜试液 2 mL，混匀，置水浴中加热，即生成砖红色沉淀。

例 3 醋酸去氧皮质酮的鉴别（ChP） 取本品约 5 mg，加乙醇 0.5 mL 溶解后，加氨制硝酸银试液 0.5 mL，即生成黑色沉淀。

3. 酮基与羰基试剂的呈色反应

皮质激素、孕激素、雄激素和同化激素类药物的分子结构中含有 C_3– 酮基和（或）C_{20}– 酮基，可与一些羰基试剂，如异烟肼、硫酸苯肼、2，4– 二硝基苯肼等反应，形成黄色的腙。

硫酸苯肼法是 C_{17}、C_{21}– 二羟基 –C_{20}– 酮基的专属反应，该法在强酸性条件下生成黄色的腙，反应原理为：

H^+ 酸催化重排 H^+

黄色腙

例 4 **氢化可的松、醋酸可的松、醋酸氢化可的松的鉴别(ChP)** 取本品约 0.1 mg,加乙醇 1 mL 溶解后,加临用新制的硫酸苯肼试液 8 mL,在 70℃加热 15 min,即显黄色。

酮基与羰基试剂的呈色反应也可用于定量分析。通过控制反应条件,异烟肼可选择性地作用于 Δ^4-3- 酮结构,用于定量比色测定。但该方法目前已被高效液相色谱法代替。

4. C_{17}- 甲酮基的呈色反应

甾体激素类药物分子结构中含有甲酮基以及活泼亚甲基时,能与亚硝基铁氰化钠、间二硝基苯等反应呈色。其中亚硝基铁氰化钠反应是黄体酮的专属、灵敏的鉴别方法。在一定条件下,黄体酮与亚硝基铁氰化钠反应显蓝紫色,其他甾体激素均不显蓝紫色,而呈现淡橙色或不显色。

例 5 **黄体酮的鉴别(ChP)** 取本品约 5 mg,加甲醇 0.2 mL 溶解后,加亚硝基铁氰化钠的细粉约 3 mg、碳酸钠及醋酸铵各约 50 mg,摇匀,放置 10~30 min,应显蓝紫色。

5. 酚羟基的呈色反应

雌激素分子结构中的 C_3 位上为酚羟基,可与重氮苯磺酸反应生成红色偶氮染料而进行鉴别。

6. 其他功能团的反应

在皮质激素类药物中有相当部分药物的结构中含有有机氟或氯,可用氧瓶燃烧或回流水解法将有机卤素转变为游离的无机氟或氯离子,然后再进行氟化物或氯化物的鉴别试验。一些孕激素和雌激素药物的结构中含有乙炔基,可与硝酸银形成白色的炔银沉淀而加以鉴别。一些含酯结构的甾体激素药物可先进行水解,然后采用适当方法以鉴别相应羧酸,如醋酸酯水解后产生醋酸,后者在硫酸存在下与乙醇反应形成乙酸乙酯,具有香气。此外,对于一些钠盐,还可利用钠离子的反应进行鉴别。

例 6 **炔雌醇的鉴别(ChP)** 取本品 10 mg,加乙醇 1 mL 溶解后,加硝酸银试液 5~6 滴,即生成白色沉淀。

例 7 **醋酸地塞米松的鉴别(ChP)** 取本品约 50 mg,加乙醇制氢氧化钾试液 2 mL,置水浴中加热 5 min,放冷,加硫酸溶液(1 → 2)2 mL,缓缓煮沸 1 min,即发生乙酸乙酯的香气。

三、光谱鉴别法

1. 紫外 - 可见分光光度法

甾体激素类药物的紫外特性基于分子中的 A 环及 B 环上具有 Δ^4-3- 酮基、苯环或其他共轭结构,而 C 环和 D 环一般不影响。具 Δ^4-3- 酮结构的甾体激素药物在 240 nm 附近有最大吸收,C_1 位引入第二个双键,对吸收带位置的影响不显著,但 C_6 与 C_7 位双键的引入,则使吸收带红移约 40 nm,并且增色效应显著。如醋酸甲羟孕酮的无水乙醇溶液在波长 240 nm 处有最大吸收,$E^{1\%}_{1\,cm}$ 值为 408,而 C_6 位增加一个双键的醋酸甲地孕酮的无水乙醇溶液的最大吸收波长位移至 287 nm，$E_{1\,cm}^{1\%}$ 值增至 630（表 2-6-1）。A 环具有酚羟基的雌激素类药物在波长 280 nm 附近有最大吸收。

甾体激素类药物的紫外吸收光谱特性是定性、定量分析的依据，在各国药典收载的甾体激素类药物的鉴别试验中，紫外光谱法（UV）是常用方法之一。ChP 采用测定最大吸收波长、最大吸收波长处的吸光度或吸收系数、某两个波长处吸光度比值等方法加以鉴别。USP 则采用标准品对照法，即在规定的溶剂和浓度条件下，测定 200~400 nm 范围内供试品和标准品溶液的紫外光谱，比较两者紫外光谱的一致性，以干燥品计算，两者在最大吸收波长处的吸收率或吸光度差异不得超过规定的限度范围。

例 8　丙酸倍氯米松的鉴别（ChP）　取本品，精密称定，加乙醇溶解并定量稀释制成每 1 mL 中约含 20 μg 的溶液，照紫外－可见分光光度法测定，在 239 nm 的波长处有最大吸收，吸光度为 0.57~0.60；在 239 nm 与 263 nm 波长处的吸光度比值应为 2.25~2.45。

2. 红外分光光度法

各国药典多采用红外分光光度法（IR）作为甾体激素类药物的鉴别方法。甾体激素类药物的特征吸收基团有羰基、羟基、乙炔基、甾体骨架上的甲基和次甲基等，这些基团在红外光谱图谱上显示强吸收峰。其中：①3 600~3 300 cm^{-1} 的 A 区域是羟基的 ν_{O-H} 吸收带；②2 900 cm^{-1} 左右的 B 区域是甾体骨架中甲基、次甲基的 ν_{C-H} 吸收带；③1 750~1 700 cm^{-1} 的 C 区域是饱和酮和酯的 $\nu_{C=O}$ 吸收带；④1 700~1 500 cm^{-1} 之间的 D 区域是不饱和酮 $\nu_{C=O}$ 及双键 $\nu_{C=C}$ 吸收带；⑤3 300 cm^{-1} 的 E 区域是炔基的 $\nu_{\equiv C-H}$ 吸收带。可依据红外光谱对含有不同特征基团的各类甾体激素类药物进行鉴别。

各类甾体激素类的部分代表性药物，氢化可的松、甲睾酮、黄体酮、炔雌醇的红外光谱图分别如图 2-6-1 至图 2-6-4 所示。

四、色谱鉴别法

1. 薄层色谱法

当进行甾体激素类药物的制剂分析时，为消除辅料干扰，需选择适当溶剂从制剂中提取主药

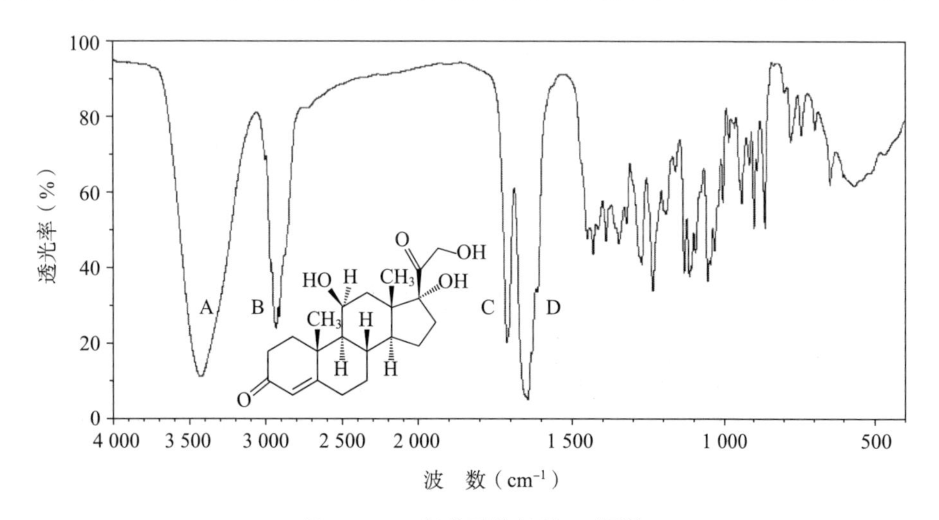

图 2-6-1　氢化可的松的 IR 图谱

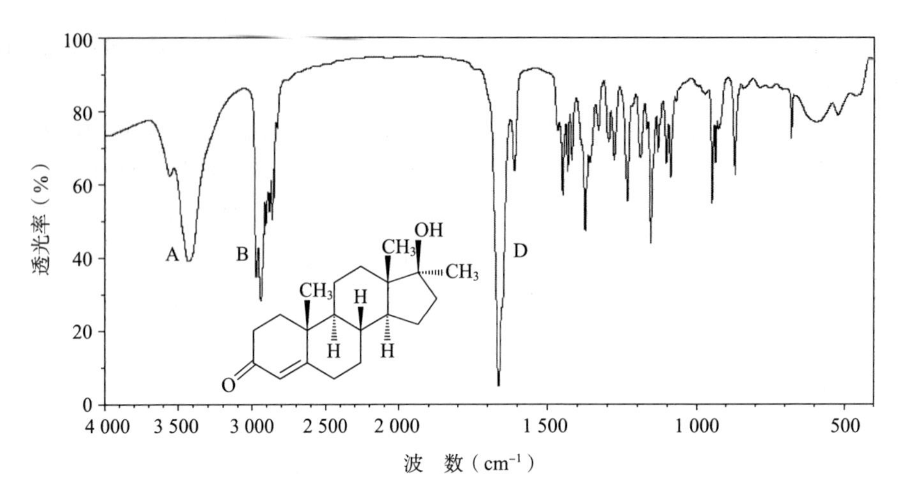

图 2-6-2 甲睾酮的 IR 图谱

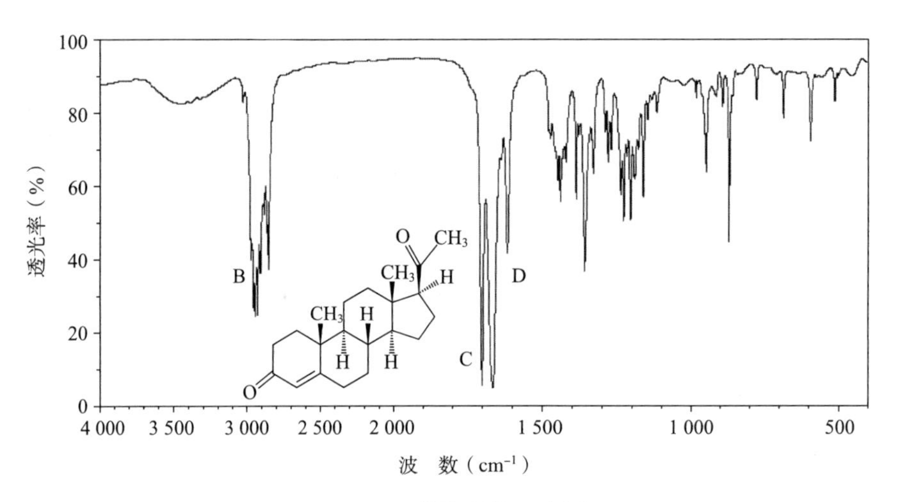

图 2-6-3 黄体酮的 IR 图谱

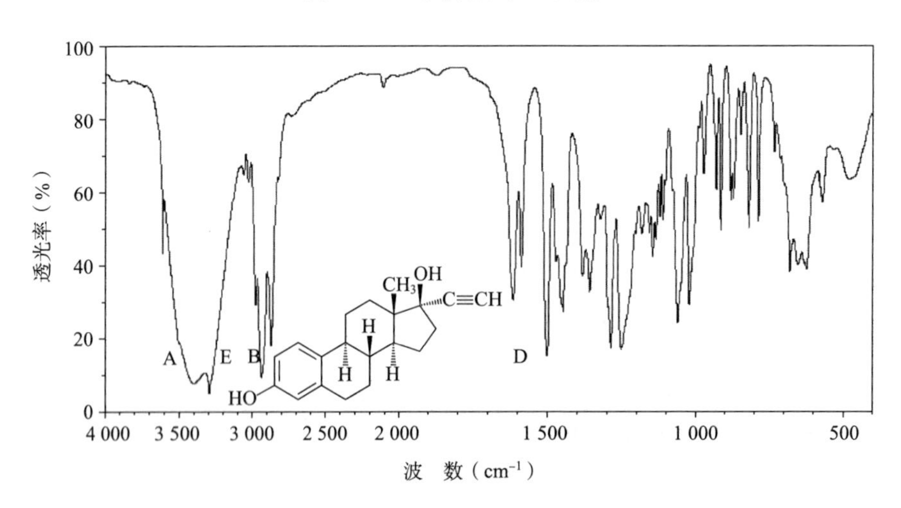

图 2-6-4 炔雌醇的 IR 图谱

成分，与辅料分离后再进行薄层色谱法（TLC）鉴别。一些甾体激素药物薄层色谱鉴别的 ChP 方法如表 2-6-3 所示。

表 2-6-3　一些甾体激素类药物的 TLC 鉴别方法

药物制剂	样品处理	薄层板	展开体系	显色方法
苯丙酸诺龙注射剂	石油醚提取后丙酮溶解	硅胶 G	正庚烷－丙酮	硫酸－乙醇
十一酸睾酮注射剂	正己烷溶解	硅胶 G	正己烷－丙酮	2,4-二硝基苯肼
丙酸睾酮注射剂	无水乙醇提取	硅胶 GF_{254}	二氯甲烷－甲醇	254 nm 下检视
苯甲酸雌二醇注射剂	无水乙醇提取	硅胶 G	苯－乙醚－冰醋酸	硫酸－乙醇，365 nm 下检视
戊酸雌二醇注射剂	甲醇溶解	硅胶 G	苯－乙醚－冰醋酸	硫酸－无水乙醇
雌二醇缓释贴片	甲醇溶解	硅胶 G	甲苯－丙酮	硫酸－无水乙醇
己酸羟孕酮注射剂	三氯甲烷溶解	硅胶 HF_{254}	环己烷－乙酸乙酯	254 nm 下检视
醋酸泼尼松眼膏	石油醚提取后三氯甲烷溶解	硅胶 G	二氯甲烷－乙醚－甲醇－水	碱性四氮唑蓝
醋酸地塞米松乳膏	无水乙醇提取	硅胶 G	三氯甲烷－丙酮	硫酸－无水乙醇
哈西奈德软膏	三氯甲烷提取	硅胶 G	三氯甲烷－乙酸乙酯	碱性四氮唑蓝

2. 高效液相色谱法

高效液相色谱法被广泛用于甾体激素类药物的鉴别。ChP 规定：在含量测定项下的色谱图中，供试品溶液主峰的保留时间应与对照品溶液主峰的保留时间一致。

第三节　特殊杂质检查

甾体激素类药物的合成多以薯蓣甾醇为原料，因此在生产中可能引入合成原料、中间体、异构体以及降解产物等结构类似的“其他甾体”杂质，ChP 将这类杂质定义为“有关物质”，并采用 HPLC 或 TLC 进行限度检查。USP 以“色谱纯度”“有关化合物”控制这些杂质的限量。此外，根据不同药物在生产、贮存中可能引入的杂质，还需进行游离磷酸盐、硒、杂质吸光度、残留溶剂等限度检查。

一些含氟、乙炔基的甾体激素类药物还需分别进行氟、乙炔基的含量有效性检查。

一、有关物质检查

各国药典收载的多数甾体激素类药物的原料药需进行有关物质检查。常用的检查方法为色谱法（HPLC、TLC）、紫外分光光谱法。

1. 高效液相色谱法

各国药典广泛采用 HPLC 对甾体激素药物进行有关杂质检查。

例 9　曲安西龙中有关物质的 HPLC 检查（ChP）　取本品，加甲醇溶解并稀释制成每 1 mL 中约含 0.5 mg 的溶液，作为供试品溶液；精密量取 1 mL，置 100 mL 量瓶中，用甲醇稀释至刻度，摇匀，作为对照溶液。照含量测定项下的色谱条件，精密量取供试品溶液与对照溶液各 20 μL，分别注入液相色谱仪,记录色谱图至主成分峰保留时间的 4.5 倍。供试品溶液色谱图中如有杂质峰,峰面积在对照溶液主峰面积 0.5~1.0 倍之间的杂质峰不得超过 2 个,其他单个杂质峰面积不得大于对照溶液主峰面积的 0.5 倍(0.5%),各杂质峰面积的和不得大于对照溶液主峰面积的 2 倍(2.0%)。

例 10 炔诺酮的有关物质检查(USP) 炔诺酮供试品溶液的浓度为 0.2 mg/mL,炔诺酮标准溶液的浓度为 0.2 μg/mL,以乙腈 – 水为流动相进行梯度洗脱,洗脱条件与含量测定条件相同,采用外标法计算供试品的杂质含量。杂质含量的计算公式为:

$$杂质含量\ \%=(r_U/r_S)\times(C_s/C_U)\times(1/F)\times 100$$

式中,r_U 为供试品溶液中单个杂质的峰面积,r_s 为标准溶液中炔诺酮的峰面积,C_S 为炔诺酮标准溶液的浓度,C_U 为供试品溶液的浓度,F 为相对相应因子。供试品中杂质的数量不得多于 7 个,USP 明确规定 6 种杂质的限量为 0.1%,并且杂质含量之和不得超过 1.5%,含量低于 0.05% 的单个杂质峰不予进行计算。

2. 薄层色谱法

尽管甾体激素类药物有关杂质检查的药典方法以 HPLC 为主,但 TLC 的应用仍然占有一定比重。

例 11 丙酸倍氯米松的有关物质检查(ChP) 取本品适量,加三氯甲烷 – 甲醇(9∶1)溶解并制成每 1 mL 中约含 3 mg 的溶液,作为供试品溶液;精密量取 1 mL,置 50 mL 量瓶中,加三氯甲烷 – 甲醇(9∶1)稀释至刻度,摇匀,作为对照溶液。照薄层色谱法试验,吸取上述两种溶液各 5 μL,分别点于同一硅胶 G 薄层板上,以二氯乙烷 – 甲醇 – 水(95∶5∶0.2)为展开剂,展开,晾干,在 105℃干燥 10 min,放冷,喷以碱性四氮唑蓝试液,立即检视。供试品溶液如显杂质斑点,不得多于 2 个,其颜色与对照溶液的主斑点比较,不得更深。

例 12 醋酸去氧皮质酮的有关物质检查(ChP) 取本品适量,加三氯甲烷 – 甲醇(9∶1)制成每 1 mL 中约含 10 mg 的溶液,作为供试品溶液;精密量取适量,分别加上述溶剂稀释制成每 1 mL 中约含 0.1 mg 的对照溶液(1)与每 1 mL 中约含 0.2 mg 的对照溶液(2)。照薄层色谱法试验,吸取上述三种溶液各 5 μL,分别点于同一硅胶 GF_{254} 薄层板上,以二氯甲烷 – 乙醚 – 甲醇 – 水(77∶15∶8∶1.2)为展开剂,展开,晾干,在紫外灯(254 nm)下检视。供试品溶液如显任何杂质斑点,与对照溶液(1)所显的主斑点比较,不得更深,如有 1 个斑点深于对照溶液(1)的主斑点,与对照溶液(2)所显的主斑点比较,不得更深。

讨论:比较例 11、例 12 发现,例 11 中采用一种对照液,每个杂质的限量为 2%,虽控制了杂质个数,但对不同杂质的含量没有更详细规定;例 12 中采用两种对照液,对含量高的杂质(超过 1%)控制了数量,但没有规定总的杂质限量。

3. 紫外分光光度法

分子结构中具有 Δ^4–3– 酮基的激素类药物在 240 nm 附近有最大吸收,且 C_6 双键的引入则使吸收带红移约 40 nm。利用该类药物的紫外吸收特性,可通过测定两波长处的吸光度,建立有关杂质的限度检查方法。由于甾体激素类药物在两波长处的吸光度比值为一定值,当混入一定量杂质后,该吸光度比值将发生改变。通过规定供试品溶液的两波长处吸光度比值在某一特定范围内,即可控制有关杂质的限量。

例 13 醋酸甲地孕酮的杂质吸光度检查(ChP) 取本品适量,精密称定,加无水乙醇溶解并定量稀释制成每 1 mL 中约含 10 μg 的溶液，照紫外 – 可见分光光度法，在 287 nm 波长处有最大吸收，在 240 nm 与 287 nm 波长处的吸光度比值不得大于 0.17。

讨论：醋酸甲地孕酮分子结构中具有 C_6 位双键，其最大吸收波长在 287 nm；而有关杂质的 C_6 位无双键，其最大吸收波长在 240 nm。当被检样品中混有少量该杂质时，样品在 240 nm 处的吸光度增大，导致其 A_{240}/A_{287} 比值增加。因此，控制该比值在 0.17 以下，即可控制有关杂质的量。

二、残留溶剂检查

残留溶剂是甾体激素类药物原料药的检查项。USP 对收载的甾体激素类药物的原料药均基本规定了残留溶剂的检查。ChP 采用气相色谱法检查地塞米松磷酸钠原料药中残留的甲醇、乙醇与丙酮。

例 14 地塞米松磷酸钠残留溶剂的检查（ChP） 取本品约 0.1 g，精密称定，置 10 mL 量瓶中，加内标溶液［取正丙醇，用水稀释制成 0.02%（mL/mL）的溶液］溶解并稀释至刻度，摇匀，精密量取 5 mL，置顶空瓶中，密封，作为供试品溶液；另取甲醇 0.3 g、乙醇约 0.5 g 与丙酮约 0.5 g，精密称定，置 100 mL 量瓶中，用上述内标溶液稀释至刻度，摇匀，精密量取 1 mL，置 10 mL 量瓶中，用上述内标溶液稀释至刻度，摇匀，精密量取 5 mL，置顶空瓶中，密封，作为对照品溶液照残留溶剂测定法试验，用 6% 氰丙基苯基 –94% 二甲基聚硅氧烷毛细管色谱柱，起始温度为 40℃，以 5℃/min 的速率升温至 120℃，维持 1 min，顶空瓶平衡温度为 90℃，平衡时间为 60 min，理论塔板数按正丙醇峰计算不低于 10 000，各成分峰见的分离度均符合要求。分别量取供试品溶液与对照品溶液顶空瓶上层气体 1 mL，注入气相色谱仪，记录色谱图。按内标法以峰面积计算，甲醇、乙醇与丙酮的残留量均应符合规定。

三、游离磷酸盐、硒的检查

1. 游离磷酸盐的检查

甾体激素药物的磷酸钠盐，如地塞米松磷酸钠、倍他米松磷酸钠、氢化可的松磷酸钠、氢化泼尼松磷酸钠等，均是由相应甾体激素的 C_{21}– 羟基与磷酸酯化后形成的磷酸钠盐。在精制过程中有可能残留游离的磷酸盐，另外在药物贮存过程中，分子结构上的酯键发生水解也可能产生游离磷酸盐，故需控制游离磷酸盐的量。

甾体激素类药物的游离磷酸盐检查方法为磷钼酸比色法，是利用磷酸盐在酸性条件下与钼酸铵［$(NH_4)_3MoO_4$］反应，生成磷钼酸铵［$(NH_4)_3PO_4 \cdot 12MoO_3$］，再经 1– 氨基 –2– 萘酚 –4– 磺酸溶液还原成磷钼酸蓝（钼蓝）后在 740 nm 处有最大吸收，通过比较供试品溶液和对照品溶液的吸收度值来控制药物中游离磷酸盐的量。反应原理如下：

$$H_3PO_4+12(NH_4)_3MoO_4+2lHNO_3 \rightarrow (NH_4)_3PO_4 \cdot 12MoO_3+21NH_4NO_3+12H_2O$$

$$(NH_4)_3PO_4 \cdot 12MoO_3 \xrightarrow{\text{还原}} (MoO_2{*}4MoO_3)_2 \cdot H_3PO_4 \cdot 4H_2O$$

例 15 地塞米松磷酸钠的游离磷酸盐检查（ChP） 精密称取本品 20 mg，置 25 mL 量瓶中，加水 15 mL 使溶解；另取标准磷酸盐溶液［精密称取经 105℃干燥 2 h 的磷酸二氢钾 0.35 g，置 1 000 mL 量瓶中，加硫酸溶液（3 → 10）10 mL 与水适量使溶解，用硫酸稀释至刻度，摇匀；临用时再稀释 10 倍］

4.0 mL，置另一 25 mL 量瓶中，加水 11 mL；各精密加钼酸铵硫酸试液 2.5 mL 与 1- 氨基 -2- 萘酚 -4- 磺酸溶液（取无水亚硫酸钠 5 g、亚硫酸氢钠 94.3 g 与 1- 氨基 -2- 萘酚 -4- 磺酸 0.7 g，充分混合，临用时取此混合物 1.5 g 加水 10 mL 使溶解，必要时滤过）1 mL，加水至刻度，摇匀，在 20℃放置 30~50 min，照紫外 - 可见分光光度法在 740 nm 处测定吸光度值，规定供试品溶液的吸光度不得大于对照溶液的吸光度。

2. 硒的检查

一些甾体激素药物，如醋酸曲安奈德、曲安奈德、醋酸氟轻松、醋酸地塞米松等，在生产过程中使用氧化剂二氧化硒（SeO_2）脱氢，因此有可能引入杂质硒。ChP 先采用氧瓶燃烧法进行有机破坏，使硒转化为高价态氧化物（SeO_3），以硝酸溶液吸收，再用盐酸羟胺将 Se^{6+} 还原为 Se^{4+}；以亚硒酸钠溶液为标准硒对照，在 pH 2.0 ± 0.2 的条件下，Se^{4+} 与二氨基萘显色，生成 4，5- 苯并苯硒二唑（4，5-benzopiazselenol）；分别用环己烷提取，于 378 nm 波长处测定吸光度。依据规定，供试品溶液的吸光度值不得大于硒对照溶液的吸光度值。反应原理如下：

Se^{4+} + (2,3-二氨基萘, NH_2, NH_2) —pH2.0 ± 0.2→ (萘并硒二唑, N, Se, N)

$$SeO_3 + H_2O \rightarrow H_2SeO_4$$

$$H_2SeO_4 + 2NH_2OH \rightarrow H_2SeO_3 + N_2 + 3H_2O$$

四、氟基、乙炔基的检查

含氟基或乙炔基的甾体激素药物需进行氟或乙炔基的有效性检查。

1. 氟基的检查

有机氟的含量测定采用氧瓶燃烧破坏后以茜素氟蓝比色法定量（ChP 第四部“0301 氟检查法”）。ChP 规定醋酸曲安奈德的含氟量应为 3.6%~4.4%，醋酸氟轻松的含氟量不得少于 7.0%。

2. 乙炔基的检查

乙炔基的检查采用硝酸银 - 氢氧化钠置换滴定法，反应原理为：

(OH, C≡CH) + $AgNO_3$ ⟶ (OH, C≡CAg) + HNO_3
白色炔银↓

ChP 规定左炔诺孕酮含乙炔基应为 7.81%~8.18%；USP 规定炔诺酮含乙炔基应为 8.18%~8.43%。

第四节 含量测定

甾体激素类药物的含量测定方法有 HPLC、UV 法、比色法、容量法等，以 HPLC 的应用最为广泛。各国药典收载的甾体激素类药物及其制剂的含量测定方法主要为 HPLC 和紫外 - 可见分光光度法。

一、紫外－可见分光光度法

（一）紫外分光光度法

紫外分光光度法（UV）曾广泛用于甾体激素类药物的含量测定，但因其专属性不强，易受到其他甾体杂质、制剂辅料的干扰，已逐渐被高效液相色谱法取代。但因其操作简便，目前，各国药典中仍有部分甾体激素原料药和制剂采用 UV 法进行含量测定。

例 16　醋酸泼尼松龙片的含量测定（ChP）　取本品 20 片，精密称定，研细，精密称取适量（约相当于醋酸泼尼松龙 20 mg），置 100 mL 量瓶中，加无水乙醇约 60 mL，振摇 15 min 使醋酸泼尼松龙溶解，用无水乙醇稀释至刻度，摇匀，滤过，精密量取续滤液 5 mL，置另一 100 mL 量瓶中，加无水乙醇稀释至刻度，摇匀，照紫外－可见分光光度法，在 243 nm 的波长处测定吸光度，按醋酸泼尼松龙（$C_{21}H_{30}O_5$）的吸收系数（$E_{1\,cm}^{1\%}$）为 370 计算，供试品中醋酸泼尼松龙含量的计算公式为：

$$标示量\% = \frac{A}{370} \times \frac{100\times100}{5\times100} \times \frac{1\,000}{W(\text{mg})} \times \frac{平均片重(\text{mg})}{规格(\text{mg})} \times 100\%$$

式中，A 为测得的供试溶液的吸光度值，W 为称样量。

（二）四氮唑比色法

四氮唑比色法是具有 C_{17}-α-醇酮基结构的甾体激素类药物含量测定的重要方法之一，在各国药典中均有应用。常用四氮唑盐有两种：氯化三苯四氮唑（tri-phenyltetrazolium chloride，TTC）和二聚体蓝四氮唑（blue tetrazolium，BT）。该法的原理是：TTC 和 BT 在碱性条件下均能与 α-醇酮基发生氧化还原反应，α-醇酮基失去 2 个电子，C_{21} 位羟基被氧化为醛。两种无色的四氮唑盐被还原为不溶于水的有色甲臜（formazan）。控制实验条件，BT 几乎可定量地形成红色的单甲臜，如将反应混合物加热，则进一步还原成蓝色的双甲臜。ChP 和 BP 采用 TTC 为试剂。

TTC 的结构及还原产物如下：

$$\text{TTC} \xrightarrow[\text{[H]}]{2e^-} \text{甲臜（红色）}$$

TTC　　　　甲臜（红色）

BT 的结构及还原产物如下：

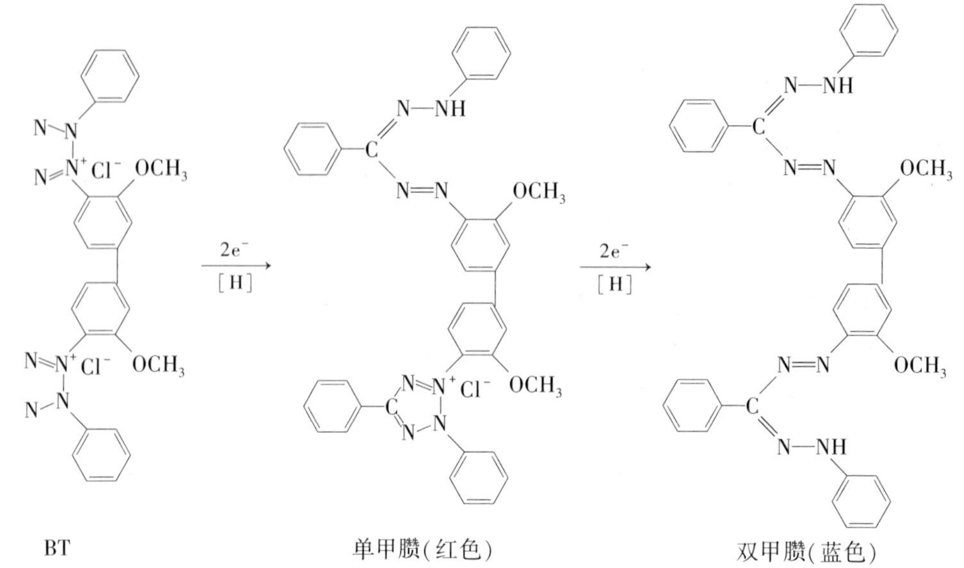

BT　　　　单甲臜(红色)　　　　双甲臜(蓝色)

例 17　醋酸氢化可的松片的含量测定(ChP)　取本品 20 片,精密称定,研细,精密称取适量(约相当于醋酸氢化可的松 20 mg),置 200 mL 量瓶中,加无水乙醇适量,振摇使醋酸氢化可的松溶解并用无水乙醇稀释至刻度,摇匀,滤过,取续滤液,作为供试品溶液;另取醋酸氢化可的松对照品约 20 mg,精密称定,置 200 mL 量瓶中,加无水乙醇溶解并稀释至刻度,摇匀,作为对照品溶液。精密量取供试品溶液与对照品溶液各 1 mL,分别置干燥具塞试管中,各精密加无水乙醇 9 mL 与氯化三苯四氮唑试液 1 mL,摇匀,再加氢氧化四甲基铵试液 1 mL,摇匀,在 25℃暗处放置 40~45 min,照紫外 - 可见分光光度法,在 485 nm 的波长处分别测定吸光度,计算含量。

讨论:四氮唑法受空气中的氧、光线、反应温度和时间、水分、pH 等多种因素影响。故该反应需在暗处进行,在达到最大呈色时间后立即测定吸光度。例如 BP 规定,在加入试剂后要往反应容器中充氮气以除去氧。反应温度为室温,因为在室温条件下的结果重现性较好。TTC 的反应时间在 ChP 的实验条件下以 40~45 min 为宜。反应混合物中水分含量应控制在 5% 以下。反应液的 pH 应在 13.75 以上,碱的种类对结果也有影响,以氢氧化四甲基铵得到的结果最满意。

在相同实验条件下,甾体激素类药物的结构影响反应速率,一般认为,C_{11}- 酮基的甾体反应速率快于 C_{11}- 羟基的甾体;C_{21}- 羟基酯化后反应速率减慢,当与磷酸、琥珀酸等较大分子形成酯后,反应更慢,难以定量。

本法尽管存在着一些干扰因素,但其优点是测定结果能指示药品的稳定性,因样品降解最易发生在 C_{17} 位侧链上,而氧化产物和水解产物不发生四氮唑反应,故本法能选择性地测定 C_{17} 位未被氧化或降解的药物分子含量。

二、高效液相色谱法

甾体激素类药物含量测定的 HPLC 有正相色谱法和反相色谱法,外标法或内标法进行定量。在色谱系统适用性试验的考察中,内标法一般要求被测物与内标的分离度符合要求;外标法一般选择一个与被测物色谱行为相近的其他甾体与被测物共同配制混合溶液,要求两者的分离度达到某一规定值以上。ChP 主要采用反相色谱法对甾体类药物进行含量测定,并且甾体激素类药物可以互为内标。甾体类药物制剂的辅料如注射用油、膏霜基质等对含量测定结果有影响,需经过提取或稀释处理后再进行分析。

例 18 氢化可的松琥珀酸钠的含量测定(ChP)

色谱条件与系统适用性试验:用十八烷基硅烷键合硅胶为填充剂;以磷酸盐缓冲液(取 8 mmol/L 磷酸二氢钾溶液,用 8 mmol/L 磷酸氢二钾溶液调节 pH 至 5.0±0.1,临用新制)- 甲醇(57∶43)为流动相;柱温 40℃;检测波长为 242 nm。取氢化可的松琥珀酸钠与氢化可的松对照品适量,用流动相溶解并稀释制成每 1 mL 中含氢化可的松琥珀酸钠 0.2 mg 与氢化可的松 6 μg 的溶液,取 20 μL 注入液相色谱仪,调节流速使氢化可的松琥珀酸钠峰的保留时间约为 16 min,氢化可的松峰与氢化可的松琥珀酸钠峰的相对保留时间约为 1.2,理论板数按氢化可的松琥珀酸钠计,不低于 3 000,氢化可的松琥珀酸钠峰与氢化可的松峰的分离度应大于 4.0。

测定法:取本品适量,精密称定,用流动相溶解并定量稀释制成每 1 mL 中约含 40 g 的溶液,精密量取 20 μL 注入液相色谱仪,记录色谱图;另取氢化可的松琥珀酸钠对照品,同法测定,按外标法以峰面积计算。

讨论:氢化可的松琥珀酸钠为有机酸盐,在反向液相色谱条件下的色谱保留较弱,从而影响到 HPLC 含量测定的专属性和准确度。通过采取调节流动相 pH 方式抑制氢化可的松琥珀酸钠的解离,以改善色谱保留行为,并实现准确测定。

例 19 苯丙酸诺龙注射液的含量测定(ChP)

色谱条件与系统适用性试验:用十八烷基硅烷键合硅胶为填充剂;以甲醇—水(82∶18)为流动相;检测波长为 241 nm。取苯丙酸诺龙与丙酸睾酮,用甲醇溶解并稀释成每 1 mL 中各约含 0.4 mg 的溶液,取 10 μL 注入液相色谱仪,出峰顺序依次为丙酸睾酮和苯丙酸诺龙,丙酸睾酮峰和苯丙酸诺龙峰的分离度应大于 10.0。

测定法:用内容量移液管精密量取本品适量(约相当于苯丙酸诺龙 50 mg),置 25 mL 量瓶中,用乙醚分次洗涤移液管内壁,洗液并入量瓶中,用乙醚稀释至刻度,摇匀;精密量取 5 mL,置具塞离心管中,在温水浴中使乙醚挥发,用甲醇振摇提取 4 次(第 1~3 次每次 5 mL,第 4 次 3 mL),每次振摇 10 min 后离心 15 min,并用滴管将甲醇液移置 25 mL 量瓶中,合并提取液,用甲醇稀释至刻度,摇匀,作为供试品溶液,取 10 μL 注入液相色谱仪,记录色谱图;另取苯丙酸诺龙对照品适量,同法测定。按外标法以峰面积计算。

讨论:苯丙酸诺龙注射液是苯丙酸诺龙的灭菌油溶液,黏度较大,因此制备供试品溶液时,应用内容量移液管移取样品。用乙醚将样品转入量瓶中并定容,精密量取乙醚液,挥去乙醚,用甲醇分次提取药物,分取甲醇液进行分析。苯丙酸诺龙和溶剂油在乙醚中均能溶解,挥干乙醚后用甲醇提取,苯丙酸诺龙在甲醇中溶解,而溶剂油在甲醇中的溶解度很小,可将苯丙酸诺龙提取出来,消除溶剂油对色谱系统的污染。

例 20 丙酸倍氯米松乳膏的含量测定(ChP)

色谱条件与系统适用性试验:用十八烷基硅烷键合硅胶为填充剂;以甲醇—水(76∶24)为流动相;检测波长为 240 nm。理论板数按丙酸倍氯米松峰计算不低于 1 500,丙酸倍氯米松峰和内标物峰的分离度应大于 3.0。

测定法:取本品适量(约相当于丙酸倍氯米松 1.25 mg),精密称定,置 50 mL 量瓶中,加甲醇约

30 mL，置80℃水浴中加热2 min，振摇使丙酸倍氯米松溶解，放冷，照丙酸倍氯米松项下的方法，精密加内标溶液5 mL，用甲醇稀释至刻度，摇匀，置冰浴中冷却2 h以上，取出后迅速滤过，取续滤液放至室温，作为供试品溶液，取20 μL注入液相色谱仪，记录色谱图；另取丙酸倍氯米松对照品约25 mg，精密称定，置100 mL量瓶中，加甲醇溶解并稀释至刻度，摇匀，精密量取该溶液10 mL与内标溶液10 mL，置同一100 mL量瓶中，用甲醇稀释至刻度，摇匀，同法测定。按内标法以峰面积比值计算，即得。

讨论：依据丙酸倍氯米松的溶解性和软膏基质的特性，首先采用甲醇在80℃水浴中加热2 min以确保软膏基质和丙酸倍氯米松充分溶解，冰浴2 h以上使基质在低温状态下析出，以消除基质对含量测定的干扰。

甾体激素类药物在临床上广泛用于免疫系统疾病、代谢系统疾病、生殖系统疾病、慢性运动性损伤、癌症等多种类型疾病的治疗，其临床用药的品种、剂量、疗程、剂型、给药途径等，依据适应症的不同而存在较大差异。由于该类药物副作用的严重程度与用药的剂量、用药时间成正比，因此需要在治疗中密切关注体内药物浓度的变化。由于液相－串联质谱联用技术（LC-MS^n），具有高效、快速、灵敏、准确等特点，可对血样、尿液、唾液、毛发等生物样本中的甾体激素类药物进行定性和定量分析。

例21 患者血液样本中激素类药物的浓度测定 采用在线SPE-UPLC-MS/MS/MS技术测定病人血液中己酸羟孕酮、醛固酮、雄烯二酮、氢化可的松、硫酸普拉睾酮钠、可的松、雌二醇、黄体酮、睾酮共9种激素的浓度。

供试品溶液的去蛋白处理：血液样品中加入蛋白沉淀剂［89 g/L硫酸锌水溶液－甲醇（1∶4）］，混匀，14 000 g离心10 min，取上清液，即得。

在线固相提取（SPE）纯化条件：以水－甲醇（90∶10）为流动相，流速3 mL/min。

UPLC色谱分离条件：用十八烷基硅烷键合硅胶为填充剂；以水（0.2 mM氟化铵）－甲醇（97∶3）为流动相A、水（0.2 mM氟化铵）－甲醇（3∶97）为流动相B进行梯度洗脱，流速为1.5 mL/min。电喷雾串联质谱（ESI-MS/MS）条件：ESI采用正、负离子模式，离子源温度为450℃，帘幕气为45 psi，碰撞气为最大值。ESI的电压范围为−4.5 kV~5.5 kV。

测定法：精密量取250 μL经去蛋白前处理的供试品溶液注入色谱仪，记录色谱图。以9种激素的氘代物为内标物，按内标法以峰面积比值分别计算激素的血液浓度。最低检测限为S/N=3。

表2-6-4 色谱分离条件

时间（min）	流动相A（0.1%甲酸－水）	流动相B（0.1%甲酸－乙腈）
0	50%	50%
1.0	50%	50%
3.0	0%	100%
3.5	0%	100%
3.6	50%	50%
4.0	50%	50%

（周旭美，张倩茹）

数字课程学习

本章小结　　教学 PPT　　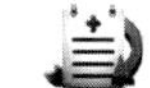 自测题　　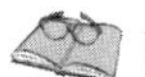 推荐阅读

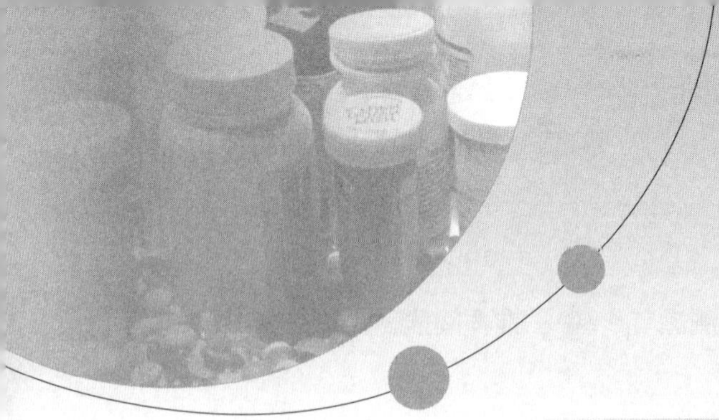

第七章

巴比妥类药物分析

1. 巴比妥类药物的基本结构及主要理化性质、常用鉴别试验和含量测定原理。
2. 熟悉苯巴比妥、司可巴比妥钠中特殊杂质和检查方法。
3. 了解体内巴比妥类药物分析方法。

第一节　结构与性质

巴比妥类(Barbitals)药物是巴比妥酸的衍生物,具有共同的5,5- 二取代环丙二酰脲结构特征,通式为:

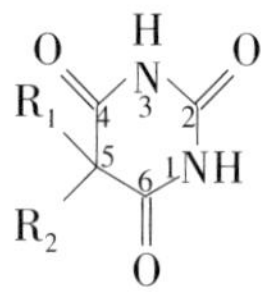

一、基本结构与典型药物

临床上常用的本类药物多为巴比妥酸的5,5- 二取代衍生物和C_2位为硫取代的硫代巴比妥酸的5,5- 二取代衍生物。ChP收载的有司可巴比妥钠(secobarbital sodium)、异戊巴比妥(amobarbital)、异戊巴比妥钠(amobarbital sodium)、苯巴比妥(phenobarbital)、苯巴比妥钠(phenobarbital sodium)、注射用硫喷妥钠(thiopental sodium for injection)等十一种原料和制剂。USP收载的有戊巴比妥(pentobarbital)、戊巴比妥钠(pentobarbital sodium)、硫喷妥钠(thiopental sodium)、仲丁巴比妥(butabarbital)、仲丁巴比妥钠(butabarbital sodium)、美索比妥(methohexital)、去氧苯巴比妥(primindone)等。BP收载的有环己烯巴比妥(hexobarbital)、甲基苯巴比妥(mylphenobarbital)等。JP收载的有注射用异戊巴比妥钠(amobaraital sodium for injection)、戊巴比妥钙(pentobarbital calcium)、10%苯巴比妥粉末(10% phenobarbital powder)等。EP收载的有异戊巴比妥(amobarbital)、甲基苯巴比妥(methyl Phenobarbital)、戊巴比妥(pentobarbital)及苯巴比妥(phenobarbital)等。国内外药典均未收载巴比妥酸的1,5,5- 三取代衍生物。常见巴比妥类药物结构见表2-7-1。

表 2-7-1 巴比妥类代表药物

药物名称	R_1	R_2	备注
巴比妥 (barbital)	$—C_2H_5$	$—C_2H_5$	
苯巴比妥 (phenobarbital)	$—C_2H_5$	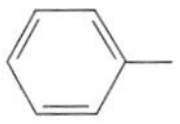 $C_6H_5—$	
甲基苯巴比妥 (Methyl Phenobarbital)	$—C_2H_5$	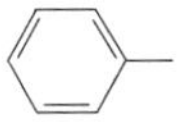 $C_6H_5—$	1-N 上的 H 被 $-CH_3$ 取代
司可巴比妥钠 (secobarbital sodium)	$—CH_2CH{=}CH_2$	$—CH(CH_3)(CH_2)_2CH_3$	
戊巴比妥 (pentobarbital)	$—C_2H_5$	$—CH(CH_3)(CH_2)_2CH_3$	
异戊巴比妥 (amobarbital)	$—C_2H_5$	$—CH_2CH_2CH(CH_3)_2$	
硫喷妥钠 (thiopental sodium)	$—C_2H_5$	$—CH(CH_3)(CH_2)_2CH_3$	C_2 上 S 取代的钠盐

二、结构特征与理化性质

巴比妥类药物的基本结构可分为两部分：一部分为母核巴比妥酸的环状丙二酰脲结构，此为巴比妥类药物结构的共同部分，决定巴比妥类药物的共性。另一部分是取代基部分，即 R_1 和 R_2，取代基不同，形成各种不同的巴比妥类药物，具有不同的理化性质。

巴比妥类药物通常为白色结晶或结晶性粉末，注射用硫喷妥钠为淡黄色粉末，具有一定的熔点，在空气中较稳定，加热多能升华。游离巴比妥类药物微溶或极微溶于水，易溶于乙醇等有机溶剂；临床上常用的巴比妥类药物钠盐，则易溶于水，难溶于有机溶剂。

例 1 苯巴比妥

性状：本品为白色有光泽的结晶性粉末；无臭，味微苦；饱和水溶液显酸性反应。

本品在乙醇或乙醚中溶解，在三氯甲烷略溶，在水中极微溶解；在氢氧化钠或碳酸钠溶液中溶解。

例 2 苯巴比妥钠

性状：本品为白色结晶性颗粒或粉末；无臭，味苦；有引湿性。

本品在水中极易溶解，在乙醇中溶解，在三氯甲烷或乙醚中几乎不溶。

(一) 弱酸性

巴比妥类药物分子结构中均有 1,3- 二酰亚胺基团（—NH—CO—NH—），能发生酮式和烯醇式互变异构，在水溶液中可以发生二级电离，反应机制为：

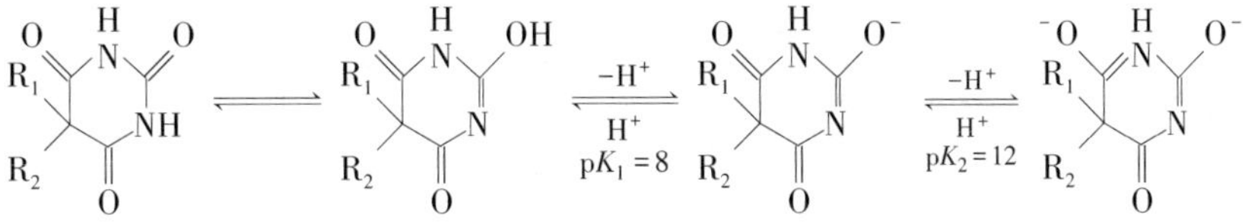

$$\text{(keto)} \rightleftharpoons \text{(enol, OH)} \underset{H^+,\ pK_1=8}{\overset{-H^+}{\rightleftharpoons}} \text{(}O^-\text{)} \underset{H^+,\ pK_2=12}{\overset{-H^+}{\rightleftharpoons}} \text{(}^-O,\ O^-\text{)}$$

因此，巴比妥类药物的水溶液显弱酸性，pK_a 为 7.3~8.4，可与强碱形成水溶性的盐类。临床使用多为巴比妥类药物的钠盐。巴比妥类药物与强碱的成盐反应为：

$$R_1,R_2\text{-}C_4H(=O)_2N_2\text{-}OH + NaOH \xrightarrow{\triangle} R_1,R_2\text{-}C_4H(=O)_2N_2\text{-}ONa + H_2O$$

由弱酸与强碱形成的巴比妥钠盐，其水溶液呈碱性，加酸酸化后，析出结晶性的游离巴比妥类药物，可用有机溶剂将其提取出来。

(二) 水解反应

巴比妥类药物的六元环结构比较稳定，遇酸、氧化剂、还原剂时，一般情况不会开环。但与碱液共沸即发生水解反应，分子结构中酰亚胺键断裂(—CONH—)，释放出氨气，可使润湿的红色石蕊试纸变蓝。

游离巴比妥药物的水解反应为：

$$R_1,R_2\text{-}C_4H(=O)_2N_2\text{-}OH + 5NaOH \longrightarrow (R_1)(R_2)CHCOONa + 2Na_2CO_3 + 2NH_3\uparrow$$

本类药物的钠盐，在吸湿的情况下也能发生水解，生成无效物质。一般情况下，在室温和 pH 10 以下水解较慢；pH 11 以上随着碱度的增加水解速率加快。故临床上巴比妥钠注射液不能预先配制进行加热灭菌，须制成粉针剂，临用时溶解。巴比妥药物钠盐的水解反应为：

$$R_1,R_2\text{-}C_4H(=O)_2N_2\text{-}ONa \xrightarrow{H_2O} (R_1)(R_2)C(COONa)(CONHCONH_2) \xrightarrow{H_2O} (R_1)(R_2)CHCOONa + 2NH_3\uparrow$$

(三) 与重金属离子反应

巴比妥类药物分子结构中含有丙二酰脲(—CONHCONHCO—)或酰亚胺(—CONH—)基团，在适当的 pH 溶液中，可与某些重金属离子，如 Ag^+、Cu^{2+}、Co^{2+}、Hg^{2+} 等反应呈色或产生有色沉淀。虽然这类化学反应的专属性不强，但仍常用于本类药物的鉴别和含量测定。

1. 与银盐的反应

巴比妥类药物在碳酸钠溶液中，与硝酸银试液反应，先生成可溶性的一银盐，加入过量的硝酸银溶液，则生成难溶性的二银盐白色沉淀。该反应可用于本类药物的鉴别和含量测定。化学反应式为：

$$R_1,R_2\text{-}C_4H(=O)_2N_2\text{-}ONa + AgNO_3 + Na_2CO_3 \longrightarrow R_1,R_2\text{-}C_4(Ag)(=O)_2N_2\text{-}ONa + NaHCO_3 + NaNO_3$$

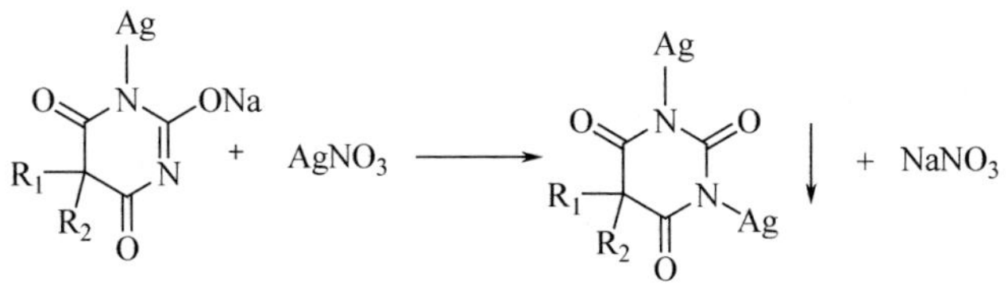

Ag；O；N；ONa；R_1；R_2；N；O ＋ $AgNO_3$ ⟶ Ag；O；N；O；R_1；R_2；N—Ag；O ↓ ＋ $NaNO_3$

2. 与铜盐的反应

巴比妥类药物先在水－吡啶中烯醇化，生成烯醇式异构体，部分解离为负离子，再与吡啶硫酸铜作用形成稳定的有色配位化合物，产生类似双缩脲的呈色反应。反应机制为：

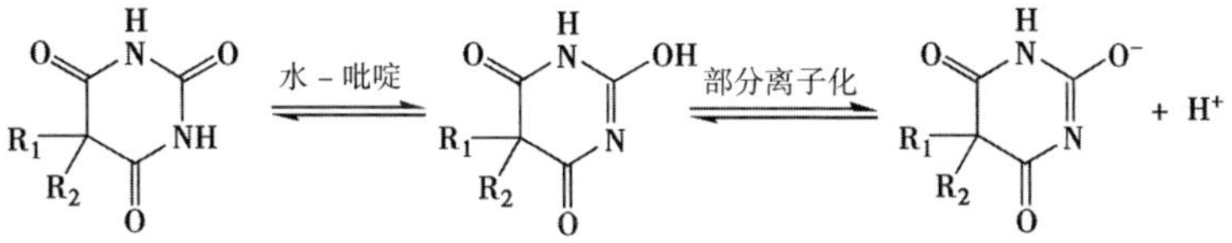

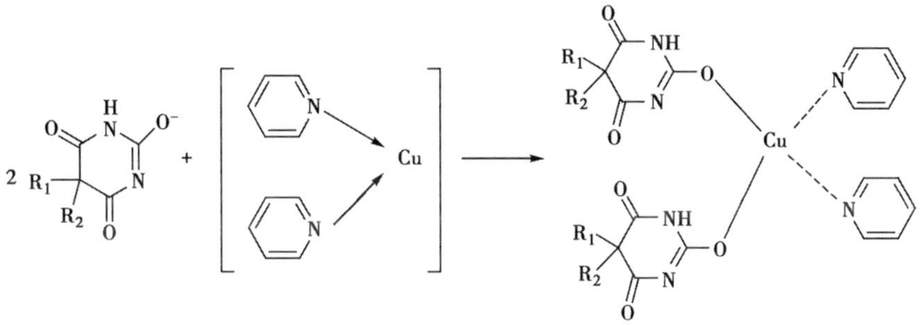

H；O；N；O；R_1；NH；R_2；O ⇌（水－吡啶） H；O；N；OH；R_1；N；R_2；O ⇌（部分离子化） H；O；N；O^-；R_1；N；R_2；O ＋ H^+

2 H；O；N；O^-；R_1；N；R_2；O ＋ [N；N；Cu] ⟶ O；NH；R_1；O；R_2；N；O；N；Cu；N；O；NH；R_1；O；R_2；N；O；N

在此反应中，含氧巴比妥呈紫堇色或生成紫色沉淀；含硫巴比妥类药物则显绿色，故此反应可用于区别巴比妥类与硫代巴比妥类药物。该反应已收录于药典通则，作为丙二酰脲类的鉴别试验。

在 pH 较高的溶液中，5,5- 二取代基不同的巴比妥类药物与铜盐生成的紫色化合物在三氯甲烷中溶解度不同，因此，可用于区别不同的巴比妥类药物。5,5- 二取代基的亲脂性越强，与铜盐生成的紫色化合物越易溶解于三氯甲烷。

3. 与钴盐的反应

巴比妥类药物在碱性溶液中可与钴盐反应，生成紫堇色配位化合物。可用于本类药物的鉴别和含量测定。化学反应式为：

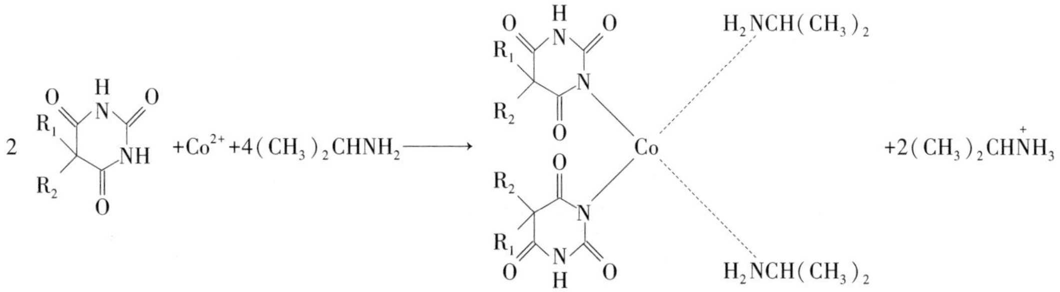

2 O；H；O；R_1；N；NH；R_2；O ＋Co^{2+}＋4$(CH_3)_2CHNH_2$ ⟶ O；H；O；R_1；N；N；R_2；O；$H_2NCH(CH_3)_2$；Co；R_2；O；N；R_1；N；O；H；O；$H_2NCH(CH_3)_2$ ＋2$(CH_3)_2CH\overset{+}{N}H_3$

注意事项：此反应在无水条件下比较灵敏，生成的有色产物也较稳定，故该反应所用试剂均应不含水分；常用溶剂为无水甲醇或乙醇。钴盐为醋酸钴、硝酸钴或氯化钴；碱以有机碱为佳，一般采用异丙胺。

(四) 与香草醛(Vanilin)反应

巴比妥类药物分子结构中,丙二酰脲基团中的氢(1,3 位)比较活泼,与香草醛在浓硫酸存在下发生缩合反应,生成棕红色产物。化学反应式为:

加入乙醇后,巴比妥母核发生分子互变形成烯醇式,使棕红色变为蓝色。其反应产物为:

(五) 紫外吸收光谱特征

巴比妥类药物的紫外吸收光谱随着其电离级数不同,而发生显著的变化,如图 2-7-1 所示。在酸性溶液中,5,5- 二取代和 1,5,5- 三取代的巴比妥类药物因不电离,无明显的紫外吸收;在 pH 10 的碱性溶液中,发生一级电离,形成共轭体结构,于 240 nm 处出现最大吸收峰;在 pH 13 的强碱性溶液中,5,5- 二取代巴比妥类药物发生二级电离,引起共轭体系延长,最大吸收红移至 255 nm 波长处。1,5,5- 三取代的巴比妥类药物,因 1 位取代基的存在,故不发生二级电离,最大吸收峰不变,仍位于 240 nm。

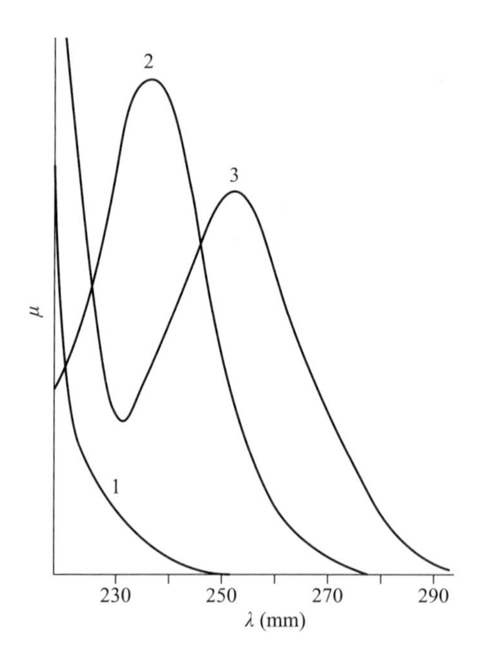

图 2-7-1 巴比妥类药物的 UV 图
1. 0.05 mol/L H_2SO_4 溶液 2. pH 9.9 缓冲溶液 3. 0.1 mol/L NaOH 溶液

硫代巴比妥类药物则不同,在酸性或碱性溶液中均有较明显的紫外吸收(图 2-7-2)。在 0.1 mol/L 盐酸溶液中,于 287 nm 和 238 nm 有最大吸收;在 0.1 mol/L NaOH 溶液中,吸收峰红移至 304 nm 和 255 nm;在 pH 13 强碱性溶液中,255 nm 吸收峰消失,只保留 304 nm 吸收峰。

巴比妥类药物在不同 pH 溶液中的紫外吸收光谱特

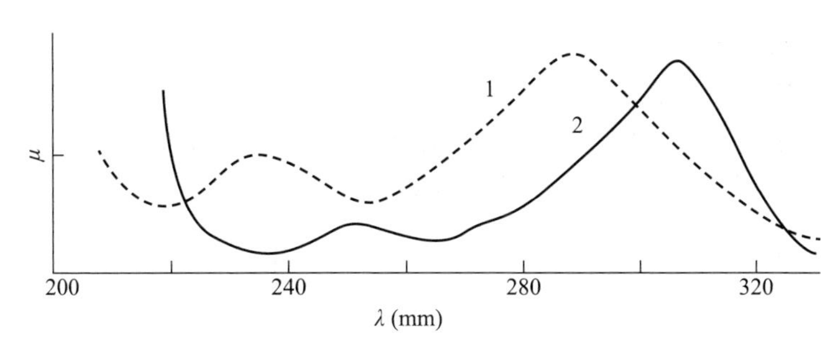

图 2-7-2 硫喷妥钠 UV 图

1. 0.1 mol/L HCl 溶液 2. 0.1 mol/L NaOH 溶液

征,可用于该类药物的鉴别和含量测定。巴比妥类药物 UV 特征与电离的关系列于表 2-7-2。

表 2-7-2 巴比妥类药物 UV 特征与电离的关系

取代	pH 2	pH 10(一级电离)	pH 13(二级电离)
5,5- 二取代	/	240 nm	255 nm
1,5,5- 三取代	/	240 nm	240 nm
硫代	287 nm,238 nm	304 nm,255 nm	304 nm

第二节 鉴别试验

一、丙二酰脲反应

丙二酰脲类反应是巴比妥类药物母核的反应,因而是本类药物共有的反应,收载于 ChP 通则 0301 "一般鉴别试验"项下,包括银盐反应和铜盐反应。原理见本章第一节。

1. 银盐反应

方法:取供试品约 0.1 g,加碳酸钠试液 1 mL 与水 10 mL,振摇 2 min,滤过,滤液中逐滴加入硝酸银试液,即生成白色沉淀,振摇,沉淀即溶解;继续滴加过量的硝酸银试液,沉淀不再溶解。

2. 铜盐反应

方法:取供试品约 50 mg,加吡啶溶液,溶解后,加铜吡啶试液(硫酸铜 4 g,水 90 mL 溶解后,加吡啶 30 mL,即得),即显紫色或生成紫色沉淀。

例 3 **注射用硫喷妥钠的鉴别** 取本品约 0.1 g,加吡啶溶液(1 → 10)10 mL 使硫喷妥钠溶解,加铜吡啶试液 1 mL,振摇,放置 1 min,即生成绿色沉淀。

二、特殊取代基或元素的鉴别试验

根据巴比妥类药物分子中 5 位取代基或分子中特殊元素反应,可用于本类药物的鉴别。

(一) 不饱和烃取代基的鉴别试验

具有不饱和取代基的巴比妥类药物,ChP 收载了司可巴比妥钠。因其分子结构中含有不饱和取代基(丙烯基),不饱和键可与碘、溴或高锰酸钾反应。发生加成或氧化反应,而使碘、溴或高锰酸钾褪色，故可用以下方法进行鉴别。

1. 与溴试液或碘试液的反应

司可巴比妥钠与碘发生加成反应，可使碘试液的棕色褪去。司可巴比妥钠与溴试液发生加成反应，可使溴试液的深红色褪去。化学反应式为：

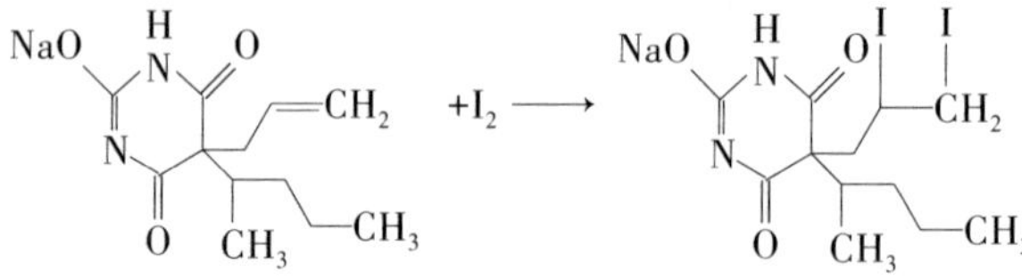

例 4 **司可巴比妥钠的鉴别** 取本品 0.1 g，加水 10 mL 溶解后，加碘试液 2 mL，所显棕黄色在 5 min 内消失。

2. 与 $KMnO_4$ 的反应

司可巴比妥钠可在碱性溶液中与高锰酸钾发生氧化反应，使紫色的高锰酸钾还原为棕色的二氧化锰。化学反应式为：

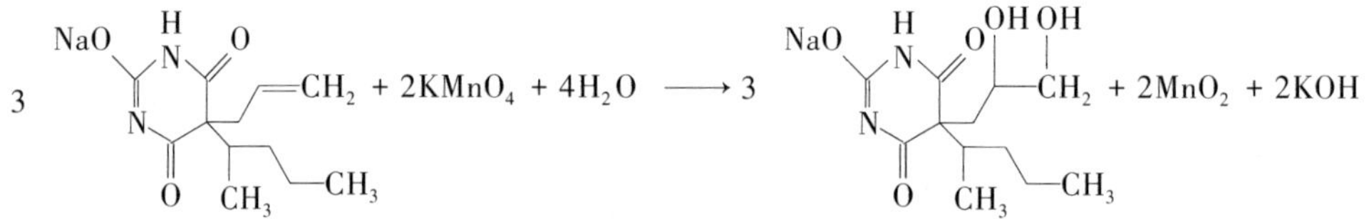

（二）芳环取代基的鉴别试验

具有芳环取代基的巴比妥类药物，ChP 收载有苯巴比妥及其钠盐，可用以下方法鉴别：

1. 硝化反应

含有芳香取代基的巴比妥类药物，与硝酸钾及硫酸共热，可发生硝化反应，生成硝基化合物。化学反应式为：

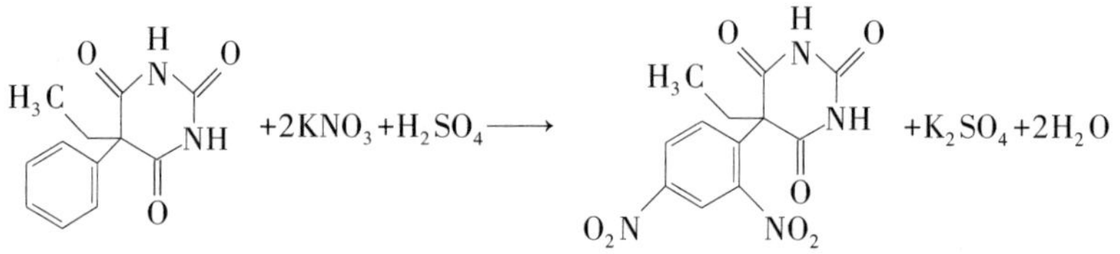

2. 与硫酸－亚硝酸钠的反应

含有芳香取代基的巴比妥类药物，与硫酸－亚硝酸钠共热，可能发生亚硝化反应，生成亚硝基化合物，产物颜色发生改变，可用于区别含苯环与不含苯环取代基的巴比妥类药物。

例 5 **苯巴比妥的鉴别** 取本品约 10 mg，加硫酸 2 滴与亚硝酸钠约 5 mg，混合，即显橙黄色，随即转橙红色。

3. 与甲醛－硫酸反应

苯巴比妥与甲醛－硫酸反应生成玫瑰红色环，巴比妥和其他无芳环的巴比妥类药物无此反应，可供区别。

例 6　**苯巴比妥的鉴别**　取本品约 50 mg，置试管中，加甲醛试液 1 mL，加热煮沸，冷却，沿管壁缓缓加硫酸 0.5 mL，使成两液层，置水浴中加热，接界面显玫瑰红色。

（三）硫元素的鉴别试验

分子结构中含有硫的药物，经有机破坏后，生成硫离子，可显硫化物反应。硫喷妥钠在氢氧化钠试液中与铅离子反应，生成白色铅盐沉淀；加热后，有机硫生成无机硫离子，白色铅盐沉淀转变为黑色硫化铅沉淀。本试验可供区别硫代巴比妥类与巴比妥类药物。化学反应式为：

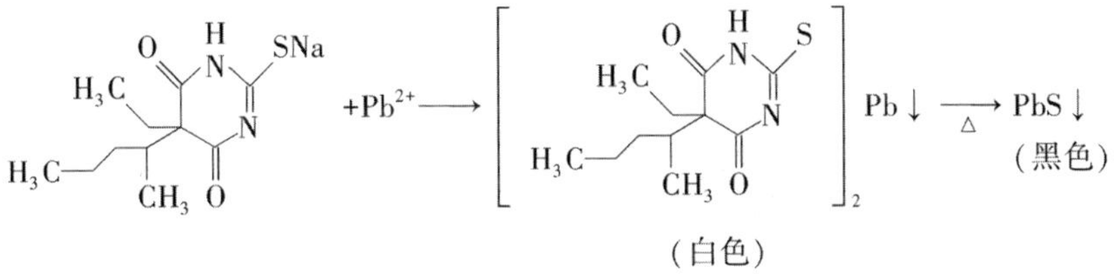

$$\text{硫喷妥钠（SNa）} + Pb^{2+} \longrightarrow [\ \text{硫喷妥（S）}\ ]_2 Pb\downarrow \xrightarrow{\triangle} PbS\downarrow$$

（白色）　　（黑色）

例 7　**注射用硫喷妥钠的鉴别**　取本品约 0.2 g，加氢氧化钠试液 5 mL 与醋酸铅试液 2 mL，生成白色沉淀；加热后，沉淀变为黑色。

三、钠盐的鉴别反应

巴比妥类药物显弱酸性，临床上常用其钠盐。若为钠盐，可利用钠盐的特征反应进行鉴别。

例 8　**异戊巴比妥钠鉴别**　取本品约 1 g，炽灼后，显钠盐的鉴别反应。

四、熔点鉴别

游离巴比妥类药物可直接测定熔点；巴比妥类钠盐可利用其易溶于水、游离酸难溶于水的特点，制备游离酸沉淀，过滤、干燥后测定熔点。测定熔点鉴别，方法简便，准确度高，多国药典均采用测定熔点鉴别巴比妥类药物。

例 9　**EP 戊巴比妥钠的鉴别**　取本品 1 g 溶于 10 mL 水中，加入 5 mL 冰醋酸，得白色晶状固体，过滤，水洗，100~105℃干燥后测定熔点（2.2.14）。取等量固体和戊巴比妥标准物质混合，测定混合物熔点，二者熔点的差别（大约 131℃）不得超过 2℃。

五、红外吸收光谱法鉴别

红外分光光度法是一种有效而可靠的定性分析手段，ChP 收载的巴比妥类药物，采用红外分光光度法（标准图谱对照法）作为鉴别方法。USP、BP、EP 等也采用该法鉴别所收载的巴比妥类药物。

六、色谱法

巴比妥类药物具有不同的分子结构，则其色谱行为亦不同，可用于鉴别。常用的方法主要为薄层色谱法和高效液相色谱法。ChP、USP、BP、EP 等均采用该法鉴别所收载的巴比妥类药物。

例 10　**BP 苯巴比妥的鉴别**

第三节 特殊杂质检查

巴比妥类药物杂质的检查，除了酸度、溶液的澄清度、干燥失重、重金属、炽灼残渣等项目外，还对其中性或碱性杂质进行检查，特殊杂质的检查与其合成工艺有关。下面以苯巴比妥和司可巴比妥为例说明特殊杂质的检查方法。

一、苯巴比妥的特殊杂质检查

苯巴比妥合成工艺如下：

$$C_6H_5-CH_2CONH_2 \xrightarrow[C_2H_5OH,\ H_2SO_4]{\text{水解，酯化}} C_6H_5-CH_2COOC_2H_5 \xrightarrow[O=C(OC_2H_5)_2,\ C_2H_5ONa]{\text{缩合}}$$

$$C_6H_5-C(COOC_2H_5)=C(ONa)-COOC_2H_5\ (\text{Ⅰ}) \xrightarrow[HCl]{\text{酸化，消除}} C_6H_5-CH(COOC_2H_5)_2\ (\text{Ⅱ}) \xrightarrow[C_2H_5Br]{\text{乙基化}} C_6H_5-C(C_2H_5)(COOC_2H_5)_2$$

$$\xrightarrow[(H_2N)_2C=O,\ CH_3ONa]{\text{环合}} \text{苯巴比妥钠（2-ONa）} \xrightarrow[HCl]{\text{酸析}} \text{苯巴比妥}$$

苯巴比妥中的特殊杂质主要是中间体（Ⅰ）和（Ⅱ）及其副反应产物，可通过检查酸度、乙醇溶液的澄清度、中性和碱性物质来加以控制。此外，ChP、JP、EP 等均采用 HPLC 控制苯巴比妥的有关物质。

1. 酸度

当中间体Ⅱ的乙基化反应不完全时，会与尿素缩合生成苯基丙二酰脲，其分子中 5 位碳原子上的氢受相邻两羰基的影响，酸性较苯巴比妥强，能使甲基橙指示液显红色。故采用在一定量苯巴比妥水溶液中加甲基橙指示剂 1 滴，不得显红色，来控制苯巴比妥中酸性物质的量。

例 11 苯巴比妥中“酸度”检查 取本品 0.20 g，加水 10 mL，煮沸搅拌 1 min，放冷，滤过，取滤液 5 mL，加甲基橙指示液 1 滴，不得显红色。

苯巴比妥在水中极微溶解，因此采用煮沸搅拌，使酸性物质进入溶液。

2. 乙醇溶液的澄清度

苯巴比妥酸杂质在乙醇溶液中的溶解度比苯巴比妥小，通过检查乙醇溶液的澄清度对其进行控制。

例 12 苯巴比妥“乙醇溶液的澄清度”检查 取本品 1.0 g，加乙醇 5 mL，加热回流 3 min，溶液应澄清。

苯巴比妥可在乙醇中溶解,加热是为了增加其溶解度。

3. 中性或碱性物质

这类杂质主要是中间体Ⅰ形成的副产物2-苯基丁酰胺、2-苯基丁二酰脲或分解产物等杂质,均为中性或碱性物质,难溶于氢氧化钠可溶于乙醚,而苯巴比妥具有酸性,可溶于氢氧化钠难溶于乙醚,采用提取重量法控制杂质限量。

例13 苯巴比妥“中性或碱性物质”检查 取本品1.0 g,置分液漏斗中,加氢氧化钠试液10 mL溶解后,加水5 mL与乙醚25 mL,振摇1 min,分取醚层,用水振摇洗涤3次,每次5 mL,取醚液经干燥滤纸滤过,滤液置105℃恒重的蒸发皿中,蒸干,在105℃干燥1 h,遗留残渣不得超过3 mg。

4. 有关物质

ChP、JP等采用HPLC对苯巴比妥的有关物质进行检查,BP采用TLC。

例14 JP苯巴比妥“有关物质”检查

二、司可巴比妥钠的特殊杂质检查

司可巴比妥钠合成工艺如下:

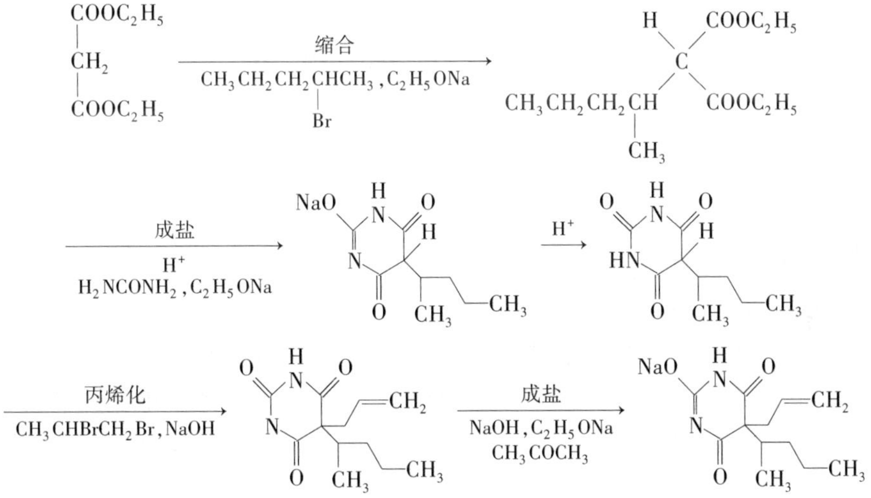

$COOC_2H_5-CH_2-COOC_2H_5$ —缩合 ($CH_3CH_2CH_2CH(Br)CH_3$, C_2H_5ONa)→ $(CH_3CH_2CH_2CH(CH_3))CH(COOC_2H_5)_2$

—成盐 (H^+, H_2NCONH_2, C_2H_5ONa)→ NaO, N, H, O, H, N, O, CH_3, CH_3 —H^+→ O, H, N, O, H, HN, O, CH_3, CH_3

—丙烯化 ($CH_3CHBrCH_2Br$, NaOH)→ O, H, N, O, CH_2, N, O, CH_3, CH_3 —成盐 (NaOH, C_2H_5ONa, CH_3COCH_3)→ NaO, H, N, O, CH_2, N, O, CH_3, CH_3

1. 溶液的澄清度

司可巴比妥钠在水中极易溶解,其水溶液应澄清,否则表明含有水不溶性杂质。

例15 司可巴比妥钠“溶液的澄清度”检查 取本品1.0 g,加新沸过的冷水10 mL溶解后,溶液应澄清。

因本品水溶液遇水中二氧化碳易析出司可巴比妥,故进行本项检查时,溶解样品所用的水应新沸放冷,以消除水中二氧化碳的干扰。

2. 中性或碱性物质

本项检查的是合成过程中产生的中性或碱性副产物以及司可巴比妥钠的分解产物,如酰脲(Ⅰ)、酰胺(Ⅱ)类化合物。

NaO H N O, N, O, CH_2, CH_3, CH_3 ⟶ $CH_2{=}CHCH_2$ C(COONa)(CONHCONH$_2$) $CH_3CH_2CH_2CH(CH_3)$ ⟶

$CH_2{=}CHCH_2$ CHCONHCONH$_2$ $CH_3CH_2CH_2CH(CH_3)$ ⟶ $CH_2{=}CHCH_2$ CHCONH$_2$ $CH_3CH_2CH_2CH(CH_3)$

（Ⅰ）　　（Ⅱ）

例 16　司可巴比妥钠“中性或碱性物质”检查　取本品 1.0 g，照苯巴比妥项下的方法检查，应符合规定。

中性、碱性杂质难溶于氢氧化钠，可溶于乙醚，于碱性条件下用乙醚提取、干燥、称重，控制其限量。检查方法和原理同苯巴比妥。

第四节　含 量 测 定

巴比妥类药物常用的含量测定方法有银量法、溴量法、酸碱滴定法、紫外分光光度法、HPLC 及 GC 等。

一、银量法

ChP 中有 7 种本类药物的原料和制剂采用银量法测定含量。

滴定反应的原理与丙二酰脲类鉴别反应中的银盐反应相同。在滴定过程中，巴比妥类药物首先与硝酸银生成可溶性一银盐，当被测定的巴比妥类药物完全形成一银盐后，继续用硝酸银滴定液滴定，稍过量的银离子就与巴比妥类药物形成难溶性二银盐沉淀，使溶液变浑浊，以此指示滴定终点。

此法操作简便，专属性强，巴比妥类药物的分解产物或其他一些可能存在的杂质不与硝酸银反应。但实际操作时，近终点反应较慢，难以准确判断浑浊的出现。且受温度影响较大，曾用丙酮作为介质来克服滴定过程中温度变化的影响和改善终点的观察，结果不能令人满意。ChP (1985) 改用甲醇及 3% 无水碳酸钠溶剂系统，以饱和甘汞电池为参比电极，银电极为指示电极，用硝酸银液电位滴定，使本法获得显著改善，并沿用至今。

例 17　异戊巴比妥含量测定　取本品约 0.2 g，精密称定，加甲醇 40 mL 使溶解，再加新制的 3% 无水碳酸钠溶液 15 mL，照电位滴定法，用硝酸银滴定液 (0.1 mol/L) 滴定。每 1 mL 硝酸银滴定液 (0.1 mol/L) 相当于 22.63 mg 的 $C_{11}H_{18}N_2O_3$。

二、溴量法

司可巴比妥钠分子结构中含有丙烯基，可与溴定量地发生加成反应，ChP 采用溴量法测定司可巴比妥钠和司可巴比妥钠胶囊(secobarbital sodium capsules)的含量。

$$+\ Br_2 \xrightarrow[\text{(定量,过量)}]{}$$

$$Br_2(\text{剩余}) + 2KI \longrightarrow 2KBr + I_2$$

$$I_2 + 2Na_2S_2O_3 \longrightarrow 2NaI + Na_2S_4O_6$$

例 18 司可巴比妥钠含量测定 取本品约 0.1 g,精密称定,置 250 mL 碘瓶中,加水 10 mL,振摇使溶解,精密加溴滴定液(0.05 mol/L)25 mL,再加盐酸 5 mL,立刻密塞并振摇 1 min,在暗处静置 15 min 后,注意微开瓶塞,加碘化钾试液 10 mL,立刻密塞,摇匀后,用硫代硫酸钠滴定液(0.1 mol/L)滴定,至近终点时,加淀粉指示液,继续滴定至蓝色消失,并将滴定的结果用空白试验校正。每 1 mL 溴滴定液(0.05 mol/L)相当于 13.01 mg 的 $C_{12}H_{17}N_2NaO_3$。

注意事项:

(1) 用溴滴定液 在实际工作中,由于溴易挥发,影响滴定液浓度的准确性,且腐蚀性强,不宜直接配成标准溶液。而是用定量的溴酸钾与过量的溴化钾配制成的混合溶液作为溴滴定液,亦称溴液。

溴滴定液(0.1 mol/L)的配制:取溴酸钾 3.0 g 与溴化钾 15 g,加水适量使溶解成 1 000 mL,摇匀。滴定时,在供试品溶液中加入适量盐酸,在酸性条件下,溴酸钾和溴化钾反应生成新生态的溴,再与被测药物发生作用。

$$KBrO_3 + 5KBr + 6HCl \longrightarrow 3Br_2 + 6KCl + 3H_2O$$

(2) 滴定时常用剩余滴定方式 滴定时,过量的溴与司可巴比妥定量反应完成后,剩余溴滴定液将碘化钾中碘离子氧化为碘,碘再与硫代硫酸钠滴定液反应。在整个操作中应注意溴和碘的损失。

(3) 空白试验 为消除因反应多,过程长而产生的系统误差,也是为了不标定 Br_2 滴定液的浓度,用空白试验校正。

三、酸碱滴定法

1. 非水酸量法

基于巴比妥类药物的弱酸性,在非水溶剂中的酸性增强,用碱性标准溶液滴定时,终点较为明显,可获得比较满意的结果。最常用的有机溶剂为二甲基甲酰胺,其次有甲醇、丙酮、三氯甲烷、苯、吡啶、甲醇 – 苯(15∶85)、乙醇 – 三氯甲烷(1∶10)等。常用的滴定液为甲醇钠(钾)的甲醇或乙醇溶液、氢氧化四丁基胺的氯苯溶液等;常用的指示剂为麝香草酚蓝,也可用玻璃 – 甘汞电极以电位法指示终点。

例 19 USP 司可巴比妥含量测定 取本品约 450 mg,精密称定,置 125 mL 锥形瓶中,加二甲基甲酰胺 60 mL,加麝香草酚蓝指示液 4 滴,以磁搅拌器搅拌,用甲醇钠滴定液(0.1 mol/L)滴定,滴定时注意防止空气中二氧化碳的干扰,并将滴定的结果用空白试验校正。每 1 mL 甲醇钠滴定液

(0.1 mol/L) 相当于 23.83 mg 的 $C_{12}H_{18}N_2O_3$。

由于二氧化碳在二甲基甲酰胺中酸性增强，干扰滴定，故滴定宜在隔绝二氧化碳条件下进行。因滴定易受二氧化碳和水分的干扰，故要将滴定结果用空白试验校正。

例 20 BP 戊巴比妥含量测定

例 21 JP 巴比妥含量测定

2. 直接酸碱滴定法

由于巴比妥类药物的酸性较弱，在水溶液中进行滴定时找不到合适的指示剂指示终点，因此也可以用电位法指示终点进而得到准确的结果。

例 22 **EP 甲基苯巴比妥含量测定** 取本品 0.100 g 于 70 mL 96% 的乙醇溶液中，然后加入 20 mL 水，机械搅拌，超声至完全溶解，以 0.1 mol/L NaOH 溶液滴定，电位法指示终点。每 1 mL NaOH 溶液滴定液 (0.1 mol/L) 相当于 24.63 mg 的 $C_{13}H_{14}N_2O_3$。

四、紫外分光光度法

巴比妥类药物在碱性溶液中具有紫外吸收特征，因而可采用紫外分光光度法测定含量。本法常用于制剂的含量测定，以及固体制剂的溶出度和含量均匀度检查，如 ChP 采用直接紫外分光光度法测定苯巴比妥片 (phenobarbital tablets) 的溶出度以及注射用硫喷妥钠的含量。差示分光光度法、经提取分离后的紫外分光光度法也可以用于该类药物的含量测定。巴比妥类药物紫外吸收的有关数据列于表 2-7-3。

表 2-7-3 巴比妥类药物 UV 的有关数据

药物	λ_{max} (nm)	$E_{1cm}^{1\%}$	溶剂
巴比妥	240	538	pH9.4 硼酸盐缓冲液
苯巴比妥	253	320	0.1 mol/L NaOH 液
	240	431	pH9.4 硼酸盐缓冲液
司可巴比妥	240	330	pH9.4 硼酸盐缓冲液
异戊巴比妥	238	440	pH9.4 硼酸盐缓冲液
硫喷妥钠	305	930	pH9.4 硼酸盐缓冲液

1. 直接紫外分光光度法

将供试品溶解后，根据溶液的 pH，选择合适的最大吸收波长 (λ_{max}) 处，直接测定对照品溶液和供试品溶液的吸光度，再计算含量。如 pH 9.6 硼酸盐缓冲液中，苯巴比妥在 240 nm 处有最大吸收，JP 采用对照品比较法测定 10% 苯巴比妥粉末的含量。硫代巴比妥类药物在酸性和碱性溶液中均有紫外吸收，强碱性溶液中，在 304 nm 处有最大吸收。

例 23 **注射用硫喷妥钠含量测定** 照紫外 - 可见分光光度法 (通则 0401) 测定。

供试品溶液：取装量差异项下的内容物，研细，混匀，精密称取细粉适量 (约相当于硫喷妥钠 0.25 g)，置 500 mL 量瓶中，加水适量，超声使硫喷妥钠溶解，用水稀释至刻度，摇匀，滤过，精密量取适量，用 0.4% 氢氧化钠溶液定量稀释制成每 1 mL 中约含 5 μg 的溶液。

对照品溶液：精密称取硫喷妥对照品适量，加水溶解并定量稀释制成每 1 mL 中含 5 μg 的溶液。

测定法：取供试品溶液与对照品溶液，在 304 nm 的波长处测定吸光度，计算，即得。根据每支的平均装量计算。每 1 mg 硫喷妥相当于 1.091 mg 的 $C_{11}H_{17}N_2NaO_2S$。

供试品中硫喷妥钠的质量按下式计算：

$$硫喷妥钠的质量(mg)=1.091\times C_s\times(A_u/A_s)\times D\times10^{-3} \qquad (2-7-1)$$

式(2-7-1)中，A_u 和 A_s 分别为供试品溶液和对照品溶液的吸光度；C_s 为对照品溶液的浓度(μg/mL)；1.091 为硫喷妥钠和硫喷妥的相对分子质量比值；D 为稀释倍数。

本品为硫喷妥钠 100 份与无水碳酸钠 6 份混合的灭菌粉末。按平均装量计算，含硫喷妥钠($C_{11}H_{17}N_2NaO_2S$)应为标示量的 93.0%~107.0%。

2. 差示分光光度法

3. 经提取分离后的紫外分光光度法

五、高效液相色谱法

高效液相色谱法具有高效、高灵敏度、应用范围广、分析速度快等特点。多用于巴比妥类药物的制剂和生物样品的分析。各国药典均采用高效液相色谱法测定本类药物的含量，常用的有外标法、内标法等。

例 24 苯巴比妥片含量测定 照高效液相色谱法(通则 0512)测定。

供试品溶液：取本品 20 片，精密称定，研细，精密称取适量(约相当于苯巴比妥 30 mg)，置 50 mL 量瓶中，加流动相适量，超声使苯巴比妥溶解，放冷，用流动相稀释至刻度，摇匀，滤过，精密量取续滤液 1 mL，至 10 mL 量瓶中，用流动相稀释至刻度，摇匀，即得。

对照品溶液：取苯巴比妥对照品，精密称定，加流动相溶解并定量稀释制成每 1 mL 中约含苯巴比妥 60 μg 的溶液。

色谱条件：用辛烷基硅烷键合硅胶为填充剂；以乙腈－水(30∶70)为流动相；检测波长为 220 nm；进样体积 10 μL。

系统适用性要求：对照品溶液色谱图中，理论板数按苯巴比妥峰计算不低于 2 000，苯巴比妥与相邻色谱峰的分离度应符合要求。

测定法：精密量取供试品溶液与对照品溶液，分别注入液相色谱仪，记录色谱图。按外标法以峰面积计算，即得。

例 25 JP 戊巴比妥钙含量测定 照高效液相色谱法(2.01)测定。

供试品溶液：准确称取约 20 mg 戊巴比妥钙溶解到 5 mL 水中，准确加入 5 mL 内标溶液，以水稀释到 50 mL；精密量取此溶液 5 mL 加水至 20 mL；精密量取此溶液 2 mL 加水至 20 mL 即得。

对照溶液：准确称取约 18 mg 预先在 105℃干燥 2 h 的戊巴比妥对照品溶解于 10 mL 乙腈，准确加入 5 mL 内标溶液，以水稀释到 50 mL；精密量取此溶液 5 mL 加水至 20 mL；精密量取此溶液 2 mL 加水至 20 mL 即得。

内标溶液：取 0.2 g 4- 羟基苯甲酸丙酯溶于 20 mL 乙腈，然后加水至 100 mL 即得。

色谱条件：十八烷基硅烷键合硅胶为填充剂；以乙腈－磷酸二氢钾溶液(1.36 g 的磷酸二氢钾溶液溶于水配制成 1 000 mL 溶液，10% 的磷酸溶液调节 pH 为 4.0)(35∶75)为流动相；柱温 40℃；检测波长为 210 nm；进样体积 10 μL。

系统适用性要求：对照品溶液色谱图中，戊巴比妥钙与内标的分离度不小于 5.0，戊巴比妥钙和内标 6 次重复进样的峰面积 RSD 不大于 1.0%。

测定法：精密量取供试品溶液与对照品溶液，分别注入液相色谱仪，记录色谱图。分别计算样品溶液、对照溶液中戊巴比妥和内标峰面积的比值 Q_T、Q_S。

戊巴比妥钙（$C_{22}H_{34}CaN_4O_6$）的含量计算（mg）= $M_S \times Q_T/Q_S \times 1.084$

MS：戊巴比妥对照品的称样量（mg）

六、气相色谱法

七、巴比妥类药物的体内药物分析

巴比妥类药物是一类作用于中枢神经系统的镇静剂，其应用范围可以从轻度镇静到完全麻醉，它们被广泛用于麻醉、癫痫、头痛、以及许多其他中枢神经系统抑郁症状。巴比妥类药物能产生一种类似醉酒的大脑放松状态，使它们成为常见的滥用药物。长期使用则会导致成瘾性。临床上为了提高巴比妥类药物的疗效、减少毒副反应、为超剂量中毒诊断提供依据，需要进行血药浓度监测。因此，对巴比妥类中毒患者或药物滥用者均需进行体内药物分析。巴比妥类药物的体内分析方法主要有高效液相色谱法、高效毛细管电泳法、色谱 / 质谱联用法和荧光偏振免疫分析法等，其中色谱 / 质谱联用，尤其是 LC-MS/MS 由于灵敏度高、准确度高等优点最为常用。

采用 LC-MS/MS 分析方法，可同时测定全血中九种巴比妥类药物，分别是巴比妥、苯巴比妥、戊巴比妥、异戊巴比妥、司可巴比妥、硫喷妥、异丁巴比妥、仲丁巴比妥和己巴比妥。通过 LLE 从 100 μL 全血中提取出巴比妥类药物并进行 LC-MS/MS 分析。色谱条件为：UPLC C18（2.1 mm × 100 mm，1.7 μm）；乙腈 - 水梯度洗脱；柱温 40℃。该方法具有良好的准确度（回收率 86-111%）和精密度（RSD< 15%）。巴比妥和司可巴比妥 LOD 为 0.2 ng/mL，其余药物 LOD 为 0.5 ng/mL。线性范围从 2 ng/mL 到 2 000 ng/mL，r^2> 0.99。该法实现了同时分离和检测戊巴比妥和异戊巴比妥。

（沈报春）

数字课程学习

本章小结　　教学 PPT　　自测题　　推荐阅读

参考文献

1. 国家药典委员会．中华人民共和国药典(2020). 北京:中国医药科技出版社,2020.

2. 曾苏．药物分析学．2 版．北京:高等教育出版社,2014.

3. 国家药典委员会．国家药品标准工作手册．4 版．北京:中国医药科技出版社,2013.

4. 张怡轩．生物药物分析．2 版．北京:中国医药科技出版社,2015.

5. 姚彤炜．体内药物分析．杭州:浙江大学出版社,2012.

6. 杭太俊．药物分析．北京:化学工业出版社,2019.

7. 于治国．药物分析．3 版．北京:中国医药科技出版社,2017.

8. 罗国安．中药指纹图谱——质量评价、质量控制与新药研发．北京:化学工业出版社,2009.

9. David G. Watson. Pharmaceutical Analysis. 4th ed. London: Elsevier Limited, 2017.

10. The United States Pharmacopeial Convention. USP43-NF38 (U.S. Pharmacopeial 43-National Formulary 38). Rockville, Maryland: United Book Press, 2019.

11. Society of Japanese Pharmacopeia. The Japanese Pharmacopoeia. 17th ed. Tokyo: Yakuji Nippo LTD, 2016.

12. European Pharmacopoeia Commission. The European Pharmacopoeia. 10th ed. Strasbourg: European Directorate for the Quality of Medicines & Healthcare (EDQM), 2020.